| 제2판 |

사회 역학

Social Epidemiology

| SECOND EDITION |

리사 버크먼, 이치로 가와치, 마리아 글라이머 외 지음

오주환 외 옮김

한울
아카데미

차 례

사회 역학 제2판 추천사 _8
사회 역학 제2판 한국어판 서문 _14
서문 _18

CHAPTER 1 사회 역학에 대한 역사적 틀: 인구집단의 건강에 대한 사회적 결정요인 ············ 23
_리사 F. 버크먼·이치로 가와치 번역 이종구 감수 강영호

사회적 경험의 직접적인 생리적 영향: 생물학적 신체화 ◆25 배경 ◆27 사회 역학에 대한 기본 개념(guiding concept) ◆30 인구집단 관점 ◆31 행태에 대한 사회경제학적 맥락: 위험의 위험(risks of risks) ◆34 맥락에 대한 다수준분석 ◆36 발달과 생애과정 관점 ◆37 질병에 대한 저항력과 취약성: 노화 가속(accelerated aging) ◆38 결론 ◆40

CHAPTER 2 사회경제적 지위와 건강 ···················· 45
_M. 마리아 글라이머·마우리치오 아벤다노·이치로 가와치 번역 박진욱 감수 김남희

서론 ◆45 사회 불평등 연구의 이론적 쟁점 ◆48 실현 가능한 사회 역학을 위한 반사실적 틀 체계 ◆60 교육과 건강 ◆70 소득과 건강 ◆85 앞으로의 방향 ◆100 결론 ◆102

CHAPTER 3 차별과 건강 불평등 ···················· 113
_낸시 크리거 번역 정선재·전용우 감수 박종혁·김소영

차별: 정의와 패턴 ◆118 건강 불평등의 결정요소로서의 차별을 이론화하기 ◆125 차별과 건강 불평등: 근거와 활용된 방법들의 현실 ◆131 차별과 건강 불평등에 대한 연구의 심화 ◆159 차별과 건강 불평등에 대한 엄밀한 과학 연구를 위하여 ◆171

CHAPTER 4 소득 불평등 ···················· 185
_이치로 가와치·수부 수브라마니안 번역 이혜은 감수 황승식·오주환

왜 소득 불평등에 관심을 가지는가? ◆185 소득 불평등과 인구집단 건강의 관련성에 대한 세 가지 설명 ◆186 맥락 이론에 대한 비판 ◆202 상대적 계급 가설 ◆214 결론 ◆215
부록: 지니계수의 계산 _221

CHAPTER 5 **노동환경과 건강** ··· **223**
_리사 F. 버크먼·이치로 가와치·토레스 테오렐 번역 정최경희 감수 이혜은

서론 ◆223 역사적 배경: 노동환경의 직무 긴장과 물리적 위험 요인의 통합 ◆226
노동환경과 건강 ◆227 작업장 조직과 사회경제적 조건의 통합 ◆246 향후 방향 ◆
249

CHAPTER 6 **노동시장, 고용정책, 건강** ································· **261**
_마우리치오 아벤타노·리사 F. 버크먼 번역 은상준 감수 박상민

서론 ◆261 인적자본 이론에 근거한 이론적 모형 ◆263 실업과 건강 ◆274 경기순
환과 건강 ◆287 해석에 주의가 필요한 경기순환과 건강의 연관성: 시간, 장소, 경제발
전 수준에 따라 상반된 근거 ◆290 불완전 고용, 고용 불안정성, 건강 ◆299 고용보
호정책과 건강 ◆305 결론 및 향후 과제 ◆317

CHAPTER 7 **사회 연결망 역학** ··· **335**
_리사 F. 버크먼·아디티 크리슈나 공동번역 및 감수 장숙랑·김창오

이론적 쟁점 ◆338 사회 연결망을 건강에 연결하는 개념 틀 ◆344 사회 통합, 사회
연결망, 사회적 지지 평가 ◆361 사회 연결망과 사망률, 유병률, 기능 및 행동 ◆370
결론 ◆389

CHAPTER 8 **사회적 자본, 사회적 응집성 그리고 건강** ············· **411**
_이치로 가와치·리사 F. 버크먼 공동 번역 및 감수 송인한·오주환

두 개의 이야기 ◆411 사회적 자본의 정의 ◆412 사회적 자본과 건강을 연결하는 이
론적인 경로들 ◆414 사회적 자본의 어두운 측면 ◆418 유대형과 연결형 ◆421 사
회적 자본의 측정 ◆424 실증적 증거 ◆431 사회적 자본의 공간적 차원 ◆434 직장
내의 사회적 자본 ◆437 내생성과 인과 추론 ◆439 사회적 자본 중재 ◆442 사회적
자본과 사회 정책 ◆445 결론 ◆449

CHAPTER 9 **정동 상태와 건강** ·· **455**
_로라 D. 쿠브잔스키·애슐리 위닝·이치로 가와치 공동번역 및 감수 김용주·박혜인

정서와 사회적 맥락 ◆455   정서와 건강: 간략한 역사 ◆458   정서가 건강 및 질병으로 이어지는 경로 ◆458   정서 이론: 개요 ◆460   정서-건강의 관련성 연구방법 ◆462 정의 및 측정 ◆467   정서와 건강에 대한 역학적 근거 ◆474   새로운 방향 ◆492   결론 ◆500

CHAPTER 10 **사회적 맥락 속에서 변화하는 건강 행태** ······································ **517**
_커샌드라 오케추큐·커스튼 데이비슨·캐런 에먼스 번역 허종호

도입 ◆517   건강 행태의 사회적 패턴 ◆518   사회적 맥락과 건강 행태 ◆521   행태 변화를 위한 정책적 접근 ◆540   행태 변화의 향후 중재사업: 어디로 가야 하는가? ◆ 543   결론 ◆544

CHAPTER 11 **실험적 심리사회 중재** ··· **559**
_토머스 A. 글래스·아미 M. 크레스·리사 F. 버크먼 공동번역 및 감수 장숙랑·김창오

서론 ◆559   심리사회 중재란 무엇인가? ◆563   심리사회 중재의 유형 체계 ◆564 명제 1: 이론을 구축하라 ◆584   명제 2: 특정한 심리사회적 기전을 목표로 하라 ◆ 590   명제 3: 적절한 건강결과 지표를 선정하라 ◆591   명제 4: 생애사적으로 중재를 조정하라 ◆592   명제 5: 가능한 한 가장 강력한 실험설계(또는 유사실험설계)를 만들어 라 ◆596   결론 및 향후 연구 방향 ◆606

CHAPTER 12 **사회 역학 내 연구와 전환을 위한 도구로서의 정책** ··················· **627**
_M. 마리아 글라이머 번역 정혜주·문다슬 감수 김남희

서론 ◆627   정책 변동이 인과관계를 밝히는 데 중요한 이유 ◆629   상류 대 하류 전략의 인구집단 건강 혜택 비교 ◆630   사회경제적 자원에 영향을 미치는 상류 정책에 대한 근거 ◆634   사회적으로 양식화된 건강 위험 요인을 대상으로 하는 정책 ◆640   향후 전망 ◆647   사회 역학 연구의 정책적 함의 키우기 ◆652   더 나은 보건정책 평가를 위한 역학적 발상 ◆656   결론 ◆659

CHAPTER 13 건강 증진을 위한 행태경제학의 응용 ·· **665**

_이치로 가와치 번역 홍석철 감수 박종혁·김소영

왜 행태(behavior)가 중요한가 ◆665 렌(Len)의 도전 ◆669 왜 행동 변화는 어려운
가? ◆671 휴리스틱과 편향 ◆674 기본값(default option)과 넛지(nudge) ◆681 지
옥으로 가는 길은 좋은 의도로 포장되어 있다 ◆684 시점 간 선택의 신경과학 ◆687
쌍곡형 할인의 정책적 함의: 담배세 사례 ◆688 속박장치들 ◆691 강력한 인센티브
◆693 프레이밍 효과와 손실 회피 ◆697 프레이밍 효과들을 건강 메시지에 적용 ◆
700 건강한 식사를 자극하는 프레이밍 효과들 ◆702 행태경제학의 정책 적용에 대한
논쟁 ◆705 보건에서 행태경제학과 사회 불평등 ◆708 결론 ◆712

CHAPTER 14 사회적 조건과 건강을 연결하는 생물학적 경로:
            타당한 기전과 새로이 출현하는 수수께끼 ·································· **717**

_린다 D. 쿠브잔스키·테리사 시먼·M. 마리아 글라이머 번역 이화영 감수 조희경

도입 ◆717 생물학적 경로의 중요성 ◆719 체내로 들어가기: 사회적 역경의 생리학
적 영향 ◆736 완화, 가소성, 가역성 ◆764 미래의 방향 및 중대한 도전 과제 ◆765
결론 ◆770

CHAPTER 15 과학에서 정책으로 ··· **787**

_마이클 마멋·제시카 앨런 번역 조홍준 감수 오주환

서론 ◆787 건강의 사회적 결정요인 접근법: 근거 생산과 정책개발 ◆789 장애물과
도전 ◆801 결론 ◆805

찾아보기 _807
저자 _816
역자 및 감수자(가나다순) _817

사회 역학 제2판 추천사

2000년에 『사회 역학』의 초판이 등장했을 때 매우 기뻤습니다. 이 책은 역학의 새로운 학문 분야를 확립했습니다. 이는 사회적 요인과 건강 사이의 관련성에 대해 축적되기 시작한 근거를 한곳에 모은 최초의 교과서였습니다. 이것은 저에게 특히 흥미로운 현상이었습니다. 1958년에 이 주제에 대해 작업을 시작했을 때에는 이 문제에 대해 알려진 것이 거의 없었습니다. 당시 사회적 요인을 연구하는 사람은 거의 없었습니다. 나는 색슨 그래이엄(Saxon Graham), 존 카셀(John Cassel), 솔 레빈(Sol Levine), 레오 리더(Leo Reeder)와 같은 사람들을 기억하지만 우리 중 누구도 사회적 요인에 대해 쓴 실제 교과서를 상상하지 못했습니다.

그리고 이제 14년이 지나 『사회 역학』의 두 번째 판이 출판되었습니다! 이 14년 동안 사회 역학을 다루는 다른 여러 주요 교과서도 출판되었으며 이 분야의 교육과정이 전 세계 거의 모든 보건대학원에 설립되었습니다. 이 관심이 폭발하는 이유는 설명하기 어렵지 않습니다. 첫째, 우리 모두가 알고 있는 개별 위험 요인(혈청 콜레스테롤, 혈압, 흡연, 비만, 신체활동 부족, 영양 부족)이 질병 발생에 대해 설명하는 부분이 상대적으로 적다는 것이 점점 분명 해지고 있습니다. 둘째, 사람들의 이러한 개별 위험을 낮추도록 돕는 우리의 노력은 단지 약간 성공하는 데에 그쳤습니다. 그러나 세 번째로 가장 중요한 것은 모든 사람이 위험 요인을 낮추는 데 성공하더라도 새로운 사람들이 계속해서 위험집단에 들어오게 되는데,

이는 우리가 애초에 그 원인이 되는 사회적 힘을 목표 대상으로 삼는 경우가 거의 없기 때문입니다.

사회 역학의 발전은 역학 연구에 있어서 그 임무에 결정적인 몇 가지 관점을 제공하기 때문에 매우 중요합니다. 이러한 관점 중 두 가지는 특별한 의미를 갖습니다. 그중 하나는 가족, 이웃, 지역사회 및 사회 집단에 대해 집중한다는 점으로 이는 절실히 필요합니다. 두 번째는 위험 요인과 질병에 대한 보다 올바른 연구방법으로 이를 통해 우리는 병의 원인과 개입의 개념에 대한 접근 방식을 근본적으로 바꿀 수 있습니다. 이것은 작지 않은 공헌이며 각각 더 자세히 고려할 가치가 있습니다.

첫 번째 관점인 인구집단에 대한 주목을 살펴보겠습니다. 역학의 주요 목적은 질병 예방 및 건강 증진과 관련된 정보를 제공하는 것입니다. 이 목표를 달성하기 위해 역학자들은 인구의 질병 분포를 연구하고 그 분포를 설명하는 요인을 찾아내려고 노력합니다. 이 책 전체에서 입증된 바와 같이, 사회 역학의 특별한 관점으로 인해 역학 분야에는 연구할 새로운 위험 요인 세트 이상을 얻게 됩니다. 이 관점은 건강과 질병이 개인 수준뿐만 아니라 집단 또는 지역사회 수준의 요인에 의해 영향을 받는다는 사실을 강조합니다. 이 접근법은 개인과 개인의 위험 요인에 초점을 맞춘 많은 역학 연구와는 놀랍도록 대조적입니다. 이처럼 역학에서 소위 '지역사회(community)' 연구라고 불리는 많은 연구가 실제로는 질병 발생과 관련이 있는 개별적인 행동 및 특성에 대한 세심한 설명만으로 구성되는 것 같습니다. 이러한 연구는 많은 사람들을 대상으로 한 임상 연구로 보는 것이 오히려 더 적절할 수 있습니다.

저는 자살에 대한 에밀 뒤르켐(Émile Durkheim)의 연구가 사회 역학 접근법의 중요성에 대해 놀랍고도 가치 있는 예시를 제공한다고 항상 생각했습니다. 뒤르켐은 상상할 수 있는 가장 개인적이고 은밀한 행동 중 하나인 자살을 연구함으로써 사회적 환경의 중요성을 보여주었습니다. 그의 연구에서 뒤르켐은 국가 및 집단의 자살률이, 비록 그 집단에 속한 개인들은 계속 달라졌지만, 시간이 지남에 따라 패턴화된 규칙성을 나타냄을 언급했습니다. 자살이 은밀하고 깊은 개인적인 문제를 고뇌하는 산물이라면, 개인이 집단을 드나드는 경우에도 이러한 집단의 자살률이 더 높거나 낮게 유지된다는 사실은 당혹스럽습니다. 뒤르켐이 제시한 대답은 이러한 집단의 사회적 환경에서 찾을 수 있다는 것입니다. 물론 환경의 이러한 사회적 요인은 집단의 어떤 개인이 자살할지를 결정하지는 않지만 시간이 흐르면서 나타나는 집단 간의 차이를 설명하는 데 도움이 됩니다.

뒤르켐이 제시한 관점은 지역사회의 건강과 복지가 사람들이 살고 있는 사회환경의 영향을 받는다는 것입니다. 개인 차원에서의 위험 요인만 찾을 때 우리의 개입은 필연적으로 개인의 행동에 초점을 맞춥니다. 이 접근 방식의 문제는 이러한 개입이 완전히 성공적이더라도 새로운 사람들이 원래의 비율로 계속해서 위험집단에 진입할 수 있다는 것이고, 앞서 언급했듯이, 우리는 애초에 문제를 야기한 지역사회의 힘에 영향을 미치는 아무것도 하지 않았기 때문입니다. 따라서 이 책에서 우리는 사회적 환경의 진정한 의미에 대해 더 명확하고 창의적으로 생각할 수 있는 새로운 기회를 찾을 수 있습니다. 이 관점으로 우리는 병의 원인과 개입의 문제에 신선하고 의미 있는 방식으로 접근할 수 있게 될 것입니다.

사회 역학이 우리에게 도움을 주는 두 번째 관점은 질병을 분류하는 방법에 대한 것입니다. 역학은 처리하려는 주요 문제를 다루지 못하고 있습니다. 역학의 주요 임무는 질병의 위험 요인을 찾아내는 것입니다. 세계 선진국에서 사망 원인 1위인 관상동맥질환에 대한 연구는 많은 만성질환에 대해 이 목표를 성공적으로 달성하지 못한 역학 분야의 실패의 한 예로 설명될 수 있습니다. 관상동맥질환은 1950년대 초부터 전 세계에서 가장 공격적으로, 가장 풍부한 재정으로 역학자들에 의해 연구되었습니다. 지난 수년간 전 세계적으로 엄청난 노력을 기울이는 동안 많은 중요한 위험 요인이 확인되었습니다. 모두가 동의하는 세 가지는 흡연, 고혈압 및 높은 콜레스테롤입니다. 수십 가지 다른 위험 요인이 제안되었지만 비만, 신체활동 부족, 당뇨병, 혈중 지질 및 응고 요인, 스트레스 및 다양한 호르몬 요인 등은 모든 사람이 이에 동의하는 것은 아닙니다. 그럼에도 불구하고 이러한 모든 위험 요인을 함께 고려해도 발생하는 관상동맥질환의 약 40%만 설명이 가능합니다.

50년의 노력 끝에 우리가 알고 있는 모든 위험 요인을 다 합쳐도 질병 발생의 절반 미만을 설명하는 것이 어떻게 가능합니까? 우리가 어쩌다가 한두 가지 중요한 요인을 놓쳤을 가능성이 있을까요? 물론 이것도 생각할 수 있지만, 이렇게 누락된 위험 요인의 상대적인 위험은 관상동맥질환 발생의 나머지 60%를 설명할 정도로 막대해야 합니다. 우리가 그러한 엄청난 영향력과 중요성을 지닌 한두 가지 위험 요인을 놓쳤을 것 같지는 않습니다. 이 문제가 심장병에만 한정될까요? 문제는 다른 질병의 경우 훨씬 더 어려운 것으로 밝혀졌습니다. 그래서 분명히 우리는 질병의 원인에 관한 우리의 접근 방식에 대해 무엇인가 다시 생각할 필요가 있습니다.

사회 역학 분야의 초기 선구자인 존 카셀은 사망 직전인 1976년에 쓴 고전 논문에서 이 문제에 대한 설명을 제시했습니다. 이 논문에서 카셀은 다양한 질병 결과가 유사한 환경과 관련이 있다고 지적했습니다. 예를 들어, 그는 결핵이나 조현병에 걸린 사람들, 알코올 중독자가 된 사람들, 여러 사고의 희생자이거나 자살한 사람들을 특징짓는 놀랍도록 유사한 일련의 위험 요인들을 서술했습니다. 카셀은 또한 이 현상이 일반적으로 언급되지 못했다는 점을 지적했습니다. 왜냐하면 그는 연구자들이 일반적으로 "하나의 질병 분류에만 관심이 있어 여러 질병 발현에 공통적인 특징이 간과되는 경향이 있기 때문"이라고 말했습니다.

우리 역학에서는 질병에 대한 임상적 접근에 기반한 질병 분류 체계를 채택했습니다. 물론 이러한 접근 방식은 집단이 아닌 개인에 초점을 맞춘 것의 또 다른 유산입니다. 이 임상적 접근이 아픈 사람들의 질병을 진단하고 치료하는 데 유용하다는 것은 의심의 여지가 없지만 우리의 목표가 질병을 예방하는 것이라면 유용하지 않습니다. 초기의 전염병 역학자들은 질병을 훨씬 더 적절하고 유용한 방식으로 분류해 이 문제를 해결했습니다. 그들은 수인성 질병, 공기매개 질병, 식인성 질병 및 매개체 매개 질병을 연구했습니다. 이 분류 체계는 질병 문제의 원인이 되는 환경 요인을 표적으로 삼아 보다 효과적인 방법으로 개입에 대해 생각하는 데 도움이 되었습니다. 우리는 심장병, 암, 손상 및 자살과 같은 비감염성 질병 및 상태에 대한 연구를 위한 유사한 범주 체계를 아직 개발하지 못했습니다.

여기서 어려움 중 하나는 우리의 주요 연구 재정원인 미 국립보건원(National Institutes of Health, NIH)이 질병의 임상 모델을 중심으로 근본적으로 조직되어 있다는 것입니다. 빈곤 질환을 연구하기 위해 NIH에 연구비 신청서를 보냈다면 그들은 이를 검토하기 위해 어떤 질병 부서에 보내야 할지 알지 못할 것입니다. 흡연 관련 질병에 대한 연구 계획안에도 동일한 문제가 존재합니다. 영양결핍 질환, 스트레스 질병도 마찬가지입니다. 이러한 문제에 대해 질병에 특화된 용어로 생각하도록 요구되기 때문에 특정한 장기의 손상을 초월하는 사회적 힘에 대해 생각하는 우리의 능력은 약화됩니다.

이 사회 역학에 관한 책은 문제에 대한 새로운 접근 방식을 제공합니다. 임상 질환에 대한 장이 하나도 구성되어 있지 않습니다. 대신 이 책은 질병의 발생에 영향을 미치고 아마도 질병의 분류와 개입에 대한 새로운 방법을 더 창의적으로 생각할 수 있게 하는 주요 사회적 힘과 개념에 초점을 맞추고 있습니다. 이것은 우리의 사고에 대한 중대한 혁신이자 공헌입니다.

이 책에는 또 다른 새로운 특징이 있습니다. 2000년 판은 불평등, 이웃, 지역사회, 일, 가족에 대한 새로운 연구를 다루었지만, 이번 판에는 이제 막 인식되기 시작한 또 다른 중요한 주제에 대한 토론이 포함되어 있습니다. 이 책은 노동, 교육, 가족 및 기타 정책을 포함한 다양한 공공정책의 건강에 미치는 영향을 검토합니다. 이러한 문제는 국민의 건강에 큰 영향을 미치며, 이제 그 사실을 인식할 수 있다는 것은 좋은 일입니다. 이 새 판은 또한 논의되는 모든 것에 대해 생애 과정의 관점을 제공합니다. 우리가 생각하는 거의 모든 위험 요인이 생애 초기부터 마지막 날까지 우리에게 영향을 미치며 우리는 이를 고려해야 합니다. 이번 판에서는 위험 요인이 건강에 영향을 미치기 위해 어떻게 신체에 침투하는지에 대해 중요하게 고려하고 있습니다. 우리는 더 이상 단순히 사회적 요인과 건강 사이의 관련성을 관찰하는 데 만족하지 않습니다. 우리는 이러한 사회적 요인이 우리의 생물작용에 어떤 영향을 미치는지 보고 싶습니다. 사회적 환경이 우리의 생물학적 기능에 어떻게 내포되는지에 대해 더 잘 이해한다면 연구와 개입을 위한 완전히 새로운 길을 열어줄 것입니다.

이 서문에 제가 쓰고 싶은 내용을 생각하면서 저는 레오 리더와 제가 1967년에 편집한 『사회적 요인과 심혈관계질환(Social Factors and Cardiovascular Disease)』이라는 책을 훑어보았습니다. 그 책에 기고한 사람들은 당시 그 분야에서 가장 저명한 학자였으며 우리는 그들 모두를 회의에 초대해 우리의 새로운 분야를 논의했습니다. 그들은 모두 28명이었습니다! 47년 전 우리 과학의 상태를 현재 책에 수록된 것과 비교했을 때 나는 경외심을 느꼈습니다. 1967년 책의 자료는 우리의 현재 지식에 비하면 원시적이지만, 그 초기에 우리가 했던 작업이 올바른 방향으로 향하고 있었음이 이제 분명해졌습니다. 지금부터 47년 후인 2061년에 누군가가 『사회 역학』에 대한 새로운 책의 추천사를 쓸 수 있기를 바라며, 창의성, 방법론, 정교함에서 비슷한 도약이 보이기를 바랍니다. 그러나 나는 이 책이 미래의 성취를 위한 탁월한 토대를 마련했다는 점 또한 분명해지기를 바랍니다. 건강 증진과 질병 예방을 진전시킬 수 있는 우리의 능력은 여기에 달려 있습니다.

레너드 사임(S. Leonard Syme, PhD)
역학 및 지역사회보건 명예교수
캘리포니아 주립대학교 버클리 보건대학원

사회 역학 제2판 한국어판 서문

하버드의 생태학자이자 생물 수학자인 리처드 레빈스(Richard Levins, 1930~2016)는 "학문의 명성은 연구하는 대상의 크기에 반비례한다"라고 제게 말한 적이 있습니다. 예를 들어, 분자유전학이나 세포 내 과정과 같은 작은 대상에 대한 연구는 엄청난 명성을 지닙니다. 반면에, '작업장', '이웃' 및 '사회'와 같은 큰 대상에 초점을 맞춘 사회 역학과 같은 분야에서는 정부 연구비를 유치하거나 노벨상을 수상하기가 어렵습니다.

2000년 사회 역학 초판이 출판될 때까지 제 경력의 첫 10년 동안 사회 역학 분야는 아직 초기 단계였으며 많은 젊은 연구자들이 정부의 연구비를 유치하거나 저명한 저널에 논문을 출판하여 인정받기 위해 고군분투했습니다. 더욱이 대학 승진심사위원회의 많은 선배 학자들은 '사회 역학'이라는 용어를 들어본 적도 없었습니다.

'사회 역학'이라는 키워드를 사용하여 Pubmed.gov를 검색한 결과에 기반한 〈그림 1〉에서 볼 수 있듯이, 이 책『사회 역학』의 초판과 2판(2014) 사이 14년 동안 연구 성과가 기하급수적으로 증가했습니다. 지식의 성장은 심지어 페이지 수가 늘어난 것으로 정량화할 수도 있습니다. 초판은 391 페이지(한국어판 560쪽), 2판은 615 페이지(한국어판 824쪽)입니다.

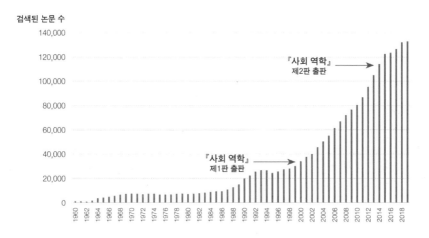

그림 1_ Pubmed.gov에서 '사회 역학'이라는 검색어를 사용하여 검색된 논문 수(2021년 1월 기준)

연구 산출물의 양이 증가한 것과 함께 지난 10년 동안 사회 역학 분야에서 몇 가지 중요한 발전이 있었습니다. 첫째, 이 분야는 '내부'(작은 대상)와 '외부'(큰 대상) 모두에 초점을 맞추고 있습니다. 내부에 초점을 맞춘다는 것은 기초 생물학 및 생리학의 발전에 사회 역학자들의 참여를 언급하는 것입니다. 14장(쿠부잔스키 등)에 요약된 바와 같이, 사회 역학자들은 빈곤, 스트레스, 차별과 같은 사회적 조건이 어떻게 사람의 몸과 마음으로 구현(Embodied)되는지 더 잘 이해하기 위해 '알로스타틱 부하(allostatic load)', '세포 노화', '후성유전학적 변화'와 같은 생물학적 개념을 사회 과정과 통합하기 시작했습니다. 내면을 바라보는 것과 동시에 사회 역학자들은 점차적으로 초점을 바깥쪽으로 넓혀 건강의 사회적 결정 요인으로서 직장, 학교, 이웃과 같은 사회적 맥락을 연구했습니다. 이렇게 점진적으로 외부로 넓혀진 초점은 인구 건강결과에 대한 여러 수준의 영향을 이해하기 위한 다수준분석의 증가를 동반했습니다. 더 최근에는 사회 역학자들이 분석 단위로 전체 '국가들'을 조사하기 시작하여 전 세계 여러 국가의 데이터를 통합하여 사용하고 있습니다.

이 분야에서 두 번째 주목할 만한 발전은 정교한 방법론의 진전입니다. 소득 불평등 및 사회적 자본과 같은 주제에 대한 초기 연구는 주로 생태학 연구에 의

존했습니다. 이러한 연구는 향후 다수준 전향적 연구를 통해 개선되었으며, 최근에는 고정효과분석, 도구변수분석, 이중차분법과 같은 자연실험 및 계량경제학 기법을 사용하여 개선되었습니다. 새로운 세대의 사회 역학자들은 방향성 비순환 그래프와 같은 인과성 추론, 인과매개분석, 머신 러닝 등에 대해 훈련을 받고 있습니다. 동시에 이 분야는 그 실행을 비판적으로 성찰할 책임을 잊지 않았습니다. 아마도 다른 어떤 역학 분야보다 사회 역학은 잠재적 결과 분석틀(potential outcomes framework)의 유용성 혹은 인과적 추론에 대한 과도한 강조가 본질적으로 보수적인 결론으로 이어지는가와 같은 비판적인 논쟁에 계속해서 적극적으로 참여하고 있습니다. 이러한 논쟁은 계속해서 이 분야가 활기차도록 할뿐만 아니라 화려한 방법론적 기술이 학문이 제기하는 근본적 질문의 중요성을 가리지 않도록 합니다.

우리가 세계와 관계 맺고 건강 형평 및 사회 정의 문제를 다루면서 사회 역학에는 계속해서 새로운 주제가 등장하고 있습니다. 예를 들어, 최근 연구는 교차성(intersectionality) 개념에 초점을 맞추기 시작했습니다. 즉, 연령, 사회 계급, 성별, 종교, 장애와 같은 개인의 사회적 정체성의 측면이 결합하여 다양한 차별과 특권을 창출하는 방식을 이해하기 위한 분석틀입니다. 예를 들어, 이전 연구에서는 장시간 노동이 건강에 좋지 않다는 것을 제시했습니다. 그러나 모든 노동자가 동일한 방식으로 장시간 노동을 경험하는 것은 아닙니다. 예를 들어 대학 교수는 종종 밤늦게 그리고 주말에 일하지만, 그와 같은 시간을 일하는 아마존 창고의 저임금 노동자와 건강에 미치는 영향은 매우 다릅니다. 또한 직업과 성별의 교차성에 의해 남자 교수가 아이를 돌보는 책임이 많은 여성 교수와 다르게 더 긴 시간 일할 것으로 예측할 수 있습니다. 이러한 불균형은 현재 진행 중인 COVID-19 팬데믹에서 일하는 여성이 자녀의 홈스쿨링에 대해 더 큰 부담을 지고 있다는 점으로 강조되었습니다. 결과적으로 남성의 생산성은 재택근무 중에 증가한 반면 여성 교수의 경우 그 반대 결과가 발생했습니다.

사회 역학자들은 수십 년 동안 계속 COVID-19 전염병에 대해 연구할 것입니다. 이미 팬데믹이 이 분야에서 연구한 그야말로 모든 주제, 즉 사회 계급, 성별, 인종/민족, 장애, 노동 조건, 이웃 환경, 이주, 사회 통합 및 사회적 자본, 소득 불평등, 그리고 정치 경제와 관련되었다는 것은 이미 분명합니다. 사회 역학은 건강 불평등을 해소하고 사회 정의를 높이기 위한 지식 형성에 지속적으로 기여해야 합니다. 칼 마르크스의 표현을 빌려 말하자면 사회 역학의 핵심은 단순히 세계를 해석하는 것이 아니라 변화시키는 것입니다.

우리 책을 한국어로 번역한 오주환 교수를 비롯한 학자들에게 감탄을 금치 못합니다. 특히 하버드 보건대학원 '가와치 랩'의 구성원이었던 번역 팀원들, 오주환, 장숙랑, 박종혁, 김소영, 김용주, 이혜은, 김남희, 이화영, 정최경희, 박상민, 조홍준, 조희경 교수에게 감사합니다. 저는 수년에 걸쳐 그들로부터 많은 것을 배웠고, 새로운 아이디어를 가져오는 여러 세대의 연구자들과 함께 일할 수 있었다는 것이 제 경력 최대의 특권이었습니다.

한국 연구자들은 사회 역학 분야에 많은 공헌을 해왔고, 그들 중 많은 사람들이 번역 팀에 참여하게 되어 영광입니다. 여기에는 강영호 교수, 비센트 나바로(Vicente Navarro)에게 지도받은 정혜주 교수, 전 질병관리본부장 이종구 교수와 송인한, 황승식, 김창오, 홍석철, 정선재, 은상준, 박진욱, 전용우 교수 그리고 허종호, 박혜인, 문다슬 박사 등과 같은 저명한 학자들이 포함됩니다.

이치로 가와치(Ichiro Kawachi)
하버드 대학교, 2021년 1월

서문

*비록 우리는 주로 현실을 연구하지만, 그렇다고 우리가 현실을 개선시키려
하지 않는다는 의미는 아니다. 연구가 해석에만 관심이 있다면
우리의 연구는 가치가 없다고 판단해야 할 것이다. 만약 우리가 실용적인 문제로부터
이론적인 것을 잘 분리해 낸다면, 이것은 현실의 실용성을 무시하는 것이 아니고,
반대로, 그 문제를 풀어갈 수 있는 더 나은 위치에 놓인다는 것을 의미한다.*

_에밀 뒤르켐, 『노동 분업』

이 책은 과감하리만큼 새롭다. 이전 책 제목을 유지하면서도, 내용은 완전히
새로워졌다. 건강의 근본적 결정요인에 대한 접근방법으로서 사회 역학의 성공
적인 자리매김에 대한 헌시(獻詩)이기도 하다. 우리가 이 책의 제1판을 출간하던
1990년대 후반에는, 우리 사회가 인구집단의 건강과 질병 양상을 만들어내는 것
을 입증하는 연구논문이 여러 저널을 통틀어 얼마 되지 않았다. 이젠 이런 연구
가 대단히 많아져 이 책의 각 장이 한 권의 책이 되어도 충분할 만큼 되었다. 이전
에는 6~8개 정도의 연구가 있던 주제에 대해, 이제는 수백 편의 연구논문을 바탕
으로 한 메타분석들이 있을 정도가 되었다.

지난 40년간, 어떻게 사회와 여러 다른 형태의 사회조직들이 건강과 안녕에
영향을 주는지에 대한 관심이 폭발적으로 늘었고, 이것에 대한 이해가 인구집단
의 건강을 향상시키고 건강 불평등을 줄일 수 있는 강력한 전략을 안내할 수 있
다는 점에 대한 인식이 함께 등장했다. 이 시기에 떠오른 사회 역학 분야는 금세
기 초 프로스트(Frost), 골드버거(Goldberger), 사이든스트리커(Sydenstricker)에
의해 엄청나게 작업이 이루어진 공중보건학, 캐논(Cannon)과 셀리에(Selye)에 의
해 이루어진 스트레스에 대한 연구, 그리고 새롭게 발전하는 영역인 의료사회학
과 건강심리학 분야의 성과에 더해 역할을 해나가고 있다. 예전에 역학이 단지

건강결과의 물리적 결정요인의 역할에 대해서만 접근하는 수준에 그쳤다면, 이 제는 사회 환경의 영향을 사정할 수 있는 도구를 갖고 있다. 이 책은 지난 15년간 발전해 온 새로운 방법론과 이론들을 기술하고 사회의 여러 영역에 존재하는 다양한 경험적 증거들을 검토하려는 두 번째 중요한 시도를 의미한다. 우리의 목적은 대학원생부터 적극적인 연구자에 이르기까지 다양한 독자에게 중요한 사회적 요인과 공공정책, 인구학, 경제학, 사회과학, 그리고 역학 분야에서 일어나는 새로운 접근법을 안내하고자 한다. 이 책의 저자들은 이용 가능한 최신 정보를 바탕으로 저자들의 전문 분야의 이론적 방법론적 고찰을 전반적으로 모두 제공해, 연구자들이 자신의 연구를 시작할 수 있도록 돕고자 했다.

이 제2판은 공공정책의 효과성 그리고 자연실험과 무작위 실험법에 대해 완전히 새롭게 접근했다. 이 책에는 노동정책과 경제적 조건, 정책의 장에서 일어나는 자연실험으로 본 광범위한 정책의 건강 효과 평가, 건강의 경제학, 그리고 의제 형성 과정에서의 사회 역학의 실행 등을 다루는 완전히 새로운 장들이 다수 추가되었다. 추가로, 거의 모든 장에서 차별, 교육, 노동조건의 측면에서 큰 변화를 일으킨 정책들에 대한 평가를 다루고 있다. 이것은 역학 분야에 있어 새로운 세계다─학자들이 이제 전형적인 접근법을 통해 세상을 관찰하는 데 그치지 않고, 건강을 향상시키기 위한 중재적 개입을 개발하고 평가하는 역할을 수행하는 새로운 세계다─. 여러 측면에서, 이것은 실행과 연구가 공중보건 분야에서 융합되어 있던 19세기 초와 20세기의 공중보건 분야 종사자들에게 공유되어 있던 동맹이기도 하다.

이 책은 15개의 장으로 구성되어 있다. 『사회 역학』을 역사적 맥락으로 담아낸 사임(S.L.Syme)의 추천사 다음에는, 사회 역학의 역사를 소개하는 장이 이 분야의 시작부터 현재까지의 중요한 이슈들을 다룬다. 첫 부분의 장들은 사회경제적 상태, 차별, 건강에서의 소득 불평등 등을 다룬다. 글라이머(Glymour), 아벤다노(Avendano), 그리고 가와치가(Kawachi) 개인의 사회경제적 위치와 건강 사이의 연결에 대한 증거를 다루는 장이 첫 장으로 시작된다. 이 장은 장기적 건강결과에 대한 교육의 역할을 평가하기 위한 자연실험을 다룬다. 다음으로 크리거(Krieger)는 차별에 관해 탐색하는데, 주로 인종과 민족을 연관 지어 다룰 뿐 아니라 성별, 성적 자기정체성, 그리고 나이 등에 따른 차별에 대해서도 다룬다. 마지막으로, 가와치와 수부라마니안(Subramanian)은 공간적 지역에 따른 사회경제적 건강 불평등을 다룬 점차 증가하고 있는 연구들을 고찰한다. 또한, 이 세 장은 사회경제적 위치와 차별이 건강결과에 곳곳에서 미치는 영향에 대한 최신 이론과 증거들을 제공한다. 이 장들은 그 근간에 있는 사회적 조건들에 대한 분석을 통해 미국에 상존해 온 인종-민족적 건강 격차를 이해할 수 있도록 해준다.

그 다음의 두 장은 일하는 환경과 노동시장을 건강과 연관 지어 다룬다. 버크먼(Berkman), 가와치, 그리고 테오렐(Theorell)은 노동 강도 강화를 일으키는 직업적 요인들, 노력과 보상의 불균형, 일과 가족 사이의 갈등, 야간순환근무, 일정 조정 등을 포함한 노동에 관련된 조직적 조건들에 대한 주요 개념이 발전해 온 바를 고찰한다. 아벤다노와 버크먼은 거시경제의 영향을 직업안정성, 실업, 경기 침체에 연관지어 다루고, 이어서 건강에 영향을 주는 노동정책을 은퇴, 출산육아휴직, 그리고 실업 등을 포함해 다룬다. 이 두 장은 일과 건강 연구의 현재 이론, 측정, 방법론적 문제에 대한 최신 정보를 제공한다.

건강에 있어서 공동체와 사회관계의 역할이 세 번째 장들의 주제다. 버크먼과 크리쉬나(Krishna)는 사회적 통합, 사회 연결망, 사회적 지원이 건강에 미치는 영향에 대한 이론적 접근과 증거를 함께 연결한다. 이 장에서는 사회 연결망 분석의 주요 노력과 이들이 사회 역학에 통합된 방식을 포괄했다. 그리고 가와치와 버크먼은 건강과 관련된 사회적 자본에 대한 근거들을 고찰한다. 첫 번째 섹션처럼 여기서도, 공간지역 기반(area-based) 평가와 개인 수준의 사정이 다루어진다.

네 번째 섹션은 정서적 상태가 건강(특히 심혈관계질환)에 미치는 영향에 대한 연구의 역동적인 상태를 고찰한다. 쿠브잔스키(Kubzansky), 위닝(Winning), 그리고 가와치는 정서적 건강의 긍정적 및 부정적 차원을 포함한 정서적 상태에 관련된 자료를 고찰한다. 이 심리학적 상태들은 그 자체로서뿐만 아니라 사회적 상황이 건강에 미치는 영향 사이의 매개 경로로서도 중요하다. 생애단계적 이슈가 정서적 건강의 발전에 관련되어 있으므로 여기서 다루어진다.

마지막 부분의 장들은 다학제적 관점을 전적으로 필요로 하는 다수의 사회 역학의 핵심적 주제를 다룬다. 오케추쿠(Okechukwu), 데이비슨(Davison), 그리고 에먼스(Emmons)는 건강 증진과 건강 위해행위의 사회적 맥락을 논의하고, 어떻게 행동 중재(behavioral interventions)가 사회조직과의 더 심층적인 통합으로부터 이익을 얻을 것인가에 대해 논의한다. 글래스(Glass)와 버크먼은 개인과 집단의 심리적 조건뿐 아니라 사회 환경까지도 바꾸는 것을 목표로 하는 새로운 심리사회적 모델을 제시한다. 근로 상황을 변화시키는 것뿐만 아니라 건강행위를 향상시키는 목표의 작업장 중재개입이 이 두 장 모두에서 자세히 다루어진다. 두 개의 완전히 새로운 두 장을 포함시켰는데, 하나는 글라이머가 쓴 역학 연구와 중개를 위한 도구로서의 정책에 대한 장과 가와치가 쓴 행위경제학에 대한 장이다. 이 두 장은 정책의 건강 영향 평가 방법과 건강 증진을 위해 행위를 변화시키는 방법을 경제학과 공공정책의 영역이 근본적으로 변화시킨 정도를 보여준다. 우리가 공공과 민간영역에서의 정책과 행위결정에 영향을 미칠 수 없다면 건강을 증진시킬 수 있는 희망은 거의 없으므로 이 영역들은 사회 역학에서 매우 중요하다. 그 다음으로 사회적 조건과 건강을 연결하는 생물학적 기전에 대한 가설을 자세히 검토한다. 쿠브잔스키, 시맨(Seeman), 그리고 글라이머가 쓴 장은 사회적 경험의 생물학적 내재화에 대한 가장 혁신적인 생각과 추론을 보여준다. 이 장에서 저자들은 상대적으로 잘 연구된 병리생리학적 기전을 고찰하고 빠르게 발전하는 이 영역에서 아직 잘 알려지지 않은 기전들의 개요를 보여준다. 마지막으로 이 책 『사회 역학』은 건강의 사회적 결정요인을 국제정책적 관점으로 실행하는 것에 대한 마멋(Marmot)과 앨런(Allen)의 장으로 결론을 맺는다. 건강을 증진시키기 위해서는 사회 조직과 사회구조가 공공의 건강에 미치는 영향과 그것을 형성하는 정책들을 이해하기 위해 전통적인 의학과 보건정책을 넘어서야 한다는 것이 이 책의 기저에 있는 근본적인 주제다.

리사 버크먼, 이치로 가와치, 마리아 글라이머
2014년 3월 매사추세츠주, 케임브리지

CHAPTER 1

사회 역학에 대한 역사적 틀
인구집단의 건강에 대한 사회적 결정요인

리사 F. 버크먼·이치로 가와치　　　　　　　　　　　번역 이종구 감수 강영호

　　역학은 인구집단의 건강 상태에 관한 분포와 결정요인에 대한 학문이다(1). 존 그라운트(John Graunt)(2)가 17세기 잉글랜드 지방 교구 사망 수를 셈한 이래로 이환율과 사망률에서 사회적 차이가 관찰되어 왔다. 초기 연구는 종종 가난, 불량한 주거조건, 그리고 작업환경의 나쁜 영향에 집중되었다. 19세기에 와서 비예르메(Villermé)(3)와 피르호(Virchow)(4) 같은 의사들은 사회계급과 작업 조건이 건강과 질병의 중요한 결정요인임을 확인하는 관찰들을 더욱 정교하게 가다듬었다(5, 6). 19세기 중엽의 영국 공중보건 지도자인 채드윅(Chadwick) 또한 가난한 사람들이 처한 위험한 물리적 환경을 기술했다(7). 뒤르켐은 다른 심대한 사회적 경험, 즉 사회적 통합과 사망의 양상, 특히 자살이 어떻게 관련되어 있는지 잘 드러나게 기술했다(8). 이런 식으로 여러 경로로 사회적 조건이 건강에 영향을 미친다는 생각은 새로운 것이 아니다. 그러나 사회 역학은 비교적 역학의 새로운 분야이고 지난 수십 년 동안 번창해 왔다. 사실 이 책의 첫 판이 발간된 이후 그 영역은 기하급수적으로 성장했다(9, 10).

　　19세기와 20세기 초 미국과 영국에서 공중보건 운동이 발전함에 따라 빈곤층의 질병 위험에 더 많은 관심이 집중되었다(11, 12). 공중보건 전문가들은 물리적 환경(즉, 주거, 독성물질을 다루는 작업환경, 안전한 물의 공급), 위생, 영양, 예방접종

접근성 개선에 노력을 집중했다. 미국, 영국, 많은 북유럽 국가에서 광범위하게 물리적 환경을 개선한 덕분으로 전국적으로 평균수명이 증가하게 되었다. 이러한 관찰에 근거해서 많은 과학자들은 건강의 사회적 격차가 상당히 줄어들 것으로 예견했다(13). 그러나 많은 나라에서 사회적 불평등이 지속되고 최근 들어 더 커지고 있는 것이 분명해지면서 사회 역학의 관점이 필요하다는 현상에 논란의 여지가 없어 보인다. 요컨대 질병은 변천하며, 어떤 감염병은 퇴치된 반면, 다른 감염병은 창궐하기도 하고, 그리고 많은 비감염성 질환이 사망과 장애 원인 분석 표에서 상위를 차지했지만 건강의 사회적 불평등은 여전히 남아 있는 상황이다. 이 같은 양상이 지속되면서 통상적인 관점에서 벗어나 사회적 경험을 질병과 장애의 직접적이거나 근본적인 원인으로 보는 역학적 접근의 필요성이 부각되었다(14). 그러므로 사회 역학은 사회의 구조들, 제도들, 상호 관계가 건강에 어떻게 영향을 주는지에 관심을 두는 역학의 한 부문이다. 사회 역학자는 사회를 어떻게 구조화해야 좋은 건강 상태를 이루고 유지되도록 하는지 또는 방해하는지에 관심을 두고 있다. 일부 연구자들이 지적한 바 같이(15), 우리는 다른 과학자들 특히 사회과학자와 행태학자(사회학자, 경제학자, 심리학자)와 접근법을 많이 공유하고 있으나 인구집단의 전반적 건강 수준과 인구집단 내의 건강 분포에 대해 연구하고 궁극적으로 인구집단의 건강을 향상시키려는 의무를 가지고 있어서 이들의 연구 분야와 구별된다.

다행스럽게도, 이 영역의 발전을 도모하려는 여러 힘들이 하나로 모아지고 있다. 그 내용 다음과 같다. (1) 사회적 경험이 생리적 스트레스 반응에 어떻게 영향을 주는지 이해하기 위한 노력(16). (2) 로즈(Rose)의 패러다임으로부터 출발한 인구집단의 건강 분포(distribution of population health)에 대한 이해. 그리고 (3) 사회·경제 정책이 건강에 미치는 영향 평가(evaluation of health impact). 이들 세 가지 접근법이 인과적 시기를 다루는 생애 과정 접근법, 다수준분석 접근법이 완전히 결합했을 때, 이들은 우리의 사회 세계가 어떻게 건강의 양상과 분포를 형성했는지 설득력 있게 보여준다.

사회적 경험의 직접적인 생리적 영향 : 생물학적 신체화

사회 역학에 있어 가장 결정적 발전 중의 하나는 스트레스 경험에 관한 스트레스와 생리 반응에 대한 연구 업적이다. 캐넌(Cannon)(17)과 셀리에와 울프(Selye and Wolff)(18)의 기본적인 작업 토대 위에서, 건강심리학자, 신경호르몬학자 그리고 생리학자들은 스트레스 상황이 직접적으로 신체적 대가를 요구할 수 있다는 것을 명확히 밝혔는데, 이는 외부 스트레스 요인이 질병의 발현과 예후에 영향을 줄 수 있는 생리반응과 연계되어 있다는 강력한 생물학 모델을 제공하는 것이다. 심리생리학, 심리신경면역학, 그리고 최근의 알로스타틱 부하(allostatic load)에 대한 연구 업적은 사회 환경이 주요 건강결과와 연계된 특이적 행태와 유해물질에 대한 폭로 추적뿐만 아니라 생물학적 경로를 추적하는 데 도움을 준다 (19~22). 1990년대 말에, 사회적 불리함에 관한 생물학적 연구는 사회경제적 수준과 건강에 대한 맥아더재단 네트워크(MacArthur Foundation Network on Socioeconomic Status and Health)의 중요한 방향 전환을 가져왔다. 이 네트워크의 주요 업적 중의 하나는 스트레스에 관한 생물학을 사회, 경제적 환경과 관련된 것으로 이해하는 연구와 관련되어 있었다(16). 알로스타틱 부하와 관련된 개념의 정밀성과 시상하부-뇌하수체-부신 축(hypothamic-pituitary-adrenal axis)의 역할은 브루스 매큐언(Bruce McEwen)의 동물 모델 그리고 매큐언과 시맨(Seeman)의 역학적 작업에서 발전되었고, 이 네트워크의 연구에서 비롯되었다. 그 후 엘리자베스 블랙번(Elizabeth Blackburn)이 최초로 확인하고 에펄(Epel)에 의해서 사회심리학과 역학적 작업이 더해진 텔로미어(telomere)는 이 네트워크의 보증서였다. 이 두 가지 경로는 어린 시절 겪은 불리함과 생애에 걸친 축적과 관련된 효과가 연쇄적으로 일어난다는 생각에 토대를 두고 있는데, 이들은 생물학적 체계를 교란함으로써 많은 질병의 발병과 진행으로 귀결된다(16).

로즈의 패러다임과 인구집단 건강의 분포

인구집단의 위험 분포를 이해하는 두 번째 이론적 발전으로 우리는 사회적 요인과 건강에 대한 확실한 조사를 시작할 수 있는 능력이 강화되었다. 1992년에 저명한 역학자인 제프리 로즈(Geoffrey Rose)는『예방의학의 전략』이란 작은 책을 썼다. 비록 크기는 작지만 이 획기적인 연구 작업에서 로즈는 위험 요인이나 질병은 결코 이분법적으로 나누어지는 것이 아니라는 것을 지적했다. 대부분의 경우, 위험 요인은 연속적으로 분포되어 있고 한 집단에서 위험 요인의 분포가 조금만 변해도 그 집단의 건강 상태가 크게 달라질 수 있다는 것이다. 더 나가 한 인구집단이 가지는 특정 분포에 대한 역동적 관계를 이해한다면 왜 이들이 양 극단에 분포하게 되었는지에 대한 원인적 물음 내용은 매우 달라질 것이다. 고위험 전략보다 인구집단에 기반한 전략을 추구함으로써 매우 다른 질문을 고안하고 매우 다른 접근법을 사용하게 된다. 인구집단 접근 전략은 사회 역학에서 매우 중요하며 전통적으로 공중보건의 대들보 같은 것이었다.

공중정책이 건강에 미치는 영향의 평가

지난 10년간 경제학자들은 정책을 건강 영향 측면에서 미국의 주 또는 경제협력개발기구(Organization for Economic Co-operation Development, OECD)의 국가 간 비교의 형태로 평가하기 시작했다. 정책결과를 평가하기 위해 경제학자들은 대중화된 여러 도구[도구변수 분석(instrumental variable analysis), 이중차분법 (difference-in-difference model)]를 사용했는데 이는 건강결과를 그들의 작업에 통합시키려는 자연스러운 과정이었다. 더 최근에는 사회 역학자들은 특정 정책의 건강결과를 이해하기 위해 그들이 하는 일에 많은 계량경제학적 방법을 성공적으로 통합시켰다. 현재 우리 책은 이 방법론들과 사회와 경제 정책에 대한 의미 있는 평가 양자를 사회 역학에 통합시키려는 중대한 책임을 반영하고 있다. 이것은 정책에 관련된 새로운 장에 많이 반영되어 있다(6장과 12장), 더 나가 행태경제학에 관한 가와치의 새로운 장(13장), 마멋의 건강의 사회적 결정요인의 실행에 관한 장(15장)을 마련하였다.

배경

의료사회학, 건강심리학과 함께 생리학, 정신신체의학, 사회의학 그리고 예방의학은 사회 역학을 발전시키는 데 모두 매우 중대한 기여를 했다(11번 참고문헌의 미국 예방의학에 관한 멋진 토론 참조). 그러나 사회 역학의 씨앗은 역학 그 자체 안에서도 자라났다. 1950년에 알프레드 얀카우어(Alfred Yankauer)는 "사회 역학에 대한 물음"이란 부제하에 《아메리칸 소시올로지컬 리뷰(American Sociological Review)》에 신생아 사망률에 대한 논문을 썼다(23). 낸시 크리거는 이 논문에서 '사회 역학'이란 용어가 처음으로 언급되었다고 했다(24). 더 나가 E. 가틀리 자코(E. Gartley Jaco)는 1958년과 1960년 발행된 두 권의 책에서 사회 역학이란 단어를 언급한다(25, 26). 이제 이 학문 분야가 탄생했고 1960년대 말과 1970년대에 가서 레오 리더(Leo Reeder), 존 카셀, 머빈 수서(Mervyn Susser), 레너드 사임, 색슨 그레이엄(Saxon Graham), 로런스 힝클(Lawrence Hinkle), 알 티롤러(Al Tyroler)와 셔먼 제임스(Sherman James) 등에 의해서 사회 환경의 건강 영향, 특히 문화적 변화, 사회적 지위와 지위 불일치, 삶의 전환 과정 등에 집중된 역학 조사는 독자적 영역으로 발전하기 시작했다. 이들의 업적은 20세기 초 펠라그라의 병인론을 조사한 골드버거(Goldberger)나 사이든스트리커(27), 그리고 독창적인 결핵 역학에 대한 연구를 했던 웨이드 햄프턴 프로스트(Wade Hampton Frost)(28)와 같은 역학자의 연구 작업에 기반했다. 이들은 또한 의료사회학(29)과 정신역학자의 작업(30~33)에서 심도 있는 정보를 얻었다. 사임(34)은 "사회구조가 서로 다른 곳에 거주하는 사람들에게 특정 질병의 발병률 차이를 체계적으로 조사하고 또한 그 사회구조에서 그들이 처한 사회적 위치가 왜 특정 질병에 취약한지, 아니면 덜 취약한지를 알아내려는 등 질병의 사회 병인론에 대한 조사"에 대해 설명했다.

색슨 그레이엄(35)은 그의 저명한 논문에서 연구에 선정된 만성질환의 사회 역학에 대해 논했다. 사회 역학에 대해 명확한 정의를 내리지는 않았지만 그는 사회학과 의학의 결합이 새롭고 보다 성공적인 역학을 만들 것이라고 제시했다. 그는 일관되고 완벽한 질병 인과관계에 대한 이론을 얻기 위해 특정 질환과 관련하여 서로 일치하는 사회학적, 생물학적 자료를 얻는 것이 필요하다는 이야기를 계속 이어갔다(35). 더나가서 그는 특정 사회집단에 속해 있는 것이 어떻게 행동 패턴들과 관련성을 지니게 되고, 어떻게 전달물질(transmitting agent)이 담겨진 '매개체(vehicle)'에 폭로되고, 그것이 결과적으로 직접적인 조직(tissue) 변화를 낳고, 궁극적으로 질병을 일으키는지를 이해해야 한다고 주장했다. 그는 특이적 행태가 특정 질환의 연결된 일련의 사건 사슬고리를 만드는 특정 사회 환경을 확인하는 것에 목적을 두었다. 그는 전형적인 사례로 퍼시벌 포트(Percival Pott)의 굴뚝 청소부와 음낭암에 관한 분석을 들었다. 포트의 연구에 대한 분석과 병행해 그의 초기 많은 연구 업적은 사회 집단 간 차이가 있고 더나가 특정 질병의 뿌리와 깊게 관련된 흡연, 식이, 성적 행태를 다루었다. 그레이엄은 집단 구성원 개인의 행태 측면의 관점에서 대규모로 수행된 질병의 사회적 패턴화(social patterning)를 파악하기 위한 조사에서 다수준 사고(multilevel thinking)를 현장에 구체화함으로써 역학에 크게 기여했다.

거의 10년이 지난 1970년 중반, 두 역학자, 존 카셀과 머빈 수서는 방법론적 논란과 역학적 사고(epidemiologic thinking)에 질병의 사회적 영향력을 구체화하는 본질적인 이론적 틀의 전환을 더욱 명백히 다루었다. 지난 10년간의 증거로 무장한 존 카셀(36)은 미국공중보건협회의 제4차 웨이드 햄프턴 프로스트(Wade Hampton Frost) 강연에서 "역학조사가 직면하는 문제인, 인간의 저항력에 매우 중대한 변화를 일으키고 우리의 환경 어디에나 존재하는 요인(ubiquitous agent)에 대한 감수성에 차이를 일으키게 하는 환경적 요인의 범주(category)나 종류(class)가 존재하는가" 대해 언급했다. 그의 권위 있는 논문인 "숙주의 저항력에 영향을 미치는 사회 환경의 기여도(The Contribution of the Social Environment to Host Resistance)"에서, "숙주의 감수성에 지대한 영향을 초래"할 수 있는 환경 조건은 같은 인종에서 구성원이 다르게 존재하거나, 더 일반적으로 사회 환경의 특이적 양상에 기인해 나타난다고 주장했다(36).

힌클(37)과 캐논(17), 뒤보스(Dubos)(38), 그리고 셀리에와 울프 등 스트레스 연구자들의 작업에 기반해, 카셀은 적어도 스트레스 상황의 특성 중의 하나는 그의 행동은 예측되는 결과라는 증거가 충분해도 아마도 본인은 이를 받아들이지 못할지도 모른다는 것이다. 오늘날 우리는 이 상황의 가장 중요한 사례로 사회 해체, 이주, 차별, 가난, 그리고 직장의 낮은 지지(low support)로 인해 의지할 곳 없는 상황을 들 수 있다. 카셀은 또한 스트레스 상황의 해로운 건강결과를 완충시킬 수 있는 일련의 방어 인자들에 대해서도 간단히 설명했다. 이들의 진행 경과에서 보이는 공통적인 특성은 "개인에게 가장 중요한 일차 집단(primary group)이 제공하는 사회적 지지의 강도이다"(36). 요컨대, 역학자들이 지위와 지위 부조화(34, 47), 급속한 사회 변화와 해체(39, 40), 문화 적응과 이주(41), 그리고 사회적 지지와 가족 간의 유대(42, 43)에 대한 실험적 작업에서 모아진 결과를 통합 정리함에 따라, 카셀은 향후 수십 년 간의 기초 연구가 될 사회 역학의 지적 의제를 설계했다.

머빈 수서는, 흥미를 불러일으키는 일련의 논문에서, 역학은 그 기반을 넓히고 개인 수준 위험 요인과 '블랙박스(black box) 역학'에 초점 두었던 것을 넘어서 새로운 '다수준 생태역학(multilevel ecoepidemiology)'으로 나아가야 한다고 서술했다(44~48). 이 틀에 대한 많은 기초 작업은 1973년 그의 책, 『보건과학에서 원인적 사고: 역학에 관한 개념과 전략(Causal Thinking in the Health Science : Concepts and Strategies in Epidemiology)』에서 볼 수 있다. 이 책의 서론에서 수서는 역학은 일반적으로 인구집단에 대한 연구를 사회학, 인간생물학, 인구유전학 등 다른 인구과학과 공유해야 한다고 언급했다. 사회 연구에 관계된 다른 과학 분야와 공통적 방법론과 개념적 토대를 주장하면서, 그는 "건강 상태는 사람과 동떨어진 허공에 존재하는 것이 아니다. 사람이 사회를 형성하고 사람의 속성에 대한 그 어떤 연구도 역시 사회적 영향력(social force)의 형식(form), 구조(structure), 그리고 과정(process)의 발현(manifestation) 연구의 하나"임을 설명했다(1). 다른 장에서, 그는 역학의 가장 기본 원리를 구성하는 병원체, 숙주 그리고 환경의 모델이 다른 수준의 조직(organization)인 생태 시스템(ecological system)으로 어떻게 틀을 잡을 수 있는지에 대해 상세히 논했다.

유기체의 생명 활동은 다수준, 상호작용하는 환경에서 결정되기 때문에 수서는 역학은 본질적으로 생태학적임을 다시 강조했다. 개인 수준에서 위험을 확인하는 것은 심지어 다중 위험 요인일지라도 그 수준에서의 상호관계와 경로를 충분히 설명하지 못하거니와 개인에게 위험을 끼치는 사회적 영향력을 구체화하지도 못한다.

최근 낸시 크리거(Nancy Krieger)는 생태사회 이론에 의존한 개념적 모델을 포함해, 사회 경험이 어떻게 그리고 왜 생물학적으로 우리 몸에 체화(embedded)되는지에 대해 명백하게 규정한 여러 독특한 이론과 개념 틀을 발전시켰다. 생태사회학 이론의 중심 물음은 이렇다. 현재, 과거에 나타난 건강, 질병 그리고 웰빙에 대한 인구집단의 양상과 건강의 사회적 불평등의 변화에 대하여 누가 그리고 무엇을 책임져야 하는가? 핵심 이론은 체화, 혹은 우리가 자궁에서부터 죽을 때까지 살고 있는 물질계와 사회계의 생물학적인 통합 방법을 포함한다. 즉 체화의 경로; 노출, 감수성, 내성 간의 축적된 상호작용;책무성과 주체성

사회 역학에 대한 기본 개념(guiding concept)

우리는 사회 역학을 건강 상태에 관한 사회적 분포와 사회적 결정요인을 연구하는 역학의 한 갈래로 정의한다. 이 분야를 이렇게 정의하는 것은 신체와 정신 건강의 결과와 관련되어 있을 수 있는 사회 환경의 폭로를 확인하려는 의도가 있음을 뜻한다. 우리의 방향성은 특정 질병(즉, 심혈관질환, 암 혹은 정신질환 역학)의 조사에 기여하기보다 폭로(즉, 환경 혹은 영양 역학)에 초점을 둔 다른 역학의 세부 분과와 같다. 우리는 특정 질병의 결과보다 사회경제적 계층화, 사회적 관계망, 차별 대우, 일터의 조직, 공공정책과 같은 특정 사회 현상에 초점을 두고 있다. 향후 연구에서 일부 질병은 다른 질병보다 더 심하게 사회 경험에 영향을 받는다는 것을 밝혀낼지도 모르겠지만, 우리가 보기에는 대부분의 많은 질병들 그리고 기능 상태, 장애, 웰빙 등 같은 건강의 결과들은 우리 모두를 에워싼 사회적 세계에 영향을 받는 것이 아닐까 한다.

환경 역학, 영양 역학과 같이 사회 역학은 소위 학문의 영역으로 정의되는 한 계점에서 나타나는 현상을 포용해야 한다. 예를 들어 심리적 상태, 행태 그리고 물리 혹은 구조적 환경의 양상은 사회적 환경에 영향을 받거나 그 반대로 영향을

준다. 어느 학문 영역이건 주변부의 경계—그리고 사회 역학에도 예외가 없다—는 모호하기 마련이다. 우리는 학문 영역을 둘러싸는 명확한 경계선을 긋는 것을 주저한다. 그 이유는 사회 역학자에게 연관 학문 영역을 고려하는 것이 중요하기 때문에 이 책은 우리의 일차적 관심사인 사회적 경험과 밀접하게 관계된 심리 상태와 행태에 관한 장들을 포함했다. 우리가 지나치게 경계의 모호함에 치우친다 할지라도, 우리의 학문적 연구에서 가정을 명확히 증명하려는 엄밀성과 이것은 조화를 이루어야 한다. 명확하게 입증하거나 기각할 가설 없이는, 시간적 순서와 생물학적 타당성(biological plausibility)에 관한 명확한 이해 없이는, 실험적 탐구를 인도할 잘 구성된 이론과 구체적 개념(specific concept) 없이는 우리는 진전을 이룰 수 없을 것이다.

이번 장의 나머지 부분은 사회 역학의 영역에서 다루는 매우 중요한 여러 개념들에 대해 약술한다. 이들 개념들은 무비판적으로 받아들여지는 보편적 개념으로 제시되지는 않지만 오히려 실용적인 것 그리고 때로는 어떤 단일 폭로에 관한 연구를 초월하는 도전적 원리로 제시된다.

인구집단 관점

개인은 사회나 인구집단에 속해 있다. 로즈(6)의 인구집단 관점에서 제시된 중요한 통찰력은 한 개인의 질병 위험은 그가 속한 인구집단의 질병 위험과 분리되어 생각될 수 없다는 것이다. 요컨대 핀란드에 살고 있는 사람이 일본에 살고 있는 사람보다 심장 발작으로 조기 사망할 가능성이 더 높은 이유는, 어느 특정 핀란드 사람의 콜레스테롤 수치가 우연히 높다는 것이 아니라 핀란드 사회 **전체적으로** 보면 인구집단의 콜레스테롤 수준 분포가 일본사람들보다 오른쪽으로 치우쳐 있기 때문이다. 핀란드 사회에서 '정상'으로 생각될 수 있는 콜레스테롤 수준은 일본에서는 전체적으로 비정상 그리고 경고의 요인일 것이다. 더나가 우리는 이주민 세부 연구에서 이러한 인구집단의 차이에 대한 논거가 유전적인 것이 아니라는 것을 알았다(41). 예를 들어 미국으로 이주한 일본인들은 그들이 귀화한 나라의 관상동맥질환 위험 수준을 닮는다.

로즈의 당초 사례는 심장질환의 위험인자에 대한 것이었지만, 현재 우리는 그의 통찰력이 공격성과 폭력에서 정신건강까지, 가난과 물질적 궁핍이 건강에 미치는 영향까지 공중보건문제 전 영역에 걸쳐 광범위한 적용 가능성을 지니고 있음을 인지한다. 근본적으로 로즈의 통찰력은 자살에 대한 뒤르켐의 발견으로 되돌아가게 한다. 한 사회의 자살률은 집단적 사회 영향력과 관련 있다. 한 개인이 자살하는 원인은 무수히 많으나, 그러한 개인들이 오고 가더라도 사회적인 자살률은 예측 가능하다.

사회 역학에 대한 로즈 이론의 결정적인 의미는 왜 어떤 사람은 건강하게 지내는 반면 다른 사람은 아픈가에 대한 설명 속에 사회적 맥락을 편입해야 한다는 것이다. 인구집단 관점을 역학적 연구에 적용하는 것은 "이 사람은 왜 특별히 아팠을까?"를 묻는 것에 더해 "이 인구집단은 왜 이렇게 특별한 위험 요인의 분포를 가지고 있는가"라고 묻는 것이다. 더 나가 로즈가 지적한 바, 인구집단의 건강이 가장 향상될 수 있는 방안은 두 번째 질문(왜 특정 인구집단의 이런 위험 요인 분포를 지니는가?)에 답을 하는 과정에서 얻어질 가능성이 많은데, 그 이유는 대다수 질병 사례들은 고위험 꼬리 부분(tail of high risk)이 아닌 거대한 집단에서 일어나기 때문이다. 이 분야 초기 작업의 중요한 특징은 대부분의 위험 요인을 가진 인구집단의 분포는 정규분포의 연속선상에서 움직인다는 것을 암시했다. 로즈는 "건강 관련 특성들의 분포는 대체로 기복(up and down)이 있다: 사례의 빈도는 오로지 인구집단이 가진 특성의 맥락에서만 이해될 수 있다"고 말했다(6). 예를 들어 미국에서 비만은 지난 수십 년에 걸쳐 증가일로에 있으며, 한 조심스러운 조사에 의하면 이 기간 동안 전체 위험 분포가 이동함에 따라 로즈의 명제를 뒷받침했다. 즉 평균값의 변화가 꼬리 부분을 이끌었다.

이 가설의 진위를 판단할 수 있는 결과들이 축적됨에 따라, 이 유형들에 변종들이 있다는 것이 분명해졌다. 만약 점점 더 많은 사람들이 분포의 꼬리 부분에 있거나 혹은 분포 그 자체가 정상 분포를 하지 않는다면 이것은 중요하다. 이러한 상황에서, 로즈 전략의 추가 평가는 매우 중요하며 구체적 고위험 전략은 더욱 효과적일 수 있다. 사실, 이 다소 단도직입적인 실험적 질문은 바로 검토되었다. 마찬가지로 상대 위험이 비선형으로 증가하거나 분명한 역치 효과를 보인다면 아마도 다른 조치들이 적절할지도 모른다. 위험 요인의 분포와 위험 요인이 질병에 미치는 영향의 양상(위험 요인과 질병의 관련성이 비선형적일 경우)에 근거해서 위험 감소를 위한 인구집단 전략은 항상 같은 결과를 낳지 않을지도 모른다. 로즈 그 자신도 어떤 상황은 고위험 전략이 인구집단 전체 전략보다 인구집단 수준에서 더 효과적이라는 것을 인정했다. 의심할 여지없이 순수한 가설적 관점에서, 위험 분포가 한쪽으로 매우 치우친 경우, 로즈의 이론적 틀은 더 문제가 있을지도 모른다. 이제 문제는 어떤 위험에서 실제 이 같은 사례가 있는지 또는 순수하게 가설적 상황인지 여부이다.

또 다른 문제는 곡선의 모양이다. 예를 들어 경제적 불평등과 건강에 대한 문제를 생각해 보면, 두 곡선을 상상할 수 있다: 둘 다 정규분포를 하지만 표준편차가 매우 다른 경우이다. 불평등 그 자체가 지니는 해악이 있다면, 빈곤의 절대적 유행보다 빈곤의 상대적 성격으로, 곡선을 좌측으로 이동시키거나 모든 사람들에게 같은 액수의 돈을 주는 것으로 인구집단의 건강은 거의 개선될 여지가 없다. 표준편차를 줄이거나 꼬리 부분에 분포한 사람들의 백분율을 줄이는 전략이 건강 개선에 매우 중요하다. 이 경우 두 곡선의 평균이 정확히 같을 수도 있지만 꼬리 부분이 중앙으로 움직인다. 인구집단 전략으로 인해 위험 분포가 평균 주변으로 더 몰린다고 생각할 수도 있고 더 높은 위험을 지닌 꼬리 부분을 중앙으로 끌어당기는 특정 고위험 전략을 쓸 수도 있다. 어느 경우이건 로즈가 개발한 인구집단 이론 틀에 대한 두 번째 비판적 검토이며 이론에 대해서 실험적 검증을 받도록 함으로써 인구집단의 건강을 개선하기 위한 최적의 전략이 개발될 수 있는 시점일 것이다.

최근의 더 많은 연구 업적은 건강 추이(health transition)는 분포 그 자체가 전체적으로 이동하기보다 신축적으로 늘어나 한쪽 끝 꼬리 부분과 그 반대의 꼬리 부분에 분포한 사람들의 간의 차이가 증가하는 경우에 발생할지도 모른다는 것을 시사한다(49). 로즈는 가장 위험한 인자로 인구집단의 평균 수준은 변화하는데 "평균 주위의 분산이 다소 일정하게 유지"되는 것을 가정했다(6). 그러나 다소 최근의 일부 나라의 관찰에서 보건데 위험 분포가 모두 이 같은 유형을 따르는 것은 아니고 불평등이 더 심하고 위험이 정규분포를 하지 않는 경우 꼬리 부분의 위험 분포가 비례보다 더 큰 폭으로 증가하는 현상을 보였다. 저·중소득 국가의 체지방지수 분포는 이러한 종류의 유형을 따르는 것으로 보인다. 체지방지수가 높은 백분위수(percentile)에 분포한 사람에서 체중 증가가 커지는 이러한 양상은 소아와 성인 대상의 몇몇 나라의 전국조사에서 알려졌다(49).

로즈의 인구집단 위험 분포에 초점을 두자는 그의 역설로 그는 사회 역학의 역사에 큰 공헌을 했다. 이제 과제는 세계를 넘고 시간을 초월해 유용한 자료로 점점 쌓인 실험적 기반에 근거해 그의 이론을 정제하는 것이다. 더 주목할 만한 것으로, 낸시 크리거는 우리는 인구집단을 어떻게 정의해야 할지 더 반성하게 되었고 누가 정의된 인구집단에 속하는지를 명확히 고려하게 되었다고 완곡히 말했다(50).

행태에 대한 사회경제학적 맥락: 위험의 위험(risks of risks)

지난 몇 십 년을 보면, 술이나 담배의 소비, 식이, 그리고 신체활동과 같은 개인의 행태 위험 요인을 바꾸기 위해서 매우 많은 임상실험이 착수되었다. 전반적으로 보아 가장 성공한 것들은 사회 조직 변화의 요소를 중재에 추가하는 경우들이었다. 우리는 이제 행태가 인구집단에 무작위로 분포하지 않는 것은 이해한다. 그보다는 사회적, 경제적으로 유형화되어 있고 때로는 서로 무리(cluster)를 형성한다. 요컨대 많은 사람에서 술 먹는 사람은 흡연도 하고 건강 증진 식이를 실천하는 사람은 또한 신체적으로 활동적이기도 하다. 가난한 사람은 교육 수준이 낮고 사회적으로 고립된 사람은 여러 위험행태에 빠져 있을 가능성이 많으며 건강증진 행태에 덜 관여하게 된다(50, 51). 이러한 유형화된 행태 반응에 대해 링크와 펠란(14)은 개인들이 '위험의 위험(at risks of risks)'에 처한 상황임을 언급하게 되었다.

"가난한 사람들은 왜 좋지 않은 행태를 보이는가"(53)를 이해하는 것은 사고의 전환—특이적 행태가 일단 예외적인 타락 정도로 간주되지만 그 안에서 개인의 선택 범위는 사회적 맥락에서 일어난다는 -이 필요하다. 사회적 환경은(1) 규범을 형성함으로써(2) 사회적 통제의 유형을 강화함으로써(건강을 증진시키거나 혹은 건강을 손상시킬 수 있는)(3) 어떤 행동에 관여된 환경적 기회를 제공하거나 제공하지 않음으로써(4) 어떤 행태에 적어도 단기적으로 효과적인 대처 전략(coping strategy)일 수 있는 스트레스를 줄이거나 혹은 유발함으로써, 행태에 영향을 준다. 환경은 개인의 선택에 압박을 주기도 하고 사회, 심리, 재정, 신체적 보상을 약속함으로써 특별한 선택을 장려하기도 한다. 사회적 맥락에서 행태 중재를 구체화함으로써 지역사회, 학교 그리고 작업장을 이용한 행태 변화를 달성하는 완연히 새로운 범위의 임상실험을 이끌어냈다(54번 참고문헌과 10장의 건강 행태 참조).

담배 습관의 사례

지난 몇 십 년 동안 미국에서 담배 소비가 감소한 세부 인구집단(subgroup)은 분명히 건강에 이득이 있음을 보였고 담배 소비가 증가한 집단은 건강이 악화되었다는 것이 명백함에 따라 담배 소비량은 상당히 많이 감소했다. 미국에서 담배 습관이 줄어든 것은 여러 요인에 기인한다. 단일 중재로 줄었다고 할 만한 것은 없다는 것은 확실하다. 명백한 것은 개별화된 금연 프로그램은 흡연습관을 바꾸는 데 미미한 역할을 한다. 오히려 담뱃세, 공공장소에서 흡연금지, 모든 미성년자에 대한 홍보와 판매 제한 등이 포함된 환경적 그리고 정책 변화 등이 역할을 했다. 이 소비에 공격적인 공중보건/공공정책은 개별적인 행태 변화를 겨냥한 것이 아니라 사회적, 재정적 수준의 중재가 중요함을 부각한 것이다. 현재 담배 습관의 사회적인 유형을 보면 취약하고 사회적으로 불리한 계층에서 소비가 여전히 형성되어 있고 사회적으로 불리한 집단의 위험을 지속적으로 줄일 필요성이 있다는 것을 동시에 보여준다. 사회 역학적 접근은 무엇보다도 개인적 선택으로 보이지만 개인적이지 아니한 것들에 의해서 좌우되는 사회적, 경제적으로 복잡한 역학관계를 이해하는 것이 요구된다.

맥락에 대한 다수준분석

행태가 사회에 의해서 결정된다는 것을 이해함으로써 역학의 맥락 분석 (contextual analysis) 방법에 대해 보다 일반적인 인식이 필요함을 알게 된다. 수서(46)가 언급한 바와 같이, "순수한 원형의 위험 요인 역학(risk factor epidemiology)은 미시적 수준에서 깊이(depth)나 정밀성(precision)을, 거시적 수준에서 폭(breadth)이나 범위(compass)를 모두 개척하지 못했다". 만약 개인 수준의 위험 요인에 대해 단지 독립적 효과만을 분석한다면 문화, 정책 혹은 환경이 건강에 어떻게 영향을 미치는지에 대한 개념은 모호하고 추론적인 것으로 남게 된다. 금세기 초 역학과 사회학 분야의 중심 부분인 생태학적 분석은 환경연구에 대한 접근법을 제공했으나, 생태학적 오류(ecological fallacy)(다시 말해, 집합 자료로부터 개인 수준의 인과적 추론을 내림)와 관련된 문제점 때문에 많은 명성을 잃어버렸다. 불가능하지는 않지만 많은 연구에서 인과관계가 뒤집히는 것(질병이 거주지를 재배치하는 데 영향을 준다)을 배제하는 것은 어려웠다. 사실 정신질환과 지역사회 해체에 관한 많은 초기 연구들은 이 후자 문제에 시달렸다.

그러나 과거 몇 년 동안, 마치 환경과 감염병 역학에서 생태학적 수준의 폭로가 존재하는 것과 마찬가지로, 개인 수준에서만 연구를 할 경우 충분히 파악되지 않는 사회 환경과 관련된 생태학적 수준의 폭로가 있다는 것이 명백해졌다 (55~58). 예를 들어 식료품 가게나 공원 수, 주택 재고(housing stock) 조건 그리고 유권자 참여가 행태와 치료 접근성 그리고 질병의 매우 중요한 결정요인일 수 있다. 이러한 생태학적 수준의 폭로는 혁신적 방법론을 요구하고 있다(59~61). 환경이나 지역사회 수준의 폭로 평가(assessment of exposure)는 개인 수준의 측정 합산을 넘어 건강에 대한 사회적 결정요인에 대한 이해를 이끌어낼 수 있다. 적절한 수준의 환경학적 평가(예를 들어 이웃, 도시, 주, 국가), 구성(compositional)적 효과 대 맥락적(contextual) 효과를 풀어내는 것, 환경적 폭로가 개인의 건강결과에 연관되는 경로 등이 의문으로 남는다 하더라도, 생태학적 분석은 역학자에게 값진 연구 방법론을 제공한다. 개인 수준의 자료를 결합해 생각할 때 다수준분석의 형태에서 이용 가능한 매우 중요한 이득을 제공한다.

발달과 생애 과정 관점

거의 모든 역학적 물음에 생애 과정 역학을 통합함으로써 일반 역학 분야에 그리고 특히 사회 역학에 방대한 진전을 가져왔다. 병인 기간(etiologic periods)의 확인(폭로를 변화시킨 것 물론이고 질병을 일으키는 등 두 가지 모두에 대한)은 인구집단의 건강을 개선시키는 데 매우 중요하다. 주요한 세 가지의 생애 과정 궤적(lifecourse trajectory)들이 잘 정의되었다. 그중 첫 번째로 초기 발달과 유년기에 관심을 가진 발달주의자(developmentalist)들은 생애의 초기 폭로가 인지와 뇌 기능에 중요하다는 것에 수십 년간 집중했다(62). 지난 20년 간 역학자들은 종종 태아 기원에 초점을 두었는데 그 증거들은 당뇨병이나 다른 건강결과와 관계된 대사 기능의 유형에 대한 것으로, 질병의 생애 초기 기원들로 이해하게 되었다(62). 예를 들어 파워(Power)와 허즈먼(Herzman)(63)은 유년기 초기 폭로는 발달 과정 특히 매우 유연한 적응성을 지닌 뇌의 성장에 영향을 줄 수 있다고 언급했다. 이 '결정적 시기' 동안 반응에 대한 유형을 형성함으로써 생의 초기 경험은 개인으로 하여금 성인기의 여러 질환에 대해 취약하게 하거나 저항력을 지니도록 한다(64). 두 번째는 생애 과정 문제에 관심을 가지고 있는 많은 역학자는 대부분의 성인 질환이 유년기 초기 혹은 출생 전 폭로의 결과라기보다는 생애에 걸쳐 축적된 노출 결과라고 가정한다(62). 노년기에 희생자가 생기는 것은 생의 과정에 걸쳐서 누적된 폭로이기에 이 궤적 이론은 초기 폭로와 성인기 폭로를 동시에 결합하기도 한다. 초기의 경험이 독립적으로 건강에 영향을 줄 수는 있으나 이 모델의 중심 논점은 아니다. 이 모델에서 병인 기간은 유년기 초기 혹은 성인기에 시작한다 해도 길고 개인에게 수십 년간 적용된다. 세 번째는 건강과 질병에 대한 사회적 궤적 모델로, 생애 초기 경험이 성인기 폭로에 영향을 주고 그것은 이번엔 직접적으로 성인기 질병 위험에 영향을 준다. 이들 사회적 궤적 모델에서 인과적 경로(causal pathway)는 생의 초기 폭로가 직접적으로 성인기의 건강에 영향을 주지 않는다는 의미다. 그것들은 성인의 사회적 조건(폭로)에 영향을 주고 이 조건들은 이번엔 성인의 건강에 영향을 준다. 이 경우 성인기의 중재는 유년기에 유발된 손상을 완전히 상쇄할 수도 있다.

위험에 대한 생애 과정 궤적 모델들은 이론적으로 잘 표현되어 있으나 실험적으로 이를 증명하는 것은 훨씬 더 어렵다. 그럼에도 불구하고 이러한 관점이 매우 유용한 통찰력을 줄지도 모른다는 흥미로운 증거들이 있다. 사실, 1960년대와 1970년대 활동했던 사회 역학자들은 연구 대상인 스트레스 경험이 어떤 상황혹은 어떤 신분 집단 구성원이라서 생긴 것인지 또는 이후에 높은 혹은 낮은 신분으로 이동한 것에서 비롯된 것인지 등에 관한 지위 불이치(status incongruity)이론을 증명하려고 생애 과정의 관점을 맹목적으로 받아들였다(참고문헌 33번의뛰어난 토론을 보시오).

이들 세 가지 모델은 사회경제적 조건이 생애 과정에 걸쳐 건강에 어떻게 영향을 끼칠 수 있는지 조사하는 체제(framework)의 기초를 놓는다. 여기서 우리의목적은 셋 중 어느 하나 혹은 다른 모델을 강력히 지원하는 증거를 제시해서 결론을 내리려는 것이 아니며, 또한 실제로 질병 원인에 대한 결정론적, 발달론적모델을 지나치게 옹호하려는 것도 전혀 아니며, 그보다는 이 관점이 성인의 건강에 영향을 주는 사회적 요인을 어떻게 철저히 조사할 것인지에 대한 렌즈를 제공하려는 것이다.

질병에 대한 저항력과 취약성: 노화 가속(accelerated aging)

웨이드 햄프턴 프로스트(65)는 20세기 들어서 가난과 열악한 생활환경의 변화만큼이나 '질병에 대한 비특이적 저항력'이 변화하는 것은 쉬운 일임을 언급했다. 이 변화된 저항력을 언급하면서, 포로스트는 결핵에 대한 높은 유병률을 보이는 가난한 계층에서 폭로의 위험성이 증가한 것이 아님을 시사했다: 가난한 인구집단에서 질병의 비율이 높은 이유는-일단 폭로된 질병에 대한 감수성의 증가-질병과 맞서 싸우지 못하는 무력함 같은 것이었다.

존 카셀, 레너드 사임 그리고 리사 버크먼(33, 66, 67)은 많은 사회적 조건들이질병과 장애의 매우 광범위한 영역에 길게 이어져 있음을 관찰하고 이 개념을 형성했다. 그들은 사회적 요인이 어느 특정 질환보다는 일반적으로 질병에 대한 취약성 혹은 감수성을 야기함으로써 질병 과정에 영향을 주는 것으로 가정했다. 전반적 취약성 가설(general susceptibility hypothesis)에 따르면 개인이 한 질병 혹은 다른 질병에 걸리느냐 여부는 생물학적 혹은 유전학적 구조뿐만 아니라 행태나 환경적 폭로에도 달려 있다는 것이다. 그러나 어린 시절에 질병을 앓거나 죽는지 여부 혹은 달리 사회적으로 구분된 집단에서 질병 비율이 더 높은지 여부는 사회적인 스트레스 환경에 달려 있다.

당초 제안된 바와 같이, 전반적 취약성 혹은 정신사회적 '숙주 저항력(host resistance)' 개념은 강력하고 직관적 호소력을 지닌 은유이지만 생물학적 기초는 잘되어 있지 않았다. 적어도 스트레스적인 사회적 경험이 불건강의 잠재적 경로로 명확한 생물학적 기전이 정의된 신경과학과 정신신경면역학 연구와 통합되기 전까지는 그러했다. 신경호르몬학자들은 염증 표식자, 텔로미어, 그리고 아직 잘 이해되지 못하고 있지만 디하이드로에피안드로스테론(dehydroepiandrosterone, DHEA), 프로락틴(prolactin), 성장호르몬뿐만 아니라 시상하부-뇌하수체-부신호르몬 축 관련 조절을 담당하는 고전적 스트레스 매개체를 확인한 바 있으며, 이들은 앞서 언급된 매개체들이 다중 생체 시스템(multiple physiologic system)에 작용하는 것을 알았다. 이 두 분야에서 얻은 증거를 연결해 보면서, 연구자들은 어떤 스트레스 경험은 여러 호르몬과 염증 과정을 활성화시키고 그 결과 다중 시스템에 영향을 줄 뿐만 아니라 광범위한 표적 장기 손상을 줄 수 있다고 설명했다. 더 나가서 최근 연령에 따른 신경내분비 반응의 다양한 유형에 대한 이해가 진전됨에 따라 스트레스의 누적 효과 혹은 성장기에 일어났던 스트레스 경험조차도 신경내분비 매개 생물학적 경로를 변형시키고 결과적으로 심혈관질환부터 암, 감염성질병까지 다양한 질환을 일으키는 것을 알게 되었다(22, 68, 69).

이러한 노화연구의 발전은 스트레스 경험이 노화 속도를 가속화 혹은 노화 과정 그 자체를 변화시킬지도 모른다는 개념으로 해석되는 새로운 방법을 제안한다(70). 이 개념적 변이는 초기의 전반적 취약성 개념과 잘 부합되지만 본질적으로 그 고리사슬을 잘 다듬은 것이다. 텔로미어, 스트레스 반응성, 알로스타틱 부하, 그리고 염증 과정에 관한 최근의 연구는 연결 행태 경로(linked behavioral pathway)가 노화 과정에 작동한다는 것은 물론이고 더 일반적으로 사회적 조건에서 가해진 조절 장애 역할(dysregulating role)의 증거가 되고 있다. 예를 들어, 연령은 텔로미어의 길이와 관련되어 있고 텔로미어는 사망률과 이환율과 관계가 있다(71~75). 텔로미어 길이에 대한 사회경제적 결정요인 아직 명확히 밝혀지지는 않았지만 텔로미어가 짧으면 사회경제적 지위가 더 낮고, 교육 성취도 낮고 실업(77~81)은 물론이고 만성 스트레스(76)와 관계가 있다는 증거가 많아지고 있다. 사회적 환경과 생물학적 노화 사이의 연계를 확인하는 것은 매우 흥미롭기도 하며 또한 이것은 사회적 조건과 길게 이어지는 질병과 장애 상태에 대해 어디에나 존재하는 관계(ubiquitous association)의 단서를 제공할 것이다. 만약 그러한 조건이 조절 장애나 노화 과정과 연관된 생리 시스템(physiological system)을 압박한다면, 노화 가속은 건강의 사회적 결정요인을 이해하는 결정적 단초가 될 것이다.

결론

최근 수십 년 동안, 역학 학문 분야는 환경역학, 영양역학, 임상역학, 생식역학, 최근엔 유전역학과 같은 다양한 세부 전문 분과의 탄생을 목격했다(82). 사회역학의 중심 물음은—사회적 조건이 개인과 인구집단의 건강과 질병 유형을 어떻게 발생시키는지—공중보건의 시초부터 있어 왔다. 그러나 역학이란 렌즈를 통해 이 물음을 재발견한 것은 비교적 최근의 일이다. 이 책이 기여한 부분에 대해 언급하자면, 사회 역학자는 이제 사회학, 심리학, 정치학, 경제학, 인구학 그리고 생물학과 같은 다양한 학문 영역으로부터 수입된 개념과 방법론을 응용하고 있다. 다학제적 성격을 가진 모험적 시도로 인해 새롭고 그리고 가까이 있는 문제들을 해결하는 맞춤형 연구를 하게 되었다. 사회 역학은 비교적 짧은 존재 기간 동안 매우 중요한 연구결과를 이미 산출한 바 있으나, 아직도 해야 할 중요한 발견들이 남아 있다. 도구들을 예리하게 함으로써 개인과 지역사회가 경험하는 강력한 사회적 영향력을 포착해야 하고 마찬가지로 질문 방법을 보강함으로써 사회가 사람들의 건강을 어떻게 형성하는지에 대한 향후 수십 년 앞을 내다보는 통찰력을 가지게 될 것이다. 사회적 맥락, 생물학적 기전, 위험의 시기와 축적, 그리고 중재의 적절한 시기와 관련된 문제들에 엄밀한 주의를 기한다면, 일반 대중의 건강에 사회구조가 어떻게 영향을 주는지 확인할 수 있을 것으로 기대한다.

참고 문헌

1. Susser M. Causal thinking in the health sciences: concepts and strategies of epidemiology. New York: Oxford University Press; 1973.
2. Graunt J. Natural and political observations mentioned in a following index and made upon the bills of mortality. London(1939): Reprinted Johns Hopkins University Press, Baltimore; 1662.
3. Villermé LR. De la mortalité dans divers quartiers de la ville de Paris. Annales d'hygiene publique. 1830; 3:294-341.
4. Virchow R. Report on the typhus epidemic in Upper Silesia. In: Rather JJ, editor. Rudolph Virchow: col · lected essays on public health and epidemiology. Canton, MA: Science History; 1848. pp. 205-20.
5. Rosen G. The evolution of social medicine. In: Freeman HE, Levine S, Reeder LG, editors. Handbook of medical sociology. Englewood Cliffs, NJ: Prentice Hall; 1963. p. 61.
6. Rose GA. The strategy of preventive medicine. New York: Oxford University Press; 1992.
7. Chadwick E. Report on the sanitary condition of the labouring population of Great Britain. London: Poor Law Commission; 1842.
8. Durkheim E. Suicide: a study in sociology, Glencoe, IL: Free Press; 1897.
9. Galobardes B, Lynch JW, Smith GD. Is the association between childhood socioeconomic circumstances and cause-specific mortality established? Update of a systematic review. J Epidemiol Community Health. 2008;62(5):387-90.
10. Holt-Lunstad J, Smith TB, Layton JB. Social relationships and mortality risk: a meta-analytic review. PLoS Med. 2010;7(7):el000316.
11. Rosen G. Preventive medicine in the United States 1900-1975: trends and interpretation. New York: Science History; 1975.
12. Duffy J. The sanitarians: a history of American public health. Chicago: University of Illinois Press; 1990.
13. Kadushin C. Social class and the experience of ill health. Sociol Inq. 1964;35:67-80.
14. Link BG, Phelan J. Social conditions as fundamental causes of disease. J Health Soc Behav. l995;Spec No:80-94.
15. Brandt AM, Gardner M. Antagonism and accommodation: interpreting the relationship between public health and medicine in the United States during the 20th century. Am J Public Health. 2000;90(5):707-15.
16. Adler NE, Stewart J. Health disparities across the lifespan: meaning, methods, and mechanisms. Ann N Y Acad Sci. 2010;1 186(1):5-23.
17. Cannon WB. Stresses and strains of homeostasis. AmJ Med Sci. 1935; 189:1-14.
18. Selye H, Wolff HG. The concept of "stress"in the biological and social sciences. Sci Med Man.

1973; I :31-48.

19. Cohen S. Psychosocial models of the role of social support in the etiology of physical disease. Health Psychol. 1988;7(3):269-97.

20. Kiecolt-GlascrJK, Glaser R, Cacioppo JT, MacCallum RC, Snydersmith M, Kim C, et al. Marital conflict in older adults: endocrinological and immunological correlates. Psychosom Med. 1997;59(4):339-49.

21. Kiecolt-Glaser JK, Glaser R, Gravenstein S, Malarkey WB, Sheridan J. Chronic stress alters the immune response to influenza virus vaccine in older adults. PNAS. 1996;93(7):3043-7.

22. McEwen BS. Protective and damaging effects of stress mediators. N Engl J Med. 1998;338(3):171-9.

23. Yankauer A. The relationship of fetal and infant mortality to residential segregation: an inquiry into social epidemiology. Am Sociol Rev. 1950; 15(5):644-8.

24. Krieger N. Theories for social epidemiology in the 21st century: an ecosocial perspective. Int J Epidemiol.2001;30(4) :668-77.

25. Jaco EG. Introduction: medicine and behavioral science. In: Physicians and illness: sourcebook in behavioral science and medicine. Glencoe, IL: The Free Press; 1958. pp. 3-8.

26. Jaco EG. The social epidemiology of mental disorders: a psychiatric survey of Texas. New York: Russell Foundation; 1960.

27. Goldberger J, Wheeler E, Sydenstricker E,King WI. A study of endemic pellagra in some cotton-mill villages of South Carolina. Hygienic Laboratory Bulletin. 1929;153:1-66

28. Maxcy KF, editor. Papers of Wade hampton Frost. New York: Commonwealth Fund;1941

29. Freeman HE, Levine S, Reeder LG. Handbook of medical sociology. Englewood Cliff,NJ:Prentice-Hall;1963

30. Faris R, Dunham HW. Mental disorders in urban areas. University of Chicago Press; 1939.

31. Hollingshead AB, Redlich FC. Social class and mental illness. New York: John Wiley; 1958.

32. Leighton AH. My name is legion. New York: Basic Books; 1959.

33. Srole L. Mental health in the metropolis. New York: McGraw-Hill; 1962.

34. Syme SL, Hyman MD, Enterline P. Cultural mobility and the occurrence of coronary heart disease.J Health Human Behav. 1965;6:178-89.

35. Graham S. Social factors in relation to chronic illness. In: Freeman H, Levine S, Reeder LG, editors. Handbook of medical sociology.New Jersy: Prentice-Hall; 1963.

36. Cassel J. The contribution of the social environment to host resistance. Am J Epidemiol. 1976;104(2):107-23.

37. Hinkle LE. The concept of "stress"in the biological and social sciences. Sci Med Man. 1973;1:31-48.

38. Dubos R. Man adapting. New Haven: Yale University Press; 1965.

39. Cassel J, Tyroler H. Epidemiological studies of culture change: I. Health status and recency of industrialization. Arch Environ Health. 1961;3:25-33.

40. James SA, Kleinbaum DG. Socio-ecologic stress and hypertension related mortality rates in North Carolina. Am J Public Health. 1976;66:354-8.

41. Marmot M, Syme SL. Acculturation and coronary heart disease in Japanese-Americans. Am J Epidemiol. 1976;104:224-47

42. Nuckolls K, Cassel J, Kaplan B. Psychosocial assets, life crisis and the prognosis of pregnancy. Am J Epidemiol. 1972;95:431-41.

43. Pless IB, Saterwaite B. Chronic illness in childhood: selection, activities and evaluation of non-professional family counselors. Clin Pediatr. 1972;11:403-10.

44. Susser M, Susser E. Choosing a future for epidemiology: I. Eras and paradigms. Am J Public Health. 1996;86(5):668-73.

45. Susser M, Susser E. Choosing a future for epidemiology: II. From black box to Chinese boxes and eco-epidemiolgy. Am J Public Health. 1996;86(5):674-7.

46. Susser M. Does risk factor epidemiology put epidemiology at risk? Peering into the future. J Epidemiol Community Health' 1998;52(10):608-11.

47. Susser M. The logic in ecological: I. The logic of analysis. Am J Public Health. 1994;84(5): 825-9.

48. Susser M. The logic in ecological: II. The logic of design. Am J Public Health. 1994;84(5): 830-5.

49. Razak F, Corsi DJ, Subramanian SV. Change in the body mass index distribution for women: analysis of surveys from 37 low- and middle-income countries. PLoS Med. 2013; 10(1):e 1001367.

50. Krieger N, Who and what is a "population? " Historical debates, current controversies, and implications for understanding "population health" and rectifying health inequities. Milbank Q, 2012;90(4):634-81.

51. Matthews K, Kelsey S, Meilahn E. Educational attainment and behavioral and biologic risk factors for coronary heart disease in middle-aged women. Am J Epidemiol. 1989;129:1132-44.

52. Adler NE, Boyce T, Chesney MA, Cohen S, Follkman S, Kahn RL, et al. Socioeconomic status and health; the challenge of the gradient. Am Psychol, 1994;49(1):15-24.

53. Lynch JW, Kaplan GA, Salonen JT. Why do poor people behave poorly? Variation in adult health behaviours and psychosocial characteristics by stages of the socioeconomic lifecourse. Soc Sci Med. 1997;44(6):809-19.

54. Sorensen G, Emmons K, Hunt MK, Johnston D. Implications of the results of community intervention trials. Annu Rev Public Health 1998; 19:379-416.

55. Macintyre S, Maciver S, Sooman A. Area, class and health: should we be focusing on places or people? J Soc Pol, 2009;22(2):213.

56. Kawachi I, Kennedy BP. Health and social cohesion: why care about income inequality? BMJ. 1997;314(7086): 1037-40.

57. Kawachi I, Kennedy BP, Lochner K, Protbrow-Stith D. Social capital, income inequality, and mortality. Am J Public Health. 1997;87(9):1491-8.

58. Kaplan GA. People and places: contrasting perspectives on the association between social class and health. Int J Health Services. 1996;26(3):507-19.

59. Jones K, Moon G. Medical geography: taking space seriously, Prog Hum Geog.1993;17(4):515-24.

60. Diez Roux AV, Nieto FJ, Montaner C, Tyroler HA, Comstock GW, Shahar E, et al. Neighborhood environments and coronary heart disease: a multilevel analysis. Am J Epidemiol. 1997;146(1):48-63.

61. Subramanian SV, Jones K, Kaddour A, Krieger N. Revisiting Robinson: The perils of individualistic and ecologic fallacy. Int J Epidemi. 2009;38(2):342-60.

62. Berkman LF. Social epidemiology: social determinants of health in the United States: are we losing ground? Annu Rev Public Health. 2009;30(1):27-41.

63. Power C, Hertzman C. Social and biological pathways linking early life and adult disease. British Medical Bulletin. 1997;53(1):210-21.

64. Barker D. Fetal and infant origins of adult disease. BMJ. 1990;301(6761);1111.

65. Frost WH. How much control of tuberculosis? Am J Public Health. 1937;27:759-66.

66. Berkman LF, Syme SL. Social networks, host resistance, and mortality: a nine-year follow-up study of Alameda County residents. Am J Epidemiol. 1979;109(2): 186-204.

67. Syme SL, Berkman LF. Social class, susceptibility and sickness. Am J Epidemiol. 1976;104(1): 1-8.

68. Meaney MJ, Mitchell JB, Aitken DH, Bhatnagar S, Bodnoff SR, Iny LJ, et al. The effects of neonatal handling on the development of the adrenocortical response to stress: implications for neuropathology and cognitive deficits in later life. Psychoneuroendocrinology. 1991;16(1-3): 85-103.

69. Siposky RM. Why strss is bad for your brain. Science. 1996;273(5276):749-50.

70. Berkman LF. The changing and heterogeneous nature of aging and longevity: A social and biomedical perspective. Annu Rev Gerontol Geriatr.1988;8:37-68.

71. Lee W-W,Nam K-H, Terao K, Yoshikawa Y. Age-related telomere length dynamics in peripheral blood mononuclear cells of healthy cynomolgus monkeys measured by Flow FISH. Immunology. 2002;105(4):458-65

72. Brouilette SW, Moore JS, McMahon AD, Thompson JR, Ford I, Shepherd J, et al. Telomere length, risk of coronary heart disease, and statin treatment in the West of Scotland Primary Prevention Study: a nested case-control study. Lancet.2007;369(9556):107-14.

73. Bakaysa SL, Mucci LA, Slagboom PE, Boomsma DI, McClearn GE, Johansson B, et al. Telomere length predicts survival independent of genetic influences. Aging Cell. 2007 ;6(6):769-74.

74. Cawthon RM, Smith KR, O'Brien E, Sivatchenko A, Kerber RA. Association between telomere length in blood and mortality in people aged 60 years or older. Lancet. 2003;361(9355):393-5.

75. Honig LS, Schupf N, Lee JH, Tang MX, Mayeux R. Shorter telomeres are associated with mortality in those with APOE epsilon4 and dementia. Ann Neurol. 2006;60(2): 181-7.

76. Epel ES, Merkin SS, Cawthon R, Blackburn EH, Adler NE, Pletcher MJ, et al. The rate of leukocyte telomere shortening predicts mortality from cardiovascular diseasebin elderly mem. Aging. 2009;1(1):81-8

77. Batty GD, Wang Y, Brouilette SW, Shiels P, Packard C, Moore J, et al. Socioeconomic status and telomere length: the West of Scotland Coronary Prevention Study. J Epidemiol Communty Health. 2009;63(10):839-41.

78. Cherkas LF, Aviv A, Valdes AM, Hunkin JL, Gardner JP, Surdulescu GL, et al. The effects of social status on biological aging as measured by white-blood-cell telomere length. Aging Cell. 2006;5(5):361-5

79. Steptoe A, Hamer M, Butcher L, LinJ, Brydon L, Kivimaki M, et al. Educational attainment but not measures of current socioeconomic circumstances are associated with leukocyte telomere length in healthy older men and women. Brain Behav Immun. 2011;25(7): 1292-8.

80. Needham BL, Adler N, Gregorich S, Rehkopf D, Lin J, Blackburn EH, et al. Socioeconomic status, health behavior, and leukocyte telomere length in the National Health and Nutrition Examination Survey, 1999-2002. Soc Sci Med. 2013;85: 1-8.

81. Surtees PG, Wainwright NWJ, Pooley KA, Luben RN, Khwa KT, Easton DF, et al. Educational attainment and mean leukocyte telomere length in women in the European Prospective Investigation into Cancer(EPIC)-Norfolk population study. Brain Behav Immun. 2012;26(3): 414-8

82. Rothman KJ, Greenland S, Lash TL. Modern epidemiology. 3rd ed. Philadelphia, PA: Lippincott Williams & Wilkins; 2008.

CHAPTER 2

사회경제적 지위와 건강

M. 마리아 글라이머·마우리치오 아벤다노·이치로 가와치   번역 박진욱 감수 김남희

서론

사회경제적 상황이 건강에 중요한 조건이라는 사실은 오랫동안 알려져 왔다
(1~3). 빅토리아 시대에 영국의 작은 마을(4), 길드 시대에 뉴욕의 열악한 작업장
(5), 현대 인도 뭄바이의 슬럼가(6) 등 시대나 장소를 불문하고, 어느 사회나 가난
한 사람들은 부유한 사람들보다 더 아프고 더 일찍 생을 마감하는 경향이 있다.
가난한 사람들의 이런 조기 사망 현상은 그 사망 원인과 시기에 상관없이 동일한
사회경제적 양상으로 자리 잡았다. 건강의 사회경제적 불평등[1]은 출생(영아 사
망)부터 노동 연령(예를 들어 심혈관질환, 사고)을 거쳐 노년기(기능 장애)에 이르기
까지 생애주기의 거의 모든 단계에서 분명하게 나타난다. 사회경제적 지위
(socioeconomic status, SES)가 낮을수록 조기 사망의 거의 모든 주요 원인의 위험
이 증가하는 상관관계가 있다(7). 게다가 건강 상태의 사회경제적 불평등은 단지
빈곤의 문턱 효과(threshold effect)만이 아니다. 사회경제적 지위의 위계에 따라
건강에도 기울기(gradient)가 존재한다. 가구소득, 재산, 교육, 또는 직업 계층의

---

1) 일반적으로 미국에서는 집단 간의 건강 차이를 '격차(disparities)'로 기술하지만, 이 장에서는 '불평등
(inequalities)'이라는 용어를 주로 사용한다.

수준이 높을수록 질병 이환 및 사망의 위험은 낮아진다. 건강의 기울기는 거의 모든 사회경제적 지위에 걸쳐 관찰되는데, 중산층은 가난한 사람보다 더 건강하고, 부유층은 그 중산층보다 더 건강하다(2).

사회경제적 지위는 일반적으로 교육, 고용 그리고 재산(돈)이라는 세 가지 차원으로 설명된다. 주요 건강 불평등은 세 가지 차원 모두에 만연하다. 작업장에서 개인의 직업적 위계가 낮을수록 건강 상태는 더 나쁘고, 교육 수준이 낮을수록 건강 수준도 낮다. 링크(Link)와 펠런(Phelan)은 이런 정형화된 사실들을 통해 SES는 사회에서 건강의 '근본적' 결정요인이라고 제안했다. 즉, 어느 때건 어떤 건강상의 위협이든 관계없이, 높은 사회경제적 지위를 가진 사람들과 집단은 자신의 건강을 보호하기 위한 더 많은 자원(지식, 돈, 명성, 권력 등)을 보유하고 있어서 이것을 사용할 가능성이 더 많다는 것이다(8).

이 장에서는 건강의 잠재적 결정요인으로서 사회경제적 지위의 두 차원 – 학교 교육과 소득 – 에 관한 이론과 근거를 살펴본다. 공중보건의 관점에서, SES와 건강 간의 상관관계는 두 가지 이유에서 잠재적으로 중요하다. 가장 단순한 적용은 SES를 추가적인 서비스(예를 들어, 변경된 의료 서비스 절차)가 필요한 개인들을 식별하는 지표로 활용하는 것이다. 보다 흥미로운 적용은 건강을 향상시키기 위해 어떻게 SES에 개입할지를 이해하는 것이다. 후자의 적용은 SES와 건강이 인과적으로 연관되어 있는 경우, 즉 SES에 대한 개입이 실제로 건강에 영향을 줄 경우에 해당한다.

우리는 교육과 소득이 모두 건강의 주요한 동인이긴 하지만, 이들과 건강결과의 상관관계가 모두 인과적 관계는 아닐 것이라고 주장한다. SES와 건강 간의 관계에서 일부는 역인과성이 나타나거나 제3의 변수에 의해 교란되었을 가능성이 있다. 더욱이 건강에 이르는 수많은 경로에 SES가 영향을 미치기 때문에, 중재에 대한 각각의 접근법은 완전히 다른 건강결과를 가져올 수도 있다. 심지어 어떤 결과는 예상과 달리 부정적일 수 있다. 사회 역학이 수행해야 하는 과업은 겉겨에서 알곡을 가려내는 것이다. 지난 10년 동안 건강의 사회적 결정요인 연구에서 가장 두드러진 발전 중 하나는 인과적 가설을 증명하기 위한 혁신적인 전략들이 번창했다는 것이다. 건강 증진 연구결과가 실제 중재로 '전환(translation)'되는지에 중점을 두고 비인과적 관계와 인과적 관계를 구분하게 되었다.

이 글의 초판에서는 건강의 사회적 불평등을 기록한 광범위한 근거를 제시했다(9). 이러한 근거는 대략 어떤 위험 요인에 대한 관찰 역학에서의 근거처럼 강력했다. 연관성은 다양한 맥락과 인구집단에서 반복적으로 나타났고, SES의 스펙트럼에 따라 높은 SES가 더 나은 건강과 연관되어 있는 것과 같은 전형적인 양-반응 관계를 보였다. 이 분야를 막 접한 초심자는 SES와 건강을 연결하는 근거의 엄청난 양에 압도될 가능성이 높다. 문헌은 역사, 생애주기의 단계 및 사회적 맥락을 넘어 이환과 사망의 측정에 이르기까지 상당히 견고하고 일관되어 보인다. 그러나 일관성이 잘못된 결론을 이끌어낼 수도 있다. 우리는 병원에 있는 사람들이 병원에 있지 않은 사람들보다 사망 위험이 더 크다는 것을 반복적으로 발견할 수 있지만, 이러한 일관성으로부터 병원이 사람들을 죽인다고 결론짓는 것은 잘못일 것이다.2) 이와 마찬가지로, 여러 시기와 많은 국가에서 SES와 건강이 상관관계가 있다는 사실은 이러한 연관성의 인과적 속성에 대해서는 거의 또는 전혀 아무것도 알려주지 않는다. 태양 아래 모든 것을 설명하는 어떤 것은 의혹을 불러일으킬 수 있고, 우리가 중요한 세부 사항들을 무시하고 있을 수 있음을 시사한다. 예를 들어, 높은 소득은 운전 중 안전벨트를 착용할 가능성이나 규칙적인 시간에 잠자리에 들 가능성과 연관되어 있다(10). 그러나 이러한 활동 중 어느 것도 돈이 들지 않는다. 이는 건강한 습관을 촉진시키는 것이 돈 자체가 아니라는 것을 시사한다. 흡연은 학력 수준과 밀접한 상관관계가 있다. 그러나 우리가 서로 다른 학력 수준을 가진 성인을 표본으로 선정해 분석한 결과, 그들이 모두 같은 연령대(17세)에 학교에 다니고 있었으며 같은 수준의 교육을 받고 있었을 때를 '되돌아 봤을 때', 흡연에서의 '교육에 따른 기울기'가 이미 그 당시에도 명백하게 나타난다(11, 12). 이는 학교교육을 받게 하고, 대학을 졸업하게 만드는 것이 흡연을 예방하지 못할 수도 있다는 것을 시사한다. 어쩌면 인과관계가 반대 방향으로 진행될 수도 있다. 즉, 흡연은 정학을 당하고 결국 학교를 그만 둘 가능성을 증가시키거나, 또는 어쩌면 흡연과 학업이 공통의 원인을 공유할 수도 있다. 예

---

2) 실제로 일부 병원은 사람들을 죽이기도 한다. 예를 들어, 의료기관 평가위원회(Joint Commission)에서 개발한 병원 스코어카드를 보라.

를 들어, 부모와의 갈등이 흡연과 낮은 학업 수행 양쪽 모두와 연관되어 있을 수 있다.

사회 불평등 연구의 이론적 쟁점

연구자들은 사회 불평등의 존재에 대한 근본적인 설명 그리고 사회적 불이익의 어떤 측면이 건강과 가장 관련이 있는지에 관한 열띤 논쟁에 오랫동안 참여해왔다. 이러한 논쟁들이 흥미로울지는 몰라도 공공정책과는 다소 동떨어져 있는 것처럼 보일 수 있다. 공중보건을 발전시키기 위해서 마르크스와 베버 중 하나를 선택할 필요는 없지만, 변화를 통해 인구집단의 건강을 증진시킬 수 있는 노출요인들을 식별하는 것은 필요하다. 그러나 사회 불평등 이론은, 어떤 중재 전략은 특정한 인구집단에 상당한 건강 영향을 주고 어떤 인구집단에는 그렇지 않은지를 설명한다는 점에서 중요하다. 한 인구집단에서 효과적인 것으로 입증된 중재라 할지라도 새로운 공동체에 적용하거나 혹은 중재 전략의 사소한 변화로 인해서 그 중재가 성공하지 못할 수도 있다. 어떤 불이익의 유형이 건강에 문제가 되는지, 사회적 불이익과 건강을 연결하는 기전이 무엇인지에 관한 사회 이론은 새로운 인구에 일반화되는 방법과 현재 이용 가능한 중재 데이터의 범위를 뛰어넘어, 그것을 예측하는 방법을 이해하는 데 도움을 준다. 건강의 사회경제적 불평등을 이해하는 데 가장 널리 적용된 이론 체계 중 하나는 브루스 링크(Bruce Link)와 조 펠런(Jo Phelan)의 '근본적 원인 이론(fundamental cause theory)'이다.

건강 불평등의 근본적 원인으로서 사회경제적 지위

링크와 펠런에 따르면(8), SES가 높은 사람들은 "돈, 지식, 명성, 권력, 유리한 사회적 관계 등과 같이 언제든 어떤 메커니즘이 관련되어 있든 건강을 보호하는" 다양한 자원을 소유하고 있다. 이 이론은 시간이 지나도 건강 불평등이 지속되는 것을 이해하는 데 상당히 유용하다고 판명되었다. 20세기 전반에 걸쳐 질병 이환과 사망의 주요 원인들이 변해왔지만 사회 불평등은 지속되었다. 새로운 질병이 나타나면, 새로운 불평등이 대두된다. 새로운 예방 수단이나 치료제가 개발되면, 이러한 혁신에 대한 사용이나 접근에서의 불평등이 자리 잡는다(13~16). 링크와 펠런은 이에 대해 낮은 SES가 사람들을 '위험의 위험(risk of risk)'에 처하게 하기 때문이라고 설명한다. 가장 두드러진 질병 위험 요인의 구체적 내용과 무관하게 언제 어디서든 SES가 낮은 사람들은 SES가 높은 사람들보다 질병 위험에 노출될 가능성이 더 높다. SES가 높은 사람들은 노출을 피하기 위해 돈, 지식, 명성, 권력, 네트워크를 사용하기 때문이다. 링크와 펠런은 질병에 대한 개인 수준의 위험 요인을 평가하는 것뿐만 아니라 왜 어떤 인구집단은 다른 인구집단보다 그러한 위험 요인에 노출될 가능성이 더 높은지를 평가하는 것 또한 중요하다고 강력하게 주장했다. 더 나아가, 링크와 펠런은 SES 자체가 아닌 SES와 건강을 연결하는 메커니즘에만 집중한 탓에 여러 유감스러운 결과가 초래되었다고 반박했다. 첫째, 위험 요인의 분포에 대한 사회적 맥락의 영향을 무시하는 것은 효과 없는 중재로 이어질 수 있다. 대체로 중재 범위 밖에 있는 요인들의 결과로 나타나는 행동들을 변화시키려 하기 때문이다. 바꿔 말하면, 사람들은 그들이 처한 사회적 상황 때문에 불건강한 방식으로 행동할 수밖에 없다. 그들이 처한 사회적 상황에 따라 건강한 행동을 하는 데 비용이 많이 들거나 아예 불가능할 수도 있고, 아무리 많은 건강 정보나 좋은 의도를 가졌어도 그들에게는 장기적인 변화를 유도하기 어려울 수 있다. 그뿐만 아니라, 링크와 펠런은 질병의 근위에 위치한 개인 수준의 위험 요소에 초점을 맞추는 것은 그들의 통제 밖에 있기 때문에 그들 스스로 도저히 어찌할 수 없는 현상에 처했는데도 불구하고 개인들을 비난하는 것으로 이어질 수 있다고 주장한다. 예를 들면, "담배로 인한 질병 이환과 사망의 원인은, 엄청난 광고를 하고 정부의 보조를 받는 고수익의 살인 산업 때문이 아니라, 개인들의 나쁜 습관 때문이다"(8: p.90)라는 식이다.

근본적 원인 이론의 한계는 서로 다른 자원들(지식, 돈, 명성, 유리한 관계들)과 특정한 건강결과 사이의 연결에 대해서는 구체적인 어떤 것도 제시하지 못한다는 것이다. 즉, 이 이론은 SES의 어떤 특정 구성 요소(예: 소득) 변화가 건강에 미치는 한계 영향(marginal impact)을 예측하는 데는 도움이 되지 못한다. 이 이론이 말해주는 것은 SES가 높은 집단은 어떤 경우를 막론하고 그들이 더 낫다는 점이다. 이상적인 세계에서는 학교, 소득, 안전한 일자리 등 광범위한 자원에 대해 SES가 낮은 집단의 접근성을 확대하는 것이 합당하겠지만, 이런 식견은 정책 결정자가 투자의 우선순위를 정하는 데 도움이 되지 않으며, 특정 정책이 의도하지 않은 결과를 초래할 가능성을 예측하고 대비하는 데 필요한 지침이 될 수도 없다. 예를 들어 다음의 두 가지 관찰 결과를 생각해 보자. ① 소득과 흡연은 역의 관계가 있다. 즉, 한 개인의 소득이 높을수록 흡연 가능성은 낮다. 반면에 ② 단기간의 소득 증가(예를 들어, 복권 당첨)는 담배 소비를 증가시키는 경향이 있다. 이 명백히 모순되는 결과들을 어떻게 조화시킬 수 있을까? 담배 수요의 소득 탄력성에 대한 경제이론은 후자의 결과와 일치한다. 즉 모든 조건이 동일하다면 소득이 많을수록 소비도 많다.

근본적 원인 이론으로 이 역설을 설명하기 위해, 누군가의 소득이 단기적으로 증가하더라도, 그들에게는 SES가 높은 사람들이 이용 가능한 지식이나 기타 자원(나쁜 행동을 막는 사회적 관계들)이 부족하기 때문에, 그 돈을 건강을 향상하는 데 사용하지는 않을 것이라고 말할 수 있다. 사회경제적 불평등은 때로 흐르는 강으로 비유된다. 비록 몇몇의 지류를 막을 수 있다고 해도, 물은 가차 없이 주변의 길을 찾아내어 하류로 흘러간다. 사회경제적 불평등의 지속적인 속성에 대한 설명으로서, 근본적 원인 이론은 격차를 뒤집으려는 사회 정책의 한계에 대해 경고한다. 즉, 누군가의 수입을 약간이나마 올릴 수 있다하더라도, SES가 낮은 집단은 증가된 소득을 더 나은 건강으로 전환하는 데 필요한 다른 자원(지식, 명성, 권력, 유리한 사회적 연결과 같은)이 여전히 부족할 수 있다. 반대로 SES가 높은 집단은 유연한 방식으로 자원에 대한 접근을 활용할 수 있기 때문에 건강 위협을 피할 수 있다. 예를 들어, 임금이 인상되었을 때 SES가 높은 집단은 이 뜻밖의 소득으로 담배를 구입할 가능성이 낮고(담배가 건강에 좋지 않다는 사실을 알고 있기 때문에), 은퇴를 위해 돈을 저축할 가능성이 높다.

근본적 원인 이론의 영향력에도 불구하고, 이 이론은 몇몇 실증적 관찰을 설명하지 못하고 있으며, 계속되는 사회적 불평등의 맥락 안에서 중재 개발을 이끌 만큼 충분히 구체적이지 않다. 대다수는 아닐지라도 많은 사람들에게, 최적의 건강을 추구하는 것이 모든 자원을 쏟아 부어야 할 만큼 최상의 목표가 아니기 때문에 생기는 한계가 있을 수 있다. 심리적 안녕, 사회적 통합, 육체적 안락 또는 쾌락, 사랑하는 사람들의 안녕과 같은 다른 결과들이 개인적 건강 목표보다 우선일 수 있다(14). 따라서 때로는 건강을 희생해서라도 다른 목표들을 성취하는 데 사회경제적 자원들을 활용할 수 있다. 이는 염두에 두고 있는 건강결과는 인생의 후반부에 발생하지만 관련된 위험은 삶의 초기에 발생할 때 특히 유의미하다. 교육이 많은 건강결과에 영향을 미치는 이유에 관한 하나의 가설은, 교육이 개인의 '시간의 지평'을 확장시키기 때문에 이로 인해 단기적인 야심보다 장기적인 건강 목표의 상대적인 중요성을 증가시킨다는 것이다(자세한 논의는 13장의 행태경제학 참조). 관련된 문제는 '건강'이 단일한, 행태들의 특정한 조합에 의해 증진될 수 있는 일원화된 구조가 아니라는 점이다. 비록 많은 위험 요인들이 여러 건강결과에 영향을 미치지만(예: 흡연), 어떤 맥락에서는 건강에 이로운 행동들이 다른 맥락에서는 건강에 해롭다(예: 고칼로리 식품 섭취). 마지막으로, 많은 질병을 예방하거나 치료하는 방법에 대해서는 알려진 바가 거의 없다. 이런 상황에서는, SES가 높은 개인의 자원도 제한적인 혜택을 가질 수 있다(16).

건강에서 사회경제적 지위 불평등 개념화를 위한 역동적 접근

근본적 원인 이론과 대부분의 고전적 사회 역학 모형의 기저에는 태어나면서 부여되고 나서 생애 과정 내내 유지되는, 정적이고 불변하는 SES 관점의 개념이 있다. 반면에 최근의 생애주기 모형은 SES를 역동적으로 개념화한다(17, 18). SES는 정적이지 않고, 생애주기의 여러 단계를 거치면서 변화한다. 예를 들어, 개인은 일시적으로든 혹은 영구적으로든 소비를 크게 변화시키는 '소득 충격(income shock)'을 경험할 수 있다. 마찬가지로, 정부는 전체 코호트의 교육 기회를 확대할 수 있으며, 이들은 이전 코호트가 결코 경험하지 못한 수준까지 교육 수준을 높일 수 있다. 또는 연금 프로그램에 영향을 미치는 법률 제정이 고령자의 소득을 증가시키거나 감소시켜 노년층의 소비 변화를 이끌어낼 수 있다. 비록 태어나면서부터 낙인찍힌 정적이고 불변하는 SES가 있다고 해도, 수입과 교육에 대한 충격이, 많은 부분 아마도 건강과 관련이 있을, 사람들의 재화 소비나 행동 선택에 아무런 영향을 미치지 않는다고 주장하는 것은 타당해 보이지 않는다. 동적 모형 내에서 개인은 '근본적 원인' 이론에서처럼 건강을 향상시키기 위해 자신의 사회경제적 자원을 사용할 수 있고 반면에 일부는 건강을 해칠 수도 있는 다른 목적을 위해 자원을 사용할 수도 있다. 마찬가지로, 사회적 자원의 향상을 위해 좋은 건강을 기회로 활용할 수 있다. 예를 들어, 사람들은 건강에는 위해하지만 임금은 높은 직업을 받아들일 수 있다.

이러한 역동적인 접근은 건강의 SES 불평등의 인과적 속성을 어떻게 개념화하는가에도 중요한 영향을 미치는데, 이는 역동적 접근이 건강과 SES가 상호 (reciprocally) 역동적으로 서로에게 영향을 준다는 것을 의미하기 때문이다(17, 18). 예를 들어, 생애 초기 단계의 만성질환 진단이나 중대한 부상과 같은 심각한 '건강상의 충격'은 그 어린이가 건강했다면 당연하게 성취했을 정도의 교육 수준에 도달하는 것을 방해할 수 있다. 마찬가지로 만성질환을 새로 진단받는 것은 중년의 노동자가 소득을 축적하는 것을 방해하고, 이로 인한 소비 또는 건강관리 비용의 지출은 금융 자산 고갈로 이어질 수 있다. 배우자의 사망은 건강 악화와 더불어 소득 감소 결과를 초래할 수 있어서, SES와 건강 간의 연관성을 만들어낸다. 건강의 SES 불평등을 만들어내는 여러 인과적 그리고 비인과적 메커니즘을 풀기 위해서는, 역동적이면서 생애주기 동안 건강과 SES 사이의 상호 역동적인 영향의 가능성을 포함하는 보다 덜 제한적인 모형이 필요하다. 공중보건 종사자로서, 역동적인 틀 안에서 건강의 SES 불평등을 개념화하는 것은, SES를 변화시키는 개입이 잠재적으로 인구집단 건강에 영향을 미칠 수 있는지 여부를 확인하려는 우리의 주된 관심사와 일치한다.

사회계급, 사회적 위치 또는 사회경제적 지위?

전통적인 사회계층 이론은 사회계급의 존재와 지속을 설명하고자 노력한다. 예를 들어, 마르크스주의 거대 이론은, 자본주의가 생산수단과의 관계에 따라 정의된 두 종류의 계급(즉, 부르주아와 프롤레타리아트)을 만들어낸다는 것을 상정한다. 한편 베버주의적 전통에서 계급은 생산수단과의 관계 외에도 소득, 지위(명예, 명성), 권력과 같은 여러 차원으로 정의된다.[3] 사회계급을 정의하는 이러한 범주적 접근법과 달리, 사회 역학(심리학 및 경제학과 같은 다른 관련 분야도 마찬가지로)은 사회적 불평등을 이해하는 데 보다 유연한 '단계적인(gradational)' 접근법을 채택하는 경향이 있다(19). 건강과 가장 관련 있는 결정요인들은, 사회계급 간의 날카로운 경계에 주목하기보다, 오히려 소득, 부, 인적자본(교육), 지위 또는 명성과 같은 연속적인 지표에 해당한다. 건강 불평등은 이러한 지표들의 연속선 상에서 나타날 것으로 예상된다.

사회 역학의 지향은 SES와 건강의 영역 안에서 실제로 무엇을 할 수 있는지를 이해하고자 하는 욕구로부터 동기부여 된다. 인종적 불평등과 마찬가지로 건강의 사회적 불평등은 시간과 장소에 따라 상당히 다르게 나타난다(20~25). 이러한 변동성은 건강에서의 불평등이 불가피한 것이 아니라는 강력한 근거를 제공한다. 불평등을 바로잡고 사회적으로 가장 취약한 계층의 건강을 개선하기 위해 다양한 사회적 및 정책적 조치를 사용할 수 있다. 따라서 만약 SES의 어떤 측면이 건강의 진짜 원인이라면, 정책결정자에게 건강 불평등에 대처하기 위해 어떤 조치를 취해야 한다고 권고할 수 있을까? 건강 불평등을 다루기 위한 가장 효과적인 전략을 밝히기 위해서는 SES를 범주 개념으로 '해체(de-compose)'하고, 구성부분과 건강결과 간 관계의 기반을 각각 세분화해서 확인할 필요가 있다. 즉, 사회 역학은 정책 전환에 필요한 실행 가능한 정보를 창출하기 위해 노력한다.[4] 예를 들어, 학교교육과 건강의 관계가 어느 정도 인과적 관계라는 것에 동의한다

---

3) 사회계급에 관한 현대적 논쟁에 대한 포괄적인(때때로 소모적인) 연구에 대해서는 David Grusky가 편집한 *Social Stratification in Sociological Perspective* (1994)를 참고하라.

4) 사회 역학에서 SES 연구는 마르크스주의 거대 이론으로서 자본주의 사회의 '역사적 운동 법칙'에 대한 어떤 예측도 추구하지 않는다. 소득, 부, 인적자본, 사회적 지위, 직업적 명예, 권위 등과 같은 구성적 자원에 대한 접근의 차이가 건강 계층화를 만들어내기 때문에 SES는 사회 역학자들의 주요 관심사가 된다. 따라서 사회 역학적 접근법은 계급의 생성 및 재생산, 계급의식, 또는 계급투쟁과 행동에 관한 질문들은 하지 않는다. 역학자들은 대개 이러한 종류의 질문을 사회학자들에게 넘기는 데 만족한다. 앞서 언급한 이유들 때문에 사회 역학자들의 연구는 때로는 우둔할 만큼 실증적이며 '비이론적'이라고 공격받기도 한다. 이번 장은 소득 및 교육과 건강 간의 인과관계에 너무 협소하게 초점을 맞춘다고 비난받을지 모른다. 그렇게 함으로써 우리는 사회계급과 건강, 거기에 더해 정치 경제, 복지 체제, 민주주의 등과의 관계에 관한 더 넓고(더 깊은) 질문들은 유보했다.

면, 유치원 프로그램에 보조금을 지급하거나 고등학교졸업을 장려하거나 지역 대학에 대한 접근성을 확대하는 것과 같은, 사회가 투자해야 하는 분야를 이해할 필요가 있다. 소득과 건강 관계의 일부가 인과적이라는 데 동의하는 경우, 서로 다른 유형의 소득 이전이 어떻게 건강을 증진시키거나 해칠 수 있는지를 더 잘 이해할 필요가 있다. 예를 들어, 때때로 현금이전 프로그램은 자녀를 학교에 데려다주거나 예방 접종 프로그램에 참여하는 것과 같은 특정 행동을 조건으로 지급한다. 이러한 조건부 프로그램은 부대조건이 없거나 부모에게 취업을 요구하는, 부모가 자녀에게 투입하는 부분을 줄이게 만드는 소득 이전 프로그램들과는 근본적으로 다른 방식으로 아동의 건강결과에 영향을 미칠 것이다. 사회 정책의 핵심 문제는 빈곤층에 대한 현금이전으로 인해 야기되는 의도하지 않은 결과를 최소화하고, 복지를 극대화하는 데에 돈을 쓰도록 하는 것이다(예를 들면, 식품 구입권을 활용해서 자녀를 위해 영양가 풍부한 음식을 구매하게 하거나, 또는 장기적으로 건강 및 사회적 편익을 주는 행동을 조건으로 하는 현금이전).

사회경제적 지위(socioeconomic status)와 사회경제적 위치(socioeconomic position, SEP)는 종종 역학 문헌에서 상호교환적으로 사용된다. 적어도 'SEP'라는 용어를 사용하는 많은 저자들이 이론적인 지향을 더 수월하게 설명한다. 엄밀히 말하자면, 두 용어는 상호 교환적으로 사용되어서는 안 된다. 사회경제적 위치는 서로 간의 관계 선상에서 어떻게 집단들이 위치해 있는지를 부호화한 **관계적 개념**이다(예를 들면, 작업장의 맥락에서는 하급자에 대해 감독 권한의 위치를 차지하는 사람 대 그로부터 지휘를 받는 사람[5]). 이러한 이론적 지향과는 대조적으로 사회경제적 '지위'는 자원의 소유에 있어서 개인과 집단의 **차이**를 지칭하는 용어로 사용되며(예를 들어 학교교육, 소득 또는 직업적 명성에서의 차이), 한 개인의 지위와 맞닿은 다른 사람의 지위 간에 반드시 인과적 연결을 귀속시킬 필요는 없는 개념이다. 예를 들어, 섬유 공장의 소유주가 그 공장의 노동자보다 몇 배나 많은 수입을 올리는 것을 관찰했다고 가정해 보자. 관계적 관점에서 보자면(예를 들어, 마르크스

---

5) 계급적 위치의 개념은 짐멜(Simmel)이 '빈 공간(leere Raum)'이라고 부른 것과 부합한다. 즉, 빈 공간은 그 위치를 채우게 될 개인의 특성과는 별개로 불평등을 만든다. 그 결과 계급 구조를 바꾸는 그것만으로 유일하게 불평등의 구조가 바뀔 수 있다(26, 27).

주의적 관점) 이러한 불평등은 계급 관계의 결과로서 발생한다. 즉, 소유주는 부유하다. 그의 계급적 위치가 노동자에게 일할 것을 명령하고 그 대가는 적게 지불할 수 있게 해주기 때문이다. 이 장에서는 계급 분석의 틀을 채택하지 않으므로, SES라는 용어를 계속 사용할 것이다. 이런 선택의 이유는, 앞서 설명했듯이, 계급 분석의 틀은 건강을 향상시키기 위해 SES의 특정 구성 요소에 어떻게 개입할지에 대한 직접적인 함의를 끌어낼 수 없게 만들기 때문이다. 이 장의 나머지 부분에서는 SES의 두 가지 측면, 즉 학교교육과 소득에 초점을 맞춘다. 세 번째 측면인 직업은 5장에서 심도 있게 다루는데, 직업과 관련된 유연성의 수준, 과업에 대한 통제와 같은 직업적 요인들이 건강에 어떤 영향을 미칠 수 있는지 살펴본다. 직업적 지위 측정에 대한 자세한 안내는 존 린치(John Lynch)와 조지 캐플런(George Kaplan)이 저술한 『사회 역학』 초판 2장을 참고하라(28).[6]

특정 건강결과에 대한 가장 적절한 SES 척도가 무엇인지에 대해(예를 들어, 교육인지, 소득인지, 직업인지) 상당한 논쟁이 있어 왔다. '최상의' 단일 SES 척도를 파악하는 데 초점을 둔 접근법에는 두 가지 근본적인 문제가 있다. 단일 SES 척도에 대한 추구는, 각각의 SES의 척도들은 단지 근본적인 SES 차원에 대한 표현일 뿐이고, 따라서 우리의 유일한 임무는 세 가지 척도 중 어느 것이 관찰되지 않은 잠재적인 SES 차원을 보다 면밀히 반영하는지를 밝히는 것이라는 오해에서 비롯되었다. 우리가 알고 있듯이, 서로 다른 SES 영역들은 상호 연관되어 있지만(교육은 소득에 영향을 미치고, 소득은 자산에 영향을 미친다), 그들 각각은 서로 다른 건강 관련 자원을 구성하며, 그것들이 건강에 미치는 영향은 근본적으로 다를 수 있다. 두 번째로, 중재를 규정하고 SES가 건강에 영향을 미치는 메커니즘에 대한 이론적 이해를 제공하기 위해, 특정 SES 척도를 세분화해서 확인하는 접근법이

---

6) 북미에서는 직업 분류에 기반한 건강에서의 사회적 계층화에 대한 연구가 소득 및 교육적 차이에 기반한 연구에 비해 적다. 이는 영국과는 대조적이다. 영국은 1911년부터 2001년에 중단되기 전까지 등기부(Registrar General)의 센서스 직업 분류('사회적 계급')가 건강 불평등에 관한 정부 모니터링의 기초가 되었고, 이후 고용 관계 및 직업적 조건에 기반한 국가 통계 사회경제적 계층(NS-SEC)으로 대체되었다(29). 영국은 건강의 사회경제적 기울기의 '발견'에 큰 영향을 준 화이트홀 공무원 연구의 본국이기도 하다. 모든 영국 공무원은 직업 계층(예: 관리자, 전문가, 사무원, 관리인, 음료 담당자 등)에 배정되므로, SES의 기본 척도로서 직업 등급에 초점을 맞추는 것이 자연스러워 보인다.

필요하다. 예를 들어, 인지적 결과에 대해서는 교육이 자산보다 더 중요한 SES 척도라고 예상할 수 있다. 반면에 재정적 자원에 대한 직접적인 측정은, 만성질환 관리와 같이 의료 이용 접근성과 밀접한 관련이 있는 건강 상태에 더 적절할 수 있다. 우리가 교육과 소득에 중점을 두는 이유는 이 둘 모두 쉽게 개입할 수 있고 광범위한 연구들이 있기 때문이다.

생애 과정에 걸친 사회경제적 지위와 건강

건강의 사회적 불평등을 다루는 데 효과적인 접근법을 파악하기 위해 시간 차원, 특히 생애 과정 단계에서의 차별적인 영향을 포함하는 것이 중요하다. 이는 노출이 질병을 초래한 시기, 즉 노출이 제거되어도 이미 그 노출로 인해 야기된 위해를 없애지 못하는 '생리적으로 체화(embedded)'된 시기를 고려하는 것을 수반한다. 일부 발달단계는 상황에 보다 '민감'할 수 있기 때문에 그 기간 동안의 노출은 그 시기 전후에 발생하는 노출보다 건강에 더 큰 영향을 미친다. 이러한 민감기는 생리학적(급속한 세포 성장), 심리적(또래 행동에 대한 흥미) 또는 사회적(노동시장 진입) 사건들로 정의될 수 있다. 시기(time)는 또한 노출을 변화시키기에 가장 적당한 때를 이해하는 데에 유의미하다. 예를 들어, 흡연의 건강상 악영향은 수십 년에 걸쳐 축적되지만 흡연의 시작은 일반적으로 청소년기의 몇 년 안 되는 비교적 좁은 연령대에 이루어진다.[7] 따라서 비록 흡연 행동의 변화는 평생동안 건강에 유익하겠지만, 흡연 예방을 위한 개입은 청소년기에 가장 효과적일 수 있다.

통상적인 생애 과정 연구는 낮은 SES와 같은 사회적 노출의 시기가 어떻게 건강에 영향을 미치는지에 대해 세 가지로 설명한다(그림 2.1에 요약)(31). **결정적 시기** 또는 **민감 시기** 모형은 특정한 발달 기간 동안의 노출은, 수년 뒤에 반향을 남기는 결과를 가져오고 완전히 회복될 수는 없다는 설명이다. **축적된 위험** 모형(accumulation of risk model)은 낮은 SES 각각의 추가적인 경험이 지속적으로 증

---

7) 평생 흡연자의 90% 이상이 18세 이전에 흡연을 시작했다고 보고한다(30).

그림 2.1_ SES와 건강을 연결하는 병인적 시기들에 관한 대안적 생애 과정 모형

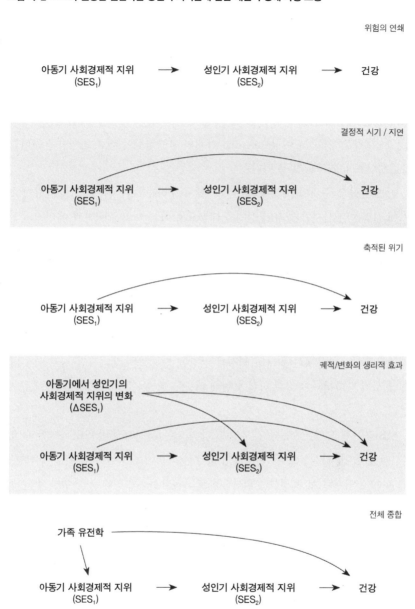

위험의 연쇄

아동기 사회경제적 지위   ⟶   성인기 사회경제적 지위   ⟶   건강
(SES$_1$)   (SES$_2$)

결정적 시기 / 지연

아동기 사회경제적 지위   ⟶   성인기 사회경제적 지위   건강
(SES$_1$)   (SES$_2$)

축적된 위기

아동기 사회경제적 지위   ⟶   성인기 사회경제적 지위   ⟶   건강
(SES$_1$)   (SES$_2$)

궤적/변화의 생리적 효과

아동기에서 성인기의
사회경제적 지위의 변화
(ΔSES$_1$)

아동기 사회경제적 지위   ⟶   성인기 사회경제적 지위   ⟶   건강
(SES$_1$)   (SES$_2$)

전체 종합

가족 유전학

아동기 사회경제적 지위   ⟶   성인기 사회경제적 지위   ⟶   건강
(SES$_1$)   (SES$_2$)

가하는 건강상의 불이익을 증대시킨다는 것이다. **경로** 모형(Trajectory) 또는 **위험 사슬** 모형(chain-of-risk models)은 낮은 SES는 장래의 낮은 SES를 야기하기 때문에 주로 건강에 해가 되고, 생애 후반기의 낮은 SES만이 불건강으로서 생물학적으로 체화된다는 입장이다. 이러한 고전적인 세 가지 모형 외에도, 일부 노출은 '즉각적 위험' 모형을 따르는데, 이는 사회적 노출과 좋지 않은 건강결과 사이의 연결은 실질적이고 즉각적이라는 모형이다. 끝으로, 어느 한 시점에서의 불리한 SES가 주는 영향 그 이상으로, SES 자체의 불안정성이 건강에 영향을 준다는 중요하다는 근거들도 일부 있다.

이 모형들은 중재의 지침이 되기 때문에 구분하는 것이 의미가 있다. 생애 초기에 결정적인 시기가 있다면 성인을 대상으로 하는 개입은 시간과 에너지의 낭비이다. 반면에, 축적된 위험 모형에서는 조기 개입이 가장 좋을 수 있지만 이후의 개입 또한 가치가 있을 수 있다. 측정 오류와 시간에 따라 변하는 교란 요인 문제로 인해 서로 경쟁하는 모형들을 공식적으로 검증하려는 노력은 현재까지 어려움을 겪고 있지만(33~35), 이러한 모형들은 경험적으로 구분이 가능하다(32). 동일한 모형이 모든 SES-건강결과 조합에 적용되어야 할 이유는 없다는 점에 유의해야 한다. 14장에서는 사회 역경과 건강을 연결하는 생리학적 경로에 대해, 민감 시기 모형이나 축적된 위험 모형에 대응할 수 있는 다양한 메커니즘에 주목한다.

SES-불안정 모형은 SES와 건강 문헌 안의 일부 실증적 궁금증을 설명할 수 있다. 예를 들어, 사실상 모든 연구들이 하향적 사회이동이 나쁜 건강을 예측한다는 것에 동의한다(이 중 일부는 '역인과성' 또는 하향 표류로 인한 것임. 이에 대해서는 뒤에서 설명함). 놀랍게도 몇몇 연구는 상향적 사회이동 또한 건강에 해로울 수 있다고 설명한다. 어째서일까? 이 질문에 대한 답은 상향 이동이 정의되고 측정된 시간 프레임에 따라 달라질 수 있다. 단기간(예: 몇 개월)에 걸친 소득 증가는 불건강한 행동을 더 많이 유발할 수 있다(앞에서 임금 인상과 담배 소비 증가의 예시를 참조). 사회이동이 단 한 사람의 생애 과정을 따라 정의되더라도(예: 아동기에 부모의 낮은 소득 대 성인기의 높은 소득) 불안정성의 악영향이 있을 수 있다. 이것을 어떻게 설명할 수 있을까? 14장에서는 **예상되는** 성인기 환경에 기초해서, 발달 초기의 예측 적응 반응과 관련된 생물학적 체화 메커니즘을 설명한다. 이러한 적응은 생리적(예를 들어, 초기에 모체와의 상호 작용에 의해 프로그램 된 글루코코르티코이드 수용체 발현의 변화)이거나 또는 행태적(예를 들어, 고도로 조직화되고 제도화된 환경에서 생활하는 것에 대한 반응으로서 보다 빈번한 외현화 행동)일 수 있지만, 특정한 맥락 안에서는 적응한다. 그러나 그 맥락 밖에서 또는 장기적으로, 그들은 불건강할 수 있다. 예를 들어, 자궁에서 영양 부족을 겪은 사람들은 칼로리가 부족한 환경에서 생존율을 향상시키는 발달 경로를 따르지만, 칼로리가 풍부한 환경에서는 심장대사질환 문제의 위험이 증가한다는 가설이 있다. 태내 환경과 출생 후 환경 간의 이러한 불일치는 왜 SES의 변화가 해로울 수 있는지를 설명할 수 있다. 이것은 낮은 SES 배경을 가진 사람들이 높은 SES 사회에 '적합'하지 않으며[일라이자 두리틀 효과(Eliza Doolittle effect)], 이것이 스트레스와 나쁜 건강결과로 이어질 수 있다는, 보다 심리적인 것에 기초한 '지위 불일치 이론(à la Robert Merton)'과 관련이 있다. 최근의 연구들에 이에 대한 몇몇 사례가 있다. 예를 들어, 마린(Marin) 등은 102명의 청소년에 대한 종단연구에서, 생애 초기에 낮은 SES에서 시작해 아동기에 SES가 높아지는 사회경제적 경로는 청소년기의 가장 높은 혈압 수준과 관련이 있다는 것을 발견했다(36). 남부 농촌 지역에 거주하는 아프리카계 미국인 청소년 489명을 대상으로 실시한 또 다른 추적연구에서, 11~13세에 높은 수준의 역량을 발휘한 청소년은(부지런함, 인내심, 사회적 기술 점수에 대한 선생님의 보고) 19세 때 대학에 입학할 확률이 더 높았다. 그러나 상향 이동을 한 아이들은 높은 체질량 지수, 높은 혈압, 스트레스 호르몬(코티솔과 카테콜아민)으로 평가한 '이상성 부하(allostatic load)'(14 장 참조)에서 더 높은 지표 값을 가질 가능성 또한 컸다(37). 저자들은 이 연구결과를 셔먼 제임스(Sherman James)의 존 헨리 효과(John Henryism) 가설(38)의 확증으로 해석했다. 즉, 상향적 사회이동을 위한 적극적인 노력은 취약한 집단(이 경우에는 시골에 거주하는 미국 흑인)에게 해로운 건강결과를 초래할 수 있다. 물론 상향적 사회이동이 전반적으로 건강에 좋다는 근거들 또한 많이 있다. 그럼에도 불구하고, 생애 과정에 걸친 SES와 건강에 대한 포괄적인 이론은 이와 대립하는 연구결과 또한 수용하고 설명할 수 있어야 한다.

실현 가능한 사회 역학을 위한 반사실적 틀 체계

이미 언급한 바와 같이, 건강 중재와 정책 전환을 이끌기 위해서 사회 역학자들이 **인과적 추론**에 초점을 맞추는 것이 중요하다(39). 인과관계를 설명할 때 반사실적(Counterfactual)이라는 의미는 어떤 처치나 노출의 인과적 효과를 어떤 사람이 실제로 경험한 처치의 결과와 그 사람이 (사실과 반대로) 그 처치 대신 다른 처치를 받았을 것이라고 가정했을 때의 결과를 대비시켜 정의한다. 예를 들면, 2006년에 고등학교 졸업장 혹은 고등학교 졸업학력 인정자격(GED: General Educational Development)을 가진 25세 남성의 기대여명은 고등학교를 마치지 못한 남성보다 4.3년 더 길다. 여성의 경우 이 차이는 5.3년이다(40). 이러한 연관성을 인과관계로 설명한다는 것은 만약 우리가 어떻게든 시간을 거슬러 올라가 이전의 중퇴자들이 고등학교를 마칠 수 있게 한다면, 이 남성들은 평균적으로 4.3년을 추가적으로 더 생존할 수 있다고 말하는 것이다. 인과적 효과에 대한 이러한 정의는 사회 역학과 특별한 관련성이 있는 다음의 네 가지를 강조한다.

1. 노출과 건강결과 간의 통계적 연관성 대부분은 아마도 결과에 대한 노출의 인과적 효과이기보다는 오히려 역인과관계 또는 교란에 의한 것이다.
2. 사회적 노출의 측정은 실제 경험의 아주 많은 다양성이 저마다 별개의 건강결과로 대응될 수 있다. 뉴잉글랜드 지역의 명문 사립학교를 졸업하는 것이 갖는 건강 효과는 재정이 열악하고 인종이 분리된 공립학교를 졸업하는 것이 갖는 건강 효과와는 다를 가능성이 있다.
3. 동일한 '노출'을 만들어내더라도 메커니즘이 다르면 건강결과도 다를 것이다. 재정 보조금과 적절한 사회적 지원을 통해 고등학교 출석을 유도하는 것과 무단결석 담당자에 의해 강요된 출석은 서로 다른 결과를 가져올 수 있다.
4. 동일한 메커니즘에 의해 유도된 동일한 노출이라도 각각 다른 사람들에게 서로 다른 영향을 미칠 수 있다. 어떤 사람들은 뉴잉글랜드 지역의 명문 사립학교교육에서 큰 편익을 얻지 못하는 경우도 있지만, 어떤 사람들은 공

립학교 과정을 십분 활용한다.

SES와 건강결과 사이의 모든 관계가 인과적인 것은 아니다(41). 사회 역학에 반사실적(counterfactual) 개념을 적용하는 것에 대해 우려하는 한 가지는, 건강을 결정짓는 인과적 체계가 너무 복잡해서(피드백 고리와 비선형성 및 상호작용들이 가득해서) 원인적 노출을 분리해 내는 것이 불가능하다는 것이다.[8] 이로 인해 고등학교를 마치는 것이 기대여명의 차이를 만든다고 분명하게 말하는 것이 불가능하다. 손을 내저으며 "이는 매우 복잡한 체계 여서 그렇게 지나치게 단순화한 인과적 질문은 적절하지 않다"고 말하는 것이 호소력이 있을지는 몰라도, 그러면 인구집단 건강 개선에 관한 타당성 또한 없어진다. 우리의 목표가 개인, 임상의사 또는 정책입안자에게 건강 개선을 위해 취해야 할 조치에 대해 조언하는 것이라면, 우리는 기꺼이 특정 개입에 대해 인과적 주장을 펼쳐야 한다.

'단순화할 수 없다'는 입장에 대안으로서, 비록 개입의 어떤 특정한 구성 요소가 도움이 되는지를 이해하지 못한다 하더라도, 함께 전달되었을 때 건강이 증진되는, 중재의 '꾸러미(bundle)'를 식별하는 것이 유용한 경우가 종종 있다. 예를 들어, 뒤에서 설명할 조건부 현금이전 프로그램은 처치 꾸러미(treatment bundle)를 제공한다. 비록 이 꾸러미의 가장 중요한 측면이 여분의 돈인지 또는 여분의

---

8) 두 명의 동행과 함께 사막에서 길을 잃은 한 남자에 관한 난제는 유명하지만 살짝 무시무시하다. 두 동행은 각자 이 남자를 죽이기로 마음먹는다(그 남자가 미움을 받는 이유는 이야기마다 다르다). 동행 중 하나는 남자의 물통에 몰래 청산가리를 탔다. 따라서 남자가 물을 마시면 중독사할 것이다. 다른 동행은 독에 대해서는 모른 채로 남자의 물통에 구멍을 내어 밤새 물이 새 나가도록 했다. 두 동행은 남자만 남겨놓고 몰래 빠져나왔고, 남자는 사막을 헤매다 얼마 안 있어 갈증으로 죽는다. 문제는, 두 동행 중 누가 그 남자를 죽인 것인가이다. 남자는 독이든 물을 마시지 않았다. 그러므로 독을 넣은 동행이 그 남자를 죽였다고 주장하기는 어렵다. 물통에서 새어나간 물은 독이 들어 있었으므로 남자가 마셨다면 죽었을 것이다. 따라서 물통에 구멍을 낸 남자도 무죄를 주장할 수 있다. 오히려 독이든 물을 마시지 못하게 함으로써 남자의 삶을 연장시켰다. 이는 질병의 사회적 원인을 분리해 내는 것의 어려움에 관한 논쟁과 관계되어 있다. 어떤 집단은 지나치게 취약해서 부담 하나를 덜어주는 것만으로는 좋은 건강을 얻는 데 충분하지 않을 수 있기 때문이다. 나쁜 건강결과는 질병의 여러 충분 원인에 의해 '중첩 결정'된다. 반사실적 분석에서 단지 하나의 충분 원인만 제거하면 그것이 전혀 '원인'이 아니라고 할 것이다. 질병 결과가 변하지 않았기 때문이다. 건강을 개선하기 위해 어떻게 개입할 것인가의 관점에서는, 이 한 가지 요소만 변경하는 것은 건강을 개선하기에 충분하지 않다는 것이 올바른 대답이다.

돈을 받기 위해 요구되는 조건들인지, 아니면 프로그램의 또 다른 측면인지 확실하지 않다 할지라도, 이 꾸러미가 여러 건강결과를 개선시킨다는 사실은 매우 유용한 정보이다. 정책을 안내하는 데 꾸러미에서 가장 편익이 큰 요소를 분리해내는 것이 반드시 필요한 것은 아니며, 때로는 단순히 꾸러미의 효과를 규명하는 것이 큰 도움이 된다. 그렇지만 가장 편익이 큰 요소를 식별하는 것은 유용하다. 이에 대한 지식이 정책 결정자에게 새로운 프로그램을 설계하고 결과의 일반화 가능성을 예측할 수 있는 더 나은 도구를 제공하기 때문이다(42).

SES의 어떤 측면에(그리고 어떤 생애 과정 단계에서) 개입해야 하는지를 이해하고, 언제(그리고 누구에게) 중재가 쓸모없거나 심지어 해로울 수 있을지 예상하는 것은 건강 불평등 문제해결에 도움이 된다. 무작위 대조군 연구(RCT)는 역인과 관계 또는 교란의 가능성을 배제할 수 있기 때문에 인과관계를 확립하는 데 최적의 표준(gold standard)이다. RCT 수행은 누가 포함될지, 노출은 무엇인지, 노출 또는 처치가 어떻게 전달되는지에 대한 구체적이고 명확한 지침 내역을 따른다. 그러나 RCT에는 몇 가지 제한점이 있다. RCT 결과는 연구에 참여하지 않은 사람들에게 일반화되지 못할 수 있다. 또한 RCT에서 평가된 프로그램은 균형 효과(equilibrium effects) 또는 외부 전이(spillover)로 인해 프로그램이 확장되었을 때 이따금 기대와는 다른 효과를 나타낼 수 있다. 이는 결과가 집단행동에 달려 있고, 실험에서는 쉽게 재현될 수 없는 복잡한 다요인의 상호작용으로부터 발생하는, 공중보건 영역의 특성 때문이다. 이것이 던지는 함의는 RCT에서 유도된 행동적 반응이 프로그램이나 정책의 도입 이후 실제로 사람들의 비무작위 반응과 항상 일치하는 것은 아닐 수 있다는 것이다(43). 이러한 제한점에도 불구하고, 여전히 무작위화(randomization)는 실현 가능한 사회 역학에 대한 근거 기반을 형성하는 강력한 도구이다. 실험을 수행하는 것이 비현실적이거나 일반 균형 효과가 우려될 때, 자연실험은 관찰 자료를 활용해서 인과관계를 확인하는 데 있어 유용한 대안이다. 명백한 반사실적 틀을 채택할 때, 우리 연구는 실현 가능한 사회 역학을 위해 보다 유용한 통찰을 도출할 가능성이 커진다.

인과적 추론에 대한 위협: 역인과성

SES와 건강에 대한 관찰연구에서 연구자들은 오랫동안 역인과관계를 인과성 추론에 대한 위협으로 인식해 왔다. 건강 불평등에 관한 기념비적 보고서인 블랙 리포트(44)는 건강 불평등의 원인을 이해하기 위한 현대 최초의 체계적인 시도 중 하나이다. 블랙리포트는 SES와 건강 간의 연관성 중 적어도 일부는 '하향식 사회 표류(downward social drift)'를 반영할 가능성이 있음을 인정했다. 예를 들어 사회경제적 불리함과 역경이 불안, 우울, 심리적 고통을 일으킨다는 사실만으로는 SES와 정신건강 사이의 강한 상관관계를 충분히 설명할 수 없다. 오히려 정신질환의 발병이 고용과 소득의 상실뿐만 아니라 의료비 본인부담(out-of-pocket)을 유발하는 강력한 계기가 된다. 이 경우 역인과관계를 무시하면 SES와 정신건강 사이의 관계를 과대 추정하게 된다.

SES와 건강에 대한 일반적인 통념으로, SES 지표로서의 교육은 소득이나 직업과 같은 지표에 비해 역인과성 문제에 덜 민감하다고 가르치는 경우가 많다(41). 그 이유는 대부분의 사람들이 만성질환에 걸리기 시작할 즈음에 다행스럽게도 학교교육을 마쳤기 때문이다. 그리고 질병에 걸리면 직장과 수입을 잃을지는 몰라도 이미 받았던 교육을 잃지는 않는다. 즉, 당신이 질병을 진단받았다고 흰 가운을 입은 남자가 당신의 졸업장을 뺏어갈 수는 없다.[9] 그런데 이러한 설명이 절대적으로 정확한가? 사실 이 문제를 좀 더 자세히 살펴볼수록, 심지어 학교교육과 건강의 경우에도, 역인과관계가 실재한다는 더 많은 근거를 찾을 수 있다. 앤 케이스(Anne Case)와 동료 연구자들(45)은 1958년 영국 출생 코호트(1958 British Birth Cohort) 또는 전국 아동 발달 연구(the National Child Development Study)에서 근거를 찾았고, 아동기의 만성적 건강 상태가 교육 성취에 악영향을 미치는 것으로 보인다는 점을 발견했다. 이 코호트 아동들은 가구와 부모의 특성을 고려한 후에도, 7세 때 보고한 각각의 만성질환 상태가 16세에 일반교육인증수준(General Certificate of Education O-level, GCE O-Level) 시험에서 평균적으로 0.3 과

---

9) 필립 라킨(Philip Larkin)의 시 'Days'에서와 같이: "무엇을 위한 날입니까? 아, 그 문제를 풀고 / 성직자와 의사를 데리고 / 그들의 긴 코트에 / 들판을 뛰어 다니며."

목 더 적게 통과하는 것에 연관을 주었다. 간단히 말하면, 아동기의 만성질환(예를 들어, 소아 당뇨, 중증 천식, ADHD, 정신건강 문제)은 학교를 결석하게 만든다. 미국의 유사한 사례는 아동기 비만이 학업을 마치는 비율에 영향을 미친다는 점을 시사한다(46).

소득과 건강으로 가보면, 여기에도 특정 결과에 대한 역인과관계를 뒷받침하는 근거가 있다. 예를 들어, 소득과 과체중 또는 비만 사이의 기울기 관계(gradient relationship)가 반복적으로 관찰되었다. 흔히 주목받지 못한 혹은 간과되었던 점은 가계소득과 과체중/비만의 역관계가 특정 성별, 즉 여성(적어도 미국 데이터의 경우)에 국한되어 있다는 것이다. 남성은 소득과 과체중의 관계가 평평하거나 심지어는 반대 방향으로 진행되는 경향이 있다. 예를 들어, 2005~2008년 미국 국민건강영양조사(NHANES)에 따르면(47), 가구소득이 빈곤선의 350% 이상인 남성의 비만 유병률은 33%인 반면에 가구소득이 빈곤선의 130% 이하인 남성의 비만 유병률은 29%였다. 소득 부족으로 인해 여성은 과체중이 되지만 남성은 더 마른다는 발상에는 확실히 '미심쩍은' 부분이 있다. 소득 부족이 불량한 영양 습관을 야기한다면 소득-비만 연관성은 왜 여성에서만 나타날까?

가능성 있는 답변은 소득과 과체중/비만의 관계가 부분적으로 역인과관계에 의해 유발된다는 것이다. 즉, 소득 부족으로 인해 체중이 증가하는 것이 아니라, 오히려 과체중/비만이 소득 손실을 초래한다. 실험적 근거 및 관찰상의 근거는 체중과 관련된 차별이 남성보다 여성에게서 훨씬 더 심각함을 시사한다(48, 49). 역인과관계가 저소득과 과체중 상태 사이의 연관성을 설명하는 핵심 현상이라면 이것이 여성들에게서만 나타나는 것은 놀랍지 않다. 소득 동태 패널연구(Panel Study of Income Dynamics)의 종단적 분석을 바탕으로 콘리(Conley)와 글라우버(Glauber)는(48) 25세 이상 성인의 역인과관계 가설을 검정했다. 15년을 추적한 분석 결과에 따르면, 1986년을 기준으로 BMI가 1% 증가할 때마다 가구소득은 0.6% 낮아지고, 배우자 수입은 1.1% 감소했으며, 결혼 확률은 0.3% 낮아졌다. 다시 말해, 과체중과 비만인 여성들은 노동시장과 결혼시장에서 경쟁하는 데 더 어려움을 겪는다. 게다가 이러한 현상은 성별과 인종에 따라 다르게 나타났다. 같은 연구에서, 남성이나 흑인 여성은 기준 시점의 BMI와 이후의 경제적 결과 또는 결혼 결과 간에 연관성이 없는 것으로 나타났다. 즉, 소득과 과체중/비만 간의 연관성은 백인 여성(백인 남성은 아님)에게만 작동하는 사회적인 '비만에 대한 편견'에 의해 적어도 어느 정도는 설명될 수 있는 것 같다. 이 연구가 보여주는 함의는 가난한 여성의 소득을 올리는 것이 체중 감량에 도움이 되지 않을 수 있다는 것이다. 실제로 근로장려세제(earned income tax credit, EITC)를 통한 소득이전 분석에 따르면, 소득을 올리는 것이 여성 수혜자의 체중 증가로 이어진 것으로 나타났다(50). 이는 반사실적 개념을 적용했을 경우에 그 결과는 곧 정책지침이 될 수 있음을 보여주는 예이다. 즉, 낮은 소득과 과체중/비만 간에 상관관계가 있다는 것이, 가난한 사람들의 소득이 증가하면 체중이 감소할 것이라는 것을 반드시 의미하지는 않는다는 사실이다.

인과적 추론에 대한 위협: 교란

인과 추론에 대한 또 다른 주요 위협은 교란(confounder)이다. 즉, 소득이나 학교교육과 건강 사이의 상관관계는 생략된(관찰되지 않은) 제3의 변수로 인해 공통적으로 사전 영향을 받아서 유도된다는 개념이다. 데이터를 면밀히 검토해 보면, SES와 건강 간의 연관성이 모두 전향적 원인 작용에 의한 것은 아니라는 사실이 드러난다. 예를 들어, 교육 수준과 흡연 간에는 강한 관련이 있다. 그러나 1982년으로 거슬러 가보면, 패럴(Farrell)과 푹스(Fuchs)는(11) 흡연의 '교육에 따른 기울기'가 이미 학교교육을 마치기 전의 개인들 사이에서 분명하게 나타났음을 언급한다. 즉, 24세의 표본에서 흡연의 교육 불평등을 보여주고, 같은 개인이 17세였을 때(그리고 모두의 교육 연수가 동일할 때) 이미 이러한 차이가 존재함을 보여주었다. 독자들은 17세까지의 교육의 질에서 차이가 있을 수 있다고 반박할 수 있다. 그러나 17세 이후의 추가적인 교육 연수가 이러한 기울기를 변화시키지 않았다는 점을 감안할 때 가능성 없는 설명인 것 같다. 다시 말해 12학년까지만 흡연에 있어 교육의 질이 중요하고, 그 이후에는 아닐 것이라고 주장해야 한다. 보다 간결한 설명은 학교교육이 흡연 시작과 인과적 관련성이 없다는 것이다.[10] 오히려 이러한 연관성은 교육적 성취와 흡연 시작 둘 모두의 기저에 있는, 관찰되지 않은 제3의 변수에 의해 설명될 가능성이 높다. 이러한 제3의 변수의 예로는 개인 간 지연 할인(delay discounting)의 차이가 있을 수 있다. 행태경제학에 관한 장에서 설명할 예정이지만, 만족을 미루고 미래에 투자하는 능력에는 개인차가 있다. 더 많은 '인내'와 자기관리는 청소년들이 학교에 머무는 기간뿐 아니라 흡연과 같은 유혹적인 습관에 굴복하는지 여부에도 공통적인 선행 원인이 될 수 있다.[11] 학교교육과 흡연 시작 간의 인과적 연관성의 결여는 후지와라(Fujiwara)와 가와치(51)가 수행한 쌍둥이 고정효과 분석과 같은 연구들에 의해 더욱 굳건해졌다. MIDUS 샘플의 일란성 쌍생아(동일한 유전적 배경과 초기 양육 환경을 공유한)들에서, 연구자가 시간이 지나도 변하지 않는(time-invariant) 교란 요인들을 고려했을 때, 교육 수준과 흡연율 간에 아무런 관련이 없었다. 흡연에 대한 측정되지 않은 가족적 취약성을 통제한 형제자매(sibling) 고정효과모형에서도, 학교교육과 흡연 간에는 약한 연관성이 관찰되었다(12).

사회 역학에서 인과적 효과를 식별하기 위한 접근법

건강의 사회적 결정요인에 관한 연구는 역학, 경제학, 사회학 및 심리학을 포함한 여러 분야에서 수행된다. 다른 분야의 연구 양상을 살펴보는 것은 인과적 문제에 대한 평가에 매우 유용하다. 표 14.1은 우리 분야에서 일반적으로 사용되는 연구 설계와 각각의 장단점을 요약한 것이다. SES의 영향과 관련해 우리가 이용할 수 있는 진짜 무작위 실험은 매우 드물다. 어떤 경우는 무작위화가 '집락화' 된다. 그러나 집락화된 무작위 설계가 엄밀성이 없다고 할 수는 없다. 문제에 대한 처치가 한 가족을 비참한 빈곤에서 벗어나게 하는 것일 경우, 설계의 균형을 맞춘다는 것은 이치에 맞지 않는다. 이 때문에, 가장 중요한 무작위 시험의 일부는 시차를 두거나 대기자 명단을 두는 설계를 따른다. 결국 모든 사람이 처치를

---

10) 물론, 이 연구의 결과는 교육 연수가 이후의 금연율에 차이를 만들어낼 가능성을 부정하지 않는다. 이는 단순히 사회 역학자는 건강결과에 대해 매우 구체적일 필요가 있다는 점을 강조한다. 즉, 흡연 개시의 예측인자는 금연 예측인자와 다를 수 있다.

11) 우리는 교육이 자기 관리를 강화하고 사람들의 할인율을 낮출 수 있다고 서둘러 덧붙인다. 동시에 지연 할인에는 유전적 구성 요소 또한 있을 수 있다.

받게 되지만, 자원의 제한으로 인해 일부 사람들은 처치를 먼저 받고 나머지는 나중에 받는 것으로 무작위 배정된다. 다시 말하면, 디자인은 엄격하지만, 장기간 노출의 누적 효과가 아니라 단기간 처치의 효과만 식별할 수 있다.

그러나 무작위 시험은 수행하기가 어렵기 때문에 매우 드물 수밖에 없다. 그래서 '유사 무작위(pseudo-randomized)' 시험이라고 불리는 준실험(quasi-experiments)이나 자연실험으로부터 얻은 결과에도 상당한 무게를 둔다. 결과에 대한 노출의 영향을 이해하기 위해 적용하는 여러 가지 연구 설계들—'도구변수'(IV), 이중차분법(Difference in Difference), 회귀불연속(regression discontinuity)설계—간에는 긴밀한 개념적 관계가 있다. 이러한 접근법이 역학에서 아직 표준은 아니지만 경제학 연구의 여러 분야에서 사용되고 있다(52). 도구변수, 이중차분법, 회귀불연속설계 모두, 관심의 대상이 되는 결과와는 전혀 관계없는 이유로 노출이 달라지거나 변한다는 가정에 의존한다. 이러한 각각의 접근법들은 그 가정에 대해서도 동일한 회의론을 가지고 평가되어야 한다.

IV 모형은 SES에 대한 연구에서 광범위하게 사용되었기 때문에 여기에서 간략하게 설명한다. 예를 들어, 교육의 효과에 대한 이해는 주정부나 국가가 정한 의무교육법의 변화[예: 학교 중퇴 (허용) 최소 연령 기준 지정]를 이용한 여러 연구들에서 영향을 받았다. 이 연구들은 의무교육법의 변화를 이용해 추가적인 교육기간이 성인기 건강에 미치는 효과를 추정하기 위한 자연실험을 수행했다. 대부분의 어린이들은 학교를 그만두는 것이 합법적이 되자마자 학교를 그만두지는 않는다. 일부는 법에 관계없이 일찍 학교를 그만두고, 대다수는 법적으로 그만둘 수 있는 나이 이후에도 수년간 계속 학교에 다닌다. 이것은 모든 아동에 대해 법이 미치는 평균적인 영향이 미약함을 의미한다. 앵글로지스트(Anglogist)는 1944년 미국 출생 코호트에서, 16세에 학교 중퇴를 허용한 주와 비교해 17세 또는 18세까지 학교교육을 의무화한 주에서 16세에 학교를 그만두는 비율이 4%p 더 낮다고 추정했다(53).

IV 분석에 대한 논의를 위해 방향성 비순환 그래프(directed acyclic graph, DAG)(그림 2.2)를(54) 이용한다. 건강결과 Y에 대한 노출(혹은 치료) X의 효과를 추정하고 싶다고 가정해 보자. 그런데 X와 Y에 동시에 영향을 미치는 측정되지

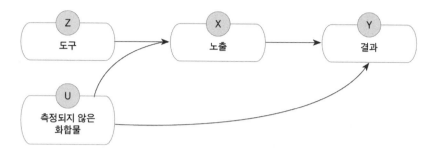

그림 2.2_ 도구변수 분석에서 가정하는 인과적 구조

않은 요인이 하나 이상 있을 수 있다(DAG에서 'U'로 표시). 이 변수들은 측정되지 않았기 때문에, 필연적으로 회귀모형에서 생략되고, 편향을 유도한다. 이를 경제학자들은 '생략된 변수'에 의한 편향, 역학자들은 '교란'에 의한 편향이라고 한다. 다행히도 우리는 노출에 영향을 미치면서 결과에는 직접적인 영향을 미치지 않으며, Y와 공통된 원인을 공유하지 않는 변수 'Z'를 발견했다. Z는 Y에 대한 X의 효과에 대한 '도구변수(instrumental variables, IV)'로 간주된다(55). 그림에서 핵심 가정은 ① Z에서 X로 화살표가 있다, ② Z에서 Y로 직접적인 화살표가 없다, ③ Z와 Y 모두에게 향하는 화살표가 있는 변수가 없다이다.

역학자들은 이 도형이 무작위 통제 시험의 구조와 정확히 일치한다는 것을 알 것이다. 여기서 Z는 무작위 할당을, X는 처치를, Y는 결과를 나타낸다. 역학개론에서 모든 RCT는 ITT(intent-to-treat) 설계에 따라 평가된다고 배운다. 무작위 할당(Z)과 결과 사이의 연관성은 X가 Y에 아무런 영향을 미치지 않는다는 귀무가설을 검정하는 데 사용된다. 이 귀무가설을 평가하기 위해 치료(X)와 결과 사이의 연관성을 사용하지 않는다. 무작위로 배정된 치료에 대한 순응도와 결과에 영향을 미치는 요인 U가 존재한다면 X가 Y에 대해 인과적 효과가 없는 경우에도 X와 Y 사이의 연관성을 만들어 내기 때문이다.

ITT 추정치는 Y에 대한 X의 영향이 없다는 귀무가설을 검정한다. 그러나 귀무가설을 기각하고 치료가 결과에 영향을 미친다고 결론을 내린다고 해도, 여전히 그 효과 크기의 추정치는 얻을 수 없다. 실제로, 무작위로 치료에 배정된 많은 사람들은 무작위 배정을 따르지 않으며, 준실험의 경우 '유사 무작위' 치료 배정과 실제 치료 사이의 연관성이 대개는 매우 작다. Z가 X를 완벽하게 결정하지 못하는 한, Z와 Y 사이의 연관성은 X의 Y에 대한 효과의 희석된 추정치일 것이다. Y에 대한 X의 효과를 추정하기 위해, IV 분석은 X에 대한 Z의 약한 영향으로 인한 희석(attenuation)을 고려한다. Z, X 및 Y가 모두 이분형일 때 적용할 수 있는 가장 단순한 IV 추정량은 그저 Z와 Y의 연관성(ITT 효과 추정치)을 Z와 X의 연관성(무작위 배정에 대한 참가자들의 '순응도')으로 나눈 값의 비율이다. Z는 무작위화되기 때문에 이 비율의 분자와 분모는 편향 없이 추정될 수 있다. 직관적으로, 이는 무작위 대조 시험의 분석에 적용할 수 있는 비순응에 대한 교정과 유사하다.

준실험 데이터에 IV 분석을 적용한 대부분의 경우 몇 가지 특별히 주의할 점이 있다. 노출에 대한 도구변수의 영향이 대개는 매우 작기 때문에 추정치가 일반적으로 매우 부정확하다. IV 효과 추정치의 정확도는 도구변수와 노출 사이의 연관성의 강도가 작아짐에 따라 급격하게 감소한다. 또한, 가정에 대한 작은 위반, 예를 들어 결과에 대한 도구변수의 아주 작은 직접 효과도 IV 효과 추정에 큰 편향을 유발할 수 있다. 마지막으로, 노출이 모집단의 모든 사람에게 동일한 영향을 미치지 않는 경우, 예를 들어 1년의 교육이 어떤 사람들에게는 큰 혜택을 주지만 다른 사람들에게는 사소한 영향을 미치는 경우, IV 추정치를 특정한 하위 집단에서 Y에 대한 X의 인과적 효과로 해석하기 위해서는 추가적인 가정이 필요하다. 가장 일반적인 해석은 IV 효과 추정치는 도구변수 Z에 의해 노출 X가 변화된 사람들 중에서 Y에 대한 X의 효과를 나타낸다는 것이다(56, 57). 따라서 만약 추가적인 교육기간이 기대여명에 미치는 효과를 밝히기 위해 의무교육법을 사용하는 경우, 이는 특히 법적 요구사항으로 인해 학교에 남아 있는 사람들에서의 효과를 설명한다. 이런 사람들이 누구인지 정확하게 확인할 방법이 없기 때문에 대개는 IV 추정치의 한계로 간주되지만, 사실은 정책변화에 가장 많이 영향을 받는 인구집단이 정책 입안자들에게는 특별한 관심사가 될 수 있다.

교육과 건강

기티가와(Kitigawa)와 하우저(Hauser)의 교육과 사망률의 연관성에 대한 기념비적인 연구 이후(58), 학교교육과 건강결과 간의 관계를 설명하는 수많은 연구가 있었다. 예를 들어, 1979년부터 1985년까지 추적조사를 실시한 대규모 전국 사망 종단연구(National Longitudinal Mortality Study, NLMS)는 35~54세를 대상으로 교육기간이 1년 증가할 때마다 사망률은 7~8% 감소함을 시사했다(59). 노년층에서는 상대 효과 추정치가 더 작지만, 노인의 사망률이 더 높기 때문에 종종 절대 효과는 훨씬 더 크다(60). 또한, 일부 유럽 국가는 교육과 사망률 간의 연관성이 감소하는 경향이 있지만, 특히 심장질환 사망에 대해서는 교육 수준에 따른 사망률의 차이가 전 세계적으로 분명하게 나타난다(24). 2000년 미국에서, 교육은 백인 남녀, 흑인 남녀의 심장질환, 암, 만성 폐쇄성 폐질환, 뇌졸중, 의도하지 않은 손상에 대한 사망률과 관련이 있었다(61). 그러나 교육 수준별 사망률 차이에 있어서 여러 사망 원인의 기여도는 국가마다 상당히 달랐다(21, 62).

교육과 건강 간의 연관성은 크고 견고하지만, 이 결과가 교육을 개선시키면 반드시 건강과 생존을 향상시킬 것이라는 점을 의미하지는 않는다. 이 질문에 답하기 위해, 우리는 교육의 변화가 건강과 사망에 미치는 영향에 관한 실험적, 준실험적, 그리고 특별히 엄격하게 설계된 관찰연구를 인용한다. 이에 대해 논의하기 전에, 노출의 정의를 묻는 질문부터 시작하려고 한다.

교육이란 무엇인가?

교육과 건강에 대한 거의 모든 연구는 교육을 학교교육 연수연수 또는 학위자격으로 조작적 정의를 내린다. 이 개념화의 부적절함은 점점 분명해지고 있다. 첫째, 이는 사람들 간에 학교교육의 질에서의 엄청난 다양성을 무시한다. 맨리(Manly)는 특히 미국의 흑인이나 백인처럼 학교교육의 질에서 체계적인 차이를 경험할 가능성이 있는 사람들을 비교할 때, 문해력이 학교교육 연수보다 교육경험에 대한 더 나은 척도라고 주장해 왔다. 맨리는 노년기 인지적 결과의 인종 차이는 학교교육 연수연수의 차이로는 설명되지 않았지만, **문해력에 의해서는 설명된다**는 것을 발견했다(63). 이러한 결과는 일반적인 노령 인지능력평가와 문해력 측정 사이의 밀접한 관계를 고려할 때 신중하게 해석해야 한다. 역사적으로, 인종 간(공식적인 학교에서의 인종차별은 1954년까지 미국 대부분 지역에서 만연했고, 사실상의 구분은 오늘날에도 계속되고 있다) 그리고 거주지(인근/동네 및 지역 수준)에 따라, 그리고 부모의 SES에 따라 교육의 양과 질 모두에서 엄청난 차이가 있어 왔다. '질'을 종합적으로 측정하기 어렵기 때문에 이러한 차이를 적절히 계량화하기는 어렵다. 예를 들어, 학교교육의 질은 교육비 지출이나 교사 훈련과 같은 공식적인 자원뿐만 아니라 또래 집단의 차이에도 영향을 받을 수 있다. 그럼에도 불구하고, 평균적으로 학생이 학교에 다녔던 학기의 일수와 같은, 질에 대한 피상적인 측정도 교육의 질적 차이의 정도를 보여준다. 학기 길이의 차이 때문에(그리고 흑인 아이들과 백인 아이들이 다니는 학교의 평균 수업 일수가 훨씬 더 크게 차이 나기 때문에), 학교교육 '연수'가 같아도 아이가 교실에 앉아 있었던 실제 일수는 극명한 차이를 나타낼 수 있다. 현대 미국의 일반적인 수업 일수는 1년에 약 180일이므로, 1년의 학교교육은 180일의 수업과 동등한 것으로 간주할 수 있다. 20세기 초에 인종 및 주별로 '학교교육 동등성'의 차이는 얼마나 컸을까? 1925년에 태어나 사우스캐롤라이나에서 10년간 학교를 다닌 백인 아이는 같은 해 태어난 같은 주의 흑인 아이와 비교했을 때 수업 일수를 기준으로 한 학교교육 연수가 평균 2.6년 더 많았지만, 같은 해에 태어난 뉴욕의 아동보다는 1.0년 더 작았다(64).

학교 인종차별(desegregation) 철폐의 장기적 건강 영향을 다룬 연구는 많지 않은데, 흑인 여성 청소년에서 청소년기 출산 감소와(65) 인종차별이 철폐된 지역에서 학교를 다녔던 흑인에서 성인기 자가평가 건강 상태 향상이(66) 보고된 바 있다. 또한 존슨(Johnson)은 형제자매 고정효과모형에 근거해, 유치원 입학과 지역의 학생 1인당 지출이 자가평가 건강 상태에 상당한 편익을 준다는 것을 보고하고 있다(66). 프리스볼드(Frisvold)와 골버스틴(Golberstein)은 인종 분리된 학교에서의 학교교육의 질적인 차이가 장애의 인종 간 격차를 부분적으로 설명하지만 BMI, 흡연 또는 자가평가 건강에서는 그렇지 않다는 것을 발견했다(67). 우리는 어린 시절 다녔던 학교의 질이 성인기 소득에 지속적인 영향을 미친다는 것도 알고 있다. 테네시 프로젝트 STAR(Student Teacher Achievement Ratio) 실험은 조기교육의 증가에 초점을 맞추지 않고, 일반적으로 소규모 아이들에게 제공되는 교육의 질 향상에 초점을 맞추었다. STAR 실험에서, 아이들은 13~17명의 학급, 22~25명의 보통 학급, 보조교사를 둔 22~25명의 보통 학급의 세 그룹으로 무작위 배정되었다. 중재(아래에서 보다 자세하게 논의됨)는 유치원부터 3학년까지를 대상으로 했다. 아이들은 학급 규모에 관계없이 무작위로 교실에 배정되었기 때문에, 어떤 아이들은 훌륭한 선생님과 높은 성취도를 가진 반 친구들이 있는 교실에 오게 되었고, 반면 다른 아이들은 그렇지 못한 선생님과 친구들과 있게 되었다. 이러한 구체적인 투입은 측정하지 않고, 연구자들은 각 학생의 급우들의 학년 말 시험 점수(즉, 기준 학생을 제외한 학급 평균)를 기준으로 '교실의 질'을 평가했다. 성취도가 높은 학급 중 하나에 무작위로 배정된 아이들은 더 나은 대학 출석률과 더 높은 소득을 얻었다. '교실의 질'의 1 표준 편차 향상은 27세에 1,520 달러만큼 더 많은 수입을 예측했다(68). 수업의 질에 대한 추정 효과의 극히 일부분만이 교사의 경험과 같은 측정된 특징들로 설명되었다.

전형적인 교육 수준 측정 방법의 또 다른 단점은 고등학교 졸업학력 인정자격 (General Educational Development, GED) 증명, 직무와 직접 관련된 교육 경험 또는 공식 학교교육을 마친 이후 많은 성인들이 개인적인 관심을 가지고 추진한 비전통적인 교육 경험 등을 포함하지 않는다는 것이다. 일부 연구는 GED를 소지한 사람들이 고등학교 졸업자보다 건강 상태가 좋지 못함을 보여주고 있지만, 고등학교 중퇴자와 비교해 건강 상태가 유의하게 좋은지는 분명하지 않다(69~73). 생애 과정 이론에 부합해, GED가 보다 어린 나이에 완료되면 더 큰 이익을 얻을 가능성도 있지만 확실하지는 않다. 2004년에는 풀타임 학생이 아닌 미국 성인의 약 44%가 일종의 교육 활동, 주로 직장 관련 활동 및 개인 관심 분야 활동에 참여했다(74). 이러한 활동들이 일반적이기는 하지만, 이러한 성인교육 프로그램에 할애된 평균 시간은 일반적으로 정규 학교 수업과 관련되어 투입되는 시간의 작은 부분이기 때문에, 건강에 미치는 영향은 미미할 수 있다. 인지적 활동과 사회 참여 활동을 수반하는 여가활동이 치매의 발병을 지연시킨다고 예측하는 많은 문헌들이 있지만, 정신상태가 활동에 미치는 강력한 영향 때문에 이 분야에서 인과적 추론을 이끌어내기는 특히 어렵다(75).

마지막으로, 전형적인 교육 수준 측정 방법들은 교육 경험의 시기나 취학 전 활동에 관심을 두지 않는다. 조기 아동기는 빠른 인지 발달로 인해, 조기 아동기에 노출되는 교육이 이후 시기의 교육 경험보다 상대적으로 더 큰 영향을 미칠 수 있는 민감한 시기이다(76). 따라서 건강에서 조기 아동기 교육의 장기적인 효과를 연구하는 것은, 사회 역학에서 지금까지 거의 연구되지 않은, 중요한 영역이다.

교육과 건강을 연결하는 메커니즘

교육과 건강을 연계한 연구의 신뢰성을 평가하기 위해서는, 교육이 건강에 영향을 미칠 수 있는 메커니즘을 이해하는 것이 도움이 된다. 첫째, 교육은 직업 선택(예: 안전한 직업)과 더 높은 수입으로 가는 관문이다. 건강에 영향을 미치는 것이 실제로는 수입이라는 이유로 교육에 따른 차이는 때때로 가짜라고 묵살된다. 이는 인과관계에 대한 잘못된 이해 때문이다. 평균적으로, 더 많은 교육을 받는 것이 소득을 증가시킨다는 무수히 많은 근거가 있다(77). 따라서 만약 소득이 건강에 영향을 미친다면 교육은 건강에 영향을 미치지 않는다고 말하는 것은, 백신으로 유발된 면역반응이 진짜 보호를 하는 것이므로 백신은 질병을 예방하지 않는다고 주장하는 것과 같다. 학력을 높이는 정책은, 비록 그 효과가 증가된 소득에 의해 '매개'되는 경우에도(대체로 교육을 건강과 연결시키는 유일한 메커니즘일 가능성은 거의 없음) 건강에 영향을 줄 가능성이 있음을 의미한다.

소득 외에도 교육이 건강에 영향을 미칠 수 있는 몇 가지 다른 메커니즘이 있다. 교육은 질병을 예방하거나 질병 발병 후 장애 및 사망을 지연시키는 것과 관련된, 구체적이고 사실적인 정보를 전달할 수 있다. 그러나 학교교육에서 직접적으로 습득한 사실적 지식이 교육의 건강상 편익에 대한 주요 메커니즘이 될 것 같지는 않다. 대부분의 학교 교과과정은 보건교육에 한정된 시간을 할애한다. 평생 흡연자의 대다수는 학교교육이 끝나기 전에 이미 흡연을 시작했으며, 성인에서 흡연의 교육 수준에 따른 격차는 그들이 7학년이었을 때 이미 확립되어 있었다(11). 아이들은 보통 큰 병이 나기 수십 년 전에 학업을 마친다. 우리는 그들이 학교에 다닐 때 이용할 수 있는 유용한 건강 정보가 거의 없었던 출생 코호트에서 질병의 건강 불평등을 목격한다.

학교교육은, 단지 사실적인 지식보다는, 인생 전반에 걸쳐 건강에 이로운 의사 결정을 함양하는 일련의 과정으로서 지속적으로 인지적 또는 정서적 기술을 형성할 수 있다. 문해력과 수리 능력은 개인이 건강한 의사 결정을 하는 데 도움이 될 것이다. 추상적으로 사고하는 능력, 자기 규제, 만족을 미룰 줄 아는 의지, 조직 규칙을 준수하는 것과 같은, 보다 추상적인 기술 또한 중요할 수 있다. 수많은 문헌들이 인지적 참여 그 자체가(예를 들어, 지적인 자극을 주는 여가활동에서 파생된 것) 치매를 예방하고 신경학적 손상 후 인지적 가소성을 증진시킬 수 있음을 시사한다(78). 교육은 인지적으로 도전적인 활동에 평생 동안 참여할 수 있도록 촉진하며, 이는 다시 더 나은 건강과 생존의 기회를 늘릴 수 있다.

학교에서 보내는 시간은 다른 활동에 참여하는 데 소비되지 않는 시간이기도 하며, 그중 일부는 건강에 해를 끼칠 수 있다. 예를 들어, 약물과 알코올 사용, 범죄 행위, 성행위 또는 신체적으로 유해한 상황에서 작업하는 것과 같은, 학교에서 보내는 시간 동안 몰아낸 많은 노력들은 청소년 건강에 좋지 않을 수 있다. 역사적으로, 청소년기 학교교육은 일과 경쟁해 왔고, 그 일은 종종 몹시 힘들고 잠재적으로 건강에 해로웠다. 보다 최근의 코호트는, 하교 직후 몇 시간 동안 위험한 행동과 비행이 급증해, 학교에서 머무르는 시간의 '보관(warehousing)' 효과가 중요할 수 있다는 것을 시사한다(79).[12]

마지막으로, 교육은 교육을 잘 받은 배우자, 교육을 잘 받은 친구, 그리고 그런 지인들을 얻을 기회를 증가시킴으로써 장기적으로 건강을 향상시킬 수 있다. 7장에서 논의했듯, 이러한 사회적 연결망은 많은 건강상의 이점을 제공할 수 있다. 실제로 아이비리그 대학에 다니는 것의 큰 이점은 그것이 제공하는 강력한 사회적 연결(사회자본 'social capital')에서 비롯된다.[13] 비록 대부분의 시간을 모

---

12) 물론, 만약 보관(warehousing)이 교육의 건강 보호 효과에 대한 주된 설명이라면, 학교 건립과 교사 훈련에 투자하는 것보다 건강을 증진시키는 훨씬 더 저렴한 방법이 있을 것이다. 부모들은 자녀들을 지하실에 가두는 것으로 같은 결과를 얻을 수 있다.

여서 파티를 즐기며 술에 취하는 데 쓴다고 할지라도, 신입생 기숙사에서 황태자 또는 미래의 인터넷 거물들과 방을 같이 쓰는 것은 분명한 이점이 있다. 간단히 말해서, 교육은 일종의 묶음으로 이어진 과정(bundled process)이지 일반적인 역학적 의미에서 이분형의 '노출'이 아니다.

조기교육에 대한 무작위 시험

초등학교교육(대부분 국가에서 '의무'로 지정된)에 대해 무작위 실험을 수행하는 것은 윤리적으로 허용되지 않는다. 즉, 동전을 던져 한 집단의 아동은 학교에 다니게 하고, 다른 집단은 학교 밖으로 내몰게 강제할 수 없다. 우리가 가진 것은 일반적인 학교교육의 시작 연령보다 더 어린 아이들을 대상으로 시행된 조기 학교교육에 대한 무작위 실험의 근거이다.[14] 조기교육(예: 4세)에 대한 접근성을 높이거나 조기교육의 질을 향상시키기 위한 몇 가지 중재가 무작위 대조군 설계로 수행되었다. 이 연구들은 일반적으로 작은 표본 크기와 이용 가능한 건강결과와의 제한에도 불구하고 매우 영향력이 있었다. 지금까지의 평가는 건강 그 자체보다는 인지적, 교육적 그리고 노동시장의 성과를 강조했다. 여러 장기적인 건강 효과를 평가하기에는 참여자들이 상대적으로 어렸기 때문에, 이러한 중재의 건강 영향에 대한 우리의 이해는 예비단계에 지나지 않는다. 하지만 이 연구에서 나온 근거는 조기 아동기의 교육 경험이 건강에 미칠 수 있는 인과적 영향에 대해 매우 고무적이라는 사실이다. 페리 프리스쿨 프로젝트(Perry Preschool Project)는 미시간주 입실란티에 거주하는 소외된 아프리카계 미국인 아동들을 센터 기반 유치원교육, 가정방문, 학부모집단모임을 받는 실험군(58명) 또는 대조군(65명)에 무작위로 할당했다. 페리 프리스쿨은 상대적으로 작은 표본 크기에도 불구하고 많은 관심을 받아왔다. 엄격한 설계로 수행한 이 프로그램이 소요한 예산에 비해 기대 이상의 성과를 가져다준다는 설득력 있는 근거를 제공했기 때문이다.

---

13) 교실에서의 교육의 질과는 대조된다. 예를 들어, 아이비리그 2학년 학생들은 수업이 교수 대신 대학원생 조교들이 가르치는 것처럼 보인다는 실망감을 때때로 표현한다.

14) 이러한 시험이 1960년대와 1970년대에 윤리적으로 허용된 이유는 일반적인 돌봄의 기준을 충족시켰기 때문이다. 즉, 대조군에 배정된 아이들도 '보통의 돌봄' 기준에 위배되지 않는 서비스를 받았다.

예를 들어, 1년에 30주 동안 하루 2.5시간씩 아동들을 지도하는 석사학위 이상의 자격을 가진 유치원 교사에게 지불하는 비용과 같은, 프로그램을 설정하는 데 드는 높은 비용에도 불구하고, 40세까지 추적조사한 비용-편익 분석은 프로그램 비용 1달러 당 12.90달러의 수익을 보였다. 다른 말로 표현하자면, 페리 프로그램은 1달러를 넣으면 13달러의 '이익'을 낳는 마법의 돼지저금통과 같았다. 페리 프리스쿨의 경제적 수익은 대부분 유치원 혜택을 받은 아동의 범죄 개입 감소로 인한 것이다. 그러나 이러한 분석에는 수혜자들의 건강 향상으로 인한 경제적 효과는 포함되지 않았다(80). 일반적으로 유치원에 무작위로 배정되었던 아동은 37년 후인 40세에, 보다 나은 건강과 낮은 누적 사망률(3.4% 대 7.7%)을 보였지만 이러한 차이가 통계적으로 유의하지는 않았다. 뮌니히(Muennig)는 여러 지표를 결합해, 전반적인 건강(사망률, 건강으로 인한 업무 중단에 대한 자가보고, 자가평가 건강 상태)은 유치원에 무작위 배정된 아동들이 대조군에 비해 결과가 더 좋았다는 근거가 있지만, 건강 상태에 대한 자가평가, 특히 관절 통증은 유치원에 다닌 집단이 더 나빴다고 결론을 내렸다. 또한 뮌니히(Muennig)는 이 자료로 3차의료서비스의 낮은 이용과 약물 사용 감소에 대한 증거 또한 발견했다(81).

1970년대에 노스캐롤라이나주 채플힐에서 실시된 아베세데리안 연구(Abecedarian Study)는 영아기부터 5세까지 연중 상시로 운영되는 보육시설에서 제공하는 집중교육 프로그램에 아이들을 무작위로 배정했다. 유치원에 입학하기 전인 5세 때, 아베세데리안 프로그램을 제공받은 군과 대조군은 유치원부터 2학년까지 추가 서비스를 받는 실험군과 대조군으로 다시 무작위 배정되었다. 즉, 아베세데리안 연구는 요인설계로 진행했다. 조기 아동기 교육을 받은 아베세데리안 아이들은, 21세에 실시한 조사에서 청소년기 임신율이 낮았고, 우울 증상이 적었으며 마리화나를 피울 가능성도 더 낮았다(82, 83). 30세에 실시한 조사에서, 취학 전 서비스를 받았던 아베세데리안 아이들은 평균 교육 연수가 더 높았고(13.46 대 12.31년), 첫 출산 연령이 더 늦었다(21.78 대 19.95세, p = 0.03). 다만 범죄 유죄 판결 비율, 내재화 또는 외현화 행동, 자가평가 건강 상태, 폭음, 마리화나 사용 또는 흡연 등에 있어서는 통계적으로 유의한 차이가 없었다. 그러나 우울 증상, "15세 이후 건강 문제 없음"으로 응답한 자가평가, 지난 1년간 입원 경험

없음을 결합한 결과에 대한 검정에서는 취학 전 서비스를 받은 집단이 유의하게 건강 상태가 더 좋았다. 마찬가지로, 취학 전 서비스를 받도록 무작위 배정된 개인에서 개별적 건강 행태가 유의하게 더 좋지는 않았지만, 11개 행태(자동차 안전, 약물, 담배 및 알코올 사용, 일차의료 제공자가 있음)를 결합한 결과는 유의하게 더 좋았다(84).

위에서 논의한 바와 같이, 테네시 프로젝트 STAR 실험은 조기교육이 아닌 교육의 질 향상에 초점을 두었다. 유치원부터 3학년까지 아이들을 세 집단(소규모 학급, 보조교사가 있는 보통 규모 학급, 보조교사가 없는 보통 규모 학급) 중 하나에 무작위로 배정했다. 이 연구는 처음에 79개 학교의 6,325명의 어린이를 328개의 유치원 학급에 무작위 배정했다. 그 후 4년 동안 추가로 5,456명의 새로운 아이들이 학교에 입학했고, 이들 또한 무작위 배정되었다. 애초에 아이들은 세 집단 중 하나에 무작위 배정되었지만, 보조교사가 있는 집단은 보통 학급과 매우 유사해 보여서 일반적으로 보조교사 유무를 고려하지 않고 소규모 학급과 보통 규모 학급으로 대조해 분석했다. 뮈니히 등은 29세까지의 사망률이 소규모 학급에 배정된 아동에서 예상 외로 높았다고 보고했다(85). 당혹스럽게도, 낮은 사망률은 무작위 배정 후 몇 년 이내, 즉 10세 이전에만 나타났으며, 추적 후 첫 12년(17세까지) 동안 대략적으로 지속되었고, 이후 생존 격차가 좁혀지기 시작했다. 연령에 따른 위험비의 변화는 교육의 질이 생애 초기 사망의 주요 원인과 성인기에 나타나는 만성질환에 서로 다른 효과를 준다는 것을 시사할 수 있다. 이 젊은 표본은 사망자 수가 적어(146명) 효과 추정치가 매우 부정확했기 때문에 추적 관찰이 반드시 필요하다. STAR 프로젝트에서 평가된 다른 유일한 건강결과는 사회보장 기록과 연계가 가능한 참여자들 중에서 사회보장의 장애급여 수혜로 나타낸 장애상태인데, 하위 집단에서 차이가 나타나지 않았다(86).

요약하면, 무작위 시험에서 조기교육과 교육 확대는 **교육상의** 성과와 얼마간의 노동시장 성과(고용과 소득 같은)에 대한 일관된 편익을 보였다. 비인지적 건강 편익의 근거는 희박할지라도 그 시사하는 바가 있다. 보다 큰 규모의 연구, 긴 추적 기간에 수행된 연구, 더 포괄적인 건강을 평가한 설득력 있는 연구결과를 기다리고 있다.

헤드 스타트(Head Start) 연구

헤드 스타트는 가난한 어린이들의 학습능력, 사회적 기술, 건강 상태를 향상시켜 사회경제적 형편이 더 나은 또래들과 동등한 조건에서 학교교육을 시작할 수 있도록 해, '유리한 출발'을 제공하고자 하는 미국 연방 프로그램이다. 이 프로그램은 3세부터 5세 사이의 가난한 아동들과 그 가족에게 취학 전 교육, 보건과 기타 서비스를 제공한다. 이 프로그램은 '빈곤과의 전쟁'의 일환으로 1964년에 시작되었으며 엄청난 대중적 지지를 받아왔다. 2012 회계연도에 헤드 스타트는 약 100만 명의 아이들에게 서비스를 제공했으며 연방 예산은 약 80억 달러였다. 페리 프리스쿨 프로젝트와 아베세데리안 프로그램처럼, 헤드 스타트는 생애 초기의 인적자본 투자가 인지적인 능력과 비인지적인 기술의 발달에 결정적일 수 있으며, 후기에 개입하는 것보다 잠재적으로 더 중요할 수 있다는 견해에서 출범하게 되었다.

페리 프리스쿨 프로젝트와 아베세데리안 프로그램과는 달리, 헤드 스타트는 무작위 설계로 실시되지 않았다. 헤드 스타트에 대한 최근의 무작위 평가는, 시행 직후의 인지능력 시험 성적에서 유의하지만 그다지 크지 않은 영향이 보고되었고, 이는 프로그램 완료 후 빠르게 사라지는 것으로 보였다(87, 88). 그러나 헤드 스타트의 장기적인 효과에 관해서는 알려진 바 없기 때문에, 이러한 평가결과를 해석할 때 주의해야 한다. 프로그램의 건강에 대한 장기적인 효과에 대해 신뢰할 만한 추정치를 얻기 위해서는 수년 또는 수십 년을 기다려야만 한다(89). 헤드 스타트의 장기적 건강 영향에 대한 현재의 근거는 준실험 설계에 따른 비무작위 평가에 주로 의존한다. 헤드 스타트에서 나온 근거는 '실제 현실 속에서(in the real world)' 구현된 취학 전 교육 프로그램이 결과에 어떻게 영향을 미칠 수 있는지에 대한 문제를 다루기 때문에 이전의 무작위 평가에 대한 중요한 보완책을 제공한다.

헤드 스타트에서 나온 가장 중요한 근거는 프로그램에 참여한 아이들과 프로그램에 참여하지 않은 형제자매들을 비교한 가족 내 비교연구에서 비롯된다. 형제자매 설계는 프로그램에 참여할 가능성에 영향을 줄 수 있는 모든 공유된 가족 특성을 통제한다. 역으로 형제자매 설계는 가족 내에서 부모들이 유치원이나 가정이나 다른 탁아 시설에 아동의 특성에 기초해 다르게 배정하지 않는다는 가정에 의존한다. 이 설계에 기반해, 가르세스(Garces)와 동료 연구자들은(90) 소득동태 패널연구(Panel Study of Income Dynamics)의 데이터를 활용해서, 주로 1970년대에 참여한 아동에게 초점을 맞추어, 헤드 스타트의 장기적인 효과를 평가했다. 그들은 헤드 스타트에 참여했던 아프리카계 미국인 아동에서 유의한 교육적 편익과 범죄 개입의 감소를 발견했다. 비슷한 접근으로, 데밍(Deming)은 1984년부터 1990년까지 참여했던 아동의 장기적인 효과를 평가했다. 데밍의 분석은 전국 청소년 종단조사(National Longitudinal Survey of Youth)의 조사 대상 어머니의 자녀를 기반으로, 프로그램 참여 여부가 다른 형제자매를 비교했고, 광범위한 교란 요인들을 통제했다(91). 데밍은 아동이 19세 이상이 되었을 때, 헤드 스타트에 참여했던 사람들의 교육성과와 자가평가 건강이 유의하게 더 좋았지만 범죄 참여 또는 십대 출산에는 유의한 차이가 없었음을 발견했다. 유사한 접근법을 사용한 다른 연구들은 생애 초기 동안 헤드 스타트에 참여하는 것이 청년기의 낮은 흡연 확률과 관련이 있다는 것을 발견했다(92).

헤드 스타트는 교육 서비스와 함께 건강검진과 예방접종, 영양보충제, 기타 서비스 등을 묶음으로 제공한다. 헤드 스타트에서 나온 근거의 대부분은 인지적 결과에 초점을 맞추고 있지만, 보다 최근의 연구들은 건강 영향을 평가하기 시작했다. 루드위그(Ludwig)와 동료 연구자들은(93) 프로그램 시행 초기부터 야기되었던 카운티 간 프로그램 재원의 불연속성을 활용했다. 존슨 대통령의 빈곤과의 전쟁 중에(특히 1965년 봄), 경제기회국(Office of Economic Opportunity, OEO)은 가장 가난한 300개 카운티에 헤드 스타트 제안서 개발을 위한 기술적 지원을 제공했다. 프로그램 참여 자격은 카운티들을 '빈곤(poor)' 또는 '빈곤하지 않은(non-poor)'으로 분류한 임의의 기준선(cut-off)에 기반했다. 이는 기준선 바로 위의 '빈곤하지 않은' 카운티들('대조'군)과 비교해, 기준선 바로 아래의 '빈곤' 카운티들('처치'군)에게 보다 많은 재원을 투입하고 더 많은 참여율을 이끌어냈다. 이러한 설계 이면의 가정은 프로그램 시행 전 몇 년 간의 임의의 기준으로 역치를 정의했기 때문에 기준선 주변에서는 결과들이 고르게 섞여 있다는 것이다. 결과적으로 기준선 바로 아래의 카운티들을 기준선 바로 위의 카운티와 비교할 수 있다. 이 분석은 헤드 스타트와 관련이 있을 것으로 생각되는 사망 원인에서 5세에서 9세의 아동 사망이 두드러지게 감소했음을 발견했다. 이 효과는 '처치'군으로 배정된 카운티의 극도로 빈곤한 아동에서 이러한 사망 원인으로 인한 사망률을 전국 평균까지 끌어내릴 정도로 충분히 컸다. 프로그램 노출과 관련이 없는 것으로 생각되는 사망 원인들에서의 효과는 나타나지 않았다.

헤드 스타트 프로그램의 인과적 영향에 대해 여러 결과에서 논의가 계속되고 있지만(94), 프로그램이 적절하게 전달되었을 때, 프로그램이 중요한 인지적 및 사회적 편익을 준다는 데에는 대체로 동의하고 있다. 아직까지 성인기 건강에 대한 유용한 분석은 많지 않지만(어느 정도는 헤드 스타트의 초기 수혜자들이 이제야 중년에 이르고 있기 때문이기도 하다), 이러한 변화는 장기적으로 더 좋은 건강을 이끌어내는 것으로 보인다. 헤드 스타트의 장기적인 건강 영향을 밝히는 것뿐만 아니라, 이러한 효과의 매개 요인, 서로 다른 아동들 간에 효과 크기에서의 이질성, 맥락에 따라 효과가 어떻게 변화하는지 등에 대한 더 나은 이해를 위해서 앞으로의 연구가 기대되는 분야이다. 페리 프리스쿨의 비용-편익 분석에서 매우 중요했던 범죄 개입은 미국 범죄율이 한창 높을 때 청소년기에 도달한 코호트에서는 연구 대상으로 보다 적절할 수 있지만, 범죄율이 낮은 지역 또는 낮은 시기에 자라나는 아동에서는 적절하지 않을 수 있다.

의무교육에 대한 도구변수 분석

20세기 서구의 많은 국가들이 아동이 반드시 받아야 하는 학교 의무교육기간에 대한 법률 규정을 급격하게 바꾸었다. 예를 들어, 미국의 많은 주는 학교에 의무적으로 입학해야 하는 연령을 20세기 초에는 7세 또는 8세에서 2차 세계대전 때에는 6세로 낮추었다. 또한 대부분의 주는 학교를 중퇴하거나 취업 허가를 받을 수 있는 최소 기준 연령을 12세 혹은 14세에서 16세 혹은 18세로 높였다. 위에서 논의한 바와 같이, 이러한 의무교육기간 연장이 어느 정도는 평균 교육 연수의 증가를 가져온 것으로 보인다. 미국은 이러한 효과가 일반적으로 덜 나타났는데, 이는 법률이 일관되게 집행되지 못했고, 새로운 법률이 도입될 때 이미 대부분의 학생은 최소 요건으로 요구되었던 기준을 초과해 학교에 다녔기 때문이다.

레라스무니(Lleras-Muney)는 이 법률이 강제력의 부족으로 인해 아프리카계 미국인 아동에게는 거의 영향을 미치지 않았음을 보여주었다(95). 미국 밖에서 의무교육의 변화는 때때로 더 큰 효과가 있었다. 이러한 법률의 변화는 미국과 여러 유럽 국가에서 약간의 학력 증가가 건강에 미치는 영향을 추정하기 위한 '자연실험'으로 취급했다. 이러한 자연실험은, 일반적으로 교육의 건강 영향에 관한 연구에서 잠재적으로 심각한 교란 요인으로 고려하고 있는 개인의 선호, 재능, 건강 상태가 의무교육법에 거의 영향을 미치지 않을 것으로 간주되기 때문에 더 설득력이 있다. 만약 의무교육법의 변화가 인구집단 건강의 차이를 예측한다면, 이는 교육의 증가로 인해 더 나은 건강을 가져왔다는 것을 시사한다.

사실, 의무교육법(Compulsory Schooling Law, CSL) 자연실험의 결과는 심지어 노년기에도 인지적 결과에 대한 중요한 편익이 있다는 근거와(96~98) 건강의 다른 영역들에서는 모순되는 결과(99~101)들이 혼재되어 있다. CSL 연구의 가장 일반적인 한계는 부정확한 효과 추정치였다. 법률의 변화로 인해 상당수 아동에게 영향을 미친 국가에서조차(유럽에서 흔히 그랬듯이), 그 변화는 대개 1년의 추가 교육만을 유도했기 때문에, 이는 아주 작은 효과를 가질 것으로 예상한다. 예를 들어, 실스(Silles)는 영국과 아일랜드의 CSL 변화를 이용해, 개인이 받은 교육이 그 사람 자녀의 건강에 미치는 효과를 추정했다(102). 이는 매우 실질적이고 중요한 연구 질문이며, 최소자승법(ordinary least squares, OLS)을 이용한 분석은 통계적으로 유의한 유익한 효과를 나타낸다. 만약 이러한 효과가 인과적이라면, 최근 부모 교육의 급속한 증가를 감안할 때 미래 세대의 건강에 좋은 징조이다. IV 효과 추정치는 교육의 유해한 효과와 관련된 점 추정치를 보였지만, 표준오차가 너무 커서 신뢰구간은 OLS 추정치보다 5배 더 큰(유익한) 효과도 포함되었다. 간단히 말해, IV 추정치는 교육의 엄청난 유익 효과와 엄청난 유해 효과 모두에 일관성이 있었다. 이 분석은 100,928명의 개인을 포함했다. 가장 정확한 추정치는 대규모 감시자료를 활용한 것이어서 사망률과 같은 결과에 초점을 맞추었다. 몇몇 국가의 연구결과에 따르면 추가적인 의무교육 1년이 사망에 미치는 영향은 매우 미흡하거나 아예 없었다(100, 101, 103). 그러나 12개국에 걸친 연구와(104) 덴마크 개혁 시행으로 인한 결과(105)는 교육개혁의 규모(예: 1년 대 2년 이상의 추가교육), 정책 실행 그리고 성별, 부모의 사회경제적 지위, 인지적 능력과 같은 개인 특성에 따라 그 효과가 상당히 다르다는 것을 시사한다.

지금 시점에는 CSL 개혁의 결과가 혼재되어 있지만, 이 분야 연구는 장기적으로 매우 유용한 정보를 제공할 것이다. 그러나 CSL을 기반으로 한 자연실험이 우리에게 말해줄 수 있는 것과 말해줄 수 없는 것을 아는 것이 중요하다. 예를 들어, 이전의 연구는 대학교육 졸업이 내포하는 효과를 말해줄 수 없었다. 왜냐하면 대학졸업은 연구가 진행된 어느 국가에서도 의무가 아니었기 때문이다. 또한 이 연구들은 초등교육 접근성의 결과도 다루지 않는다. 현재까지 거의 모든 연구는 7년에서 12년 사이의 교육 연수 연장에 초점을 맞추고 있다. 이러한 연구들은 우리에게 법적으로 의무화되지 않았더라도 학교교육을 추구했을 아동들, 즉 성취도가 높은 학생들이나 학교교육에 관심은 있으나 접근성이 장벽이었던 학생들에게 학교가 미치는 영향에 대해 설명할 수 없다.[15] 마지막으로, CSL은 코호트의 모든 사람에게 영향을 미치기 때문에, 그들이 처한 상대적 위치 또는 지위에 의한 교육의 효과를 추정할 수 없다. 의무교육법이 사회에서 누군가의 상대적인 위치를 바꾸지는 않을 것이며, 학위가 점점 더 보편화됨에 따라 오히려 학위의 상대적인 가치를 떨어뜨릴 수 있다.

이러한 한계에도 불구하고, CSL 증가로 인한 건강 영향에 일관성 없는 근거는 우려스럽다. CSL은 일부의 어떤 사람에게 유익한 효과를 주고, 또 다른 어떤 사람에게는 해로운 영향을 주었을까? 위에서 설명한 테네시 STAR 교실의 질 분석 결과를 생각해 보자(68). 법률에 관계없이 최소 의무교육 기간보다 더 많이 학교를 다닌 아동의 경우, CSL의 증가는 더 큰 학급 규모, 경험이 적은 교사 그리고 취약 계층 출신의 급우가 더 많아짐을 의미할 수 있다. 이러한 모든 변화는 법적 의무에 관계없이 학교에 다녔을 아동들에게는 피해를 줬을 수 있다. 이것이 주는 함의는 일반적으로 회귀모형에서 사용하는 교육의 척도(학교교육을 마친 연수)와 아동들이 경험한 교육의 척도(적절한 자원이 있는 학급과 없는 학급, 좋은 교사가 있는 학급과 나쁜 교사가 있는 학급, 강한 동급생 또는 약한 동급생이 있는 학급) 사이의 간

---

15) 즉, IV 분석은 도구에 의해 혼들리는 범위 내에서의 노출의 효과, 소위 국지적 평균 처치 효과(local average treatment effect)에 대해서만 알려줄 수 있다

극에 대해 심각하게 우려해야 한다는 것이다. 의무교육의 확대는 모든 어린이에게 양질의 기준을 유지하는 방식으로 시행되지 않는 한 아동의 건강에 도움이 되지 않을 수 있다.

CSL 분석과 관련해 미래를 주도할 유망한 분야는 다른 실험적 또는 준실험적 교육 프로젝트를 활용하는 것이다. 지난 십년 간, 차터스쿨 운동(Charter School Movement)[16](보통 추첨으로 실시), 조기 아동기 교육에 대한 접근성 증가, 고등교육의 광범위한 확대를 포함해 미국의 교육 구조에 엄청난 변화가 있었다. 미국은 여성, 흑인, 히스패닉의 대학교육이 두드러지게 증가했고(106), 따라서 사회적 불평등에 크게 영향을 미쳤을 수 있다. 이러한 계획들로 인해 나타난 건강 영향에 대한 엄격한 평가는 효과적인 교육정책의 우선순위를 정하고 사회경제적 지위가 건강에 어떻게 영향을 미치는지를 이해하는 데 도움이 될 것이다.

교육 불평등의 추세 해석

최근의 근거는 미국에서 사망에서의 교육 불평등이 크게 증가하고 있음을 보여준다(107, 108). 그러나 시간에 따른 건강의 사회적 불평등의 추세가 반드시 취약한 집단에서 상황의 악화(혹은 개선)를 의미하는 것은 아니다. 역설적이게도, 예를 들어 인구집단의 평균적인 교육 수준이 증가해 일부 사람들이 가장 취약한 사회적 범주에서 벗어나면 시간이 지남에 따라 건강의 사회적 불평등이 증가할 수 있다. 영국의 블랙 리포트(Black Report)는 이러한 가능성을 최초로 고려했다. 즉, 상향적 사회이동은(규모가 줄어드는) 가장 취약한 집단을 뒤에 남겨두게 되고, 건강 불평등의 명백한 확대를 야기한다(44).

교육과 같이 **수정 가능한** 사회적 특성에 따른 건강 불평등의 경향을 이해하기 위해서는, 낮은 교육 수준 대 높은 교육 수준을 가진 집단의 '구성(composition)' 변화의 역할을 평가하는 것이 중요하다. 부모의 교육, 인지적 기술 그리고 건강을 포함한 여러 요인들이 교육 성취에 영향을 줄 것이다. 저학력자와 고학력자의

---

16) 옮긴이 주_ 차터스쿨(Charter School)은 대안학교의 성격을 가진 공립학교.

평균적인 배경 특성은 시간이 지나면서 변할 수 있다. 몬테즈(Montez)와 자자코바(Zajacova)의 연구결과를 고려해 보자. 0~11년의 교육을 받은 45~84세 미국 백인 여성의 연령표준화 사망률은 1986년에서 2006년 사이에 21% 증가(0.0235에서 0.0284로)한 반면, 대학교육을 받은 여성의 사망률은 11% 감소(0.0066에서 0.0059로)(108)하여, 20년 동안 3.55에서 4.82로 사망률 비가 증가했다.

교육 불평등의 이러한 추세에 대해 두 가지 대안적 해석이 가능하다. 한 가지 가능성은 저학력 여성의 기대여명 감소는 현대의 문제를 드러내고 있다는 것이다. 저학력 여성의 건강을 형성하는 상황들이 지난 20년간 악화되어 왔고, 사망률의 증가를 가져왔다는 것이다. 이는, 예를 들어, 2006년의 저학력 45세 여성은 1986년의 저학력 45세 여성에 비해 높은 사망 위험을 가지고 있다는 것을 의미한다. 이는 가장 낮은 교육 계층에 속한 여성은 지난 20년의 의학적 그리고 사회적 진보의 혜택을 받지 못했다는 것을 암시하는 굉장히 충격적인 결과이다.

건강의 교육불평등의 장기 추세에 관한 대안적인 해석은(다소) 더 유연하다. 고등학교교육 미만의 학력을 가진 여성의 비율이 1986년보다 2006년에 더 작아서, 2006년에 고등학교교육 미만의 학력을 가진 여성은 1986년에 같은 교육 수준을 가진 여성과 비교해 이미 학교교육 이전에 가정 및 사회적 배경과 같은 다른 측면에서 더 취약할 수 있다. 예를 들면, 1940년 출생 코호트는, 중산층 가정의 여성이 고등학교를 마치기 전에 교육을 그만두는 것은 드문 일이 아니었다. 이런 여성들은 저학력을 상쇄하는 다양한 이점을 가지고 있었고, 고등학교 중퇴는 특별한 인지적 또는 사회적 어려움을 나타내는 지표는 아니었다. 그러나 1960년 출생 코호트는, 중산층 가정의 여성이 고등학교를 그만두는 것은 매우 드문 일이었다. 일반적으로 1960년 출생 코호트에서 고등학교를 졸업하지 않은 여성들은 매우 불우한 환경 출신이거나 다른 중요한 교육적 문제가 있었다. 낮은 교육 집단으로의 '선별(selection)'에서 출생 코호트 간의 변화는 특히 백인 여성에서 심각했다. 따라서 교육 수준이 낮은 미국 여성의 기대여명 변화는, 취약한 여성이 맞닥뜨린 환경이 더 해로워졌다는 것을 암시하기보다는, 단순히 시간이 지남에 따라 교육 수준이 낮은 여성 집단에 취약한 여성 집단이 더 선별적으로 포함되었음을 반영하는 것일 수 있다. 이 두 가지 대안적 설명을 구분하기 위한 실증적 근거는 1986년과 2006년에 교육 수준이 가장 낮은 여성과 교육 수준이 가장 높은 여성의 특성을 비교하는 것에 기반할 수 있겠으나, 그러나 반드시 그 자신이 교육에 의해 영향을 받을 수 없는 특성만을 사용해야 할 것이다.

소득과 건강

이제는 돈과 건강의 관계를 다룬다. 여러 서로 다른 환경과 인구집단을 대상으로 수행한 연구에서 나온 근거들은 더 많은 소득과 자산이 더 나은 건강과 연관되어 있음을 시사한다(109~113). 비록 편향을 일으키는 가장 개연성 있는 구체적 메커니즘은 서로 다르지만, 교육과 건강에 관련된 인과적 추론에서의 문제들은 소득과 건강 간의 연관성을 해석할 때 역시 우려되는 점이다. 사회 역학자는 종종 이러한 연관성을 소득에서 건강으로 가는 인과관계를 반영하는 것으로 해석한다. 높은 소득은 더 나은 주거, 운송수단, 의복과 같은 '건강한 소비'뿐 아니라 의료 서비스에 대한 접근성을 포함한 좋은 건강을 생산하는 수단에 대한 접근성을 향상시킬 수 있다. 반면에, 이러한 관계는 좋지 않은 건강은 일할 수 있는 능력에 영향을 주고 그로 인해 소득과 자산의 축적을 감소시킨다는 사실로부터 발생할 수 있다(114). 앞서 논의한 바와 같이, 소득과 건강 간의 관계는 생애 초기 투자, 부모의 사회경제적 지위, 생애 선호도와 같은, 소득과 건강 모두와 연관된 관찰되지 않은 혹은 측정되지 않은 특성으로부터 발생할 수도 있다.

소득이 건강과 상관관계가 있다는 압도적인 근거에도 불구하고, 소득이 건강과 인과적으로 연관되어 있는지 여부에 관한 근거는 부족하다. 예를 들어, 소득이 아동의(건강을 포함해서) 결과에 미치는 인과적 영향에 관한 최근의 체계적 문헌고찰 연구는 검색조건과 일치하는 46,000개 이상의 문헌을 찾았지만, 실험적 또는 준실험적 설계를 포함한 34개의 연구만이 포함 기준을 충족했다. 이 절에서는 소득이 건강에 인과적 영향을 미치는지 여부를 살펴보기 위해, 실험적 또는 준실험적 설계를 이용한 연구들을 선택해 검토한다. 방법론적 측면에서, 이러한 문제를 다루는 연구들은 두 개의 큰 범주로 구분될 수 있다. 첫 번째 범주는 어떤 유형의 소득 이전을 받는 것으로 무작위 배정된 집단(처치군)의 건강을 소득 이전을 받지 않는 것으로 무작위 배정된 집단(대조군)의 건강과 비교하는 무작위 실험을 포함한다. 두 번째는 가장 흔한 유형으로 수급 자격 관련 법의 변화, 복권, 예기치 않은 주식 시장에서의 이득과 같은 요인들이나 또는 자연적으로 결정된 조건에 의해 때로는 '마치 무작위인 것처럼(as-if-random)' 또는 외생적으로 개인이나 집단에 소득이 배정된다는 사실을 활용한 자연실험에서 나온 근거이다.

근로연계복지 프로그램으로부터의 소득: 실험연구

소득이 건강에 미치는 영향에 대한 실험적 근거는 빈곤 가정을 대상으로 하는 소득 지원 및 기타 복지 프로그램의 평가에서 나온다. 이 연구들의 장점은 소득에 대한 노출이 무작위 할당에 근거한다는 것이다. 또한 이 연구들은 정책에 의해 유발된 소득의 변화가 건강을 향상시키는지 여부를 직접적으로 평가해, 소득을 이전하는 공공정책을 통해 기대할 수 있는 건강 변화를 예측할 수 있게 한다. 중요한 것은 정책에 의해 유발된 소득 변화는 복권 당첨과 같은 일시적인 소득 충격으로 야기된 소득 변화와 근본적으로 다를 수 있다는 점이다. 반면에 이러한 연구의 단점은 정부의 소득 이전이 동떨어진 혜택이 아니라는 것이다. 정부의 소득 이전은 종종 직업을 가질 것을 요구하거나 교육 참여, 또는 훈련이나 육아를 위한 현물 혜택이 동반된다. 따라서 소득 변화를 유발하는 정책에 대한 평가가 항상 추가적인 소득이 건강에 미치는 영향에 대한 깔끔한 준실험인 것은 아니며, 소득 변화가 단지 하나의 구성 요소인 '정책 패키지(policy package)'의 영향을 포함할 수 있다. 그럼에도 불구하고, 일부 창의적인 준실험연구는 때때로 사회보장 프로그램의 비재정적 구성 요소의 효과로부터 소득의 효과만을 어느 정도 분리해 낼 수 있다.

소득에 영향을 미치는 복지 프로그램의 영향에 관한 문헌의 상당수는 아동에 초점을 맞추고 있다. 최근의 공공정책 논쟁에서 생애 초기에 대한 강조는 생애의 매우 이른 시기에 인적자본 형성이 시작된다는 견해가 커지고 있음을 반영한다 (115~119). '가계 생산(household production)' 모형에서, 아동의 결과는 부모의 시간 투입의 양과 질, 부모 이외에 다른 돌봐주는 사람의 시간의 양과 질, 그리고 아동을 위해 소비한 상품(market goods)의 산물로서 여겨진다(120~122). 소득이 중요한 이유는 부모가 아동의 긍정적인 성과 생산을 위해 필요한 투입을 구매할 수 있게 하기 때문이다. 따라서 아동 발달의 결정적인 시기에 소득 충격에 노출되면, 건강에 단기적 그리고 장기적으로 영향을 모두 미칠 수 있다.

생애 초기 소득의 영향에 대한 실험적 근거는 주로 1990년대에 실시된 근로연계복지(welfare-to-work) 실험에서 나왔다. 이 프로그램들은 저소득 복지수혜 한부모 가정을 대상으로 하여, 다양한 복지와 고용정책을 처치받는 군과 계속 평소처럼 복지를 받는 대조군으로 무작위 할당했다. 최근의 연구에서 덩컨(Duncan)과 모리스(Morris)(120)는 이러한 프로그램 16개의 자료를 활용해서, 처치군으로 무작위 할당됨에 따라 발생한 소득 변화가 아동의 발달 결과에 영향을 미치는지 여부를 추정했다. 모든 프로그램들은 저소득 부모의 자급력을 향상시키려 노력했다. 그러나 일부 프로그램은 고용 증대 및 복지 사용 감소에만 초점을 맞추었고, 반면에 다른 프로그램들은 후한 소득 보조를 통해 부모의 소득을 증가시켰다.

덩컨과 모리스는 처치 할당을 도구변수로 사용해 이러한 프로그램으로 유도된 소득 변화가 아동 결과에 미치는 영향을 평가했다. 양육 및 교육 보조금의 영향에서 소득 보조의 영향을 분리하기 위해, 소득 보조만 배타적으로 제공하는 프로그램들을 선택해 통합했다. 소득의 효과를 고용 증가의 효과와 분리하기 위해, 고용 증가를 통제 변수로 포함시켰고, 그 결과 고용 효과를 제외한 소득의 영향을 추정했다. 이 연구결과는 소득이 아동의 인지적 결과 그리고 교육적 성취에 강한 긍정적 영향을 미친다는 것을 시사한다. 특히 소득의 1,000달러 증가는 아동 성취도의 0.06에서 0.60 표준편차 증가와 관련이 있었다. 아동의 성취도는 인지 점수와 부모 보고의 결합 척도로 측정했다. 비슷한 복지 프로그램들의 평가결과는 아동 발달 결과에 관한 유사한 효과를 보고한 바 있다(123~125). 흥미롭게도, 이러한 효과는 발달의 초기 단계인 0세부터 5세까지의 아동에게 국한된 것으로 보이며, 5세 이상 아동에서는 일관되지 않거나 효과가 없는 것으로 보인다(125). 이는 초기 아동기 발달의 결정적 시기에서 소득의 잠재적 편익에 대한 근거를 제공한다. 이 시기는 가족 환경이 학교나 보육 환경보다 잠재적으로 더 중요하다.

근로연계복지 프로그램으로부터의 소득: 자연실험

실험적 연구의 근거와 함께, 정책적으로 야기된 소득 변화의 영향에 관한 문헌의 최근 흐름은 근로장려세제(Earned Income Tax Credit, EITC)의 건강 영향에 초점을 맞추고 있다. EITC는 1975년 의회가 제정하고 1990년대에 확장한, 비노령층을 대상으로 하는 미국 연방정부의 최대 빈곤 퇴치 프로그램이다. EITC는 원래 연방세가 저소득 가정에 미치는 영향을 상쇄하고 고용을 장려하기 위해 고안된 환불 가능한 공제액이다. 이 프로그램은 특히 여성 한부모의 고용을 증가시키는 것으로 나타났다. 일부 연구는 1984년부터 1996년까지 여성 한부모의 노동력 참여 증가의 약 2/3는 EITC에 기인할 것이라고 주장한다(126). EITC 프로그램에서 저소득 가정의 소득 증가는 상당하다. 평균적으로, EITC는 두 자녀를 둔 최저임금노동자에게 연소득의 약 40%를 증가시킨다.

EITC 프로그램의 건강 영향을 평가한 연구에서 나온 일반적인 결론은 EITC가 어린 아이들과 일부 성인의 건강결과를 향상시키는 것으로 보인다는 것이다. 그러나 어떤 연구는 일부 하위 집단에서 유해한 건강 효과가 보고되어서, 근로 연계 복지 프로그램을 통해 제공된 소득이 보편적으로 건강에 이익이 되는지를 판단할 때 보다 신중할 필요가 있다. 잠재적인 제한점은 연구들이 종종 현금이전과 노동 인센티브의 효과를 결합했기 때문에, 소득이 단독으로 건강에 영향을 미치는지 여부를 구분하기 어렵게 한다는 것이다. EITC 프로그램에 대한 참여가 무작위로 할당되지 않기 때문에, EITC의 평가는 가구 특성과 상관관계가 없는 프로그램 시행의 측면을 활용하는 준실험적 설계를 사용한다. 최근의 연구에서 달(Dahl)과 로크너(Lochner)(127)는 가구소득이 자녀 인지 능력 성취(achievement)에 미치는 영향을 확인하기 위해, 1980년대 후반과 1990년대 근로소득세액공제 확대의 대규모 비선형적 변화를 변이의 외생적 원천으로 활용했다. 이들의 설계는 시간이 지남에 따라 최대 혜택 금액이 상당히 증가했고, ETIC 자격이 되는 가구소득의 범위도 확대되었다는 사실을 이용했다. 특히 저소득부터 중간소득 가구에 혜택이 있었다. 전국 청소년 종단연구(National Longitudinal Study of Youth, NLSY)의 아동들에 대한 패널 데이터를 기반으로 하여, 가구소득이 자녀와 관련된 결과에 미치는 영향을 확인하기 위한 도구변수로 이러한 변화를 사용했다. 연구결과는 EITC가 아동의 인지적 결과를 유의하게 향상시킨다는 것을 시사한다. 도구변수 추정치는 가구소득이 1,000달러 증가하면 수학과 읽기 시험 점수가 표준 편차의 약 6% 가량 상승하고, 보다 취약한 배경의 아이들과 더 어린 아이들, 남자 아이들에서 효과가 더 컸음을 보여주었다.

다른 연구에서 스트럴리(Strully) 등(50)은 주정부 간 EITC 프로그램 도입의 차이를 활용해 소득 증가와 고용 증가가 산모 및 출산 결과를 개선시키는지 여부를 조사했다. EITC 도입 전과 후의 신생아와 산모의 결과 변화를 EITC 프로그램을 시행하지 않은 주에서의 결과 변화와 비교하는 이중차분법을 이용했다. 연구결과는 EITC가 출생 시 체중을 증가시키고 임신 중 모성 흡연을 감소시킨다는 것을 시사한다. 이러한 유익한 효과는 19세에서 34세 사이의 산모에게 국한되었고, 어린 산모에게는 영향을 미치지 않는 것으로 보였으며, 35세 이상의 산모에서는 흡연이 증가했다. 그러나 다른 식별 전략을 이용한 최근의 연구들은 EITC가 프로그램을 통해 소득 확대의 혜택을 받지 못한 사람들과 비교했을 때 프로그램을 통해 소득 확대의 혜택을 받은 어머니의 흡연 확률을 감소시킨다는 것을 시사한다(128, 129).

EITC가 일부 성인의 결과에 미치는 영향을 해석할 때 좀 더 신중할 필요가 있다. 최근의 한 연구(130)는 가구소득이 근로 연령 성인의 건강에 미치는 효과를 평가하기 위해, 주정부 및 연방정부 EITC 혜택의 한 가구가 받을 수 있는 최대 허용치(generosity in maximum)를 도구변수로 사용했다. 연구결과는 가구소득은 다음 해의 자가평가 건강 상태나 주된 기능 제한 유병률에 일관된 효과가 없음을 보였다. 유사한 식별 전략을 이용한 또 다른 연구(131)에서, EITC에서 나온 소득은 EITC 자격이 되는 수입을 가진 여성에서 BMI와 비만을 유의하게 증가시키는 것으로 나타났다. 이는 사소한 효과가 아니다. 시뮬레이션 결과, 1990년부터 2002년까지 EITC 프로그램으로 인한 실질 가구소득의 증가가 여성 BMI 증가의 10~21%, 여성 비만 유병률 증가의 23~29%를 설명하는 것으로 나타났다.

결론적으로, EITC 및 유사한 직장 내 세금 공제는 아동의 출생 및 발달 결과를 개선하는 것으로 보인다. 그러나 최근 체계적인 문헌고찰 결과에서처럼(132), EITC가 비만 및 성인 건강결과에 미치는 영향에 모순되는 근거도 있고, 그래서 성인 건강결과에 대한 근거는 혼재되어 있거나 확실한 결론을 도출하기에 아직 충분하지 않다.

조건부 현금이전

조건부 현금이전(conditional cash transfers, CCT)은 자녀의 인적자본에 투자하기 위해 미리 정해진 행동요건을 준수한다는 조건으로 가난한 가정에 현금을 이전하는 프로그램이다(133). 건강과 영양의 측면에서 정기적인 건강검진, 5세 미만 아동의 성장 모니터링과 예방접종, 산모의 산전 진찰, 정기적인 건강 정보 세션 참여 등을 종종 조건으로 요구한다. 교육의 측면에서, CCT 프로그램은 아동이 학교에 입학하고 80~85%의 출석을 할 것을 요구하고, 때로는 일정 수준 이상의 성적을 요구하기도 한다. 대부분의 CCT 프로그램은 어머니가 자녀의 인적자본에 대한 자원에 투자할 가능성이 더 높다는 가정하에, 어머니에게 지급금을 이전한다.

현금이전에 조건을 붙여야 한다는 주장은 두 부류이다(133). 첫 번째 논의는 부모가 자녀의 인적자본에 과소 투자한다는 개념에 기반한다. 부모는 자녀에 대한 투자의 과정과 수익에 대해 잘못된 신념을 가지고 있을 수 있고, 따라서 아이들을 학교에 보내는 것이나 정기적인 건강검진을 하는 것의 잠재적인 이익을 과소평가할 수 있다. 두 번째 논의는 공공 재원을 이용해 이러한 프로그램을 시행하는 데 필요한 정치경제적 조건에 관한 것이다. 현금이전을 통해 빈곤층에게 재분배하는 것은 '좋은 행동'을 조건으로 한다는 것이 받아들여지지 않는 한 사회적 지지를 얻기 힘들다. 자녀의 인적자본 구축에 초점을 둔 조건에 현금이전을 붙이면 CCT 프로그램의 정치적 수용 가능성을 높일 수 있다. 그렇지 않으면 온정주의적인 것으로 인식되거나, 또는 프로그램으로부터 직접적인 수혜를 받지 않는 중산층의 지지를 얻기 힘들다.

지난 15년 동안 CCT 프로그램은 점점 더 대중화되고 있다. 처음에는 멕시코의 '오포르투니다데스(Oportunidades)' 프로그램을 통해 개발되었고, 오늘날에는 대부분의 라틴 아메리카 국가에서 CCT 프로그램이 시행되고 있다. 인도, 방글라데시, 인도네시아, 캄보디아, 말라위, 모로코, 파키스탄, 남아프리카 공화국 및 터키와 같은 다른 국가에서도 대규모 CCT 프로그램이 시행되었다. 또한 개발도상국의 수백만 가구에 제공되면서 이 프로그램은 지난 수년간 상당히 확대되었다. 오늘날 멕시코의 '오포르투니다데스' 프로그램은 500만 가구 이상을 지원하고 있고, 브라질의 CCT 프로그램 볼사 파밀리아(Bolsa Familia)는 1,100만 가구(4,600만 명)에게 제공되고 있다. 따라서 조건부 현금이전 프로그램은 라틴 아메리카의 많은 국가에서 시행하는 가장 큰 사회 프로그램이다. CCT 프로그램은 빈곤을 줄이고 인적자본 형성을 높이기 위한 방법으로 장려되었고, 세대 간 빈곤이 대물림되는 악순환 구조를 깨는 데 도움을 주었다. CCT 프로그램에 대한 관심은 고소득 국가로까지 확산되었다. 최근에는 뉴욕과 워싱턴 DC가 저소득층 아동의 학교 출석을 높이기 위한 수단으로 CCT 프로그램을 도입했다.

소득이 건강에 미치는 인과적 영향에 대해 CCT가 말해주는 것은 무엇인가? 많은 CCT 프로그램의 독특한 특징은 종종 무작위 설계를 이용한 신중한 평가가 수반된다는 것이다. 초기 계획대로 무작위화가 진행되지 않았을 때, 회귀불연속 설계와 같은 대안적인 준실험 방법을 사용했다. 소득이 건강에 어떻게 영향을 미치는지에 관해 무엇을 알려줄 수 있는가의 측면에서 CCT 프로그램의 단점은 행동 요건이라는 형태의 조건이 붙어 있는 현금이전이라는 것이다. 따라서 CCT 프로그램의 소득 영향은 순수 소득 충격이 건강에 미치는 효과에 대한 구조적 모수(structural parameter)와 직접적으로 일치하지는 않는다. 그럼에도 불구하고, 조건부 이전을 통해 소득을 변화시키는 정책으로 인해 유도된 소득 변화가 건강의 측면에서 무엇을 달성할 수 있는가에 대한 강력한 근거 기반을 제공한다.

CCT 프로그램 평가에 대한 이야기는 어떤 면에서 EITC 또는 기타 근로 관련 세액 공제의 평가에서 나오는 것과 유사하다. 기본적으로, 조건부 현금이전은 아동 건강에 확실하게 이로운 효과를 준다는 근거가 있으며, 경우에 따라 어머니의 건강을 향상시킬 수도 있다. 그러나 때로는 CCT 프로그램이 바람직하지 않은 건강결과를 초래할 수도 있다. 대부분의 연구는 CCT 프로그램이 예방적 보건 서비스의 이용을 증가시킨다는 것을 시사한다. CCT 프로그램은 만약 이 프로그램이 없었을 경우 보건 서비스를 이용할 가능성이 적었을 사람들에게 가장 큰 영향을 주기 때문에, CCT는 기존의 교육과 건강 격차의 상당한 감소에 기여해 왔다. CCT가 이환 결과에 미치는 영향을 조사한 연구는 덜 명확한 패턴을 보인다. 조건부 현금이전 프로그램은 일부 인구집단에서 아동의 키를 더 키워주는 것으로 보이지만, 모든 연구에서 이러한 효과가 나타난 것은 아니다. CCT 프로그램이 전반적인 질병, 설사 및 호흡기 감염의 위험을 포함한 이환 결과를 개선시킨다는 근거도 일부 있지만, 일부 평가에서는 그러한 효과를 찾지 못했다. 조건부 현금이전 프로그램은 총지출 대비 식료품 지출을 늘리는 것으로 나타났으며, 경우에 따라 성인과 아동에서 식이의 질을 향상시킬 수 있다.

아마도 CCT 프로그램이 건강에 이로울 수 있다는 가장 설득력 있는 비실험적 근거는 CCT 프로그램이 영아 사망에 미치는 영향을 평가한 최근의 연구에서 나온 것일 것이다. 라셀라(Rasella)와 동료 연구자들은(134) 브라질의 CCT 프로그램이 영아 사망에 미치는 영향을 평가하기 위해 2004~2009년의 서로 다른 지방정부 자료를 활용했다. 지방정부 고정효과모형을 이용해, 연구 기간 동안 프로그램의 적용 범위에 있어서 지방정부 간 변이를 분석했다. 연구결과는 중간 수준 또는 높은 수준의 프로그램 적용은, 특히 영양실조 및 설사와 같은 빈곤과 관련된 원인에 의한 사망에서, 유의하게 그 사망률을 감소시켰다. 별도의 연구도 유사한 결과를 발견했고, 대부분의 편익은 후신생아기(post neonatal) 사망의 감소로 인한 것이었음을 시사했다(135).

대다수의 연구가 현금이전이 건강에 유익한 효과를 준다고 시사하지만, CCT가 일부 행동결과에 미치는 잠재적인 단기 영향에 대해서 해석할 때는 신중할 필요가 있다. 콜롬비아의 CCT 프로그램 자료에 기반한 최근 연구(136)는 CCT가 빈곤 여성의 체질량 지수(BMI) 증가 및 높은 비만 가능성(odds)에 연관되어 있음을 밝혔다. 또 다른 연구(137)는 멕시코의 CCT 프로그램인 오포르투니다데스가 빈곤한 농촌 지역 청소년의 과체중과 비만에 미치는 인과적 영향을 조사했다. 빈곤 점수에 기반해 처치군에 할당된다는 사실을 이용해, 저자들은 자격 기준의 결정점(cut-off)에 의해 야기된 프로그램 참여의 불연속성을 활용한 회귀불연속설계를 사용했다. 여기서의 가정은 자격 기준 결정점 바로 아래의 점수를 가진 사람들은 자격 기준 결정점 바로 위에 있는 사람들과 비교 가능하다는 것이다. 결과는 CCT가 사춘기 여성의 비만을 감소시키는 것으로 나타났다. 그러나 CCT는 사춘기 여성들의 흡연 개시율 또한 높였다. 멕시코의 빈곤한 농촌 공동체에서 CCT의 식이 효과에 대한 보다 상세한 평가에서는 현금이전이 가구의 과일, 채소, 미량영양소 소비를 증가시키지만, 과도한 에너지 소비 또한 초래되었다는 것을 발견했다(138). 전반적으로, 이러한 결과는 CCT 프로그램의 소득이 많은 건강상의 이점을 줄 수 있지만, 어떤 경우에는 건강에 좋지 않은 상품의 소비도 증가시킬 수 있음을 시사한다.

중요하게 고려해야 할 사항은 현재의 평가는 현금이전이 건강에 미치는 단기적 영향을 평가할 수 있을 뿐이며, 따라서 생애 초기의 CCT 프로그램 노출로 인한 인적자본 투자의 잠재적인 장기적 영향을 과소평가할 수 있다는 것이다. 거의 모든 프로그램 평가에서 CCT는 특히 등록률이 낮은 학생들에게 학교 등록을 증가시킨다는 것을 발견했다. 이러한 효과는 매우 클 수 있다. 예를 들어, 니카라과의 CCT 프로그램은 학교 등록을 기존의 72%에서 12.8% 증가시켰고, 칠레의 CCT 프로그램인 칠레 솔리다리오(Chile Solidario)는 학교 등록을 기존의 60.7%에서 7.5% 증가시켰다(133). 만약 이러한 학교 입학의 증가가 더 높은 교육적 성취로 이어진다면, 삶에 결정적 시기인 생애 초기의 조건부 현금이전은 직업과 수입 경로 측면 측면에서 중요한 수익을 가져올 수 있으며, 궁극적으로는 생애 후기에 더 나은 건강결과를 이끌어낼 수 있다.

복권, 상속, 주식 시장, 그리고 지역의 경제 충격

공중보건의 관점에서는 정책으로 유도한 소득 변화가 가장 유용할 수 있지만, 자연실험은 정책과 무관한 소득이나 부에 대한 다른 충격에서 발생한 예상치 못한 변화 또한 실험에 활용할 수 있다. 이러한 접근법에 따라 연구들은 소득이 건강에 미치는 영향을 평가하기 위해 복권, 상속, 주식, 주택 가격 변동, 지역 경제의 중대한 변화를 이용했다. 여기서 연구의 가정은 이러한 데에서 오는 소득 충격은 '무작위인 것처럼' 할당된다는 것으로, 무작위 시험을 흉내 내는 것이다. 일반적으로 이러한 연구의 다수에서 소득이나 자산이 건강에 미치는 효과에 대해 상대적으로 약한 근거를 발견했다. 스미스(Smith)(17)는, 기념비적인 논문에서, 전향적 소득 동태 패널연구(Prospective Study of Income Dynamics, PSID) 자료를 이용해서 미국의 1980년대 후반 및 1990년대의 주식시장 호황으로 인해 대부분 예상치 못했던 자산의 증가가 건강에 단기적 및 중기적 이익을 가져다주었는지 여부를 평가했다. 여기서의 가정은 이러한 자산의 급증이 개인의 건강과 무관하게 예상치 못한 외생적 자산의 증가를 포착한다는 것이다. 5년이라는 짧은 기간을 보든 10년 이상의 긴 기간을 보든 간에, 그의 연구결과는 주식 재산의 변화가 미래의 건강 문제 발생이나 자가평가 건강 상태의 변화에 영향을 미치지 않는다는 것을 말해준다.

린달(Lindahl)은(139) 스웨덴에서 복권 당첨으로 인한 긍정적인 소득 충격이 건강과 사망에 미치는 영향을 조사했다. 복권은 참가자 집단에서 무작위로 당첨자를 뽑기 때문에, 복권 당첨금은 복권 참가자들의 소득에 외생적인 변이를 일으킨다. 연구결과는 더 높은 소득은 더 나은 건강과 인과적 연관성이 있음을 시사했다. 소득이 10% 증가하면 자가평가 건강 상태가 표준편차의 약 4~5%만큼 향상되었고, 향후 5~10년 사이에 사망할 위험은 2~3%p 감소시켰다. 영국 패널 자료를 이용한 유사한 접근의 다른 연구(140)는 복권 당첨으로 인한 외생적 소득 충격은 흡연과 사회적 음주의 증가와 관련이 있지만, 신체적 또는 정신적 건강 척도에는 아무런 영향을 미치지 않았음을 발견했다.

일련의 연구들이 외생적인 자산 충격이 건강에 미치는 영향을 조사하기 위해 상속을 사용했다. 상속은 무작위로 분배되지는 않지만, 상속의 시기는 개인의 건강과 무관할 가능성이 높고, 종종 자산에 대한 예상치 못한 충격으로 다가온다. 상속의 영향에 관한 연구들은 많은 경우 개인 고정효과를 도입한다. 이는 본질적으로 상속으로 인한 자산의 개인 내 변화가 건강에서의 개인 수준의 변화와 연관되어 있는지 여부를 평가한다. 고정효과는 개인 차원에서 불변하는 모든 변수(예를 들면, 인종, 성별, 생애 초기에 부모의 투자, 부모의 사회경제적 지위, 교육 수준)를 통제한다. 그러나 소득과 건강의 변화 둘 모두와 상관관계가 있을 수 있는, 시간에 따라 변하는 교란 요인들은 통제하지 못한다. 상속의 경우, 만약 상속의 시기를 대체로 예상하지 못하는 경우, 이는 중요한 문제가 아닐 수 있다. 반면에 만약 상속이 부모 또는 배우자의 사망과 동시에 일어나는 경우, 효과 추정치는 상속의 영향과 사별 및 이와 관련된 변화의 영향을 결합시킬 것이다.

소득 동태 패널연구(Panel Study of Income Dynamics, PSID)의 자료를 이용해, 미어(Meer) 등(141)은 최근의 상속으로 인한 부의 변화는 자가평가 건강 상태에 아무런 영향을 미치지 않는다는 것을 발견했다. 미차우드(Michaud)와 반 소에스트(van Soest)(142)는 미국의 건강 및 은퇴 조사(Health and Retirement Survey, HRS)의 51세부터 61세 참여자의 종단 데이터를 이용한 연구에서, 상속에 의한 자산의 변화가 여러 질환, 신체 기능, 우울 점수 등을 포함한 다양한 건강결과에 영향을 미친다는 어떤 근거도 발견하지 못했다. 대신에 이러한 연구들 중 일부는 나쁜 건강이 노동 공급과 재정 자원의 축적에 미치는 부정적 영향이 건강과 자산의 연관성(142) 또는 건강과 소득의 연관성(17)에서의 중요한 동인임을 시사했다. 최근에 김(Kim)과 룸(Ruhm)(143)은 HRS 데이터를 이용해 상속이 고령자의 사망률, 건강 상태, 건강행동에 영향을 미치는지 여부를 조사했다. 이들의 연구결과는 상속이 건강관리, 의료 서비스 이용, 가벼운 음주에 대한 지출을 증가시키고, 비만은 감소시킨다는 것을 시사한다. 그러나 이들은 상속이 사망에 실질적인 영향을 미치지는 않는다고 결론 내렸다.

상속과 복권에 대한 연구결과들은 소득 충격이 지속적으로 건강에 영향을 미치지는 않음을 시사하는 것으로 보인다. 반면에, 이러한 연구들은 일시적인 소득 충격에 초점을 맞추고 있고, 영구적인 소득이 장기적으로 건강에 어떻게 영향을 미치는지에 대한 통찰은 거의 제공하지 못할 수 있다. 이는 일시적 충격으로부터 얻은 소득이 영구 소득과는 다른 방식으로 소비에 사용된다는 사실과 관련이 있다. 예를 들어, 최근의 연구(144)에 따르면 복권 당첨금 수입은 가정에서의 음식, 교통비, 월간 총지출 등을 포함한 가구 지출의 대부분의 구성 요소에는 영향을 미치지 않는다. 대신, 복권 당첨자의 소비는 자동차와 기타 내구재에 대한 지출로 대개 국한된다. 따라서 월간 소비에 영향을 미치고 잠재적으로 인적자본 투자를 증가시키는 CCT와 같은 다른 소득 충격과는 달리, 일시적인 소득 충격은 건강에 거의 또는 전혀 영향을 미치지 않는 상품의 소비에 사용될 수 있다.

노스캐롤라이나의 부족 정부에 의한 카지노 도입의 영향을 조사한 자연실험 연구는 다소 다른 그림을 보여준다 이 부족 정부는 모든 성인 부족 구성원에게 매년 1인당 약 6,000달러를 나누어 주었다. 이러한 소득 충격은 정기적인 지불이기 때문에 복권이나 상속보다는 정책에 따른 현금이전과 속성이 더 유사하다. 연구는 카지노가 문을 열기 전과 후의 아메리카 원주민 자녀와 비원주민 자녀를 비교했고, 카지노 지불금 수령이 빈곤한 아메리카 원주민 자녀의 조기 성년기 교육수준을 높이고, 범죄 행위와 약물 사용을 줄인다는 것을 발견했다. 코스텔로(Costello)와 동료 연구자들(145, 146)은 인근에 부족 카지노가 개장한 후, 아메리카 원주민 아동의 노스캐롤라이나 코호트에서 정신건강결과가 개선되었음을 발견했는데, 이는 성인기까지 지속된 긍정적인 결과였다. 흥미롭게도, 아동의 BMI에 대한 추가소득의 영향은 가구의 초기 SES에 따라 달랐다. 초기에 빈곤했던 가구의 아동은 소득 증가로 인해 BMI가 증가했고, 부유한 가구의 아동은 BMI가 감소했다(147). 이중차분법을 이용해, 울프(Wolfe)와 동료 연구자들(148)은 1980년대 후반 아메리카 원주민 카지노 게임 합법화로 인한 소득은 아메리카 원주민의 건강에 관한 여러 지표들, 건강 관련 행동, 의료 서비스 접근 등에 긍정적인 효과를 가져왔음을 발견했다. 반면에, 1990년부터 2006년까지 204개월 동안 체로키 인디언의 사고사로 인한 월별 사망률을 조사한 별도의 연구에서는(149), 대규모 카지노 지출이 있었던 시기에는 사고사가 기대 수준 이상으로 증가했다는 것을 발견했고, 이는 이러한 소득 충격의 단기적으로 해로운 효과를 시사한다.

소득이 건강에 미치는 인과적 영향에 관한 결론

이상의 연구들은 역인과성 및 소득과 건강을 함께 결정짓는 요인들로 인해, 소득이 건강에 미치는 효과를 분리하는 것이 복잡하다는 점을 반영한다. 최근의 연구들은 상속, 복권, 직장 내 공제나 조건부 현금이전 프로그램처럼 정책으로 유도한 소득 변화와 같은, 예상치 못한 충격으로 인한 소득의 외생적 변화를 활용해서 이 문제를 다룬다. 여기서의 가정은 이러한 소득 변화는 '무작위인 것처럼' 할당된다는 것으로, 따라서 건강에 대한 소득의 인과적 영향을 평가할 수 있는 기회를 제공한다.

전반적으로, 많은 연구들이 연관성이 항상 소득에서 건강으로의 인과관계를 반영하는 것은 아니며, 사회 역학자들이 종종 역행 경로를 과소평가한다는 점도 시사한다. 그럼에도 불구하고 많은 경우 소득은 건강에 인과적으로 유익한 영향을 미치는 것으로 보인다. 그러나 그 영향은 연구 대상, 소득 충격이 일시적인지 영구적인지, 소득 변화를 경험한 생애주기의 시기나 기간에 따라 달라진다. 결과가 모순되는 경우도 있지만, 그 근거들은 인적자본 투자를 요구하는 조건부 현금이전과 같이 정책으로 인한 소득 변화가 아동의 건강에 상당히 긍정적인 효과를 미치며, 때로는 어머니의 건강에도 상당히 긍정적인 영향을 미친다는 것을 시사하는 것으로 보인다. 0세부터 5세까지 생애 초기의 소득 충격은 생애주기의 후기 단계에서의 소득 충격보다 건강에 더 큰 효과를 미치는 것으로 보인다. 반면에, 복권 당첨이나 상속과 같은 일시적인 소득 충격은 건강을 지속적으로 향상시키지 못하는 것으로 보이고, 경우에 따라 건강을 해치는 행동을 조장할 수도 있다. 마찬가지로, 단기적으로는 조건부 현금이전과 직장 내 공제로 인한 소득은 때때로 BMI 및 담배 소비를 증가시킬 수 있다. 그러나 장기적으로는 이러한 소득 변화와 부족 정부의 카지노 도입으로 인한 소득 변화와 같은 영구적인 소득 변화가 빈곤한 가구의 건강에 중요한 편익을 가져다주는 것으로 보인다.

예외: 높은 사회경제적 지위가 유익하지 않을 때는 언제인가?

소득은 건강한 소비를 가능하게 할 수 있지만, 앞서 복권 및 CCT 프로그램의 논의에서 언급했듯이, 소득은 담배, 술 또는 건강에 해로운 음식과 같은 건강에 해로운 재화의 소비에 대한 접근 또한 용이하게 할 수 있다. 경제이론은 단기적인 임금 상승에 따른 소득 증가가 때로 개인의 건강에 대한 낮은 투자를 가져오는 이유가 증가된 '기회비용' 때문이라는 것을 쉽게 이해할 수 있게 해준다. 즉, 개인이 몇 가지 대안 중에 선택해야 하는 상황에서, 기회비용은 다른 대안을 선택하지 않아서 생기는 손실을 의미한다. 사람들은 더 많은 시간을 일하는 것과 건강에 투자하는 것 사이에서 이러한 종류의 절충(trade-off)에 직면한다. 당신이 한 시간에 10달러의 임금을 받는다고 가정해 보자. 당신은 추가적인 한 시간의 '여가'(체육관에 가기 또는 패스트푸드점에서 식사하는 대신 집에서 요리하기)를 더 소비하기로 결정한다. 이 한 시간의 추가적인 여가를 갖기 위해 드는 비용은 얼마인가? 이 한 시간의 추가적인 여가는 10달러의 임금을 포기하게 한다. 이제 당신의 고용주가 임금을 시간당 13달러로 올리기로 결정했다고 가정해 보자. 이제 체육관에 가거나 집에서 요리하기 위한 추가적인 한 시간을 위해 13달러의 임금을 포기해야 한다. 이것의 함의는 단기적인 임금 상승에 따른 소득 증가는 더 큰 기회비용과 연관되어 있을 수 있다는 것인데, 미시경제이론에 의하면 임금 상승으로 인한 소득 증가가 건강 증진을 위해 투입하는 여가활동 시간을 줄일 수도 있다(114). 그러나 장기적인 패턴은 정반대이다. 부유한 사람들은 빈곤한 사람들보다 더 많이 운동하는 경향이 있다. 이러한 관찰들은 어떻게 조화될 수 있는가?

추가 사례를 들자면, 경기 변동이 개인의 건강행동에 어떻게 영향을 미치는지에 대한 근거는 놀랄 정도로 혼재되어 있다. 예를 들어, 장기적인 실업은 높은 흡연율과 관련이 있다(150~152). 그러나 젊은 사람들의 개인 소득 감소가 흡연 확률 감소와 관련 있다는 근거도 있다. 이는 수요의 소득 탄력성(소득이 적을수록 소비할 수 있는 것이 적음)과 일치하는 결과이다(153). 쉬(Xu)는 지역 경제활동의 변화로 인한 임금과 노동시간의 변이를 이용해서, 교육 수준이 낮은 개인에서 임금과 노동시간이 건강행동에 미치는 효과를 조사했다(154). 이 분석은 행태 위험 요인 감시체계(Behavioral Risk Factor Surveillance System, BRFSS) 및 국민 건강 면접조사(National Health Interview Survey, NHIS)의 개인 건강행동 자료를 상시인구조사(Current Population Survey, CPS)의 개별 고용 데이터와 결합하는 이표본 IV 접근법(two-sample IV approach)을 활용했다. 연구자들은 경기 팽창과 관련된 임금 상승이 담배 소비 증가와 관련이 있음을 발견했다. 또한 경기 팽창에 의한 노동시간 증가가 담배 소비 증가, 신체활동 감소, 병원 방문 감소와 관련이 있음을 발견했다. 흥미롭게도, 이 근거는 노동시간이 건강행동에 미치는 효과는 내연적 한계(intensive margin)의 변화(즉, 고용된 상태에서 근무 시간의 변화)보다는 고용의 외연적 한계(extensive margin)의 변화(즉, 고용상태의 변화)에서 주로 기인한다는 것을 시사한다(154). 이러한 발견은 수입의 변화(및 그에 수반되는 기회비용의 변화)가 시간 집약적 활동(예를 들어, 운동)과 시간집약적이지 않은 행동(흡연 등)에 서로 다른 이질적인 영향을 미칠 수 있음을 암시한다(154). 요약하면, 사회 역학의 차세대 연구는 특정 건강 행태 및 결과에 대한 소득의 이질적 효과를 인식하고 장기 및 단기 효과 간의 차이를 인식하는, 건강 생산에 대한 보다 섬세한 이해를 필요로 한다.

또한 교육 수준이 낮은 사람들의 건강결과가 교육 수준이 높은 사람들의 건강 결과만큼 좋거나 혹은 더 나은 상황을 생각해 볼 필요가 있다(155). 높은 소득이 불건강한 행동을 더 용이하게 한다는 측면에서 볼 때, 높은 교육 수준 또한 소득에 미치는 영향을 통해 비슷한 결과를 가져올 수 있다. 소득과 마찬가지로, 건강에 극히 해로운 희소한 자원에 접근이 수월해서 오히려 높은 교육 수준이 유해할 수 있다. 예를 들어, 사하라 사막 이남 아프리카의 많은 상황에서, 고학력자의 HIV 감염률이 더 높다(15). 교육은 보다 지속적인 콘돔 사용과 관련이 있지만, 혼외 성관계와도 관련이 있다(156). 중요한 것은, 교육과 HIV 간의 연관성은 HIV 유행 단계 중 국가의 단계 변화에 따라 바뀔 수 있다.

특정한 건강 상태 또는 건강 실천에 대해 널리 알려진 지식이 잘못된 것일 때 (예를 들어 사상충증은 마법이 원인이다 또는 종합비타민제를 복용하면 생명을 연장할 수 있다) 교육은 이로운 것이 아닐 수도 있다. 교육은 질병의 병인에 관한 올바른 지식으로 채워질 때 유익하다. 예를 들어, 프레스턴(Preston)과 헤인스(Haines) (157)는 어째서 19세기 후반 뉴욕에서 의사의 자녀들이 일반 인구집단의 아동보다 사망할 확률이 낮지 않았는지를 설명한다. 그러나 세균 이론의 수용 후, 의사들은 그 원칙(손 씻기 및 기타 위생 관행)의 적용으로 가장 먼저 혜택을 받았고, 의사 자녀 사망률이 급격하게 하락했다. 앵거스 디턴(Angus Deaton)의 주장처럼, 교육은 질병과 조기 사망의 위협으로부터 '위대한 탈출'을 달성하는 데 가장 확실한 경로 중 하나이다(158).

앞으로의 방향

이 장에서 우리는 학교교육 그리고 소득과 건강을 연결하는 실증적 근거의 양상을 강조했다. 우리는 SES와 건강에 관한 연구에서 다음의 네 가지가 앞으로의 중요한 방향이라고 생각한다. ① 커져가는 인과관계 확립에 대한 강조, ② 연구에서 조작적 정의로 설정한 SES 척도와 현실에서 중재와 정책 변화를 통해 바뀔 수 있는 SES 척도 간의 일치도 향상, ③ SES가 건강에 어떻게 영향을 미치는지에 대한 일반적인 이론으로 연구결과들을 잘 통합, ④ 제안된 중재의 재정적 편익과 인구집단 건강 편익을 모두 고려한 비용 편익 절충(cost-benefit trade-offs)에 대한 보다 공식적인 분석.

윤리적인 우려, 비용, 노출과 건강결과의 변화가 나타나기까지 걸리는 시간과 같은 이유로 인해, 교육 및 소득 분야에서 실험을 수행하는 것은 어려운 일이다. 그럼에도 불구하고, 준실험과 차터스쿨 추첨과 같은 실제 실험을 더욱 활용해 인과관계에 관한 근거를 발전시키는 것이 중요하다. 실험적 및 준실험적(IV) 연구들은 때때로 적은 표본 수와 상대적으로 미약한 정책변화 효과로 인한 통계 검정력의 한계 등으로 인해 연구에 방해를 받는다. 부정확한 효과 추정치가 큰 편익이나 큰 위해성으로 일관될 때조차도, 연구의 제한된 검정력에서 기인한 무위결과(null results)는 종종 '효과 없음'의 근거로 잘못 해석된다. 표본 수가 많은 연구라 할지라도 고려 대상이 되는 개입이(예를 들어 의무교육법의 변화) 사회적 환경의 아주 작은 변화만을 유도하거나 또는 단지 인구집단의 작은 부분에만 관련되어 있는 경우, 중재의 타당한 효과를 감지하기에는 검정력이 떨어질 수 있다. 대규모 감시 자료를 실험적 또는 준실험적으로 할당된 노출과 연결하는 기술적 혁신이 이러한 문제를 다루는 데 도움이 될 수 있다. 여러 결과에 대한 결합 평가는[예를 들어 여러 개의 '잡다한(noisy)' 건강 지표를 함께 묶는 것], 모든 건강결과가 반드시 같은 방향으로 움직이는 것은 아니라는 경고와 함께, 조기교육 중재 평가에 도움이 되는 것으로 입증되었다. 비록 현재까지 통합효과 추정치(pooled effect estimates)를 제공하는 메타분석을 할 만한 유사한 노출에 대한 연구가 충분하지 않지만, 연구결과들에 대한 메타분석 또한 가치가 있을 수 있다.

실험과 준실험에 대한 의존도가 높아짐에 따라 자연스럽게 연구에서의 SES 측정과 실제 중재에서의 SES 측정 간에 일치를 이끌어낼 것이다. 그러나 이러한 일치는 전통적인 관찰연구에서도 적극적으로 추구해야 한다. 관찰 코호트 연구는 역학의 핵심(the bread and butter)이며, (상대적으로) 비용이 적게 들고 융통성이 있기 때문에 당분간 중요한 근거의 출처로 쓰일 가능성이 높다. 그러나 관찰연구를 진행해 나가면서, 편향의 원천을 이해하기 위해 지속적으로 실험적 근거를 평가해야 한다. 예를 들어, 차터스쿨 평가의 효과를 추정하기 위해 추첨 기반 결과를 매칭(matching) 또는 회귀 보정 접근법을 사용한 분석과 비교할 수 있다 (159). 역학에 RCT 결과를 관찰연구와 비교하는(160, 161) 전통적인 평가방법이 있지만, 이는 사회 역학에서 더 우선적으로 주력해야 한다. 그보다 더 중요하게, 실험연구 결과는 관찰연구에서 사용되는 일반적인 SES 척도의 부적절성을 보여준다. 교육은 '학교교육을 마친 연수'로 단순하게 환원될 수 없다. 현재까지 평가된 가장 중요한 교육적 중재인 유치원 입학은 교육과 건강에 관한 거의 모든 역학 연구에서 사용된 교육 척도에 포함되지 않았을 것이다. 일부 학자들은 인과적 근거에 대한 탐구가 이 분야를, 건강에 중요한 SES에 의한 메커니즘에 대한 통찰을 거의 주지 않는, 기술적인 해결(복잡한 계량경제학적 방법)과 실험의 수렁으로 이끌었다고 불평한다(예를 들어, 앵거스 디턴의 IV 추정 및 현장실험에 관한 통렬한 비평 참조)(162). 그럼에도 불구하고, 실험적 근거가 정책 전환에 유용한 통찰력을 제공할 수 있는 절충안이 있다. 사회적 조건과 건강결과를 연결하는 메커니즘에 대한 이론적 이해는, 실험적 중재의 특정한 맥락을 새로운 인구집단 및 실험적 처치의 새로운 변형으로 일반화할 수 있게 한다. 이론적 고려사항은 실험의 설계와 해석에 관한 정보를 모두 제공해야 하며, 실험연구 결과는 SES가 건강에 어떻게 영향을 미치는가에 대한 우리의 이론적 이해를 정교하게 하기 위해 피드백되어야 한다. 결국, 설사 우리가 이전에 인과관계 전반에 대해 강한 신념을 갖고 있었다 할지라도, 이제는 SES를 개선하는 것이 가져오는 결과가 새로운 자원이 어떻게 전달되는가(예를 들어, 임금 상승 대 복권 당첨), 누가 받는가, 그리고 중재가 발생하는 사회적 맥락에 달려 있다는 설득력 있는 근거가 있다. 수많은 질문들이 답 없이 남아 있다. 사회 역학의 궁극적 목표는 정책 전환에 필요한 실행 가능한 정보를 창출하는 것이다. 예를 들어, 학교교육과 건강의 관계가 적어도 부분적으로 인과관계가 있다는 데 동의한다면, 사회는 어디에 투자해야 하는가? 유치원 프로그램에 보조금을 지급해야 하는가, 고등학교 졸업을 장려해야 하는가, 지역 대학에 대한 접근성을 확대해야 하는가? 단기간의 의도치 않은 결과를 최소화하면서 부모가 자녀의 미래에 투자할 수 있도록 장려해서 빈곤의 세대 간 대물림을 끊을 수 있게 하는, 빈곤한 사람들에게 소득을 이전하는 가장 좋은 전략은 무엇인가? 교육적 중재의 영향은 개인이 나이를 먹어감에 따라 어떻게 변화하는가? 모든 개인이 비슷한 편익을 얻는가? 교육의 어떤 측면이 가장 중요한가? 지식인가, 유연한 인지적 기술인가, 또는 단순히 교육을 통해 획득한 사회적 네트워크인가?

인과적 메커니즘에 대한 더 나은 이해와 더불어, 인구집단 건강 영향과 SES 기반 전략을 활용한 건강 증진 특화 전략의 순수 재정 효과에 대한 통합적인 분석은 정책 전환을 이끄는 데 도움이 된다. 12장에서는 근거 기반 공중보건 모형에 대해 논의하는데, 여기서 마지막 단계는 제안된 중재의 효과 크기를 평가하는 것이다. 좋은 프로그램의 주요 과제는 규모를 조정하는 것이다. 그리고 그것이 실현 가능한지를 이해하려면 가능한 인구집단 건강 영향과 총비용을 동시에 고려해야 한다. 재정적인 성과와 상관없이 좋은 건강은 중요한 결과이다. 따라서 건강 증진 중재의 비용을 평가하는 것은 부적절하거나 심지어 비도덕적으로 보일 수 있다. 그러나 추가적인 돈이 사람들의 건강을 증진시킬 수 있다고 믿는다면, 잠재적인 건강 중재의 비용은 단순히 의도된 수혜자에게 돈을 주는 것의 기준과는 다르게 고려해야 한다. 유리한 비용편익분석의 근거는 인구집단 건강을 개선하는 중재에 동기를 부여하고 다른 바람직한 사회적 투자 대비 잠재적 절충 (trade-offs)을 평가하는 데 도움을 줄 수 있다.

결론

다양한 연구설계들에서 수렴된 근거는 사회경제적 조건이 건강의 강력한 결정요인임을 시사한다. 그러나 최근의 연구결과들은 매력적으로 보이는 일부 중재가 경미한 또는 심지어 부정적인 결과를 가져온다는 훨씬 더 복잡한 그림을 보여준다. SES와 건강의 연관성 연구에서 얻은 광범위한 결과를 건강의 사회적 불평등을 제거하기 위한 효과적인 전략으로 전환하기에는 근거의 간극이 여전히 크게 남아 있다. 다음 세대의 연구자들은 정책 및 중재의 영향을 상세히 평가해서 누가 혜택을 받는지, 어떤 자원이 가장 유용한지, 언제 그리고 어떻게 이러한 자원이 전달되어야 하는지를 이해함으로써 이러한 간극을 해결하기를 바란다.

참고문헌

1. Adler NE, Rehkopf DH. US disparities in health: descriptions, causes, and mechanisms. Annu Rev Public Health. 2008;29:235-52.
2. Adler NE, Stewart J. Health disparities across the lifespan: meaning, methods, and mechanisms. Ann N Y Acad Sci. 2010;1186(1):5-23.
3. Krieger N. Epidemiology and the people's health: theory and context. Oxford: Oxford University Press; 2011.
4. Dickens C. Hard times. New York: T. L. McElrath & Co.; 1854.
5. Wharton E. The house of mirth. London, U.K.: The Macmillan Company; 1905.
6. Boo K. Behind the beautiful forevers. 1st ed. New York: Random House; 2012.
7. Davey Smith G, Neaton JD, Wentworth D, Stamler R, Stamler J. Socioeconomic differentials in mortality risk among men screened for the Multiple Risk Factor Intervention Trial: I. White men. Am J Public Health. 1996;86(4):486-96.
8. Link BG, Phelan J. Social conditions as fundamental causes of disease. J Health Soc Behav. 1995;Spec:80-94.
9. Berkman LF, Kawachi I, editors. Social Epidemiology. 1st ed. New York: Oxford University Press, Inc.; 2000.
10. Case A, Paxson C. Parental behavior and child health. Health Aff(Millwood). 2002;21(2): 164-78.
11. Farrell P, Fuchs VR. Schooling and health: the cigarette connection. J Health Econ. 1982;1(3): 217-30.
12. Gilman SE, Martin LT, Abrams DB, Kawachi I, Kubzansky L, Loucks EB, et al. Educational attainment and cigarette smoking: a causal association? Int J Epidemiol. 2008;37(3):615~24.
13. Chang VW, Lauderdale DS. Fundamental cause theory, technological innovation, and health disparities: the case of cholesterol in the era of statins. J Health Soc Behav. 2009;50(3):245-60.
14. Phelan JC, Link BG, Tehranifar P. Social conditions as fundamental causes of health inequalities: theory, evidence, and policy implications. J Health Soc Behav. 2010;51(1 Suppl): S28-S40.
15. Fortson JG. The gradient in sub-Saharan Africa: socioeconomic status and HIV/AIDS. Demo-

graphy. 2008;45(2):303-22.

16. Phelan JC, Link BG, Diez-Roux A, Kawachi I, Levin B. "Fundamental causes" of social inequalities in mortality: a test of the theory. J Health Soc Behav. 2004;45(3):265-85.

17. Smith JP. The impact of socioeconomic status on health over the life-course. J Hum Resour. 2007;42(4): 739-64.

18. Galama T, van Kippersluis H. A Theory of Socioeconomic Disparities in Health Over the Life Cycle. RAND Corporation Publications Department, Working Papers: 773, 2010.

19. Grusky DB. The contours of social stratification. In: Grusky DB, editor. Social stratification in sociological perspective. Boulder, CO: Westview Press; 1994. p. 3-35.

20. Krieger N, Rehkopf DH, Chen JT, Waterman PD, Marcelli E, Kennedy M. The fall and rise of US inequities in premature mortality: 1960-2002. PLoS Med. 2008;5(2):e46.

21. Mackenbach JP, Stirbu I, Roskam AJ, Schaap MM, Menvielle G, Leinsalu M, et al. Socioeconomic inequalities in health in 22 European countries. N Engl J Med. 2008;358(23): 2468-81.

22. Lopez-Arana S, Burdorf A, Avendano M. Trends in overweight by educational level in 33 low-and middle-income countries: the role of parity, age at first birth and breastfeeding. Obes Rev. 2013;14(10):806-17.

23. Avendano M, Kunst AE, van Lenthe F, Bos V, Costa G, Valkonen T, et al. Trends in socioeconomic disparities in stroke mortality in six European countries between 1981-1985 and 1991-1995. Am J Epidemiol. 2005;161(1):52-61.

24. Avendano M, Kunst AE, Huisman M, Lenthe FV, Bopp M, Regidor E, et al. Socioeconomic status and ischaemic heart disease mortality in 10 western European populations during the 1990s. Heart. 2006;92(4):461-7.

25. Meara ER, Richards S, Cutler DM. The gap gets bigger: changes in mortality and life expectancy, by education, 1981-2000. Health Aff(Millwood). 2008;27(2):350-60.

26. Simmel G. Soziologie: Untersuchungen über die formen der vergesellschaftung. Leipzig: Verlag von Duncker & Humblot; 1908.

27. S ø rensen AB. The basic concepts of stratification research: class, status, and power. In: Grusky DB, editor. Social stratification in sociological perspective. Boulder, CO: Westview Press; 1994. p. 229-41.

28. Lynch J, Kaplan G. Socioeconomic Position. In: Berkman LF, Kawachi I, editors. Social epidemiology. 1st ed. New York: Oxford University Press, Inc.; 2000. p. 13-35.

29. Goldthorpe JH, Jackson M. Intergenerational class mobility in contemporary Britain: political concerns and empirical findings. Br J Sociol. 2007;58(4):525-46.

30. US Department of Health and Human Services. Preventing Tobacco Use Among Youth and Young Adults: A Report of the Surgeon General Atlanta: US Department of Health and Human Services, Centers for Disease Control and Prevention, National Center for Chronic Disease Prevention and Health Promotion, Office on Smoking and Health, 2012.

31. Kuh D, Ben-Shlomo Y, editors. A lifecourse approach to chronic disease epidemiology: tracing the origins of ill-health from early to adult life. Oxford: Oxford University Press; 1997.

32. Mishra G, Nitsch D, Black S, De Stavola B, Kuh D, Hardy R. A structured approach to modelling the effects of binary exposure variables over the life course. Int J Epidemiol. 2009;38(2):528-37.

33. Nandi A, Glymour M, VanderWeele T. Using marginal structural models to estimate the direct effect of adverse childhood social conditions on onset of heart disease, diabetes, and stroke. Epidemiology. 2012;23(2):223-32.

34. Galobardes B, Smith GD, Lynch JW. Systematic review of the influence of childhood socioeconomic circumstances on risk for cardiovascular disease in adulthood. Ann Epidemiol. 2006;16(2):91-104.

35. Pollitt RA, Rose KM, Kaufman JS. Evaluating the evidence for models of life course socio-economic factors and cardiovascular outcomes: a systematic review. BMC Public Health. 2005;5:7.

36. Marin TJ, Chen E, Miller GE. What do trajectories of childhood socioeconomic status tell us about markers of cardiovascular health in adolescence? Psychosom Med. 2008;70(2):152-9.

37. Brody GH, Yu T, Chen E, Miller GE, Kogan SM, Beach SR. Is resilience only skin deep? Rural African Americans' socioeconomic status-related risk and competence in preadolescence and psychological adjustment and allostatic load at age 19. Psychol Sci. 2013;24(7):1285-93.

38. James SA. John Henryism and the health of African-Americans. Cult Med Psychiatry. 1994;18(2):163-82.

39. Pearl J. Causality. Cambridge, UK: Cambridge University Press; 2000.

40. National Center for Health Statistics. Health, United States, 2011: With special feature on socioeconomic status and health. Hyattsville, MD: 2012.

41. Kawachi I, Adler NE, Dow WH. Money, schooling, and health: mechanisms and causal evidence. Ann N Y Acad Sci. 2010;1186(1):56-68.

42. Ozer EJ, Fernald LC, Weber A, Flynn EP, VanderWeele TJ. Does alleviating poverty affect mothers' depressive symptoms? A quasi-experimental investigation of Mexico's Oportunidades programme. Int J Epidemiol. 2011;40(6):1565-76.

43. Barrett CB, Carter MR. The power and pitfalls of experiments in development economics: some non-random reflections. Applied Economic Perspectives and Policy. 2010;32(4):515-48.

44. Black D, Working Group on Inequalities in Health. Inequalities in health: The Black report. Department of Health and Social Security; 1980.

45. Case A, Fertig A, Paxson C. The lasting impact of childhood health and circumstance. J Health Econ. 2005;24(2):365-89.

46. Glass CM, Haas SA, Reither EN. The skinny on success: body mass, gender and occupational standing across the life course. Soc Forces. 2010;88(4):1777-806.

47. Ogden C, Lamb M, Caroll M, Flegal K. Obesity and socioeconomic status in adults: United States, 2005-2008. Hyattsville, MD: National Center for Health Statistics, 2010.

48. Conley D, Glauber R. Gender, body mass, and socioeconomic status: new evidence from the PSID. Adv Health Econ Health Serv Res. 2007;17:253-75.

49. Roehling MV. Weight-based discrimination in employment: psychological and legal aspects. Pers Psychol. 1999;52(4):969-1016.

50. Strully KW, Rehkopf DH, Xuan Z. Effects of prenatal poverty on infant health: state earned income tax credits and birth weight. Am Sociol Rev. 2010;75(4):534-62.

51. Fujiwara T, Kawachi I. Is education causally related to better health? A twin fixed-effect study in the USA. Int J Epidemiol. 2009;38(5):1310-22.

52. Angrist J, Pischke J. Mostly harmless econometrics: an empiricist's companion. Princeton, NJ: Princeton University Press; 2009.

53. Angrist JD, Krueger AB. Does compulsory school attendance affect schooling and earnings? Quarterly Journal of Economics. 1991;106(4):979-1014.

54. Greenland S, Pearl J, Robins JM. Causal diagrams for epidemiologic research. Epidemiology. 1999;10(1): 37-48.

55. Glymour MM. Natural experiments and instrumental variables analyses in social epidemiology.

In: Oakes JM, Kaufman JS, editors. Methods in social epidemiology. San Francisco: Jossey-Bass; 2006.

56. Angrist JD, Imbens GW. 2-stage least-squares estimation of average causal effects in models with variable treatment intensity. J Am Stat Assoc. 1995;90(430):431-42.

57. Angrist JD, Imbens GW, Rubin DB. Identification of causal effects using instrumental variables. J Am Stat Assoc. 1996;91(434):444-55.

58. Kitigawa EM, Hauser PM. Differential mortality in the United States: a study in socioeconomic epidemiology. Cambridge, MA: Harvard University Press; 1973.

59. Elo IT, Preston SH. Educational differentials in mortality: United States, 1979-1985. Soc Sci Med. 1996;42(1):47-57.

60. Huisman M, Kunst AE, Andersen O, Bopp M, Borgan JK, Borrell C, et al. Socioeconomic inequalities in mortality among elderly people in 11 European populations. J Epidemiol Community Health. 2004;58(6): 468-75.

61. Meara ER, Richards S, Cutler DM. The gap gets bigger: changes in mortality and life expectancy, by education, 1981-2000. Health Aff(Millwood). 2008;27(2):350-60.

62. Huisman M, Kunst AE, Bopp M, Borgan JK, Borrell C, Costa G, et al. Educational inequalities in cause-specific mortality in middle-aged and older men and women in eight western European populations. Lancet. 2005;365(9458):493-500.

63. Manly JJ, Touradji P, Tang MX, Stern Y. Literacy and memory decline among ethnically diverse elders. J Clin Exp Neuropsychol. 2003;25(5):680-90.

64. Glymour MM, Manly JJ. Lifecourse social conditions and racial and ethnic patterns of cognitive aging. Neuropsychol Rev. 2008;18(3):223-54.

65. Liu SY, Linkletter CD, Loucks EB, Glymour MM, Buka SL. Decreased births among black female adolescents following school desegregation. Soc Sci Med. 2012;74(7):982-8.

66. Johnson RC. Long-run impacts of school desegregation and school quality on adult attainments. National Bureau of Economic Research, 2011.

67. Frisvold D, Golberstein E. The effect of school quality on black-white health differences: evidence from segregated southern schools. Demography. 2013;50(6):1989-2012.

68. Chetty R, Friedman JN, Hilger N, Saez E, Schanzenbach DW, Yagan D. How does your kindergarten classroom affect your earnings? Evidence from Project Star. The Quarterly Journal of Economics. 2011;126(4):1593-660.

69. Liu SY, Chavan NR, Glymour MM. Type of high-school credentials and older age ADL and IADL limitations: is the GED credential equivalent to a diploma? Gerontologist. 2013;53(2): 326-33.

70. Caputo RK. The GED as a predictor of mid-life health and economic well-being. Journal of Poverty. 2005;9(4):73-97.

71. Caputo RK. The GED as a signifier of later life health and economic well-being. Race, Gender and Class. 2005;12(2):81-103.

72. Zajacova A. Health in working-aged Americans: Adults with high school equivalency diploma are similar to dropouts, not high school graduates. Am J Public Health. 2012;102(S2):284-90.

73. Zajacova A, Everett BG. The nonequivalent health of high school equivalents. Social Science Quarterly. 2013;95:221-238.

74. O'Donnell K. Adult education participation in 2004-05(NCES 2006-077). Washington, DC: US Department of Education, National Center for Education Statistics, 2006.

75. Stern C, Munn Z. Cognitive leisure activities and their role in preventing dementia: a systematic review. Int J Evid Based Healthc. 2010;8(1):2-17.

76. Knudsen EI, Heckman JJ, Cameron JL, Shonkoff JP. Economic, neurobiological, and behavioral perspectives on building America's future workforce. Proc Natl Acad Sci U S A. 2006;103(27): 10155-62.

77. Card D. Estimating the return to schooling: progress on some persistent econometric problems. Econometrica. 2001;69(5):1127-60.

78. Kramer AF, Bherer L, Colcombe SJ, Dong W, Greenough WT. Environmental influences on cognitive and brain plasticity during aging. J Gerontol A Biol Sci Med Sci. 2004;59(9):940-57.

79. Snyder HN, Sickmund M. Juvenile offenders and victims: 2006 national report. Office of Juvenile Justice and Delinquency Prevention, 2006.

80. Belfield CR, Nores M, Barnett S, Schweinhart L. The High/Scope Perry Preschool Program cost-benefit analysis using data from the age-40 followup. J Hum Resour. 2006;41(1):162-90.

81. Muennig P, Schweinhart L, Montie J, Neidell M. Effects of a prekindergarten educational intervention on adult health: 37-year follow-up results of a randomized controlled trial. Am J Public Health. 2009;99(8):1431-7.

82. Campbell FA, Ramey CT, Pungello EP, Sparling JJ, Miller-Johnson S. Early Childhood Education: Young Adult Outcomes from the Abecedarian Project. Appl Dev Sci. 2002;6:42-57.

83. McLaughlin AE, Campbell FA, Pungello EP, Skinner M. Depressive symptoms in young adults: the influences of the early home environment and early educational child care. Child Dev. 2007;78(3):746-56.

84. Muennig P, Robertson D, Johnson G, Campbell F, Pungello EP, Neidell M. The effect of an early education program on adult health: the Carolina Abecedarian Project randomized controlled trial. Am J Public Health. 2011;101(3):512-6.

85. Muennig P, Johnson G, Wilde ET. The effect of small class sizes on mortality through age 29 years: evidence from a multicenter randomized controlled trial. Am J Epidemiol. 2011;173(12): 1468-74.

86. Wilde ET, Finn J, Johnson G, Muennig P. The effect of class size in grades K-3 on adult earnings, employment, and disability status: evidence from a multi-center randomized controlled trial. J Health Care Poor Underserved. 2011;22(4):1424-35.

87. Barnett WS. Effectiveness of early educational intervention. Science. 2011;333(6045):975-8.

88. Puma M, Bell S, Cook R, Heid C, Shapiro G, Broene P, et al. Head Start impact study: final report. Administration for Children and Families, 2010. http://eclkc.ohs.acf.hhs.gov/hslc/mr/factsheets/docs/hs-program-fact-sheet-2012.pdf.

89. Gibbs C, Ludwig J, Miller DL. Does Head Start do any lasting good? NBER Working Paper 17452. 2011;NBER Working Paper Series.

90. Garces E, Thomas D, Currie J. Longer-term effects of Head Start. Am Econ Rev. 2002;92(4): 999-1012.

91. Deming D. Early childhood intervention and life-cycle skill development: evidence from Head Start. American Economic Journal: Applied Economics. 2009:111-34.

92. Anderson KH, Foster JE, Frisvold DE. Investing in health: the long-term impact of Head Start on smoking. Econ Inq. 2010;48(3):587-602.

93. Ludwig J, Miller DL. Does Head Start improve children's life chances? Evidence from a regression discontinuity design. Quarterly Journal of Economics. 2007;122(1):159-208.

94. Barnett WS. Surprising agreement on Head Start: compli/ementing Currie and Besharov. J Policy Anal Manage. 2007;26(3):685-6.

95. Lleras-Muney A. Were compulsory attendance and child labor laws effective? An analysis from 1915 to 1939. Journal of Law and Economics. 2002;45(2):401-35.

96. Glymour MM, Kawachi I, Jencks CS, Berkman LF. Does childhood schooling affect old age memory or mental status? Using state schooling laws as natural experiments. J Epidemiol Community Health. 2008;62(6):532-7.

97. Banks J, Mazzonna F. The effect of education on old age cognitive abilities: evidence from a regression discontinuity design. Economic Journal. 2012;122:418-48.

98. Schneeweis N, Skirbekk V, Winter-Ebmer R. Does schooling improve cognitive functioning at older ages? Social Science Research Network, 2012.

99. Lleras-Muney A. The relationship between education and adult mortality in the US. Review of Economic Studies. 2005;72(1):189-221.

100. Clark D, Royer H. The effect of education on adult mortality and health: evidence from Britain. Am Econ Rev. 2013;103(6):2087-120.

101. Lager ACJ, Torssander J. Causal effect of education on mortality in a quasi-experiment on 1.2 million Swedes. Proc Natl Acad Sci U S A. 2012;109(22):8461-6.

102. Silles MA. The intergenerational effect of parental education on child health: evidence from the UK. Education Economics. 2013(ahead-of-print):1-15.

103. Albouy V, Lequien L. Does compulsory education lower mortality? J Health Econ. 2009;28(1): 155-68.

104. Gathmann C, Jürges H, Reinhold S. Compulsory schooling reforms, education and mortality in twentieth century Europe. CESifo Working Paper Series No. 3755, 2012.

105. Bingley P, Kristensen N. Historical schooling expansions as instruments 2013. Available from: http://www.nhh.no/Admin/Public/DWSDownload.aspx?File=%2FFiles%2FFiler%2Finstitutter%2Fsam%2FConferences%2FNordic+Econometrics+2013%2FBingley-kristensen-1937-reform-20130315.pdf.

106. Snyder T, Dillow S. Digest of education statistics 2011(NCES 2012-001). Washington, DC: US Department of Education, Institute of Education Sciences, National Center for Education Statistics, 2012.

107. Olshansky SJ, Antonucci T, Berkman L, Binstock RH, Boersch-Supan A, Cacioppo JT, et al. Differences in life expectancy due to race and educational differences are widening, and many may not catch up. Health Aff(Millwood). 2012;31(8):1803-13.

108. Montez JK, Zajacova A. Trends in mortality risk by education level and cause of death among US white women from 1986 to 2006. Am J Public Health. 2013;103(3):473-9.

109. Backlund E, Sorlie PD, Johnson NJ. The shape of the relationship between income and mortality in the United States: evidence from the National Longitudinal Mortality Study. Ann Epidemiol. 1996;6(1):12-20; discussion 1-2.

110. Ecob R, Smith GD. Income and health: what is the nature of the relationship? Soc Sci Med. 1999;48(5): 693-705.

111. Mackenbach JP, Martikainen P, Looman CW, Dalstra JA, Kunst AE, Lahelma E. The shape of the relationship between income and self-assessed health: an international study. Int J Epidemiol. 2005;34(2):286-93.

112. Martikainen P, Makela P, Koskinen S, Valkonen T. Income differences in mortality: a register-based follow-up study of three million men and women. Int J Epidemiol. 2001;30(6): 1397-405.

113. Rahkonen O, Arber S, Lahelma E, Martikainen P, Silventoinen K. Understanding income inequalities in health among men and women in Britain and Finland. Int J Health Serv. 2000;30(1):27-47.

114. Galama T, van Kippersluis H. Health inequalities through the lens of health capital theory:

issues, solutions, and future directions. Santa Monica, CA: RAND Corporation, 2013.

115. Anderson LM, Shinn C, Fullilove MT, Scrimshaw SC, Fielding JE, Normand J, et al. The effectiveness of early childhood development programs: a systematic review. Am J Prev Med. 2003;24(3 Suppl):32-46.

116. Doyle O, Harmon CP, Heckman JJ, Tremblay RE. Investing in early human development: timing and economic efficiency. Econ Hum Biol. 2009;7(1):1-6.

117. Feinstein L. Inequality in the early cognitive development of British children in the 1970 cohort. Economica. 2003;70(277):73-97.

118. Halfon N, Hochstein M. Life course health development: an integrated framework for developing health, policy, and research. Milbank Q. 2002;80(3):433-79, iii.

119. Halfon N, Larson K, Lu M, Tullis E, Russ S. Lifecourse health development: past, present and future. Matern Child Health J. 2013.

120. Duncan GJ, Morris PA, Rodrigues C. Does money really matter? Estimating impacts of family income on young children's achievement with data from random-assignment experiments. Dev Psychol. 2011;47(5):1263-79.

121. Desai S, Chase-Lansdale PL, Michael RT. Mother or market? Effects of maternal employment on the intellectual ability of 4-year-old children. Demography. 1989;26(4):545-61.

122. Becker G. A theory of the allocation of time. Economic Journal. 1906;75(299):493-517.

123. Gennetian LA, Miller C. Children and welfare reform: a view from an experimental welfare program in Minnesota. Child Dev. 2002;73(2):601-20.

124. Cooper K, Steward K. Does money affect children's outcomes? A systematic review. London: London School of Economics & Joseph Rowntree Foundation, 2013. http://www.jrf.org.uk/sites/files/jrf/money-children-outcomes-full.pdf.

125. Clark-Kauffman E, Duncan GJ, Morris P. How welfare policies affect child and adolescent achievement. Am Econ Rev. 2003;93(2):299-303.

126. Meyer BD, Rosenbaum DT. Welfare, the earned income tax credit, and the labor supply of single mothers. Quarterly Journal of Economics. 2001;116(3):1063-114.

127. Dahl GB, Lochner L. The impact of family income on child achievement: evidence from the earned income tax credit. Am Econ Rev. 2012;102(5):1927-56.

128. Cowan B, Tefft N. Education, maternal smoking, and the earned income tax credit. BE Journal of Economic Analysis and Policy. 2012;13(1):1.

129. Averett S, Wang Y. The effects of earned income tax credit payment expansion on maternal smoking. Health Econ. 2013;22(11):1344-59.

130. Larrimore J. Does a higher income have positive health effects? Using the earned income tax credit to explore the income-health gradient. Milbank Q. 2011;89(4):694-727.

131. Schmeiser MD. Expanding wallets and waistlines: the impact of family income on the BMI of women and men eligible for the earned income tax credit. Health Econ. 2009;18(11):1277-94.

132. Pega F, Carter K, Kawachi I, Davis P, Gunasekara FI, Lundberg O, et al. The impact of in-work tax credit for families on self-rated health in adults: a cohort study of 6900 New Zealanders. J Epidemiol Community Health. 2013;67(8):682-8.

133. Fiszbein A, Schady N, Ferreira F, Grosh M, Keleher N, Olinto P, et al. Conditional cash transfers: reducing present and future poverty. Washington: The International Bank for Reconstruction and Development/The World Bank, 2009.

134. Rasella D, Aquino R, Santos CA, Paes-Sousa R, Barreto ML. Effect of a conditional cash transfer programme on childhood mortality: a nationwide analysis of Brazilian municipalities. Lancet. 2013;382(9886):57-64.

135. Shei A. Brazil's conditional cash transfer program associated with declines in infant mortality rates. Health Aff(Millwood). 2013;32(7):1274-81.

136. Forde I, Chandola T, Garcia S, Marmot MG, Attanasio O. The impact of cash transfers to poor women in Colombia on BMI and obesity: prospective cohort study. Int J Obes(Lond). 2012;36(9):1209-14.

137. Andalon M. Oportunidades to reduce overweight and obesity in Mexico? Health Econ. 2011;20 (1Suppl):1-18.

138. Leroy JL, Gadsden P, Rodriguez-Ramirez S, de Cossio TG. Cash and in-kind transfers in poor rural communities in Mexico increase household fruit, vegetable, and micronutrient consumption but also lead to excess energy consumption. J Nutr. 2010;140(3):612-7.

139. Lindahl M. Estimating the effect of income on health using lottery prizes as exogenous sources of variation in income. J Hum Resour. 2005;40(1):144-68.

140. Apouey B, Clark A. Winning big but feeling no better? The effect of lottery prizes on physical and mental health. Working paper No. 2009-09, Paris School of Economics, 2009.

141. Meer J, Miller DL, Rosen HS. Exploring the health-wealth nexus. J Health Econ. 2003;22(5): 713-30.

142. Michaud PC, van Soest A. Health and wealth of elderly couples: causality tests using dynamic panel data models. J Health Econ. 2008;27(5):1312-25.

143. Kim B, Ruhm CJ. Inheritances, health and death. Health Econ. 2012;21(2):127-44.

144. Kuhn P, Kooreman P, Soetevent A, Kapteyn A. The effects of lottery prizes on winners and their neighbors: evidence from the Dutch postcode lottery. Am Econ Rev. 2011;101(5):2226-47.

145. Costello EJ, Compton SN, Keeler G, Angold A. Relationships between poverty and psychopathology: a natural experiment. JAMA. 2003;290(15):2023-9.

146. Costello EJ, Erkanli A, Copeland W, Angold A. Association of family income supplements in adolescence with development of psychiatric and substance use disorders in adulthood among an American Indian population. JAMA. 2010;303(19):1954-60.

147. Akee R, Simeonova E, Copeland W, Angold A, Costello JE. Young adult obesity and household income: effects of unconditional cash transfers. American Economic Journal: Applied Economics. 2013;5(2):1-28.

148. Wolfe B, Jakubowski J, Haveman R, Courey M. The income and health effects of tribal casino gaming on American Indians. Demography. 2012;49(2):499-524.

149. Bruckner TA, Brown RA, Margerison-Zilko C. Positive income shocks and accidental deaths among Cherokee Indians: a natural experiment. Int J Epidemiol. 2011;40(4):1083-90.

150. Kaleta D, Makowiec-Dabrowska T, Dziankowska-Zaborszczyk E, Fronczak A. Predictors of smoking initiation—Results from the Global Adult Tobacco Survey(GATS) in Poland 2009-2010. Ann Agric Environ Med. 2013;20(4):756-66.

151. Novo M, Hammarstrom A, Janlert U. Smoking habits—a question of trend or unemployment? A comparison of young men and women between boom and recession. Public Health. 2000;114(6):460-3.

152. Hammarstrom A, Janlert U. Unemployment—an important predictor for future smoking: a 14-year follow-up study of school leavers. Scand J Public Health. 2003;31(3):229-32.

153. Blakely T, van der Deen FS, Woodward A, Kawachi I, Carter K. Do changes in income, deprivation, labour force status and family status influence smoking behaviour over the short run? Panel study of 15 000 adults. Tob Control. 2013.

154. Xu X. The business cycle and health behaviors. Soc Sci Med. 2012;77:126-36.

155. Cutler DM, Lleras-Muney A. Education and health: insights from international comparisons.

2012.

156. De Walque D. Does education affect HIV status? Evidence from five African countries. World Bank Economic Review. 2009;23(2):209-33.

157. Preston SH, Haines MR. Fatal years: child mortality in late nineteenth-century America. Princeton, NJ: Princeton University Press; 1991.

158. Deaton A. The great escape: health, wealth, and the origins of inequality. Princeton, NJ: Princeton University Press; 2013.

159. Abdulkadiroğlu A, Angrist JD, Dynarski SM, Kane TJ, Pathak PA. Accountability and flexibility in public schools: evidence from Boston's charters and pilots. Quarterly Journal of Economics. 2011;126(2): 699-748.

160. Pocock SJ, Elbourne DR. Randomized trials or observational tribulations?[comment]. N Engl J Med. 2000;342(25):1907-9.

161. Ioannidis JP, Haidich AB, Lau J. Any casualties in the clash of randomised and observational evidence? BMJ. 2001;322(7291):879-80.

162. Deaton A. Instruments, randomization, and learning about development. J Econ Lit. 2010;48(2):424-55.

CHAPTER 3

차별과 건강 불평등

낸시 크리거   번역 정선재·전용우 감수 박종혁·김소영

미래의 생존은 평등한 관계를 맺을 수 있는가에서 결정된다.

오드레 로드, 1980

불평등은 사람을 아프게 한다. 차별은 건강에 해롭다. 이는 명료해 보이고 때로는 자명한 말들이다. 이들은 건강에 관련된 여느 주제와 같이 역학자들이 검증할 수 있는 명제이다.

내가 1999년에 차별과 건강에 대해서 작성한 첫 번째 역학 종설(1)에 이 단락을 쓸 때는, 인구집단의 건강 결정요인으로서의 차별에 대한 실증 연구는 초기단계였다.

그때에는 자가보고 차별 경험을 측정하는 도구를 쓴 보건학적 논문이 단 20건에 불과했다. 이 중에서 15건(미국계 흑인 관련 13건, 히스패닉 관련 2건)은 인종차별에 관해, 다른 2건은 인종차별에 추가적으로 성차별 대해서 언급했고, 나머지 한 논문은 온전히 성차별에 대해 연구했다. 3건의 논문은 성정체성에 기반한 차별을 연구였으며, 그 외의 1건은 장애에 대한 차별을 연구했다. 이 모든 논문들은 미국에서 수행되었으며, 어느 경우도 연령에 기반한 차별을 언급하지 않았다.

그때부터 이 분야의 연구가 급격히 늘어났다. 아래에 기술한 것처럼, 차별에 대한 노출을 직접적으로 측정해 건강과의 영향을 분석한 실증적인 연구의 건수가 500건을 훌쩍 넘었고, 세계적인 범위에서 주요 차별(인종, 원주민, 이주민, 젠더, 성별, 장애, 연령)을 개별적으로 혹은 조합하여 논하는 리뷰 논문도 마찬가지로 증

표 3.1_ 일반적인 차별 유형의 기본 분류(미국): 차별의 유형과 사회 지배/피지배 계층 구성, 정당화 이데올로기, 차별의 도구와 사회적 기반, 측정 가능한 측면에 따라

차별의 유형	사회 계층 구성		정당화 이데올로기	차별의 도구와 사회적 기반	측정 가능한 측면(각 차별의 유형에서 동일하다)
	지배계층	피지배계층			
인종/민족	백인, 유럽계 미국인	유색인종 a: 흑인(아프리카계 미국인), 미국 원주민 또는 알래스카 원주민, 동양인, 하와이 원주민 또는 다른 태평양성 주민, 히스패닉계 혹은 라틴 아메리칸	인종주의	정복, 노예제, 피부색, 재산	차별의 표현 형태: 합법 또는 비합법, 제도적·구조적·대인 간, 직접/간접, 공공연한/비밀의 기반: 주에서 혹은 주가 아닌 실행자들에 의해 자행(기관의 혹은 개인의) 표현: 언어적 차별부터 폭력까지, 정신적·신체적·성적 장소: 예를 들어 집에서, 가족 내에서, 학교에서, 구직 중에, 직장에서, 집을 구하다가, 신용이나 대출을 구하다가, 의료 치료를 받다가, 다른 상품이나 서비스를 구매 중에, 언론에 의해서, 경찰이나 법정에서, 다른 공공 기관들이나 공적 서비스에 의해, 길거리나 공공장소에서 차별 수준: 개인 단위, 기관 단위, 주거지 단위, 정치적 편견, 지역경제 단위 차별에 대한 누적적 노출 시점: 임신 중, 영아기, 유아기, 청소년기, 정년기 강도 빈도(급성; 만성) 기간
반이민(피부색에 따른 인종에 따른 차별주의 참조)	토박이 시민	외국 태생 이민자들; 합법/불법 체류 모두	토착주의	노동시장, 언어	
성별 b	남자와 소년들	여자와 소녀들	남성중심주의	재산, 성역할, 종교	
반-LGBT	이성애자	레즈비언, 게이, 양성애자, 퀴어, 트랜스젠더, 성전환자	이성애 중심주의	성역할, 종교	
장애	비장애인	장애인	능력지상주의	접근성 획득을 위한 비용	

연령	비은퇴/성인	청년, 노년층	연령차별주의	가족 역할, 재산	차별에 대한 반응(방어적 혹은 위해적)
					방어적 개인의 그리고 집단의 적극적 저항(예: 집단구성, 법적소송, 사회연결망, 사회적자치) 자기 긍정을 위한 안전 공간 확보(예: 사회적, 문화적, 물리적) 위해적 내재화된 억압과 부정 향정신성 물질 사용(합법적, 불법적)
사회 계층	사업주, 고위경영자, 전문가들	노동계층, 빈곤층	계층 편향	재산, 교육	

주: a 모든 인종적/민족적 집단 각각은 극도로 비균일하다. 위에 기술된 용어들은 미국 정부에 의해 1997년부터 주요 보고로 이용된 것이며, 인구조사 시에도 포함될 것이다(행정명령 관리 예산(175)). 하위집단의 예시(완전한 것은 아님): 흑인: 아프리카계 미국인, 아프리카계 카리브해인, 그리고 아프리카계 흑인; 라틴계 그리고 히스패닉: 치카노, 멕시코계 미국인, 쿠바인, 푸에르토리칸, 중앙/남아메리카인; 하와이 토착민 그리고 태평양 섬 주민: 하와이 토착민, 사모아섬인, 괌 인; 동양인: 중국인, 일본인, 필리핀인, 한국인, 라오스인, 몽족인, 시모아인; 미국계 인디언 그리고 알래스카 원주민: 565개의 연방정부 인정 미국계 인디언 부족들과 주정부 인정 부족들 그리고 연방정부와 주정부의 인정을 받지 못한 부족들, 그리고 또한 이뉴트족, 그리고 에스키모들.

b 성차별로도 불림.

가했다(표 3.1). 뒤에서 언급하겠지만, 연구 자체의 건수는 급격하게 증가했으나, 연구의 범위(scope)는 여전히 좁다. 그간 연구에서 강하게 강조된 부분은 심리사회적인 스트레스 요인으로 개념화된, 한 사람이 다른 사람에게 적대적이고 차별적인 방향으로 행동함을 의미하는 사람 간 차별(interpersonal discrimination) 및 유해한 스트레스에 대한 노출의 생물학적인 결과가 주류이다. 이와는 대조적으로, 구조적인 차별[기관에 의한 차별을 의미함. 합법화된 인종차별이나, 뉴욕 경찰국의 '불심검문(stop-and-frisk)[1)]' 정책처럼 법안 자체의 디자인에 의한 역진적 차별을 행하게 되는 법 또는 통치방식(2)]의 건강 영향에 대해서는 연구가 많이 이루어지지 않았고, 정치 체제와 인구집단의 건강에 대한 역학 연구는 제한적으로 이루어졌다(3, 4).

차별과 건강에 대한 개인 수준에서의 접근은 아직까지도 유력한(dominant) 생의학적인 사고와 공존하고 있으며, 특히 개인 수준의 접근은 건강의 사회적 결정 요인을 간과하고 개인 내에서의 유전적 질병원인을 강조함으로서 집단의 질병을 설명하려고 한다(4, 5). 주류적 시각의 예로서(6), 2년마다 미 의회에 발의하는 미국 국립보건원의 2008-2009 보고서(7)는 총 732쪽 중 오로지 46쪽만을 '소수자 건강과 건강 불평등'에 할애하고 있으며, 이 46쪽 안에서 분명하게 인종적 건강의 차이를 유전적으로 설명하고 있다. 즉, '유전자정보(genome)', '유전자정보의(genomic)', '유전의(genetic)', '유전자(gene)'와 같은 단어가 87번 등장하는 데 반해, '건강의 사회 결정적 요인'이나 '차별'이란 단어는 각각 한 번만 등장하고, '사회경제적'이란 단어가 7번, '빈곤'이란 단어가 2번 등장하고 , '인종주의'란 단어는 아예 언급되지 않는다(7, 8).

물론 생물학적인 매커니즘을 아는 것은 인과론적인 확인을 위해 필수적이다. 그러나 사회적 매커니즘에 대한 연구도 동등하게 중요하다. 이를 통해 차별이 생산되고 그의 후속 경로에 있는 물질적 혹은 심리학적인 요인들이 개인의 건강에 체화되고, 생물학적으로 표현되며, 인구집단의 건강 불평등 패턴을 가져오기 때문이다. 간단하게 말하자면, 모든 생물학적인 현상들 ─ 건강과 질병을 포함해서 ─ 은 유전자 표현을 포함하고 있는데, 강조하고자 하는 바는 이러한 표현을 야기

---

1) 뉴욕시 경찰국에서 무기 소지와 밀수품 제재를 목적으로 민간인을 일시적으로 구금 및 심문을 할 수 있는 조항으로서, 주로 흑인이나 히스패닉 계통의 사람들이 대상이 되었다.

한 사회적/생태학적인 맥락을 묵과했다는 것이다. 문제가 되는 것은 하루하루의 삶이나 작업환경뿐만 아니라 인권－시민사회적, 정치적, 경제적, 사회적, 문화적 권리－이다.

당면한 문제는 개인과 인구집단의 건강이 차별에 의한 경제적 결과와 2등 시민으로 취급을 받는 데에 따르는 축적되는 모욕감으로 인해 어떻게 영향을 받느냐는 것이다. 오로지 사람들의 자가보고 경험이나 실험연구에서 얻을 수 있는 것에 의존한 채, 인구집단 수준에서만 얻을 수 있는 차별에의 노출에 대한 분석은 무시됨으로써 차별의 대가에 대한 전체적인 그림은 우리의 시야에서 사라지고 있다. 차별을 당한 사람들이 의식적으로 이를 '차별'이라고 언급했는지 아닌지 여부와 상관없이 개인이나 나아가 기관 단위로 입힌 위해에 대한 근거를 총체적으로 파악하는 것이 중요한데, 이는 병인을 분석하는 것과 건강 불평등을 예방하고 바로잡는 지침을 정하는 데에도 결정적이다.

따라서 이 장에서는 먼저 차별의 정의를 리뷰하고, 미국 내에서의 패턴에 대한 예시를 제공하며, 차별이 어떻게 체화되며 건강 불평등을 낳는지(과학적인 지식의 왜곡까지도 포함해)를 개념화하는 데 유용한 이론적인 통찰을 다룰 것이다. 그 이후에는 차별과 건강을 연결하는 많은 근거들을 간단히 요약할 것인데, 특히 핵심적인 방법론적 비판과 논의에 집중할 것이다. 여기서 다루는 상당한 양의 예들은 개념적, 방법론적으로 어느 나라에서나 벌어지는 차별에 대해서 적절하게 적용될 수 있을 것이다.

하지만 먼저 염두에 둘 부분은, 차별에 대한 건강 영향을 공부하는 목적은 차별이 건강을 해치기 때문에 '나쁘다'는 것을 증명하는 것이 아니라는 것이다. 불공평하게 사람들을 치료하고, 인권을 짓밟고, 온전하게 표현하고 존엄성을 지키며 사랑하는 삶을 살 가능성을 제약하는 것은 **건강에 대한 영향에 상관없이 옳지 않다**(9.10.13.14). 오히려, 다른 사회적 건강 결정요인을 공부하는 것과 같이, 차별과 건강에 대해서 공부한다는 것은 누가 혹은 어떤 요인이 인구집단의 건강행태와 건강 불평등을 야기하는가 확인(15)하며 이를 위협하는 환경을 교정하고 정책적으로 올바른 방향으로 이끌 수 있게 하는 것이다.

차별: 정의와 패턴

차별의 정의

『옥스퍼드 영어사전』에 따르면(16), '차별하다(discriminate)'란 단어는 나누다, 분리하다, 분별하다라는 뜻을 가진 라틴어 *discriminare*에서 파생되었다. 이런 면에서 '차별'은 단순히 '(마음속으로 생각하든 행동하든) 구분'함을 의미한다. 하지만 주체와 객체로서 사람들이 관여되면, 차별은 새로운 의미를 얻는다. '~에 대해 차별하다'는 '~에 대해 해로운 분별을 하다, 혹은 다른 사람에 비해 비호의적(Unfavorable)으로 구분하다'라는 뜻을 갖게 된다. 다른 말로, 하나의 사회적 집단에 속한 사람들이 그들 바깥의 사람들을 배제하고 차별한다면, 단순한 구분 이상으로 문제가 된다. 대신, 차별하는 사람들은 그들이 차별하는 사람들의 삶에 대해 판단하고 행동으로 제제를 가한다.

해로운 차별의 개별적 의미는 법적 영역에서 명백해지는데, 이는 차별을 위한 혹은 차별에 반대하는 법을 발의하고 강화하는 것으로 나타난다. 법률적으로, 차별은 두 가지 형태로 나타난다. 하나는 데 유레(*de jure*)로, 법에 의해 의무화된다는 뜻이며, 나머지 하나는 데 팍토(*de facto*)로 법률적인 근거는 없으나 관습이나 풍습에 의해 제재되는 것이다. 데 유레의 예로 이는 미국 내에서 백인들이 쓰는 시설이나 서비스 등을 흑인들이 이용하는 것을 금지했던 짐 크로(Jim Crow) 법을 들 수 있으며(17~19), 또한 많은 논쟁이 있었지만 동성애 결혼을 견고히 금지했던 법들을 들 수 있다(20~22). 이에 반해 데 팍토 차별의 일종으로 의학적으로는 동등한 처치를 필요로 하는 사람을 인종이나 성별에 따라 차별적 혹은 부적절하게 치료한 것을 들 수 있다(23, 24).

데 유레 차별이든 데 팍토 차별이든, 차별은 다양한 행위자(actor)로 인해 저질러질 수 있으며, 이런 행위자의 범위에는 국가나 기관(법원에서부터 공립학교까지), 비공립기관(민간 영역의 종사자, 사립학교, 종교기관), 그리고 개인이 포함될 수 있다. 그러나 법적인 혹은 인권적인 측면에서, 관련 기관을 소유하고 있고 그 맥락을 만들어갈 수 있는 국가가 ─허용적이든 금지하는 방향이든─ 차별적인 행위에

표 3.2_ 차별을 금지하는 미국 법률과 국제 인권 법률 문서

미국 법률	국제 인원 법률 문서
미국 헌법	세계 인권 선언(1948)
13차 개정(노예제 금지)(1865)	고용 및 직업상 차별대우에 관한 협약(1958)
14차 개정(적법절차의 원리 보장, 미국계 인디언 제외)(1866)	교육상 차별금지 협약(1960)
	모든 형태의 인종차별 철폐에 관한 국제협약 (1965)
15차 개정('인종, 피부색, 또는 이전 노예 상태' 에 의한 선거 차별 금지)(1870)	시민적 및 정치적 권리에 관한 국제규약(1966)
19차 개정('성별로 인한' 선거 차별 금지)(1920)	여성 차별 철폐 협약(1967)
시민권법(1875)(1883년 미 대법원에서 위헌 선언됨)	인종과 인종적 편견에 관한 선언(1978)
시민권법(1964)	여성에 대한 모든 형태의 차별철폐에 관한 협약 (1979)
선거권법(1965)	아동의 권리에 관한 협약(1989)
공정주거법(1968)	
기회균등법(1975)	
장애차별금지법(1990)	
유전정보 차별금지 법(2008)	
Lilly Ledbetter 공정임금법(2009)	
Matthew Shepard and Kames Byrd 혐오 범죄 방지 법(2009)	
공정선고법(2010)	

자료: Jaynes and Williams(18: pp. 224~38); Tomasevski(14); AHA(176); GINA(177); 미국 정부(178)

핵심적 영향을 끼친다. 이는 차별을 강화하거나 가능하게 하거나 묵과할 수 있으며, 또는 차별을 금지하고 바르게 교정할 수도 있다(표 3.2)(9, 10, 14). 후자의 강력한 예로 남아프리카 공화국의 아파르트헤이트[2] 이후의 헌법 제정에 대해 들수 있다(25). 여기에서는 전 세계의 다른 어떤 헌법보다도 더 포괄적으로 "국가는 불공정하게 직접적 혹은 간접적으로 인종, 성별, 젠더, 임신 여부, 결혼 여부, 민족적 혹은 사회적 출신, 피부색, 성정체성, 나이, 장애, 종교, 양심, 믿음, 문화, 언어, 출생에 의해 차별해서는 안 된다"라고 명시하고 있으며, 개인에 의한 차별도 똑같이 금지하고 있다.

---

2) 옮긴이 주_ 인종분리정책.

그럼에도 불구하고, 남아프리카 공화국의 커져가는 경제적 불평등과 지속되는 인종/민족적 경제와 건강 불평등(26)은 존재한다. 법률에서 현재 존재하는 차별을 폐지하려는 것은 필수적이지만, 법 그 자체로 과거의 차별이 세대 내 혹은 세대 간 미치는 건강과 사회적 영향을 없애고 그동안 축적되었던 부와 권력을 바꾸기란 추가적 개혁이 없이는 불충분하다.

법률적 측면을 살펴보았지만, 차별은 단순히 법률적이라고 할 수 없다. 더 넓게 개념화해 보면, 차별이란 지배와 억압에 의한 사회적 관계를 표현하고 제도화(institutionalizing)하는 것이라고 할 수 있다. 지배계층이 피지배계층을 억압하고 지배계층의 행위를 정당화시키는 이데올로기(주로 지배계층 스스로 '내재된' 우월성을 앞세우며, 억압 대상의 열등성이나 차이 혹은 다름을 언급한다)를 내세우는 것이 핵심이 된다. 『콜린 사회학 사전(Collins Dictionary of Sociology)』에서는 '차별'을 "사회적으로 정의된 구성원 혹은 구성원들의 그룹이 그의/그들의 멤버십에 따라(불공정하게) 다르게 대해지는 과정을 뜻함"(28: p.169)으로 정의하고 있다. 이 정의를 확장해 콘사이스 『옥스퍼드 사회학 사전(Concise Oxford Dictionary of Sociology)』은 차별을 "타인에 대해 사회적으로 갖는 믿음"뿐만 아니라 "지배와 압제의 패턴으로, 권력과 특권에 대한 투쟁의 표현"(29: pp.125~126)으로 정의하고 있다. 다른 말로, 무작위로 불공정한 대우는 차별이 아니다. 오히려 차별이란 사회적으로 구성되고 허가된 현상으로, 이데올로기와 개인과 기관 사이의 상호작용으로 정당화되어 다른 사람들의 박탈을 통해 지배계층의 특권을 유지하는 것이다.

또한 시스템적으로 불공정한 처우에 대한 공통 요소로서, 차별은 누가 누구에 대해 표현되느냐에 따라 형태와 종류가 다를 수 있다. 표 3.1에 요약되어 있듯, 사회학자들이 구분한 형태는 합법적, 불법적, 명백한, 은밀한 차별이 있으며, 또한 제도화된(또는 조직적인), 구조적인(또는 체계적인), 혹은 개인 간(또는 개인적인) 차별이 존재한다(12, 30, 31). 이런 용어의 사용은 차이가 나는데, 제도화된 차별(institutional discrimination)은 국가기관 혹은 비국가기관에 의해 자행된 정책 혹은 시행에서의 차별을 의미한다. 구조적인 차별은 사회가 차별적인 시스템을 재강화(reinforce)(주거, 교육, 취업, 수입, 복지, 신용, 언론, 의료, 범죄자 처벌 등)함으로써 차별적인 믿음과 가치를 강화하고 유포해 차별을 조장하는 것을 말한다(32). 개인 간 차별은 개인 사이에서 직접적으로 인지되는 차별적인 상호작용을 말한다. 이는 기관에서의 역할(예: 피고용인/ 고용인)이나 공공 혹은 개인 영역(예: 매점 주인/손님)에서의 역할에서 일어난다. 모든 경우에 차별을 유지하는 자들은 사회적으로 정의된 피지배층의 사람들에게 불공정하게 행동해 그들의 우위적 관계를 유지하려고 하며, 지배계층으로의 특권을 강화시킨다.

차별의 패턴: 미국의 경우

오늘날의 미국에서의 차별 전체를 논의하는 것은 이 챕터의 범위를 벗어난다. 대신, 차별이 어떻게 건강을 해치는지에 대한 보편성과 배경을 설명하기 위해, 다음에서 간략하게 차별이 사람들의 생활에 스며드는 다섯 가지의 대표적인 방식을 검토할 것이다.

먼저, 표 3.1에서 요약되어 있듯이, 다양한 인구집단이 현재 미국에서 차별을 경험한다. 차별의 대표적인 유형으로 인종, 출신지, 이주민, 성별, 성정체성, 장애, 연령 그리고(보통 그만큼 인식되지는 않더라도) 사회적 지위(20, 31, 33~36)에 의한 차별을 들 수 있다. 비록 이런 유형의 차별들이 각각 그 자신을 정당화하는 이데올로기, 사회적 기반과 법률적 역사(표 3.1)를 가지고 있지만, 이 모두는 종속적인 피지배계층의 개인에게 해를 끼치거나 이들에게 직접적으로 영향을 끼치는 시스템적 불평등이 지배계급의 개인 혹은 공동체 측면에서 존재한다. 두 번째로, 남아프리카 공화국 헌법에 명시된 대로, 그리고 '교차성(intersectionality)'(31, 37, 38)에 대한 사회학적이며 법률적인 작업이 이론적으로 제기된 것처럼, 개인은 여러 형태의 차별을 경험할 수 있다. 예를 들어 백인 여성이 여성으로 인식되어 성차별의 대상이 되는 한편, 유색인종 여성(흑인, 라티나, 아시아인, 태평양인 혹은 미국 원주민)은 성차별과 인종차별 모두에 대상이 될 수 있다. 더욱이 이런 다중 차별은 각각의 유형에 대한 합으로 단순히 치환될 수 없다. 지난 20년 동안 예를 들어서 성적 인종차별에 대한 연구가 많이 진행되었다. 예를 들어, 더 자세히 설명하자면 미국 흑인들을 전체적으로 부정적으로 고정관념화하는 맥락에서

(30, 31) 패트리샤 콜린스가 1990년에 관찰했듯이(39: p.91) 흑인 여성은-흑인 여성이라서-"맘마, 여성 가장, 복지 수혜자, 화끈한 엄마(mammies, matriarchs, welfare recipients and hot mammas)로 정형화되었고, 흑인 남성은-흑인 남성이라서- 범죄자와 강간범의 이미지로 정형화되었다(31, 39). 흑인 남녀에 대한 차별적 표현을 이해한다는 것은 적어도 인종과 성별 모두에 주목해야 하며, 그들의 사회경제적 지위, 섹슈얼리티, 출생지, 연령은 어떤 사회적 집단에서도 그러하듯 밀접한 관계가 있다.

셋째로, 단일하게 혹은 중복으로도, 다른 종류의 차별은 공적인 삶과 개인적인 삶의 모든 영역에 나타날 수 있다. 여기서 모든 영역이라 함은, 필로메나 에세드(Philomena Essed)가 20년 전에 '매일의' 차별(30)이라고 명명한 것처럼, 힘든 일상생활에서부터 덜 빈번하지만 삶을 공포스럽게 바꾸는 증오범죄의 희생자(31, 35)가 되는 것까지를 의미한다.

차별이 있는 일반적인 삶은-종류에 따라서-아침에 집에서부터 일어날 수 있으며, 학교나 집으로 가는 길에서 만나는 군중 속에서, 혹은 쇼핑이나 음식점에서 음식을 먹거나, 공공 행사에 참여하는 것에서도 나타날 수 있다. 차별의 경험은 저녁까지 이어져, 뉴스를 보거나 놀고 있거나 가족들과 함께 있는 동안에도 (30, 31, 33, 35, 36) 차별을 접할 수 있다. 차별을 접하는 전형적인 일상의 시나리오는 아니지만 빈번하게 접하게 되는 차별의 경우로는, 직업에 지원한다거나, 집을 찾는다거나, 모기지나 대출을 받아야 한다거나, 의료 서비스를 이용할 때나 혹은 경찰/공공기관/법률시스템의 영향을 받아야 할 때를 들 수 있다(12, 31, 33~35).

네 번째로, 어떤 차별 경험들은 개인 간에 일어나며 명백할 수 있지만, 어떤 경우에는 잘 드러나지 않으며 제도적 수준에서 일어날 수 있다. 예를 들어, 봉급에서 차별을 받거나, 모기지 승인이 거부되거나, 아파트를 얻지 못하거나, 집을 찾으려는 지역에서 배척을 당하거나 하는 사실은, 고용주, 은행, 집주인, 부동산 직원이 보통의 경우 다른 사람을 어떻게 대하는지를 알고 있어야 판단할 수 있다(1, 12). 전형적으로, 사람들이 불평등의 증거를 제공할 수 있을 때만이 차별에 대해 법원에 소송을 낼 수 있는 것이다. 또 다른 단서는 경제적 불평등의 사회적 패턴

표 3.3_ 미국의 인종/민족적 차별과 건강 불평등의 맥락 분석: 밀접한 사회경제적, 사회정치적, 그리고 구현된 사실들

인종/민족적 불공평 지표	전체 미국 국민	비히스패닉 백인[a]	동양인[b]	히스패닉	비히스패닉 흑인[c]	아메리칸 인디언/알래스카 원주민
부(2011): 순 자산(달러)	68,828	110,500	89,399	7,683	6,314	···
재산(2011): % 빈곤선 이하	15.0	9.8	12.3	25.3	27.6	27.03 (2007~2011)
상근직 봉급과 임금 노동자의 일반적 주당 수입의 중앙값(25세 이상) (2011): 달러	797	825	901	582	643	···
고졸 미만	451	458	448	419	416	
고졸, 대학 미진학	638	663	564	568	538	···
대학, 미 학위	719	743	710	643	611	···
학위 취득	768	95	713	706	624	···
4년제 학위 취득 이상	1,150	1,165	1,124	1,000	958	···
미취업(2011): %	8.9	7.2	7.0	11.5	15.9	14.6
남성 투옥률(2008, 10만 명당)	1,403	727	···	1,760	11,137	···
정치 균등비(2004) (정치 기구 안에서의 % / 전체 인구 안에서의 %)						
— 국회	···	남자 2.28 여자 0.30	남자 0.53 여자 0.00	남자 0.49 여자 0.21	남자 0.84 여자 0.33	···
— 주립 입법부	···	남자 2.04 여자 0.52	남자 0.41 여자 0.15	남자 0.34 여자 0.49	남자 0.89 여자 0.46	···
65세 미만 보험 미가입자(2011): %	17.2	12.9	16.5	31.1	18.8	34.2
영아 사망률(2008), 출생아 1000명 당	6.6	5.5	4.5	5.6	12.7	8.4
75세 이하에서 10만 명당 인년 손실(2010)	6642.9	6545.3	3061.2	4795.1	9832.5	6771.3
자가보고한 상당한 또는 빈약한 건강 상태	10.0	8.4	8.7	13.2	15.0	14.4
중증의 심리적 고통 (2010~2011)[d]: %	3.3	3.2	1.7	4.0	3.7	5.6

주: 생략된 칸은 보고되지 않은 데이터를 의미함. 이것은 부과된 비가시성을 시사하며, 사회적 맥락을 묘사하는 유용한 사회적 사실임.
  a 교육에 따른 수입은 백인에 대해서만, 나머지 다른 데이터는 전부 비히스패닉 백인에 대함.
  b 경제적 데이터와 건강 상태/심리적 고통에 대한 자가보고 데이터는 동양인에 대해서만, 나머지 다른 건강 데이터는 동양인과 태평양 섬 주민들 통합
  c 순자산, 재산, 75세 이하에서 10만 명당 인년 손실은 흑인에 대해서만, 나머지 다른 데이터들은 비히스패닉 흑인에 대함.
  d 18세 이상 성인에서 최근 30일 안에 있었던 심각한 심리적 고통, Kessler 6 scale(범위 = 0-24; 중증의 심리적 고통: ≥ 13)로 측정.
자료: (a) 재산: 미국 인구조사(179); (b) 빈곤: 미국 인구조사(180)와 Macartney et al.(181); (c) 고용: 미국 노동통계국(182); (d) 투옥: 국립보건통계센터(183); (e) 정치균등비: Hardy-Fanta et al.(184); (f) 건강과 건강보험 데이터: 국립보건통계센터(108).

화를 판단해 얻어질 수 있는데, 차별 행위는—제도적 수준이든 개인 간에서든, 명백하든, 불투명하든—대부분 사회적 웰빙과 더불어 경제적 웰빙을 해친다(12, 30~39). 표 3.3에서는 이런 방면을 미국의 인종차별적인 측면에서 서술하고 있으며 인종차별이 부와 가난, 교육, 실업, 건강보험, 감금, 지지 정당에 미치는 영향을 기술했다.

   마지막으로, 차별들을 키우고 정당화하는 적대감의 일부분을 증명하는 하나의 예로 길게 지속된 미국의 인종차별적인 측면을 들 수 있다(18, 40). 시간에 따른 인종적 편견의 감소에도 불구하고, 그 수준은 아직까지 높게 지속되고 있다. 이는 ① 사람들이 부정적인 사회적 태도를 낮게 보고하며 ② 지배계층은 전형적으로 차별이 존재한다는 것을 부정하고(12, 40~42), 특히 만약 있더라도 이는 더 이상 합법이 아니라고 주장한다(예를 들어, 43~45), 이런 점을 고려하고서라도 차별의 수준은 높게 지속되고 있다. 물론, 잭맨(Jackman)이 오랫동안 주장한 것처럼(46), ① 피지배계층의 개인들에게 친근한 느낌을 가지면서 ② 제도적 차별에 대한 책임을 부정하는 것이 결합된 형태의 온정주의는 노골적인 갈등과 부정적인 태도만큼이나 현재 자행되는 차별의 주요한 특징이다. 충격적이게도, 1990년의 일반사회조사(General Social Survey)에서는 미국 백인 중 75%가 "흑인과 히스패닉인들은 백인들보다 복지 혜택으로 살아가려고 한다"라는 생각에 동의했으며, 그중 대부분이 "흑인과 히스패닉인들은 백인들보다 게으르고 폭력 성향을 띠며 똑똑하지 않고 애국심이 적다"라고 응답했다. 2008년 동일한 조사에서 미국 백인의 다수(50% 이상)는 계속해서 백인에 비해 흑인들이 더 게으르다고 응답했으며, 30%는 흑인이 백인보다 덜 똑똑하다고 응답했다(40). 버락 오바마 대통령이 흑인으로서 처음 미국 대통령으로 선출된 직후인 2010년에는 표 3.3에서 보여주는 것과 달리, 48%의 전체 미국 백인들은 "오늘날 백인에 대한 차별이 흑인이나 다른 소수인종에 대한 차별과 같이 큰 문제가 되었다"라는 말에 동의했으며, 이는 공화당원 중 56%에서, 티 파티(Tea Party)3) 지지자 중 62%에서 찬성하는 비율을 보였다(47). 이와는 반대로 70%의 흑인과 68%의 히스패닉 사람들은

---

3) 옮긴이 주_ 미국 극우 성향의 정치 지지 단체.

위의 말에 반대했으며, 민주당원 중 68%도 반대했다(47). 이는 사회의 어두운 한 단면으로서, 몸의 정치학뿐만 아니라 우리가 살아가고 사랑하고 즐기며 병으로 인해 고통 받고 죽는 바로 그 신체와도 연결되어 있다.

건강 불평등의 결정요소로서의 차별을 이론화하기

현재의 근거들과 차별이 건강을 해치는지 연구한 방법들에 대해 리뷰하기에 앞서, 여기서는 나의 비판을 설명하기 위한 이론적 틀을 설명하고자 한다. 내가 설명하는 이론은 질병의 분포에 대한 생태사회학적인 이론이며(4, 6, 48~50) 이는 누가/무엇이 사회적인 건강 불평등을 만들어내는지 다루고 있다.

생태사회학적인 이론을 이용해 차별과 건강 불평등 연구를 이해하기

생태사회학적 이론의 중점은 우리가 문자 그대로 어떻게 생물학적으로 사회학적/생태학적인 노출을 체화하며 이를 통해 인구집단의 건강 분포를 만들어내느냐는 것이다. 사회학적으로 패턴화된 노출이 일으키는 병리학적인 경로가 어떻게 생리학적, 행동학적으로 혹은 유전자 발현을 통해 매개되어 우리 몸 안의 생물학적 시스템, 조직, 세포 수준의 발달, 성장, 조절, 사망에 관여해 질병, 장애, 사망을 일으키는가가 문제가 된다. 이에 반하는 프레임으로, 질병의 원인을 기본적으로 처음부터 내재되어 있는 생물학적인 특성과 질병 발생률의 차이 등으로 설명하는 것이 있다. 이는 오랫동안 건강에서의 인종적인 불평등의 원인으로 논의되어 왔다.

물론, 생태사회학적인 이론으로의 정리(integral)는 과학적인 생각과 실천의 역사에 대한 고통스러운 자각인데, 이는 보건 과학 전문가를 포함한 저명한 과학자들이 차별과 사회적 불평등에 대해 의문을 가지기보다, 그것을 정당화하기 위해 과학적인 프레임을 개발했다는 것이다(4). 건강과 차별에 대한 많은 역학 연구들이 과학적인 인종주의와 우생학, 과학적 성차별주의와 이성애주의를 다루었다

(5, 35, 52~55).

따라서 생태사회적 이론은 노출의 종류와 수준에 따른 체화 및 관여하는 기간과 공간의 확장(예: 시공간적 단위), 역사적 맥락, 노출에 대한 감수성과 저항성에 영향을 미치는 현상에 대한 경로를 명백히 고려할 것을 요구하는데, 이는 마이크로 단위에서부터(예: 선천적인 면역에서의 장내 미생물의 역할) 매크로 단위(예: 건강 불평등을 타파하기 위한 사회적 조직)까지 존재한다. 물론 핵심은 모든 수준에서의 책임(인과적 책임)과 방법(힘과 활동을 할 수 있는 능력)인데, 이는 건강 불평등의 크기뿐만이 아니라 그들이 어떻게 모니터되고, 분석되며, 표명되는가를 포함하기 때문이다. 그러므로 역사에 대한 핵심적인 지식은 필수적이다. 노출과 결과의 역사가 고려되어야 하며, 과학자들이 시간에 따라 어떻게 논쟁해 왔는지, 어떻게 가능한 인과적 연결고리를 제시해 왔는지가 중요하다(4). 여느 과학적 이론에서와 마찬가지로(56), 중요한 점은 대두된 현상의 프레임과 분석에 대한 가이드이며(여기서는 건강과 질병, 장애와 웰빙의 인구 안에서의 분포), 여기에 반응해 현상을 바꿀 수 있는 지식(이 경우, 건강 불평등에 관한)을 연구하고 생산하는 것이다.

그림 3.1은 생태사회적 분석의 요소를 인종차별주의와 건강에 맞추어 도식화했다(4, 8, 57). 제기된 연구주제와 사용된 방법을 모두 이끌기 위해, 그림의 좌측에 표기된 것처럼, 생태사회학적 이론은 불평등한 인종 간의 관계가 단계적이 아니라 동시에 존재함을 보여준다(8, 58). 이는 ① 인종적 우월성을 주장하는 그룹에게 그들이 열등하다고 가정한 그룹에 비해 유리함을 가져다주며, ② 경계 지어진 인종적 그룹을 정당화하는 생물학적 이론을 도출하며, ③ 불평등한 주거/근로 환경을 만들어내어 체화를 통해서 인종차별주의가 생물학적으로 표현되게 만들며, 인종적인 건강 불평등을 가져온다(8, 51). 결과적으로, 차별이 건강을 해치는 데에는 다양한 경로가 있다.

그림 3.1의 우측에는 주요하게 이론화된 경로가 포함되어 있다. 이는 ① 경제적, 사회적 박탈, ② 독극물, 위험, 병원균에의 과도한 노출, ③ 사회적 트라우마, ④ 차별에 대한 건강을 해치는 쪽으로의 반응, ⑤ 해로운 상품의 표적화(targeted)된 마케팅, ⑥ 부적절한 의료, ⑦ (원주민들에게─원주민에게만 해당되는 사항은 아니지만─) 생태계의 파괴와 원래의 땅에서 소외됨(1, 4, 8)이다.

그림 3.1_ 인종차별주의와 건강의 생태사회적 분석: 주요 개념들과 구현 경로

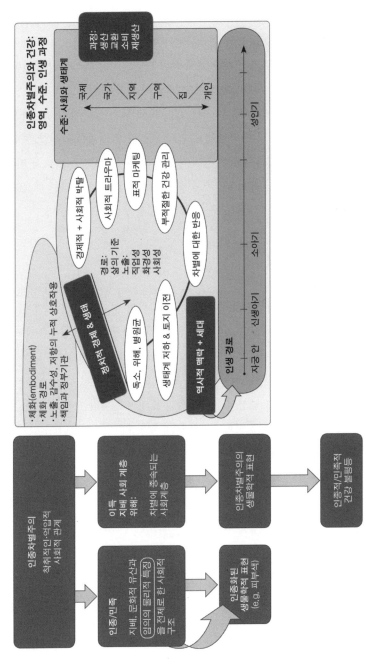

자료: Krieger (1, 4, 8, 48, 57, 58).

더욱이, 생태사회적 이론이 노출, 감수성, 저항성을 동시에 강조하듯, 어떻게 사람들이 개인적으로 혹은 집단적으로 부정의와 그에서 파생되는 건강에 해로운 영향에 저항하고 회복하는지 연구되어야 한다(1, 8, 48). 생애의 어떤 시점에 어떤 수준으로 어떤 경로가 문제가 되고 작동을 하는지는 역사적인 측면이 결정한다. 마치 차별에 대한 표현이 변하듯이, 그들의 체화된 현상도 바뀔 수 있으며, 이는 영향을 받는 건강결과와 그에 따른 건강 불평등의 크기에 관계되어 있다.

요점은, 모든 연구가 모든 경로와 수준 및 시공간적 단위를 측정할 수 없다는 것이다. 오히려 이런 이론적 틀은 잠재적인 인과론적 경로, 구성 요소 및 그 개체, 작용, 측정, 통계분석방법, 타당성을 위협하는 요소, 연구결과를 해석하는 데의 복잡성에 대한 많은 생각들을 구체화하는 데 도움이 되어야 한다.

차별과 구조화된 기회

생태사회학적 이론에서 분명히 언급하듯, 차별의 정도가 보건에 끼치는 영향을 이해하기 위해서는 차별이 개인의 위험과 인구 안에서의 질병률을 동시에 구조화해 건강 불평등에 기여하는 역동적인 인구집단적 현상이라는 것을 개념화해야 한다. 여기서의 인구집단은 단순히 먼저 결정된 그룹이 아닌, 근본적인 사회적 관계에서 시작하고 구성되는 역동적인 관계의 존재라는 것이다(58). '백인' 없이는 '흑인'이 존재하지 않으며, '식민지 지배자' 없이는 '토착민'이 없으며, '이주민' 없이는 '원주민'이 존재하지 않고, '여성' 없이는 '남성'이 존재하지 않으며, '이성애자' 없이는 'LGBT'가 없고, '비장애인' 없이는 '장애인'이 존재하지 않고, '젊은이' 없이는 '늙은이'가 존재하지 않는다. 바탕이 되는 인과적 가정은, 불평등한 사회적 관계 속에서 이러한 사회적 상호 집단은 상대방 집단의 해로운 노출과 건강 상태의 분포를(좋은 쪽이든 나쁜 쪽이든) 만든다는 것이다. 이와 반대로, 자기 정당화를 하는 차별적인 이론들의 논리는 이런 집단들의 차이 및 다른 처치는 타고난 차이로 인해 '자연적'이라는 것이다.

차별이 위험을 구조화한다는 이론의 필연적인 결론 중 하나는 양쪽 어디에서든 무작위로 개인을 추출해 이 중 일부를 같은 해로운 인자에 노출시키면, 어떤 그룹에서 추출되었건 간에 노출이 없었던 사람에 비해 이환율이나 사망률이 더 커진다는 것이다. 이는 질병 발생에서 근본적으로 확률이 갖는 역할(59) 및 사회적 집단의 구성원으로서 결정되는 특수한 개인들이 갖는 이질성 모두를 고려하더라도 각 개인의 위험이 같은 크기로 높아진다고 주장하려는 게 아니다. 또한 이는 모든 집단에서의 이환율과 사망률의 차이가 불평등하다는 뜻도 아니다(60, 61). 예를 들어, 전립선이 있는 사람들(남자)만 전립선암이 생길 수 있고, 자궁이 있는 사람만(여자) 자궁경부암에 걸릴 수 있다는 이야기로, 이런 암종에 대해서 성별 연관된 비율의 차이를 구한다는 것은 '차이'이지만, 남녀 사이에는 현저한 사회경제적, 인종적 불평등이 생존율과 사망률에 존재할 수 있다(62). 결과적으로, 예를 들어 불평등한 치료에 있어 차별이 문제가 되는 부분은 구조화된 차이에 기인한 해로운 노출이 아니라, 문제가 되는 사회적 집단 사이에 비슷한 평균 질병 위험을 갖는데도 불구하고 건강결과에서의 차이가 있다는 점이다.

어떻게 차별이 기회를 구조화할 수 있느냐를 도식화하는 것은 확률에 대한 기계적 모델을 제공하기 위해 처음으로 고안되었던 장치를 이용한 교묘한 곡해(ingenious twist)이다(그림 3.2)(58). 이는 프란시스 갈톤(Francis Galton) 경에 의해 고안되었는데, 그는 매우 영향력 있는 영국의 과학자이면서 우생학자였으며, '우생학'이라는 말의 창시자로 유전이 건강 상태와 같은 신체적인 조건이나 '지능'과 같은 정신적인 능력 등 생존 능력에 영향을 끼쳐 근본적으로 '환경'을 이길 수 있었다고 주장했다(54, 63~65). 그의 1889 저서 『자연적 유전(Natural Inheritance)』에서는, "총알이 튀어가는 대로의 자연적 현상을 아주 잘 묘사한 기구"를 고안했다(그림 3.2 참고). 이는 표면이 핀으로 촘촘히 박혀 있는 합판 아래의 깔때기로 총알을 쏟아, 각각의 탄알이 골고루 아래의 상자에 분포하도록 하는 것이다.

갈톤은 그가 실제로 만들진 않았지만(65) 이 기구를 '퀸컹스(Quincunx)'라고 명명했는데, 이는 총알을 비껴나가게 하는 이 핀의 패턴이 나무를 심어놓은 모양(당시 영국 귀족 사이에 유행하던 모양)과 비슷해서였다(65). 여기서 주목할 점은, 동일한 총알이 같은 지점에서 시작했다고 할지라도, 하강하면서 어떤 각도로 핀과 상호작용하느냐에 따라서 각기 다른 상자로 들어갈 수 있다는 것이다. 각각의 상자에 총알이 쌓이는 것은 각각의 가능한 경로의 수(예: 가능도)를 나타내었다. 갈

그림 3.2_ 인구 분포 생산: 구조화된 기회

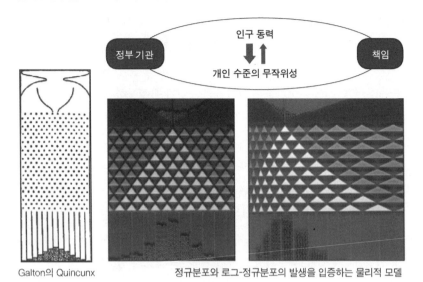

Galton의 Quincunx   정규분포와 로그-정규분포의 발생을 입증하는 물리적 모델

자료: Krieger(58); Galton(63); Limpert 등(66) (허가 후 재수록함).

톤은 이 총알들이 정규분포하게끔 핀의 패턴을 만들었다. 그의 결론은? 이 기구가 말해주었다(63: p.66):

> …… 우주의 질서가 '빈도와 오차의 법칙'으로 탁월하게 나타났다. 이 법칙을 그리스인들이 알았더라면, 그 법칙은 그리스인들에 의해 개인화되고 신성화되었을 것이다. 이는 강렬한 혼돈 속에서 고요하고 겸손하게 군림하고 있다. 폭도가 거대해질수록, 명백한 무정부주의가 나타날수록 완벽하게 동요한다. …… 각각의 요소들은 미리 결정된 적재적소에 분포해 정확하게 맞춰 적응한다.

갈톤에게는 관찰된 분포가 각 '요소'(여기서는 총알)의 내재된 특성을 반영하는 것이었다. 이는 정규분포를 만들기 위해 만들어진 핀의 배열에 관여한 자신의 역할은 신경 쓰지 않은 추론이었다.

그러나 한 세기가 조금 지나서 다른 물리학자들은 갈톤의 '퀸컹스'를 똑같이 만드는 것(65)에서 더 나아가(66), 한 개는 정규분포를 하도록, 또 하나는 로그-정규분포를 하도록 두 개의 기구를 만들었다(그림 3.2). 그들의 기구들이 분명히 말해주듯, 분포를 결정짓는 것은 '요소'들의 고유한 특성이 아니라 깔때기와 핀들의 모양과 배치라는 것이다. 이 모두가 어떤 총알이 핀들 사이를 통과할 수 있는지, 어떤 방향으로 나아가는지를 결정한다.

여기서 주는 교훈은 분명하다. 구조를 바꾸는 것은 동일한 객체라고 하더라도 결과가 벌어질 확률을 바꿀 수 있다는 것이며, 이는 인구집단의 분포도 바꿀 수 있다. 이는 인구집단 안에서 (개인) 확률의 변이를 가져올 수 있으며, 또한 집단 사이의 분포(율)의 차이를 동시에 가져올 수 있다는 것이다(58, 59). 이런 '구조화된 확률'의 이해는 인구집단의 차이가 완전히 결정주의(determinism) 혹은 확률 하나에 의존한 것이 아니라는 것을 말해주며, 대신 실생활에서의 인구집단에 대한 이해와 인간을 통해 구조화된 차별과 같은 역사적으로 계승된 인과적 과정에 근거를 둔다.

차별과 건강 불평등: 근거와 활용된 방법들의 현실

간접적, 직접적 개인에 대한 혹은 직접적 제도 수준의 측정 방법: 초기 접근방법 및 차별과 건강을 연결한 근거들(1980년대~2000년)

내가 15년 전에 차별과 건강에 대한 근거들을 처음 검토했을 때, 나는 차별의 건강 영향을 계량화하는 세 가지의 접근방식을 상술했다(그림 3.3). 활용 빈도로 볼 때 가장 빈번한 순서로 ① 개인적 수준에서 추론에 의해 간접적으로 측정, ② 개인적 수준에서 자가보고 차별로 직접적으로 측정, ③ 인구집단 수준에서 제도적 차별에 관련된 측정을 들 수 있다. 추후에 상술하겠지만, 이런 세 가지의 접근방법은 유익하며 서로 보완이 되고 필요하다.

간략히 말해서, '간접적인' 접근으로 연구하는 사람들은 차별의 노출에 대한 직접적 자료 없이 지배적인 그룹과 종속적인 그룹 사이의 건강 관련 결과(health

그림 3.3_ 차별의 건강 영향을 연구하는 세 가지 주요 역학적 접근법

a. 간접, 개인 수준에서: '알려진 위험 요인들'이 지배집단과 종속집단 구성원들 사이의 건강결과의 차이를 설명할 수 있는지 조사; 그렇지 않다면, 차별이 잔여 차이에 기여했다고 추론

의사에 의한 차별 → 치료에서의 차이(관찰 가능) → 결과의 차이(관찰 가능)
(관찰되지 않음) 아래의 영향일 수 있음
              - 질병의 중증도
              - 동반 질환
              - 나이
              - 보험 상태
              - 경제적 재원
              - 가족의 지지
              - 환자 '선호도'
               (대개 관찰되지 않음)
               등

b. 직접, 개인 수준에서: 종속집단 중에서, 자가보고한 차별의 경험이 특정한 건강결과와 연관성이 있는지 조사(주: 내포된 노출 측정이나 실험실 세팅에서 비네트를 사용하여 노출을 조정할 수도 있음)

차별   → 위협   → 공포   → 생리적 반응 → 건강결과
(자가보고)   분노   - 심혈관   (관찰 가능)
                  부정   - 내분비
                  등   - 신경
                         - 면역
                          등

c. 제도적, 인구 수준에서: 종속집단 중에서, 인구 수준에서 측정된 차별이 인구 단위의 건강결과 비율과 연관성이 있는지 조사(또는, 데이터가 주어진다면, 다수준 모델을 분석할 수 있고, 인구 수준의 노출이 개인의 위험에 미치는 영향을 추정할 수 있음.

차별   → 거주지의 분리   → 빈곤의 농축,   → 질병 발생률과 사
(관찰되지 않음) (관찰되지 않음)   빈약한 주거의 질,   망률의 증가
                      인구밀도 증가,   (관찰 가능)
                      독성 노출, 서비스나 재화에의
                      접근도 부족,
                      정치적 권한 박탈, 등.

자료: Krieger (1).

outcome)를 비교한다. 만약 이 건강 관련 결과들이 다르다면, 연구자들은 이 관찰된 차이가 '알려진 위험 요인'에 의한 것인지를 결정한다. 만약 그렇다고 생각된다면, 연구자들은 그들의 결과를 차별이 관련된 '위험 요인'의 분포를 어떻게 다르게 만드는지 해석한다. 그러나 만약, 이러한 위험 요인들을 보정하고 난 뒤

에도 차이가 존재한다면, 추가적인 차별의 측면이 이를 설명하는 가능한 요인으로 추론될 것이다[이때에는 측정되지 않은 교란 요인이 없고 관련된 '위험 요인'을 측정하는 데 오류(differential bias)가 존재하지 않는다고 가정한다].

제대로 측정되지 못하고 생략된 변수를 가지고 인과적 추론을 한다는 약점은 잘 알려져 있지만, 두 가지 사항이 '간접적인' 방법을 쓰게 하는 데 영향을 준다. 첫째는 차별에 대한 자료가 개인 간이든 혹은 제도 수준(institutional)이든 인구집단에서의 자료에서 많이 부족하다는 점이다(12). 예를 들어 생체활력징후 기록이나 암등록자료, 국가적인 서베이를 포함한 많은 역학적 연구와 같은 인구집단의 건강에 대한 조사는 차별이 이후의 건강결과에 영향을 끼칠 것이라는 고려 없이 수행된다(1). 이러한 현상 뒤에는 이데올로기적 반감(45)을 넘어서, 차별에 대한 적당한 데이터를 모으기 힘들다는 회의론이 자리한다(1, 12). 그럼에도 불구하고 간접적인 접근방법은 '차악'을 선택하는 측면에서 활용될 수 있다. 왜냐하면 차별에 대한 직접적인 정보가 없더라도 '알려진 위험 요인'(특히 경제적 요인)으로 사회적 건강 불평등을 설명하는 것이 가능한지를 살펴보는 것은 문제를 제기하지 않고 불평등을 분석하지 않는 것보다는 낫기 때문이다.

간접적 접근방법을 이용하는 두 번째 이유는, 첫 번째 이유보다 더 긍정적이며 이 접근법의 핵심적인 강점이 있기 때문이다. 차별의 발생 여부를 따지기 위해 개인뿐만 아니라 다른 사람의 경험에 대해서도 알아야만 하는 경우에 대한 결과를 분석할 때에도 간접적 접근법은 유용하다(1, 12). 예를 들어 의료공급자의 편향된 의료적 결정을 연구한다고 한다면, 오직 진료기록을 통해 간접적인 차별의 통계적 근거를 찾을 수밖에 없고, 의료공급자에게서 직접적으로 자료를 확보하기 어렵다(1, 12, 23).

'간접적인' 접근방식의 유용성을 증명하듯이, 확고한 역학적 근거들은 19세기 중반부터 오늘날에 이르는 시간 동안 이뤄진 연구들의 예를 두고 볼 때, 현재의, 그리고 누적된 빈곤 측면에서의 인종차별이 질병 발생, 생존 및 사망에서의 불평등의 상당 부분 설명하고 있음을 적시한다(67~74).

이러한 역사적, 사회학적, 경제적 연구(관찰연구 및 실험연구 모두)에 더해서, 이와 같은 연구들은 현재에나 과거에서나 제도 및 개인 간 차별이 그 시대의 수입,

부, 교육에서의 인종적 불평등을 야기했다는 것에 대한 강한 근거를 제시한다. 내가 전에 언급했듯이, 차별의 건강 영향에 대한 간접적 접근방법을 이용한 연구들은 차별이 건강과 질병의 사회적 분포를 결정한다는 데에 대한 필수적이고 강력하며 중요한 근거를 제시한다. 그러나 '간접적' 접근방식을 택한 역학 연구들은 ① 비차별적/차별적 측정 오류(예: 사회경제적 상태나 다른 '위험 요인'에서), ② 다른 관찰된 차이를 설명해야 한다는 면(예: 인종차별에 따른 건강 불평등을 해석할 때 설명이 되지 않고 남아 있는 차이를 인종주의로 설명할지 '인종' 즉, 태생적 차이로 설명할지)에서 한계를 갖는다.

결과적으로, 1980년대의 새로운 세대의 보건학 연구자들은 사람들의 차별에 대한 직접적 경험을 그들의 건강에 관련해 명백하게 측정하기 위해 새로운 방법을 고안했다(1). 정확한 차별의 측정이 불가능하다는 회의적인 시선에 반대로, 전생애적인 개인의 차별에 대한 노출을 측정하는 타당하고 신뢰도 있는 도구들이 강조되었고 개발되었다. 이는 직접적으로 측정하거나 증인을 통해 이루어졌고, 이런 노출에 대한 행동학적, 심리학적, 신체적 반응도 측정했다. 이런 작업이 강하게 추진되었던 배경에는 큰 규모의 실증적 연구에서 쓰기에 적당한 잘 특성화된 '바로 쓰일 수 있는' 타당도가 검증된 사회학적 문헌에서의 도구가 부재했다는 사실이 있다. 대신에, 차별에 대한 대부분의 실증적인 사회학적 연구들은 주로 차별을 견뎌온 사람들의 경험보다는 차별 주동자의 인종주의적 태도에 주목하거나(40, 46, 78), 심리학 연구에서와 마찬가지로 역학 연구로는 변환하기 힘든 심층적 인터뷰 및 질적연구(30, 79~81)를 통해 이루어졌다. 둘째로 이런 류의 기조하에 개발된 도구들은 병인 기간을 고려하지 않았다. 이는 노출과 병리학적 과정의 시작과 질병 출현 사이의 시간들을 고려하지 않았다는 것을 의미하며, 또한 이런 도구들은 어떻게 생물학적 영향이 태내에서 시작되는 생애주기(lifecourse) 하에서 다를 수 있는지도 고려하지 않았다(1, 8, 82, 83).

자가보고된 차별에의 노출에 관련해 분석한 결과로서 가장 많이 연구된 것은 우울증이나 심리적 스트레스와 같은 정신건강이었으며, 두 번째로 빈번했던 것은 고혈압이었다. 이 외의 결과(한 개 이상의 논문에서 다룬 것)로는 흡연과 부절적한 건강관리였다. 전체적으로 이런 연구들은 반복해 높은 자가보고 차별 경험 수준이 나쁜 정신건강과 연관이 있다고 보고했으나, 신체적 건강에 관해서는 더 복잡하고 일관되지 않은 결과들을 보여주고 있다.

더 나아가, 직접 측정법을 실험연구 설계로 확장한 초창기 두 개의 연구에서 미국 흑인이 단순히 화가 난 사람이 나오는 장면에 비해 인종차별주의자가 나오는 영화 장면을 시청한 후 혈압과 심박수가 더 빠르게 오르는 것을 보고했다(84, 85). 지금은(12), 실험연구들이 장단점을 모두 갖고 있다고 본다. 장점은 노출을 통제하고 특정 생물학적 경로를 검정하며 무작위화를 이용해 가능한 교란 요인을 최소화할 수 있다는 것이다. 그러나 이러한 실험실 기반의 연구들은, 연구설계적인 측면에서 ① 오직 짧은 기간의 사회심리학적인 노출을 통제할 수 있으며 (그래서 어떤 경로로 차별이 건강을 해치는지 알지 못하게 되는데, 예를 들어 장기 경기 침체인지 아니면 사회적 배제를 통해서 인지를 알기가 힘들다), ② 즉각적인 반응만을 관찰해 병인으로서의 예측력이 의문시된다는 것이다. ③ 또한 일반화의 문제가 있는데, 실험실에서 사람들을 모집할 때 어떤 선택 편향이 있는지에 따라 달라진다(12).

1990년대 초반부터 쓰이기 시작한 세 번째 접근방법은 오직 인구집단의 수준에서만 측정될 수 있는 노출에 초점을 맞추었는데, 주거지역의 분리와 관련된 것 또는 정부에서의 대의권 등으로 표현되는 인구집단 수준에서 표현되는 권한 부여(empowerment)를 들 수 있다. 이 세 번째 방법을 이용한 초기의 연구들은 미국 흑인들의 질병 이환율과 사망률이 주거지역의 분리뿐만이 아니라[데보이스(DeBois)(69)와 양카워(Yankauer)(86)의 연구] 인종적 정치적 영향력과 지역의 인종에 대한 태도(87~91)와 연관성이 있다고 했다.

연구가 이루어진 당시에 세 가지 종류의 시공간적 타당도에 대한 문제제기는 결과의 해석을 조절하게 했다(1). 특히 노출과 결과 모두 집단 수준에서 측정했던 초기단계 연구들의 경우 집합화 바이어스(aggreational bias)가 문제가 되었다. 지금은 상용화된 다수준분석(92, 93)이 이 시기에는 위의 문제를 해결하기 위해 제기되지 않았으며, 요즘엔 연구의 중점이 관련된 개인 수준에서 데이터를 얻고 맥락화시켜야 한다는 점으로 바뀌었다. 또한 이슈가 되는 것은 노출의 측정이 병인 기간에 그치지 않고 주거공간의 이동성에도 맞추어져야 한다는 것인데, 이는 사회학적 논문에서 폭넓게 다루어졌다(12). 그러므로 시간적인 측면에서 높은 수준의 주거공간의 분리 혹은 타인종에 대한 부정적 태도는 예를 들어 대부분의 사망의 원인이 긴 잠복기를 갖는(예: 심혈관질환 및 암) 성인에서의 총질병사망률로 영향을 판단하기보다 동시대적인 영아사망률 혹은 아동기 질병이환율이나 타살율을 통해 더 견고한 근거를 얻을 수 있다. 그러나 현재 수준의 주거공간 분리가 예전의 수준을 반영하고 주거 이동성에 의해 크게 영향을 받지 않았다면, 결과를 가지고 인과적 추론을 함에 있어(완전히 없지는 않지만) 오류의 정도가 줄어들 것이다.

요약하자면, 차별과 건강에 대한 초기단계의 연구들은 주로 인종적 차별에 주목해 다양한 병리적 경로를 강하게 제시했다. 이는 교육적, 경제적, 직업적, 주거적, 정치적 자원에 대한 접근을 제한하는 방식으로 이루어졌으며, 건강한 환경에서 삶과 일을 영위하는 다양한 옵션을 제한하고 스트레스를 통해 심리적 안녕과 건강행동에 부정적으로 작용해 신체 정신적 질환의 위험을 높였다. 연구의 한계에도 불구하고, 이로 인한 영향의 총합은 차별이 정신과 신체의 건강에 해롭게 작용한다는 가설을 뒷받침해 준다.

오늘날의 연구: 리뷰 논문의 리뷰(2013년 중반까지)

현재의 리뷰 논문에서 언급되는 차별과 건강에 초점을 맞춘 수많은 실증적 연구들(표 3.4: 표의 각주에 있는 서지사항과 검색 전략을 볼 것)에 의하면, 모든 차별의 유형이 그러한 것은 아니지만 21세기 초반에 아주 가파르게 관련 연구의 수가 증가했다. 인종차별을 예로 들자면, 40개의 리뷰 논문이 이를 다루었지만 3개를 제외한 모두가 2000년 이후로 출판되었다. 이들은 모두 합해 350개의 연구를 분석했고, 대부분이 미국 흑인을 대상으로 하는 미국의 연구결과였지만, 유색인종의 이민자들과 미국 토착민을 다룬 연구도 많으며 이제는 라틴아메리카, 유럽, 캐나다, 뉴질랜드, 호주, 일본을 아우르는 연구도 있다. 또한 레즈비언, 게이, 양성애자, 트랜스젠더(LGBT)에 대한 차별을 다룬 논문의 수가 상당수로 증가했으며, 이 주제를 다룬 9개의 출판된 리뷰 논문들은 모두 2000년 이후에 발간되었다. 이들은 50개의 실증적 연구들을 다루었는데, 주로 미국에서 시행된 연구였지만 캐나다, 호주, 유럽 등지에서 시행된 연구도 있다.

성차별과 건강에 대해는 10개의 리뷰 논문이 있으며(한 개를 제외하고 모두 2000년 이후에 출판되었다) 250개의 논문들을 분석했다. 이들은 주로 미국에서 연구된 논문들을 바탕으로 했는데, 이 중 80%가 성적 편견이 의료 이용에 미치는 영향을 분석했다. 여성의 건강에 사회적 불평등을 '성역할'과 '성별 기반 폭력'과의 관계로 재구성하려는 공중보건과 의학적 트렌드를 반영하듯, 성차별, 치우침, 편견으로 검색 시 건강 및 질병 발생과 자가보고된 성차별의 경험과의 관련성을 설명하는 리뷰 논문은 희박하고, 성차별의 노출에 대한 관련된 용어를 사용하거나 측정 도구를 언급하는 문헌은 없었다(94~97). 여성에 대한 폭력과 성적 학대(아동에 대한 학대를 포함)를 주제로 하는 역학 리뷰 논문 중에서 차별에 연관된 용어를 함께 찾자면 추가로 60개 이상의 리뷰 논문을 찾을 수 있다.

이와는 반대로, 장애 및 연령과의 관계 속에서 차별과 건강 영향을 연구한 리뷰 논문 수(4개)나 실증적 연구(3개)는 적다. 이 논문들은 모두 기존의 근거가 적다고 언급했다(물리적, 성적 학대에 대한 연구를 제외하고). 대부분의 리뷰 논문에서 장애인과 노인들의 취업에 대한 차별이 건강을 유지하는 경제적 자원에 영향을 준다고 설명하고 있지만, 성차별에 대한 연구들과 마찬가지로 장애와 노인 모두 의료시스템 이용 격차를 주로 강조하고 있다. 어느 논문들도 이민자에 대한 차별과(다만 이는 인종차별과 함께 다수의 논문에서 논의되었다) 종교적 차별을 중점으로 두진 않았다. 5개의 논문만이 차별의 여러 가지 종류에 대해 다루었는데, 이들 모두 인종, 성별을 포함하고 그중 세 개의 논문은 성적 정체성에 대해, 다른 두 개의 논문은 장애와 나이에 대한 차별에 대해 언급했다.

차별과 건강에 대한 현시대의 실증적 연구들은 다음과 같은 네 가지 특성을 가지고 있다.

1. 대부분의 리뷰 논문과 연구들은 개인 간의 차별을 다루고 있고, 다수의 연구들이 아직도 인종차별을 다루고 있다.
   a. 질병 병인론에 대해, 이 연구들은 차별을 스트레서(stressor)(예: 사회적 트

표 3.4_ 차별 유형에 따른 차별과 건강에 대한 실증적 종설 논문: 1900년 1월 1일~2013년 6월 1일

저자와 년도	차별과 건강에 대해 고찰한 실증적 논문들의 특성		주요 결과들

1) 다양한 타입 (n=5)

Krieger et al. (71), 1993	건강결과	P, M, HB, HC	pp.101~102: "흑인/백인의 질병 발생 차이를 형성하는 사회계층이 뿌리 깊은 중대성을 인지한 것 외에, 몇몇 연구들은 각 사회경제적 계층 안에서의 노골적인 차별을 포함한 다른 형태들이 인종차별주의가 미국 흑인들의 건강에 미치는 부작용들을 연구하기 시작했다." pp.104~105: "여성의 건강과 건강과 관련된 많은 사회적 동료들은 일차적으로 의학과 생의학 연구 모두에서 성차별주의와 함께 고려된다. … 하지만 의학적 개입 외에 비폭력적 형태의 성차별주의(가정 폭력, 성폭행 등이 아닌)가 어떻게 여성의 건강에 영향을 줄 수 있는지를 조사한 역학 연구는 거의 없다."; p.108: "더욱이, '숨겨진 계층'의 손상은 계층에 따른 차별, 배제, 종속이 인종차별주의와 성차별주의와 같은 종류의 정신사회적 트라우마를 생성한다고 시사한다."
	논문 개수	10	
	년도	1984~1991	
	국가	미국	
	연구 디자인	O (9), E (1)	
Krieger (1), 1999/2000	건강결과	P, M, HB	p.311(1999): "가장 흔한 결과(10개 연구)는 우울, 심리적 고통 같은 정신적인 불건강이었다. 두 번째로 흔한 결과(5개 연구)는 고혈압 또는 혈압이었다. 종합적으로, 연구들은 자가 보고한 차별 경험이 높은 수준일수록 더 안 좋은 정신건강과 연관이 있었음을 지속적으로 보고했다; 신체 건강과의 연관성 … 은 더욱 복잡했다."
	논문 개수	20	
	년도	1984~1999	
	국가	미국	
	연구 디자인	O	
Pascoe and Richman (185), 2009	건강결과	P, M, HB, 스트레스 반응	p.531: "각 연구의 기여도를 표본 크기에 따라 가중치를 주어 추출한 134개의 샘플을 분석한 결과, 인지된 차별이 정신과 신체 건강에 명백한 부정적 영향이 있음을 시사한다. 인지된 차별은 유의하게 높아진 스트레스 반응을 생성하고 불건강한 행위에의 참여나 건강한 행위에의 비참여와 연관이 있다."
	논문 개수	134 (메타분석)	
	년도	1986~2007	
	국가	미국, 뉴질랜드	
	연구 디자인	O (119), E (15)	

연구	건강결과	논문 개수	년도	국가	연구 디자인	인용
Sntry and Wren (186), 2012	HC	63	1991~2011	미국	O (50), E (13)	p.137: "건강결과에서 인종, 민족 그리고 성별 불균등은 미국 보건 관리 체계의 주요한 문제이다. 이 불균등들의 원인은 다요인적이지만, 의료공자의 무의식적인 건강 관리 편향이 한 몫을 한다. 틀에 박힌 개인적 수성에 대한 잠재적인 편견적 신념이 그 믿음에 의한 자동적이고 잠재적 반응이나 행동을 야기하였을 때, 무의식적 편향은 발생한다. 이 논문은 무의식적 편향과 그에 따른 차별적 건강결과를 뒷받침하는 증거를 고찰한다."
Goto et al. (187), 2013	M	34	2000~2010	미국, 멕시코, 네덜란드	O	p.445: "차별과 부정적 정신건강결과, 특히 물질 남용, 우울, 그리고 알코올 관련 장애, 사이에 양의 방향으로 통계적 유의한 관련성이 관찰되었다. 연구들의 오직 1/3만이 조사된 관계를 해석할 수 있는 특정한 이론적 체계를 채택했다."

2) 인종 차별, 원주민과 유색이민자 포함 (n=40)

a) 유색인종 성인 (n=16)

— "다양한 타입"도 참고: Krieger et al. (71), 8개 연구; Krieger (1), 15개 연구; Pascoe와 Richman (185), 125개 연구; Santry와 Wren (186), 53개 연구; Goto et al. (187), 27개 연구

연구	건강결과	논문 개수	년도	국가	연구 디자인	인용
Williams and Collins (72), 1995	P, M, HB, HC	6	1984~1993	미국	O	pp.366~367: "인종차별주의는 최소한 세 방향으로 건강에 영향을 줄 수 있다. 첫째, 그것이 사회적 지위를 변형시키고, 그에 따라 인종 간에 사회경제적 상태의 지표들이 불균등해진다. … 둘째, 인종차별은 공공 교육, 보건 관리, 주거, 여가 시설 등과 같은 건강 관련 필요 시설에의 양적, 질적 접근을 제한할 수 있다. 셋째, 인종 차별과 다른 형태의 인종차별주의 경험은 그 부적응으로 폭력이나 중독에 빠지게 될 기능성뿐만 아니라 신체적, 정신적 건강 상태에도 영향을 줄 수 있는 심리적 고통을 유발한다."

Williams and Williams-Morris (188), 2000	건강결과	M	p.243: "... 이용 가능한 과학적 증거는 인종차별주의가 그 부작용으로 정신건강에 세 가지 방법으로 영향을 줄 수 있음을 제시한다. 첫째, 사회적 기관에서의 인종 차별은 불완전한 사회경제적 계층 이동, 필요한 지원에의 차등 접근, 그리고 열악한 주거 환경을 야기할 수 있는데, 이러한 것들은 부정적으로 정신건강에 영향을 줄 수 있다. 둘째, 차별에 경험은 생리적, 정신적 반응을 유발할 수 있고, 이러한 반응들은 정신건강 상태의 부정적 변화를 야기할 수 있다. 셋째, 인종 의식적 사회에서, 부정적 문화 고정관념의 수용은 비판적인 자기-평가를 야기할 수 있는데, 이는 심리적 안녕에 유해한 영향을 줄 수 있다."
	논문 개수	15	
	연도	1987~2000	
	국가	미국, 캐나다	
	연구 디자인	O (지역사회 기반)	
Williams et al. (189), 2003	건강결과	P, M, HB	p.213: "저자들은 인종/민족적 차별과 건강의 인지 간의 관련성에 대한 연구 기반 연구들에서 유해한 실증적 증거들을 고찰한다. 이 연구는 더 한 좋은 신체적, (특히) 정신적 건강 상태를 나타내는 다양한 지표들이 차별과 연관되어 있다고 지적한다. ... 스트레스에 대한 연구는 미래의 차별 평가와 차별이 건강에 변화를 일으키는 기저 과정 및 메커니즘 실험에 대한 중요한 방향성을 시사한다."
	논문 개수	53	
	연도	1988~2002	
	국가	미국, 영국	
	연구 디자인	O (지역사회 기반)	
Schnittker and Mcleod (190), 2005	건강결과	P, M, HB	pp.89~90: "저기보고한 차별은 신체적, 정신적 건강과 유의한 연관이 있다." 이것은 다음과 같은 것들을 포함하는데, "주요 우울", "범불안장애" 그리고 "주관적 건강, 만성적 상태, 장애, 혈압, 다른 심혈관계 위험 요인인데, 후자들에 대한 결과는 복잡하다."
	논문 개수	17	
	연도	1990~2003	
	국가	미국	
	연구 디자인	O	

연구			고찰 내용
Paradies (191), 2006	건강결과	P, M, HB	p.888: "이 논문은 자기보고 인종차별과 건강에 대한 138개의 실증적, 양적 연구 기반 연구들을 고찰한다. 이 연구들은 역압된 인종 집단에 대해 여러 근원수를 보정한 후, 자기보고 인종 차별과 불건강 사이의 연관성을 보여준다. 가장 강력하고 일관적인 발견들은 부정적 정신건강결과 및 건강 관련 행태였으며, 긍정적 정신건강결과, 주관적 건강 수준은 약한 연관성을 보였다. 건강결과와는 약한 연관성을 보였다.
	논문 개수	138	
	년도	1980~2004	
	국가	일차적으로 미국; 또한: 캐나다, 호주, 뉴질랜드, 바베이도스, 도미니카	
	연구 디자인	O (지역사회 기반)	
Williams and Mohammad (192), 2009	건강결과	P, M, HB, HC	p.22: "정신건강 연구는 차별과 건강 문헌에서 지속적으로 두드러진다." p.39: "차별과 건강에 대한 연구는 지속적으로 빠르게 증가하고 있다. 차별 변수는 여러 가지 방법으로 다루어져 있지만, 넓은 범위의 문화적, 국가적 문맥하에서 다양한 인구집단에 대한, 차별과 많은 건강결과의 역관련성이 일관된 것은 인상적이다. 그리고 그 역관련성은 인지된 차별이 질병의 중요한 세 위험 요인이라는 타당성에 신뢰를 더한다."
	논문 개수	115	
	년도	2005~2007	
	국가	미국, 캐나다, 영국, 덴마크, 스웨덴, 네덜란드, 호주 보스니아, 크로아티아, 남아프리카, 뉴질랜드, 호주	
	연구 디자인	O (106), E (9)	
Brondolo et al. (193), 2009	건강결과	P, M	p.74: "인종 정체성이 정신, 신체 건강에 미치는 영향은 복잡하고, 데이터는 인종차, 민족적 정체성 각각이 정신건강에 미치는 영향의 양을 동일하게 뒷받침하지 않는다." p.76: "종합적으로, 양적 문헌은 사회적 지지가 … 정신적 건강 … (또는) 신체 건강에 대한 인종차별주의의 영향을 완충 … 한다는 가설에 대해 최소한의 뒷받침을 제공한다." p.83~83: "아프리카계 미국인들 사이에 분노 억압이 정신생물학적 영향을 다루는 인종차별을 다루는 문헌에서 가장 일관적으로 발견되는 부분이다. 이 자료들은 차별의 면면에서 분노를 억압하는 것이 심혈관 질환 또는 더 강한 혐압 반응과 연관성이 있다고 시사한다."
	논문 개수	24	
	년도	1989~2007	
	국가	미국	
	연구 디자인	O (20), E (4)	

		Brondolo et al. (194), 2011	Brondolo et al. (195), 2012	Shavers et al. (147), 2012	Couto et al. (196), 2012
	건강결과	P	P, M, HB	HC	P
	논문 개수	24	9	58	22
	년도	1984~2010	2002~2009	2008~2011	2000~2010
	국가	미국	미국	미국	미국
	연구 디자인	O	O	O; E	O

p.518: "개인적/개인 간의 인종차별과 고혈압 진단을 연결하는 직접적인 근거는 미약하다. 하지만 개인적/개인 간 인종차별과 24시간 혈압(ABP)의 관계는 좀 더 일관적으로 개인 간 인종차별과 ABP 사이에 양의 연관성이 있음을 보고하고 있다. 내재화된 인종주의와 혈압 간의 직접적인 관련성을 보고한 연구는 없다. 인구 기반 연구들은, 거주지 인종 분리(RRS)와 투약에서, 제도화된 인종차별과 고혈압 발생 간의 연결에 대한 근거를 제공한다. 인종주의는 비만, 낮은 신체활동, 음주와 같이 임증된 고혈압의 위험요소와 관련될 뿐만 아니라 스트레스 노출 및 그에 따른 반응과도 관련성을 보여준다. 그 영향력은 인종주의의 수준에 따라 다르다."

p.359: "그 문헌은 다양한 방법으로 문화적, 제도적, 대인적, 내면화된 인종차별이 동료 관계에 영향을 미친다고 제시한다. 반대로, 동료관계 발전에서의 인종 차별주의와 관련된 영향은 경제 결과와 건강상태의 인종 간 불균등에 기여한다."

p.962: "우리는 보건 관리 체계에서 인종적 차별과 관련된 유병률, 경향, 메커니즘, 제도적 정책과 관행들에 대한 데이터의 중요성을 조사했다. 검색적으로 차별적 보건 관리에 기여할 수 있는 인종/민족에 기반한 차별적 행동, 태도, 편향, 선호들을 기술한 연구들은 꽤 있었지만, 우리는 특별히 미국의 차별이나 유병률이나 경향에 대해 다른 연구들은 찾지 못했다. 또한, 어떻게 제도적 인종차별주의가 인종/민족적 소수인 환자들이 받는 보건 관리에 영향을 주는지에 대해서도 상대적으로 부재했다."

p.956: "이 연구의 목적은 차별과 혈압에 대한 지난 고찰 문헌들을 업데이트하는 것이었다. ... 22개 연구들의 평가에서, 차별과 혈압/고혈압 사이의 연관성은 50번 평가되었다. 20개 이 결과(40%)는 무관련성을 보였고, 오직 15개(30%)만이 전반적으로 양의 관련성을 보여느데 이 중 67%는 통계적으로 유의했다. 높은 차별에의 노출이 낮은 혈압/고혈압과 연관이 있을 수 있다는 8개의 음의 관련성도 관찰되었다."

b) 유색인종 아이들 (n=2)

Pachter and Coll (197), 2009		
건강결과	P, M, HB	p.260: "이 고찰에 대한 연구들은 인종차별주의가 차등적 건강결과와 연관된다고 심리적, 생리적, 생리적 기능에 부정적으로 영향을 줄 수 있다는 것을 보여준다. 더욱이, 그들은 인종차별이 건강 불균등에 기여할 수 있는 부정적인 생물심리적 후유증과, 집단 내의 건강결과 다양성에 기여할 수 있는 차등적 노출과 연관된다는 것을 보여주는 데이터를 제공한다. 이것은 낮은 출산 결과와의 연관성을 증명한 문헌에서 가장 분명하다."
논문 개수	49	
년도	1994~2007	
국가	미국	
연구 디자인	O	

Sanders-Phillips et al. (198), 2009		
건강결과	P, M, HB	p.S176: "... 유색인종의 많은 아이들에 대한 사회적 환경은 무기력함, 불평등, 부당함이 인식을 조성하는 인종 차별의 개인적, 가족적 경험을 포함한다. 반대로, 이 인식들은 생물학적 기능(예를 들어 심혈관, 내분비 기능)과 부모-자식 관계의 질에 영향을 주고, 위험하고 불건강한 행동과 연관된 심리적 고통(자기 멸종, 우울, 분노를 키워 아이들의 건강결과와 웰빙 등에 영향을 줄 수 있다.
논문 개수	20	
년도	1997~2008	
국가	미국	
연구 디자인	O	

c) 아프리카계 미국인 또는 흑인(단독) (n=7)

Wyatt et al. (199), 2003		
건강결과	심혈관계	p.327: "인종차별주의/차별의 인지와 심혈관 질환 사이의 이론적 연결에도 불구하고, 이 연관성에 대해 조사한 인구 기반 연구는 거의 없다. 비록 일관되지 않지만, 연구 결과들은 그러한 관계―특히 고혈압이와―의 가능성을 제시한다."
논문 개수	19	
년도	1984~2003	
국가	미국, 영국, 핀란드	
연구 디자인	O	

			p.62: "인종차별주의와 혈압 수준/고혈압 상태와의 관련성에 대한 데이터는 혼재되어 있다. 이 선구적 연구들은 중요한 통찰력과 지도를 제공하지만, 방법론적 제한점이 그들이 해석력을 제한하고 비일관적이고 상태적으로 약한 결과들을 위한 결과들을 설명한다. 인종차별과 혈압 결과에 대한 종합적인 평가는 아직 이루어지지 않았다. 심혈관계 반응성(CVR) 연구의 결과들은 좀 더 명확하다. 이 연구들은 인종 차별에 대한 급성 노출은 심혈관계 활성도의 증가와 연관되어 있다고 제시한다. 더욱이, 과거의 인종차별 노출은 최근의 CVR에서부터 인종관련 그리고 다른 스트레스 인자들에 영향을 줄 수 있다."
Brondolo et al. (200), 2003	건강결과	심혈관계	
	논문 개수	17	
	년도	1972~2001	
	국가	미국	
	연구 디자인	O (6); E (11)	
Giscombé and Lobel (201), 2005	건강결과	부정적 출생 결과	p.662: "저자들은 부정적 출생 결과들의 이런 차이들에 대한 다섯 가지 설명을 검토했다: (a) 건강 행동과 사회경제적 상태의 민족적 차이; (b) 아프리카계 여성들에서 더 높은 스트레스 수준: (c) 아프리카계 미국인들에서 스트레스에 대한 더 큰 민감성; (d) 스트레스에 대한 기여요인으로서, 또는 스트레스 효과를 가중시키는 요인으로서의 인종차별주의 행동의 영향; (e) 스트레스와 연관된 신경내분비적, 심혈관의, 면역적 과정의 민족 간 차이. 이러한 설명들이 부정적 출생 결과의 민족 간 불균형을 설명하기에 충분하지는 않지만, 각자의 설명은 어떤 정도들이 있다고 이 문헌 고찰은 지적한다. 그러한 요인들이 영향을 공동으로 그리고 상호작용적으로 조사한 연구가 부족하다."
	논문 개수	6	
	년도	1996~2005	
	국가	미국	
	연구 디자인	O	
Mays et al. (202), 2007	건강결과	P, M, HB	p.201: "이 논문에서 우리는 뇌 기능과 생리적 반응이라는 생체 내부 세상에 대해 맥락적 사회 공간이라는 외부 효과로 인한 인종 기반 건강 불균형이 원인을 찾는 새로운 작업을 고찰한다. 이 접근들은 일반적으로 심리학의 학제 간 특성의 성장과 특징적으로로는 인종 관계 분야의 성장을 반영한다."
	논문 개수	27	
	년도	1989~2006	
	국가	미국	
	연구 디자인	O, E	

	Giurgescu et al. (203), 2011	Pieterse et al. (204), 2012	Cuffee et al. (205), 2012
건강결과	부정적 출생 결과	M	심혈관계
논문 개수	10	66 (메타 분석)	15
년도	1996~2009	1966~2011	1990~2010
국가	미국	미국	미국
연구 디자인	O	O	O

Giurgescu et al. (203), 2011 — p.362: "인종 차별의 인식과 조산, 저체중 출산, 조기체중 출산 사이에는 일관된 양의 관련성이 존재한다. 인종차별과 출산 시 수태 기간 사이에는 아무 연관성이 발견되지 않았다."

Pieterse et al. (204), 2012 — pp.5~6: "... 인지된 인종차별과 심리적 고통 사이의 상관성을 무작위 효과 모형을 사용하여 분석한 66개 연구들로부터 종합한 상관성 r = .20, 95% CI [0.17, 0.22] ... 결과들은 출판 편향이 없는 그림과 통계적 뒷받침을 제공했다. ... 표본 종류, 출판 종류, 인종차별 규모의 종류에 대한 중요한 검토 결과의 부족은 미국계 흑인에서의 인지된 인종차별과 건강 사이의 관련성이 매우 확실함을 제시한다."

Cuffee et al. (205), 2012 — p.422: "이 체계적 고찰은 인종 차별과 고혈압 발생 증가와의 연관성을 뒷받침한다. 하지만 그 상황은 단일하지 않다. 보고된 차별과 작은 표본 크기의 천장/바닥 효과 같은 방법론적 도전들은 연구자들로 하여금 중요한 연관성을 찾아내지 못하게 했을 수도 있다."

d) 원주민 (n=2)

	Paradies (206), 2006
건강결과	P, M, HB
논문 개수	65 (원주민 17)
년도	1973~2004
국가	미국, 호주, 뉴질랜드
연구 디자인	O (50); 게임 (15)

Paradies (206), 2006 — 원주민(17개 연구)과 아프리카계 미국인들(48개 연구) 모두에 초점; p.295: "신체적 건강보다는 정신건강결과에 대해 더 강력한 연구 결과들을 보이면서, 위해한 건강 행태뿐만 아니라 다양한 만성질환은 원주민과 아프리카계 미국인들에게 심리사회학적 고통과 연관되어 있었다."

Walters et al. (124), 2011	건강결과	P, M, HB, + 영적	— 미국계 인디언과 알래스카 원주민(AIAN)들의 역사적 트라우마에 초점; p.185: "높은 분율의 AIAN들은 높은 수준의 역사적 상실에 대한 트라우마를 갖고 있고, 이것은 매주, 어떤 경우엔 매일, 토지 기반 트라우마의 영향을 생각하게끔 만든다. 더욱이, 동시대의 트라우마를 통제한 이후, 우리는 토지 기반의 역사적 트라우마 사건들이 정신과 신체 건강에 중대한 영향을 지속적으로 갖고 있음을 발견했다."
	논문 개수	3	
	년도	1999~2011	
	국가	미국	
	연구 디자인	O	

e) 이주민들(동양인과 라틴계, 단순 이주민 그리고 미국의 경우 이주민과 미국 태생 모두 포함) (n=4)

Gee et al. (166), 2009	건강결과	P, M, HB	— 동양인 이주민에 초점; p.130: "논문의 대다수는 신체적 행동학적 문제보다 정신건강 문제에 더 초점을 맞췄다. 대다수의 의뢰된 발견은 정신건강 문제에 대한 것이었지만, 대부분의 연구들에서 차별이 더 안 좋은 건강과 연관이 있다는 것을 발견했다."
	논문 개수	62	
	년도	1960~2009	
	국가	미국, 영국, 캐나다, 뉴질랜드, 호주, 핀란드, 일본	
	연구 디자인	O	
Nadimpalli and Hutchinson (207), 2012	건강결과	P, M	— 동양계 미국인에 초점; p.127: "차별은 7개의 연구에서 우울 증상과 연관이 있었다. 3개 연구는 차별과 심혈관계, 호흡계 상태, 비만, 당뇨 등과 같은 신체적 건강 사이에 연관성을 발견했다. 그 문헌은 자가보고 데이터, 일면 연구, 단면 연구, 일관되지 않은 정의와 차별 측정법 등의 제한점이 있었지만, 결과들은 차별이 동양계 미국인들에서 더 빈약한 건강과 건강 불균등에 대한 중대한 기여 요인이었음을 시사한다."
	논문 개수	14	
	년도	2002~2011	
	국가	미국	
	연구 디자인	O	
Clough et al. (208), 2013	건강결과	HC	— 미국 동양계 이주민에 초점; p.387: "동양계 이주민들에서의 보건 관리 접근성과 질에 대한 문헌으로부터 네 가지 주요한 주제가 나왔다: 의료 서비스 접근성; 환자와 의료인 사이에 언어적 부조화와 건강 소통; 환자들의 건강 관련 믿음과 세계의 문화적 무능함; 보건 관리 세팅에서 인지된 차별."
	논문 개수	7	
	년도	1980~2011	
	국가	미국	
	연구 디자인	O	

Viruell-Fuentes et al. (167), 2012	건강결과	P, M, HB	미국 이주민에 초점; p.2100~2101: "… 비록 일부 결과들이 혼재되었지만, 인지된 차별이 낮은 수준의 신체 및 정신건강과 연관되어 있다는 근거가 더 많아지고 있다. 앙렬의 의료 관리에 대한 반약한 접근성 … 미국에 거주한 기간과 이주 시 나이에 따라 이민자들 언에서 차별과 건강 사이의 연관성의 강도가 다양하다는 것이 나타났다." p.2102: "미국 태생의 인 종화된 집단 같은 일부에겐, 이주민과 민족 거주지에 사는 것은 사회적, 경제적, 거주지 이 동성의 제한된 기회들을 반영한다. … 일부 경우에서 전통적인 도시 이주민 업무 지역이 가 주지는 이민자들에게 지지적인 환경을 제공할 수도 있다." p.2013: "이주민 정책의 건강 영 향에 대한 연구가 거의 없지만, 몇몇 연구들은 이것들의 중요성을 시사한다."
	논문 개수	14	
	년도	2000-2011	
	국가	미국	
	연구 디자인	O	

f) 주거지의 분리와 환경적 인종차별주의(n=7)

Acevedo-Garcia et al. (209), 2003	건강결과	P, HB, 환경 노출	p.216: "대다수의 연구들은 인종적 거주지 분리가 아프리카계 미국인의 건강에 미치는 영 향에 대해 연구했다. … 대다수의 연구들은 흑인·백인 사람들 격차에 대한 아프리카계 미국 인 사망률에 흑인·백인 분리가 미치는 해로운 영향을 드러냈다."
	논문 개수	29	
	년도	1966~2002	
	국가	미국	
	연구 디자인	O	
Brulle and Pellow (210), 2006	건강결과	P, 환경 노출	pp.103-104: "… 많은 지역 사회에서, 환경적으로 위험한 시설 근처에 사는 경향이 있거나 독소 노출로 인한 건강 부담을 더 안고 사는 사람들은 유색인종이나 빈곤충이다."
	논문 개수	13 (인구 기반)	
	년도	1972~2005	
	국가	미국	
	연구 디자인	O	

연구	항목	값	설명
Mohai et al. (211), 2009	건강결과	P, 환경 노출	p.406: "오늘, 수백 개의 연구들이 결론 내리기를, 일반적으로 민족적 수수자를, 원주민들, 유색인들, 빈곤층이 선별화, 군국화, 소비 관행으로 인한 공기, 물, 토양 오염 물질에 대해 더 큰 환경 노출 부담에 직면한다. 환경 인종차별, 환경적 불평등 또는 환경적 부정의처럼 다양하게 알려진 이 현상은 정책 결정자들의 주목을 끌어냈다."
	논문 개수	40(인구 기반)	
	년도	1970~2007	
	국가	미국	
	연구 디자인	O	
Kramer and Hogue (212), 2009	건강결과	P	p.178: "39개 연구는 차별과 건강결과 사이의 연관성을 확인했다. 분리의 건강 영향은 상대적으로 꾸준적이지만 복잡하다. 고립 차별은 좋지 못한 임신 결과 및 흑인의 사망률 증가와 연관이 있지만, 몇몇 연구들은 사회적, 경제적으로 고립된 흑인 주민 연결망이 무리 안에 사는 것의 건강-보호적 효과를 보고한다. 대부분의 연구는 단면 연구였고, 거주 분리 측정방법이 조악했다."
	논문 개수	39	
	년도	1950~2008	
	국가	미국	
	연구 디자인	O	
Landrine and Corral (213), 2009	건강결과	P, HB, HC	p.183: "흑인과 백인 주민들은 흑인과 백인의 건강 지표들을 분리해서 불평등을 설명할 수 있는 방식으로 분리되어 있고 불평등하다. 특히 대부분의 흑인들은 그들이 사회경제적 수준과 상관 없이 흑인 지역에 거주하고 있기 때문이다."
	논문 개수	31	
	년도	2000~2008	
	국가	미국	
	연구 디자인	O	
White and Borrell (214), 2011	건강결과	P, M, HB	p.441: "보고 결과 대부분은 매우 분리된 지역에서의 거주와 해로운 건강결과와의 연관성을 발견하고, 분리의 보호 효과를 제시한 것은 소수였다. 그 문헌은 성인 만성질환과 건강 행태에 대한 조사에 대해서만으로 상당히 제한되어 있다."
	논문 개수	45	
	년도	1950~2009	
	국가	미국	
	연구 디자인	O	

		White et al. (215), 2012
건강결과	HC	p.1278: "점점 더 많은 증거들이 인종적/민족적 거주 분리가 주거지 기반 보건의료 불형평성을 촉발시키는 주요인이라고 시사한다."
논문 개수	13	
년도	1998~2011	
국가	미국	
연구 디자인	O	

g) 방법론적(인종 차별의 자가보고를 측정하는 도구) (n=2)

		Kressin et al. (216), 2008
건강결과	HC	p.697: "우리는 34개의 인종차별주의/차별 측정을 조사했다. 16개는 구체적으로 보건의료 세팅에서의 역동성을 평가했다. 이론에 기반한 측정은 거의 없었다. 대부분 인종 차별의 일반적인 범위에서 조사했고, 특별히 아프리카계 미국인 환자들의 경험에 초점을 맞췄다. 수용할 만한 심리 측정의 속성은 측정 도구들이 절반 정도에 대해 기술되었다.
논문 개수	34 측정	
년도	1986~2007	
국가	미국	
연구 디자인	심리측정	

		Bastos et al. (217), 2010
건강결과	전부	p.1091: "차별이 국제적으로 당면한 주제로써 위치한다는 사실에도 불구하고, 23개(96%)의 등급이 미국에서 개발되었다. 등급 개발이 최초 시도를 기술한 대부분의 연구들(67%, N=16)은 지난 12년 동안 출판되었는데, 등급 개발이나 비교 문화 간 적용에 대한 연구는 부족했다. 심리 측정의 속성은 수용 가능했는데; 16개의 모든 등급은 신뢰도 0.7 이상을 보여주었고, 20개 측정 도구들 중 19개는 당시 고려 중인 구성과 연관되어 기록된 가정들이 최소 75%에 대해 확정해 주었으며, 개념적 차원의 구조는 21개 등급들 중 17개에서 여러 종류의 요인 분석의 방법으로 뒷받침되었다.
논문 개수	24 등급	
년도	1973~2008	
국가	미국 (호주 1개 제외)	
연구 디자인	심리측정	

3) 성별 (n=10)

—"다양한 타입"도 참고; Krieger et al. (71), 2개 연구; Krieger (1), 3개 연구; Pascoe와 Richman (185), 13개 연구; Santry와 Wren (186), 117개 연구; Goto et al. (187), 4개 연구

Swanson (218), 2000	건강결과	P, M, HB	p.77: "성추행 — 원치 않고, 요청되지 않은 언어적 혹은 신체적 행동 — 은 심각한 신체적, 정신적, 행동학적, 경력적 붙이익과 함께 심각한 직업적 스트레스 요인이 될 수 있다. … 대상들은 우울, 불안, 두려움, 죄책감, 부끄러움 등 다양한 정신과적 증상과 두통, 소화기계 장애, 수면 장애 같은 신체적 증상, 사직, 부정적인 직업 태도, 비자발적 실직, 경력 단절 같은 직업 관련 결과들을 보고했다. 여러 연구들은 성추행은 특히 여성들에게 더 해악한 스트레스 인자이며 일반적인 직업의 스트레스 요소로 인한 영향을 넘어 심리적 고통과 결근에 심각한 영향을 줌을 보여주었다.
	논문 개수	7	
	년도	1986-1997	
	국가	미국	
	연구 디자인	O	
Raine (219), 2000	건강결과	HC	p.237: "138개 연구가 다섯 가지 주요 주제를 다루는 것으로 나타났다. 관상 동맥 질환, 신장 이식, 인간 면역 저하 바이러스(HIV)와 후천성 면역 결핍증(AIDS), 정신 질환, 다른 (주로 침습적인) 시술. 대다수(94)는 관상동맥질환을 조사하였다." p.246: "이 연구에는 바이어스가 존재하여 결론을 내기가 힘들 … 심장관상동맥질환 전문가들이 가장 광범위하게 조사한 결과 관상동맥질환이 생길 경우 안지오그래피(혈관조영술)을 받을 수 있는 과정에 성별이 영향을 미침을 언급함. p.247: "… 밝혀진 주제들을 그 자체로 연구 어젠다에서 성별 편향을 반영한다. 밝혀낸 다수의 연구들이 남자의 주요 사망 원인인 관상동맥질환에서의 성 차이를 다룬다. 반면에, 경증 정신질환에 대해 여성 환자가 다수를 차지하는 정신건강에서의 성 차이를 조사한 연구는 거의 없다."
	논문 개수	138	
	년도	1990-1999	
	국가	미국, 영국, 캐나다, 이스라엘, 핀란드, 독일, 스페인	
	연구 디자인	O	

	Govender and Penn-Kekana (220), 2007	LaResche (221), 2011	McDonald (222), 2012
건강결과	HC	HC	P, M
논문 개수	11	58	9
년도	1983~2005	1995~2010	1997~2009
국가	전 세계	미국, 캐나다, 스웨덴	미국, 캐나다
연구 디자인	O	O (55), E (3)	O

Govender and Penn-Kekana (220), 2007: p.4: "혼자 치료자 상호작용에 대한 성별의 영향을 보여주는 증거는 상대적으로 구하거나 만들기 어렵다. 남녀에 따라 다른 치료를 받는다고 기술한 어떤 연구들을 제외하고 대부분의 연구들은 기술적이거나 상대적으로 작은 범위의 개입에 대한 평가이다." p.7: "성적, 생식 건강 서비스는 특히 성별 편향과 차별에 영향을 받는다. ... 이러한 서비스들이 의료 세계에서 어떻게 제공되는지 특별한 주의가 필요요하다." p.35: "실제로 일어나는 많은 성차별은 대부분 무의식적인데, 이것은 의료 종사자와 환자가 모두 속한 사회의 규범을 반영한다."

LaResche (221), 2011: p.1871: "통증에 대한 보건의료 이용의 많은 부분에 있는 성별 격차는 여성에서의 더욱 심한 강도의 통증 경험으로 일부 설명된다. 통증 강도는 치료에 영향을 주는 주요한 요인으로 보이는데, 특히 급성 통증에 대한 약물 처방이 그렇다. 하지만 임상의사를 개인의 성별뿐 아니라 그들의 성별 고정관념은, 좀 더 지속적인 통증 문제에 대해서는 진단과 치료 결정에 있어서 영향을 주는 것으로 나타났다."

McDonald (222), 2012: p.4: "연구들은 지속적으로 성추행의 피해자들이 다양한 타입의 심각한 부정적 심리, 건강, 직업 관련 결과들을 겪는지 조사한다. 정신적, 신체적 건강결과는 짜증, 불안에서 분노, 무력감, 모욕, 우울, 외상 후 스트레스 장애 등까지 이른다."

4) 성적 지향성/정체성 (이성애주의): 반-레즈비언, 게이, 양성애, 트랜스젠더 (LGBT) (n=9)

— "다양한 타입"도 참고: Krieger (1), 3개 연구; Pascoe and Richman (185), 137개 연구; Goto et al. (187), 6개 연구

Williamson (223), 2000	건강결과	M	— 레즈비언과 게이만 포함; p.103: "HIV와 AIDS를 포함한 연구는 내면화된 호모포비아/성별의 측정과 개념화 사이의 관련성을 시험하는 가장 큰 지식의 본체를 대변한다. 그 연구는 복합적인 결과를 보여줬다."
	논문 개수	11	
	년도	1990~2009	
	국가	미국; 호주	
	연구 디자인	O	
Dean et al. (224), 2000	건강결과	P, M, HB, HC	— LGBT 포함; p.103: "호모포비아와 이성애주의는 부적절한 평가, 치료, LGB(레즈비언, 게이, 양성애자)의 건강 문제 예방에 대해 어떤 역할을 한다. LGB 개개인들은 주거, 고용, 기본 시민권에서의 차별에 고통 받는다. … 트랜스젠더들이 낙인, 폭력, 사회적 태도, 성별 편향에 대한 연구는 LGB 인구보다도 더 불가능하다. 예비 결과들과 기존 연구들은 위의 문제들이 트랜스젠더들에게는 더욱 심각할 수 있다고 시사한다."
	논문 개수	9	
	년도	1989~2005	
	국가	미국	
	연구 디자인	O	
Meyer (225), 2003	건강결과	M, HB	— LGB만 포함; p.690: "… LGB 개인들은 그들의 소수자적 위치 때문에 과도한 스트레스에 노출된다. … 이 스트레스는 정신 장애에서 과도함을 야기한다."
	논문 개수	14	
	년도	1994~2001	
	국가	미국	
	연구 디자인	O	

		Szymanski et al. (226), 2008	DeSantis (227), 2009	Newcomb and Mustanski (228), 2010
건강결과		P, M, HB	HIV/AIDS	M
논문 개수		42	8	31 (메타분석)
년도		1986~2006	1998~2008	1987~2008
국가		미국, 캐나다, 호주, 영국, 스코틀랜드, 핀란드	미국	미국, 캐나다
연구 디자인		O	O	O

Szymanski et al. (226), 2008

— LGB만 포함; p.542: "실증적 문헌은 내면화된 호모포비아의 수준과 성 정체성 발달, 타인에게의 성 지향성 폭로, 커밍아웃 과정의 어려움, 자부심, 우울 심리적 고통, 사회적 지지, 심리사회적 고통, 신체 건강, 친밀한 성관계의 질, 전통적인 성역할 고수, 성평등적 태도, 전통적 종교 신념, 인지된 진로 장벽(레즈비언에서) 사이의 관계를 보여준다. 혼합된 결과들도 보고되었는데, 특히 LGB 개인들에서 물질 남용과 MSM(men who have sex with men)들이 위험한 성 행태에 관련된 것이다."

DeSantis (227), 2009

— 트랜스젠더만 포함; p.366: "많은 MTF(남성에서 여성으로) 트랜스젠더 개인들은 이전의 의료제공자에 의한 차별 경험과 노골적인 언어적 학대 때문에 의료 서비스를 찾지 않는다고 보고했다." p.368: "약 40%의 MTF 트랜스젠더 개인들은 심각한 낙인과 차별을 경험했다. … [그것의 더욱 게이, 레즈비언, 양성애자들이 쥐는 부정적 반응보다 더욱 구심하고 심리적 순성을 준다고 보고되었다. … 이전에 언급한 의료제공자에 의한 낙인과 차별에 더해, 트랜스젠더 여성들은 고용과 관련된 심각한 차별을 경험한다."

Newcomb and Mustanski (228), 2010

— 레즈비언과 게이만 포함; p.1019: "31개 연구는 내면화된 호모포비아와 정신건강 사이의 관계에 대해 메타분석했고(N=5831), 두 변수 사이의 소규모에서 중등도의 종합 효과 크기를 밝혀냈다. … IH와 우울 증상 사이의 관계는 IH와 불안 증상 사이의 관계보다 더 강했다."

5) 장애 (신체적 / 정신적) (n=4)

— "다양한 타입"도 참고: Krieger (1), 17개 연구

Burns (229), 2009	건강결과	M, HC	— 정신 장애에 초점; pp.23-24: "의료 분야에서 정신 장애에 대한 실제적 편견과 인지된 편견은 모두 의료 서비스 접근의 잠재적 장벽이다. … 정신 장애는 비장애인들에 비해 동반된 신체 질환에 대해 불평등한 치료를 받는다."
	논문 개수	6	
	년도	2002~2008	
	국가	미국, 남아프리카, 브라질, 아르헨티나, 캐나다	
	연구 디자인	O	
Thornicroft et al. (230), 2007	건강결과	M, HC	— 정신적 질병에 초점; p.113: "이 논문은 정신적 질병이 있는 사람들이 신체 건강을 관리하기 위해 도움을 청하는 경우가 더 적었고 그들을 대상으로 하는 의료 서비스의 질도 낮은 것과 관련된 요인들을 논했다." p.117: "영국에서 일련의 초점 집단들은 서비스 이용자들에게 노인의 경험에 대해 묻고, 차별을 줄이기 위해서는 어떤 사람들을 교육해야 할지에 대해 물었다. 가장 많이 (2/3의 서비스 이용자에서) 언급된 집단은 주치의(가장 많았지만, 근소한 차이), 학생들, 고용주, 경찰들이었다." p.118: "정신과적 질병을 진단받은 사람들이 … 당뇨나 심장마비에 대해 열등한 관리를 받았다는 강력한 증거가 있다." p.119: "놀랍게도, 서비스 이용자들의 시점에서, 왜 사람들이 예약 시간에 나타나지 않게 되었는지에 대해, 무엇이 그들의 관리에 대한 만족에 영향을 짓는지 이해하기 위해서나, 또는 어떻게 낮으며 차별이 이러한 치료 결정에 영향을 짓는지 밝혀내기 위해서나, 또는 정신질환자들이 그들의 위해한 치료자들에 대해 느끼는 복합적인 감정을 알아보고자 한 연구는 거의 없다."
	논문 개수	12	
	년도	1997~2005	
	국가	미국, 영국	
	연구 디자인	O	

Emerson et al. (231), 2009	건강결과	P, M, HB, HC	— 신체적 정신적 장애인을 포함: pp.8~9: "건강에 대한 차별이 직접적인 영향들을 보인과 리체게 작동에서의 체계적인 장애인 차별이 존재와, 적절한 의료, 사회적 관리에 대한 장애인들의 접근성을 방해하는 직접적 결과들에 의해 일어난다. 첫째, 차별적 체계와 관행들은 장애인들이 사회적 배제에 기여한다. 그 결과로, 장애인들은 불건강과 연관된 삶의 요소들(빈곤, 실업, 사회적 역경, 낮은 조절 낮은 지위, 열악한 주거)에 다른 사람들보다 더 노출되기 쉽다. 둘째, 직접적이고 건강이 장애인 차별주의나 장애인 차별 경험들은 그 사람의 정신, 신체 건강에 부정적인 영향이 있을 것으로 예상된다. 이 논제에 대한 직접적인 증거는 없지만, (인종차별주의나 인종 차별이 보이 과정은 건강에서의 민족적이 불평등을 이해하는 중심으로 알려져 있다."
	논문 개수	5	
	연도	1999~2008	
	국가	영국	
	연구 디자인	O	

6) 나이 (n=3)

Ory et al. (232), 2003	건강결과	P, M, HB, HC	p.164: "연령 차별이 고정관념은 미국 사회에 만연하고 노령층이 심리적 안녕, 신체적, 인지적 기능, 생존에 위해하다." p.166: "의료 서비스에서 연령차별주의는 의사들이, 고령 환자 개개인이 실제로 치료나 약체를 전달받지에 무관하게, 나이 자체에만 근거해서 덜 공격적인 치료를 하는 경향에 의해 생성된다." p.166: "부정적 고정관념에 노출된 고령자들은 기억력, 자기 효능성, 그리고 삶에 대한 의지가 감소되어 있고 스트레스에 대한 심혈관적 반응이 항진되어 있다."
	논문 개수	7	
	연도	1996~2003	
	국가	미국	
	연구 디자인	O, E	
Bugental and Hehman (233), 2007	건강결과	P, M, HB, HC	p.173: "… 다른 이들의 편향된 반응들이 노인들이 ─ 그들이 사회적, 인지적 능숙함을 효과적으로 감소시키는 ─ 스트레스 연관 감정, 호르몬 반응을 조성한다. p.180: "완치 않는 은퇴 높은 이환율과 사망률을 보여준다." p.193: 미국의 영국에서의 노인 학대에 대해, "가장 높은 빈도를 보이는 것은 방치(#1)와 경제적 착취(#2)였으나, 정신적, 신체적 학대는 두 나라에서 다소 낮은 수준으로 발생했다(유사한 비율로). 가장 낮은 빈도는 성적 학대였다."
	논문 개수	16	
	연도	1990~2007	
	국가	미국, 영국	
	연구 디자인	O, E	

Meisner (234), 2012	건강결과	HC	p.69: "대개 미국의 체계를 반영한 이 출판된 논문들로부터, 노화에 대한 임상의사들의 태도는, 매력적 요소에 따라, 복잡하고 어쩌면 아쩌면 부정적이다. … 노화에 대한 태도와 노화에 대한 한 지식에 관련된 적은 수의 연구들은 답을 증가시킨다는 질문을 만들어냈다." p.70: "문헌에 서 유분에도 이러한 주제들의 대부분은 보건의료분야에 지체와 연관된 더 큰 체계적 논점들에서 유래했다. … 보건의료체계의 지역화에 대한 태도, 경제적 자를 보상에 영향을 주는 요소들, 서류 작업은 노화에 대한 태도 자체보다는 노인 관리 태도의 강력한 예측변수일 수도 있다."
	논문 개수	25	
	년도	1971~2009	
	국가	미국, 캐나다, 싱가포르	
	연구 디자인	O	

약어: (a) 건강결과: P = 신체 건강(physical health), M = 정신건강(mental health), HB = 건강 행태(health behavior), HC = 보건의료(health care)
(b) 연구 디자인: O = 관찰 연구(observational); E = 실험 연구(experimental)

검색 프로토콜:

1) 데이터 베이스 검색: Web of Science(2013) and PubMed(2013); 검색은 1900년 1월 1일부터 2013년 6월 1일까지의 비평논문에 대함

2) 논문들은 데이터 베이스에서 'review'로 확인되어야 하고, 다음 포함 사항에 해당될 경우 선택되었다. 건강결과를 분석하기 위해 차별의 측정을 (구조적, 개인적 수준에서) 명확히 개시했거나, 그 밖에 건강 연구에서 차별을 측정하기 위해 사용된 도구들을 평가한 실증적 조사들에 대한 검토를 제공; 개념적 검토들은 포함되지 않았고, 표지된 연구들이 N수는 차별에의 노출과 건강 사이의 연관성에 대한 실증적 연구(배경 연구이나 건강결과과 무관한 차별에 대한 논문은 아닌) 논문만을 나타낸다. 낙인에 대해서만 초점을 맞춘 논문은 포함되지 않았다.

3) 최초 검색: 2013년 5월 31일에 시행되었고, 2000년 1월 1일부터 2013년 5월 31일까지 게재될 논문으로 제한.

주요 검색 용어="discrimination(차별) OR prejudice(선입견) OR bias(편향)" AND "health(건강)" OR disease(질병) OR morbidity(이환율) OR mortality(사망률)" 이라한 주요 용어; 이러한 주요 용어에 추가된 문구는: (a) "racism(인종차별주의) OR racial(인종차별주의) OR race(인종) OR ethnicity(민족성) OR ethnic(민족의) OR indigenous(토착의) OR native(토종의)"; (b) "gender(성) OR sexism(성차별주의)"; (c) "anti-gay(반동성애) OR homophobia(호모포비아0) OR homophobic(호모포비아의) OR transgender(트랜스젠더) OR transsexual(성전환이) OR LGBT OR [sexual(성적) AND minority(소수자)] OR gay(게이) OR lesbian(레즈비언) OR bisexual(양성애자) OR queer(퀴어) OR two-spirit(두 개의 영혼)"; (d) "class(계층) OR socioeconomic(사회경제적) OR poverty(빈곤)"; (e) "disability(장애) OR disabled(장애의)"; (f) "immigrant(이주민) OR xenophobia(외국인의 혐오) OR nativist(원주민 보호주의)"; (g) "religion(종교) or religious(종교적인)"; (h) "age(연령) OR ageism(연령차별주의)".

4) 최초 검토 결과에 따라, 참고문헌에 인용된 관련 논문들을 추가하였고, 또한 2013년 6월 5일부터 2013년 6월 6일까지 논문의 기간을 1900년 1월 1일부터 2013년 6월 1일로 확장하여 두 번째 검색 세트를 시행하였었다.

추가적인 검색 용어들–"prejudice(편견) OR racism(인종차별주의) OR sexism(성차별주의) OR homophobia(호모포비아) OR heterosexism(이성애중심주의) OR ableism(장애인차별주의) OR ageism(연령차별주의)" AND "health(건강) OR disease(질병) OR mortality(사망률) OR morbidity(이환율)"; (b) "prejudice(편견) OR racism(인종차별주의) OR sexism(성차별주의)" AND "Latino(라틴계) OR [African(아프리카계) OR [American(미국인)]] OR Asian(동양인) OR American(미국인) AND Indian(인디언)] OR [Native(토종의) AND American(미국인)] OR Indigenous(토착의) OR minority(소수)" AND "health(건강) OR disease(질병) OR mortality(사망률) OR morbidity(이환율); (c) "prejudice(편견)" AND "gender(성별) OR sex(성) OR disabled(장애의) OR impaired(장애의)]" AND "health(건강) OR disease(질병) OR mortality(사망률) OR morbidity(이환율); (d) " 'residential(거주지의) OR occupational(직업적) AND segregation(분리/차별)' OR "structural(구조적의) AND violence(폭력)" and "health(건강) OR disease(질병) OR mortality(이환율) OR morbidity(이환율) OR disability(장애) OR mortality(사망률)"; (e) "environmental(환경의) OR environment(환경)" AND "racism(인종차별주의) OR justice(정의) OR injustice(부정의)" AND "health(건강) OR disease(질병) OR disability(장애) OR morbidity(이환율)" AND "health(건강) OR morbidity(이환율)"; (f) "incarceration(투옥) OR prison(감옥) OR jail(감옥) OR criminal (범죄의) AND justice(정의)" AND "racism(인종차별주의) OR discrimination(차별)" AND "health(건강) OR disease(질병) OR disability(장애) OR morbidity(이환율) OR mortality(사망률)"; (g) "gender(성별) AND equity(공평)" AND "discrimination(차별) OR prejudice(편견) OR bias(편향)" AND "health(건강) OR disease(질병) OR morbidity(이환율) OR mortality(사망률) OR disability(장애)."

라우마의 종류)로 개념화하며, 이는 관찰연구들에서는 자가보고적 도구를 통해 직접 측정이 된다.

  b. 의료적 치료에 대해 기본적으로 간접법을 이용한다. 관찰된 양 집단에서의 차이가 치료 결정에 영향을 줄 수 있는 알려진 주요 요인(예: 연령, 증상 종류, 질병 단계, 합병중 등)을 고려한 이후에도 남아 있을 때에 차별이 있다고 추론된다.

2. 이와 더불어 주로 이용되며 점점 사용이 증가하는 실험적인 방법은, 병인론적 연구에서는 차별적인 처치에 대해 반응하는 정신신경생리학적 반응이며, 의료 이용 연구에서는 가상 상황(삽화)의 이용과 무의식적 편향에 의한 의료 이용 결정이다.

3. 대부분의 리뷰 논문과 그들이 인용한 논문은 관찰연구든 실험연구든 상관없이 한 가지 종류의 차별에 초점을 맞춘다. 그러나 점점 더 많은 연구에서 특정 차별에 관계없이 '부당한 대우'에 대한 자가보고 데이터를 사용한다.

4. 적은 수의 리뷰 논문이 제도적/구조적 차별을 다루며, 이들은 주로 주거지 분리와 환경적 인종차별주의를 다룬다.

주목할 점은, 현재의 리뷰 저널(표 3.4)들은 초기에 이루어진 연구들과 결론을 같이 한다(1). 특히,

1. 차별과 심리적인 스트레스에 대한 관계는 계속해서 강하게 드러난다.

2. 차별에 대한 노출은 안 좋은 건강 영향에 관계한다는 근거가 점점 늘어나고 있다(예: 담배, 술, 다른 약물들 향정신성 물질의 오남용 및 안전하지 않은 성관계).

3. 차별과 신체적 건강에 대한 연관성에 대한 연구결과는 일관적이지 않고 약하며, 지금까지의 연구는 대부분 심혈관계질환과의 관계에 대해 연구되었다(심혈관계 반응성이 혈압에 대한 결과보다 차별과 더 강한 연관성을 보인다). 몇몇 새로운 연구들은 면역계 및 스트레스 반응성 호르몬 바이오마커에 대해 연구했고, 많은 수의 연구들은 비만과 다른 만성질환 및 감염병에 대해 연구했다.

4. 의료공급자들의 결정이(의식적으로든 무의식적으로든) 편견에 의해 영향을 받을 수 있다는 간접적인 실험적 증거들이 증가하고 있다.

그러나 이런 연구들이 차별이 건강과 웰빙에 미치는 영향을 모두 설명할 수 있는가? 생태사회학적 분석에 의해서 보면 대답은 '아니오'이다. 이후에 그 이유에 대해 서술하겠다.

차별과 건강 불평등에 대한 연구의 심화

건강 연구에서 차별의 구조적 측면을 분석하기 위한 방법론적 도전 과제

표 3.4에서 알 수 있는 놀랍고도 불편한 점은 건강 불평등의 결정 요소로서 구조적 또는 제도적인 차별에 관한 연구가 부족하다는 점이다(3, 81 82). 그러나 전에 논의했듯이, 차별은 개인 간의 만남을 통해 드러난다 하더라도 개인적인 문제는 아니다. 오히려 차별은 역사적으로 종속집단을 희생시키면서 지배집단에 대한 특권을 창출하고 보존하는, 여러 세대를 아우르며 나타나는 확고부동한 사회적 현상들의 핵심에 있다. 결국, 차별이 아무런 기능을 하지 못한다면, 차별을 없애는 일은 아마도 단순할 것이다.

예나 지금이나 국가가 초래한 차별은 특히 우려할 만하다(8). 미국에서의 인종차별을 생각해 보라. 1960년대 중반 시민운동이 일어나면서 미국 연방정부는 결국 합법적인(즉, 법에 근거한) 인종차별을 폐지해야 했기 때문에, 놀랄 것도 없이, 현대 미국에서 진행되는 제도적 인종차별주의와 건강에 관한 대부분의 연구(표 3.4)는 현존하는 차별적인 정책과 관행들, 주로 ① 주거, 교육 및 (덜 흔하게) 직업적 구분과 ② 정치경제적 무력화 및 빈곤에서 드러나는 환경적 인종차별에 중점을 둔다(100).

현행 합법적 차별을 계산: 평생 결과

그러나 사회생태학적 이론이 책임 및 기관의 중요성을 강조함으로써 명시적으로 드러난 현재 연구에서의 중요한 격차는 현대의 합법적 차별에 따른 인종차별화된 건강결과와 관련되어 있다. 이 점을 강조하는 것은 법적으로 인종차별을 하지는 않으나 인종차별적 의도가 깔린 미국 마약과의 전쟁 정책으로 인한 무수한 결과와 그 정책이 건강에 지장을 주는 인종/민족 불평등을 조장하거나 악화시키는 역할에 대한 초기 작업이다(81 101~106). 알렉산더(Alexander)가 설명한 것처럼(107),

> 로널드 레이건(Ronald Reagan) 대통령은 현재의 마약과의 전쟁을 1982년에 공식적으로 선언했고, 그때는 마약 범죄가 상승하지 않고 감소하는 중이었다. 처음부터 그 전쟁은 마약 범죄와는 거의 관련이 없었고 인종 정책의 거의 모든 것과 관련되어 있었다. 마약과의 전쟁은 격리 해제(원래 백인과 흑인들은 서로 지역을 구분해 살았음), 버징(서로 다른 지역의 학교에 다니던 백인과 흑인 학생들을 스쿨 버스로 같은 학교에 등교시키는 행위) 및 소수 우대 정책을 분개하고 두려워하는, 가난하고 노동계급에 속한 백인 유권자들을 끌어들이기 위해, 범죄와 복지 이슈에 대해 인종적으로 코드화된 정치적 호소책으로 대단하고도 성공적인 공화당 전략의 일환이었다. 리처드 닉슨(Richard Nixon) 대통령의 백악관 보좌관 H.R. 할더만(Haldeman)의 말에 의하면, "전체 문제는 정말로 흑인이다. 핵심은 겉으로는 인종차별로 보이지 않지만 이를 알아챌 수 있는 시스템을 고안하는 것이다."

그 결과로, 모든 미국의 인종/민족 집단에서 불법약물 사용 비율이 비슷하다는 상당한 정도의 근거에도 불구하고(101, 108: 표 58), 여러 연구들에서 약물 사용으로 체포되고 유죄를 판결 받을 가능성이 아프리카계 미국인들이 백인 미국인들보다 특히 훨씬 더 높다고 반복적으로 보고했다(101, 103, 105, 109). 예를 들면, 2013년에 발표된 국가 연구에서 흑인과 백인 미국인들이 대마초를 동등한 정도로 사용했음에도 불구하고 흑인 미국인들이 마리화나 소지 혐의로 체포될 확률이 평균 3.7배 높았고, 이러한 초과 위험은 몇몇 지역들(예: 콜로라도주 오레곤)에서 '낮게는' 2.5배였고 다른 지역(일리노이, 아이오와, 컬럼비아 특별구)에서는 5배 이상 높았다(109). 미국에서 구금 비율의 인종적 불평등은 결과적으로 기간 효과뿐만 아니라 코호트 효과도 보여서 1945년에서 1949년 사이에 태어난 30~54세 미국 남성들의 평생 누적 구금 위험은 백인 남성에서 1.4% 흑인 남성에서 10.6%이었으나 1965년에서 1969년 사이에 태어난 사람들의 경우 각각 2.9%와 20.5%였고 1979년 대학 학위가 없는 30~40대 흑인들 중 평생 누적 구금 위험이 12.0%였던 것에 비해 1999년에는 30.2%였다(104). 최근 한 리뷰 논문에서 언급되었듯이 1999년 당시 "흑인 남성 고교 중퇴자 중에서 구금 위험은 60%까지 증가해 왔고, 투옥이 중년기로 가는 길에 통상적인 과정처럼 되었다(104: p.164).

게다가 마약 관련 체포 및 제도적 및 구조적 차별과 관련된 다른 체포에서 나타나는 인종차별의 건강 영향[예: '불심검문' 단속을 위한 인종 프로파일링(2, 32)]은 교도소에서 건강에 좋지 않은 환경에 대한 불리한 노출로 시작하거나 끝나지 않는다(8, 101, 106, 110). 석방된 후, 전과는 많은 미국 주에서 법적 차별을 당하게 되어 투표권과 배심원으로서 봉사할 권리를 상실할 뿐만 아니라 고용, 주거, 교육, 공익 사업과 같이 잘 알려진 건강 결정요인들에 대한 접근을 제한하는 법적 제제를 맞닥뜨린다(101, 103, 105, 110). 대부분의 건강 연구에서 교도소 수감자들을 배제하면 결과적으로 선택 바이어스를 야기하는데, 이는 시민 대상 연구들(대부분의 국가 설문조사를 포함해)에서 인종/민족적 건강 불평등 및 그에 대한 인종차별의 기여 정도를 과소평가하도록 한다(81, 103). 많은 국가들에서 인종차별주의, 구금 위험 및 건강 불평등 사이의 연관성을 고려하면, 이런 우려들은 비단 미국만의 이야기가 아니라 국제적으로 중요하다(111).

미국에서 적극적인 법적 차별의 다른 예들은 성적 취향과 관련이 있다. 연방 세금 혜택을 이성 간 결혼한 부부들에게만 오랫동안 제한적으로 부여하다가(34), 2013년 6월 말경 폐지된(112) 것과 함께, 현재 논란이 많은, 동성애자 간 결혼을 금지하는 미국의 주법[2013년 6월 현재 동성애자 결혼은 36개 주에서 금지되었고, 컬럼비아 특별구를 포함한 12개 주에서 합법이고, 2개 주에서는 허가하지도 금지하지도 않았다(22)]. 그뿐만 아니라 인권법에서 성적 취향에 근거한 보호를 명시적으로 포함하지 않는 주들에서 고용 및 주거에 대한 여전히 합법적인 차별이 쟁점이다 (34, 35). 예를 들면 일련의 연구들에서 다른 관련 공변량들을 통제한 후 정신질환 비율은 ① 성적 취향에 따른 증오 범죄 및 고용 차별에 대해 법적으로 보호하지 않는 주에 거주하는 성소수자(레즈비언, 게이, 양성애자: LGB)들에서 보호를 하는 주에 거주하는 사람들에 비해 더 높았고(113), ② 동성 결혼에 대한 금지를 제도화한 주에서 증가했다(114). 이는 주 차원에서의 권리 보호는 건강 불평등을 줄인다는 것을 함축한다.

다른 많은 국가들에서 이루어지는 동성애자 결혼에 대한 권리(2013년 6월 중순 현재 14개국에서 합법적인)를 포함해 성소수자(레즈비언, 게이, 양성애자, 트랜스젠더: LGBT)의 권리와 관련한 활발한 논쟁들은 여전히 이런 미국의 연구결과들이 다른 나라의 상황에서도 연관되어 있을 가능성을 시사한다.

이전의 합법적 차별에 대한 고려: 세대 내 및 여러 세대에 걸쳐 있는, 긴 역사

역사는 우리 안에서 죽지 않았다. 사회생태이론이 명확히 하듯이, 동시대 노출만 측정하는 것은 건강에 대한 차별의 영향을 희석시킬 가능성이 있다(4, 8, 57). 연령, 기간 및 코호트 효과는 모두 중요하다. 중요한 일례로 1960년대 중반 미국 짐 크로 법률-즉, 19세기 후반과 20세기 초에 제정된 백인 우월주의를 유지하고 투표, 교육, 고용, 보건의료, 주거, 법률 시스템 및 공공시설, 공간, 서비스 및 교통수단 사용에 있어서 합법적인 인종차별(주로 흑인 미국인을 차별의 대상으로 두고 있는데, 흑인뿐 아니라 미국 원주민, 라틴계 및 아시아계 미국인에게도 영향을 주는 차별)을 인가하는 법률-을 폐지한 사례가 있다(17, 19, 98). 성인기 건강과 세대 간 위험 요인의 대물림 측면에서 유년기 생활 여건 및 누적된 불이익의 영향이 크다는 근거들에 비추어볼 때(82, 83, 103, 115), 합리적인 가설은 짐 크로 법과 그 폐지가 즉각적이면서도 지속적인 건강결과를 가진다는 것이다. 짐 크로 법이 50개 주 중 21개 주와 컬럼비아 특별구에서 합법이었고, 나머지 29개 주에서는 사실상 차별이 있던 때에, 2013년 기준 미국에서 태어난 모든 49세 이상의 사람들은 모두 태어났었으며, 69세 이상인 모든 사람들(즉, 사망률이 높은 연령 집단)은 이미 나이가 들어서 그들 삶의 20대 초반을 지나고 있었으며 아마도 그들의 첫 자녀를 가졌을 수도

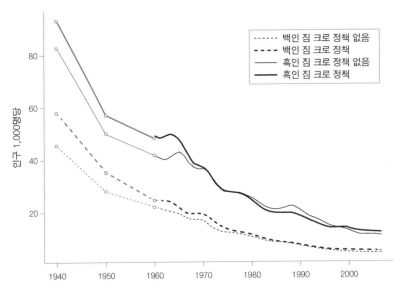

그림 3.4_ 짐 크로 정책 지역과 짐 크로 정책이 없는 곳에서의 미국 흑인과 백인의 신생아 사망률, 1940-1960: 1000명당(3년 평균 이용)

주: 회색 선은 사전에 작성된 미국의 10년 주기 사망률에 기반하고, 검정색 라인은 매년 사망률에 기반함.

자료: Krieger et al.(120).

있다(8).

  지금까지는 아직, 오늘날 인종/민족 간 건강 불평등에 대한 짐 크로 법(또는 법들의 폐지)의 영향을 조사하는 연구들이 많지 않다(8). 그럼에도 불구하고 문자 그대로 손에 잡히는 5건의 해당 주제 관련 연구결과들은 모두 짐 크로 법의 폐지가 흑인 건강, 특히 영아사망률, 일부 건강결과와 관련해 아마도 병원 시설 격리 해제의 즉각적인 영향과 고용 및 생활 조건 향상으로 인해 백인 대비 흑인의 건강 불평등 감소에 유익한 영향을 주었다는 놀라운 증거를 제시했다(116~120). 비록 그렇다 하더라도, 그림 3.4에서 볼 수 있듯이 짐 크로 법의 폐지로 인해 짐 크로 법을 적용하지 않은 주와 비교해 적용했던 주에서 흑인 영아사망율이 같은 정도의 수준으로 수렴하긴 했으나 오늘날까지 지속되는 2배 정도의 초과 위험을 제거하기에는 짐 크로 법 폐지만으로는 불충분했다(120). 토지 몰수를 포함해 현재뿐만 아니라 과거의 불의의 지속적인 관련성에 관한 병렬적인 논증은, 홀로코

스트(Holocaust) 생존자의 자녀들의 건강결과를 이해하기 위해 처음 고안된 개념인(121, 125) 역사적인 외상으로 인해 계속되는 신체 및 정신건강결과에 관한 원주민 건강에 대한 문헌에서 나타난다(121~124).

반대로 짐 크로 법 폐지와 성소수자(LGBT) 차별을 금지하는 법률들의 통과 사례들에서 알 수 있듯이, 차별을 근절하고 바로잡기 위해서는 차별과 건강에 관한 연구 시 사회적 행동 건강에 미치는 영향을 조사하는 것도 마찬가지로 필수적이다. 필자가 게재한 종설에서 언급했듯이(1), 차별과 건강에 관한 연구는 건강과 인권 관련해 빠르게 발전하는 분야의 활동과 연계함으로써 더 나아질 가능성이 있다(9, 10). 예를 들어, 표 3.2에 나열된 국제인권기구의 문서는 국제적으로 규정된 권리의(위반뿐 아니라) 집행이 건강 불평등의 평균 혹은 그 규모 측면에서 인구집단 수준의 건강에 끼치는 영향을 평가하는 데에 중요한 기준을 제공한다.

정책적 관점에서 이는 대중적인 운동과 전문가 조직들이 이러한 인권기구들의 규정에 대한 책임을 갖는 정부 또는 때때로 비정부기구들을 저지할 수 있기 때문에 특히 유용할 수 있다(9, 10, 14). 그러나 이미 언급된 바와 같이 건강에 대한 정치적 결정요인에 관한 역학 연구의 소홀함을 감안할 때, 표 3.4에 포함된 2000년 이후의 종설들 중 어디에서도 인권에 대한 논의가 부족한 문제는 그리 놀랄 만한 것은 아니다(3). 이와 관련하여 단지 몇몇의(주로 환경적 정의와 원주민의 건강에 관련된) 종설 논문들에서 지역사회 조직화와 변화를 위한 사회운동들을 언급했다. 격차는 많이 벌어져 있고, 할 일은 많이 있다.

차별에 대한 개인 수준에서의 노출에 대한 측정 방법: 명시적 및 암묵적 방법

구조적 차별과 건강에 대한 엄밀한 연구가 몹시 필요함에도 불구하고, 추정하는 생물학적 경로의 타당성과 관련한 문제를 해결하는 데에는 개인들의 노출과 그들의 내면화와 관련한 신뢰할 만한 연구가 필요하다(8). 출발점은 개인 수준의 데이터가 단순한 개인 이상이라는—어느 누구도 하루는 '개인적인' 사람으로만 있다가 다른 날은 '인구'의 구성원으로만 있는 사람은 없다는—것을 기억하는 것이다. 개개인은 개인인 동시에 구성원 즉, 둘 다에 해당된다(58). 문제들은 사람들의 물질적이면서 심리적이기도 한 개인적인 경험들뿐만 아니라 그들이 그런 경험들을 평가하거나 향후 위험을 바꾸기 위해 행동하기 위한 기준점들이다. 개인 수준에서 차별을 인지하는 것은 집단 수준의 지식을 필요로 한다(1, 12). 가령, 어떤 부분이 존엄성이 보장되는 진료와 존엄성이 부정되는 진료를 구분하는지에 대한 집단의 인식(12, 126), 또는 임금, 고용 위험 및 의료적 의뢰(medical referrals)와 관련된 경우 다른 사람들이 경험해 온 것에 관한 집단적 지식이 그 예이다. 종설 논문에서 명시한 바와 같이, 개인 수준에서의 차별에 대한 노출을 측정하는 데에는 방법론적 과제들이 있다.

개인 수준에서 명시적(자기보고) 데이터: 측정 영역 및 특성

측정 영역 문제

차별과 건강에 관한 문헌에서는 두 가지 유형의 도구들을 볼 수 있다(표 3.4): ① 다양한 영역에 대한 노출의 명시적 척도, ② 상호 작용이 발생한 곳에 대한 정보가 적거나 없는 상태에서 개인 간 상호 작용의 심리사회적 측면을 강조하는 척도(8). 예를 들어, 인종차별과 관련해, 정신분석 면에서 타당성이 검증되고 널리 사용되는 전자의 관련 예로 학교에서, 취업 및 고용 중, 직장에서, 주택마련 중, 진료 중, 상점이나 식당을 이용하는 중, 신용카드나 은행 대출 혹은 주택담보대출을 구하는 중, 길가나 공공장소에서, 경찰관이나 법정에서 총 9개 영역에서의 차별과 부당한 대우에 대한 그들의 반응을 묻는 ① 차별 경험(Experiences of Discrimination, EoD) 척도나(127, 128), ② 9개 항목 중 여섯 가지 영역(직장, 경찰, 교육, 주거, 은행, 서비스 이용)을 특정한 일상적 차별 척도(Everyday Discrimination Scale, EDS)의 주요 차별 구성 요소가 있다. 또한 EDS의 일부는 다양한 유형의 부당한 대우에 초점을 맞춘 '일상적인 부당 대우'(129)의 척도이며, (10개 항목에서) 상점 및 식당과 관련된 2개 영역을 포함하고 있다.

그러나 최근에는 더 많은 연구자들이 일상적인 부당 대우와 관련해 영역 관점에서 EDS 하위 척도와 연계해 사용하기보다는 후자의 EDS 척도를 그 자체로 사용하기 시작하고 있다(130~134). 그러나 데이터 품질과 예방 및 정책 관점 모두에서 차별이 발생하는 여러 영역에 대해 묻는 것은 노출이 갖는 사회심리적 측면에 초점을 둔 질문들에 대한 대체가 아닌 핵심 보완 요소로서 중요하다. 부분적으로는 영역의 구체화는 질의와 응답을 인지적 근거로 삼기에 중요하고(12), 이론적으로 정보에 근거한 그러한 목록의 비판적 검토가 격차를 밝히고 나아가 포함시킬 만한 잠재적인 새로운 영역[예: 사이버 공간에서의 인종차별(82)]을 밝힐 수 있기 때문이다. 그러나 정신분석학적 고려를 넘어서서 핵심 요소는 정부기관과 책임 소재이다: 직장, 주거, 교육, 보건의료 등에서의 차별처럼 다양한 영역에서 차별이 발생하는 것은 합법적으로 처벌이 가능하고(1, 12, 135), 법적으로 특정할 수 없는 사회심리적 스트레스 요인으로 취급하는 것과는 달리 차별이 어디에서 발생하는지를 아는 것은 이를 종결짓는 것과 관련되어 있다(8).

특성 문제

차별에 대한 노출을 평가하기 위한 현재의 도구는 또한 질문을 하는 방식이 서로 다르다. 주된 두 가지 주요 접근법은 각각: ① [차별 경험 척도와 같이(127, 128)] 일련의 질문들에서 차별에 대해 명시적으로 물어보거나, 또는 ② 부당한 대우에 대해 먼저 물어보고 응답이 있는 경우[일상적 차별 척도와 같이(129)] 인종/민족 또는 그 외의 것들을 묻는 예처럼 그 특성에 대한 추가 질문들을 한다. 십 년 동안 잘 알려졌듯이 이러한 접근은 동등하지 않다(1, 136~138).

인종차별의 경우 이 두 가지 접근 방식의 차이점을 증명하기 위해 2007년 캘리포니아 보건 면담연구(California Health Interview Study)의 새로운 실증자료는 동일하게 표현된 질문들과 분할 표본 디자인을 사용해 설문했다. 그 결과 (인종/민족과 무관한) 부당한 대우에 대한 자가보고율은 인종/민족에 기인한 부당한 대우에 대한 질의 후 인종차별에 대해 묻는 방식보다는 곧바로 인종차별에 대해 묻을 때 그 비율이 훨씬 높고 인종/민족적인 차이는 훨씬 적었다(137, 138). 위 결과의 함의는 (특성과 관련 없이) 부당한 대우는 인종/민족 건강 격차를 설명하는 데 기여하는 바가 적고 또한 인종차별의 건강 영향을 과소평가한다는 것이다. 이를 뒷받침하는 잭슨 하트(Jackson Heart)의 연구(5,301 명의 아프리카계 미국인 참가자)

의 최근 분석들에서는 고혈압의 위험이 일생 동안 차별에 대한 자기보고(인종/민족에 의한 것이든 아니든)가 더 많은 것과 연관되어 있는 반면 차별이 인종/민족에 기인한 것이었을 때는 차별의 부담 정도(그것이 얼마나 스트레스가 많은지를 의미함)와만 연관이 있었으며(특성이 없는) 일상적인 차별과는 관련이 없다는 것을 발견했다(139). 그러므로 실증 연구들 및 종설 논문들이 두 가지 다른 방법을 통해 얻은 결과들을 직접 비교할 수 있는 것처럼 계속해서 다루는 것은 걱정스럽다(표 3.4; 루이스(Lewis) 등(134), 앨버트(Albert) 등(140), 테일러(Taylor) 등(141)). 이러한 발견들에 의해 제기된 더 큰 문제는 자기보고 데이터가 차별 노출을 측정하는 데 적절한지 여부이다.

개인 수준의 암묵적 데이터

자기보고 데이터에 영향을 주는 것으로 잘 알려진 인지 문제를 최소화하고자 하는, 차별과 건강 연구에서 사용하는 더 새로운 연구 방법 중 하나는 암묵적 연관 검사(Implicit Association Test, IAT)로 원래는 편견을 측정하기 위한 방법으로 개발되었다(41, 142~144). 보건의료 제공자의 무의식적인 편견을 측정하고 치료 결정에 미치는 영향을 연구하기 위해 처음으로 건강 연구에 사용되었는데 (145~147), 차별에 대한 노출을 측정하기 위해 IAT를 적용한 동기(그림 3.5)(148, 149)는 차별 대우를 가장 많이 받는 사람들은 그런 경험이 자신의 건강에 영향을 줄 수 있다 하더라도(15), 그렇게 말할 수는 없거나 그렇게 말하려고 하지 않을 수 있다는 우려이다. 두 가지 실증적 근거가 이 가설을 뒷받침한다.

첫째, 심리학자들이 '개인-집단 차별 불일치'라고 언급하는 현상은 모든 개인들이 그들 집단에 비해 더 적은 차별을 경험할 수 없음에도 평균적으로 그들 자신보다는 자신이 속한 집단에 대한 차별을 더 많이 보고하는 것으로 나타났다 (150, 151). 둘째, 몇몇 연구들에서 보다 풍요로운 사람들 사이에서 차별과 건강 간의 선형적인 관계를 관찰했던 반면, 자원이 더 적은 집단에서는 위험도가 중등도 차별을 보고한 사람에 비해 없다고 보고한 응답자들에서 위험이 높았으나 차별이 많다고 보고한 응답자들에서 위험도가 가장 높았다(즉, J 자 모양의 곡선)(152~154). 이와 함께, 이러한 발견들은 차별이 여전히 건강에 악영향을 줄 수

그림 3.5_ 내재적 연관 검사(IAT, Implicit Association Test)와 인종차별 측정에의 활용

차별:	표적 개념 범주화		속성 범주화
개인에 반하여 (IAT-p)	나 나의 나의 것	그들 그들의 그들의 것	학대자 인종차별자 편견자
개인에 반하여 (IAT-g)			표적 희생자 억압된 자

내재적 연관 검사(IAT)는 컴퓨터 기반 반응-시간 기법으로 자기성찰적 접근의 범위밖에 있는 현상을 포착하도록 고안되었음. 이 시험은 특정 항목들을 묶은 두 세트 간의 연관성을 만들어내는 시간을 대조하는데, 예를 들어 '꽃'과 '좋음' 그리고 '벌레'와 '나쁨'을 제시한 후의 반응과, 이후에 반대로 '꽃'과 '나쁨' 그리고 '벌레'와 '좋음'을 제시하였을 때의 반응을 비교하는 것임. 서로 다른 묶음에 대한 평균 매칭 시간의 차이로 IAT 점수를 결정함. 참여자들은 전형적으로 그들이 이러한 연결들을 만든다고 인지하지만, 빠른 반응시간과 실험 구조가 주어진 상태에서는 이것을 조절하지 못함. 500개 이상의 연구가 다양한 버전의 IAT를 사용하였고 확고한 결과들을 얻었음(특히 사회적 바람직함에 대한 연구들에서). 상단에 묘사한 바와 같이 인종차별을 측정하기 위해 개정하였을 때는, IAT 의 두 가지 표적이 있었음. 첫째, 어떤 개인에 대한 차별을 측정하는 방법[IAT-p(for person)이라고 부르는]에서는 나, 나의, 나의 것, 그들, 그들의, 그들의 것이라는 대명사를 이용함. 둘째, 어떤 집단에 대한 차별을 측정하는 방법[IAT-g(for group)이라고 부르는]에서는 흑인과 백인들의 사진을 이용함. 두 방법에서 모두, 속성범주화 단어는: 학대자, 인종차별자, 편견자, 표적, 희생자, 억압된 자였음. 이러한 방법들을 사용해서, 우리는 가해자 혹은 차별의 표적이 될 관련성의 강도 차이를 알아낼 수 있었음.

자료: Carney et al.(148); Krieger(8); Kriger et al.(149).

있다 하더라도 차별에 노출된 그룹, 특히 자원이 가장 적은 사람들에서 차별에 대한 자기보고는 그 노출을 과소평가할 수 있음을 암시하고, 건강에 대한 차별의 영향을 과소평가하는 결과를 초래할 수 있다(1, 8, 57).

말하자면, IAT를 사용해 인종차별에 중점을 두어 노출을 측정했던 처음 두 연구는 ① 암묵적 척도는 자기 표현적 편향(self-presentational bias)이 반영될 수 있어서 명시적 척도를 활용해 관찰했던 개인-그룹 간 차별의 불일치를 찾아내지 못한다는 것과, ② 암시적 및 명시적 척도는 서로 다른 현상을 포착하기 때문에 두 척도 간 상관성은 적고, 자기 표현적 바이어스에 좌우되는 현상들의 암시적 척도와 명시적 척도를 비교한 다른 사회심리학 연구에서 보고한 것과 유사한 정도로 상관관계가 낮다는 것을 이미 보여주었다(148, 149).

두 번째 연구 또한 두 가지 주목할 만한 건강 관련 결과를 보고했다(149). 첫째, IAT와 차별 경험 척도(EoD)에 대한 반응은 흑인 미국인의 고혈압 위험과 독립적으로 관련이 있었다. 둘째, 연령, 성별, 사회경제적 지위(응답자와 부모 모두의 교육 수준), 체질량 지수, 사회적 바람직함 및 불공정한 치료에 대한 반응을 통제한 후 흑인과 백인 참가자를 비교한 모델에서 흑인 참가자의 고혈압 위험은 훨씬 더 높았다(오즈비 = 1.4, 95% 신뢰구간 = 1.0, 1.9). 그러나 초과 위험은 IAT와 차별 경험 척도를 모두 사용해 인종차별에 대한 노출을 추가적으로 보정함으로써 효과적으로 제거되었고 통계적으로 유의하지 않게 되었다(오즈비 = 1.1, 95% 신뢰구간 = 0.7, 1.7). 이러한 예비 결과는 IAT 자료로 자기보고 데이터를 보완한, 차별에 관한 건강 연구의 유용성을 제시한다(8).

여러 유형의 차별에 대한 노출을 구현하기

차별과 건강을 연구하기 위한 보다 비판적이고 통합적인 접근의 필요성을 더 강조하는 것은 튜더 하트(Tudor Hart)의 유명한 의료의 반비례법칙(inverse care law)을 모델로 한 사회생태적 역위험법(ecosocial inverse hazard law)으로(155), "건강에 대한 누적 위험은 영향을 받는 인구집단의 권력과 자원에 반비례하는 경향이 있다"는 것을 사실로 상정한다(156). 문제는 여러 유형의 차별, 박탈 및 기타 유해한 노출들의 누적적 구현이다(8).

여러 유형의 차별을 다루는 표 3.4의 종설 논문들에서 그러한 통합 연구의 필요성을 인지함에도 불구하고, 대부분의 경험적 연구는 여전히 한 번에 한 가지 유형의 차별에 중점을 두거나 그렇지 않으면 위에서 언급한 것처럼 때로는 '부당한 대우'라는 일반 용어로 모든 유형을 한꺼번에 묶어버린다. 이 가정에 의문을 제기한 초기 연구들 중에는 레즈비언 또는 게이인 아프리카계 미국인들에서 인종/민족, 젠더 및 성적 취향에 대한 위험을 합산해 예측한 것보다 실제 우울증 비율이 더 높음을 발견한 1990년대 중반의 연구가 있었다(157). 최근 미국 유색인종 이민자들이 언어에 기반한 차별을 당할 가능성이 더 높음에도 불구하고 인종 차별 경험이 있다고 보고할 가능성이 가장 적음을 발견한 이민과 차별에 관한 새로운 연구도 또한 관련이 있다(138, 158~164). 실제로 '인종'이 사회적 구조라면 그에 따라 미국 밖에서 태어나고 자란 사람들은 미국에서 인종이 어떻게 생겨나고 인종차별이 어떤지를 알아야 하기 때문에 이 결과는 놀랄 만한 것은 아닐 것이다(158~160). 이 이질적인 결과는(적어도 첫 세대에서 나타나는) '건강한 이민자' 효과의 가능성과 함께(165~167), 모든 종류의 차별과 건강의 영향을 평가할 때 태생을 무시하는 위험을 지적한다. 민족적, 종교적 용어로 다양하게 해석되는 전 세계 여러 나라에서 증가하는 이민자 차별에 비추어볼 때 후자에 속하는 우려는 세계적인 관련성이 있다(167, 168).

그러한 구체화된 접근법이 필요한 이유에 대한 하나의 실증적 예로 2003~2004년 보스턴 권역 여러 직장들에서 미국 및 외국 태생을 모두 포함해 다양한 인종/민족 그룹 중 주로 저소득층 여성과 남성 종사자를 모집한 단면연구인 통합 건강(United for Health) 연구의 데이터에 대한 분석 사례를 들 수 있다(169). 이 연구의 구성원 중 ① 사회경제적 박탈, ② 직업적 위험(화학 물질, 먼지, 연기 및 인간공학적 과로), ③ 사회적 위험(인종차별, 직장에서의 작업 학대 및 성희롱) 그리고 ④ 관계적 위험(즉, 연인 간 폭력 및 안전하지 않은 성관계)에 대한 과도한 노출을 보고했다(170~173). 노동조합원임에도 불구하고, 연구 참여자의 1/3은 최저생활임금(연구 당시 시간당 10.54 달러)보다 적게 벌었고 40%는 미국의 빈곤선보다 낮았으며 흑인과 라틴계는 백인 노동자에 비해 거의 두 배 가까이 빈곤했다(170).

연구 참여자 중 총 85%는 과거 1년 동안 최소한 한 번 이상 직업적 위험에 심각하게 노출되었다고 보고했고, 거의 절반(46%)이 3회 이상 심하게 노출되었다고 보고했으며 17%는 5회 이상이었다고 보고했다. 인종/민족 및 성별에 따라 약간의 차이가 있음에도 불구하고 각 인종/민족-성별 집단의 종사자 대다수는 고도로 노출되어 있었다(171, 172). 동시에 참가자 중 85% 이상이 세 가지 사회적 위험 중 적어도 하나에 노출되었다고 보고했고, 이 세 가지 모두에 대한 심각한 노출은 흑인에서 가장 많았는데 이는 20%에서 30%에 달했다(170). 추가 후속 연구에서 흑인 대상자 중 이민자들은, 이민자의 미국 거주 기간이 길어지면서 이러한 차이가 줄어들기는 했으나 동일 그룹 미국인보다 차별을 덜 보고했다(164).
성희롱의 경우 성적 관심이라는 부가적인 사회적 범주가 연관되었다. 구체적으로, 레즈비언, 게이, 양성애자, 트랜스젠더 종사자들은 동일 그룹 이성애자보다 2배나 많은 성희롱을 신고했다. 게다가 각 인종/민족 그룹 내에서 약 1/3의 남성이 연인 간에 폭력을 행사한 적이 있다고 보고했고, 여성의 약 1/3은 그런 폭력의 대상이 되었다고 보고했다(170).

심각한 심리적 고통에 대한 분석에서 볼 수 있듯이, 위험에 대한 정확한 그림을 얻으려면 모든 사회적 위험을 함께 고려할 필요가 있다. 연구결과들에 따르면, 한 가지 유형의 위험에 대한 데이터만 포함한 분석은 다른 유형의 위험을 고려하지 않음으로써 편향된 위험 추정치를 산출했다. 게다가, 세 가지 위험 요인을 모두 포함한 분석에서는 다른 노출과는 독립적으로 인종차별에 의한 위험이 특히 높았다(173).

차별과 건강 불평등에 대한 엄밀한 과학 연구를 위하여

이 장에서 살펴보았듯이, 결론적으로 차별과 건강 불평등에 대한 엄밀한 과학적 연구는 ① 불리한 차별의 착취적이고 억압적인 현실에 대한 개념적 명확성, ② 역사적 맥락에서 영역, 경로, 수준 및 시공간적 척도에 세심한 주의, ③ 구조적 수준의 척도, ④ 자기보고 데이터에만 의존하지 않거나 차별을 심리사회적 노출로만 줄이지 않는, 개인 수준의 척도, ⑤ 역사적으로 우발적이고 역동적인 사회 조건의 생물학적 발현과, 차별이 과학 지식 자체의 생산에 얼마나 부정적인 영향을 미칠 수 있는지에 조응하는 구체화된 접근법을 필요로 한다.

단순하게 표현하면, 차별의 건강상의 결과에 대한 역학은, 기본적으로 우리의 사회적 존재와 생물학적 존재 사이의 긴밀한 연관성에 대한 연구이다. 어떻게 우리의 몸과 몸의 정치가 서로 개입하고 뒤엉켜 건강과 질병, 웰빙의 인구집단 패턴을 만들어내는지에 관한 것이다. 차별이 어떻게 건강을 해치는지 연구하기 위해서는, 시대라는 큰 맥락에서는 우리가 연구하는 사람들과 우리 스스로를 함께 놓고서, 잉태부터 죽음까지 차별을 체화할 가능성이 있는 생물학적 경로에 대한 미묘한 차이를 이해할 뿐만 아니라 정교하게 조정된 역사적, 사회적, 정치적 민감성 또한 연구해야 한다. 따라서 특정 국가의 상황에서 유효한 다양한 유형의 차별에 대한 솔직한 평가가 요구되고 이미 활발히 연구되고 있는 주제의 차별 유형(예: 인종차별)뿐만 아니라 연구가 많이 진행되지 않은 차별의 유형(성별, 성정체성, 장애, 나이, 사회계급, 이민 상태, 종교와 관련하여)들—단일 또는 복합적으로—의 건강 영향에 대한 이해를 심화시키는 연구들이 필요하다.

우리 학문의 권리를 얻는 데 감수해야 할 위험은 과학적으로나 실천적으로나 상당하다. 분야의 현황에 관한 이 종설에서 명확히 했듯이, 현존하는 연구는 건강에 대한 차별의 영향에 대해 과장되기보다는 보수적인 추정치를 산출할 가능성이 있다. 부분적으로 개인 간 심리사회적 스트레스로서 차별을 강조해 왔기 때문이고 그 유형이나 영역을 지정하지 않은 채 뭉뚱그려 '부당한 대우'만을 의미하는 노출 척도를 포함해 주로 자가보고 노출 데이터에 의존함으로써 전통적인 바이어스가 커졌기 때문이다. 부수적으로, 구조적 차별의 영향과 이를 종식시키려는 노력에 대한 연구는 매우 부족해 차별의 건강에 대한 부정적인 영향, 사회적 불평등에 대한 기여, 그것이 어떻게 변화될 수 있는지에 대한 이해를 제한한다. "데이터 없이는 문제도 없다"는 오래된 금언에서도 강조하듯이(174), 데이터 그 자체만으로는 건강 불평등을 바로잡을 수는 없지만, 그럼에도 피해를 나타내는 데이터의 부재는 그 자체만으로도 해롭다(1, 4). 보건학 연구자로서 우리의 책임은 차별의 정도와 건강결과, 차별을 근절하는 것이 지니는 생명력 있는 가치를 대중들에게 명확하게 할 목적으로 개념적으로나 방법론적으로도 최선의 과학을 사용하는 것이고, 이는 불평등 구현에서 형평성 구현으로 균형점을 이동시키는 사회 차원의 소임에 대한 기여이기도 하다.

참고문헌

1. Krieger N. Embodying inequality: a review of concepts, measures, and methods for studying health consequences of discrimination. Int J Health Services. 1999;29:295-352. Republished and slightly updated as: Krieger, N. Discrimination and health. In: Berkman L, Kawachi I, eds. Social epidemiology. New York: Oxford University Press; 2000. 36-75.
2. Weiser B, Goldstein J. New York City asks court to vacate rulings on stop-and-frisk tactic. New York Times. 2013 November 10.
3. Beckfield J, Krieger N. Epi + demos + cracy: linking political systems and priorities to the magnitude of health inequities—evidence, gaps, and a research agenda. Epidemiol Rev. 2009;31(1):152-77.
4. Krieger N. Epidemiology and the people's health: theory and context. New York: Oxford University Press; 2011.
5. Longino HE. Studying human behavior: how scientists investigate aggression and sexuality. Chicago: University of Chicago Press; 2013.
6. Krieger N. Got theory? On the 21st c. CE rise of explicit use of epidemiologic theories of disease distribution: a review and ecosocial analysis. Curr Epidemiol Rep. 2013;1(1):1-12.
7. National Institutes of Health. Biennial Report of the Director, Fiscal Years 2008 & 2009. 2010 [June 16, 2013]. Available from: http://www.report.nih.gov/biennialreport0809/.
8. Krieger N. Methods for the scientific study of discrimination and health: an ecosocial approach. Am J Public Health. 2012;102(5):936-44.
9. Gruskin S, Mills EJ, Tarantola D. History, principles, and practice of health and human rights. Lancet. 2007;370(9585):449-55.
10. Grodin M, Tarantola D, Annas G, Gruskin S, editors. Health and human rights in a changing world. New York: Routledge; 2013.
11. World Health Organization Commission on the Social Determinants of Health (CSDH). Closing the gap in a generation: health equity through action on the social determinants of health. Final report of the Commission on Social Determinants of Health. Geneva: World Health Organization, 2008.
12. National Research Council. Measuring racial discrimination. Blank RM, Babady R, Citro CF, editors. Washington, DC: National Academies Press; 2004.
13. United Nations General Assembly. Universal declaration of human rights. Resolution 217A (III), Adopted and proclaimed December 10, 1948.
14. Tomasevski K. Women and human rights. London, UK: Zed Books; 1993.
15. Krieger N, Alegría M, Almeida-Filho N, Barbosa da Silva J, Barreto ML, Beckfield J, et al. Who, and what, causes health inequities? Reflections on emerging debates from an exploratory Latin American/North American workshop. J Epidemiol Community Health. 2010;64(9):747-9.
16. Oxford University Press. Oxford English Dictionary On-line. Available from: http://www. oed.com.ezp-prod1.hul.harvard.edu/.
17. Murray P. States' laws on race and color. Athens, GA: Women's Division of Christian Services; 1950.
18. Jaynes GD, Williams Jr. RM, editors. A common destiny: blacks and American society. Washington, DC: National Academy Press; 1989.
19. Anderson CE. Eyes off the prize: the United Nations and the African American struggle for

human rights, 1944-1955. Cambridge, UK: Cambridge University Press; 2003.

20. Chauncey G. Why marriage? The history shaping today's debate over gay equality. New York: Basic Books; 2004.

21. Erlanger S. Hollande signs French gay marriage into law. New York Times. 2013 May 18.

22. Human Rights Campaign. Marriage Center [June 17, 2013]. Available from: http://www. hrc.org/campaigns/marriage-center.

23. Institute of Medicine. Unequal treatment: confronting racial and ethnic disparities in health care. Smedley BD, Stith AY, Nelson AR, editors. Washington, DC: National Academies Press; 2003.

24. Ruiz MT, Verbrugge LM. A two way view of gender bias in medicine. J Epidemiol Community Health. 1997;51(2):106-9.

25. De Vos P. Appendix I: introduction to South Africa's 1996 Bill of Rights. Netherlands Quarterly of Human Rights. 1997;15:225-52.

26. Sanders D, Chopra M. Key challenges to achieving health for all in an inequitable society: the case of South Africa. Am J Public Health. 2006;96(1):73-8.

27. Bond P. South African people power since the mid-1980s: two steps forward, one back. Third World Q. 2012;33(2):243-64.

28. Jary D, Jary J, editors. Collins dictionary of sociology. Glasgow, UK: HarperCollins; 1995.

29. Marshall G, editor. The concise Oxford dictionary of sociology. Oxford, UK: Oxford University Press; 1994.

30. Essed P. Understanding everyday racism: an interdisciplinary theory. London, UK: Sage; 1992.

31. Rothenberg P, editor. Race, class, and gender in the United States: an integrated study. 7th ed. New York: St. Martin's Press; 2007.

32. Reskin B. The race discrimination system. Annu Rev Sociol. 2012;38(1):17-35.

33. Sargent M. Age discrimination and diversity. Cambridge, UK: Cambridge University Press; 2011.

34. Badgett MVL, Frank J, editors. Sexual orientation discrimination: an international perspective. New York: Routledge; 2007.

35. Vaid U. Irresistible revolution: confronting race, class, and other assumptions of lesbian, gay, bisexual, and transgender politics. New York: Magnus; 2012.

36. Sennett R, Cobb J. The hidden injuries of class. New York: Knopf; 1972.

37. Crenshaw K. Mapping the margins: intersectionality, identity politics, and violence against women of color. Stanford Law Review. 1991;43(6):1241-99.

38. Garry A. Intersectionality, metaphors, and the multiplicity of gender. Hypatia. 2011;26(4): 826-50.

39. Collins PH. Black feminist thought: knowledge, consciousness, and the politics of empowerment. London, UK: HarperCollins Academic Press; 1990.

40. Bobo L, Charles CZ, Krysan M, Simmons AD. The real records on racial attitudes. In: Marsden P, editor. Social trends in American life: findings from the General Social Survey since 1972. Princeton, NJ: Princeton University Press; 2012.

41. Banaji MR, Greenwald AG. Blind spot: hidden biases of good people. New York: Delacorte Press; 2013.

42. Pincus FL. Reversing discrimination: dismantling the myth. Boulder, CO: Lynne Rienner Publishers; 2003.

43. Herrnstein RJ, Murray C. The bell curve: intelligence and class structure in American life. New York: Free Press; 2010.

44. Thernstrom S. Thernstrom A. American in black and white: one nation, indivisible. New York: Simon & Schuster; 1997.

45. Satel SL. PC, MD: how political correctness is corrupting medicine. New York: Basic Books; 2000.

46. Jackman MR. The velvet glove: paternalism and conflict in gender, class, and race relations. Berkeley: University of California Press; 1994.

47. Jones RP, Cox D. Old alignment, emerging fault lines: religion in the 2010 election and beyond —findings from the 2010 post-election American Values Survey Washington, DC: Public Religion Institute; 2010 [June 17, 2013]. Available from: http://publicreligion.org/research/2010/11/old-alignments-emerging-fault-lines-religion-in-the-2010-election-and-beyond/.

48. Krieger N. Epidemiology and the web of causation: has anyone seen the spider? Soc Sci Med. 1994;39(7): 887-903.

49. Krieger N. Theories for social epidemiology in the 21st century: an ecosocial perspective. Int J Epidemiol. 2001;30(4):668-77.

50. Krieger N. Embodiment: a conceptual glossary for epidemiology. J Epidemiol Community Health. 2005;59(5):350-5.

51. Krieger N. Shades of difference: theoretical underpinnings of the medical controversy on black/white differences in the United States, 1830-1870. Int J Health Services. 1987;17(2): 259-78.

52. Ernst W, Harris B, editors. Race, science and medicine, 1700-1960. London, UK: Routledge; 1999.

53. Haller JS. Outcasts from evolution: Scientific attitudes of racial inferiority, 1859-1900. Urbana: University of Illinois Press; 1971.

54. Kevles DJ. In the name of eugenics: genetics and the uses of human heredity. New York: Knopf; 1985.

55. Haraway DJ. Primate visions: Gender, race, and nature in the world of modern science. New York: Routledge; 1989.

56. Ziman J. Real science: what it is, and what it means. Cambridge, UK: Cambridge University Press; 2000.

57. Krieger N. The science and epidemiology of racism and health: racial/ethnic categories, biological expressions of racism, and the embodiment of inequality—an ecosocial perspective. In: Whitmarsh I, Jones DS, editors. What's the use of race? Genetics and difference in forensics, medicine, and scientific research. Cambridge, MA: MIT Press; 2010. p. 225-55.

58. Krieger N. Who and what is a "population"? Historical debates, current controversies, and implications for understanding "population health" and rectifying health inequities. Milbank Q. 2012;90(4):634-81.

59. Smith GD. Epidemiology, epigenetics and the "Gloomy Prospect": embracing randomness in population health research and practice. Int J Epidemiol. 2011;40(3):537-62.

60. Whitehead M. The concepts and principles of equity and health. Int J Health Services. 1992;22(3):429-45.

61. Braveman P. Health disparities and health equity: concepts and measurement. Annu Rev Public Health. 2006;27(1):167-94.

62. Krieger N. Defining and investigating social disparities in cancer: critical issues. Cancer Causes Control. 2005;16(1):5-14.

63. Galton F. Natural inheritance. London, UK: Macmillan; 1889.

64. Galton F. Eugenics: its definition, scope, and aims. Am J Sociol. 1904;10(1):1-25.

65. Stigler SM. Regression towards the mean, historically considered. Stat Methods Med Res. 1997;6(2):103-14.
66. Limpert E, Stahel WA, Abbt M. Log-normal distributions across the sciences: keys and clues. Bioscience. 2001;51(5):341-52.
67. Smith JM. On the fourteenth query of Thomas Jefferson's notes on Virginia. Anglo-African Magazine. 1859;1:225-38.
68. Reyburn R. Remarks concerning some of the diseases prevailing among the freedpeople in the District of Columbia (bureau refugees, freedmen, and abandoned lands). Am J Med Sci. 1866;51(102):364-9.
69. Dubois WEB. The health and physique of the Negro American. Atlanta, GA: Atlanta University Press; 1906.
70. Tibbitts C. The socio-economic background of negro health status. J Negro Educ. 1937;6(3): 13-28.
71. Krieger N, Rowley D, Hermann AA, Avery B, Phillips MT. Racism, sexism, and social class: implications for studies of health, disease, and well-being. Am J Prev Med. 1993;9 (Suppl 6):82-122.
72. Williams DR, Collins C. US socioeconomic and racial differences in health: patterns and explanations. Annu Rev Sociol. 1995;21:349-86.
73. Williams DR, Mohammed SA, Leavell J, Collins C. Race, socioeconomic status, and health: Complexities, ongoing challenges, and research opportunities. Ann N Y Acad Sci. 2010;1186(1):69-101.
74. Shavers VL, Shavers BS. Racism and health inequity among Americans. J Natl Med Assoc. 2006;98:386-96.
75. Fix M, Struyk R. Clear and convincing evidence: measurement of discrimination in America. Washington, DC: Urban Institute Press; 1993.
76. Oliver ML, Shapiro TM. Black wealth/white wealth: 10th anniversary edition. New York: Routledge; 2006.
77. Gravlee CC. How race becomes biology: embodiment of social inequality. Am J Phys Anthropol. 2009;139(1):47-57.
78. Schuman H, Steehm C, Bobo L. Racial attitudes in America: trends and interpretations. Cambridge, MA: Harvard University Press; 1985.
79. Feagin JR, Sikes MP. Living with racism: the black middle class experience. Boston: Beacon Press; 1994.
80. Mays VM. Black women, women, stress, and perceived discrimination: the focused support group model as an intervention for stress reduction. Cult Divers Ment Health. 1995;1:53-65.
81. Bobo L, Zubrinsky CL, Johnson Jr. JH, Oliver ML. Work orientation, job discrimination, and ethnicity: a focus group perspective. Res Soc Work. 1995;5:45-85.
82. Gee GC, Ford CL. Structural racism and health inequities: old issues, new directions. Du Bois Rev. 2011;8(01):115-32.
83. Gee GC, Walsemann KM, Brondolo E. A life course perspective on how racism may be related to health inequities. Am J Public Health. 2012;102(5):967-74.
84. Armstead CA, Lawler KA, Gorden G, Cross J, Gibbons J. Relationship of racial stressors to blood pressure responses and anger expression in black college students. Health Psychol. 1989;8(5):541-56.
85. Jones DR, Harrell JP, Morris-Prather CE, Thomas J, Omowale N. Affective and physiological responses to racism: the roles of afrocentrism and mode of presentation. Ethn Dis.

1996;6:109-22.

86. Yankauer A, Jr. The relationship of fetal and infant mortality to residential segregation: an inquiry into social epidemiology. Am Sociol Rev. 1950;15(5):644-8.

87. LaVeist TA. The political empowerment and health status of African-Americans: mapping a new territory. Am J Sociol. 1992;97(4):1080-95.

88. LaVeist TA. Segregation, poverty, and empowerment: health consequences for African Americans. Milbank Q. 1993;71:41-64.

89. Wallace R, Wallace D. Socioeconomic determinants of health: community marginalisation and the diffusion of disease and disorder in the United States. BMJ. 1997;314(7090):1341.

90. Polednak AP. Segregation, poverty, and mortality in urban African Americans. New York: Oxford University Press; 1997.

91. Kennedy B, Kawachi I, Lochner K, Jones C, Prothrow-Stith D. (Dis)respect and black mortality. Ethn Dis. 1997;7(3):207.

92. Raudenbush SW. Hierarchical linear models: applications and data analysis methods. Thousands Oaks, CA: Sage Publications; 2002.

93. Gelman A. Data analysis using regression and multilevel/hierarchical models. New York: Cambridge University Press; 2007.

94. Sen G, Östlin P, the Women, Gender and Equity Knowledge Network. Unequal, unfair, ineffective and inefficient—gender inequity in health: why it exists and how we change it. Final report to the WHO Commission on the Social Determinants of Health, September. 2007 [June 17, 2013]. Available from: http://www.who.int/social_determinants/publications/womenandgender/en/index.html.

95. Connell R. Gender, health and theory: conceptualizing the issue, in local and world perspective. Soc Sci Med. 2012;74(11):1675-83.

96. Springer KW, Stellman JM, Jordan-Young RM. Beyond a catalogue of differences: a theoretical frame and good practice guidelines for researching sex/gender in human health. Soc Sci Med. 2012;74(11): 1817-24.

97. Hawkes S, Buse K. Gender and global health: evidence, policy, and inconvenient truths. Lancet. 2013;381(9879):1783-7.

98. Fairclough A. Better day coming: blacks and equality, 1890-2000. New York: Viking; 2001.

99. Chafe WH, Gavins R, Korstad R, editors. Remembering Jim Crow: African Americans tell about life in the segregated South. New York: New Press; 2001.

100. Morello-Frosch RA. Discrimination and the political economy of environmental inequality. Environment and Planning C: Government and Policy. 2002;20(4):477-96.

101. Alexander M. The new Jim Crow: mass incarceration in the age of colorblindness. New York: The New Press; 2010.

102. Moore LD, Elkavich A. Who's using and who's doing time: incarceration, the war on drugs, and public health. Am J Public Health. 2008;98(9 Suppl):S176-S80.

103. London AS, Myers NA. Race, incarceration, and health: a life-course approach. Res Aging. 2006;28(3):409-22.

104. Pettit B, Western B. Mass imprisonment and the life course: race and class inequality in U.S. Incarceration. Am Sociol Rev. 2004;69(2):151-69.

105. Schnittker J, Massoglia M, Uggen C. Incarceration and the health of the African American community. Du Bois Rev. 2011;8(01):133-41.

106. Dumont DM, Brockmann B, Dickman S, Alexander N, Rich JD. Public health and the epidemic of incarceration. Annu Rev Public Health. 2012;33:325.

107. Alexander M. The new Jim Crow: how the war on drugs gave birth to a permanent American undercaste: Mother Jones; 2010 [June 17, 2013]. Available from: http://www.motherjones.com/politics/2010/03/new-jim-crow-war-on-drugs.

108. National Center for Health Statistics. Health, United States, 2012: With special feature on emergency care. Hyattsville, MD: NCHS, 2013.

109. American Civil Liberties Union. The war on marijuana in black and white: billions of dollars wasted on racially biased arrests New York: ACLU; 2013 [June 17, 2013]. Available from: https://www.aclu.org/files/assets/aclu-thewaronmarijuana-rel2.pdf.

110. Purtle J. Felon disenfranchisement in the United States: a health equity perspective. Am J Public Health. 2012;103(4):632-7.

111. Reynolds M. The war on drugs, prison building, and globalization: catalysts for the global incarceration of women. NWSA J. 2008;20(2):72-95.

112. Liptak A. Supreme Court bolsters gay marriage with two major rulings. New York Times. 2013 June 26.

113. Hatzenbuehler ML, Keyes KM, Hasin DS. State-level policies and psychiatric morbidity in lesbian, gay, and bisexual populations. Am J Public Health. 2009;99(12):2275-81.

114. Hatzenbuehler ML, McLaughlin KA, Keyes KM, Hasin DS. The impact of institutional discrimination on psychiatric disorders in lesbian, gay, and bisexual populations: a prospective study. Am J Public Health. 2010;100(3):452-9.

115. Kuh D, Ben-Shlomo Y, editors. A life course approach to chronic disease epidemiology: tracing the origins of ill-health from early to adult life. 2nd ed. Oxford: Oxford University Press; 2004.

116. Chay KY, Greenstone M. The convergence in black-white infant mortality rates during the 1960's. Am Econ Rev. 2000;90(2):326-32.

117. Almond D, Chay KY, Greenstone M. Civil rights, the war on poverty, and black-white convergence in infant mortality in the rural South and Mississippi. MIT Department of Economics: Working Paper No. 07-04; 2006 [June 17, 2013]. Available from: http://papers.ssrn.com/sol3/papers.cfm?abstract_id=961021.

118. Almond D, Chay KY. The long-run and intergenerational impact of poor infant health: evidence from cohorts born during the civil rights era. 2008 [June 17, 2013]. Available from: http://users.nber.org/~almond/chay_npc_paper.pdf.

119. Kaplan G, Ranjit N, Burgard S. Lifting gates, lengthening lives: did civil rights policies improve the health of African-American women in the 1960s and 1970s? In: Schoeni RF, House JS, Kaplan G, Pollack H, editors. Making Americans healthier: social and economic policy as health policy. New York: Russell Sage Foundation; 2008. p. 145-70.

120. Krieger N, Chen JT, Coull B, Waterman PD, Beckfield J. The unique impact of abolition of Jim Crow laws on reducing inequities in infant death rates and implications for choice of comparison groups in analyzing societal determinants of health. Am J Public Health. 2013; 103(12):2234-44.

121. Brave Heart MY, DeBruyn LM. The American Indian holocaust: healing historical unresolved grief. Am Ind Alaska Native Mental Health Res. 1998;2:56-78.

122. Whitbeck L, Adams G, Hoyt D, Chen X. Conceptualizing and measuring historical trauma among American Indian people. Am J Community Psychol. 2004;33(3-4):119-30.

123. Carson B, Dunbar T, Chenhall RD, Bailie R. Social determinants of Indigenous health. Crows Nest, NSW, Australia: Allen & Unwin; 2007.

124. Walters KL, Mohammed SA, Evans-Campbell T, Beltrán RE, Chae DH, Duran B. Bodies don't

just tell stories, they tell histories. Du Bois Rev. 2011;8(01):179-89.

125. Prince RM. Second generation effects of historical trauma. Psychoanal Rev. 1985;72(1):9-29.

126. Appiah KA. The honor code: how moral revolutions happen. New York: WW Norton & Company; 2010.

127. Krieger N. Racial and gender discrimination: risk factors for high blood pressure? Soc Sci Med. 1990;30(12):1273-81.

128. Krieger N, Smith K, Naishadham D, Hartman C, Barbeau EM. Experiences of discrimination: validity and reliability of a self-report measure for population health research on racism and health. Soc Sci Med. 2005;61(7):1576-96.

129. Williams DR, Yan Yu, Jackson JS, Anderson NB. Racial differences in physical and mental health: socio-economic status, stress and discrimination. J Health Psychol. 1997;2(3):335-51.

130. Schulz AJ, Gravlee CC, Williams DR, Israel BA, Mentz G, Rowe Z. Discrimination, symptoms of depression, and self-rated health among African American women in Detroit: results from a longitudinal analysis. Am J Public Health. 2006;96(7):1265-70.

131. Lewis TT, Everson-Rose SA, Powell LH, Matthews KA, Brown C, Karavolos K, et al. Chronic exposure to everyday discrimination and coronary artery calcification in African-American women: the SWAN heart study. Psychosom Med. 2006;68(3):362-8.

132. Gee GC, Spencer MS, Chen J, Takeuchi D. A nationwide study of discrimination and chronic health conditions among Asian Americans. Am J Public Health. 2007;97(7):1275-82.

133. Pérez DJ, Fortuna L, Alegría M. Prevalence and correlates of everyday discrimination among U.S. Latinos. J Community Psychol. 2008;36(4):421-33.

134. Lewis TT, Aiello AE, Leurgans S, Kelly J, Barnes LL. Self-reported experiences of everyday discrimination are associated with elevated C-reactive protein levels in older African-American adults. Brain Behav Immun. 2010;24(3):438-43.

135. US Department of Justice. Civil Rights Division. 2013 [June 17, 2013]. Available from: http://www.justice.gov/crt/.

136. Brown TN. Measuring self-perceived racial and ethnic discrimination in social surveys. Sociol Spectr. 2001;21(3):377-92.

137. Shariff-Marco S, Gee GC, Breen N, Willis G, Reeve BB, Grant D, et al. A mixed-methods approach to developing a self-reported racial/ethnic discrimination measure for use in multiethnic health surveys. Ethn Dis. 2009;19:447-53.

138. Shariff-Marco S, Breen N, Landrine H, Reeve BB, Krieger N, Gee GC, et al. Measuring everyday racial/ethnic discrimination in health surveys. Du Bois Rev. 2011;8(01):159-77.

139. Sims M, Diez-Roux AV, Dudley A, Gebreab S, Wyatt SB, Bruce MA, et al. Perceived discrimination and hypertension among African Americans in the Jackson Heart Study. Am J Public Health. 2012;102(S2):S258-S65.

140. Albert MA, Cozier Y, Ridker PM, Palmer JR, Glynn RJ, Rose L, et al. Perceptions of race/ethnic discrimination in relation to mortality among black women: results from the Black Women's Health Study. Arch Intern Med. 2010;170(10):896-904.

141. Taylor TR, Williams CD, Makambi KH, Mouton C, Harrell JP, Cozier Y, et al. Racial discrimination and breast cancer incidence in US black women: The Black Women's Health Study. Am J Epidemiol. 2007;166(1):46-54.

142. Greenwald AG, Nosek BA, Banaji MR. Understanding and using the Implicit Association Test: I. An improved scoring algorithm. J Pers Soc Psychol. 2003;85(2):197-216.

143. Greenwald AG, Poehlman TA, Uhlmann E, Banaji MR. Understanding and using the Implicit Association Test: III. Meta-analysis of predictive validity. J Pers Soc Psychol. 2009;97(1):17-41.

144. Fazio RH, Olson MA. Implicit measures in social cognition research: their meaning and use. Annu Rev Psychol. 2003;54(1):297-327.
145. Green A, Carney D, Pallin D, Ngo L, Raymond K, Iezzoni L, et al. Implicit bias among physicians and its prediction of thrombolysis decisions for black and white patients. J Gen Intern Med. 2007;22(9):1231-8.
146. van Ryn M, Burgess DJ, Dovidio JF, Phelan SM, Saha S, Malat J, et al. The impact of racism on clinician cognition, behavior, and clinical decision making. Du Bois Rev. 2011;8(01):199-218.
147. Shavers VL, Fagan P, Jones D, Klein WMP, Boyington J, Moten C, et al. The state of research on racial/ethnic discrimination in the receipt of health care. Am J Public Health. 2012;102(5):953-66.
148. Carney DR, Banaji MR, Krieger N. Implicit measures reveal evidence of personal discrimination. Self Identity. 2010;9(2):162-76.
149. Krieger N, Carney D, Lancaster K, Waterman PD, Kosheleva A, Banaji M. Combining explicit and implicit measures of racial discrimination in health research. Am J Public Health. 2010;100(8):1485-92.
150. Crosby F. The denial of personal discrimination. Am Behav Sci. 1984;27(3):371-86.
151. Taylor DM, Wright SC, Moghaddam FM, Lalonde RN. The personal/group discrimination discrepancy: perceiving my group, but not myself, to be a target for discrimination. Pers Soc Psychol Bull. 1990;16(2):254-62.
152. Krieger N, Sidney S. Racial discrimination and blood pressure: the CARDIA study of young black and white adults. Am J Public Health. 1996;86(10):1370-8.
153. Huebner DM, Davis MC. Perceived antigay discrimination and physical health outcomes. Health Psychol. 2007;26(5):627-34.
154. Chae DH, Lincoln KD, Adler NE, Syme SL. Do experiences of racial discrimination predict cardiovascular disease among African American men? The moderating role of internalized negative racial group attitudes. Soc Sci Med. 2010;71(6):1182-8.
155. Tudor Hart J. The inverse care law. Lancet. 1971;297(7696):405-12.
156. Krieger N, Chen JT, Waterman PD, Hartman C, Stoddard AM, Quinn MM, et al. The inverse hazard law: blood pressure, sexual harassment, racial discrimination, workplace abuse and occupational exposures in US low-income black, white and Latino workers. Soc Sci Med. 2008;67(12):1970-81.
157. Cochran SD, Mays VM. Depressive distress among homosexually active African American men and women. Am J Psychiatry. 1994;151(4):524-9.
158. Waters MC. Black identities: West Indian immigrant dreams and American realities. Cambridge, MA: Harvard University Press; 2001.
159. Hall SP, Carter RT. The relationship between racial identity, ethnic identity, and perceptions of racial discrimination in an Afro-Caribbean descent sample. J Black Psychol. 2006;32(2):155-75.
160. Deaux K, Bikmen N, Gilkes A, Ventuneac A, Joseph Y, Payne YA, et al. Becoming American: stereotype threat effects in Afro-Caribbean immigrant groups. Soc Psychol Q. 2007;70:384-404.
161. Araújo BY, Borrell LN. Understanding the link between discrimination, mental health outcomes, and life chances among Latinos. Hisp J Behav Sci. 2006;28(2):245-66.
162. Viruell-Fuentes EA. Beyond acculturation: immigration, discrimination, and health research among Mexicans in the United States. Soc Sci Med. 2007;65(7):1524-35.
163. Yoo HC, Gee GC, Takeuchi D. Discrimination and health among Asian American immigrants: disentangling racial from language discrimination. Soc Sci Med. 2009;68(4):726-32.

164. Krieger N, Kosheleva A, Waterman PD, Chen JT, Koenen K. Racial discrimination, psychological distress, and self-rated health among US-born and foreign-born black Americans. Am J Public Health. 2011;101(9):1704-13.

165. Jasso G, Massey DS, Rosenzweig MR, Smith JP. Immigrant health: selectivity and acculturation. In: Anderson NB, Bulatatoa RA, Cohen B, editors. Critical perspectives on racial and ethnic differences in later life. Washington, DC: National Research Council, National Academies Press; 2003. p. 227-66.

166. Gee GC, Ro A, Shariff-Marco S, Chae D. Racial discrimination and health among Asian Americans: Evidence, assessment, and directions for future research. Epidemiol Rev. 2009;31(1):130-51.

167. Viruell-Fuentes EA, Miranda PY, Abdulrahim S. More than culture: Structural racism, intersectionality theory, and immigrant health. Soc Sci Med. 2012;75(12):2099-106.

168. Karraker MW. Introduction: global migration in the twenty-first century. In: Karraker MW, editor. The other people: interdisciplinary perspectives on migration. New York: Palgrave Macmillan; 2013. p. 3-24.

169. Barbeau EM, Hartman C, Quinn MM, Stoddard AM, Krieger N. Methods for recruiting White, Black, and Hispanic working-class women and men to a study of physical and social hazards at work: the United for Health study. Int J Health Services. 2007;37(1):127-44.

170. Krieger N, Waterman PD, Hartman C, Bates LM, Stoddard AM, Quinn MM, et al. Social hazards on the job: workplace abuse, sexual harassment, and racial discrimination—a study of Black, Latino, and White low-income women and men workers in the United States. Int J Health Services. 2006;36(1):51-85.

171. Quinn MM, Sembajwe G, Stoddard AM, Kriebel D, Krieger N, Sorensen G, et al. Social disparities in the burden of occupational exposures: results of a cross-sectional study. Am J Ind Med. 2007;50(12):861-75.

172. Sembajwe G, Quinn M, Kriebel D, Stoddard A, Krieger N, Barbeau E. The influence of sociodemographic characteristics on agreement between self-reports and expert exposure assessments. Am J Ind Med. 2010;53(10):1019-31.

173. Krieger N, Kaddour A, Koenen K, Kosheleva A, Chen JT, Waterman PD, et al. Occupational, social, and relationship hazards and psychological distress among low-income workers: implications of the "inverse hazard law." J Epidemiol Community Health. 2011;65(3): 260-72.

174. Krieger N. Data, "race," and politics: a commentary on the epidemiological significance of California's Proposition 54. J Epidemiol Community Health. 2004;58(8):632-3.

175. Office of Management and Budget. Revisions to the standards for the classification of federal data on race and ethnicity. Federal Registrar Notice. 30 October 1997 [June 17, 2013]. Available from: http://www.whitehouse.gov/omb/fedreg_1997standards/.

176. ADA. Americans with Disabilities Act. 1990 [June 17, 2013]. Available from: http://www.ada.gov/2010_regs.htm.

177. GINA. The Genetic Information Nondiscrimination Act of 2008. 2008 [June 17, 2013]. Available from: http://www.eeoc.gov/laws/statutes/gina.cfm.

178. US Government. Periodic Report of the United States of America to the United Nations Committee on the Elimination of Racial Discrimination concerning the International Convention on the Elimination of All Forms of Racial Discrimination. 2013 [June 27, 2013]. Available from: http://www.state.gov/documents/organization/210817.pdf.

179. US Census. Detailed tables on wealth and ownership assets: 2011. 2013 [June 17, 2013].

Available from: http://www.census.gov/people/wealth/data/dtables.html
180. US Census. People in poverty by selected characteristics: 2010 and 2011. 2013 [June 17, 2013]. Available from: http://www.census.gov/hhes/www/poverty/data/incpovhlth/2011/table3.pdf.
181. Macartney S, Bishaw A, Fontenot K. Poverty rates for selected detail race and Hispanic groups by state and place: 2007-2011: American Community Survey Briefs, 2013. February. ACSBR/11-17:[Available from: http://www.census.gov/prod/2013pubs/acsbr11-17.pdf.
182. US Bureau of Labor Statistics. Labor force characteristics by race and ethnicity, 2011. 2013 [June 17, 2013]. Available from: http://www.bls.gov/cps/cpsrace2011.pdf.
183. National Center for Health Statistics. Health, United States, 2009: with special feature on medical technology. Hyattsville, MD: Centers for Disease Control and Prevention, 2010.
184. Hardy-Fanta C, Lien P-t, Pinderhughes DM, Sierra CM. Gender, race, and descriptive representation in the United States: findings from the Gender and Multicultural Leadership Project. Journal of Women, Politics and Policy. 2006;28(3-4):7-41.
185. Pascoe EA, Richman LS. Perceived discrimination and health: A meta-analytic review. Psychol Bull. 2009;135(4):531-54.
186. Santry HP, Wren SM. The role of unconscious bias in surgical safety and outcomes. Surg Clin North Am. 2012;92(1):137-51.
187. Goto JB, Couto PFM, Bastos JL. Systematic review of epidemiological studies on interpersonal discrimination and mental health. Cadernos de Saúde Pública. 2013;29(3):445-59.
188. Williams DR, Williams-Morris R. Racism and mental health: the African American experience. Ethn Health. 2000;5(3-4):243-68.
189. Williams DR, Neighbors HW, Jackson JS. Racial/ethnic discrimination and health: findings from community studies. Am J Public Health. 2003;93(2):200-8.
190. Schnittker J, McLeod JD. The social psychology of health disparities. Annu Rev Sociol. 2005;31:75-103.
191. Paradies Y. A systematic review of empirical research on self-reported racism and health. Int J Epidemiol. 2006;35(4):888-901.
192. Williams DR, Mohammed SA. Discrimination and racial disparities in health: evidence and needed research. J Behav Med. 2009;32(1):20-47.
193. Brondolo E, Brady ver Halen N, Pencille M, Beatty D, Contrada R. Coping with racism: a selective review of the literature and a theoretical and methodological critique. J Behav Med. 2009;32(1):64-88.
194. Brondolo E, Love EE, Pencille M, Schoenthaler A, Ogedegbe G. Racism and hypertension: a review of the empirical evidence and implications for clinical practice. Am J Hypertens. 2011;24(5):518-29.
195. Brondolo E, Libretti M, Rivera L, Walsemann KM. Racism and social capital: the implications for social and physical well-being. J Soc Issues. 2012;68(2):358-84.
196. Couto PF, Goto JB, Bastos JL. Pressão arterial e discriminação interpessoal: revisão sistemática de estudos epidemiológicos. Arquivos Brasileiros de Cardiologia. 2012;99:956-63.
197. Pachter LM, Coll CG. Racism and child health: a review of the literature and future directions. J Dev Behav Pediatr. 2009;30(3):255-63.
198. Sanders-Phillips K, Settles-Reaves B, Walker D, Brownlow J. Social inequality and racial discrimination: risk factors for health disparities in children of color. Pediatrics. 2009;124(Suppl 3):S176-S86.
199. Wyatt SB, Williams DR, Calvin R, Henderson FC, Walker ER, Winters K. Racism and cardiovascular disease in African Americans. Am J Med Sci. 2003;325(6):315-31.

200. Brondolo E, Rieppi R, Kelly K, Gerin W. Perceived racism and blood pressure: a review of the literature and conceptual and methodological critique. Ann Behav Med. 2003;25(1):55-65.
201. Giscombé CL, Lobel M. Explaining disproportionately high rates of adverse birth outcomes among African Americans: the impact of stress, racism, and related factors in pregnancy. Psychol Bull. 2005;131:662-83.
202. Mays VM, Cochran SD, Barnes NW. Race, race-based discrimination, and health outcomes among African Americans. Annu Rev Psychol. 2007;58(1):201-25.
203. Giurgescu C, McFarlin BL, Lomax J, Craddock C, Albrecht A. Racial discrimination and the black-white gap in adverse birth outcomes: a review. J Midwifery Womens Health. 2011;56(4): 362-70.
204. Pieterse AL, Todd NR, Neville HA, Carter RT. Perceived racism and mental health among black American adults: A meta-analytic review. J Couns Psychol. 2012;59(1):1-9.
205. Cuffee Y, Hargraves JL, Allison J. Exploring the association between reported discrimination and hypertension among African Americans: a systematic review. Ethn Dis. 2012;22(4):422-31.
206. Paradies Y. A review of psychosocial stress and chronic disease for 4th world indigenous peoples and African Americans. Ethn Dis. 2006;16(1):295.
207. Nadimpalli SB, Hutchinson MK. An integrative review of relationships between discrimination and Asian American health. J Nurs Scholarsh. 2012;44(2):127-35.
208. Clough J, Lee S, Chae DH. Barriers to health care among Asian immigrants in the United States: a traditional review. J Health Care Poor Underserved. 2013;24(1):384-403.
209. Acevedo-Garcia D, Lochner KA, Osypuk TL, Subramanian SV. Future directions in residential segregation and health research: a multilevel approach. Am J Public Health. 2003;93(2):215-21.
210. Brulle RJ, Pellow DN. Environmental justice: human health and environmental inequalities. Annu Rev Public Health. 2006;27(1):103-24.
211. Mohai P, Pellow D, Roberts JT. Environmental justice. Annu Rev Environ Resour. 2009;34(1): 405-30.
212. Kramer MR, Hogue CR. Is segregation bad for your health? Epidemiol Rev. 2009;31(1):178-94.
213. Landrine H, Corral I. Separate and unequal: residential segregation and black health disparities. Ethn Dis. 2009;19(2):179-84.
214. White K, Borrell LN. Racial/ethnic residential segregation: framing the context of health risk and health disparities. Health and Place. 2011;17(2):438-48.
215. White K, Haas JS, Williams DR. Elucidating the role of place in health care disparities: the example of racial/ethnic residential segregation. Health Services Research. 2012;47(3:Part II):1278-1299.
216. Kressin NR, Raymond KL, Manze M. Perceptions of race/ethnicity-based discrimination: a review of measures and evaluation of their usefulness for the health care setting. J Health Care Poor Underserved. 2008;19(3):697.
217. Bastos JL, Celeste RK, Faerstein E, Barros AJD. Racial discrimination and health: A systematic review of scales with a focus on their psychometric properties. Soc Sci Med. 2010;70(7):1091-9.
218. Swanson NG. Working women and stress. J Am Med Womens Assoc. 2000;55(2):76.
219. Raine R. Does gender bias exist in the use of specialist health care? J Health Serv Res Policy. 2000;5(4):237-49.
220. Govender V, Penn-Kekana L. Gender biases and discrimination: a review of health care interpersonal interactions. Background paper prepared for the Women and Gender Equity Knowledge Network of the WHO Commission on Social Determinants of Health. 2007 [June 17, 2013]. Available from: http://www.who.int/social_determinants/resources/gender_biases_

and_discrimination_wgkn_2007.pdf.

221. LeResche L. Defining gender disparities in pain management. Clin Orthop Relat Res. 2011;469(7):1871-7.

222. McDonald P. Workplace sexual harassment 30 years on: a review of the literature. Int J Manag Rev. 2012;14(1):1-17.

223. Williamson IR. Internalized homophobia and health issues affecting lesbians and gay men. Health Education Research. 2000;15(1):97-107.

224. Dean L, Meyer I, Robinson K, Sell R, Sember R, Silenzio VB, et al. Lesbian, gay, bisexual, and transgender health: findings and concerns. J Gay Lesbian Med Assoc. 2000;4(3):102-51.

225. Meyer IH. Prejudice, social stress, and mental health in lesbian, gay, and bisexual populations: conceptual issues and research evidence. Psychol Bull. 2003;129(5):674-97.

226. Szymanski DM, Kashubeck-West S, Meyer J. Internalized heterosexism: measurement, psychosocial correlates, and research directions. Couns Psychol. 2008;36(4):525-74.

227. De Santis JP. HIV infection risk factors among male-to-female transgender persons: a review of the literature. J Assoc Nurses AIDS Care. 2009;20(5):362-72.

228. Newcomb ME, Mustanski B. Internalized homophobia and internalizing mental health problems: a meta-analytic review. Clin Psychol Rev. 2010;30(8):1019-29.

229. Burns JK. Mental health and inequity: a human rights approach to inequality, discrimination, and mental disability. Health Hum Rights. 2009;11(2):19-31.

230. Thornicroft G, Rose D, Kassam A. Discrimination in health care against people with mental illness. Int Rev Psychiatry. 2007;19(2):113-22.

231. Emerson E, Madden R, Robertson J, Graham H, Hatton C, Llewellyn G. Intellectual and physical disability, social mobility, social inclusion and health: background paper for the Marmot Review Lancaster, U.K.: Center for Disability Research(CeDR), 2009 [June 17, 2013]. Available from: http://eprints.lancs.ac.uk/26403/1/Disability_Social_Mobility_Social_Inclusion.pdf.

232. Ory M, Kinney Hoffman M, Hawkins M, Sanner B, Mockenhaupt R. Challenging aging stereotypes: strategies for creating a more active society. Am J Prev Med. 2003;25(3, Suppl 2):164-71.

233. Bugental DB, Hehman JA. Ageism: a review of research and policy implications. Soc Issues Policy Rev. 2007;1(1):173-216.

234. Meisner BA. Physicians' attitudes toward aging, the aged, and the provision of geriatric care: a systematic narrative review. Crit Public Health. 2012;22(1):61-72.

CHAPTER 4

소득 불평등

이치로 가와치·수부 수브라마니안　　　　　　　번역 이혜은 감수 황승식·오주환

왜 소득 불평등에 관심을 가지는가?

가난은 건강에 좋지 않다(2장 참고). 가난한 사람들을 건강한 생활을 위한 수단을 누릴 여유가 없는 경우가 많다. 예를 들어, 아이들에게 충분한 영양을 공급하거나 겨울철 난방비나 폭염 시 에어컨 비용을 내기 어렵다. 그러나 절대적 의미에서의 결핍 ‐ 기본적인 인간의 의식주 필요를 충족시키는 것 ‐ 에 더해 가난하다는 것은 사회에 충분히 참여하기 위한 소득이 부족하다는 것을 의미한다. 예를 들면, 미국과 같이 부유한 사회의 시민으로서 사회에 참여하려면 커뮤니케이션의 수단(인터넷)이나 (직장에 가기 위한) 교통과 같은 추가적인 상품과 서비스에 접근 가능해야 한다. 로마 스토아학파 철학자인 세네카(Seneca 기원전 4~기원후 65년)의 말을 인용하면 부유한 사회에서 가난한 것은 가장 나쁜 종류의 가난이다.[1] 이 장에서, 우리는 소득 불평등이 인구집단의 건강에 위협이 될 것인지, 즉 소득의 사회적 분포가 가난 그 자체 이상으로 건강과 웰빙에 중요한가에 대한 근거를 다룰 것이다.

---

1) Lucius Annaeus Seneca. "Occurrent, quod genus egestatis gravissimum est, in divitiis inopes." Ad Lucilium epistulae morales: Epistle LXXIV.

소득 불평등은 지난 40여 년간 미국을 포함한 많은 사회에서 심화되었고, 그에 따라 몇몇 학자들이 불평등으로 인한 사회 통합의 나쁜 영향을 경고했다[예를 들면 Stiglitz(1)]. 항상 불평등이 심화되기만 한 것은 아니었다. 예를 들어, 미국 내에서 제2차 세계대전 종식부터 1973년의 오일쇼크까지, 전체 미국 사회의 가구를 소득에 따라 5분위로 나누었을 때 모든 5개 그룹의 가구소득이 일정한 속도(대략 연 2.5% 정도)로 같은 수준으로 증가했다. 소득분포는 이 시기 동안 거의 변하지 않았기에 이 주제에 대한 연구는 주목받지 못했고, 한 경제학자는 이 트렌드를 "잔디 성장을 지켜보는 것"에 비유했다(2). 2013년으로 건너뛰어 보면, 버클리의 경제학자인 엠마누엘 사에스(Emmanuel Saez)는 소득-세금 자료를 이용한 최근의 소득 불평등에 대한 데이터를 발표했다(3). 이 자료에는 인구조사국의 조사 통계에 잘 잡히지 않는 미국 최고 부자들의 소득도 수집된다. 사에스(Saez)에 의하면 상위 0.01%의 소득은 인플레이션을 보정했을 때 2002년부터 2012년 사이 10년간 76.2% 증가했고 같은 시기 하위 90%의 소득은 10.7% 떨어졌다. 미국의 소득 불평등은 이제 정부가 처음으로 소득세를 도입한 1913년 이래 최고 수준에 이르렀다.

소득 불평등과 인구집단 건강의 관련성에 대한 세 가지 설명

소득 불평등은 인구집단 건강에 위협이 될까? 이 장에서 우리는 소득 불평등이 왜, 그리고 어떻게 인구집단의 건강에 영향을 미치는지에 대해 설명할 것이다. 이 세 가지 이야기는 서로 완전히 독립적이지는 않으며, 이들 모두가 옳을 수도, 일부만 옳을 수도, 어쩌면 모두 옳지 않을 수도 있다. 우리는 현재까지 알려진 바와 이 세 가지 설명을 뒷받침하는 경험적 근거를 요약할 것이다.

절대적 소득 영향

소득 불평등과 인구집단 건강을 연결하는 세 가지 설명은 표 4.1에 요약되어

표 4.1_ 소득 불평등과 인구집단 건강의 관련성에 대한 세 가지 설명

이론	식	기전
절대적 소득 영향	$h_i = f(y_i)$ $f' > 0,\ f'' < 0$	소득과 건강의 관계에 대한 오목한 형태, 더 불평등한 사회일수록 평균 건강이 나빠질 것으로 예측된다(보다 평등한 사회는 평균 건강이 더 좋을 것이다).
상대적 소득 영향	$h_i = f(y_i - y_p)$	소득 불평등은 자신의 소득과 다른 사람의 소득 사이에 더 큰 차이를 만든다. 이 차이의 크기는 스트레스와 좌절로 이어진다.
소득 불평등의 맥락적 효과	$h_i = f(y_i,$ Gini)	상위 1%의 소득이 나머지의 소득에서 멀리 벗어날 때, 이는 하위 99%의 삶의 질에 다양한 '오염 영향'을 일으킨다.

자료: Wagstaff and Van Doorslaer(5); Subramanian and Kawachi(4).

있다(4, 5). 첫 번째 설명, '절대적 소득 영향'은 개인의 소득과 건강 상태의 관련성의 '형태'에 전적으로 의존하고 있다. 그림 4.1을 보면 알 수 있듯이, 개인(또는 가구)의 소득과 건강의 관련성 형태는 오목한(concave) 모양이다. 즉, 일계 미분은 양수(d' > 0)이고 이계 미분은 음수이다(d'' < 0). 간단히 말해서, 소득이 증가함에 따라 건강에 대한 한계수익률이 감소할 것으로 추정한다. 곡선의 모양은 강력하고 거의 보편적으로 관찰되는 소득과 건강 관계의 특징이다. 말하자면, 굉장히 낮은 소득의 가구에서 1달러의 소득이 증가할 때마다 이미 의식주와 같은 기본적인 필요를 충족한 가구에 비해 '더 큰 가성비'를 누릴 수 있다. 정말로, X축의 어떤 지점에 이르면 이 곡선은 완전히 평평해지는데 그 이유는 우리가 아는 한 이론적인 최대 수명이 있기 때문이다(예를 들면, 창세기 6장 3절 "여호와께서 가라사대 나의 신이 영원히 사람과 함께 있지 아니하리니 이는 그들이 육체가 됨이라. 그러나 그들의 날은 일백이십 년이 되리라 하시니라"). 따라서 억만장자라도 돈을 더 벌어서 그의 수명을 연장시킬 수는 없을 것이다.

로저스(Rodgers)(6)가 말했듯이, 소득과 건강 관계의 오목한 형태는 소득 분포와 인구집단 건강에 중요한 영향을 미친다. 우리는 이를 어떤 열대 무인도에 살고 있는 x1과 x4 두 사람에 대한 사고실험을 통해 표현했다(그림 4.1). 첫 번째 조건-소득은 사람의 기대여명과 인과관계가 있다는 가정(2장 참고)-이 가상의 섬에서의 평균 기대여명은 y1으로 예상된다. 이제, 부유한 사람(x4)에게 세금을 매겨서 그 돈이 가난한 사람(x1)에게 가서 소득 차이가 x1과 x4의 거리에서 x2와 x3의

그림 4.1_ 소득과 기대여명 사이의 이론적 관계

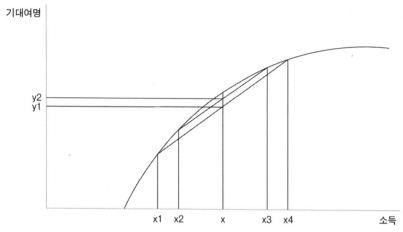

자료: Rodgers (6).

거리까지 좁혀진다고 가정해 보자. 평균 소득은 그대로, 즉, 평균을 유지하는 소
득의 이전을 가정한다. 세금을 떼고 난 후의 시나리오에서, 섬에서의 평균 기대
여명은 y2로 증가하는 것으로 추정할 수 있다. 만약 이 시나리오를 일반화한다
면, 비슷한 수준의 경제발전(인당 평균 GDP)의 사회에서, 다른 모든 것들이 평등
하다면, 소득 범위가 좁을수록(즉, 더 평등할 때) 평균 기대여명은 더 높아질 것이
다. 이를 기계적으로 설명하자면 부자들에게서 소득을 뺏어감으로서 줄어드는
어떤 건강 손실도 가난한 사람들에게 소득이 이전됨으로써 증가된 기대여명이
상쇄하고 남기 때문이다. 로저스가 주목한 것은 단순히 건강 문제에 대한 박애주
의 원칙을 다시 언급한 것이다. 예를 들어, (2010년 워렌 버핏과 빌 게이츠에 의해 시
작된) 기부 선언(Giving Pledge)은 전 세계의 가장 부유한 사람들에게 박애주의적
이유로 그들의 부를 기부하도록 장려하는 운동이다. 억만장자가 전 세계의 가난
한 사람들에게 부를 기부할 때, 그들의 관대함이 자신의 기대여명을 줄일 것 같
지는 않다.[2] 반면에, 지구 인구의 2/3은 여전히 하루 2달러 이하의 소득으로 살

---

[2] 실제로, 다른 사람들을 돕기 위해 기부하는 것은 선한 일을 행했다는 느끼게 해 기부자의 건강과 행
복을 증가시킨다는 연구가 있다(6a). 이런 경우 박애주의에 대한 건강의 결과는 제로섬이 아닌 포지
티브섬(positive sum), 윈-윈이 될 것이다.

고 있음을 고려한다면, 단 몇 달러만이라도 예를 들어, 살충제 처리 모기장(평균 3~5달러)을 사는 것과 같은 쪽으로 이전되는 것은 죽느냐 사느냐의 차이를 의미할 수도 있다.

소득 불평등과 건강에 대한 문헌에서, 절대적 소득 효과를 '통계적 부산물(statistical artifact)'에 의한 것일 가능성도 포함해 언급함으로써 혼란이 생기기도 했는데(7), 이는 어쨌든 소득분포와 건강의 연관성이 가짜일 가능성을 암시하고 있다. 그렇지만, 우리가 다음 세 가지를 받아들이는 한, 그 연관성에서 실제가 아닌 부산물이라고 치부할 만한 것은 아무것도 없다: ① 소득과 건강의 연관성의 일부는 인과관계가 있다. ② 소득과 건강의 관계의 형태는 오목한 형태이다. ③ 부자로부터 가난한 자들에게 소득 이전이 이루어져야 한다. 디턴(Deaton)(8)이 지적했듯이, '인위적 산물'이라는 용어를 사용하는 것은 "아쉽게도 소득 불평등과 건강 사이에 실제 연관성이 없으며 재분배 정책은 평균 인구 건강을 향상시킬 수 없다고 제시하는 것이다. 그러나 이는 사실이 아니다. 만약 소득이 건강에 영향을 미치고, 그 한계이익률이 감소한다면, 부자에서 가난한 자로의 재분배가 인구집단의 평균 건강을 향상시킬 것이다."

만약 소득 분포와 건강의 관련성이 절대적 소득과 건강 관련성의 기계적 형태를 통해 설명된다면, 그 영향은 얼마나 클 것인가? 뉴질랜드의 블레이클리(Blakely)와 윌슨(Wilson)(9)은 이 질문에 대답하고자 했다. 이 연구자들은 뉴질랜드의 노동 연령 1,300만 명의 인구조사 자료를 3년간의 추적기간 동안 사망자료와 연결시켰다. 이 연결을 통해 가구소득수준(연구 대상자가 인구조사 자료에서 응답한)에 따라 사망률을 계산할 수 있었고, 이후 소득을 이전함에 따라 어떤 결과가 나올지를 시뮬레이션을 수행하여 예측할 수 있었다. 이 시뮬레이션에 의하면, 평균 소득 방향으로 10%의 소득을 이전할 경우(지니계수를 10% 줄이는 것과 같다 -지니계수의 계산방법은 부록 참고) 전체 인구의 사망률을 약 4% 줄이게 된다. 이는 연령, 결혼 여부, 교육, 자동차 소유, 지역, 사회경제적 수준과 같은 교란 요인을 보정한 결과이다. 사망률 4% 감소는 그리 큰 효과로 보이지 않을 수 있으나, 뉴질랜드와 같은 규모의 국가에서 이는 연간 1,100명의 사망을 예방하는 결과로 교통사고 사망(N≈350)의 대략 3배가량에 해당한다. 이러한 추정은 소득 불평등을 줄이는 것의 효과를 과장할 가능성이 높은데, 그 이유는 이 연구에서 사망 위험을 낮추는 전체 이득이 상위 절반의 소득을 하위 절반으로 이전시키는 것에 의해 일어나는 것으로 가정했기 때문이다. 게다가, 이 추정은 소득 이전을 실행시킴으로써 발생하는 소득 손실의 가능성[아서 오쿤(Arthur Okun)의 유명한 문제][3]은 고려하지 않았다. 그럼에도 불구하고, 이러한 종류의 시뮬레이션은 높은 수준의 소득 불평등을 유지한 결과 사회가 지불하게 될 잠재적인 건강 불이익의 대략적인 수치를 보여준다.

상대적 소득 가설

소득의 분포와 건강 사이의 관련성에 대한 두 번째 설명은 상대적 소득 가설이다. 이 이론에서는 소득 불평등이 증가함에 따라 개인 소득과 자신이 비교하는 다른 사람의 소득 사이에 더 큰 차이(표 4.1의 용어, yi-yp)가 생긴다는 점을 상정한다. 따라서 상대적 소득의 영향은 절대적 소득의 영향과 구분된다. 예를 들어, 어떤 사람이 음식이나 주택과 같은 기본적인 욕구를 충족하기에 (절대적 의미에서) 소득이 충분할 수도 있지만, 여전히 그 사회의 다른 사람들이 누릴 수 있는 상품과 서비스를 살 여유가 없을 수 있다.

이 논리에서 내포하고 있는 사회적 비교는 결국 두 가지 유형의 심리적 영향을 생성한다고 추정된다. ① 위치 경쟁, ② 공정성 규범 위반. 이 두 가지 과정은 모두 스트레스와 좌절을 통해 건강에 해로운 영향을 준다고 추정한다. 위치 경쟁의 경우, 소스타인 베블런(Thorstein Veblen)이 『유한계급론(Theory of the Leisure Class)』(10)에서 처음 묘사한 과시 소비와 과시 레저와 같은 것으로 부유한 사람들은 사치품과 서비스의 획득을 통해 사회적 지위와 권력을 표시하고자 한다.[4]

---

3) 소득 이전을 실행할 때 "돈이 부자에서 가난한 자로 옮겨질 때 분명히 '새는 양동이'에 담겨 옮겨질 것이다. 그 이전 과정에서 일부는 단순히 사라질 것이므로, 가난한 자들은 부자들에게서 걷은 돈의 전체를 받을 수가 없다"(9a: p.91).

4) 예를 들어, 브루스 크네히트(Bruce Knecht)의 책 *Grand Ambition: An Extraordinary Yacht, the People Who Built It, and the Millionaire Who Can't Really Afford It* (2013)에서 부자들이 호화 요트 경쟁에서 서로를 이기기 위해 얼마나 위치 경쟁에 참여하는지에 대한 현대 문화기술연구를 즐길 수 있

그러나 위치 경쟁은 억만 장자와 그들의 호화 장난감에만 국한된 것이 아니라 중산층과 가난한 사람들 사이에서도 관찰될 수 있다는 점을 기억하는 것이 중요하다. 하버드의 경제학자 듀젠베리(James Duesenberry)(11)은 다른 사람들의 소비 습관에 대한 인식이 이를 따라하고 싶도록 만드는 경향, 이른바 '전시효과'(또는 '존스네 따라 하기' 효과)가 있다고 주장한 최초의 사람들 중 하나였다. 경제적 능력이 제한적인 사람들이 이런 전시효과의 먹잇감으로 던져졌을 때, 예를 들어, 광고산업의 설득력 있는 노력에 사로잡히게 되면[또는 존 케네스 갤브레이스(John Kenneth Galbraith)(12)가 명명한 '욕구 창조(want creation)'] 덜 저축하고 빚을 지게 될 수 있다. 다음 섹션에서 우리는 빈곤층 사이에서 전시효과의 건강 영향을 보여주는 문화인류학적인 경험적 근거를 검토할 것이다. 여기서 전시효과가 호화 장식품 소비에만 국한되지 않는다는 것을 덧붙이는 것도 중요하다. 사치품으로 시작된 많은 소비 물품은 결국 '필수품'이 될 수 있다. 예를 들어, 고속 인터넷이나 핸드폰처럼 말이다. 이런 물건을 구입할 여유가 없는 미국 교외의 가정은 절대적 의미에서 소득 빈곤층이 아닐 수 있다. 하지만 상대적 의미에서 그들은 박탈된 상태로 볼 수 있다.

이상의 설명으로부터, 상대적 소득 가설은 상대적 박탈의 개념과 밀접한 관련이 있음이 명백하다. W. G. 런치먼(Runciman)이 말했듯이: "우리는 다음 상황에서 어떤 사람이 X(여기서 X는 소득이 된다)에 대해 상대적으로 박탈되었다고 거칠게 말할 수 있다 ① X가 없을 때, ② 다른 사람이 X를 가지고 있는 것을 보고 ③ X를 원하고 ④ X가 있어야 한다고 생각할 때"(13). 모든 사람이 사회적 비교에 민감해서 상대적 박탈감을 느끼는 것은 아니다. 예를 들어, 각자 세계에서 동일한 구매력이 있다고 가정할 때 다음 두 가지 가상 시나리오 중에서 무엇을 선택할지 생각해 보라.

A. 자신의 소득이 5만 달러이고 당신이 아는 다른 사람은 모두 2만 5000달

다. 한 요트 주인이 눈 생성 기계를 설치하면 다른 주인은 50명의 오케스트라를 수용할 수 있는 콘서트홀을 설치하고 또 다른 주인은 최신 패션을 뽐내기 위해 수퍼모델이 이용할 수 있는 무대를 설치하는 식이다.

러를 버는 세계에 살기, 또는

B. 자신의 소득이 10만 달러지만 당신이 아는 다른 사람은 모두 25만 달러를 버는 세계에 살기

이 두 가지 중에 선택을 하는 조사에서 절반 정도의 응답자가(A)를 선택했다. 이는 바로 그들이 다른 사람들을 앞지르기만 한다면 차라리 절대적으로는 낮은 생활수준을 택하겠다는 것이다(14). 다시 말하면, 절반 정도의 인간은 절대적으로 높은 소득을 포기하고 상대적으로 높은 소득을 택할 정도로 사회적 비교에 민감하다. 대부분의 훈련된 경제학자들을 포함한 절반이(B)를 선택했는데 이들은 아마도 사회적 비교와 위치 경쟁에 연연하지 않기 때문일 것이다. 실제로 효용에 대한 대부분의 주류 경제학 모델은 상대적인 고려 사항을 무시한다. 즉, 효용은 소득과 같은 개인의 절대적 재산에만 의존하고 상대적 위치에 의존하지 않는 것으로 간주된다.

이것이 인간의 절반(A를 선택한 사람들)은 비이성적이라는 의미인가, 또는 호모에코노미쿠스(Homo economicus)는 인간의 동기에 대한 부적절한 표현인가? 솔닉(Solnick)과 헤멘웨이(Hemenway)(14)가 주장했듯이 사회적 비교와 위치 경쟁에 대해 염려하는 것은 완벽하게 '합리적'일 수 있다. 만약 다른 모든 사람들이 아이들에게 스마트폰을 사 줄 때 당신은 그렇지 않다면, 당신의 아이들은 친구들과 연락하거나 숙제에 대한 유용한 정보를 얻는 것(선생님이 모든 아이들이 스마트폰을 가지고 있다고 생각해서)에 문제가 될 수 있다. 이러한 걱정을 '부러움'으로 일축하는 것은 요점을 놓치는 것이다. 상대적 박탈은 마음속으로 질투와 수치심을 느끼는 것 이상의 진짜 영향이 있다.

경험적 근거

보건 분야에서 이러한 아이디어를 실험적으로 검증하기 위한 두 가지 다른 접근 방식이 등장했다. 하나는 인류학 분야에서, 다른 하나는 경제학 분야에서 유래했다. 인류학에서, 윌리엄 드레슬러(William Dressler)(15)와 엘리자베스 스위트(Elizabeth Sweet)(16, 17)는 다음으로 구성된 2단계 방법론을 개척했다. ① 문화적

합의(cultural consensus), 즉 지역에서 수용되는 물질 소비에 대한 규범을 수립하고자 하는 것, ② 문화적 조화(cultural consonance), 개인이 규범적 소비 표준을 준수할 수 있는 정도를 측정하는 것이다. 열망과 현실의 차이가 혈압이나 우울 증상과 같은 스트레스 관련 건강결과에 영향을 미친다는 가설이 있다. 따라서 인류학적 접근은 상대적 소득을 직접 측정하는 것과 대조적으로 물질의 소비 영역에서 상대적 박탈을 정의하고자 한다. 소비와 상대적 소득 간의 관련성은 원래 듀젠베리[11]가 기술했던 것으로, 그는 소비는 가구의 절대적 소득수준뿐만 아니라 다른 사람과 비교한 소득에 의해서도 결정된다는 것을 보여주었다. 특히 듀젠베리는 고소득 가구와 접촉할 때 가구가 더 많이 소비한다는 것, 즉 '존스네 따라하기' 효과를 주장했다. 소득 불평등이 심해질수록 소비는(소득 분포의 중간 또는 하단에 있는 사람들 중에서까지도) 최상층에 의해 설정된 점점 증가하는 표준에 고정될 것으로 예상된다. 예를 들어, 미국 가족의 평균 가구원 수는 점점 줄어들었음에도 불구하고 미국의 집 크기는 증가하는 경향을 보였다['맥맨션(McMansion)' 효과][18, 19]. 물질의 소비에 집중함으로써, 인류학자들의 접근방식은 사람들이 사회 및 상징적 지위를 표현하기 위해 돈을 얼마나 버는가를 넘어서 돈을 어떻게 쓰는가를 포착하고자 한다.

이에 따라, '문화적 합의' 수립의 첫 번째 단계는 혼합 연구방법(핵심 정보원에 대한 문화인류학적 심층인터뷰와 이어지는 요인분석)을 통해 '성공적인 삶'을 정의하는 물질 소비의 표준이 그 지역에서 어떻게 공유되고 있는지 확인하는 것이다. 예를 들어, 브라질 시골 지역에서는 텔레비전, 에어컨, 냉장고, 오토바이 등의 소유권이 이 장바구니에 포함될 수 있다. 미국 교외의 맥락에서는 이와 달리 '올바른' 종류의 스마트폰 또는 디자이너 의류 소유와 같은 항목이 장바구니에 들어 있다고 예상할 수 있다. 분석의 두 번째 단계에서, 연구자는 '문화적 조화', 즉 개인이 '좋은 삶'으로 받아들여지는 규범을 준수할 수 있는 정도를 설정한다. 다시 말해, 이 방법론의 목표는 커뮤니티의 맥락에서 어떤 한 개인의 상대적 박탈 정도를 정량화하는 것이다. 아마르티아 센(Amartya Sen)[20]이 지적했듯이, "남부끄럽지 않기" 위해 요구되는 상품 바구니는 미국 교외보다 방글라데시 시골에서 덜 부담스럽기 때문에 문화적 합의 방법론은 그러한 맥락적 변이를 명시적으로 인정한다.

시카고의 아프리카계 미국인 청소년을 대상으로 한 연구에서 스위트(16)는 추정 혈압을 산출하는 과정에서 문화적 조화와 가구의 사회경제적 상태(SES) 사이에 상호 작용(interaction)이 존재함을 발견했다. 사회경제적 상태가 높은 배경을 가진 10대들에서, 문화적 합의 수준에 가깝게 맞춰질수록 혈압이 낮았다. 이와 대조적으로, 사회경제적 상태가 낮은 배경을 가진 10대들의 경우 반대의 경향을 보였는데, 즉 그들이 물질적 성공의 문화적 규범을 따르고자 노력할수록 혈압이 높았다. 이 결과는 존스네 따라 하기는 건강에 나쁘지만, 개인이 쉽게 따라할 수 있는 자원이 부족한 경우에만 그렇다는 것을 의미한다. 사회경제적 상태가 높은 개인의 경우 더 눈에 띄는 소비를 할수록 더 기분이 좋다－또는 런치먼(13)이 말했듯이 상대적 만족감(상대적 박탈의 반대 개념)을 느낀다.

인류학자의 접근 방식과 대조적으로 경제학자들이 채택한 방법은 각 개인의 상대적 소득 차이를 그들의 준거집단인 다른 사람들과 비교하여 계산함으로써 상대적 박탈의 개념을 측정하는 것이다(21). 사회적 비교라는 접근법에서 소득 불평등은 소비의 공간에서 측정되는 것이 아니라 학력이나 직업과 같은 배경 특성이 유사한 개인의 소득 차이를 측정함으로써 이루어진다. 다른 말로 하자면, 건강 영향의 메커니즘이 공정성 규범 위반, 즉 동일한 작업을 수행해 동일한 보상을 받는 것을 위반하는 것으로 인해 발생하는 것으로 암시한다.

경제 분야에서 상대적 박탈에 가장 널리 사용되는 지표는 이츠하키 지수(Yitzhaki Index)로, 1979년 슐로모 이츠하키(Shlomo Yitzhaki)가 최초로 발표했다(22). 이 방식에 따르면, N명의 비교군에 속한 소득 y_i를 가진 어떤 개인 i가 경험하는 상대적 박탈은 다음과 같이 표현할 수 있다.

$$D(y_i) = \int_{y_i}^{y^*} [1 - F(z)]dz$$

여기서 y^*는 비교군에서 가장 높은 소득이고, $F(z)$는 누적 분포 함수이며, $1 - F(z)$는 z를 초과하는 소득을 가진 사람들의 상대적인 빈도이다. 예를 들어 어떤 개인의 비교군은 같은 직장의 다른 동료들로 구성되어 있을 때 상대적 박탈(RDi)

은 자신의 소득과 자신보다 많이 버는 다른 모든 사람의 소득의 차이의 합을 전체 노동자 수로 나눈 값이다.[5]

이 접근 방식에 내재된 주된 난제는 이 공식에서 즉각 드러나게 되는데, 누군가의 '비교군'을 의미 있게 정의하는 것이다. 사람들이 그들의 생활에서 안정적이고 일관된 비교군을 유지하는지는 확실하지 않다. 예를 들어, 수부가 아침에 집을 떠날 때, 그의 비교군은 출근길의 다른 운전자들일 수 있다("왜 난 10년 된 혼다를 운전하는데 다른 사람들은 다들 고급차를 운전하고 있지?"). 직장에서, 그의 비교군은 동료로 바뀐다("왜 올해 이치로가 더 큰 보너스를 받았지?"). 마지막으로 집으로 돌아가 그의 비교군은 다시 자신이 좋아하는 리얼리티 TV 쇼에서 보여주는 라이프스타일로 바뀔 수 있다. 요컨대, 개인이 사회적 비교를 위한 일관되고 고정된 비교군을 가지고 있는지 여부는 명확하지 않다.

그럼에도, 경제학자들은 개인은 비슷한 특성을 공유하는 다른 사람과 자신을 비교한다고 가정함으로써 상대적 박탈을 평가하려고 시도해 왔다. 아이브너 (Eibner)와 에번스(Evans)(23)의 이 유형에 대한 중요한 연구에서 국민 건강 면접 조사(National Health Interview Survey)에 참여한 122,000명 이상의 노동 연령 남성을 대상으로 이츠하키 지수를 계산했다. 이 연구에서 연구자들은 이츠하키 공식을 사용해 마치 각 개인이 자신의 소득을 같은 주에 사는, 같은 연령대, 같은 인종/민족, 비슷한 교육 수준의 다른 남성과 비교하는 것으로 간주해 개인별 상대적 박탈 점수를 계산했다. 다시 말해, 이 방법은 고등학교를 중퇴한 사람은 그들의 수입을 경제학 박사와 비교하지 않고, 미시시피에 사는 사람은 맨해튼에 사는 사람과 비교하지 않을 것이며, 법무법인의 25세의 초보 인턴이라면 자신을 60세 파트너 변호사와 비교하지 않을 것이다 등을 가정한다. 그런 다음, 아이브너와 에번스는 절대 소득, 공변량 변수(예: 연령, 인종, 교육, 결혼 여부), 주(state) 단위의 고정효과 등을 신중하게 보정한 회귀모형에서 5년 사망률을 추정했다. 여러 민감도 분석 결과 상대적 박탈과 사망 위험 사이의 관련 근거가 상당히 일관된 것으로 나타났다. 예를 들어 이츠하키 지수가(연령과 인종에 따른 비교군 기준) 1.0 표

---

[5] N으로 나누는 것은 척도불변성을 위해 필요하다. 그렇지 않으면 비교군이 많을수록 개인이 경험한 상대적 박탈이 커진다.

준편차만큼 증가할 때마다 57% 초과 사망 위험이 증가했다. 다른 데이터를 사용해 아이브너 등(24)은 또한 상대적 박탈이 다른 스트레스 관련 건강결과와는 더욱 관련이 있다고 보고했는데, 이는 흡연, 비만 및 정신건강 의료 이용의 위험 증가를 포함한다. 이러한 초기 보고서에 이어, 최근의 연구에 따르면 이러한 연구 결과는 미국(25), 스웨덴(26) 및 일본(27)에서의 추가 연구를 포함한 다양한 사회에서 재현되었다(경험적 연구의 요약은 아드자예그베원요(Adjaye-Gbewonyo)와 가와치(Kawachi)(21)를 참고하시오].

요약하자면, 점점 더 많은 연구가 상대적 박탈―그리고 상대적 소득에 근거한 사회적 비교―이 소득 불평등과 건강결과를 연결하는 잠재적 메커니즘으로서 작용함을 보여준다. 그럼에도 불구하고, 특히 이츠하키 접근 방식과 관련해, 실증적 입증에 대한 두 가지 강력한 어려움이 여전히 남아 있다. 즉 ① 개인에 대한 유효한 준거집단을 설정하는 것의 어려움(일부는 불가능하다고 말한다). ② 절대적 소득과 상대적 소득 간의 공선성. 후자에 대해서는 개인의 절대적 소득수준은(예상했던 대로) 상대적 박탈의 정도와 강한 상관관계가 있는 것으로 밝혀졌다. 즉, 소득이 낮은 개인은 그들보다 소득이 높은 사람들이 더 많이 존재한다. 상대 소득과 절대 소득 간의 공선성 정도는 완전하지는 않더라도, 경험적 회귀분석에서 단하나만 식별할 수 있기에, 잔류교란(residual confounding)이 의심된다. 또한 런치먼이(13) 원래 제기했던 상대적 박탈 이론과는 달리 이츠하키 지수에 근거한 경험적 연구는 지금까지 준거집단의 정의가 강화됨에 따라(즉, 사회적 비교를 위해 더 많은 특성을 이용할 때), 나쁜 건강 영향이 강해진다는 것을 보여주는 데 실패했다. 이는 혼란스럽고 예상과 다른 결과이다.

소득 불평등의 맥락적 효과

소득 불평등과 건강의 관련성을 설명하는 세 번째, 아마도 가장 논란의 여지가 있는 이론은 이른바 맥락 이론이다(표 4.1). 이 설명은 (앞서 설명한) 절대적 소득이 건강에 미치는 오목한 영향 그 이상을 가정해, 소득 불평등이 개인의 건강에 어떻게든 '직접적인' 영향을 미친다고 본다. 이 개념은 울프슨(Wolfson) 등(28)에 의해 일부 신뢰를 얻게 되었는데, 그는 전국 종적 사망 조사(National Longitudinal Mortality Survey) 자료를 이용해 소득-사망 관계의 오목한 정도를 추정한 연구자이다. 그런 다음 저자들은 시뮬레이션을 통해 미국의 주 단위 소득 불평등과 사망의 생태적 상관관계는 너무 커서 오목성 효과만으로는 설명할 수 없다는 것을 보여주었다. 즉, 소득 불평등이 사망에 미치는 추가적인 직접적 영향이 분명히 있을 것이라는 것을 시사한다. 맥락 이론의 기원은 리처드 윌킨슨(Richard Wilkinson)(29)이 쓴 논문에서 찾아볼 수 있는데, 불평등한 사회에 사는 사람들은 결국 '건강 세금'을 지불한다고 추정했다. 이 효과는 대기오염에 비유되었는데, 사회적 불평등의 해로운 영향을 완전히 피하는 것은 어떤 사람도(충분히 잘 사는 사람조차도) 어렵다는 것이다(30). 이 영향의 메커니즘은 무엇일까?

『불평등의 대가(The Price of Inequality)』(1)에서 조지프 스티글리츠(Joseph Stiglitz)는 상위 1%의 집을 구하는 행동이 어떻게 나머지 사회에 세금을 강요하는지에 대한 논쟁을 진전시켰다. 이야기는 본질적으로 소득이 크게 양극화될 때 발생하는 사회적 응집력의 침식에 달려 있다. 이 묘사는 두 단계로 펼쳐진다. 첫째, 부자들이 나머지 사회에서 멀어지면서 그들은 문자 그대로 사회의 주류에서 '분리' - 그들 자신의 커뮤니티(때로는 24시간 보안이 제공되는 문 닫힌 커뮤니티)에 자신들을 분리시키고, 자녀들을 멀리 사립학교에 보내고, 부티크 클리닉을 통해 건강 서비스를 구매하고, 전용 쓰레기 수거 서비스를 마련하는 등에 의해 - 된다. 그 결과 부자들은 다른 모든 사람들을 위해 그들 스스로는 사용하지 않는 공공 서비스(공공 교육, 공공 병원, 공공 도서관)에 보조금을 내야 할 필요성을 점점 더 못 느끼게 된다. 이야기의 두 번째 단계에서 부자들은 세금을 줄이자고 선동한다. 스티글리츠(1)가 주장하듯이, 일반적으로 한 집단에 힘이 집중되면 나머지 사회를 희생시키면서 자기 집단에 이익이 되는 정책을 얻는 데 성공한다. 실제로 OECD에서 상위층의 소득 비중이 가장 크게 증가한 국가는 또한 가장 큰 세금 삭감 정책을 통과시킨 국가들이다(31). 이 이야기는 지난 20년 동안 세금 정책, 규제 정책 및 공공 투자와 관련해 미국 사회에서 일어난 일을 깔끔하게 요약한다. 따라서 소득 불평등은 사회에서 가장 부유한 사람을 제외한 모든 사람의 삶의 질을 저하시키는 것으로 보인다. 이것은 상대적 박탈과는 다른 이야기인데, 왜냐하면 상대적 소득 가설에 의하면, 사회적 비교에 관심이 없는 사람들은 소득 불평등의 증가로 인해 부정적인 영향을 받지 않아야 한다. 그러나 맥락 이론에 따르면 그 사람들조차도 공공 서비스의 질 저하로 인해 부정적 영향을 받을 수 있다. 디턴이 주장한 대로 "극심한 불평등의 결과를 걱정하는 것은 부자를 부러워하는 것과는 아무런 관련이 없고 빠르게 증가하는 최상위층의 소득이 그 밖의 모든 사람들의 웰빙에 위협이 된다는 두려움과 관련된다"(31).

상대적 소득 가설과 맥락적 가설의 다른 점 또 하나는 상대적 소득 이론에서는 최상위층의 일부 사람들은 불평등한 사회에 삶으로서 '혜택'을 얻을 수 있는 가능성을 인정한다. 즉, 편안하게 부유한 개인은 낮은 생활수준의 다른 많은 사람들에게 둘러싸임으로써 만족을 얻을 수 있다('작은 연못의 큰 물고기' 효과).6) 일부 데이터가 이 견해를 뒷받침한다. 예를 들어, 칸(Kahn) 등(32)에 의하면 소득 분포의 하위 60%에 해당되는 미국인들은 더 불평등한 지역에 살 경우 건강이 나빠지는 관련성이 있었다. 이와 대조적으로, 상위 40%에 해당되는 사람들은 반대 결과를 보였다─즉, 그들은 평등한 지역보다 불평등한 지역에서 더 나은 삶을 느꼈다.

대조적으로 맥락 이론은 아마도 사회의 거의 모든 사람들─개인 섬 휴양지로 탈출할 수 있는 상위 1%를 제외하고─불평등한 사회에 사는 것으로 인해 불이익을 받게 된다. 맥락적 소득 불평등과 특정 건강결과를 연결하는 경로는 여전히 추정적이다. 실제로, 거시적 규모의 현상(예: 사회적 소득 분배)으로부터 미시적 또는 개별적 수준의 결과(이 경우 건강결과)로의 이행을 이론화하는 것은 사회 역학에서 거의 매번 만나는 난제이다. 그럼에도 불구하고 우리는 소득 불평등이 높아짐에 따라 발생하는 다양한 유형의 '오염 효과'를 생각할 수 있다. 예를 들어, 윌킨슨과 피킷(33), 가와치와 케네디(Kennedy)(19)는 불평등한 사회는 불안, 부끄러움, 우울증 및 기타 부정적인 감정을 유발한다고 주장했다. 이것은 미국과 같은 사회에서 어떻게 발생할까?

우선, 많은 미국인들이 실력주의와 사회적 유동성을 믿으며 자란다. 미국 문화에서 이러한 믿음이 널리 퍼져 있는 것은 '허레이쇼 앨저(Horatio Alger) 신화'로

---

6) 예를 들면, 퇴직 이주가 유행이 되고 있는 것 같다. 미국과 일본 같은 부유한 국가의 사람들이 상대적 소득의 증가(그리고 더 싼 생활비)를 위해 은퇴 후 더 가난한 나라로 이주하는 것이다.

설명되는데, 19세기 미국 작가 허레이쇼 앨저 Jr.(1832~1899)의 가난뱅이에서 부자로 출세하는 감격적인 이야기를 일컫는다. 조사에 따르면 미국인은 다른 국가의 사람들보다 "사람들은 노력에 대한 보상을 받는다"와 같은 진술에 더 동의하고, 반대로, "풍요한 가정에서 태어나는 것이 앞서 나가는 것에 필수적이다"와 같은 진술에 동의하지 않는 것으로 나타났다(34). 그러나 문화적으로 뿌리 깊은 아메리칸 드림의 신화와는 반대로 데이터에 따르면 미국의 사회 유동성은 대다수의 선진국가에 비해 낮았다. 예를 들어, 사회적 유동성의 지표로서 아버지와 아들 세대 간 소득의 상관계수를 구해보면 미국(0.47)의 상관관계는 다른 OECD 국가, 노르웨이(0.17), 캐나다(0.19), 스웨덴(0.27), 일본(0.34) 또는 프랑스(0.41)보다 더 높았다(35). 이 상관관계는 아마도 양방향으로 작동할 텐데, 즉, 불평등은 사회적 유동성을 방해하고, 줄어든 유동성은 불평등을 발생시킨다. 그럼에도, 우리가 이 두 가지 현상, 즉 허레이쇼 앨저 신화("열심히 노력하면 분명히 성공한다")와 실제로는 단절된 미국에서의 유동성의 현실을 합하면 매우 유독한 조합이 만들어진다. 여기에서(많은 사람들이 그렇듯이) 노력하지만 실패하는 개인들은 자신 스스로를 비난할 수밖에 없다. 로버트 머튼(Robert Merton)(36)의 사회 긴장 이론(Social strain theory)에 따르면 문화적으로 정의된 목표(물질적 성공을 위한 노력)와 이러한 목표를 달성할 수 있는 실제 기회(실제로는 제한됨) 간의 불일치로 인해 무질서, 좌절, 잘못된 대처 전략이 발생한다. 예를 들면, 불법적인 수단(범죄)에 의지해 목표를 달성하는 것 또는 자기비난으로부터 회피하기 위해 물질 남용에 빠지는 것이 해당된다.

위에서 설명한 심리사회적 메커니즘에 더해 불평등한 사회는 범죄와 폭력, 아마도 전염병의 비율이 높은 것과 같은 '빈곤의 병리'에 더 많이 노출된다. 또 다른 유형의 부작용은 무보험의 지역사회 효과이다(37). 미국의 불평등이 심한 지역의 경우 빈민층과 무보험자를 치료하기 위한 공공의료가 엄청난 부담을 받고 있다. 이는 결국 지역 응급의료의 파산과 폐쇄로 이어져 그 지역에서 살고 있는 보험이 있는 사람들조차 이용을 못 하게 될 수 있다. 또는 응급실이 어떻게든 유지될 수 있는 경우라 하더라도 의료진이 무보험 환자(최초이자 유일하게 지역 응급의료만을 이용할 수 있는 사람)를 치료하는 동안 보험이 있는 사람들의 대기 시간이 길어질 수 있다.

메커니즘에 관해 논란이 되는 한 영역은 소득 불평등이 건강에 미치는 영향이
주로 '물질적' 경로를 통해 매개되는지 또는 심리사회적 경로를 통해 매개되는지
에 대한 것이다(38). '유물론자'의 관점에서, 심리사회적 해석, 즉 상대적 박탈에
대한 인식과 불평등의 심리학적 결과와 관련된 설명은 불평등의 구조적 원인을
무시하거나 경시하기 때문에 문제가 있다고 주장했다. 하지만 이 논쟁은 그리 유
용하지 않았다. 적어도 물질적 영향에서 심리적 영향을 경험적으로 분리해 내기
란 극도로 어렵기 때문이다. 예를 들어, 유물론자들은 자동차나 집의 소유가 중
요한 물질적 상품의 소유를 대표한다고 주장한다. 그러나 심리사회적 관점에서
두 가지 모두 '존재론적 안정감'(39)을 제공해 주는데, 즉 소유에서 비롯된 중요한
심리적 이점이 있다. 그리고 지금까지 이런 영향을 분리해 낼 수 있는 연구 설계
가 알려져 있지 않다. 또한 그렇게 하는 것이 특히 흥미롭지도 않다(고 우리는 주
장한다). 왜냐하면 소득 불평등에 대한 심리사회적 해석에 동의하는 사람들이,
사람들이 불평등에 대해 좋은 기분을 느끼도록 물에 프로작(Prozac)을 타야 한다
는 주장을 옹호하는 것이 결코 아니기 때문이다. 심리사회적 과정으로 소득 불평
등이 건강에 미치는 부정적인 영향을 설명할 수 있다고 해도, 문제의 해결책은
사회에서의 기회와 투자의 구조적 불평등을 해결하는 것이다.

경험적 근거

맥락 이론을 테스트하기 위해 연구자들이 한 일은 배경 소득의 분포가 서로 다
른 지역사회에 거주하는 개인 간의 건강결과를 비교하는 것이다. 다음과 같은 일
반적 형태의 다수준 회귀모형을 수행해 실제 결과를 얻을 수 있다.

$$y_{ij} = \beta_0 + \beta_1 x_{1ij} + \alpha_1 \overline{X}_{1j} + (u_{0j} + e_{ij})$$

여기서 x_{1ij}는 j 번째 커뮤니티에 살고 있는 개인 i의 절대 소득수준을 나타내
는 반면, 지역 수준의 소득 불평등($\overline{X}_{1j}$) 단위 변화에 대해 건강결과의 한계적 변
화(y)를 추정한다. 이 때 개인 소득을 신중하게 통제하는 것이 중요한데, 그 이유

는 개인소득은 잠재적인 구성적 교란변수(Compositional confounding variable), 즉 지역 수준의 소득 불평등과 건강결과 둘 다의 일반적인 선행 원인이기 때문이다.

최근 몇 년 동안 지역 소득 불평등과 건강결과의 관련성을 연구하는 다수준 연구(Multilevel studies)가 실제로 폭발적으로 이루어졌다. 그것들을 일일이 요약하기보다는 곤도(Kondo) 등이 2009년까지의 문헌을 요약하고자 수행한 메타분석을 참조하겠다(27). 메타분석은 펍메드, 웹오브사이언스, 전미경제연구소 발행물을 포함한 모든 관련 데이터베이스에 대해 체계적인 검색을 수행했다. 저자는 27편의 다수준 연구(종단연구 9편과 단면연구 18편)를 발견했다. 소득 불평등과 건강에 대해 연구한 수십 편의 생태학적 연구가 있었으나, 이는 리뷰에 포함되지 않았다.[7] 임의효과(random effect) 메타분석의 주요 결과는 지니계수가 0.05 단위 변할 때마다 전체 사망률이 7.8%(95% 신뢰구간: 5.8~9.8%) 증가한다는 것이었다. 지니계수의 0.05 단위 변경은 실제로 많은 국가에서 관찰되었다. 예를 들어 1990년(0.477)부터 2011년 0.428까지 미국의 지니계수가 증가한 것과 거의 같다(40). 한편, 7.8%의 사망률 증가는 어떤 의미일까? 한 가지 견해는 소득 빈곤으로 인한 초과 사망 위험(200% 이상일 수 있음)에 비해서 7.8%의 초과 위험은 사소하고 빈곤층의 보다 시급한 요구를 해결하려는 의제로부터 주의를 분산시키는 것처럼 보인다는 것이다. 이러한 견해는 위험(risk)에 대한 오해에서 비롯된다. 7.8% 초과 위험은 더 평등한 주(예: 위스콘신, 미네소타, 유타)의 사람들에 비해 더 높은 소득 불평등에 노출된 모든 개인(예: 텍사스, 뉴욕, 루이지애나와 같은 불평등이 높은 주의 거주자)의 위험의 평균에 해당된다. 반면에, 소득 빈곤으로 인한 사망률의 2배 초과 위험은 연방의 빈곤 기준 이하로 생활하는 15%의 가구에[만] 적용된다. 이는 대기오염의 영향에 대한 연구와 유사한데 메타분석 결과 대기 중 $PM_{2.5}$의 $10\mu g/m^3$ 증가는 모든 원인으로 인한 사망률 4% 증가와 관련이 있음을 밝혔다(41). 즉, 대략 비슷한 수준의 초과 사망이 소득 불평등의 '오염 영향'으로 인해 발생했다. 대기오염과의 비교는 특히 적절한데, 4%라는 '작은' 초과 위험조차도

---

7) 생태학적 연구의 문제는 절대소득 가설과 맥락적 효과 가설을 판별하는 데 도움이 되지 않는다는 것이다. 따라서 지역 수준 지니계수와 건강의 상관관계는 둘 다 혹은 그중 하나의 프로세스에 의해 발생할 수 있다.

미국 환경보호청에서 대기환경 기준을 설정하게 하는 데 충분했기 때문이다.

맥락 이론에 대한 비판

앞서 언급했듯이 소득 불평등에 대한 맥락 이론은 소득 분배와 인구집단 건강 분포의 관련성을 설명하는 세 가지 이론 중 가장 논란이 많다. 이에 대해 차례로 논의하고자 한다.

왜 기대여명은 계속 증가했는가?

비판하는 사람들은 심지어 소득 불평등이 급증한 지난 20년 동안에도 대부분의 국가에서 기대여명이 계속 향상되고 있다고 지적했다. 이는 맥락 이론에 치명적인 '추한 사실'일 것이다.[8] 그러나 우리는 경고한다: "잠깐 기다리시라!" 기대여명의 추세를 설명하는 것에는 최소 두 가지 어려움이 있다. ① 많은 요인(예 의료 기술의 발전)들이 건강을 개선하는 데 기여함으로써 불평등 상승과 같은 불리한 영향의 효과를 경감시키거나 가린다. ② 같은 기간에 불평등이 증가하고 동시에 기대여명이 개선된 것에는 잠재적인 시차 효과(lag effects)가 보이지 않는다. 예를 들어, 후자의 관점에서 미국 여성의 흡연율은 폐암 발생률이 올라가는 것과 똑같은 시기에 떨어졌다는 점은 잘 알려져 있다. 그러나 아무도 흡연이 여성의 폐암을 예방한다고 주장하지 않을 것이다(42). 마찬가지로, 여성의 기대여명은 비만율이 극적으로 상승했던 같은 기간에 걸쳐 개선되었지만, 비만이 사망 위험을 높인다는 것을 부인하는 사람은 거의 없다(과체중에 대해서는 논란이 있을 수 있겠지만).

다시 말해, 두 가지 추세선을 그저 들여다보는 것만으로는 많은 것을 배울 수

---

8) 토머스 헨리 헉슬리(Thomas Henry Huxley)(1870): "과학의 큰 비극은 추악한 사실에 의해 아름다운 가설이 죽임당하는 것이다"[영국협회 "속생설(Biogenesis)과 자연발생설(Abiogenesis)" 회장 연설 중; 이후 *Collected Essays*, Vol. 8, p. 229에 실림].

없다. 소득 불평등의 변화와 사망률의 변화를 연결하는 보다 엄격한 시계열 분석이 필요하다. 이러한 분석을 했을 때, 다른 많은 동시 요인의 상쇄 영향으로 인해 불평등의 증가가 기대여명을 낮춘다는 것을 꼭 발견하지는 않을 수도 있다. 불평등으로 인한 기대여명의 저하의 인과관계를 보여주는 데 적절한 비교 대상인 반사실은 연간 기대여명의 증가의 장기 추세를 기반으로 한 예상일 것이며, 이보다 느려지거나 낮아졌는지 보는 것이 이 질문에 대한 가장 적절한 분석법이다. 그러나 시계열 분석에서 소득 불평등의 변화와 건강 상태의 변화 사이의 적절한 시차(lag time)가 불확실하다는 점이 방해 요소로 작용했다. 이 문제를 해결하고자 했던 경험적 시도에서는 소득 불평등의 건강 영향에 대한 가장 강력한 '신호'는 10년 이후까지 발견된다고 제안했다(43). 국민건강면접조사 자료 1986~2004와 사망 통계 1986~2006 를 추적 연결한 데이터(n=701,179)를 사용한 연구에서, 후이정(Hui Zheng)은 국가 차원의 소득 불평등이 개인 사망 위험에 미치는 시차를 조사했다(44). 이러한 영향은 이산시간위험 모형(discrete-time hazard model)을 사용해 검증되었는데 여기서는 현재 및 과거의 소득 불평등이 시간에 따라 변하는(time-varying) 개인별 공변량으로 처리되었다. 그리고 나서 응답자가 조사에 참여한 년도부터 그가 죽거나 중도탈락될 때까지 일련의 소득 불평등을 측정했다. 이 분석의 결과 소득 불평등이 개인 사망률에 즉각적인 악영향을 미치지는 않았고 5년 후 그 영향을 미치기 시작해 7년 만에 최고조에 달한 후 12년 후부터 감소했다(44).

어떤 건강결과인지가 중요한가?

시차에 대한 문제는 불평등과 건강결과 사이 관련성의 특이성에 대한 쟁점을 불러일으켰다. 소득 불평등은 무차별적인 넓은 범위의 건강결과, 즉 건강행동(흡연, 비만, 약물 사용), 심리적 결과(우울증, 불안, 주관적 건강 상태) 및 특정 원인에 의한 사망(유아 사망률, 심혈관질환, 살인)과 관련이 있다(33). 연구자들은 종종 메커니즘을 고려하지 않고 무엇이든 데이터셋에 포함되어 있어서 분석이 가능한 건강결과를 분석한다. 메커니즘을 명확하게 서술하고 그 원인이 될 것으로 추정되는 기간을 명시함으로써 과학은 발전할 수 있다. 예를 들어, 불평등과 영아 사망률 사이의 잠재 기간은 상당히 길 것으로, 아마 수십 년 정도의 시간이 걸릴 것으로 예상할 수 있다. 이는 세대 간의 문제이고 여성의 초기 생애가 모성 건강에 영향을 미치고 이는 차례로 임신 결과, 출생체중, 유아 건강에 영향을 미칠 것이기 때문이다. 대조적으로, 우리는 불평등과 스트레스 관련 건강결과(정신건강 문제 등) 사이의 시차는 꽤 짧을 거라고 예상한다. 이런 식으로, 알코올 관련 건강 상태에 대한 전국역학조사(National Epidemiologic Survey on Alcohol and Related Conditions)의 종단 분석에서 시작 시점(2001~2002)의 주-단위 소득 불평등은 평균 3년 후에 새로 발생한 우울증(구조화된 면담을 통해 진단 됨)의 위험 증가와 관련된 것으로 나타났다(45).

후속 연구의 필요성을 시사하는 추가 질문은 소득 불평등이 건강에 미치는 영향에 누적 효과가 있는지 여부이다. 예를 들어, 연구자들이 빈곤과 건강 사이의 관련성을 연구했을 때, 평생 동안 경험한 경제적 고난시기(소득이 국가의 빈곤 기준 200% 미만으로 떨어졌을 때)의 숫자와 신체적·인지적·심리적 기능과 관련이 있었다(46). 소득 불평등의 영역으로 해석한다면, 불평등에의 '노출'에 누적 영향이 있는지의 문제는 다수준 회귀 틀(multilevel regression framework) 내에서 다중소속모형(multiple-membership models)을 통해 해결할 수 있다.

마지막으로, 종적연구 데이터에서 생체지표(biomarker)의 확장된 가용성이, 불평등이 건강에 악영향을 미치기 위해 '피부를 뚫고 들어오는' 특정 경로를 밝힐 수 있는 기회가 될 수 있다. 그러나 생체지표 측정은 소득 분배가 조작 가능해 신중하게 통제된 실험실 설정에서 유용할 가능성이 더 높다.9) 이런 종류의 설정에서는 코티솔과 같은 스트레스의 생체지표에서, 유도된 불평등의 직접적인 결과를 관찰할 수 있을 것이다. 인구를 대상으로 하는 관찰연구에서, 생체지표를 분석함으로서 더해지는 가치는 분명치 않다. 그 이유는 생체지표(예: 염증의 지표)는 흡연과 같은 건강행동의 영향을 받기 때문이다. 따라서 만약 소득 불평등이 좌절과 잘못된 대처 행동(예: 흡연 증가)을 가져온다면 염증성 지표는 불평등에 노출된

---

9) 예를 들면, 참여자에게 서로 다른 금액의 급료 혹은 사례비를 지불함으로써 실험적으로 불평등을 유발하고 신뢰 게임에서 협동 행동에 미치는 영향을 관찰하는 것(46a).

집단에서도 증가할 것으로 예상된다. 이 경우 '주된 줄거리'는 불평등과 생체지표의 상관관계가 아니라 불평등과 흡연 행동 사이의 관계이다. 즉, 생체지표에 미치는 영향을 굳이 밝힐 필요 없이 불평등이 더 나쁜 건강행동을 가져온다는 것을 보여주는 것으로 충분하다(염증지표가 건강에 미치는 영향은 더 논란이 될 수 있지만 흡연이 건강에 해롭다는 것은 이미 널리 받아들여지고 있다).

인종에 의한 교란

맥락 이론에 대한 또 다른 비판은 소득 불평등이 건강에 변화를 일으킨 실제 장본인이 아니라 소득 불평등이 관련된 어떤 다른 요인이 원인이라는 것이다. 미국 데이터에서 소득 불평등 수준이 높은 주들은 인종/민족 이질성이 더 크대(그림 4.2, 자료: Deaton and Lubotsky(47)]. 아프리카계 미국인은 백인 미국인에 비해 소득이 낮기 때문에 주의 인구 중 흑인의 비율이 높을수록 소득 불평등도 높을

그림 4.2_ 미국 주 단위 지니계수와 사망률의 관련성

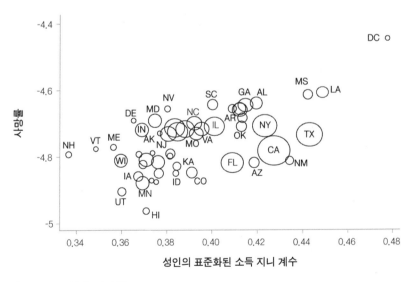

자료: Deaton and Lubotsky (47).

것으로 예상된다. 아프리카계 미국인은 또한 백인 미국인에 비해 기대여명이 짧다(3장). 따라서 미국의 주 소득 불평등과 사망률 사이의 연관성은 흑인 인구 비율에 의해 교란되었을 수 있다(47). 생태학적 분석에 근거한 디턴과 루보츠키(47)의 연구결과에 의하면 흑인 인구 비율을 보정할 경우 주 혹은 대도시 수준의 사망률은 소득 불평등과 관련이 없었다. 흑인인구 비율이 높은 곳에서 사망률이 높았는데, 이는 흑인의 사망률이 높고 소득이 낮기 때문에 발생하는 기계적 효과뿐만 아니라 흑인 비율이 높은 지역에서 백인의 사망률도 높았기 때문이었다.

디턴과 루보츠키의 비판은 이후에 다수준분석 데이터, 즉 인종이 주 수준(흑인 인구 비율)뿐만 아니라 개인 수준에서 모두 통제된 데이터를 사용해 주관적 건강 상태(48) 및 개인별 사망(49)을 결과변수로 분석한 연구에 의해 시험대에 올려졌다. 그 결과, 주 단위의 불평등과 건강 사이의 연관성은 인종구성에 의해 교란되지 않는다는 것을 시사했다. 수브라마니안과 가와치(48)는 미국 50개 주의 201,221명의 성인이 포함된 1995년과 1997년 상시인구조사(Current Population Surveys)를 통합한 데이터를 분석했다. 연령, 성별, 인종, 결혼 여부, 교육, 소득, 의료보험 적용 및 고용 상태를 보정했을 때, 저자는 주 단위의 소득 불평등이 주관적 건강 상태에 상당한 악영향을 끼친다는 것을 발견했다. 지니계수가 0.05씩 증가할 때마다 건강이 좋지 않다고 응답할 오즈비(OR)는 1.39배(95% 신뢰구간: 1.26~1.51) 높았다. 추가적으로 주의 흑인 비율을 보정할 경우에도 소득 불평등의 영향이 없어지는 것을 보여주지 못했다(오즈비 1.30; 95% 신뢰구간: 1.15~1.45). 다시 말해, 흑인 비율이 높은 미국의 지역(예, 동남부)에서, 백인은 그들이 흑인과 가까이 살아서가 아니라 그 지역의 소득 불평등이 높기 때문에 건강이 좋지 않다는 것을 시사한다.

백런드(Backlund) 등(49)의 분석에서 전국 종적 사망 조사(National Longitudinal Mortality Study, NLMS) 자료를 이용해 미국 주들의 소득 불평등과 사망률 간의 관계를 모델링했다. 다수준 모형에서 저자는 개인별 인종과 주 단위 흑인 비율 둘 다 보정했다. 분석 결과 개인별 인종과 흑인 비율을 모두 보정했을 때, 25~64세 남성에서 1990년 주 단위 소득 불평등은 주 차원의 사망률 22% 증가(95% 신뢰구간: 10~37%)와 관련이 있었고, 25~64세 여성에서 5% 증가(95% 신뢰구간: -6~18%)와 관련이 있었다. 흥미롭게도 이 분석에서 주 단위 소득 불평등을 보정한 이후, 흑인 비율 역시 사망률의 14~22% 초과 위험(각각 남성과 여성에서)과 관련이 있었다.

고정효과와 잔류교란

인종 구성은 소득 불평등의 관계를 설명하는 요인이 아니지만, 그럼에도 불구하고 미국의 주 차원의 다른 특성들이 잔류 교란 효과를 일으킬 수 있는 여지가 있다. 관찰되지 않은 교란 효과를 처리하는 한 가지 방법은 계량경제학의 고정효과 분석 기법을 적용해 관측단위에 존재하는 시간에 따라 변하지 않는(time-invariant) 모든 이질성을 제거하는 것이다. 곤도(Kondo) 등(27)의 메타분석 결과 고정효과를 적용한 연구와 그렇지 않은 연구 사이의 차이점이 있었다. 고정효과 접근법을 사용한 세 가지 연구에서 지니계수가 0.05 단위 증가할 때마다 사망에 대한 통합 상대위험도는 1.016(95% 신뢰구간: 0.987~1.046)이었는데, 전체 연구의 추정치(1.078)와 대조적으로 관련성이 없어지는 방향으로 추정치가 감소되었다. 이 결과에 대한 하나의 해석은 불평등과 건강 사이의 인과관계가 없다는 것으로, 이는 관찰되지 않은 교란변수가 존재함을 반영한다.

이 문제는 문헌에서 상당히 광범위하게 논의되었다. 예를 들어, 멜로어(Mellor)와 밀요(Milyo)(50), 가와치와 블레이클리(42) 사이의 교신, 클라크웨스트(Clarkwest)(51), 짐머먼(Zimmerman)(52), 글라이머(Glymour)(53) 사이의 교신을 참고할 수 있다. 이 문제의 핵심은 국가 간(54) 그리고 국내(50, 55) 고정효과 분석은 시간의 흐름에 따른 소득 불평등이 동기간 인구 건강의 변화에 어떤 영향을 미쳤는지에 대한 분석(즉, 1차 차분법 접근법)에 의존한다는 데 있다. 이 접근법을 채택하려는 동기는 완벽하지만(즉, 모든 관찰되지 못한 시간에 따라 변하지 않는 특성을 통제하는 것), 고정효과 방법에는 몇 가지 주목할 만한 한계가 있다. 먼저, 변화에 대한 변화의 영향을 검증하고자 하는 기간은 생물학적 개연성을 지닌 시차와 유도 기간을 반영하지 않는다(시차에 대한 이전 논의 참조). 둘째, 이 접근법은 이전 기간 동안 지니계수의 인과적 영향을 반영할 수도 있는 매개 변수(예: 교육 수준)의 지역별 차이를 무시한다. 즉, 고정효과(지역 가변수)를 포함시킴으로써, 연구자는 관찰 가능하거나 관찰할 수 없는 건강 예측 변수(예: 공공 투자의 차이)의 지역별 평균 차이를 제어한다. 그러나 바로 그 지역 특성의 '시간 불변적' 차이 역시 관찰이 시작되기 이전 기간 주 간 소득 불평등 차이로 인해 발생했을 수 있다. "관찰되지 않은 이질성에 관한 방법론적 관심은 물론 전적으로 유효하다. 문제는 실질적 이론이 암시하는 메커니즘이 배제된 식별원에 의존하는 모델에 의지한다는 데 있다"(51)는 점에서, 이는 관찰되지 않은 이질성을 해결하기 위한 확실한 큰 망치 접근법[10]이다.

마지막으로, 고정효과 계수는 그룹 간 '활동'을 모두 흡수하기 때문에, 남은 것은 그룹 내 차이이다. 이로 인해 만약 노출이 시간이 지남에 따라 그룹 내 차이가 적어진다면, 우리는 신호를 감지하기 어려울 수 있다는 점이 명확해진다. 실제로 미국에서 소득 불평등의 주별 차이는 고정효과분석에서 조사된 기간 동안 주 내의 소득 불평등의 변화보다 상당히 크다. 다시 말해서, 어떤 주에서든지 '처치 용량'은 건강에 영향을 미치는 문턱값에 미치지 못할 수 있다.

미국 예외주의?

소득 불평등에 관한 모든 경험적 연구를 살펴볼 때, 가장 강력한 근거는 미국 내의 주 간 차이에서 비롯된다(30). 이는 부분적으로 미국에서 더 나은 데이터가 이용 가능했다는 것을 반영한다. 동시에 우리는 N=50개의 주에 대한 동일한 자연적 실험을 반복 관찰하는 것 이상으로 나아갈 필요가 있다(56). 그러나 미국 이외의 국가에서 연구를 수행했을 때, 결과의 일관성이 떨어졌다. 이것이 미국 예외주의의 또 다른 예, 즉, 허레이쇼 앨저 신화와 미국 사회에서 계급 고정이라는 독특한데다 유해하기까지 한 조합의 결과일까?

이 질문에 대한 한 가지 단서는 소득 불평등과 건강에 대한 주의 깊은 국가 간 비교를 통해 도출된다. 낸시 로스(Nancy Ross) 등(57)이 캐나다와 미국의 소득 불평등과 건강의 상관관계에 대한 생태적 상관관계를 비교했을 때, 캐나다 10개 주

---

10) 옮긴이 주_ 작은 문제를 해결하기 위해 과도한 힘을 쓴다는 관용적 표현.

에서 소득 불평등과 사망률의 관련성을 발견하지 못했다(그림 4.2에 제시된 미국 50개 주에서의 강한 상관성에 비한다면). 그러나 말하자면 가장 불평등한 캐나다 지역은 여전히 가장 평등한 미국 주보다 평등했다. 이는 소득 불평등과 건강의 관련성에는 문턱값 효과가 있을 수 있음을 시사한다. 비록 캐나다의 10개 주에서 불평등과 사망률의 상관관계는 '평평한' 것으로 나타났지만, 국가 경계를 무시하고 캐나다 데이터와 미국 데이터를 결합하면 모든 데이터가 단일 회귀선을 따라 맞춰지는 것으로 나타난다.

불평등의 역치 효과의 존재는 영국과 일본을 비교한 소득 불평등의 국가 간 연구에 의해 더욱 힘을 받는다(58). 나카야(Nakaya)와 도링(Dorling)(58)의 연구에서, 영국의 30개 지역에 걸쳐 소득 불평등의 십분위 비11)와 노동 연령층의 표준화 사망비(SMR)가 가파른 관련성을 보였다. 반면에, 47개의 일본 현에서 그 관련성은 평평하게 나타났다. 다시 한 번, 두 나라의 데이터를 조사한 결과, 가장 불평등한 일본 현이 가장 평등한 영국 지역보다 평등한 것으로 나타났다. 미국과 캐나다의 경우와 똑같이 국가 경계를 무시하면 영국과 일본의 데이터가 병합되어 더 큰 양상의 일부가 된 것으로 보인다. 5개국(미국, 영국, 호주, 캐나다, 스웨덴)에서 도시 불평등과 사망률에 대한 데이터를 비교한 분석에서도 같은 패턴이 보고되었다(59). 가장 불평등 수준이 높았던 두 나라(미국과 영국)에서 대도시 불평등과 사망률 사이의 강력한 생태적 상관관계가 있었던 반면, 스웨덴, 일본, 호주 등 3개의 더 평등한 국가에서 국가 내의 관련성은 보이지 않았다.

역치 가설을 뒷받침하는 마지막 하나의 증거는 서로 다른 시점에 동일한 국가 내 소득 불평등/건강 관계를 반복해 분석한 결과에서 나온다. 일본(60)과 대만(61)에서 불평등과 건강의 상관관계는 소득 불평등 수준의 상승과 함께 나타났다. 다시 말해서, 어떤 수준 이하의 불평등은 건강에 부정적인 영향이 적거나 없을 수 있다. 실제로 소득분포를 너무 평평하게 하는 것(구소련과 공산권 국가에서와 같이)이 개인의 진취성을 억누르고, '은밀한' 보상 형태[예, 공산당과 연줄이 있는 사람들의 시골 별장(dacha)]를 확산시켜, 결과적으로 공정성 결핍, 냉소주의, 민주

---

11) 소득 불평등의 요약 측정치는 상위 10%의 소득에 비해 하위 10%의 소득이 차지하는 비(ratio)였다.

화 부족의 체감을 가져올지도 모른다. 다시 말해, 소득 불평등에 대한 '최적의 지점(sweet spot)'이 있어서, 너무 많거나 너무 적으면 인구 건강에 영향을 줄 수 있다. 현재로서는, 연구 수가 너무 적어 지니의 역치에 대한 결정적인 결론을 도출할 수 없다. 그럼에도 불구하고, 곤도 등(27)에 의해 수행된 메타분석에서, 지니계수 < 0.3인 국가(RR = 1.02, 95% 신뢰구간: 0.97~1.07)에 비해 지니계수 ≥ 0.3인 국가에서 더 강한 소득 불평등과 사망률 사이의 관련성(RR = 1.09, 95% 신뢰구간: 1.07~1.12)이 발견되었다.

곤도 등에 의한 메타분석(27)은 또한 미국 예외주의 가설에 대한 보다 직접적인 검증을 했다. 미국의 세 가지 다수준 연구에서 지니계수의 0.05 단위 증가에 따른 사망의 요약 비교 위험도 1.06(95% 신뢰구간: 1.01~1.11)이었다. 미국 이외에서 수행된 6개 연구에서 해당 상대위험도는 1.09(95% 신뢰구간: 1.06~1.12)였다. 다시 말해, 미국만이 높은 불평등의 대가를 치른다는 개념에 대해 모두 지지하지는 않는다. 실제로 연구자들이 미국만큼(혹은 더) 불평등한 많은 사회, 예를 들어 중국(62), 칠레(63) 및 브라질(64)에서 조사할 때마다 소득 불평등이 건강에 해로운 영향을 미친다고 보고했다.

마지막으로 소득 불평등 가설에 대한 모든 검정은 지금까지 불평등의 증가(한 시점 이상의 데이터가 이용 가능할 때)에 따른 영향을 조사한 것에 의존해 왔다. 그 이유는 세계 대부분의 국가에서 불평등이 지난 30년간 세계화가 진행되는 동안 꾸준히 증가했기 때문이다(65). 반사실적(counterfactual) 추세, 즉, 국가의 소득 분배가 더 평등해지면 어떻게 되는지 관찰하는 것은 더 검증하기가 어렵다는 것이 입증되었다. 그럼에도 불구하고 이것을 달성하는 한 가지 방법은 불평등한 나라에서 더 평등한 나라로 이주한 이민자의 건강을 조사하는 것이다. 해밀턴(Hamilton)과 가와치(66)는 미국으로 이민 온 사람들의 건강을 조사하면서, 미국보다 더 높은 지니계수 값을 가진 여러 국가(예 : 라틴 아메리카 및 사하라 이남 아프리카 지역)가 있다는 사실을 이용했다. 3월 상시인구조사(March Current Population Survey)와 출신 국가의 소득 불평등 데이터를 연결한 개인 수준의 데이터를 이용했고, 6~20년 동안 미국에 거주한 이민자들 사이에서, 사회인구학적 특성을 보정했을 때 미국보다 불평등한 국가에서 온 이민자들의 주관적 건강 상태가 평등한 국가에서 미국으로 이민 온 사람들에 비해 더 좋았다.

공간적 척도의 관련성

지금까지 우리는 소득 불평등이 인구 건강결과에 영향을 미치는 것과 관련된 공간의 규모 문제에 대해서는 다루지 않았다. 맥락적 가설에 대한 경험적 연구는 거의 가능한 모든 종류의 규모, 즉 국가에서부터 지역/주/현, 수도권, 카운티 및 인근 지역까지 걸쳐 수행되었다. 한 가지 이 연구들에서 얻을 수 있는 공통된 결과는 소득 불평등과 건강결과 사이의 관련성은 국가 간, 특히 선진국들에서 비교했을 때 강하지 않다는 것이다. 이 분야 전체를 움직이게 했던 윌킨슨(29)의 연구에서 밝혔던 9개의 OECD 국가에서의 불평등과 기대여명 사이의 생태학적 상관성은 더 광범위한 국가를 사용한 후속 연구에서 그 결과를 다시 확인하지 못하거나(67) 또는 잠재적 혼란 요인에 대한 보정 후 상관관계의 통계적 유의성이 사라졌다(50, 68). 이러한 상충되는 결과를 바탕으로 디턴(8)은 선진국 내의 소득 불평등이 기대여명과 성인 사망률에 영향을 미친다는 증거는 없다고 결론지었다.[12] 그러나 그는 이어서 특히 국가 간 비교 가능성 측면에서 소득 분배에 관한 자료가 부족함으로 인해 관련성이 없다는 결과가 유도될 수 있다고 덧붙였다. 소득 분배와 건강의 관련성을 이론화시키는 개념적 문제는 "측정 문제로 인해 어려워진다"(8). 또한 그는 심지어 많은 사람들이, 일부 국가에서의 소득 분배 비교 분석의 '황금률'로 여기는 룩셈부르크 소득 연구[예 : 저지(Judge) 등(67)]도 국가별 데이터가 "완전히 비교 가능하거나 완전히 정확하지 않기" 때문에 전적으로 확실하다고 할 수 없다고 했다(8). 요컨대, 소득 불평등과 건강에 관한 국제적 연구는 소득분포의 변이가 적으나 양질의 소득자료가 있는 부유한 국가군과 질은 안 좋으나 더 큰 폭의 불평등 범위를 갖는 데이터를 가진 중저소득 국가군 사이의 불안정한 위험 사이에서 항해해야만 했다.

---

12) 디턴은 국가 간(적어도 가난한 나라와 아마도 부유한 나라들에서) 소득 불평등과 영아 사망률 사이의 관련성은 "이론적으로 개연성이 있고(인정하건데 부족한) 데이터에 의해 더 지지된다"(8: p.140)고 인정했다.

국가 간 소득 데이터 비교 가능성의 문제를 감안할 때 연구자들은 국가 내 연구에서 맥락 가설을 설명하는 것에 중점을 둔다. 이들은, 특히 미국의 여러 주에서 좀 더 일관된 결과를 얻었다(30). 국가 내 연구를 수행할 때 연구자가 서로 다른 지리적 구역의 관련성에 대해 사전에 논리를 가지는 것은 매우 중요하다. 예를 들어, 미국과 같은 연방 시스템하에서 메디케이드(Medicaid), 복지(빈곤가정일시부조제도, TANF), 푸드스탬프(저소득층 식비 지원 프로그램, SNAP), 실업 수당 등과 같은 프로그램에 대해 각 주의 포용성에는 상당한 차이가 있으며, 이 모든 것이 지역 소득 불평등의 정도에 의해 영향을 받을 수 있고, 각각 프로그램들은 인구의 건강에 영향을 미칠 수 있다. 동네와 같은 소지역을 대상으로 연구하게 되면, 소득의 지역 내 분산은 [계층 집단 간] 주거지 분리 정책의 영향으로 지역 간 분산에 비해 적어진다. 이것은 매우 열악한 일부 지역이 상당히 평등한 것처럼 보일 수 있고(모두가 똑같이 가난하기 때문에), 동시에(빈곤으로 인해) 건강 상태가 나쁠 수 있다는 것을 의미한다.

이는 차별로 악명 높은 브라질 도시인 상파울루에서 진행되는 시나리오로, 지역 소득 불평등과 사망률 사이의 정반대의 생태학적 상관관계, 즉 불평등이 건강에 좋은 것으로 보인다(69). 상파울루에서 지역을 비교한 결과, 도시의 소득 불평등이 높을수록(지니계수 ≥ 0.25) 소득 불평등이 낮은(지니계수 < 0.25) 지역에 비해 전반적인 사망률이 약간 낮았다. 이 역설을 설명하기 위해 시아베가투 필류(Chiavegatto Filho) 등(69)은 상파울루의 각 지역이 '처치'[이 경우 소득 불평등 수준이 높은 경우(지니계수 ≥ 0.25)]를 받는 확률을 계산하는 성향 모델을 개발했다. 다음 16개 지역 수준 공변량을 사용해 각 지역의 성향점수를 계산했다: 파벨라(favelas 빈민가), 빈곤율, 중위 소득, 세대주 교육 수준, 가계 밀도, 상수도 이용 가구 비율, 쓰레기 수거 가구 비율, 화장실이 없는 가구 비율, 21세 미만 세대주 비율, 가구주의 문맹률, 8~12세의 문맹률, 학생당 교사 비율(5~8 학년), HIV/AIDS 발생률, 영아 비율(< 1세), 노인 비율(64세 이상) 및 여성 비율. 각 지역에 대한 성향점수가 계산되면, '노출된'(즉, 높은 불평등) 이웃과 '노출되지 않은'(낮은 불평등) 이웃의 성향점수를 맞추어 짝짓고 그들의 건강 차이를 비교했다. 이 접근 방식에서 상파울루의 각 불평등 지역은 잠재적 교환 가능성에 따라 다른 지역과 짝지어

졌다(70). 짝지어지지 않은 지역은 분석에서 제외되었다.

연구결과, 성향점수 매칭 이전에는 소득 불평등이 높은 지역(지니계수 ≥ 0.25)이 낮은 불평등 지역(지니계수 < 0.25) 지역에 비해 평균 사망률이 약간 낮은 것으로 나타났다. 절대적 차이는 10,000명당 2.23명(95% 신뢰구간: -23.92~19.46)으로 소득 불평등 가설과 상반되었다. 성향점수 매칭 후에 비교했을 때, 불평등이 높을수록 사망률이 상당히 높아졌다(절대적 비율 차이: 10,000명당 41.58 명 사망; 95% 신뢰구간: 8.85~73.3)(69). 그러나 이러한 집계 자료는, 생태학적 소득 불평등과 개인 특성(예: 사회경제적 상태) 사이에 수준을 교차하는 상호 작용이 있는지 여부를 알 수 없다. 다르게 말하면, **누구에게 불평등이 해로울까**라는 문제에 대해서는 집계 자료가 말해줄 수 없다.

누구에게 불평등이 해로울까?

소득 불평등에 대한 다수준 연구는(성, 인종, 사회경제적 상태에 따른) 특정 집단이 다른 집단에 비해 불평등의 영향에 특히 취약한지 여부에 대한 확실한 결론에 도달하지 못했다. 현재까지 시행된 연구 중 가장 큰 연구 중 하나인, 국가 종단 사망 연구(National Longitudinal Mortality Study)에 기반한 다수준 연구에서 높은 사망 위험은 노동가능 인구(25~64세)에 제한되어 있었고 65세 이상에서는 주 수준의 불평등과 유의한 관련성을 보이지 않았다(49). 저자들은 "이 결과는 대부분의 사망이 65세 이상에 발생하기 때문에 왜 소득 불평등이 미국에서 사망의 주요 요인이 아닌지를 설명한다"(p.590)라고 결론지었다.[13] 그러나 곤도 등(27)에 의한 메타분석에서, 60세 미만의 인구에 대한 계수 추정치(coefficient estimates)(지니계수의 각 0.05 단위 증가에 따른 사망에 대한 RR : 1.06; 95% 신뢰구간: 1.01~1.10)와 60세 이상 인구(RR : 1.09; 95% 신뢰구간: 1.06~1.12) 사이에 통계적으로 유의한 차이는 없었다($p = 0.26$). 브라질 상파울루에 거주하는 고령자(60세 이상)에 대한 최근의 다수준분석에서 (지니계수 계수로 측정한) 지역의 소득 불평등은 연령, 성별,

---

13) 물론, 젊은 나이의 사망은 더 많은 기간의 잠재적인 생명 손실을 의미하므로, 이 결과로 소득 불평등과 관련된 조기 사망의 부담에서 벗어날 수 없다.

소득, 교육을 보정한 후 나쁜 주관적 건강 상태와 관련이 있었다(OR 1.19; 95% 신뢰구간: 1.01~1.38)(71). 구조 방정식 모델을 기반으로 한 데이터 분석에 따르면 노인의 소득 불평등이 노인의 주관적 건강 상태에 미치는 악영향은 지역사회의 폭력에 대한 노출 증가와 신체활동 부족이라는 매개효과라는 사실을 보여준다.

장기적인 추측은 소득 불평등의 악영향이 (침식 효과로부터 자신을 더 효과적으로 격리할 수 있는) 중산층이나 부유층에 비해 빈곤층 사이에서 더욱 강화될 수 있다는 것이다. 수브라마니안과 가와치(4)는 1995년과 1997년 상시인구조사(Current Population Survey)와 1990년, 1980년, 1970년 미국 인구조사의(지니 계수를 사용해 나타낸) 주 소득 불평등에 관한 데이터를 사용해 미국의 소득 불평등, 개인의 나쁜 주관적 건강 상태, 개인의 다양한 인구/사회경제적 지표 사이의 상호작용에 대해 체계적 고찰을 했다. 이 분석에서 연령, 성별, 인종, 결혼 여부, 교육, 소득, 의료보험 여부 및 주 중위소득을 포함하는 조건부 모델에서 주 소득 불평등의 0.05 변화에 대해 나쁜 건강 상태를 보고할 오즈비가 1.30(95% 신뢰구간: 1.17~1.45)이었다. 소수의 예외를 제외하고, 주별 소득 불평등의 차별적 효과가 여러 인구집단에 걸쳐 통계적으로 강력하게 유의한 다른 결과는 관찰되지 않았다. 그러나 주별 소득 불평등과 나쁜 건강 사이의 관련성은 흑인(OR = 1. 34; 95% 신뢰구간: 1.20~1.48)이 백인에 비해 높았고, 소득이 적은 사람들(OR = 1.65; 95% 신뢰구간: 1.26~2.15)이 소득이 7만 5000달러를 넘는 부유층에 비해 높았다. 그러나 그 결과는 기본적으로 주의 소득 불평등이 전반적으로(차별적인 경우와 달리) 개인의 나쁜 주관적 건강 상태에 미치는 맥락적 영향을 시사했다.

상대적 계급 가설

소득 불평등의 건강 영향에 대한 논의에서 때때로 제기되는 마지막 개념은 소득 계층에서 개인의 위치(또는 상대적 계급)가 건강 상태를 결정한다는 것이다. 많은 동물 종(비인간 영장류 포함)에서 지배 위계가 관찰되었으며, 무리 내에서 개인의 순위는 그들의 음식과 번식을 위한 짝뿐만 아니라 생리적 작용 및 수명에까지 영향을 미치는 것으로 입증되었다(72). 윌킨슨(73)은 유사성에 따르면, 하위 계급(즉, 사회경제적 지위가 낮은 계층)의 부정적인 생리적 결과가 소득 분배의 불평등이 큰 사회에서 더 심해질 수 있다고 추측했다. 일부 실험적 증거는—개인 간의 소득 차이와는 구별되는—하위의 계급이 높은 스트레스 반응을 초래할 수 있다는 개념을 뒷받침한다(74). 그러나 유사성을 너무 멀리까지 적용할 때에는 주의가 필요하다. 예를 들어, 비인간 영장류에 대한 문헌에서, 지배 서열에서 가장 스트레스를 받는 동물이 높은 지위인지 낮은 지위인지 여부는 서로 다른 종과 집단에서 사회조직의 기능에 따라 다양한 것으로 나타난다(72). 예를 들어, 난쟁이 몽구스와 같은 일부 종에서는 무리 중 서열이 높은 동물이 가장 높은 지수의 생리적 스트레스를 보이는데, 아마도 높은 서열을 유지하기 위해 끊임없이 싸워야 하는 부담감을 반영하는 것일 것이다. 그러나 다른 종(예: 사바나 원숭이 또는 붉은 털 원숭이)에서는 육체적 공격보다는 심리적 압박을 통해 지배 서열이 유지되며 가장 큰 고통을 받는 것은 하위의 동물이다.

하위 계급의 불리한 생리적 영향이 소득 불평등과 건강의 관계 일부를 설명할 수 있는지는 여전히 확실치 않다. 절대 소득과 계급 사이의 높은 공선성으로 인해 이 문제는 경험적으로 검증하기가 어렵다. 또한 개입의 관점에서 볼 때 상대적 계급이 건강상의 이점 또는 단점을 부여하는 것으로 밝혀진다면, 인구 건강에 영향을 미치는 사회 정책의 역할은 제한된다는 것을 의미한다. 그 이유는 소득세와 같은 정책으로 사람들의 절대 소득과 상대 소득을 바꿀 수는 있지만, 사람들의 계급은 대개 유지되기 때문이다.

결론

이 장에서 우리는 소득 불평등과 인구 건강을 연결하는 세 가지 주요 이론과 증거를 검토했다. 세 가지 설명은 서로 배타적이지 않다. 세 가지 모두 맞을 수 있다(또는 얼마나 회의적인가에 따라 그중 어느 것도 맞지 않을 수 있다). 일부 학자들은 소득 불평등을 해결해야 할 문제로 생각하지 않는다. 오히려 그들은 실제 문제는 '가진 자'와 '가지지 못한 자' 사이의 격차를 야기한 근본적인 정치적 이념이라고 주장한다(75). 이 견해에 따르면, 소득의 잘못된 분배는, 더 광범위한 적대적 계급 관계, 즉 사회의 부자와 권력자들이 약하고 박탈된 사람들에게 나쁜 짓을 하는 것에서 생기는 부산물 또는 현상이다. 확실히, 경제 자유화, 민영화, 탈규제화, 탈노조화, 복지의 축소에 중점을 둔, 1978~1980년경에 시작된 신자유주의 이데올로기의 부상은 소득 불평등의 세계적 증가와 상당히 밀접하게 동반되는 것으로 보인다(76). 동시에 이데올로기는 진공 상태에서 발생하지 않는다. 정치 및 경제 철학은 지배 엘리트들이 기존의 사회 질서를 정당화하려는 시도로 여겨질 수 있다. 즉, 이데올로기와 소득 불평등의 관계는 양방향일 가능성이 높다. 소득 불평등이 커지면서 권력이 정상에 집중되었고 상위 1%의 기득권 유지가 강화되었다(1). 부자들은 가난한 사람들의 고통에 덜 조응한다. 직설적으로 말하면 부자들은 공감이 부족하다는 것을 지지하는 사회심리학적 근거가 증가하고 있다(77). 오늘날 미국에서처럼 부자와 가난한 자의 소득이 극단적으로 양극화될 때, 공감대가 더 벌어지고, 부자를 위해 세금 감면을 옹호하는 것과 가난한 사람들을 위한 식권 배급을 줄이는 것 사이에 모순이 없다고 여기는 '부주의한' 사회가 만들어진다. 극심한 부의 집중은 이미 (일부에서는) 경제 성장과 민주주의의 기능에 대한 위협으로 간주된다(1). 점증하는 불평등의 사회적 비용 목록에 더하여, 우리는 추가 고려 사항으로 인구 건강을 추가해 서술하려 했다.

참고문헌

1. Stiglitz J. The price of inequality. New York: Norton; 2012.
2. Aaron HJ. Politics and the professors: the Great Society in perspective. Washington, DC: Brookings Institution Press; 1978.
3. Saez E. Striking it richer: the evolution of top incomes in the United States 2013 [updated 2012 preliminary estimates]. Available from: http://elsa.berkeley.edu/~saez/saez-UStopincomes-2012.pdf.
4. Subramanian S, Kawachi I. Being well and doing well: on the importance of income for health. Int J Social Welfare. 2006;15(Suppl 1):S13-S22.
5. Wagstaff A, Van Doorslaer E. Income inequality and health: what does the literature tell us?

Annu Rev Public Health. 2000;21:543-67.

6. Rodgers G. Income and inequality as determinants of mortality: an international cross-section analysis. Popul Stud. 1979;33:343-51.

6a. Dunn EW, Aknin LB, Norton MI. Prosocial spending and happiness: Using money to benefit others pays off. Curr Dir Psychol Sci. 2014;23:41-7.

7. Gravelle H. How much of the relation between population mortality and unequal distribution of income is a statistical artefact? BMJ. 1989;316(7128):382-5.

8. Deaton A. Health, inequality, and economic development. J Econ Perspectives. 2003;41:113-58.

9. Blakely T, Wilson N. Shifting dollars, saving lives: what might happen to mortality rates, and socio-economic inequalities in mortality rates, if income was redistributed? Soc Sci Med. 2006;62(8):2024-34.

9a. Okun A. Equality and efficiency: The big tradeoff. Washington D.C.: The Brookings Institution; 1975.

10. Veblen T. The theory of the leisure class. London, England: Macmillan; 1899.

11. Duesenberry J. Income, saving and the theory of consumption behavior. Cambridge, MA: Harvard University Press; 1949.

12. Galbraith JK. The affluent society. Boston, MA: Houghton Mifflin; 1958.

13. Runciman W. Relative deprivation and social justice. London, England: Routledge & Kegan Paul; 1966.

14. Solnick S, Hemenway D. Is more always better? A survey on positional goods. J Econ Behav Organ. 1998;37(3):373-83.

15. Dressler W, Balieiro M, Ribeiro R, Dos Santos J. A prospective study of cultural consonance and depressive symptoms in urban Brazil. Soc Sci Med. 2007;65(10):2058-69.

16. Sweet E. "If your shoes are raggedy you get talked about": symbolic and material dimensions of adolescent social status and health. Soc Sci Med. 2010;70(12):2029-35.

17. Sweet E. Symbolic capital, consumption, and health inequality. Am J Public Health. 2011;101(2):260-4.

18. Frank R. Luxury fever: why money fails to satisfy in an age of excess. New York: The Free Press; 1999.

19. Kawachi I, Kennedy B. The health of nations: why inequality is harmful to your health. New York: The New Press; 2002.

20. Sen A. Inequality re-examined. Cambridge, MA: Harvard University Press; 1992.

21. Adjaye-Gbewonyo K, Kawachi I. Use of the Yitzhaki Index as a test of relative deprivation for health outcomes: a review of recent literature. Soc Sci Med. 2012;75(1):129-37.

22. Yitzhaki S. Relative deprivation and the Gini coefficient. Q J Econ. 1979;93(2):321-4.

23. Eibner C, Evans W. Relative deprivation, poor health habits, and mortality. J Human Resources. 2005;XL:592-619.

24. Eibner C, Sturn R, Gresenz C. Does relative deprivation predict the need for mental health services? J Ment Health Policy Econ. 2004;7(4):167-75.

25. Subramanyam M, Kawachi I, Berkman L, Subramanian S. Relative deprivation in income and self-rated health in the United States. Soc Sci Med. 2009;69(3):327-34.

26. Aberg Yngwe M, Kondo N, Hägg S, Kawachi I. Relative deprivation and mortality—a longitudinal study in a Swedish population of 4.6 millions, 1990-2006. BMC Public Health. 2012;12:664.

27. Kondo N, Sembajwe G, Kawachi I, Van Dam R, Subramanian S, Yamagata Z. Income inequality, mortality and self-rated health: a meta-analysis of multilevel studies with 60 million

subjects. BMJ. 2009;339:b4471.

28. Wolfson M, Kaplan G, Lynch J, Ross N, Backlund E. Relation between income inequality and mortality: empirical demonstration. BMJ. 1999;319(7215):953-5.

29. Wilkinson R. Income distribution and life expectancy. BMJ. 1992;304:165-68.

30. Subramanian S, Kawachi I. Income inequality and health: what have we learned so far? Epidemiol Rev. 2004;26:78-91.

31. Deaton A. The great escape: health, wealth, and the origins of inequality. Princeton, NJ: Princeton University Press; 2013.

32. Kahn R, Wise P, Kennedy B, Kawachi I. State income inequality, household income, and maternal mental and physical health: cross-sectional national survey. BMJ. 2000(321):1311-5.

33. Wilkinson R, Pickett K. The spirit level: why more equal societies almost always do better. London, England: Allen Lane; 2009.

34. Haskins R, Isaacs J, Sawhill I. Getting ahead or losing ground: economic mobility in America. Washington, DC: The Brookings Institute Economic Mobility Project; 2008.

35. Corak M. Income inequality, equality of opportunity, and intergenerational mobility. J Econ Perspectives. 2013;27(3):79-102.

36. Merton R. Social theory and social structure. New York: Free Press; 1957.

37. Institute of Medicine. A shared destiny: the community effects of uninsurance. Washington, DC: National Academies Press; 2003.

38. Lynch J, Smith G, Kaplan G, House J. Income inequality and mortality: importance to health of individual income, psychosocial environment, or material conditions. BMJ. 2000;320(7243): 1200-4.

39. Hiscock R, Kearns A, MacIntyre S, Ellaway A. Ontological security and psycho-social benefits from the home: qualitative evidence on issues of tenure. Housing, Theory and Society. 2001;18(1-2):50-66.

40. DeNavas-Walt C, Proctor B, Smith J, Census Bureau. Income poverty, and health insurance coverage in the United States: 2012. Washington, DC: US Government Printing Office; 2013. p. 60-245.

41. Pope 3rd C, Burnett R, Thun M, Calle E, Krewski D, Ito K, et al. Lung cancer, cardiopulmonary mortality, and long-term exposure to fine particulate air pollution. JAMA. 2002;286(9):1132-41.

42. Kawachi I, Blakely T. When economists and epidemiologists disagree. J Health Politics Policy Law. 2001;26:533-41.

43. Blakely T, Kennedy B, Glass R, Kawachi I. What is the lag time between income inequality and health status? J Epidemiol Comm Health. 2000;54(4):318-9.

44. Zheng H. Do people die from income inequality of a decade ago? Soc Sci Med. 2012;75(1):36-45.

45. Pabayo R, Kawachi I, Gilman S. Income inequality among American states and the incidence of major depression. J Epidemiol Community Health. 2014; 68(2):110-5.

46. Lynch J, Kaplan G, Shema S. Cumulative impact of sustained economic hardship on physical, cognitive, psychological, and social functioning. N Engl J Med. 1997;337(26):1889-95.

46a. Anderson LR, Mellor JM, Milyo J. Induced heterogeneity in trust experiments. Exp Econ. 2006;9(3):223-35.

47. Deaton A, Lubotsky D. Mortality, inequality and race in American cities and states. Soc Sci Med. 2003;56(6):1139-53.

48. Subramanian S, Kawachi I. The association between state income inequality and worse health is not confounded by race. Int J Epidemiol. 2003;32(6):1022-8.

49. Backlund E, Rowe G, Lynch J, Wolfson M, Kaplan G, Sorlie P. Income inequality and mortality: a multilevel prospective study of 521 248 individuals in 50 US states. Int J Epidemiol. 2007;36(3):590-6.
50. Mellor J, Milyo J. Reexamining the evidence of an ecological association between income inequality and health. J Health Polit Policy Law. 2001;26(3):487-522.
51. Clarkwest A. Neo-materialist theory and the temporal relationship between income inequality and longevity change. Soc Sci Med. 2008;66(9):1871-81.
52. Zimmerman F. A commentary on "Neo-materialist theory and the temporal relationship between income inequality and longevity change." Soc Sci Med. 2008;66(9):1882-94.
53. Glymour M. Sensitive periods and first difference models: integrating etiologic thinking into econometric techniques: a commentary on Clarkwest's "Neo-materialist theory and the temporal relationship between income inequality and longevity change." Soc Sci Med. 2008;66(9): 1895-902.
54. Beckfield J. Does income inequality harm health? New cross-national evidence. J Health Soc Behav. 2004;45(3):231-48.
55. Kravdal O. Does income inequality really influence individual mortality? Results from a "fixed-effects analysis" where constant unobserved municipality characteristics are controlled. Demographic Research. 2008;18:205-32.
56. Subramanian S, Blakely T, Kawachi I. Income inequality as a public health concern: where do we stand? Health Serv Res. 2003;38(1):153-67.
57. Ross N, Wolfson M, Dunn J, Berthelot J, Kaplan G, Lynch J. Relation between income inequality and mortality in Canada and in the United States: cross sectional assessment using census data and vital statistics. BMJ. 2000;320(7239):898-902.
58. Nakaya T, Dorling D. Geographical inequalities of mortality by income in two developed island countries: a cross-national comparison of Britain and Japan. Soc Sci Med. 2005;60(12):2865-75.
59. Ross N, Dorling D, Dunn J, Henriksson G, Glover J, Lynch J, et al. Metropolitan income inequality and working-age mortality: A cross-sectional analysis using comparable data from five countries. J Urban Health. 2005;82(1):101-10.
60. Oshio T, Kobayashi M. Income inequality, area-level poverty, perceived aversion to inequality, and self-rated health in Japan. Soc Sci Med. 2009;69(3):317-26.
61. Chiang T-L. Economic transition and changing relation between income inequality and mortality in Taiwan: regression analysis. BMJ. 1999;319:1162-5.
62. Chen Z, Meltzer D. Beefing up with the Chans: evidence for the effects of relative income and income inequality on health from the China Health and Nutrition Survey. Soc Sci Med. 2008;66(11):2206-17.
63. Subramanian S, Delgado I, Jadue L, Vega J, Kawachi I. Income inequality and health: multilevel analysis of Chilean communities. J Epidemiol Community Health. 2003;57(11):844-8.
64. Pabayo R, Chiavegatto Filho A, Lebrão M, Kawachi I. Income inequality and mortality: results from a longitudinal study of older residents of São Paulo, Brazil. Am J Public Health. 2013;103(9):e43-9.
65. Kawachi I, Wamala S. Poverty and inequality in a globalizing world. In: Kawachi I, Wamala S, editors. Globalization and health. New York: Oxford University Press; 2007.
66. Hamilton T, Kawachi I. Changes in income inequality and the health of immigrants. Soc Sci Med. 2013;80:57-66.
67. Judge K, Mulligan J, Benzeval M. Income inequality and population health. Soc Sci Med. 1998;46(4-5): 567-79.

68. Lynch J, Smith G, Hillemeier M, Shaw M, Raghunathan T, Kaplan G. Income inequality, the psychosocial environment, and health: comparisons of wealthy nations. Lancet. 2001;358 (9277):194-200.

69. Chiavegatto Filho A, Kawachi I, Gotlieb S. Propensity score matching approach to test the association of income inequality and mortality in Sao Paulo, Brazil. J Epidemiol Community Health. 2012a;66(1):14-7.

70. Oakes JM, Johnson P. Propensity score matching for social epidemiology. In: Oakes JM, Kaufman J, editors. Methods in social epidemiology. San Francisco: Jossey-Bass; 2006.

71. Chiavegatto Filho A, Lebrão M, Kawachi I. Income inequality and elderly self-rated health in São Paulo, Brazil. Ann Epidemiol. 2012b;22(12):863-7.

72. Sapolsky R. The influence of social hierarchy on primate health. Science. 2005;308(5722): 648-52.

73. Wilkinson R. Unhealthy societies: the afflictions of inequality. London, England: Routledge; 1996.

74. Mendelson T, Thurston R, Kubzansky L. Affective and cardiovascular effects of experimentally-induced social status. Health Psychol. 2008;27(4):482-9.

75. Coburn D. Income inequality, social cohesion and the health status of populations: the role of neo-liberalism. Soc Sci Med. 2000;51(1):135-46.

76. Harvey D. A brief history of neoliberalism. Oxford: Oxford University Press; 2005.

77. Stellar J, Manzo V, Kraus M, Keltner D. Class and compassion: socioeconomic factors predict responses to suffering. Emotion. 2012;12(3):449-59.

부록: 지니계수의 계산

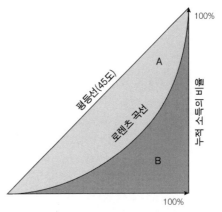

최저부터 최고 소득자까지의 소득 누적량
자료: Wikipedia(http://en.wikipedia.org/wiki/File:
Economics_Gini_coefficient2.svg).

지니계수는 로렌츠(Lorenz) 곡선에서 파생된 소득 분포의 지표로, 로렌츠 곡선은 가로축에 가장 빈곤한 가구부터 가장 부유한 가구까지 순서대로 나열했을 때 해당 인구의 각 부분이 벌어들인 누적 소득의 비율(세로축)을 표시한다(그림 참조). 이론적으로, 한 국가 내의 모든 가구가 정확히 같은 수입을 벌었다면 완전한 평등을 나타내는 45도 선이 그려질 것이다. 예를 들어, 하위 10% 가구는 총소득의 10%를 벌 것이고, 가구의 하위 절반은 전체 소득의 절반을 벌게 된다. 현실에서는 소득 분배가 치우쳐져 하위 10% 가구는 총소득의 5%만 벌고, 하위 절반 가구는 총소득의 30%만 벌게 되어 로렌츠 곡선이 45도 평등선 아래로 내려간다(그림 참조). 따라서 우리는 소득 불평등을 시각적으로 표현하게 된다─45도 완전 평등선과 로렌츠 곡선 사이의 벌어진 영역이 클수록 소득 불평등의 정도가 커진다.

지니계수는 평등선 아래의 전체 면적(그림에서 A와 B로 표시됨)에 대한 평등선과 로렌츠 곡선 사이의 면적(그림에서 A로 표시)비로 계산된다.

즉, Gini = A/(A + B).

이 다이어그램에서 지니계수의 이론적 범위는 0.0(완전 평등)에서 1.0(완전 불평등)까지임을 알 수 있다. 완전 평등 조건에서 로렌츠 곡선은 45도 완전 평등선 위에 있으며 $A/(A + B) = 0.0$이다. 만약 한 가구가 모든 소득을 벌고 다른 모든 가구가 0을 벌면 $A/(A + B)$는 1.0이 된다.

CHAPTER 5

노동환경과 건강

리사 F. 버크먼·이치로 가와치·토레스 테오렐   번역 정최경희 감수 이혜은

서론

우리는 노동이 급속히 변화하는 세계에 살고 있으며, 이는 건강과 안녕에 심대
한 영향을 미친다. 세계화된 경제에서는 이러한 상황들이 더욱 특별한 의미를 갖
는다. 인구와 산업의 변천에 따라 노동력이 거대하게 변화하면서, 작업장 환경과
노동력 특성 간의 조화가 적합한지, 건강에 영향을 미치지 않는지 식별하는 것이
주요한 과제가 되었다. 인구학적 측면에서 볼 때, 고령 노동자 증가, 가족 구성의
다양성 증대, 여성 다수가 유급 노동에 참여하는 것 등은 노동력 공급, 일의 기회,
근무 조직의 역학(dynamics)에 영향을 미친다. 문화적 기대, 차별에 대한 법적 이
의제기, 물리적 직무 요구도의 변화에 따라 '남성'의 일과 '여성'의 일을 바라보는
관점도 바뀌어왔으며, 성별 노동의 분리 양상 또한 변화되어 왔다. 산업적 측면
에서는 노동력의 세계화와 아웃소싱, 생산직의 효율, 직업 자체의 과도기적 특성
등의 변화로 노동 구조가 노동자들의 안녕에 어떤 영향을 미칠지 재검토되어야
한다.

우리는 이 책의 두 장을 노동환경에 할애하고 있다. 이 장이 첫 번째로, 작업
현장의 구조적 조건, 관행, 정책을 다룬다. 누군가 직업을 갖고 노동환경에 맞닥

뜨릴 때, 그것이 어떻게 조직되어 있고, 작업 현장이 얼마나 유연하며,[1] 직무 긴장(strain), 노력/보상, 또는 일-가정 갈등에 얼마나 노출되는지 등의 문제가 중요하다. 직무나 일정 통제(schedule control)에 대한 기회가 어떻게 구조화되어 있는지, 관리감독자의 지지가 노동자의 건강에 어떻게 영향을 미치는지, 이것이 심지어 다른 가족 구성원에게 어떤 영향을 주는지도 검토한다. 두 번째 장에서는 거시적 수준의 노동과 노동정책을 다룬다. 직무 안정성, 실업, 은퇴, 양육휴가와 같은 문제, 공공정책 및 경제 상황의 문제들을 포괄할 것이다. 거칠게 말해, 우리는 이러한 노동과 노동정책이 작업장 외부의 권력에 의해 형성되는 것으로 이해한다.

이 장은 노동환경과 건강의 연관성을 이해하기 위해, 다수의 이론적 틀을 소개한다. 지난 10년간 여러 틀이 개발되고 개선되었고, 조직 긴장이 일차원적으로가 아니라 여러 영역이 교차되어 구성된다는 것이 이제는 명확하게 인식되고 있다. 대체로, 작업장이 건강에 미치는 영향은 세 수준으로 개념화될 수 있다. ① 담당 업무와 직무 특성 수준, ② 사업주와 조직 수준, ③ 입법 정책 수준(표 5.1).

이 장에서는 위 영향 중 전자 두 개, 특히 직무 요구와 통제, 노력/보상에 초점을 맞추고, 조직 정의(justice), 노동과 가정환경의 상호작용(예, 일/생활 균형), 부정적인 근무 일정과 교대제, 유연성 및 일정 통제를 통합시키는 새로운 틀을 논의한다. 대부분의 틀이 노동조건에서 발생하는 긴장에 초점을 맞추지만, 지난 수년간 많은 과학자들이 사회참여(1~4), 역할 강화, 생산성, 의미(5~10) 등과 관련된, 일의 긍정적이고 향상시키는 측면에 대한 연구를 촉구해 왔다는 점을 명심할 필요가 있다. 그리고 물론, 일 자체는 의미뿐만 아니라 소득도 제공하기 때문에, 안녕(well-being)에 대체로 도움이 된다.

지난 십 년간, 연구들은 노동 조직의 여섯 개 영역이 건강에 미치는 영향에 집중해 왔다. ① 직무 요구, 통제와 지지, ② 노력과 보상 불균형, ③ 조직 정의, ④ 교대제와 불안정 노동을 포함한 비표준적 근무 일정, ⑤ 일-가정 갈등 및 관련된 관리감독자와 작업장의 지지, ⑥ 근무 일정 통제와 유연한 업무 방식. 이 모형 중

---

1) 옮긴이 주_ 본 장에서 등장하는 유연성(flexibility)의 정의는 후술. 240쪽 참조.

표 5.1_ 건강에 영향을 미치는 작업장 체계

구조 수준	개입 예시
담당 업무 / 직무 특성	(직무 긴장을 감소시키기 위한) 직무 재설계
사업주 / 조직	작업장 안전보건 프로그램 일/생활 균형
입법 / 정책	노동시간(예: 의무적 연장근무) 규제 직원채용 요건 개수임금제 규제

다수는 겹치는 요소를 가지고 있다. 예컨대, 근무 일정 통제는 여러 모형들이 공통적으로 가지고 있는 구성 요소 중 하나이다.

역사적으로 작업장 긴장에 대한 많은 연구들이 유럽과 영국에서 시작되고 지속되었지만, 경제 발전, 작업장 보호 및 활성화 정책 등이 타 대륙에도 모형들이 점차 적용되고 있다. 우리는 가능한 한 국제적인 관점을 통합했다. 이 장은 이론적 모형과 틀에 대한 논의로 시작하여, 여섯 개 영역별로 노동조건의 건강 영향에 대한 근거를 고찰하며, 측정과 평가 방법을 요약해 기술한다. 다른 대부분 장과 같이, 우리의 목표는 모든 것을 망라하는 것이 아니다. 최근 몇 개의 메타분석 고찰을 제시하고, 향후 사용 가능한 혁신적인 방법이나 강력한 발견에 초점을 맞추어 기술할 것이다. 이 분야 연구의 대부분은 주로 심혈관질환, 병가, 인간공학적 긴장과 관련된 기능적 결과변수 등을 다루지만, 다른 결과변수에 대한 연구도 참고가 될 것이다. 작업장의 구조적 위험 노출과 유해물질 또는 인간공학적 위험 요인 간의 관련성을 인지하는 것이 중요하다. 이러한 위험 요인들은 함께 이동하는데, 특히 저임금 직종에서 그렇다. 직무의 신체적, 사회적 유해성의 독립적 효과를 밝혀내기는 매우 어렵지만 그럼에도 몇 개의 뛰어난 논문들이 있다[예컨대, (11)]. 우리는 향후 연구 방향에 대해 권고하고, 노동환경을 개선시킬 수 있는 잠재력이 큰 공공정책 또는 민간 정책, 특히 일과 건강 증진을 조화시킬 조직화된 기회가 매우 낮은 저임금 노동자, 여성, 고령노동자, 다양한 인구집단을 중심으로 개괄한다. 그러한 많은 정책들을 연결시키는 근거가 다음 장에서 보다 풍부하게 논의될 것이다.

역사적 배경: 노동환경의 직무 긴장과 물리적 위험 요인의 통합

작업장의 극적인 변화로 노동환경의 사회적, 조직적 측면에 대한 관심이 필연적으로 파생되었다. 신체적 직무 요구도는, 모두는 아니지만, 많은 노동자들에서 줄어들고 있는 반면, 현대 사회의 복잡성이 증대됨에 따라 발생하는 직무 요구도는 증가하고 있다. 19세기와 20세기 초반, 공중보건에서 중요한 직업 노출은 거의 모두 신체적 또는 독성 노출과 관련이 있었지만(12), 20세기 중반부터는 작업이 조직된 방식이 근본적으로 스트레스를 유발하거나, 도전적이거나, 모욕적일 수 있다는 것이 점차 분명해졌다. 예를 들어 무작위로 선정된 스웨덴 노동자의 생활 조건을 분석한 결과에 따르면, 지난 20년간 소음, 무거운 짐과 같은 신체적 요구 조건은 줄어들었다(13). 산업화된 국가, 선진국의 많은 직무에서 컨테이너 수송과 기타 기계적 운송 과정으로 인해 신체적 부담이 변화되었다. 그러나 자가보고 자료를 사용한 연구들에 따르면, 직무 기대(job expectations), 다중작업(multitasking), 고객, 환자 또는 다른 노동자와의 상호작용에 대한 직무 요구도는 강도가 증가했다. 여러 국가에서 사업주뿐만 아니라 많은 노동조합이, 의사소통 방식이 사회적 노동환경을 좌우하고, 작업 조직 방식과 노동자 간 의사소통 방식에 크게 의존하고, 작업 조직에서의 건강 증진 요소가 생산성을 향상시킬 수 있다는 점을 깨닫게 되었다. 직업 의학에서도 최근에는 심리사회적인 노동조건이 인정을 받았다(14). 지난 수십 년 동안, 여성이 유급 노동시장에 참여하고 맞벌이(dual wage earners) 가족이 가족 형태 중 가장 많은 부분을 차지하면서, 일하는 부모들의 일-가정 갈등이 증가했다(15, 16). 미국에서는 일하는 부모의 거의 절반이 일-가정 갈등을 경험하는 것으로 추산되었다(17). 석탄 채광, 임업 및 농업을 비롯한 여러 대규모 산업의 노동자의 경우, 여전히 작업장의 산재 사망 위험과 장애 위험이 높고, 위험한 신체적 직무 요구에 계속 직면하고 있다. 몇몇 직업보건 책은 이러한 노출을 다루고 있다(18, 19). 우리의 의도는 이러한 위험의 영향을 폄하하는 것이 아니라 직업 위험의 범위를 사회적 환경으로 확장하고자 하는 것이다.

1960년대에 직업 역학이 성장하면서 노동의 사회적, 심리적 경험이 포함되었고, 노동조건과 심근경색 위험과의 관련성이 연구되었다. 많은 연구가 단면연구의 성격을 지녔다(20~23). 연구결과는 과도한 초과 근무와 심혈관질환 위험 사이에 관련성이 있을 수 있다고 지적했다. 벨전화회사(Bell Telephone Company)의 '야간 대학' 남성에 대한 힝클(Hinkle)의 연구는 과도한 부담과 심근경색 위험 사이의 관련성을 확인한, 최초의 전향적 연구였다(24). 코니처(Kornitzer)와 동료들이 벨기에의 민간 은행과 국영 은행, 두 은행 집단에 대해 후향적 연구를 실시한 결과, 민간 은행의 직원이 국영 은행의 직원보다 심근경색 발생률이 높았다(25). 그 차이는 생물학적 위험 요인으로 설명될 수 없었다(26). 벨기에 은행 연구는 노동조건의 일부 요소인 **직무 요구**(민간 은행에서 더 높았음)와 심근경색 위험성의 관련성을 제시한 최초의 연구 중 하나이다.

1960년대에는 대기업의 고위급 직원과 비교할 때 직급이 낮은 직원들의 심근경색 발생률이 더 높다고 밝혀낸, 중요한 전향적 연구가 있었다. 이 연구결과는, 심리사회적 스트레스는 일차적으로 많은 책임을 지는 사람들에게 문제가 된다고 연구자들이 이전에 믿었던 것에 처음으로 의심을 제기했고, 직업 지위와 직무 스트레스의 관계에 대한 보다 복잡한 이해를 위한 길을 열었다. 이 새로운 틀은 직무 긴장과 그로 인한 나쁜 건강이 낮은 임금과 낮은 지위의 직종에서 더 흔하게 경험된다는 것을 제시했다.

노동환경과 건강

이 부분에서는 이론적 틀을 논의하고, 노동의 여섯 개 영역이 건강에 미치는 영향을 기술한다.

요구-통제 모형

가장 널리 사용되고 있는 직무 스트레스 모형 중 하나는 로버트 카라섹(Robert Karasek)이 개발한 요구-통제 모형이다(28). 카라섹 모형에 따르면, 직무 긴장은 심리적 요구도와 결정권한(또는 직무 통제/자율권)의 상호작용에서 발생한다. 심리적 요구도와 직무 통제의 상호작용으로 생겨나는 2 X 2행렬로 4개 다른 유형의 직무 조건이 탄생한다.

우상사분면에 위치한 적극적 직무는 높은 심리적 요구도와 그 요구도에 대한 높은 통제 권한이 특징이다. 의사, 기사(engineers) 및 다른 전문직들이 여기에 해당된다. 적극적 직무의 대각선 반대편에 위치한 '수동적' 직무는 낮은 심리적 요구도와 낮은 통제 권한을 갖는다. 수위와 경비원이 그 예이다. 이러한 직무는 심리적으로 요구도가 높지 않고, 다른 한편 통제 권한도 부족한데, 예컨대, 경비원은 근무시간 동안 일반적으로 많은 일이 발생하지 않지만, 그 자리를 떠날 자유가 없다. 이러한 직무는 단조롭다. 장기적으로 수동적 직무는 '부정적 학습(negative learning)' 또는 이전에 학습된 기술의 위축에 이르게 할 수 있다. 그러므로 카라섹 모형은 심리적 요구도(일반인들이 '스트레스'라고 여기는 요구도)가 낮은 모든 유형의 직무가 건강한 것은 아니라는 것을 인지시킨다. 중요한 것은 통제 권한의 크기와의 상호작용이다. 좌상사분면에는 '낮은 긴장' 직무가 있는데, 사회 역학

그림 5.1_ 심리적 요구-결정권한 모형

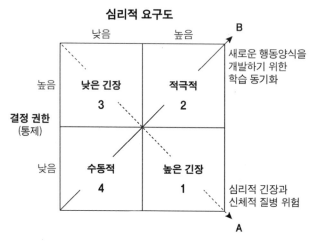

자료: Karasek, 1979 (28).

자라는 직업이 그 좋은 예이다. 가장 '독성'이 강한 유형은 우하사분면에 있는 '높은 긴장' 직무로, 높은 요구도와 낮은 통제 권한을 갖는다. 높은 긴장 직무의 예는 라인 생산 작업, 콜센터 노동자, 웨이트리스, 간호조무사 등 현대 서비스 업종의 많은 직종들이다.

직무 긴장과 건강

직무 긴장과 다양한 건강결과와의 관련성에 대한 메타분석이 시행될 수 있을 만큼, 지난 20년간 다양한 연구가 축적되었다. 키비매키(Kivimäki)와 동료들은 149만 인년의 관찰치를 가진, 13개 유럽 코호트 연구(1985~2006)의 개인 기록을 모았다(30). 직무 긴장은 표준화된 직무 내용 설문지를 통해 자신이 스스로 평가했다. 성과 연령을 보정한 후, 관상동맥질환 발생의 합동 위험비(pooled hazard ratio)는 1.23(95% 신뢰구간: 1.10, 1.37)이었다. IPD-Work(개인 참가자 데이터 메타분석) 컨소시엄은 높은 직무 긴장이 전체 암의 발생을 증가시킨다고 볼 수 없으며(HR: 0.97, 95% 신뢰구간: 0.90, 1.04), 결장직장(HR: 1.16, 95% 신뢰구간: 0.90, 1.48), 폐(HR: 1.17, 95% 신뢰구간: 0.88, 1.54), 유방(HR: 0.97, 95% 신뢰구간: 0.82, 1.14), 전립선(HR: 0.86, 95% 신뢰구간: 0.68, 1.09) 등 특정 부위의 암도 증가시키지 않았다고 보고했다(31).

개인 자료를 이용한 메타분석 결과에 따르면, 직무 긴장이 건강 행태에 미치는 영향도 일관되지 않는다. 예를 들어, 높은 긴장 직무와 수동적 직무는 2~9년의 추적 관찰기간 후 좌식 행태(sedentarism)와 관련이 있는 것으로 드러났다. 14개 유럽 코호트 연구의 개인 자료를 활용한 메타분석 결과, 추적 관찰기간 동안 낮은 신체활동의 교차비가 수동적 직무군(교차비: 1.20, 95% 신뢰구간: 1.11, 1.30)에서뿐 아니라, 높은 긴장 직무군(교차비: 1.21, 95% 신뢰구간: 1.11, 1.32)에서도 약 20% 높았다(32). 그러나 직무 조건과 좌식행태 간 관련성의 시간적 선후관계는 단일 방향이 아니었다. 즉, 신체활동이 낮은 사람들은 시간이 지나면서 높은 긴장 직무에 종사할 가능성이 높았다. 단면연구에서, 음주는 직무 긴장과 U자 형태의 관련성을 보여주었다. 음주 행태에 따라 비음주군, 적정음주군, 중간음주군, 과도음주군으로 나누었을 때, 중간음주군에 비해 비음주군(랜덤 효과 교차비:

1.10, 95% 신뢰구간: 1.05, 1.14)과 과도음주군(교차비: 1.12, 95% 신뢰구간: 1.00, 1.26) 모두 더 높은 직무 긴장 교차비를 보였으며, 적정음주군(교차비: 0.92, 95% 신뢰구간: 0.86, 0.99)은 더 낮은 교차비를 보였다. 종적 연구에서는 직무 긴장과 음주 간 관련성에 대한, 명확한 근거가 없었다(33). 단면연구에서, 흡연자들이 비흡연자보다 직무 긴장의 교차비가 더 높았다(연령, 성, 사회경제적 위치 보정 후 교차비: 1.11, 95% 신뢰구간: 1.03, 1.18). 높은 긴장 직무에 종사하는 흡연자는 직무 긴장이 없는 흡연자보다 평균적으로 주당 3개피를 더 피웠다. 그러나 1~9년의 추적기간을 가진 종적 연구의 분석에서는 직무 긴장과 흡연 행태의 변화(금연 또는 흡연 시작) 간에 뚜렷한 관련성이 확인되지 않았다. 단면연구에서, 적정 체중을 가진 사람에 비해, 저체중(교차비: 1.12, 95% 신뢰구간: 1.00, 1.25), 비만군I(교차비: 1.07, 95% 신뢰구간: 1.02, 1.12), 비만군II/III(교차비: 1.14, 95% 신뢰구간: 1.01, 1.28)에서 직무 긴장의 교차비가 더 높았다. 종적 연구에서는 체중 증가와 체중 감소 모두 직무 긴장의 시작과 관련이 있었다(35). 요약하자면, 직무 긴장과 건강 행태(과도한 음주, 흡연, 과체중/비만)의 관련성은 종적 연구보다는 단면연구에서 더 강력하게 나타났다.

그러나 직무 긴장과 고혈압 위험 사이에는 크지는 않지만, 견고한 관련성이 있다. 바부(Babu) 등이 아홉 개의 전향적 연구 및 단면연구 결과를 요약했는데, 높은 긴장에 노출되는 노동자들의 고혈압 합동 교차비가 모든 연구에서 1.3(95% 신뢰구간: 1.14, 1.48), 단면연구에서 3.17(95% 신뢰구간: 1.79, 5.60), 코호트 연구에서 1.24(95% 신뢰구간: 1.09, 1.41)였다(36). 낮은 결정권한(또는 직무 통제)도 유사하게 일반적인 정신장애의 위험을 증가시켰다(37).

현재 논쟁점

요구-통제 모형에 대한 주요 논쟁은, 노동자 건강을 증진시키기 위한 전략으로 직무 재설계(예: 노동자 자율권과 통제감 향상)를 통해 직무 긴장을 감소시키는 것을 목표로 할 때 '추가적인 유용성'이 무엇인가에 있다. ≪란셋≫지에 실린 키비매키와 동료들의 메타분석 연구에서, 197,473명의 대상자 중 15%가 높은 직무 긴장 직종에서 일하는 것으로 분류되었다(30). 관상동맥질환 발생의 합동 위험비는 1.23이었는데, 이는 약 3.4%의 인구집단 기여위험도로 추산될 수 있다.[2] 이러한 결과는, 직무 긴장을 감소시키는 것이 중요한 작업장 건강 증진 목표이지만, (노출률과 심질환의 위험 모두 더 높은) 흡연 같은 다른 확립된 위험 요인을 다루는 것보다 이익이 적을 수 있다는 결론에 이르게 했다.

그 결론은 노동자 건강의 결정요인으로서의 직무 긴장의 중요성에 관한 열띤 논쟁의 핵심에 놓여 있다(IPD-Work 컨소시엄의 논문뿐 아니라). ≪란셋≫지 논문에 대한 비평들은, 메타분석을 위해 선택된 연구에서 직무 긴장 유병률이 과소평가되었다고 주장한다. 예를 들어, ≪란셋≫에 요약된 13개 코호트 연구 중, 두 개만이 일반적인 노동인구집단을 대표하는 반면, 8개는 주로 화이트칼라 노동자들로 구성되었고, 모두 유럽 기반 연구였다(38). 높은 긴장을 가지는 노동환경의 유병률은 블루칼라 직종, 특히 급속하게 산업화되는 지역에서 더 높으며, 따라서 실제 인구집단 기여위험도는 3%를 초과할 것이라는 것이다. 그러나 높은 긴장 직무의 유병률이 50%라고(즉, 노동력의 절반이 그림 5.1의 우하사분면에 속한다고) 가정하더라도 추정된 인구집단 기여위험도는 여전히 약 10%이다.

다른 가능성은 직무 긴장으로 인한 관상동맥질환 발생 상대위험도의 실제 크기가 1.23보다 큰 것이다. 이 가능성을 확인하는 한 가지 방법은 기존 연구에 대한 누적 메타분석, 즉 각 연구를 출판된 시간 순으로 추가해 직무 스트레스 요인의 합동 추정치를 다시 계산하는 것이다. 이러한 접근법을 사용해 키비매키 등(39)은 첫 6개 코호트 연구가 발표된 2003년에 합동 상대위험도가 1.4(95% 신뢰구간: 1.0, 1.8)였음을 보여주었다. 이후 코호트 연구 20개가 추가되었으나, 점추정치는 거의 바뀌지 않았다. (더 많은 대상자의 추가로) 추정의 정확도는 향상되었지만, 26개 코호트 연구를 통한 최종 합동 추정치는 1.3(95% 신뢰구간: 1.2, 1.5)이었다. 다시 말해, 이후 연구의 추가로 위험의 점추정치가 의미 있게 바뀌지는 않을 것으로 보인다.

우리는 이 논쟁에서 무엇을 얻을 수 있을까? 첫째, IPD-Work 컨소시엄 메타분석에 대한 비평에서 제기되었듯이, 직무 긴장이 유일한 직무 스트레스 요인은 아

---

2) 인구집단 기여위험도(PAR)의 식은 P.(RR-1) / P.(RR-1) +1 이다.

니라는 것이다. 우리가 아래에서 설명할(특히 비표준, 불안정 또는 임시 일자리와 관련된) 직무 불안정, 야간 교대근무, 조직적 부당함, 직장 차별, 괴롭힘 및 일-생활 불균형을 비롯한, 다른 많은 스트레스 요인이 있다. 란즈베르기스(Landsbergis)와 동료들은, 이러한 모든 스트레스 요인의 영향을 더하면 인구집단 기여위험도는 3%보다 상당히 높아질 것이라고 주장했다(40). 둘째, (예를 들어, 직무 재설계를 통해) 직무 긴장을 다루는 것이 다른 수단(예: 직장 금연)을 통한 건강 증진을 배제하는 것을 의미하는 것이 아니며, 이 둘이 경쟁 관계에 있는 것도 아니다. 노동자 삶의 사회적 맥락에 주의를 기울임으로써 작업장 건강 증진 활동의 성공 가능성이 높아질 수 있다. 예를 들어, 결정권한을 높이기 위해 직무를 재설계함으로써, 흡연을 중단하고 규칙적으로 운동하거나 건강식을 섭취해야 한다는 메시지를 잘 받아들이는 지점까지 노동자의 정신건강이 향상될 수 있다. 점차적으로, 노동자의 건강을 보호하기 위한 노력으로 건강 증진 프로그램과 건강 보호 노력은 완전히 통합된다(41).

마지막으로, 노동자의 건강을 향상시키는 전략으로 직무 재설계의 유용성을 입증하기 위해 더 많은 개입 연구가 필요하다. 직무 긴장과 건강 행태와의 관련성에 대한 엇갈린-즉, 단면연구에는 강한 관련성을 보이지만, 종적 연구에서는 약한 관련성을 보이는-근거는, 나쁜 건강 행태를 가진 노동자가 높은 긴장 직무를 선택했을 가능성을 제기한다. 고르디오스 매듭을 자르는 한 가지 방법은 행태의 변화를 관찰하기 위해 작업 조건을 조작하는 실험[가급적 집락 무작위 연구설계(cluster randomized design)를 통해]을 수행하는 것이다. (기계에 속도를 맞추고, 요구도가 높으며 통제 권한이 낮은) 전통적인 조립 라인 작업을 가졌던 스웨덴 볼보 공장에서, 노동자의 자율권을 증진시키기 위한, 몇 안 되는 작업장 개입 연구 중 하나가 시행되면서, 보다 유연한 팀 기반 생산 과정으로 변화되었다. 이 작은 개입의 결과, 자율권 및 기술 활용도에 대한 노동자의 평가는 개선되었고 에피네프린 분비로 측정한 생리학적 스트레스 프로파일 역시 증가되었다. 불행하게도, 장기간의 건강결과를 평가할 수 있을 만큼 실험이 지속되지 않았다. 그러나 유연한 작업 배치는 생산성에 부정적인 영향을 미치지 않았고, 이는 직무 재설계가 사업주와 노동자에게 윈윈 해법이 될 수 있음을 보여준다.

고립-긴장 모형: 직무 긴장 모형을 확장하여 직장에서의 사회적 지지와 통합하기

존슨(Johnson)과 홀(Hall)이 제안해 요구-통제 모형이 확장된 중요한 모형이 심리적 요구, 결정권한과 함께 동료와 관리감독자의 사회적 지지를 결합한 고립-긴장 모형이다. 7장에서 설명한 바와 같이, 사회적 지지의 건강상 이점에 대한 광범위한 문헌이 있다. 고립-긴장 모형에 따르면, 가장 '독성'이 강한 직무는 높은 긴장과 사회적 고립(그러므로, '고립-긴장')이 결합된 것이다. 실제로 높은 긴장으로 특징지어지는 많은 직무들(예: 종일 좁은 칸막이 안에서 앉아 일하는 콜센터 업무)이 흔히 동료들 간 사회적 상호작용 수준이 낮을 뿐만 아니라, 관리감독자와 피고용자 사이에 냉혹한 위계질서가 존재한다.

존슨, 스튜어트(Stewart) 및 홀은 직장에서의 사회적 지지가 직무 긴장과 심장 질환 사이의 관계에 영향을 미칠 수 있다는 생각을 처음으로 발전시켰다(43). 특히 존슨의 연구에 따르면, 높은 심리사회적 요구, 낮은 통제력과 함께 낮은 사회적 지지(고립-긴장)를 경험한 사람들은 요구-통제, 사회적 지지의 다른 조합을 경험하는 사람에 비해 심혈관질환의 상대 위험이 가장 높았다(43).

보다 최근에는, 관리감독자, 동료 및 고용된 회사를 비롯해 다양한 원천에서 받는 작업장 지지가 포함되는 모형으로 확장되었다(44; 사회자본에 대해서는 8장 참조). 이러한 지지는 일반적인 것일 수도 있고, 특정 영역에 관한 것일 수도 있다. 관리감독자는 노동자의 경험을 일반적으로 지지할 수 있고, 이 경우 정서적이거나 구체적인 방식으로 지지를 표시한다. 작업장 지지는 또한 특정 영역에 관한 것일 수도 있다. 많은 연구들이 일-가정 또는 일-생활 갈등에 초점을 맞추고 있다. 여기서(45, 46) 관리감독자 지지는 일과 가정 영역 모두에서 효과적인 역할 기능을 촉진한다. 해머(Hammer), 코섹(Kossek) 등은 특히 일-가정 또는 일-생활 요구를 고려한 관리감독자 지지에 대한 측정을 포함한 확장된 모형을 제시했다(46). 관리감독자의 가정-지지 행태에 대한 측정치는, 다른 직무 긴장 측정과는 독립적으로, 노동자의 육체 및 정신 건강에 영향을 미친다(47). 관리감독자의 일-가정 지지는, 일-가정 갈등을 해결하기 위해 도움을 주는 관리감독자의 행동(48)

이나 일-가정 균형을 위한 공감 같은 태도(45)와 같이, 관리감독자가 노동자의 일-가정 안녕에 관심을 갖고 있다는 인식으로 정의된다.

노력-보상 불균형 모형

시그리스트(Siegrist)의 노력-보상 불균형 모형(6)에서는, 자신의 노력에 대해 노동자가 보상받는 정도에 따라 건강이 결정된다고 본다. 높은 수준의 노력이 높은 보상과 만나지 않을 때, 정서적 긴장이 발생하고 질병 위험이 증가한다. 노력은 주어진 요구에 대한 개인의 반응으로 정의된다. 이러한 반응은 외적 요구에 대응하는 개인의 노력인 **외적** 노력과, 자신의 목표에 달성하고자 하는 자신의 욕구에 부응하는 **내적** 노력으로 구분될 수 있다. 시그리스트와 동료들(6, 49)에 따르면, 내적 노력은 장기적인 과정을 거치며 전개된다. 예를 들어, 높은 광범위한 업무 경험이 없고 높은 '활력'을 가진 젊은 직원은 점점 더 많은 책무를 맡게 된다. 책무의 수가 증가함에 따라 갈등도 증가할 수 있다. 결국, 일에 대한 과도한 헌신은 좌절감과 자극감을 유발할 수 있다. 높은 수준의 심리적 요구를 가지는 기업 문화의 경우, 직원들이 외적 요구를 내면화하도록 강제하기도 한다.

노력-보상 불균형과 요구-통제-지지 모형 사이에는 공통점이 있지만 강조점이 다르다. 요구-통제-지지 모형은 전적으로 조직의 구조에 초점을 맞추지만, 노력-보상 모형은 환경 안에서 개인의 조화를 검토하고 외적 노력뿐만 아니라 내적 노력까지 포함한다. 후자는 어려움을 다루는 개인의 방식인 대처(coping)와 밀접한 관련이 있다. 보상은 재정적 보상, 자존감 및 사회적 통제(social control)를 종합적으로 측정한 것이다. 이론에 따르면, '건강한 상태'는 노력이 증가함에 따라 보상이 증가할 때 발생한다. 이 상태는 월급 인상, 사회적 지위 향상 또는 승진 가능성 증가와 같은, 업무와 관련된 외적 변화를 통해 달성될 수 있다. 그러나 내적 노력의 변화를 통해 얻을 수도 있다. 직원의 내적 노력의 변화는 노동조건 자체를 변경하는 것이 아니라 주로 직원들의 대처 전략이 변화됨으로써 발생할 수 있다.

요구-통제 모형의 결정권한 구성 요소와 노력-보상 불균형 모형이 관상동맥질환 사건 예측에 독립적으로 기여한다는 근거가 있다. 이 결과는 노동조건과 건강

결과를 연결시키는, 두 모형의 심리사회적 기전이 다르다는 점을 시사한다. 두 모형에서 심리적 요구(외적 노력)는 같지만, 통제(결정권한)와 보상은 명확하게 다르다.

노력-보상과 건강

지난 10년 동안 노력-보상 불균형과 관상동맥질환 위험 및 다른 건강결과 간 연관성에 대한 근거가 상당히 증가했다. 독일의 블루칼라 노동자에 대한 초기 연구에서, 노력-보상 불균형과 죽상경화성 혈중 지질의 양상 간 매우 명확한 관계가 발견되었다(49). 노력-보상 불균형은 또한 생물학적 위험 요인을 보정한 후에도 심근경색 위험과 관련이 있었다(51). 시그리스트는 여러 역학 연구결과를 정리했다(6). 화이트홀 연구(Whitehall Study)의 남성과 여성을 대상으로 한, 최근 발표된 연구에 따르면, 결정권한과 노력-보상 불균형 모두, 여러 생물학적 위험 요인과 사회계급을 보정한 후에도, 남녀 모두 관상동맥질환의 새로운 사건 예측에 독립적으로 기여했다(50). 쓰쓰미(Tsutsumi)와 가와카미(Kawakami) (52), 반 베흐헬(van Vegchel), 데 용어(de Jonge), 보스마(Bosma)와 사우펠리(Schaufeli)(53)에 의한 두 주요 리뷰 논문은 노력-보상 불균형에 대한 45개 연구를 확인했다. 이 리뷰 논문 출판 후 여러 최근의 연구들은, 노력-보상이 건강과 기능에 대해 보이는 독립적 효과와 건강결과의 사회경제적 차이를 설명하는 역할에 대해 중요성을 인식하고 지속적인 관심을 가질 것을 제안한다. 현재 연구에서는 노력-보상 모형의 조작화에 있어 외적 보상이 중심을 이루지만, 노력-보상 모형의 정의는 외적 및 내적 보상 모두를 포함한다. 노력-보상 모형과 심혈관질환 발생률과의 연관성의 근거가 가장 강한 것은 남성에서이고, 여성에서는 연관성이 훨씬 약하거나 발견되지 않는다. 상응하는 보상 없이 노력을 많이 한다고 보고한 노동자는 다른 사람들에 비해 심혈관질환 이환율과 사망률이 더 높았다. 시그리스트 등은, 초기 리뷰 논문에 포함된 대부분의 연구(전부는 아님)에서 높은 노력-낮은 보상은 심혈관질환 증상이나 위험 요인과 연관되어 있다고 보고했다(6). 흡연, 음주 및 병가와의 관련성은 더 적은 수의 논문에서 일관되지 않게 보고되었다. 다시 말하지만, 이 연구의 대부분은 남성만을 대상으로 시행되었다. 최근 독일의 남성과 여성 노동자 코호트 연구에서 노력-보상 불균형(ERI)은 당뇨 위험의 지표인 HbA1c와 관련이 있었지만, 이는 남성에서만이었고 여성에서는 관련성이 발견되지 않았다(54). 또한 최근에는 유럽 코호트 연구인 건강, 노화 및 은퇴 조사(SHARE)에서 2년 종적 연구를 시행했을 때, 노력-보상 불균형과 기능 장애 간 관련성이 발견되었다(55).

조직 정의

조직 정의의 개념은 요구-통제 모형, 노력-보상 불균형과 공통점이 있다(56). 조직 정의는 무어먼(Moorman)에 의해 개념화되었는데, 분배 정의와 절차 정의의 두 영역으로 구성된다. 분배 정의의 정의('노력과 성과에 근거해 공정하게 보상받는다고 노동자가 믿는 정도')가 시그리스트의 노력-보상 불균형의 개념과 상당 부분 겹치기 때문에, 연구자들은 정의의 절차적 구성 요소에 초점을 맞추는 경향이 있다. 무어먼에 따르면 절차 정의는 다음 두 영역을 포함한다. 첫째, 작업장 내 공식 절차의 존재(즉, 의사 결정 과정에 영향을 받는 당사자의 의견이 포함되고, 공정하고 일관성이 있으며, 이의제기가 가능할 뿐만 아니라 유용한 피드백을 제공하는 정도). 둘째, 상호 정의(관리감독자가 직원을 대할 때 존중, 투명성 및 공정성을 가지는 정도). 공중보건 분야에서, 전자는 '절차 정의', 후자는 '관계 정의'로 재명명되었다. 그러나 테오렐(Theorell)이 지적한 바와 같이(58a), 절차 정의 지수의 개별 항목은 카라섹의 요구-통제 모형의 결정권한 구성 요소와, 관계 정의는 직장 관리감독자 지지의 구성과 겹친다.

이러한 제한점하에서, 조직 정의는 나쁜 주관적 건강, 경미한 정신질환 및 병가와 관련이 있는 것으로 핀란드 노동자 코호트 연구에서 나타났다(58b). 영국의 화이트홀 연구에서는 조직 정의가 나쁜 수면(59) 및 정신질환(60)을 예측했다.

일-가정 갈등: 인구학적 변천이 노동에 변화를 가져온다

1950년대와 1960년대, 세계 여러 나라에서 유례없는 많은 수의 여성들이 유급 노동시장에 참여하기 시작했다(61). 일부 국가에서는 출산율이(노동력 참여의 원인이나 결과로) 감소했고, 다른 국가(예: 미국과 프랑스)에서는 임신 연령이 늦춰지며, 출산율은 비교적 안정적으로 유지되었다. 일부 국가에서는 여성이 일과 가정 요구의 균형을 맞추기 위해 고투하는 반면, 다른 나라에서는 노동자 계급 가정이 노동력 참여와 가족의 삶을 동시에 유지할 수 있는 자원을 가질 수 있도록, 육아 휴직, 육아, 병가 및 세금 인센티브와 관련된 공공정책이 제정되고, 작업장 관행이 정착되어 나갔다.

두 번째 인구학적 변천은 전 세계적으로 인구 고령화에 영향을 미치는 성인 사망률 감소와 출산율 감소에 의해 발생했다. 이 인구학적 변화로 노동인구로 유입되는 젊은이가 감소되었고, 노동인구의 평균 연령이 증가했다. 고령 노동자들이 직면할 수 있는 문제에 대해서는 상대적으로 거의 관심을 기울이지 않았다. 마지막으로, 지난 수십 년 동안 한부모 가정이 증가하고, 국내 및 국가 간 이주가 늘어나면서, 본국에 가족이 남아 있는 다수의 노동자들에게는 가족의 지지를 받는 것이 더 어려워졌다. 이러한 인구학적 변천은 – 산업화된 부유한 국가에서는 이미 일반적이지만 – 가난하고 덜 개발 된 국가에서는 단지 시작 단계로, 유사하게 업무와 관련된 긴장이 증가하고 있다. 예를 들어, 많은 개발도상국에서 가족구성원 중 한 명이 취업 기회가 많은 도심에서 일을 하기 위해 자신의 농촌 지역사회를 떠나야 한다. 이러한 이주는, 일시적인 경우라 할지라도, 농촌 가정에 재정적 안정성을 제공할 수 있지만, 어린 자녀들이나 노인, 아픈 가족구성원들을 두고 떠난다. 이 인구학적 현상이 일-가정 갈등의 세계적 상승에 기여했다.

비앙키(Bianchi) 등(62, 63)이 개발한 일-가정 갈등은, 함축적으로, 상충되는 요구들이 긴장을 형성한다는 역할 이론에 기반하고 있다. 직장과 가정의 접점에서, 두 영역 모두에는 다양한 요구들이 있을 수 있고, 그 요구들을 조정할 통제 자원이 있을 수도 있다. 네테마이어(Netemeyer)가 개발한 일-가정 갈등 척도에 의하면(64), 갈등은 직장에서 가정으로, 또는 가정에서 직장으로 옮겨갈 수 있다. 또한, 전이 효과가 긍정적일 수도, 부정적일 수도 있다는 점을 감안할 때, 역할 축적의 결과로 역할이 향상될 수도 있다. 마르티카이넨(Martikainen)은 다역할 모형(유해할 수 있음)뿐 아니라 역할 축적 모형(긍정적 이익으로 이어짐)도 뚜렷이 구분

그림 5.2_ 일-가정 긴장의 이론적 원인 모형

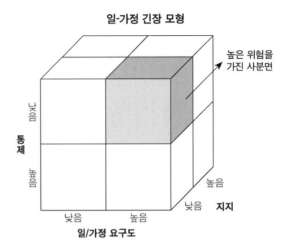

일-가정 긴장 모형

높은 위험을 가진 사분면

통제

낮음

높음

일/가정 요구도

낮음   높음

지지

높음   낮음

자료: Berkman LF, O'Donnell EM. The Pro-family Workplace: Social and Economic Policies and Practices and Their Impacts on Child and Family Health- Springer. In NS Landale, SM McHale, A Booth(Eds.), Families and Child Health(pp.157~180). University Park, PA:Springer; 2013.

했다(65). 비앙키와 밀키(Milkie)(62)는 또한, 유연성과 상호 침투 가능성이 일과 가정의 맥락을 형성하기 때문에, 한계 또는 경계 이론이 일-가정 갈등을 이해하는 데 도움이 된다고 했다. 특히, 오늘날조차 무급 가사 노동에 대한 가장 큰 의무를 이행하고 있는 여성의 경우, 노동시장에서 추가되는 역할은 소진과 질병으로 이어질 수도 있고(66), 한편으로는 역할 강화와 재정적 안정성을 가져올 수도 있다. 일과 가정에서의 역할 모두, 많은 남성과 여성이 성인으로서 정체성을 구성하는 핵심 요소이며, 둘 중 하나의 역할로 인해 다른 하나의 역할을 이행하는 데 초래되는 긴장이 스트레스와 관련된 결과를 야기한다는 가설이 제기되고 있다(67~69).

일-가정 갈등 이론이 다른 일-긴장 이론과는 독립적으로 위치해 있지만, 앞서 나왔던 요구, 통제, 지지 모형을 토대로 구성하는 방식이 있다. 그림 5.2는 이 모형에 일-가정 긴장을 통합해, 단일 통합 모형을 제시한 것이다.

우리의 일-가정 긴장 모형은 일찍이 논의되고 잘 정립된 직무-긴장 모형에 가정 맥락의 측면을 통합한다. 이 모형은 직무 요구, 직무 통제 및 사회적 지지를 노동자 가정, 특히 어머니에게 발생하는 광범위한 결과와 연결시킨다. 그림 5.2는 일-가정 긴장을 만드는 세 영역을 보여준다. 왼쪽에는 통제 영역이 있다. 아래쪽에는 일-가정 요구가 있고, 세 번째 영역에는 지지가 있다. 가족 또는 지역사회의 비공식적인 지지뿐만 아니라, 사회적·경제적 정책 또한 가정을 위한 제도적 지지의 한 형태로 기능한다. 낮은 통제력과 높은 요구를 가진 가정이 가장 취약할 것이고, 비공식 그리고/또는 공공정책의 형태로 제공되는 제도적 지지도 가장 필요할 것이다. 이는 어린이에게도 전이 효과를 미칠 것으로 예상해 볼 수 있다. 일하는 여성(남성도 어느 정도까지는)은 전일제 근무(full-time work), 높은 가정 요구에 노출되는데, 공식적 지지(사회보장 정책)는 낮고, 비공식적인 가족의 지지도 종종 제한된다. 이러한 조합은 직무 통제권이 거의 없고 빈곤 수준에 가까운, 저임금 및 저학력 노동자의 경우 악화된다. 한부모와 관련된 상충되는 요구들과 일-가정 긴장은 흡연, 체질량 지수와 같은 심혈관질환 위험 요인에 영향을 줄 수 있고, 만성 스트레스의 생리학적 결과를 통해 직접적으로 심혈관질환에 영향을 미칠 수 있다. 높은 일-가정 요구, 낮은 통제력, 낮은 지지의 상호 작용이 지속적인 스트레스, 부정적인 건강 행태, 누적된 심혈관계 손상을 초래하는 것으로 보인다.

여성이 특히 영향을 받는 것이 사실이지만, 남성도 점점 더 많은 일-가정 요구에 시달리고 있다. 어머니의 건강에 미치는 영향은 자궁 내 태아에게도 직접적으로 영향을 미칠 수 있고, 관련된 행태와 환경의 상호작용(예를 들어, 일하는 여성의 모유 수유 가능 여부)을 통해 어린 시절 이후에도 영향을 미칠 수 있다. 일-가정 긴장의 다양한 형태가 가정 요구, 작업장 조건, 가정 보호 정책 또는 비공식 가정 지원의 차이로 발생할 수 있다. 6장에서는 노동정책 중 공식적 또는 제도적 지지와 관련된 가족정책에 초점을 맞춘다.

일-가정 갈등과 건강: 경쟁하는 요구 또는 풍부한 삶

일-가정 갈등의 유병률은 성별로 다른가? 아니면 성별에 따라 위험이 다른가? 인구집단에서의 위험 분포를 이해하는 데 있어 이것은 공통적으로 다루어진다.

분포의 차이에 대한 근거는 혼재되어 있다. 일-가족 건강과 관련한 주요 연구인 미국병존질환조사(National Comorbidity Survey)에서, 왕(Wang) 등(69)은 일-가정 갈등 유병률에 성별 차이가 없다고 보고했다. 또한 성별에 따른 위험도 차이도 없었다(예: 이 연구에서 여성의 정신장애 위험이 남성보다 높지 않았음). 오히려 정신장애 유병률이 가장 높은 집단은 백인이면서 교육 수준과 소득수준이 높은 중년의 남녀와 주 40시간을 초과해서 근무하는 사람들이었다. 어린 자녀를 둔 미혼 여성과 기혼 남성이 다른 집단보다 일-가정 갈등 위험이 더 높았다.

　초기에는 일-가정 갈등이 이직, 결근, 직장 불만족과 같은 형태로, 조직적 성과에 가장 큰 피해를 줄 것으로 여겨졌다. 이러한 결과는 대부분 작업장과 직원의 안녕을 주로 다루는 조직 심리학자의 영역에 해당한다. 작업장의 생산성과 복지가 직원의 고충, 우울증과 밀접하게 연관되어 있기 때문에, 몇몇 연구자들은 일-가정 갈등과 심리적 고충의 연관성을 조사했다. 이 분야에 대한 관심이 커지면서, 많은 사회과학자들이 가족구성원－주로 어린이－과 관련된 전이 경험(spill-over experiences)에 관심을 갖게 되었는데, 어린이들은 역할 과중에 따른 부모의 스트레스로부터 영향을 받을 수 있다. 그러나 최근까지만 해도, 사회 역학자나 사회과학자, 누구도 그러한 갈등이 노동자 자신에게 미칠 수 있는 잠재적 신체 건강 영향을 조사하지 않았다. 게다가, 일-가정 갈등과 심리적 장애 간 연관성의 인과관계 방향은 거의 풀어내지 못했다.

　정신장애는 남성과 여성 모두에서 일-가정 갈등과 유의하게 관련이 있는 경우가 흔하지만(69), 대부분의 연구는 단면연구여서, 정신장애가 일-가정 갈등을 경험하거나 보고할 위험을 증가시켰는지 여부가 불분명하다. 그러나 종적 연구는 일-가정 갈등이 심리적 고충과 전반적으로 안녕하지 못할 위험을 증가시킨다는 이론을 지지한다(67). 6개월 간격으로 실시된 2회의 종적 연구에서, 일-가정 갈등은 자가보고된 전반적 안녕을 예측했다(70). 프론(Frone), 반스(Barnes), 패럴(Farrell)의 연구(71)는 일-가정 갈등과 관련된 고충 같은 심리적 양상이 흡연 및 음주를 포함한 위험한 건강 행태와 더 관련되어 있다는 가설을 뒷받침한다. 그러나 모든 연구가 이 연결 고리를 확인한 것은 아니다. 어떤 연구는 일-가정 조건(일-가정 균형의 긍정적 측면과 부정적 측면 모두)과 음주와 같은 건강 행태 간 더 직접적인 연관성을 제시했다(72, 73). 프랑스 가스 및 전기 노동자에 대한 연구(74)에서, 일-가정 요구는 우울증 및 다른 정신질환과 관련된 병가와 밀접하게 연관되어 있었다. 정신질환으로 인한 병가에 대한 정보를 자가보고가 아닌, 의사가 증명한 행정 기록을 통해 얻었기 때문에, 프랑스 연구는 특히 두드러진 연구이다.

일-가정 갈등과 신체 건강의 관련성에 대한 연구는 훨씬 부족한 상태이며, 이제 비로소 등장하고 있다. 장기간 돌봄 노동자에 대한 연구에서, 버크먼(Berkman) 등은 일-가정 요구에 대해 지지적이고 개방적이며 창조적인 관리자(예: 근무 일정에 유연성이 있는)를 둔 요양원의 노동자가, 덜 지지적인 관리자를 둔 노동자에 비해, 심혈관계질환 위험이 낮고 수면시간이 긴지 평가했다(75). 결과변수는 수면 지속 시간(actigraphy)과 혈중 콜레스테롤, 높은 당화 혈색소/당뇨병, 혈압/고혈압, 체질량 지수 및 흡연으로 평가한 심혈관질환 위험이었다. 개방적이고 창조적인 관리자를 둔 노동자에 비해, 관리자의 지지도가 낮은 노동자는 잠을 덜 잤고(하루 29분), 2개 이상의 심혈관질환 위험 요인을 가질 위험이 두 배 이상 높았다(교차비: 낮은 일-가정 점수를 가진 관리자는 2.1, 중간 점수를 가진 관리자는 2.03). 직접 환자를 돌보는 노동자는 낮은 일-가정 점수를 가진 관리자를 둔 경우, 특히 심혈관질환 위험이 증가했다. 프랑스 가스 및 전기 노동자에 대한 가젤(GAZEL) 연구를 포함한 다른 연구에서, 높은 일과 가정 요구를 지닌 노동자는 또한 다양한 신체장애로 인한 병가율이 증가했다(11).

부정적인 업무 일정: 교대제와 불안정 노동

비표준 노동시간 근무,[3] 교대근무, 이르거나 늦게 시작하는 근무 일정은, 산업(서비스 및 제조)이 24/7 방식으로 이동함에 따라 전 세계에서 증가하고 있다. 또한, 세계화된 경제에서, 혜택이 적고 비표준적 노동시간을 가지는, 비자발적 시간제 노동이 점점 더 보편화되고 있다. 미국에서는 상근 노동자의 약 18%가

---

3) 옮긴이 주_ 일반적으로 오전 7시부터 오후 7시 사이에 일하는 것을 표준 노동시간에 일한다고 보며, 그 외 시간에 일하는 것을 'shift work'라 칭한다. 우리나라에서는 'shift work'가 교대근무로 번역되어 있다. 본 책에서는 문맥에 따라, '비표준 노동시간 근무' 또는 '교대근무'로 번역했다.

오전 6시부터 오후 6시 이외의 시간에 일부 일하고, 점점 더 많은 수의 노동자들이, 특히 저임금 및 중간 임금 노동자들의 경우, 수입을 보충하기 위해 주된 일자리 이외에 다른 일자리를 갖는다. 오전 8시부터 오후 5시 이외의 시간에 근무하는 표준노동시간 이외 시간 근무가 건강 악화 위험이 특히 높은 야간 근무, 교대근무 노동자와 함께 점점 더 보편화되고 있다. 교대 노동자들은 시간이 지남에 따라 근무하는 시간대가 바뀐다. 일주기 리듬(circadian rhythms)을 완전히 바꾸는 야간 노동자들은 거의 없고, 교대근무자의 경우 일주기 리듬이 완전히 이동할 수 있을 것이라고는 전혀 기대할 수 없으며, 그 결과 추가적인 건강 위험이 생겨난다(76). 표준노동시간 이외 시간 근무의 개념에 이르거나 늦은 시작 시간이 추가되었다. 교통, 보건, 광업 및 건설업에 근무하는 노동자들이 종종 그런 일정을 가진다.

수면 부족은 부정적인 일정 통제로부터 나쁜 건강으로 이어지는 가장 보편적인 경로 중 하나로 인식되고 있다. 수면 부족은 대사 및 심혈관 장애에서 사고와 근골격계 질환에 이르기까지 수많은 심각한 건강 문제와 관련이 있는 것으로 나타났다. 불리한 일정과 노동시간을 건강결과에 연결시키는 이론은 주로 수면 부족과 일주기 리듬의 조절 장애가 건강에 부정적 영향을 미치는 생물학적 경로에 집중되었다. 직무 긴장과 관련되어 사회적으로 중개되는 기전보다는, 그러한 일정의 직접적인 신체 결과에 더 중점을 둔다. 그러나 생리적으로 '불리한' 일정은 유해하고 유익한 사회적 영향을 동시에 가질 수 있다. 예를 들어, 많은 교대 노동자가 가족 응집력과 돌봄을 유지하기 위해, 한 번에 한 명의 부모나 돌봄자만 집에서 떨어져 있을 수 있도록, 그러한 일정을 선택한다. 동시에 교대근무는 공동체나 가족 참여의 붕괴와 관련된 불리한 결과를 가져올 수 있다. 우리는 이 장의 뒷부분에서 이 근거를 더 자세히 검토할 것이다. 교대근무는 심리적, 육체적 요구의 특별한 예이다. 더 많은 산업이 24/7 방식으로 이동함에 따라 교대근무가 점차 보편화된다. 비표준노동시간 근무는 표준노동시간 이외 시간에 고정적으로 근무하는 것(예를 들어, 야간 노동)뿐 아니라, 매주 또는 매월 간격으로 노동시간이 변화되는 순환 교대근무도 지칭한다. 그러한 불리한 노동시간은 신체적, 사회적, 심리적 요구를 증가시킨다. 동시에, 맞벌이 가족이 하루 중 대부분의 시간 동안 부모 중 적어도 한 명이 보육 또는 기타 가족의 책임을 수행하는 것을 가능하게 한다.

비표준 노동시간과 건강

비표준노동시간 노동과 불리한 건강의 관련성에 대한 근거는 지난 10년 동안 엄청나게 증가했다. 비아스(Vyas) 등(77)은 비표준노동시간에 근무하는 201만 1,935명의 노동자를 대상으로 한 34건의 연구를 검토하고 메타분석했다. 비표준 노동시간 작업은 허혈성 뇌졸중[상대위험비(RR) 1.05, 95% 신뢰구간: 1.01, 1.09]뿐만 아니라 심근경색의 위험 증가(1.23, 95% 신뢰구간: 1.15, 1.31)와도 관련이 있다. 비표준 노동시간 노동(특히 야간 교대 노동)이 건강에 부정적으로 영향을 미치는 기전이 제시되어 왔다. 가장 분명하게, 비표준 노동시간 노동은 노동자의 일상생활을 방해하여, 특이한 시간에 간단히 식사를 해버리거나, 친구들로부터 멀어져 사회적으로 고립되도록 한다. 비표준 노동시간 노동은 또한 멜라토닌 분비를 억제해, 유방암 위험을 증가시킬 수 있는 에스트로겐 생성을 증가시킨다. 지아(Jia) 등(78)은 야간 노동과 유방암 위험에 대한 8건의 환자-대조군 연구와 5건의 코호트 연구 등 13개의 연구를 체계적으로 검토하고 메타분석했다. 환자-대조군 연구결과(상대위험비: 1.32, 95% 신뢰구간: 1.17, 1.50)와 코호트 연구 결과(상대위험비: 1.08, 95% 신뢰구간: 0.97, 1.21) 간에 이질성이 있었지만, 합동 상대위험비는 1.20(95% 신뢰구간: 1.08, 1.33)이었다(78). 비표준노동시간 노동과 불리한 건강결과 사이의 주요 경로는 수면 장애인 것으로 보이는데(79~81), 이는 대사 기능 및 전 염증성(proinflammatory) 면역반응에 영향을 미치고 다른 생리학적 체계도 파괴하는 것으로 이어진다. 낮에 근무하는 노동자와 3교대 노동자를 비교한 스웨덴 연구에서, 고혈당과의 연관성은 보고되지 않았지만, 지질 교란이 확인되었다(82). 최근 반 마르크(van Mark)와 동료들(83)은 결과가 완전히 일관되지는 않았다고 보고했다. 독일 비표준 노동시간 노동자에 대한 연구에서 IL-6, TNF-α 또는 림프구 수와 관련된 연관성은 발견되지 않았다.

일반적으로 교대 노동이라고 일컬어지는 야간과 주간 작업의 지속적인 순환은 취업 연령대의 사람들에서 심근경색 발생 위험을 증가시킨다(84). 특히 수년

간 교대 노동에 노출된 후에는, 직무 긴장과 동일한 상대위험비를 보였다. 크누선(Knutsson) 등(84)이 교대 노동이 심근경색 위험에 미치는 영향과 직무 긴장의 영향에 대해 논의했다. 그들은 확장된 쉽(SHEEP) 연구를 기반으로, 생의학적 위험 요인들을 보정한 후, 직무 긴장과 교대 노동 모두 심근경색 위험과 독립적으로 관련되어 있음을 보여주었다. 최근에는 비표준노동시간 노동이 여러 만성질환과 관련이 있다는 보고들이 있다(85~87).

불안정 노동

전 세계 경제의 전 지구적 통합은 '노동 유연성'에 대한 압력을 증가시켰다. 이러한 추세로부터 주목해야할 측면은(비자발적인) 시간제 노동, 외주업체 기반 임시 노동, 계약기간을 정한 파견 노동, 독립 계약 업무 등 비표준 노동의 증가이다. 현재 산업화된 국가의 노동력 중 최대 1/3이 비표준 노동(때로는 불안정 노동이라고도 함)에 종사하고 있다. 비표준 노동은 몇 가지 장점이 있는데, 사업주가 정규직 고용을 하기 전에 노동자를 선별해 훈련 비용을 낮출 수 있고, 노동자가 근무 일정을 통제할 수 있는 것(예: 집에서의 돌봄 필요에 대해 최대한 효율적으로 대처) 등이 그것이다. 비표준 노동의 주된 단점은 '나쁜 일자리'와 흔히 상관관계가 있다는 것이다. 임금이 낮고, 연금이나 건강 혜택이 부족하며, 안전하지 않고, 노동조합이나 관련 노동법에 의해 보호받지 못한다. 이러한 '불안정' 일자리가 노동자의 건강을 위협하는지에 대한 연구가 시작되었다. 6장은 직무 불안정과 노동자 건강에 관한 근거를 검토할 것이다.

유연성과 일정 통제

일정 통제와 노동시간의 유연성이 건강을 증진시킬 수 있을 것이라는 생각은 일-가정 향상(work-family enrichment) 이론, 또는 더 일반적으로 다중 역할로 인한 향상 이론에 기반을 두고 있다(89). McNall과 동료들(90)은 다중 역할로 생겨나는 보상, 지위, 그리고 자원 생성 등의 측면에 주목하면서, 일-가정 결합(work-family nexus)과 관련된 역할 향상 모형을 주되게 논의한다. 일-가정 갈등 이론이나 직무 긴장 이론과는 달리, 역할 향상 이론(theory of role enhancement)에서는,

여러 이유에서 다중 역할이 이로우며, 다중 역할이 삶에 성공적으로 더 잘 통합될 수 있도록 하는 것이 유연성과 일정 통제라고 주장한다(90, 91). 그린하우스(Greenhaus)와 파월(Powell)은, '유연성'을 직무 요건 중 시간, 속도, 위치에 대해 재량권을 갖는 것으로 정의한다. 이것은 흔히 업무 시작과 종료 시간, 압축노동(compressed workweek) 선택 등의 유연성으로 해석된다. '일정 통제'는 밀접하게 관련된 용어로, 일부에서는 더 선호되는데(92), '유연성'은 때로 사업주가 작업을 예측할 수 없게 만들어서 노동자에게 실제 통제권을 적게 주도록('적시에' 직원 배치 등) 할 수 있기 때문이다. 이러한 유연성은 불안정한 노동조건과 밀접하게 연관되어 노동자가 노동시간을 통제하지 못하게 한다. 또한 일정 통제는 카라섹과 테오렐(28, 29)이 개발하고, 위에서 설명했던 직무 통제 영역과 가까운 영역이다. 일정 통제는 특히 노동시간(때, timing), 작업량, 작업 시작과 종료 시간, 평일 중 휴가 가능 여부 등에 적용된다. 노동 일정에 대한 통제는 일-가정 갈등 감소와 관련이 있다(93, 94).

몇 가지 일반적인 논의: 교차(crossover)와 전이(spillover)

교차는 대인관계 과정의 하나로, 한 개인의 경험이 다른 사람에게 미치는 영향을 가리키는데, 일-가정 틀 안에서 흔히 논의된다. 직무 긴장이 어린 자녀나 다른 가족 구성원의 안녕에 영향을 미치고, 다른 사람들에게 더 직접적으로 영향을 미치는, '가교 역할을 하는' 사람의 반응을 통해 전달된다. 직무 긴장의 효과-고전적으로 직무 긴장으로 개념화되든, 긴장의 새로운 영역으로 통합되든-는 영향을 받은 사람과 접촉하는 다른 사람들에게 교차 효과를 일으킬 가능성이 있다. 예를 들어, 일-가정 갈등이나 직무 긴장을 경험하는 부모의 자녀는 영향을 받아 행동 및 발달 후유증을 보일 수 있다. 반면, 전이 효과는 한 영역(일)이 다른 영역(건강 또는 가정)에 영향을 미치는 개인 내 경험으로 가장 자주 개념화된다. 이 책의 전체 틀은 전이 효과의 개념과 일맥상통한데, 우리의 신체가 매우 섬세하고 민감한 방식으로 우리 사회의 세계를 인식한다는 점에서 그렇다. 크리거(95)가 잘 표현한 체화(embodiment)의 개념이 사회적, 심리적, 생물학적 세계를 연결시킨다.

작업장 조직과 사회경제적 조건의 통합

사회 계층의 속성이 그러하듯, 노동시장은 자격에 따라 노동자를 서로 다른 노동조건으로 분류하는 경향이 있다. 교육은 안전하고, 보상이 크며, 권위 있는 일자리로 가는 입구이다. 반대로, 교육받은 기술과 자격의 부족은 선택을 제한하여 '더럽고 위험하며 힘든(Dirty, Dangerous and Demeaning)' 일자리로 개인을 보낸다. 전통적인 3D에 낮은 통제, 직무 불안정 및 일/생활 불균형과 같은, 다른 심리사회적 스트레스 요인을 추가할 수 있다. 또한 저임금 및 중간 임금 노동자들은 가족 자원이 더 제한되어 있고, 그들의 직장까지 이동시간이 길고, 인간공학적 위험 그리고/또는 독성 물질에 노출되어, 신체 요구도에 대한 부담이 두 배로 늘어난다.

문헌상 논란거리 중 하나는 불리한 심리사회적 작업환경이 사회경제적 위치와 건강 간 관계를 매개하는지, 또는 직무 스트레스가 실제로 사회경제적 불리함의 한 부분인지에 대한 것이다. 마멋에 따르면 직무 긴장은 사회경제적 위치와 건강 간 관계에서 매개 요인이 된다. 즉 사회경제적 위치가 건강 불평등을 유발하는 경로 중 하나가 심리사회적 노동조건(예: 직무 통제)에 대한 차등 노출이라는 것이다(96). 화이트홀 연구에서, 가장 높은 지위의 남성(관리자)과 비교해 가장 낮은 지위의 남성(사무 및 사무 지원 직원)은 연령을 보정한 관상동맥질환 발생 교차비가 1.50이었다. 여성의 경우 모든 관상동맥질환에서 가장 낮은 지위의 교차비는 1.47이었다. 관상동맥질환에 대한 다양한 위험 요인 중, 회귀모형에 추가함으로써 사회경제적 위치의 기울기를 가장 크게 감소시킨 것은 직무 통제였다. 일반적인 관상동맥질환 위험 요인들은 기여도가 더 작았다. 이 모든 요인들에 대한 보정 후, 새로 보고된, 가장 지위가 낮은 남성의 관상동맥질환 교차비는 1.5에서 0.95로, 여성에서는 1.47에서 1.07로 낮아졌다. 이 결과는 직무 재설계가 심장질환의 사회경제적 불평등을 감소시키는 실행 가능한 전략일 수 있다는 것을 의미한다.

이 해석에 대해 데이비 스미스(Davey Smith)와 하딩(Harding)(97)은 직장에서의 낮은 통제력은 낮은 사회경제적 위치와 공선성이 매우 커서, 서로는 "거의 동일"한 것이라고 했다. 건강 불평등의 발생에 중요한 것은 "특별히 직장에서라기보다는, 전반적인 삶에서의 만일의 사태에 대한 통제"라는 것이다(97). 양쪽 주장 모두에 장점이 있다. 즉, 화이트홀 연구와 같은 직업 코호트에서는, 직무 통제의 차이가 직업 계급에 기반한 건강 불평등의 상당한 정도를 설명하는 것이 타당해 보인다. 반면 "일반적인 삶의 우발성(만일의 사태)"에 대한 통제도 건강을 결정짓는, 동등하게 중요한 요인일 것 같아, 사람들의 직장 밖 삶과 별개로 직무 스트레스의 기여도를 고려하는 것은 실제 불가능하다. 그러한 고려에서, 일과 가정환경의 상호작용뿐만 아니라 일과 삶의 균형에 대한 관심이 높아지고 있다.

노동환경 평가

이 부분에서는 ① 요구-통제-지지 모형, ② 노력-보상 균형, ③ 일-가정 갈등, ④ 업무 일정, 일정 통제 및 유연성의 측정 방법을 고찰한다. 많은 경우, 원래의 측정 방법에 기반해 수정한 여러 측정 방법들이 있다.

운영(administration) 방식

전통적으로 작업장 평가는 여러 방식으로 접근해 왔다. 작업장 환경은 일반적으로 스스로 평가되거나 작업환경에 대한 지식과 인식에 대한 직접적인 인터뷰를 통해 평가되지만, 관찰이나 행정 자료를 통해 평가될 수도 있다. 노동자 자신이 특정 독성 노출에 대해 인식하지 못할 수도 있기 때문에, 직종 노출에 대한 직무 매트릭스는 많은 경우 관찰 자료나 행정 자료를 기반으로 한다. 따라서 각 방식은 특정 목적에 따라 각기 이점이 있다. 자가 평가 설문지는 주로 연구자들이 큰 표본의 연구를 효율적으로 수행할 수 있게 해주기 때문에, 심리사회적 작업환경에 대한 연구에서 광범위하게 사용되어 왔다. 이러한 자가보고 평가의 단점은 작업장 경험에 대한 주관적 인식을 객관적인 작업환경으로 갈음한다는 것이다. 인터뷰 진행자에 의한 설문도 같은 문제를 가지고 있다. 흔히 작업장 환경은 특정 직종이나 산업에 대한 관찰에 기반하여 측정되어 왔다. 때로는 이러한 관측치가 직종 코드와 연결되어 특정 직종에서의 직무 긴장 평가가 이루어질 수 있었다. 이러한 평가 방식에 대해서는 적절한 절에서 보다 자세히 설명할 것이다.

요구-통제 측정

미국 직무 내용 설문(Job Content Questionnaire, JCQ)와 스웨덴의 요구-통제 설문이 직무 요구와 직무 통제를 평가하는 가장 일반적인 도구이다. JCQ(http://www.jcqcenter.org/에서 구할 수 있음)는 『건강한 노동(Healthy Work)』 책에 실렸던 미국 요구-통제-지지 설문지를 발전시킨 것이다(29). JCQ는 현재 많은 국가에서 사용되고 있지만, 스웨덴 설문은 주로 스웨덴 및 기타 스칸디나비아 국가에서 사용된다. 스웨덴 설문은 직무 요구에 대해 다섯 개, 결정권한에 대해 여섯 개의 질문을 한다. 요구 관련 질문은 "당신의 일을 수행할 시간이 충분합니까?", "빨리 일해야 합니까?"와 같이 요구의 양적 측면을 주로 다루고 있다. 그러나 "당신의 직무에 상충되는 요구가 있습니까?"와 같이 보다 질적인 질문도 하나 있다. 결정권한 문제는 지적 재량(기술 사용 및 개발)과 의사 결정권한을 모두 다룬다. 지적 재량에 관한 질문에는 "당신은 직무에서 새로운 것을 배웁니까?", "당신의 직무는 단조롭습니까?", "당신의 직무에는 창의력이 필요합니까?" 등이 있다. 의사 결정권한에 관한 질문에는 "당신은 당신의 일을 하는 방법에 영향을 줄 수 있습니까?", "당신은 당신의 일이 어떻게 수행될지 영향을 줄 수 있습니까?"가 포함된다. 일반 노동인구집단에서 남성과 여성 모두, 두 차원의 내적 일관성이 만족스럽다는 것이 입증되었고, 요인분석을 통해 이러한 방식으로 질문을 범주화하는 것이 의미가 있음이 확인되었다(98). 미국판에서는 요구와 결정권한에 대해 더 많은 질문이 있고, 몇 가지 다른 직무 차원도 있다. 내부 일관성은 여러 국가에서 만족스러운 것으로 나타났다. 두 가지 버전(둘 다 같은 것에 기초했다 ─ 1968년, 1974년, 1977년 미국 고용 질 조사에 대한 카라섹의 초기 요인분석)은 구성 방식에서 약간 다르다. 스웨덴 버전은 질문에 대한 응답에 빈도 등급('전혀'부터 '항상'까지 네 개의 등급)에 기반하여 측정하고 있고, 미국 버전은 여러 질문에 대해 거부하거나 수용하는 강도 등급('전혀'부터 '매우 많이'까지 다섯 등급)에 기반하여 측정한다.

이 설문지에서 직무 긴장의 조작적 정의는 다양하다. 가장 자주 사용하는 방식은 동시에 요구가 높고 결정권한이 낮은 것이다(중앙값 위/아래 또는 상위/하위

사분위 또는 삼분위). 빈번히 사용되는 또 다른 방식은 요구와 결정권한 간 비를 계산하고 이 비의 상위 사분위를 직무 긴장에 노출되는 것으로 정의하는 것이다.

노력-보상 불균형 모형 측정

시그리스트와 그의 공동 연구자들은 노력-보상 불균형 모형의 모든 관련 차원을 포함하는 자가 평가 설문지를 개발했다. 노력-보상 모형을 기반으로 구축된 다수의 지표들에 대한 정리는 노력-보상 모형의 짧고 긴 형태와 다수의 영역에 대한 광범위한 평가와 함께 발표되었다(99). 대략, 노력에 대한 부분 및 전체 척도 간 상관관계는 매우 높고, 보상 구성 요소에 대해서도 매우 높았다. 모든 경우에 전체 및 부분 척도는 예상되는 방향으로 자가 평가 건강과 밀접하게 관련되었다. 노력과 보상의 비측정의 민감도와 특이도는, 전체 척도가 더 나은 민감도와 특이도를 보였지만, 영역 당 2~3개의 항목으로 구성된 부분 척도도 만족스러웠다.

기타 측정

일반적으로 네테마이어의 본래 척도로부터 일-가정 갈등에 대한 많은 측정들이 구축되었기 때문에, 이 측정에 대한 더 많은 논의를 위해 표 5.2의 참고 문헌을 제시한다. 원래 네테마이어 척도는 한 영역의 역할 책임이 다른 영역과 양립할 수 없는 정도를 반영하도록 설계되었다. 일에서 가정으로, 가정에서 일로 갈등이 경험된다. 일에서 가정으로 항목의 예는 "일로 인해 가족이나 개인 시간이 방해 받는다"이다. 가정에서 일로 갈등의 예는, "가족이나 개인 관계로 인해 일 관련 활동이 방해 받는다"는 것이다. 척도는 1("매우 동의하지 않음")부터 5("매우 동의함")까지 구성된다.

향후 방향

경제가 발전하고, 다양한 사회들이 신흥 시장에 적응함에 따라 세계 거의 모든 지역에서 작업장은 큰 변화를 겪고 있다. 이러한 역동적인 환경은 건강결과에 대

표 5.2_ 노동조건 측정 방법

요구 / 통제 / 지지 모형		
직무 요구-통제 모형(Job Demand-Control Model) [요구-재량 모형(Demand-Discretion model)이라고도 불림]	Karasek, 1979(28); Karasek & Theorell, 1990[29]	작업 상황과 관련된 직무 요구와 의사 결정 자유의 결합 효과로 심리적 긴장을 평가한다. 직무 요구 7개 항목과 직무 결정 권한 8개 항목(결정권한은 4개, 지적 재량은 4개)으로 구성된다.
요구-통제/지지 모형(Demand-Control/Support Model)	Johnson & Hall, 1988(102)	카라섹 모형을 기반으로 하되, 사회적 지지 요소를 추가한다. 직무 요구 2개 항목, 업무 통제 11개 항목, 업무 관련 지지 5개 항목으로 구성된 척도를 사용한다.
요구-지지-통제 모형(Demand-Support-Constraint model)	Fletcher & Jones, 1993(103)	모형에 대한 여러 비판을 다루고 대인 관계 지지의 추가 구성 요소를 통합한 카라섹 모형 개정판. 카라섹 모형의 직무 요구 4개 항목, 직무 결정권한 8개 항목과 대인 관계 지지 8개 항목을 포함한다.
직무 내용 설문과 척도(Job Content Questionnaire and Scale)	Karasek et al., 1998(104)	카라섹의 요구-통제 모형에 기반한 직무의 질 평가. 결정권한, 심리적 요구, 사회적 지지, 신체적 요구 및 직무 불안정에 대한 척도가 포함된다. 핵심판은 27개 질문, 정식판은 49개 질문으로 구성되어 있다.
압박 관리 지표(Pressure Management Indicator)	Williams & Cooper, 1998(105)	직무 스트레스를 평가하는 90개 항목의 설문지. 여러 각 항목에는 24개의 하위 척도가 있다.
노력 / 보상 균형		
노력-보상 불균형 모형(Effort-reward imbalance model)	Sirgrist, 1996(6); Siegrist et al., 2004 (106); Siegrist et al., 2013(99)	카라섹의 요구-통제 모형 및 프랑스의 인간-환경 적합 모형으로부터 영향을 받았다. 내적 노력(대처, 통제 필요), 외적 노력(요구, 의무) 및 직무 보상(보상, 존중, 상태 통제)의 요소를 포함한다. 이러한 각 차원은 여러 항목이 포함된 하위 척도를 통해 측정된다.
일 / 가정 긴장과 갈등		
일, 가정, 역할 간 갈등 모형 (Model of work, family, and interrole conflict)	Kopelman, Greenhaus & Connolly, 1983(107)	모형에는 34개 항목으로 측정한 6개 변수(일 갈등, 가정 갈등, 역할 간 갈등, 직무 만족, 가정 만족 및 삶의 만족)가 포함된다. 역할 간 갈등(Pleck et al., 1980)(108)과 직무 만족 척도(Hackman & Oldham, 1975)(109)에 대해서는 기존의 척도가 사용되었다.

대처, 사회적 지지, 유연성 척도 (Coping, social support, and flexibility scales)	Shinn, Wong, simko & Ortiz-Torres, 1989(110)	대처, 사회적 지지, 직무 유연성 등 세 가지 차원을 포함하며, 여러 항목을 포함하는 별도 하위 척도로 측정된다.
조직 지지에 대한 인식 조사 (Survey of perceived organizational support)	Eisenberger, Cummings, Armeli & Lynch, 1997(111); Eisenberger, Huntington, Hutchinson & Sowa, 1983(112)	36개 항목은 노동자들의 기여에 대해 사업주들이 어떻게 평가하는지, 노동자 복지에 대해 사업주들이 얼마나 관심이 있는지에 대한 노동자들의 생각을 평가한다.
일-가정 갈등 척도와 가정-일 갈등 척도	Netemeyer, Boles & McMurrian, 1996 (64)	일-가정 갈등과 가정-일 갈등이 서로 다른 유형의 역할 간 갈등이라고 가정하고, 별도의 척도를 구성한다. 갈등의 방향성을 구별하지 않는 다른 척도[Kopelman 등, 1983(107) 등]의 개정판이다. 각 척도는 5개 항목을 포함한다.
일-가정 갈등에 대한 Carlson, Kacmar와 Williams 척도	Carlson, Kacmar & Williams, 2000(113)	네테마이어 등의 척도를 기반으로, 일-가정, 가정-일, 두 방향성에 대해 세 가지 유형의 일-가정 갈등(시간 기반, 긴장 기반 및 행태 기반)을 모두 포함한다. 20개 항목을 포함한다.
Midlife in the United States (MIDUS) Study의 부정적·긍정적 일-가정 전이 척도	Grzywacz & Marks, 2000(72)	브론펜브레너(Bronfenbrenner)의 생태계 이론(1979)(114)에 기초한다. 일-가정, 가정-일 양방향 전이 효과를 측정한다. 4개 항목을 사용해 부정적 전이 효과를 평가하고, 3개 항목을 사용해 긍정적 전이 효과를 평가했다.
조직적 일-가정 분위기	Kossek, Colquitt & Noe, 2001(115)	가정 역할에 대한 직장 분위기와 일 역할에 대한 가정 분위기에 대한 별도의 척도가 포함된다. 각각 세 항목으로 평가했다.
일/가정 균형 방법과 지지적 감독(Work/family balance measures and supportive supervision)	Clark, 2001(116)	직장 문화(시간적 유연성, 지지적 감독 및 운영 유연성)와 일/가정 균형(역할 갈등, 일 만족, 가정 만족, 가정 기능 및 국적)에 대한 측정을 포함한다.
가정-지지적 조직 인식(Family-supportive organization perceptions)	Allen, 2001(117)	직무 만족도, 조직에 대한 책무 및 이직 의도에 대한 기존 측정과 일-가정 갈등(107), 관리감독자 지지(110), 혜택의 가용성과 사용을 결합해 측정한다.

일-가정 향상 척도(work-family enrichment scale)	Carlson, Kacmar, Wayne and Grzywacz, 2006(118)	일-가정 방향에 대한 세 개 차원(발달, 영향 및 자본)과 가정-일 방향에 대한 세 개 차원(발달, 영향 및 효율성)을 평가하는 18개 항목으로 측정한다.
가정 지지적 관리감독자 행태와 가정 지지적 관리감독자 행태 단축형[Family supportive supervisor behaviors(FSSB) and Family supportive supervisor behavior short-form(FSSB-SF)]	Hammer, Kossek, Bodner and Crain, 2013(119); Hammer, Kossek, Yragui, Bodner & Hansen, 2009(48)	28개 항목을 통해 측정된, 정서적 지지, 역할-모형화 행태, 도구적 지원 및 창의적 일-가정 관리에 대한 네 개 차원을 측정하는 이전 척도와(110), (117)을 기반으로 하여 측정한다.
업무 일정, 일정 통제, 유연성		
직무 진단 조사	Hackman & Oldham, 1975(109)	직무 설계가 업무 만족에 영향을 미친다는 이론에 근거해, 5개 핵심 직무 차원(기술 다양성, 업무 정체성, 업무 중요성, 자율성 및 피드백), 중요한 심리적 상태, 개인적 성과 및 업무 성과에 대해 측정한다.
일-가정 정책 지표, 일-가정 정책 효용성 인식과 통제-시간/유연성 척도	Eaton, 2003(120)	유연성 실행(유연 근무, 시간제 근무, 압축 근무 등)을 측정하기 위한 7개 항목과 유연성에 대한 가용성 인식을 측정하는 7개 항목, 공식 및 비공식 정책 및 시간-통제/유연성 측정이 포함된다.
유연한 업무 배치	McNall, Masuda & Nicklin, 2009(90)	두 항목으로 평가된다. 이 척도는 일-가정 향상, 직무 만족, 이직 의도 등에 대한 척도에 더하여 사용된다.

한 작업장의 영향을 연구하도록 고무한다. 더불어, 장래 노동자의 삶에 영향을 주는 작업장의 근본적인 변화를 만들 수 있는 시기임을 시사한다. 동시에, ① 유급 노동에 참여하는 여성, ② 고령 노동자와 20년 이상 은퇴 후 생활을 이어가는 많은 인구와 관련된 인구학적 변천은 현재 작업장과 은퇴 관행에 이의를 제기한다. 이 장에서 논의했던 일부 연구는 이러한 전망과 특히 관련된다. 예를 들어, 작업장 노출과 건강결과 간의 연관성을 기록한 많은 코호트 연구가 있지만, 작업장 조직을 변경하고 건강 영향을 평가하는, 현장 무작위 실험연구는 거의 없다. 이것이 중요한 다음 단계일 수 있고, 그러한 개입이 노동자 건강에 좋을 뿐만 아

니라 생산성 증가, 이직 감소 및 일반적인 회사의 건강과도 관련이 있음을 보여주는 제한된 증거가 있다. 작업장 변화의 실행 가능성을 평가하고, 노동조건이 건강에 미치는 영향에 대한 인과관계 추론을 강화하기 위해서는 훨씬 더 많은 연구가 수행되어야 한다. 건강을 중심 결과로 포함하는 몇몇 중요한 작업장 개입 연구가 있다. 직업 안전 보건 보호와 노동자 사고 및 질병을 예방하고 건강과 안녕을 향상시키기 위한 건강 증진을 통합시킨, 일 가정 건강 네트워크(Work, Family and Health Network) 연구(100)와 NIOSH가 지원하는 모든 노동자 건강(Total Worker Health) 프로그램(101)이 이에 속한다. 수년 내에, 대규모 노력의 결과가 작업장 조직 변화로 인한 건강 영향에 대해 중요한 정보를 제공할 것이다.

이렇게 변화하는 시대에, 모든 사람들의 노동환경을 좌우할 수 있는 더 큰 사회적 힘을 검토하는 것도 중요하다. 이 렌즈를 통해, 새로운 노동환경이 건강에 어떤 영향을 미칠지 더 잘 이해할 수 있을 것이다. 현재까지는 이 분야의 많은 연구가 주로 남성에 집중되어 왔으며, 대부분의 연구는 노동자의 안녕을 향상시키기 위한 사회적 보호가 많은 지역인 유럽에서 실시되었다. 이러한 요인들을 고려한 연구는 노동환경을 변화시키고 처음부터 건강을 향상시키도록 새로운 노동환경이 설계되도록 하는 데 상당히 기여할 것이다.

참고문헌

1. Fried LP, Carlson MC, McGill S, Seeman T, Xue Q-L, Frick K, et al. Experience Corps: a dual trial to promote the health of older adults and children's academic success. Contemp Clin Trials. 2013;36(1):1-13.
2. Berkman L, Ertel K, Glymour MM. Aging and social intervention: life course perspectives. In: Binstock RH, George LK, editors. Handbook of aging and the social sciences. 7th ed. Burlington, MA: Academic Press; 2011. pp. 337-52.
3. Glass TA, Freedman M, Carlson MC, Hill J, Frick KD, Ialongo N, et al. Experience Corps: design of an intergenerational program to boost social capital and promote the health of an aging society. J Urban Health. 2004;81(1):94-105.
4. Reuterwall C, Hallqvist J, Ahlbom A, de Faire U, Diderichsen F, Hogstedt C, et al. Higher relative, but lower absolute risks of myocardial infarction in women than in men: analysis of some major risk factors in the S heep study. J Intern Med. 1999;246(2):161-74.

5. Thoits PA. Multiple identities: examining gender and marital status differences in distress. Am Sociol Rev. 1986;51(2):259-72.

6. Siegrist J. Adverse health effects of high-effort/low-reward conditions. J Occup Health Psychol. 1996;1(1):27-41.

7. Thoits PA. Stress, coping, and social support processes: where are we? What next? J Health Soc Behav. 1995;35(Spec No):53-79.

8. Barnett RC. Women and multiple roles: myths and reality. Harv Rev Psychiatry. 2004;12(3): 158-64.

9. Barnett RC, Gareis KC. Parental after-school stress and psychological well-being. J Marriage Fam. 2006;68(1):101-8.

10. Barnett RC, Hyde JS. Women, men, work, and family: an expansionist theory. Am Psychol. 2001;56(10): 781-96.

11. Sabbath EL, Glymour MM, Descatha A, Leclerc A, Zins M, Goldberg M, et al. Biomechanical and psychosocial occupational exposures: Joint predictors of post-retirement functional health in the French GAZEL cohort. Adv Life Course Res. 2013;18(4):235-43.

12. Hamilton A. Forty years in the poisonous trades. Am Ind Hyg Assoc J. 1948;9(1):5-17.

13. Statistics Sweden. The Swedish survey of living conditions. Design and method. Stockholm: Statistics Sweden; 1996.

14. Gatchel RJ, Schultz IZ, editors. Handbook of occupational health and wellness. New York: Springer; 2012.

15. Nomaguchi KM. Change in work-family conflict among employed parents between 1977 and 1997. J Marriage Fam. 2009;71(1):15-32.

16. Duxbury LE, Higgins CA. Work-life balance in the new millennium: where are we? Where do we need to go? Canadian Policy Research Network. Ottawa; 2001. p. 4.

17. Bellavia GM, Frone MR. Work-family conflict. In: Barling J, Kelloway EK, Frone MR, editors. Handbook of work stress. Thousand Oaks, CA: Sage Publications; 2005. pp. 113-48.

18. Guidotti TL, Rantanen J, Rose SG, editors. Global occupational health. Oxford University Press; 2011.

19. Levy BS, editor. Occupational and environmental health: recognizing and preventing disease and injury. Philadelphia: Lippincott Williams & Wilkins, 2006.

20. Biorck G, Blomqvist G, Sievers J. Studies on myocardial infarction in Malmö 1935-1954. II. Infarction rate by occupational group. Acta Medica Scandinavica. 1958;161(1):21-32.

21. Buell P, Breslow L. Mortality from coronary heart disease in California men who work long hours. J Chronic Dis. 1960;11:615-26.

22. Russek HI, Zohman BL. Relative significance of heredity, diet and occupational stress in coronary heart disease among young adults. Am J Med Sci. 1958;235:266-75.

23. Kasanen A, Kallio V, Forrstroem J. The significance of psychic and socio-economic stress and other modes of life in the etiology of myocardial infarction. Ann Med Intern Fenn. 1963;52(Suppl 43):1-40.

24. Hinkle LE, Whitney LH, Lehman EW, Dunn J, Benjamin B, King R, et al. Occupation, education, and coronary heart disease: risk is influenced more by education and background than by occupational experiences, in the Bell System. Science. 1968;161(3838):238-46.

25. Kornitzer M, Kittel F, Dramaix Wilmet M, De Backer G. Job stress and coronary heart disease. Advanced Cardiology. 1982;29:56-61.

26. Kittel F, Kornitzer M, Dramaix M. Coronary heart disease and job stress in two cohorts of bank clerks. Psychother Psychosom. 1980;34(2-3):110-23.

27. Pell S, d'Alonzo CA. Acute myocardial infarction in a large employed population: report of six-year study of 1,356 cases. JAMA. 1963;185:831-41.

28. Karasek RA. Job demands, job decision latitude, and mental strain: Implications for job redesign. Administrative Science Quarterly. 1979;24(2): 285-308.

29. Karasek R, Theorell T. Healthy work. New York: Basic Books; 1990.

30. Kivimäki M, Nyberg ST, Batty GD, Fransson EI, Heikkilä K, Alfredsson L, et al. Job strain as a risk factor for coronary heart disease: a collaborative meta-analysis of individual participant data. Lancet. 2012;380(9852):1491-7.

31. Heikkilä K, Nyberg ST, Theorell T, Fransson EI, Alfredsson L, Bjorner JB, et al. Work stress and risk of cancer: meta-analysis of 5700 incident cancer events in 116,000 European men and women. BMJ. 2013;346:f165-5.

32. Fransson EI, Heikkilä K, Nyberg ST, Zins M, Westerlund H, Westerholm P, et al. Job strain as a risk factor for leisure-time physical inactivity: an individual- participant meta-analysis of up to 170,000 men and women. Am J Epidemiol. 2012;176(12):1078-89.

33. Heikkilä K, Nyberg ST, Fransson EI, Alfredsson L, De Bacquer D, Bjorner JB, et al. Job strain and alcohol intake: a collaborative meta-analysis of individual-participant data from 140,000 men and women. PLoS ONE. 2012;7(7):e40101.

34. Heikkilä K, Nyberg ST, Fransson EI, Alfredsson L, De Bacquer D, Bjorner JB, et al. Job strain and tobacco smoking: an individual-participant data meta-analysis of 166,130 adults in 15 European studies. PLoS ONE. 2012;7(7):e35463.

35. Nyberg ST, Heikkilä K, Fransson EI. Job strain in relation to body mass index: pooled analysis of 160,000 adults from 13 cohort studies. J Intern Med. 2012;272:65-73.

36. Babu GR, Jotheeswaran AT, Mahapatra T, Mahapatra S, Kumar A Sr, Detels R, et al. Is hypertension associated with job strain? A meta-analysis of observational studies. Occup Environ Med. 2013;71(3): 220-7.

37. Stansfeld S, Candy B. Psychosocial work environment and mental health: a meta-analytic review. Scand J Work Env Hea. 2006;32(6):443-62.

38. Choi B, Schnall P, Ko S, Dobson M, Baker D. Job strain and coronary heart disease. Lancet. 2013;381(9865):448.

39. Kivimäki M, Ferrie JE, Kawachi I. Cumulative meta-analysis of job strain and coronary heart disease: implications for future research. Am J Epidemiol. 2013;177(1):1-2.

40. Landsbergis PA, Dobson M, Schnall P. RE: Need for more individual-level meta-analyses in social epidemiology: example of job strain and coronary heart disease. Am J Epidemiol. 2013;178(6):1008-9.

41. Sorensen G, McLellan D, Dennerlein JT, Pronk NP, Allen JD, Boden LI, et al. Integration of health protection and health promotion. J Occup Environ Med. 2013;55(12 Suppl):S12-8.

42. Melin B, Lundberg U, Söderlund J, Granqvist M. Psychological and physiological stress reactions of male and female assembly workers: a comparison between two different forms of work organization. J Organiz Behav. 1999;20(1):47-61.

43. Johnson JV, Stewart W, Hall EM. Long-term psychosocial work environment and cardiovascular mortality among Swedish men. Am J Public Health. 1996;86(3):324-31.

44. Kossek EE, Pichler S, Bodner T, Hammer LB. Workplace social support and work-family conflict: a meta-analysis clarifying the influence of general and work-family specific supervisor and organizational support. Pers Psychol. 2011;64(2):289-313.

45. Thomas LT, Ganster DC. Impact of family-supportive work variables on work-family conflict and strain: a control perspective. J Appl Psychol. 1995;80(1):6.

46. Hammer LB, Neal MB, Newsom JT, Brockwood KJ, Colton CL. A longitudinal study of the effects of dual-earner couples' utilization of family-friendly workplace supports on work and family outcomes. J App Psychol. 2005;90(4):799-810.

47. Hammer LB, Kossek EE, Anger WK, Bodner T, Zimmerman K. Clarifying work-family intervention process: the roles of work-family conflict and family supportive supervisor behaviors. J Appl Psychol. 2011;96(1):134-50.

48. Hammer L, Kossek E, Yragui N, Bodner T, Hansen G. Development and validation of a multi-dimensional scale of family supportive supervisor behaviors (FSSB). Journal Manage. 2009;35:837-56.

49. Siegrist J, Matschinger H, Cremer P, Seidel D. Atherogenic risk in men suffering from occupational stress. Atherosclerosis. 1988;69(2-3):211-8.

50. Bosma H, Peter R, Siegrist J, Marmot M. Two alternative job stress models and the risk of coronary heart disease. Am J Public Health. 1998;88(1):68-74.

51. Siegrist J, Peter R, Junge A, Cremer P, Seidel D. Low status control, high effort at work and ischemic heart disease: prospective evidence from blue-collar men. Soc Sci Med. 1990;31(10):1127-34.

52. Tsutsumi A, Kawakami N. A review of empirical studies on the model of effort-reward imbalance at work: reducing occupational stress by implementing a new theory. Soc Sci Med. 2004;59(11): 2335-59.

53. van Vegchel N, de Jonge J, Bosma H, Schaufeli W. Reviewing the effort-reward imbalance model: drawing up the balance of 45 empirical studies. Soc Sci Med. 2005;60(5):1117-31.

54. Li J, Jarczok MN, Loerbroks A, Schöllgen I, Siegrist J, Bosch JA, et al. Work stress is associated with diabetes and prediabetes: cross-sectional results from the MIPH industrial cohort studies. Int J Behav Med. 2012;20(4):495-503.

55. Reinhardt JD, Wahrendorf M, Siegrist J. Socioeconomic position, psychosocial work environment and disability in an ageing workforce: a longitudinal analysis of SHARE data from 11 European countries. Occup Environ Med. 2013;70(3):156-63.

56. Kawachi I. Injustice at work and health: causation or correlation? Occup Environ Med. 2006;63(3):578-9.

57. Moorman RH. Relationship between organizational justice and organizational citizenship behaviors: do fairness perceptions influence employee citizenship? J App Psychol. 1991;76(6):845-55.

58a. Theorell T. Commentary on Organisational Justice and Health of Employees: prospective cohort study. Occup Environ Med. 2003;60:33-4.

58b. Kivimaki M, Elovainio M, Vahtera J, Ferrie JE. Organisational justice and health of employees: prospective cohort study. Occup Environ Med. 2003;60:27-34.

59. Elovainio M, Ferrie JE, Gimeno D, De Vogli R, Shipley M, Brunner EJ, et al. Organizational justice and sleeping problems: the Whitehall II study. Psychosom Med. 2009;71(3):334-40.

60. Ferrie JE, Head J, Shipley MJ, Vahtera J, Marmot MG, Kivimäki M. Injustice at work and incidence of psychiatric morbidity: the Whitehall II study. Occup Environ Med. 2006;63(7): 443-50.

61. Goldin C. From the valley to the summit: the quiet revolution that transformed women's work. National Bureau of Economic Research. 2004; No. w10335.

62. Bianchi SM, Milkie MA. Work and family research in the first decade of the 21st century. J Marriage Fam. 2010;72(3):705-25.

63. Moen P, Kaduk A, Kelly EL, Kossek E, Hammer L, Buxton OM, et al. Is work-family conflict a

multi-level stressor linking job conditions to mental health? Evidence from the work Family and Health Network. Research in the Sociology of Work: Work & Family in the New Economy. Psychology. ;25.

64. Netemeyer RG, Boles JS, McMurrian R. Development and validation of work-family conflict and family-work conflict scales. J Appl Psychol. 1996;81(4):400-10.

65. Martikainen P. Women's employment, marriage, motherhood and mortality: a test of the multiple role and role accumulation hypotheses. Soc Sci Med. 1995;40(2):199-212.

66. Arber S, Gilbert GN, Dale A. Paid employment and women's health: a benefit or a source of role strain? Sociol Health Ill. 1985;7(3):375-400.

67. Frone MR, Yardley JK, Markel KS. Developing and testing an integrative model of the work-family interface. J Vocat Behav. 1997;50(2):145-67.

68. Chandola T, Kuper H, Singh-Manoux A, Bartley M, Marmot M. The effect of control at home on CHD events in the Whitehall II study: gender differences in psychosocial domestic pathways to social inequalities in CHD. Soc Sci Med. 2004;58(8):1501-9.

69. Wang J, Afifi TO, Cox B, Sareen J. Work-family conflict and mental disorders in the United States: Cross-sectional findings from the National Comorbidity Survey. Am J Ind Med. 2007;50(2):143-9.

70. Grant-Vallone EJ, Donaldson SI. Consequences of work-family conflict on employee well-being over time. Work Stress. 2001 Jul;15(3):214-26.

71. Frone MR, Barnes GM, Farrell MP. Relationship of work-family conflict to substance use among employed mothers: The role of negative affect. J Marriage Fam. National Council on Family Relations; 1994;56(4):1019-30.

72. Grzywacz JG, Marks NF. Family, work, work-family spillover, and problem drinking during midlife. J Marriage Fam. 2000;62:336-48.

73. Roos E, Lahelma E, Rahkonen O. Work-family conflicts and drinking behaviours among employed women and men. Drug Alcohol Depend. 2006;83(1):49-56.

74. Melchior M, Berkman LF, Niedhammer I, Zins M, Goldberg M. The mental health effects of multiple work and family demands: a prospective study of psychiatric sickness absence in the French GAZEL study. Soc Psychiatry Psychiatr Epidemiol. 2007;42(7):573-82.

75. Berkman LF, Buxton O, Ertel K, Okechukwu C. Managers' practices related to work-family balance predict employee cardiovascular risk and sleep duration in extended care settings. J Occup Health Psychol. 2010;15(3):316-29.

76. Geiger-Brown JM, Lee CJ, Trinkoff AM. The role of work schedules in occupational health and safety. In: Gatchel RJ, Schultz IZ, editors. Handbook of occupational health and wellness. Boston, MA: Springer; 2012. pp. 297-322.

77. Vyas MV, Garg AX, Iansavichus AV, Costella J, Donner A, Laugsand LE, et al. Shift work and vascular events: systematic review and meta-analysis. BMJ. 2012;345:e4800-0.

78. Jia Y, Lu Y, Wu K, Lin Q, Shen W, Zhu M, et al. Does night work increase the risk of breast cancer? A systematic review and meta-analysis of epidemiological studies. Cancer Epidemiology. 2013;37(3):197-206.

79. Akerstedt T. Shift work and disturbed sleep/wakefulness. Occup Med. 2003;53(2):89-94.

80. Costa G. Shift work and occupational medicine: an overview. Occup Med. 2003;53(2):83-8.

81. Sallinen M, Kecklund G. Shift work, sleep, and sleepiness: differences between shift schedules and systems. Scand J Work Env Hea. 2010;36(2):121-33.

82. Karlsson BH, Knutsson AK, Lindahl BO, Alfredsson LS. Metabolic disturbances in male workers with rotating three-shift work: results of the WOLF study. Int Arch Occ Env Hea. 2003;76(6):

424-30.

83. van Mark A, Weiler SW, Schroder M, Otto A, Jauch-Chara K, Groneberg DA, et al. The impact of shift work induced chronic circadian disruption on IL-6 and TNF-alpha immune responses. J Occup Med Toxicol. 2010;5:18.

84. Knutsson A. Shift work and coronary heart disease. Scand J Soc Med Suppl. 1989 Jan 1;44:1-36.

85. Wang JL, Lesage A, Schmitz N, Drapeau A. The relationship between work stress and mental disorders in men and women: findings from a population-based study. J Epidemiol Community Health. 2008;62(1):42-7.

86. Straif K, Baan R, Grosse Y, Secretan B, Ghissassi El F, Bouvard V, et al. Carcinogenicity of shift-work, painting, and fire-fighting. The Lancet Oncology. 2007;8(12):1065-6.

87. Wang XS, Armstrong MEG, Cairns BJ, Key TJ, Travis RC. Shift work and chronic disease: the epidemiological evidence. Occup Med. 2011;61(2):78-89.

88. Kawachi I. Globalization and workers' health. Ind Health. 2008;46(5):421-3.

89. Sieber SD. Toward a theory of role accumulation. Am Sociol Rev. 39(4):567-78.

90. McNall LA, Masuda AD, Nicklin JM. Flexible Work arrangements, job satisfaction, and turnover intentions: the mediating role of work-to-family enrichment. J Psychol. 2009;144(1):61-81.

91. Greenhaus JH, Powell GN. When work and family are allies: a theory of work-family enrichment. Acad Manage Rev. 2006;31(1):72-92.

92. Kelly EL, Moen P, Tranby E. Changing workplaces to reduce work-family conflict: schedule control in a white-collar organization. Am Sociol Rev. 2011;76(2):265-90.

93. Galinsky E, Sakai K, Wigton T. Workplace flexibility: from research to action. Future Children. 2011;21(2):141-61.

94. Tausig M, Fenwick R. Unbinding time: alternate work schedules and work-life balance. J Fam Econ Issues. 2001;22(2):101-19.

95. Krieger N. Embodiment: a conceptual glossary for epidemiology. J Epidemiol Community Health. 2005;59(5):350-5.

96. Marmot MG, Bosma H, Hemingway H, Brunner E, Stansfeld S. Contribution of job control and other risk factors to social variations in coronary heart disease incidence. Lancet. 1997;350(9073):235-9.

97. Davey Smith G, Harding S. Is control at work the key to socioeconomic gradients in mortality? In: Davey Smith G, editor. Health inequalities: Lifecourse approaches. Bristol: The Policy Press; 2003. pp. 83-6.

98. Theorell T, Karasek RA. Current issues relating to psychosocial job strain and cardiovascular disease research. J Occup Health Psychol. 1996;1(1):9-26.

99. Siegrist J, Dragano N, Nyberg ST, Lunau T, Alfredsson L, Erbel R, et al. Validating abbreviated measures of effort-reward imbalance at work in European cohort studies: the IPD-Work consortium. Int Arch Occup Environ Health. 2014;87(3):249-56.

100. Work FHN. Work, Family, and Health Network [Internet]. projects.iq.harvard.edu. Cambridge, MA; [cited 2013 Dec 28]. Available from: http://projects.iq.harvard.edu/wfhn

101. NIOSH C. Total Worker Health [Internet]. cdc.gov. [cited 2013 Dec 28]. Available from: http://www.cdc.gov/niosh/twh/

102. Johnson JV, Hall EM. Job strain, work place social support, and cardiovascular disease: a cross-sectional study of a random sample of the Swedish working population. Am J Public Health. 1988;78(10):1336-42.

103. Fletcher BC, Jones F. A refutation of Karasek's demand-discretion model of occupational stress with a range of dependent measures. J Organ Behav. 1993;14(4):319-30.

104. Karasek R, Brisson C, Kawakami N, Houtman I, Bongers P, Amick B. The Job Content Questionnaire (JCQ): An instrument for internationally comparative assessments of psychosocial job characteristics. J Occup Health Psych. 1998;3(4):322-55. Special Section: The Measurement of Stress at Work.

105. Williams S, Cooper CL. Measuring occupational stress: development of the Pressure Management Indicator. J Occup Health Psych. 1998;3(4):306-21.

106. Siegrist J, Starke D, Chandola T, Godin I, Marmot M, Niedhammer I, Peter R. The measurement of effort-reward imbalance at work: European comparisons. Soc Sci Med. 2004;58(8):1483-99.

107. Kopelman RE, Greenhaus JH, Connolly TF. A model of work, family, and interrole conflict: a construct validation study. Organ Behav Hum Perf. 1983;32(2):198-215.

108. Pleck JH, Staines GL, Lang L. Conflicts between work and family. Monthly Labor Review. 1980;103(3):29-31.

109. Hackman JR, Oldham GR. Development of the Job Diagnostic Survey. J Appl Psychol. 1975;60(2):159-70.

110. Shinn M, Wong NW, Simko PA, Ortiz-Torres B. Promoting the well-being of working parents: coping, social support, and flexible job schedules. Am J Commun Psychol. 1989;17(1): 31-55.

111. Eisenberger R, Cummings J, Armeli S, Lynch P. Perceived organizational support, discretionary treatment, and job satisfaction. J Appl Psychol. 1997;82(5):812-20.

112. Eisenberger R, Huntington R, Hutchinson S, Sowa D. Perceived organizational support. J Appl Psychol. 1983;71(3):500-7.

113. Carlson DS, Kacmar KM, Williams LJ. Construction and initial validation of a multidimensional measure of work-family conflict. J Vocat Behav. 2000;56(2):249-76.

114. Bronfenbrenner, U. Contexts of child rearing: Problems and prospects. Am Psychol. 1979; 34(10):844.

115. Kossek EE, Colquitt JA, Noe RA. Caregiving decisions, well-being, and performance: the effects of place and provider as a function of dependent type and work-family climates. Acad Manage J. 2001;44(1):29-44.

116. Clark SC. Work cultures and work/family balance. J Vocat Behav. 2001;58(3):348-65.

117. Allen TD. Family-supportive work environments: the role of organizational perceptions. J Vocat Behav. 2001;58:414-35.

118. Carlson DS, Kacmar KM, Wayne JH, Grzywacz, JG. Measuring the positive side of the work-family interface: development and validation of a work-family enrichment scale. J Vocat Behav. 2006;68(1):131-64.

119. Hammer LB, Kossek E, Bodner T, Crain T. Measurement development and validation of the Family Supportive Supervisor Behavior Short-Form (FSSB-SF). J Occup Health Psych. 2013;18(3): 285-296.

120. Eaton SC. If you can use them: flexibility policies, organizational commitment, and perceived performance. Ind Relat. 2003;42(2):145-67.

CHAPTER 6

노동시장, 고용정책, 건강

마우리치오 아벤타노·리사 F. 버크먼   번역 은상준 감수 박상민

서론

　고용과 건강 사이에는 양의 연관성이 있다. 어떤 시대에서나 일하는 사람은
실업자나 경제활동에서 제외된 사람보다 건강하다. 이는 국가, 사회경제적 지위,
인종, 성별, 연령대, 결혼 상태와 상관없이 놀랍도록 일관된 현상이다. 이로 인해
노동은 건강에 좋지만 실업(unemployment)이나 다른 형태의 비(非)노동(leave
from work, 휴직) 상태는 건강에 안 좋다고 결론 내리기 쉽다. 그러나 지난 수십
년간의 연구를 통해, 건강과 고용 간 양의 연관성에 대한 복잡한 인과기전을 밝
혀왔지만 현재까지도 인과기전은 확립되어 있지 않다. 하나의 기전은 노동이 건
강에 좋지만 실직(job loss), 퇴직(retirement) 등 고용에 대한 부정적 '충격'이 불건
강을 유발한다는 것이다. 반대의 설명은 노동 자체가 노동자를 위험한 환경에 노
출시켜 건강을 해칠 수 있다는 것이다. 또한 노동은 시간의 기회비용을 증가시
켜, 일하지 않는 사람보다 건강에 덜 투자하게 할 수 있다. 동시에 고용과 건강의
관계에서 중요한 한 부분은 사회 역학자가 일컫는 '역인과성' 또는 불건강의 노동
능력에 대한 영향을 반영한다는 점이 명확해졌다.
　고용과 건강의 관계에 대한 인과적 속성은 중요한 정책적 함의를 갖는다. 노

동이 건강에 좋다면 고용의 기간, 지속성, 유형과 관련된 정책은 건강에 영향을 미칠 수 있다. 예를 들어 1980년대 중반 이후 많은 국가에서 이루어진 고용 관련 법의 변화로 기간제(fixed-term contracts) 노동자가 증가한 것이 건강에 영향을 미칠 수 있다. 출산 전후로 일정기간 휴직할 권리를 여성에게 부여하는 모성휴가 (maternity leave) 정책은 여성의 노동시장 정착(labor market attachment)과 경력 경로(career trajectory)에 대한 영향을(1~5) 통해 모성 및 아동 건강에 영향을 미쳤을 것이다. 퇴직을 늦춰 고용기간을 늘리는 정책이 건강에 안 좋은지, 반대로 조기 퇴직과 짧은 고용기간이 건강에 좋은지에 대해 학자와 정책결정자 모두 격렬히 논쟁해 왔다. 건강에 대한 부정적 및 긍정적 파급(spillover) 효과는 고용의 역학 (dynamics of employment)의 이러한 영향을 만드는 정책에서 비롯됐을 수 있다.

'생산성'에 기여하는 개인에게 축적된 지식, 역량, 기타 다른 속성의 저량 (stock)[1]인 인적자본(human capital)과 건강이 인적자본의 한 종류라는 견해는 이러한 논제의 타당성을 검토하기 위한 핵심이다. 건강과 다른 형태의 인적자원 간 상호 보완성(complementarity)도 중요하다. 실직은 기술과 수입(earnings)을 상실시켜 인적자원 손실을 유발하고, 결국 불건강 상태를 초래할 수 있다. 반대로 유급 모성휴가를 통해 고용 단절(job interruption)로부터 보호된다면 여성은 노동시장에서 이탈하지 않고 인적자본 손실을 줄이며 결국 어머니와 아이 모두의 건강에 이로울 것이다. 이와 비슷하게 정년을 규제하는 정책은 노동 생애(working life) 동안 노동자가 인적자본에 투자하는 정도에 영향을 미칠 것이며, 결국 퇴직 자체는 여생의 건강과 생산성에 직접적인 함의를 가질 것이다.

이 장에서는 고용의 역학을 형성하는 정책이 건강과 수명에 어떻게 영향을 미치는지 이해하기 위해 고용과 건강의 관계를 살펴본다. 그리고 고용과 노동시장 이행(labor market transition)이 건강에 미치는 인과적 영향에 관한 근거를 비판적으로 검토한다. 실업, 고용안정성, 모성휴가, 퇴직의 건강에 대한 영향을 다룬 많

---

1) 옮긴이 주_ 저량(stock)은 특정 시점에서의 조직, 개인 등에게 축적된 지식, 경험, 태도 등 인적자원을 의미한다. 유량(flow)은 일정 기간 동안 축적한 인적자원을 활용하는 것을 의미한다(이수영 등. 인적자원개발(HRD) 전담 방송 운영의 타당성 조사 연구. 2006). 인적자본이 저량(stock)의 개념이라면 인적자본 투자는 일정 기간에 이루어지는 유량(flow)의 개념이라 할 수 있다(강순희 등, 한국의 인적자본투자 성과분석. 2011).

은 문헌을, 특히 이들 간 연관성이 얼마나 인과적인지를 밝히려는 최근의 연구에 초점을 맞춰 고찰한다. 마지막으로 인구집단의 건강에 중요한 고용의 역학을 형성하는 정책 사례를 구축하기 위해 이러한 근거를 종합한다.

이 장은 다음과 같이 구성되었다. 우선, 인적자본 이론에 기초를 둔 이론적 틀을 설명한다. 인적자본 이론은 노동, 고용정책, 건강 간의 관계를 이해하는 유용한 틀을 제공할 것이다. 그리고 고용과 고용안정성이 건강에 미치는 영향에 관한 이론과 근거에 대해, 특히 인과성을 밝히기 위한 문헌에 초점을 두고 비판적으로 검토한다. 경기순환(business cycles)의 건강에 대한 영향에 관한 개별적이지만 관련된 문헌을 요약하며, 개인의 실직이 미치는 직접적인 영향을 넘어 경제의 의도하지 않은 건강결과가 무엇이냐라는 핵심적인 문제를 제기한다. 이어서 모성휴가와 퇴직과 연관된 노동시장 이행이 어떻게 건강에 영향을 미치는지를 살펴본다. 인구고령화라는 큰 변화를 겪고 있고 여성이 유급 노동력으로 진출하면서 일과 가정의 요구 간 갈등이 증가하고 있는 현대 사회에서의 적절성을 고려해 노동시장 이행을 살펴본다. 유자녀 여성의 고용과 정년 관련 정책은 미래 인구의 건강과 안녕에 심대한 영향을 미칠 수 있다. 근거에 대한 평가를 바탕으로 고용의 기간, 지속성, 유형을 규제하는 정책이 어떻게 건강에 영향을 미칠 수 있는지에 관한 함의를 도출한다.

인적자본 이론에 근거한 이론적 모형

인과 기전을 설명하는 이론적 틀은 개입할 특정 정책을 찾아내는 데 도움을 주기 때문에 중요하다. 전통적으로 실업 연구에 대한 많은 이론적 모형은 심리학과 사회학 이론에 의존해 왔다. 이 이론들은 노동시장 이행이 건강에 영향을 미치는 몇 가지 잠재적 기전을 제안한다는 점에서 유용하다. 그러나 고용과 건강을 연결하는 더 복잡한 양방향 기전을 설명하기에는 불완전한 틀이다. 인적자본 이론(6~9)은 고용, 노동정책, 건강 간 관계를 이해하는 데 활용할 수 있는 잠재적인 통합적 틀을 제공한다. 이 틀에 기초해, 모성휴가정책과 같이 노동시장 정착도를 높이는 정책과 함께 건강하고 숙련된 노동력을 양성하는 정책은 인적자본을 강화하고 건강에 잠재적으로 장기 편익을 창출할 것이다. 그에 반해, 인적자본에 대한 투자를 촉진하지 않는 고용 정책은 불건강하고 미숙련 노동력을 양산해 생산성은 떨어지고 인적자본 축적을 방해할 것이다. 이 절에서는 이러한 관계를 이해하는 데 유용한 틀인 그로스먼 모형(Grossman model)의 기본 원리를 설명한다.

그로스먼 모형의 개요

그로스먼 모형은 각 개인을 건강의 생산자이자 소비자로 보는 건강 수요에 대한 **합리적 행위자** 이론(rational actor theory)이다. 이 모형은 건강과 노동시장 행태(labor market behavior) 간 양방향 관계를 이해하는 데 특히 유용하다(10, 11). 건강을 개인의 건강에 대한 투자에 의해 결정되는 저량으로 간주하기 때문에 **자본**(capital)이라고 개념화 한다. 따라서 건강은 효용을 창출하는 **소비재**(consumption goods 즉 개인은 건강한 상태로부터 효용 또는 '행복'을 얻는다)이자, **투자재**(investment goods 즉 건강이 생산성을 높이고 질병에 걸린 기간을 줄이며 일해서 돈을 벌 수 있게 하여 높은 임금을 받게 한다)이다. 이 모형에 따르면 개인은 건강하기 위해 시간과 다른 건강 자원(health input)을 투자해 여가활동과 시장활동에 사용할 수 있는 시간을 최대화한다. 이와 함께 효용을 얻을 수 있는 물질적인 건강 자원(material health input)이나 다른 상품을 구매하는 데 사용할 수 있는 소득을 증가시키기 위해 노동에 대한 투자가 필요하다. 따라서 이 모형은 효용을 개인의 건강 저량, 다른 상품 소비, 여가 시간의 함수로 가정한다. 각 개인은 자산, 건강 자원과 관련된 가격, 시간과 관련된 예산이 제약된 조건에서 효용을 최대화한다. 이 모형이 노동과 건강의 관계를 해석하는 데 중요한 이유는 건강에 대한 투자는 고비용이기 때문이다. 개인은 일하는 시간 대비 건강한 식사를 준비하고 운동하는 데 드는 시간처럼 건강해지는 데 드는 시간과 자원의 균형을 맞춰야 한다.

그로스먼 모형을 통해 건강의 노동시장 행태에 대한 몇 가지 효과를 예측할 수 있다. 건강 상태는 총병가일 수에 영향을 미쳐 시장 및 비시장활동에 사용할 시간을 좌우한다. 건강에 대한 부정적 충격(예를 들어 새로운 만성질환 진단)은 일할 능력을 감소시켜 생산성을 떨어뜨리고 이로 인해 임금 소득이 적어질 수 있다. 결국 낮은 임금으로 소득효과와 대체효과가 모두 나타날 수 있으므로 순 효과는 불분명하다. 불건강은 '노동의 비효용'(disutility of work 아플 때는 효용을 창출할 능력이 떨어진다)을 증가시켜 노동 공급을 감소시키기 때문에 여가와 건강 간 한계 대체율에 영향을 미칠 수 있다. 동시에 아픈 사람은 '물질적인 건강 자원'(건강한 식사, 의료 서비스, 주거 등)을 획득할 소득이 필요하기 때문에 불건강이 노동 공급을 증가시킬 수도 있다(11).

이 모형에 따르면 노동시장도 두 가지 경로를 통해 건강에 영향을 미칠 수 있다. 첫째, 노동 공급이 노동 소득(labor income)을 결정하고, 노동 소득은 물질적 건강 자원을 구매할 능력을 결정한다. 이러한 의미에서 노동 공급이 많아질수록 건강에 이로운데, 예를 들어 노동자가 건강한 식품이나 운동기구를 구매하고 주택, 보건의료 서비스, 옷, 교통, 그 외의 건강을 향상시키는 상품에 대한 접근성을 높일 수 있게 한다. 다른 한편, 노동 공급은 시간적 건강 자원(운동, 건강한 식사 준비)을 확보할 시간을 줄여 의도치 않게 건강 악화로 이어질 수 있다. 사회 역학자가 종종 간과하는 두 번째 기전은 고용이 항상 건강에 좋다는 가정에서 출발한다. 고용이 건강편익을 산출하지만, 건강에 대한 투자와 노동에 대한 투자 간 교환 관계(trade-off)가 있다. 이는 노동과 건강의 관계를 이해하는 데 고려할 필요가 있다. 노동 공급은 **건강생산함수**(health production function)에서 직접 투입일 수 있다. 예를 들어 위험한 노동조건, 직무 스트레스, 육체노동은 신체적·정신적 불건강을 직접 야기할 수 있다.

이 모형으로부터의 예측을 통해 노동 공급(labor force behavior)과 건강의 관계가 왜 양방향적인지를 이해하는 일반적 틀을 파악할 수 있었다. 어떤 의미에서는 모순적인데, 노동은 건강에 중요한 상품(물질재)을 구매하기 위한 소득을 늘리지만, 동시에 건강에 투자할 시간을 줄이거나 저임금 노동자에서 위험한 노동조건에 노출시켜 직접적으로 건강을 해질 수 있기 때문이다. 개인 수준의 건강에 대한 실업의 영향에 관한 연구결과와 집합적인 경기변동과 인구집단 건강에 관한 연구결과 사이의 불일치에 대해 논의할 때 이러한 상충되는 기전의 효과는 더 뚜렷이 나타날 것이다.

인적자본과 고용보호정책

   사회적 보호(social protection)는 인적자본 형성에 대한 시장실패를 경제 주체(economic actor)가 극복하도록 돕는 것으로 개념화할 수 있다. 사회적 보호 정책은 시장실패를 해결해 건강자본(health capital)의 축적을 촉진할 수 있다. 모성휴가정책은 출산 결정(fertility decision)과 육아로 인한 노동시장 경력(labor market trajectories), 노동 공급, 인적자본 축적상의 성 차이(gender difference)를 줄일 수 있다(1, 12). 또한 여성의 원직 복귀 가능성을 높여 노동시장 정착도를 향상시킴으로써(1) 경력 단절과 관련된 인적자본 손실을 줄인다. 모성휴가급여(maternity leave benefits)가 없는 고용관계를 견뎌야 하는 경우(12), 첫 출산을 한 여성은 직장과 기업 특수적 인적자본(firm-specific human capital)을 잃고 새 직장을 찾는 비용을 감수할 수밖에 없을 것이다. 모성휴가의 도입은 어머니의 경력 단절 비용을 감소시킨다. 모성휴가는 고용된 기간을 늘리고(일시적으로 일을 안 하더라도) 비고용 상태인 기간을 줄여서 고용과 여성의 노동시장 정착을 보호한다(1, 4, 12). 이렇게 하여 모성휴가정책은 고용 지속성(job continuity)을 증가시키고 어머니가 기존 고용주에게 특이적인 기술이나 지식의 활용 능력을 보유할 수 있게 한다. 이는 생산성을 높여 장기적인 수입과 경력 개발에 도움을 주며, 장기적인 건강 편익으로 이어질 잠재력을 가질 수 있다(4).

   모성휴가 정책은 중요한 인적자원의 편익을 어린이에게도 줄 수 있다. 많은 문헌에서 가족이 자녀에게 투자할 자원을 결정하는 데 부모의 고용 상태가 강력한 영향을 미친다는 것을 제시하고 있다(4, 13). 모성휴가 정책은 어머니가 조기 발달 과정의 핵심적 시기 동안 아이와 더 많은 시간을 보낼 수 있게 하여 인적자원 축적, 예를 들어 인지적·교육적 능력에 도움이 될 잠재력을 가질 수 있다. 따라서 모성휴가급여는 어린이 건강에 단기적·장기적 편익 모두를 가져다줄 수 있다(4, 14~16).

   퇴직 정책도 인적자본 축적과 밀접히 관련되어 있다. 대부분의 서구국가는 향후 수십 년간 인구 고령화의 여파를 맞을 것이다. 대부분의 노동자는 퇴직 후 더 오래 산다. 경제이론에 따르면 노동자는 조기에 퇴직할 것으로 기대할 때보다 늦게 퇴직할 것으로 기대할 때 노동생애에 걸쳐 기술과 인적자본에 더 투자한다. 달리 말하면, 직업과 관련한 인적자본을 더 많이 획득한 사람은 퇴직하는 과정에서 기대 노동수입이 증가하므로 늦게 퇴직할 더 강한 인센티브를 갖는다. 이러한 논리는 종종 법적 퇴직 연령을 높이고 정년을 연장하자는 주장의 논거가 된다. 이러한 이론적 주장의 경험적 근거에 대한 많은 논쟁이 있지만, 핵심은 직장 내 훈련(on-the-job training)을 받는 것이 생애주기 동안의 경력과 수입에 영향을 미치는 것처럼, 퇴직정책이 노동생애 동안의 인적자본 투자 결정에 영향을 미친다는 것이다. 이러한 기전을 통해 퇴직정책은 퇴직 후 기간의 신체적·인지적 건강 결과에 잠재적으로 중요한 영향을 미칠 수 있다.

고용과 건강: 관계를 이해하기

고용이나 실업의 건강에 대한 영향은 많은 역학, 사회학, 심리학 연구의 관심사였다. 얀레(Janlert)와 함마슈트럼(Hammarström)에 따르면(17) 고용과 건강의 관계에 대한 세 가지 역사적 전통이 있다. 생의학적 전통(biomedical tradition)은 신체적 건강과 고용의 관계를 설명하는 생리학적·생물학적 기전에, 사회학적 전통(sociological tradition)은 실업으로 인한 물리적 상황과 이로 인한 건강 영향에, 심리학적 전통(psychological tradition)은 실업의 심리적 효과와 이에 의한 건강 영향에 초점을 둔다. 이와 별도로 바틀리(Bartely)는 실업과 건강의 연관성을 설명하기 위해 세 개의 광범위한 인과모형으로 정리했다(18). 이 절에서는 이러한 두 가지 상호 보완적인 분류를 통합한다. 이 장은 실업 연구에 기반을 두지만, 고용이 건강과 더욱 일반적인 관련성을 갖게 되는지에 대한 일반적인 관점을 제시하고자 한다. 따라서 이러한 이론들은 다른 노동시장 이행의 요인, 특히 모성휴가와 퇴직 정책의 건강 영향을 이해하는 데에도 적절할 것이다. 고용이 건강에 어떻게 영향을 미칠 수 있는지에 대한 몇 가지 모형이 있다.

경제적 박탈 모형

사회학의 고전적 접근방식을 대표하는 경제적 박탈 모형에 따르면, 실업에 의한 가계소득 변화는 부를 축적할 능력과 건강에 필요한 물질적 자원에 대한 접근성을 떨어뜨린다. 경제적 부담과 불확실성이 실업과 불건강의 관계를 매개하는 강력한 요인이라는 점을 제시하는 연구들의 결과는 이 가설을 지지한다(19, 20). 조기 퇴직에 따른 급여를 받을 수 없는 노동자와 충분한 급여를 받을 수 있을 노동자 간에 실업의 건강 영향을 비교한 연구들도 이 가설을 지지한다(21).

이 이론의 정책적 함의는 실업, 출산 전·후, 퇴직 기간 중 소득급여는 이러한 노동시장 이행의 건강에 대한 어떠한 부정적 영향도 완화시킬 수 있다는 것이다(17). 현금 실업급여는 경제적 압박을 덜고 소비를 유지하여 실직 이후 건강 악화를 예방할 수 있다. 여성의 **유급 모성휴가**(paid maternity leave)를 보장하는 법률은 여성이 기존 직장으로 복직해 경력 경로를 유지하게 함으로써 출산 전·후에 일하지 못하는 기간과 관련된 경제적 고충을 출산 전·후 기간뿐 아니라 장기적으로도 경감시킬 수 있다(1~5). 퇴직 후 소득급여는 생애주기에 걸쳐 소비를 유지할 수 있게 하고 노령에서의 경제적 부담을 완화해 퇴직의 부정적 영향을 경감시킬 수 있다.

경제적 박탈 모형은 유용하지만, 노동시장 이행이 어떻게 건강에 영향을 미치는지에 대해 제한된 시각을 견지하고 있다. 핀란드(22, 23)와 스웨덴(24, 25) 같이 실업급여가 관대한 나라에서조차 실업과 건강의 관계가 나타난다. 정책의 관점에서 소득급여는 소비를 유지하고 경제활동에 참여하지 않는 기간 중 경제적 부담을 덜어줄 수 있지만, 소득급여가 어떤 기전으로 건강에 영향을 미치는지는 보다 복잡하다. 예를 들어, 실업급여 기간 연장은 의도하지 않게 실업 기간(unemployment spell)을 늘릴 수 있다(26). 마찬가지로 모성휴가 급여가 반드시 노동시장 정착을 어렵게 하는 것은 아니지만 어머니의 복직을 지연시킬 수 있다(27). 소득보호(income protection)는 경력 단절로 인한 인적자본 손실을 경감해 건강을 향상시킬 수 있다. 소득급여 확대는 해직 노동자(displaced worker)가 자신의 기술과 능력 수준에 더 잘 맞는 일자리를 구할 수 있게 하거나, 유자녀 여성이 기존 직장에 남을 수 있게 하여 장기적인 노동시장 성과(labor market outcome)를 개선하고 결과적으로 건강에 영향을 미칠 수 있다. 종합하면, 실업 기간 동안 경제적 박탈이 건강에 미치는 직접적인 영향에 국한된 모형은 잠재적으로 더욱 중요할 비경제활동 기간(employment gap)을 개선하고 결과적으로 건강에 영향을 미칠 수 있다. 종합하면, 실업 기간 동안 경제적 박탈이 건강에 미치는 직접적인 영향에 국한된 모형은 잠재적으로 더욱 중요할 비경제활동 기간 동안의 소득 지원이 장기적인 인적자본 축적과 건강에 미치는 장기적 영향을 설명하지 못한다.

노동의 비경제적 편익

마리 야호다(Marie Jahoda)가 처음 제안한(28) 잠재적 기능(latent functions) 이론은 현대복지국가에서 실직은 더 이상 기아와 신체적 욕구 박탈(physical deprivation)의 위협을 동반하지 않는다고 주장한다. 이는 노동이 현재적(manifest)(예를 들어 임금)일 뿐만 아니라 잠재적 기능임을 의미한다. 노동이 하루 일과의 구성, 다른 사람과의 사회적 접촉 기회, 자아존중감(self-esteem)과 지위 형성, 집합적 목표 달성에 대한 공헌감(sense of contribution)에 기여하는 등 수많은 비경제적 편익 또는 잠재적 기능이 있기 때문에 실업을 건강에 대한 위협으로 간주한다. 워(Warr)(29)는 이 이론을 신체적·정신적 활동, 기술 활용, 결정 재량(decision latitude), 대인 접촉, 사회적 지위, '견인(traction)'(하루를 버티고 다음 날로 나아가게 하는 동기부여) 등 정신건강에 대한 노동의 편익으로 확장했다(18).

이 이론의 정책적 함의는 경제적 박탈 모형과 반대로 소득급여 프로그램이 비경제활동 기간의 건강에 대한 영향을 완화하기에 불충분할 수 있다는 것이다. 이러한 관점은 고용을 인적자본과 사회적 자본 구축의 기회로 생각하는 모형에 더 가깝다. 예를 들어 이 모형은 정년을 연장하거나 퇴직자가 퇴직 후 유의미한 생산활동에 참여하도록 인센티브를 주는 정책이 건강에 이로울 수 있다고 볼 것이다. 비슷하게, 적극적 노동시장(active labor market) 프로그램처럼 실업 기간 동안의 인적자본 투자를 독려하는 정책은 실업과 관련된 인적자본 손실을 부분적으로 보충할 수 있다. 모성휴가정책도 모성휴가 중 고용에 의한 편익 손실을 부분적으로 보상하여 여성이 더 생산적으로 육아에 참여하도록 만들 수 있다. 그러나 경제적 박탈 모형처럼 이 이론은 고용의 단기 편익에 초점을 두고 있으나 장기적인 경력, 수입, 기타 건강의 사회적 결정요인에 대한 고용의 장기 누적 효과를 고려하지 않는다.

스트레스 모형

심리학의 스트레스 모형에서 비롯한 이 관점은 질환 발생의 전구체로 작동하며 스트레스 기전을 촉발하는 사회심리적 자극으로 실업을 간주한다. 이 모형에서 중요한 개념은 '대처(coping)'인데, 실업에 의한 스트레스를 다루는 개인의 능력을 뜻한다. 스트레스는 불안 수준이 만성적으로 증가하여 신체적 건강에 영향을 주는 만성적 과정이다. 이 모형은 만성질환이 생기게 할 수 있는 각성 증가, 곤란(distress), 금단, 동기부여 저하를 잠재적으로 유발하는 스트레스 요인(stressor)으로 실업을 간주한다(30). 이러한 관점은 실업이 만성적인 스트레스 관련 경로를 촉발하여 장기적으로 건강에 부정적인 누적 효과를 미친다는 견해와 동일하다(18, 31).

이 모형과 관련한 개념으로 실업이 환경에 대한 통제력 부족으로 이어질 가능성을 뜻하는 통제감의 역할(role of control)이 있다(32, 33). 이 접근방식은 개인이 자신의 환경에 대한 일차적 통제(primary control)를 원한다고 가정한다. 일차적 통제를 행사하는 것이 실패한 경우 좌절감(frustration), 자아존중감 상실, 자신감(confidence) 상실이 생기고 무기력(helplessness)과 우울증으로 이어질 수 있다(33). 이러한 효과의 크기는 개인이 새로운 상황에 적응할 수 있는 능력이 좌우한다. 이 가설과 관련해 흔히 사용하는 모형은 요구-통제(demand-control) 이론들에 기반을 둔다(34). 5장에서 많이 다룬 이 모형들은 실업을 노동과 관련해 낮은 요구와 낮은 통제 수준에 놓인 수동적 노동 상황으로 간주한다(17). 이 모형들은 실업의 정신건강에 대한 영향을 이해하는 데 매우 중요한 심리학적 틀을 제공한다(32).

이 모형의 함의는 비경제활동 기간과 연관된 스트레스를 악화시키는 정책이 건강에 대한 어떠한 영향을 완화시키는 데 중요할 수 있다는 것이다. 스트레스가 경제적 부담에 의한 것이면 소득급여 프로그램은 노동시장에서 이탈된 기간이 건강에 미치는 영향을 부분적으로 완화할 수 있을 것이다. 다른 한편, 실직이나 모성휴가로 인한 비경제활동 기간 이후 노동시장으로의 복귀가 장기적으로 불확실하다는 불안감도 스트레스가 될 수 있다. 이러한 경우, 고용 불안정성을 감소시키는 고용보호정책은 비경제활동 인구에게 별 도움이 안 될 수 있지만 취업자의 스트레스를 경감하고 건강 편익을 가져다줄 수 있다. 스트레스 관리, 실업자 상담 프로그램 등 실업의 스트레스 효과에 직접 개입하는 정책 이외의 다른 특별한 정책을 이 모형으로부터 생각해 내긴 어렵다. 이러한 프로그램이 비경제활동 기간의 경력 경로, 수입, 인적자본 축적에 대한 장기적 효과, 그리고 건강에 대한 장기적 영향을 완화시킬 가능성은 있겠지만 완전히 역전시킬 것 같지는 않다.

사회적 지지 모형

7장에서 논의했듯이, 사회적 지지 및 통합 정도는 오랫동안 건강과 관련이 있었다. 실업, 모성휴가, 퇴직으로 직장에서의 사회적 지지와 관계망을 잃을 수 있고, 이는 건강에 부정적 영향을 미칠 수 있다. 게다가 실업이나 모성휴가 중 가계소득 감소는 가족관계에 부담을 줄 수 있다. 또한 사회적 지지가 높은 개인은 실업, 모성휴가, 퇴직으로 인한 건강 문제가 적은 것처럼 사회적 지지는 안전장치로 작동할 수 있다. 다른 한편, 실업이나 모성휴가 기간은 시간의 기회비용을 감소시켜 사회참여를 촉진하고 결과적으로 건강이 좋아질 수 있다.

건강 관련 행태

실업자는 일부 건강 악화 행태(health-damaging behavior), 특히 흡연, 음주, 여가를 위한 신체활동과 관련된 위험성이 높다(18). 이러한 연관성에는 두 가지 이유가 있다. 첫째, 중증 흡연자, 과도 음주자는 그렇지 않은 사람보다 실업할 가능성이 높을 수 있다. 둘째, 실업의 결과로 행태를 바꿀 수 있다. 후자의 경우, 서로 다른 방향의 두 가지 기전이 작동할 수 있다. 실업이 사회적 상호작용을 감소시켜 술을 덜 먹게 할 수 있다. 그러나 실업은 개인을 더 고립시켜 실업에 대처하는 방법으로 흡연과 음주를 하게 만들어 담배와 술 소비를 증가시킬 수 있다.

행태 변화가 실업 전에 생기는지 또는 실직의 결과인지는 여전히 논쟁거리이다. 경제적 부담 증가와 사회적 상호작용 감소의 결과로 실업 기간 동안 흡연 및 음주량이 실제로 감소했을 수 있다는 일부 종단연구 결과들이 있다(35). 이러한 양상은 룸(Ruhm)의 연구에서 나타난 경기 침체(economic downturn) 기간 중 집단 수준의 흡연율 감소 양상과 일치한다(36, 37). 다른 한편, 대부분의 연구에서 실업자는 취업자보다 흡연과 음주가 더 과한 경향이 있었다. 그러나 담배와 술 소비가 실업 후에 증가하는지에 대한 근거는 부족한데, 이는 덜 건강한 행태를 가진 사람이 실업자가 되는 경향을 잠재적으로 반영한다.

이 모형의 정책적 함의는 실업이나 퇴직의 건강에 대한 영향을 줄이기 위해서는 건강 행태를 증진시키는 수단이 가장 중요하다는 것이다. 그러나 행태에 미치는 실업의 인과적 효과에 대한 근거가 부족하므로, 실업이나 퇴직 중 행태에 대한 개입 프로그램이 건강을 향상시킬 것인지에 대해서는 아직 불확실하다. 또한 건강의 근위적(proximal) 결정요인인 행태를 제한적으로 강조하는 모형은 비경제활동 기간이나 퇴직 이후 시기 동안의 불건강한 소비를 촉진하는 복잡한 과정을 충분히 설명할 수 없을 것이다.

고용과 건강에 대한 장기적 관점

고용과 건강의 연관성을 부분적으로 설명할 수 있는 일련의 모형들을 검토했다. 이러한 이론적 모형의 공통분모는 상대적으로 단기적인 기전에 초점을 둔다는 것과, 고용 상태를 중단시키는 '충격'이 건강을 악화시키는 경제적, 물질적, 사회적, 심리적, 행태적 변화를 야기할 것이라는 견해이다. 그러나 이 이론들은 인적자본 축적에 대한 고용의 장기적인 잠재 효과와 고용이 개인의 삶과 장기적인 건강결과에 미치는 더 복잡한 영향에 대해서는 별로 주목하지 않는다.

1982년 초에 데이비드 T. 엘우드(David T. Ellwood)는(38) 실업의 임금과 노동시장 성과에 대한 지속적이고 장기적인 영향을 기술하기 위해 '상처(scar)'란 용어를 사용했다(38). 실업 기간 동안 노동 경험은 축적될 수 없고 이는 기술 침식과 새로운 기술 습득 실패로 이어진다. 실업은 저임금, 불안정 일자리와 현재 및 미래 소득 손실을 유발하는 고용 단절이 반복될 가능성을 높인다. 따라서 실업은 노동자의 경력에 영구적인 '상처'를 남긴다. 이는 룸(39)이 처음 실증했는데, 1970년대 중반 동안 해직 노동자 가운데, 재취업자는 재취업 4~5년 후의 수입이 계속 고용 상태였던 동일한 노동자보다 10%에서 13% 적었다(39). 영국에서도 실업에 의한 영향이 비슷한 정도로 나타났다(40). 다른 연구에서도 실직이 장기적인 실업, 수입 급감, 미래의 경력에 대한 기대 감소로 이어진다는 것을 보여주며 이러한 결과가 되풀이해 나타났다(40~43).

모성휴가로 인한 노동시장 이탈 기간은 미래의 고용주에게 덜 부정적으로 보일 수 있으므로 실업과 다른 방식으로 여성의 경력에 영향을 미치는 것 같다. 그러나 모성휴가도 임금 상승률과 경력 전망(career prospects)에 영향을 미쳐 여성의 경력에 상처를 남길 수 있다(1, 5). 상처 남기기(scarring) 개념의 핵심은 재취업 후에라도 일시적으로 노동시장을 떠났던 노동자는 자신의 경력에 상처가 장기적으로 남을 수 있다는 것이다. 이러한 양상에 대한 흔한 설명은 고용주가 노동자를 새로 고용할 때 노동자의 경력사항을 생산성의 예측 지표로 사용해 고용 단절이 있었던 노동자에게 불리한 대우를 할 수 있다는 것이다(40). 그 결과로 최근 출산한 여성이나 실직 후 재취업한 노동자는 고용이 지속된 노동자보다 낮은 임금과 불리한 계약조건을 수용하기 쉬울 것이다. 이러한 과정은 임금을 하락시키고 재취업 노동자의 노동조건을 열악하게 만들며, 점점 더 임금이 낮아지고 고용 불안정성이 높아질 것이다(39~42). 이러한 효과들은 노동자의 경력, 수입, 부에 오랫동안 지속적으로 영향을 미치며 결국 건강을 악화시킬 수 있다.

이 이론에서 주목해야 할 두 가지 중요한 함의가 있다. 첫째, 비경제활동 기간의 건강에 대한 효과는 **누적적**일 수 있는데, 사회경제적으로 취약해지는 경로를 밟아 몇 년 후 더 나쁜 건강결과를 초래한다. 이는 비경제활동 기간으로 인한 장기·지속적인 건강결과가 노년에 이르러야만 나타난다는 점과 함께, 고용과 건강 간 긴 **병인 기간**(etiologic period)의 가능성을 암시한다. 둘째, 실직과 모성휴가에 상처 효과(scarring effects)가 있다면, 재취업은 건강을 완전히 회복시키지 못하며 비경제활동 기간이 종료된 후에도 그 효과의 일부나 전부가 남을 것이다.

이 장에서는 고용에 대한 부정적 충격에 따른 건강 수준의 단기적인 부침으로부터 고용 경력(employment trajectories)과 인적자본 축적의 누적적 속성 및 건강에 대한 장기적인 영향으로 초점을 돌리는 이론적 틀의 중요성을 살펴보았다. 이러한 장기적 과정이 건강과 생존, 특히 개인이 나이가 들면서 생애 전반에 걸친 고용 경험의 누적 영향이 건강을 해진다는 점을 이해하는 데 더욱 핵심적이다.

실업과 건강

이 절에서는 실업과 건강 간 인과관계에 관한 연구를 비판적으로 검토한다. 이 주제에 관한 연구는 뚜렷이 '경기역행적 방향(countercyclical)'을 나타낸다. 실업과 건강에 관한 연구의 수는 경제가 확장하면 줄어들고 경제가 축소하면 늘어난다(32, 44). 이는 2008년 시작된 최근의 경기 침체 이후 몇 년간 실업이 건강에 미치는 효과에 대한 관심이 다시 나타난 것을 일부 설명한다. 지난 몇 년 동안, 몇 개의 종설 논문에서 이 주제에 관한 근거를 요약했다(18, 45~47). 이 절의 목표는 이러한 고찰을 반복하는 것이 아니라 실업이 건강에 미치는 인과적 영향이 어느 정도 되는지를 파악하기 위해 기존 연구들을 비판적으로 검토하는 것이다.

초기 연구들은 대부분 단면조사 자료를 이용했으나 더 최근의 연구들은 주로 종단 자료를 이용하며 비자발적 실직(involuntary job loss)이나 해직(job displacement)에 초점을 둔다. 흔히 비자발적 실직은 노동자가 계속 일하기를 원하지만 어떠한 이유로 유급 고용에서 탈락되는 것으로 정의한다. 이는 공장 폐쇄(factory closing), 전환 배치(relocation), 기업 규모 축소(downsizing), 일시해고(layoff), 해고(firing), 임시직 계약 종료, 노동자가 자발적으로 고용관계를 종료하지 않은 모든 형태의 실직을 포함한다(48). 해직은 회사가 규모 축소, 구조조정, 공장 폐쇄, 전환 배치를 하거나 노동자가 일시해고 후 복직을 발령 받지 못해 발생한 실직의 한 형태이다. 이는 경기 변화의 결과로 나타나는 실직의 특수한 형태이다. 앞으로 살펴볼 것처럼 '외생적(exogenous)' 실직(노동자의 성과나 과거의 건강과 무관할 것 같은 실직)과 '내생적(endogenous)' 실직(불건강이 건강 예측 요인이 좋지 않아 생기는 실직)의 구분은 실업과 건강의 관계가 인과적인지를 검정하는 경험적 연구의 설계에 핵심적일 것이다.

지난 수십 년간 대부분 종단연구를 통해 실업과 건강의 관계를 밝혀왔지만, 연관성이 인과적인지 알아내기 위한 접근방법은 이와 다르다. 정신건강, 신체적 건강, 사망률 등 주제에 따라 연구를 분류할 수도 있다. 여기서는 주로 방법론에 따라 연구를 분류하겠지만, 서로 다른 연구 설계가 다양한 건강결과에 실업이 미치는 영향을 이해하는 데 어떻게 기여했는지를 논의할 것이다.

종단연구

실직의 독립적인 건강 영향을 파악하기 위해 연구자는 보통 실직 노동자와 지속적으로 고용 상태였던 노동자의 건강을 비교한다. 선택 편향과 교란 작용의 가능성을 배제하기 위해 연구자는 초기(baseline) 건강 상태와 조기 삶의 조건(early life conditions) 등 광범위한 잠재적인 교란변수를 통제한다. 미국과 영국에서는 일반적으로 대규모 코호트 또는 패널 자료 연구를 수행했다. 스칸디나비아 국가에서는 흔히 정부기관이 정기적으로 수집한 고용, 교육, 인구학적 특성, 건강, 사망에 대한 정보가 담긴 연계된 등록자료(linked-registry data)를 이용한 연구를 수행하며, 다른 나라에서도 활용이 증가하고 있다. 패널조사 자료는 광범위한 잠재적 교란변수와 기전에 대한 구체적 정보가 있다는 장점이 있다. 반면 연계된 등록자료는 인구집단 전체를 포괄하거나 큰 표본 크기를 확보할 수 있다는 장점이 있다. 등록자료는 자기보고에 의한 조사에 내재된 편향(bias)이 없고 표본 크기가 커서 사망처럼 상대적으로 드문 결과에 대한 고용의 영향을 평가할 수 있다. 조사 자료에 비해 행정자료는 조기 건강 상태, 보유한 기술, 실업 기간의 속성에 대한 다양한 변수 등 잠재적 교란변수에 대한 상세한 정보가 부족하다는 주된 단점이 있다. 덧붙여 의료 이용을 하지 않거나 실업급여를 받기 위해 등록하지 않았다면 행정자료에는 진단되지 않은 우울증 같이 가벼운 결과나 실업 기간 정보가 없게 된다(49).

이러한 연구 중 첫 번째 유형은 실직이든 어떠한 이유에서든 건강결과가 실업의 조기 경험과 관련이 있는지에 대한 것이다. 이 범주의 연구 대다수는 교육 수준, 초기 소득, 기저 건강 상태(pre-existing health), 고용과 건강 모두와 잠재적으로 상관성이 있는 다른 특성들을 포함한 조기 삶의 요인을 통제했을 때 실업과 건강 간 강건성이 있는(robust) 강한 연관성을 언제나 나타냈다. 1991년부터 2001년까지 매년 5,500가구의 남녀 10,000명을 면접조사한 종단 조사인 영국 가계 패널조사(British Household Panel Survey, BHPS) 자료를 이용해 수행한 전형적인 연구에서, 바틀리 등(50)은 지속 고용 노동자보다 실업자에서 향후 활동 제한 질병(limiting illness)이 생길 위험(hazard)이 2배 높다고 보고했다. 이러한 연구에서 전형적이듯, 비경제활동인구(즉, 적극적인 구직활동을 하지 않는 경제활동 비참여자)는 고용 노동자보다 질병 위험이 훨씬 더 높았다. 동일 자료를 이용한 추적 연구에서, 부커(Booker)와 새커(Sacker)(51)는 실업 발생은 일반 건강 설문지(General Health Questionnaire, GHQ-12)로 측정한 정신적 안녕 점수가 낮은 것과 연관성이 있었고 첫 번째와 두 번째 실업 기간은 그 이후 실업 기간보다 더 강한 영향을 미쳤다(51). 이러한 연구들은 유사한 접근방법에 따라 수행했고 다양한 국가나 환경에서도 실업과 건강 간 연관성이 있다는 것을 확인해 주는 대규모 연구의 예이다.

이러한 연구들은 몇 가지 장점을 갖고 많은 잠재적 교란 요인을 통제했지만 선택 편향이나 측정되지 않은 교란변수에 의해 연관성이 나타났을 가능성을 완전히 배제하지 못한다. 예를 들어 실업자가 된 노동자는 계속 일을 하는 노동자보다 덜 건강하므로 실업 후의 건강 상태에 대한 전망(health prospects)이 좋지 않을 수 있는데, 이는 초기 건강 상태 보정으로 완전히 통제할 수 없는 차이이다. 실업자가 된 사람과 지속 고용 노동자 사이에는 부모의 특성, 지적 능력, 시간 선호도, 노력성 등 자료로 파악하지 못한 많은 특성의 차이가 있을 수 있다.

이러한 제한점을 극복하기 위해 최근 연구들은 개인의 이전 건강 상태나 특성과 관련성이 없을 실업 경험과 건강과 관련성이 있을 실업 경험을 구분하려 한다. 이러한 연구의 강력한 장점은 비자발적인 실직과 잠재적으로 '자발적인' 또는 건강과 관련한 고용계약 종료를 구분한다는 것이다. 해직의 효과에 대한 연구는 가장 설득력이 있다. 개인적 특성과 무관할 것으로 가정할 수 있는 해직 당한 노동자와 지속 고용 노동자의 질병 위험을 비교했다. 해직이 '외생적'이라고 가정한다면 이 연관성은 기저 건강 상태나 다른 개인적 특성의 해직 결정 또는 노동 능력에 대한 선택 효과(selection effect)보다는 실직의 건강에 대한 인과적 영향을 반영하는 것으로 해석할 수 있다. 흔히 이러한 연구를 '자연실험(natural experiment)'이라고 하는데, 실직의 건강에 대한 인과 효과를 분리해 내기 위해 공장 폐쇄나 경기변동(business cycle fluctuations)의 자연적인 '무작위성'(random-ness)을 이용하기 때문이다.

중요한 일련의 연구들에서, 갤로우(Gallo) 등은 건강 및 은퇴 조사(Health and Retirement Survey, HRS) 자료를 이용해 수년 내에 은퇴하게 되는 실직이 어떻게 신체적·정신적 건강결과에 영향을 미치는지 평가했다. 직장·공장 폐쇄나 일시해고에 의한 실직으로 정의하는 비자발적 실직이 심근경색증과 뇌졸중 발생 위험과 연관성이 있는지 파악하기 위해 HRS(52) 자료를 이용했다. 10년간 추적조사한 비자발적으로 실직한 582명의 노동자와 지속적으로 고용을 유지한 3,719명의 노동자 간에 심근경색증과 뇌졸중 발생 위험을 비교했다. 이들 결과 지표에 대해 잘 알려진 위험 요인을 통제한 후 분석한 결과, 해직 노동자는 고용 노동자보다 심근경색증과 뇌졸중 발생 위험이 두 배 이상 높았다(52, 53). 이들은 유사한 방법을 이용해 경력 말기(late-career)의 비자발적 실직 및 신체 기능과 정신건강(54), 비음주자 중 음주 개시(55), 흡연 과거력이 있는 해직 노동자 중 흡연 재개및 강도(56), 자산이 적거나(57) 고학력(58)의 해직 노동자 중 우울 증상에 대한유사한 연관성을 보고했다. 잊지 않아야 할 제한점은 노동자에 대한 회사의 결정을 객관적으로 평가했다기보다는 응답자 자신이 보고한 실직의 이유를 분석한연구였다는 것이다. 또한 일부 노동자는 직장폐쇄나 대량 정리해고(mass lay-offs)를 예상해 비자발적으로 실직하기에 앞서 직장을 옮겼을 수 있다. 이상의 제한점에도 불구하고 이러한 연구들은 노동자에게 퇴직이 가까워질수록 경력 말기의실직은 광범위한 신체적·정신적 건강결과를 초래할 수 있다는 점을 보여준다.

이러한 접근방법의 또 다른 연구 사례는 미국의 변화하는 삶에 관한 연구(Changing Lives Study, CLS)와 위스콘신 종단연구(Wisconsin Longitudinal Study, WLS)에서 미국 노동자에 대해 수집한 두 개의 대규모 인구집단 기반 종단 표본자료를 이용했다. 버거드(Burgard) 등(48)은 WLS 자료를 이용해 비자발적 실직의이유와 시점을 구분할 수 있었는데, 비자발적 실직은 공장 폐쇄, 기업 규모 축소,전환 배치에 의한 경우, 해고나 일시해고에 의한 다른 비자발적 고용계약 종료,일시적 또는 계절적 강제휴직(layoff), 건강 관련 이유, 구금에 의한 경우로 구분했다. 다양한 형태의 실직이 주관적 건강 수준(self-rated health)과 우울 증상에 대한 영향을 평가했다. 그 결과, 광범위한 교란변수를 통제한 후에도 비자발적 실직은 낮은 주관적 건강 수준과 더 많은 우울 증상과 연관성이 있었다. 그러나 주관적 건강 수준에 대한 영향은 실업자가 되기 전부터 원래 건강이 안 좋았던 사람 중에서 건강이 악화된 것에 주로 기인하며, 이는 실직이 기존 건강 문제를 중

폭시키는 요인일 수 있다는 점을 시사한다. 그럼에도 불구하고 해직의 주관적 건강 수준에 대한 효과는 작지만 유의했다. 반면 실직은 기저 건강 상태와 무관하게 우울 증상에 강하고 일관된 영향이 있었다(48).

다른 연구에서 스트럴리(Strully)(59)는 소득 역학 패널조사(Panel Study of Income Dynamics, PSID) 자료를 이용해 실직의 건강 영향을 평가했다. 선택 편향에 덜 취약한 실직의 한 형태인 작업장 폐쇄(workplace closure)로 인한 이직(job separation)과, 해고나 일시해고, 자발적 이직, 선택 편향에 취약한 다른 형태의 이직에 의한 실직을 구분했다. 그리고 이러한 실직 경험과 낮은 주관적 건강 수준, 실직 후 단기간 내에 생길 수 있는 뇌졸중, 심장질환, 정신질환 같은 건강 상태의 발생, 실직 후 단기간 내에 생길 수 있는 폐암, 기억력 감퇴 같은 장기적 건강 상태의 발생의 관계를 평가했다. 그 결과, 기존의 건강 수준을 통제한 후에도, 작업장 폐쇄에 의해 실직한 경우 낮은 주관적 건강 수준을 나타낼 가능성이 54%, 새로운 건강 상태 발생 가능성이 83% 증가했다. 이러한 결과는 건강 관련 요인으로 설명할 수 없다. 다른 형태의 실직도 건강과 관련성이 있었지만 초기 건강 상태를 통제한 후에는 이러한 효과는 줄어들었으며, 이는 직장폐쇄와 무관한 실직에서 건강 선택(health selection) 효과가 강력히 작용한다는 것을 시사한다.

이러한 연구들의 강점은 비자발적 실직과 개인의 결정 또는 개인적 특성과 잠재적으로 더 관련성이 있는 실업의 여러 형태를 구분한 것이다. 이 연구들에서 선택 효과 때문이 아닌, 실업이 건강에 미치는 유해 효과를 보여주는 일부 근거를 찾을 수 있다. 노출 정보가 자기보고를 통해 수집됐지만, 직장폐쇄나 대규모 정리해고 같이 개인이 통제할 수 없을 이유로 실직한 경우를 이용했기 때문에 이 연구들은 자연실험으로 볼 수 있다. 반면, 이 연구들에서 정의한 비자발적 실직은 선택 효과를 완전히 배제하지 못한다. 특히 일시해고에 의한 실직은 특정 회사의 모든 노동자에 영향을 미치는 무작위적 과정의 결과일 리 없다. 예를 들어 정신적 또는 신체적 건강 문제가 있거나 기술이나 직무 몰입(commitment)이 부족한 사람은 더 건강하고 헌신적이며 기술력이 있는 사람보다 해고당하기 쉬울 것이다. 다른 한편, 직장폐쇄에 의한 실직은 선택 효과를 완전히 배제할 수는 없지만 개인적 특성과 무관하거나 '외생적'일 가능성이 높다. 예를 들어, 노동자는 개인 특성에 의해 미래의 직장폐쇄 가능성이 서로 다른 회사들로 들어갈 수 있다. 즉 성공적인 회사는 부도(default) 날 가능성이 높은 회사보다 건강하고 숙련된 노동자를 더 모집하기 쉽다. 그럼에도 불구하고 이 연구들은 크게 진일보했고 실업과 건강 간 연관성의 적어도 일부분이 건강에 대한 실직의 유해 효과 때문일 수 있다는 점을 제시했다.

계량경제학 연구

직장폐쇄로 인한 실직에 초점을 맞춰 선택 편향을 통제하려는 시도에도 불구하고, 위 연구들의 문제는 '실험군' 노동자(실직 했던 노동자)가 '대조군' 노동자(지속 고용 노동자)와 측정되지 않은 건강 관련 변수에 대해 다를 가능성이다. 이 가능성을 해결하기 위해 계량경제학 연구들은 이중차분(difference-in-differences)법, 고정효과모형(fixed effect model), 성향점수 짝짓기(propensity score matching) 등 보다 정교한 기법을 사용하기 시작했다. 이 절에서는 이러한 접근방법을 이용한 최신의 연구들을 살펴본다.

쌈(Salm)(60)은 HRS 자료를 이용해 퇴직을 앞둔 노동자에서 건강에 대한 실직의 효과를 추정했다. HRS 자료를 활용한 갤로우 등의 연구들(52~56, 61, 62)과 달리, 쌈은 고용주의 직장폐쇄로 인해 해직당한 노동자를 대상으로 이중차분법을 이용해 역인과성을 보다 직접적으로 해결했다. 고용주의 직장폐쇄로 실직 당한 노동자와 실직을 경험한 적 없는 노동자의 표본 간 조사차수(wave) 변화에 따른 건강 변화를 비교했다. 놀랍게도 다양한 신체적·정신적 건강지표에 대해 직장폐쇄로 인한 실직은 아무런 영향을 미치지 않았고, 실직에 더 영향을 받을 것으로 기대되는 하위집단에서도 마찬가지였다. 이러한 결과는 공장 폐쇄나 해직으로 인한 실직이 신체적·정신적 건강결과와 연관성이 있다는 갤로우 등의 연구결과(52~56, 61, 62)와 반대였다. 성향점수 짝짓기를 적용하고 이중차분법을 유사하게 사용한 보커먼(Bockerman)(63)의 연구에서도 실업이 핀란드의 주관적 건강 수준에 영향을 미치지 않았고 기존의 연관성은 실업에 대한 건강 관련 선택 효과 때문일 것으로 결론 내렸다.

다른 연구에서 브라우닝(Browning) 등(64)은 덴마크에서 해직이 스트레스성 질환(stress-related disease)으로 인한 입원을 유발하는지 파악하기 위해 성향점수 짝짓기를 이용했다. 1981년부터 1999년까지 덴마크 남성의 10%를 무작위 추출한 자료를 이용했고, 인구학적, 건강, 고용 형태(work status) 정보를 각 노동자의 고용주 자료와 개별적으로 연결했다. 짝지은 자료를 분석한 추정치(estimate)의 결과, 덴마크에서 해직은 입원을 유발하지 않았고 다양한 하위집단에서도 마찬가지였다. 슈미츠(Schmitz)(65)는 독일에서 직장폐쇄로 인한 실직이 건강 수준의 단기 변화와 어떤 관련성이 있는지 평가하기 위해 독일 사회경제 패널(German Socio-Economic Panel) 자료를 이용해 개인 고정효과모형(individual fixed-effect model)을 분석했다. 슈미츠는 개인 간 관찰되지 않는 이질성(unobserved hetero-geneity)을 통제하기 위해 개인 고정효과모형을 적용했다. 고정효과모형에서는 시간에 따른 개인 내 변이만을 이용해 추정할 수 있도록 개인 간 변이를 통제한다. 이는 특정 시점 t에서의 개인에 대해 실직한 시점에서의 건강과 동일한 개인이 고용 상태였던 전후 시기에서의 건강을 비교하는 것을 뜻한다. 동일한 자료와 접근방법을 이용했지만 다양한 형태의 이직을 구분하지 않았던 초기 연구(66)에서는 실업의 건강에 대한 영향이 나타났다. 반면, 슈미츠의 연구(65)에서는 직장폐쇄로 인한 실직이 건강 만족도, 병원 방문 가능성, 정신건강 수준에 영향을 미치지 않았다. 다른 한편, 잠재적으로 건강과 관련성이 있는 다른 이유에 의한 이직은 건강 수준 변화에 강한 연관성을 나타냈는데, 이는 선택 효과가 실업과 건강 간 연관성의 동력일 수 있다는 점을 시사한다.

이상의 연구들은 실험군과 대조군 간 교환 가능성을 가정하는 초기 연구들보다 건강에 대한 실직의 인과 효과를 더 잘 구분해 낼 수 있다. 대체로 이러한 계량경제학 연구들은 직장폐쇄로 인한 실직이 신체적·정신적 건강에 영향을 미친다는 근거가 거의 없다는 점을 보여준다. 이러한 연구와 초기 연구 간에 결과가 불일치하는 데에는 몇 가지 가능한 이유가 있다. 첫째, 계량경제학 연구는 성향점수 짝짓기와 이중차분 추정량(estimator)을 이용해 역인과성과 교란 작용을 더 잘 통제했다. 이를 완전히 통제할 수는 없었겠지만 계량경제학 연구의 잠재적 제한점은 대개 유의한 효과를 나타내지 않았다고 하더라도 표준오차가 매우 컸다는 것이다. 고정효과 또는 차분 모형에서의 효율비용(efficiency costs)은 잘 알려져 있다(67). 이러한 연구들은 개인 간 모든 변이를 차단하면서 효과를 파악하기 위해 노출에 대한 개인 내 변이를 이용했다. 비슷하게, 성향점수 짝짓기 추정량은 짝짓기가 가능한 모든 관찰치(observation)의 일부 하위집단에 의존하므로, 표준 오차가 종종 매우 크다. 따라서 이러한 연구들은 직장폐쇄로 실직한 수백 명의 사례만을 이용하므로 실직의 건강에 대한 효과를 발견하기에 검정력이 낮은 (underpowered) 것뿐일 수도 있다.

연구결과 불일치의 두 번째 이유는 계량경제학 연구가 노출에 대한 정의를 직장폐쇄에 의한 실직으로 제한했던 데 반해, 일부 초기 연구에서는 직장폐쇄에 의한 실직과 해직을 합쳐서 사용했기 때문일 수 있는데, 후자는 잠재적으로 초기 건강 상태로 인한 결과일 수 있다. 그러나 초기 연구 두 개(48, 59)는 직장폐쇄로 인한 실직을 구분했지만, 초기 건강 상태를 통제하고도 건강에 대해 작지만 유의한 효과가 나타났다. 세 번째 설명은 많은 계량경제학 연구가 초기 역학 연구보다 건강결과를 정의하는 데 부주의했다는 것이다. 많은 계량경제학 연구가 주관적 건강 수준이나 건강 만족도를 이용했다. 실직이 일부 결과 지표의 위험에 영향을 주지만 다른 지표에는 그렇지 않을 가능성이 남는다. 예를 들어, 실직이 뇌졸중과 심근경색증 위험을 증가시키지만(52) 주관적 건강 수준이나 건강 만족도에는 영향이 약할 수 있다.

중요한 고려사항은 실직의 건강 영향에 관한 연구 일부가 HRS, CLS, WLS 등 미국 자료를 이용했다는 점이다. 반면, 실업과 건강의 관계를 평가한 최근의 많은 연구는 상당히 튼튼한 사회적 보호 및 고용보호 체계를 가진 핀란드, 덴마크, 독일 등 유럽 국가 자료를 이용한 것이다. 사회적 보호 수준이 더 높은 많은 유럽 국가의 노동자에 비해 사회적 보호가 약한 미국 노동자에서 실직의 부정적 건강 영향이 더 크다고 잠정적으로 가설을 설정할 수 있다. 예를 들어, 최근의 한 연구에서 실직과 사망률 간 연관성이 독일보다 미국에서 더 강한 것으로 나타났다 (68). 그러나 이 연구는 건강 관련 실업 기간과 '외생적' 실직을 구분하지 않았고 건강과 고용 간 양방향적 관계를 반영한 결과일 수 있다. 아직까지 건강에 대한 실직의 영향을 변경할(modify) 수 있는 잠재적인 제도적 기전에 대해서는 밝혀진 것이 적다.

마지막 설명은 계량경제학 연구가 시차가 없거나 매우 짧은 상태에서의 실직이 건강에 미치는 단기 영향만을 파악하는 기법을 사용한 반면, 일부 초기 연구는 연구 참여자를 장기간 또는 특정 건강 상태나 건강결과가 발생할 때까지 추적 관찰했다는 것이다(52~56, 61, 62). 재취업한 후에도 장기간 지속하는 영구적인 효과가 있는 상황에서, 고정효과모형이 적합한 방법론인지에 대해서는 의문이다. 실직의 건강에 대한 효과가 시차가 없거나 매우 짧은 단기 부침에 따른다기 보다 장기적인 효과라면, 고정효과모형이 잘못 설정됐을(specify) 수 있고 편향된 추정치(biased estimates)를 산출할 수 있다(69). 다음 절에서 살펴볼 것처럼 실직은 노출 후 수년에서 수십 년 후에 나타나는 건강결과와 함께 인적자본 축적에 장기적으로 영향을 미치기 때문에 장기 효과를 고려하는 것이 중요하다.

요약

완벽하게 검토한 것은 아니지만 앞서 살펴본 근거를 통해, 다양한 방법론을 이용한 수많은 연구들을 아우르는 완전히 합의된 견해는 없다는 것을 알 수 있다. 실직의 효과를 파악하기 위해 직장폐쇄나 대량 정리해고 사례를 이용했던 자연 실험연구가 지금까지는 가장 설득력이 있다. 이러한 연구의 결론은 선택 편향과 교란 작용을 통제하기 위해 사용한 접근방법, 결과변수, 연구에 포함시킨 인구집단에 따라 달라진다. 최신 계량경제학 기법을 사용한 몇몇 연구들이 건강에 대한 실직의 효과가 크지 않음을 밝힌 것은 주목할 만한 점이다. 그러나 단기 효과에 초점을 둔 계량경제학적 연구 설계, 고정효과, 이중차분, 성향점수 짝짓기 연구들로부터의 추정치에 대한 큰 표준오차, 건강결과에 대한 적절한 정의와 인과기간 또는 효과의 지연 발생 구조에 대한 적절한 평가 부족 등 결과를 신뢰하기 어려운 다양한 이유가 있다. 또한 많은 이러한 연구들이 사회적 보호 체계가 잘 갖춰져서 실직의 건강에 대한 영향이 미국보다 약할 유럽 국가에서 이루어졌다.

현재 연구들의 제한점과 계량경제학 연구의 도전에도 불구하고 실직이 정신 건강 악화를 유발한다는 가설을 지지하는 근거가 일부 있는 것 같다. 이는 중증 정신질병으로 인한 입원에서는 일관성 있게 나타나지 않지만, 전문가가 진단하지 않은 주관적 정신건강 수준에 대해서는 일관성 있게 나타나는 것 같다. 또한 일부 연구들은 실직이 주요 심혈관질환과 다른 주요 질환 등 일부(전부는 아니고) 신체적 건강결과 발병과 연관성이 있다는 점을 시사한다. 그러나 이 연관성의 중요한 부분이 덜 건강한 사람이 실업자가 되기 쉽다는 경향에 의해 형성되므로, 이러한 효과는 초기 연구에서 처음 보고한 것보다 훨씬 작은 것 같다. 그럼에도 불구하고 실직이 다양한 신체적·정신적 건강결과에 작지만 중요한 영향을 미친다는 사실은 여전히 유효한 것 같다.

퍼즐의 일부는 앞서의 연구들이 건강에 대한 실직의 장기 효과가 아니라 실업 기간 동안 건강 수준의 단기 부침만을 파악했다는 사실에서 비롯할 수 있다. 보통 정신적 건강결과가 이러한 단기적 변화에 더 민감한 것은 당연하다. 또한 일부 연구에서 효과가 적었던 것도 실직이 건강에 영향을 미치는 정도를 좌우할 수 있는 제도적 맥락을 반영할 수 있다. 실업급여는 노동자가 자신의 기술에 더 잘 맞는 일을 찾도록 하여 경력 효과를 완화하게 함으로써 실직의 장기 경력 효과를 경감시킬 수 있다. 단기적으로 실업급여는 실업 기간 동안 소비를 유지하게 하여 소득 제약과 관련한 건강 영향을 예방할 수 있다. 이러한 그리고 이외의 제도적 양상이 일부 유럽 연구에서 별로 나타나지 않은 실업의 건강 영향을 얼마나 설명하는지 밝히기는 어렵다. 또한 미국에서 이루어진 최소한 하나의 계량경제학 연구에서는 건강에 대한 실직의 효과가 일관성 있게 나타나지 않았다(60). 그럼에도 이러한 결과는 실업과 건강을 연결하는 기전을 확립할 제도적 양상을 구축하는 연구에 새로운 가능성을 열어준다.

사망률에 대한 실업의 장기 효과

실업이 사망률을 증가시킨다는 생각은 오랜 연구주제이다. 이는 일부의 관심이었다가 1971년부터의 잉글랜드와 웨일스 인구조사(census) 자료 중 1% 표본을 1971년부터 1981년 사망 자료와 연결한 연구에서 실업과 사망률 간 강한 연관성이 밝혀진 다음(70~72) 1984년에 연구주제로서 자리 잡았다. 이후 이 주제를 확장하고 핵심 문제인 교란 작용과 역인과성을 해결하기 위한 많은 연구가 이루어졌다. 앞서 언급한 것처럼 개인의 실직과 사망률 간 연관성이 인과적인지를 밝히기 위한 최신 연구들을 살펴보는 것이 이 논의의 초점이다.

최근의 메타분석에서 롤프스(Roelfs) 등(73)은 실업이 총사망(all-cause mortality) 위험을 평균 63% 증가시키며 미국과 유럽 국가 모두에서 비슷한 연관성이 나타났다고 결론 내렸다. 그러나 이 종설 논문에서는 연관성을 평가한 연구와 역인과성을 다룬 연구를 구분하지 않아 이 요약추정치(summary estimate)로부터 확실한 결론을 도출하기는 어렵다. 하지만 최근 연구결과는 실업의 영향이 일부 국가에서 다른 국가보다 더 강할 수 있다는 점을 시사하는 것 같다. 앞서 언급했듯이 최근 연구에서 매클로드(Mcload) 등(68)은 미국에서의 실업과 사망률 간 연관성을 보고했지만 독일에서는 연관성이 나타나지 않았다. 그러나 이 연구 역시 교란 작용과 역인과성의 가능성이 있다.

국가 경제 상태와 실업으로의 이행(개인 수준)을 연계한 연구는 실업과 사망률 간 강한 연관성을 보고한 전형적인 연구들(23, 74~78)로부터 진전하는 중요한 전환점이 되었다. 두 개의 중요한 연구에서, 마르티카이넨(Martikainen) 등(22, 79)은 핀란드에서 집합적(aggregate) 실업률이 높은 시기와 낮은 시기 동안 실업과 사망률 간 연관성이 어떻게 변화하는지 분석했다. 이 연구의 논리적 근거는 선택 효과가 강한 상황에서 실업과 사망률 간 연관성은 고실업률 시기보다 저실업률 시기에 더 강하게 나타날 것인데, 고실업률 시기에는 건강한 사람과 불건강한 사람 모두 실업에 취약해질 것이므로, 실직에 덜 선택적일 것이기 때문이라는 점이었다. 이들의 첫 연구에서(79) 두 시기 모두 연관성이 있었지만 실업은 건강의 선택 효과가 덜 작용했을 고실업률 시기에 사망률과 연관성이 약했다. 최근 연구에서는 자살과 같은 특정 건강결과에서도 유사한 양상이 나타났다(80). 이는 실업과 사망률 간 연관성의 적어도 일부는 선택 효과 때문임을 시사한다.

두 번째 연구에서 마르티카이넨 등(22)은 회사의 극심한 규모 축소에 의한 실직이 이후 4년간의 사망률 증가와 연관성이 있는지 분석했다. 여기에서도 고실업률 시기(1994년)과 저실업률 시기(1989년)에 실직한 노동자에 대해 각각 이 연구가설을 검증했다. 이를 위해 국가통계청(National Office of Statistics)의 핀란드 노동자 대표 표본으로부터 추출한 개인 수준의 실업 기간 자료를 이용했다. 이를 각 노동자에 대해 핀란드 사업체 등록자료(Finland Establishment Register)의 각 기업별 매출액(turnover), 생산성(production), 산업 분야(industry), 인력 수준(staffing level) 등 기업 수준 자료와 연결했다. 그리고 난 후 이를 국가통계청의 사망률 등록자료와 개별적으로 연결했다. 이 연구에서도 선택은 핀란드의 실업과 사망률 간 연관성을 설명하는 데 중요한 역할을 했다. 실업은 1989년(저실업률 시기) 이후 2배 이상의 사망 위험 증가와 연관성이 있었던 반면, 1994년(고실업률 시기) 이후에는 25% 증가에 머물렀다. 대규모 감원을 한 기업에서 실직한 노동자에서의 사망률 증가에 대한 증거는 없었고 실업과 사망 간 연관성은 대규모 감원을 했던 기업에서 일한 노동자에서 더 약했다. 실업과 사망률 간 연관성이 고실업률 시기에 더 약했다는 사실은 실업에 대한 선택 효과가 이 연관성을 상당 부분을 설명할 수 있으므로 실업의 효과가 있을 수 있지만 기존에 생각했던 것보다 훨씬 작을 수 있다는 점을 시사한다.

반면 미국에서의 최근 연구는 잠재적인 선택 효과를 통제한 후에도 사망률에 대한 실직의 인과 효과가 있을 수 있다는 점을 보여준다. 최근 연구에서 설리번(Sullivan)과 폰 바흐터(Von Wachter)(81)는 해직의 사망률에 대한 효과를 추정하기 위해 1980년부터 2006년까지의 사회보장국(Social Security Administration) 사망 기록과 연계한 1970년대와 1980년대 펜실베이니아 노동자의 분기별 실업 자료를 이용했다. 안정적으로 경력을 쌓다가 1970년대와 1980년대 대규모 경기 침체 동안의 극심한 기업 규모 축소로 인해 실직한 연공서열이 높았던 남성 노동자는 해직당한 해에 사망 위험이 50~100% 증가했다. 실직의 효과가 시간이 지남에 따라 줄어들었지만 해직 후 20년까지도 해직 노동자의 연간 사망률은 10~15% 증가했다. 서로 다른 기업 규모 축소가 이루어진 회사 간의 사망률을 비교함으로써, 이 결과들은 개인 수준의 잠재적인 건강 선택 효과를 통제하는 많은 전략에 대해 강건성이 있다. 이러한 추정치는 특정 회사의 해직 및 비해직 노동자를 모두 모아 고용 변화 수준이 다른 회사의 노동자와 비교한 것인데, 이를 통해 사망률에 대한 실직의 인과 효과를 분리해 낼 수 있다는 점을 시사한다.

설리번과 폰 바흐터가 보고한 장기 및 단기 효과는 수입과 노동자의 고용 전망에 대한 실직의 장기 및 단기 효과 양상과 흡사하기 때문에 중요하다(81, 82). 단기적으로 해직은 평균 수입의 급감, 실업 증가, 높은 수입 불안정성과 연관성이 있다(81). 저자들은 이 결과를 실직이 급성 스트레스를 유발해 단기적으로 사망 위험을 유의하게 높일 수 있다고 해석했다. 더불어, 장기적으로 실직이 노동자의 경력과 수입에 상처를 남기고 이들이 노동시장으로 복귀하더라도 수년간 지속한다(39~41, 82). 이는 실직 후 수십 년 동안 실직의 사망률에 대한 장기 효과가 나타난다는 연구결과와 일치한다.

등록자료를 이용한 이러한 유형의 연구는 북유럽 국가에서도 이루어졌다. 최근의 연구에서(25, 83) 기업 폐쇄로 인한 실직의 비치명적 건강 상태(health events)에 대한 영향을 평가했다. 1987년부터 1988년까지 스웨덴의 모든 기업 폐쇄로 인한 실직을 파악할 용도의 피고용인-고용주 등록자료와 이후 12년간의 병원 퇴원 진단명 자료를 연결한 자료를 이용했다. 이 연구에서 실직은 남성과 여성의 알코올 관련 상태, 남성의 교통사고 및 자해로 인한 입원 위험을 유의하게 증가시켰다. 그러나 실직이 심근경색증과 뇌졸중 같은 심혈관질환의 위험을 증가시킨다는 증거는 없었지만 이에 대한 추정치는 부정확했다(25, 83). 비슷한 방법으로 브라우닝과 하이네센(Heinesen)(84)은 공장 폐쇄로 인한 실직이 해직 당시 노동시장 정착도가 높았던 노동자에서의 사망 및 입원 위험을 증가시키는지를 평가했다. 1980년부터 2006년까지 덴마크의 행정자료를 이용해 성향점수 가중치를 적용하고 비모수적 기간분석(duration analysis)을 수행했다. 그 결과 실직은 교통사고, 알코올성 질환, 정신질환으로 인한 사망률과 입원률은 물론, 총사망률과 순환기질환 및 자살로 인한 사망률도 증가시키는 것으로 나타났다.

앞서 살펴본 연구들은 실직이 해직 당한 첫 해에 특히 높은 사망 위험의 증가와 연관성이 있는 것 같고 어떤 상황에서는 몇 년 또는 수십 년 이상 사망률 증가라는 장기·지속적인 상처를 남길 수 있다는 점을 시사한다. 이러한 결과는 실업과 사망률, 특히 해직 후 수십 년이 지난 후에야 효과가 분명히 나타나므로 뇌졸중과 심장질환 같은 만성질환으로 인한 사망률 간 장기적인 인과기간을 고려해야 하는 중요성을 강조한다(43, 49).

앞서 연구들에서의 모순된 결과는 정책과 제도의 영향을 어느 정도 반영할 수 있다. 예를 들어 설리번과 폰 바흐터(81)가 보고한 1970년대와 1980년대 펜실베이니아에서 대량 정리해고의 사망률에 대한 강력한 효과는 마르티카이넨 등(22)이 보고한 1990년대 초 핀란드 금융위기 동안 사망률에 대한 실직의 약한 효과와 대조를 이룬다. 이 연구들 사이에 중요한 방법론적 차이가 있지만, 전체적으로 이 결과들은 핀란드의 강한 사회적 보호 정책이 대량 실직의 건강에 대한 부정적 영향의 일부를 완화했을 것이란 점을 시사한다. 반면, 스웨덴(25, 83)과 덴마크(84)에서 비슷한 방법으로 수행한 더 최근의 연구에서는 강한 사회적 보호 체계를 가진 국가에서조차 공장 폐쇄로 인한 실직은 사망률 증가와 연관성이 있다고 나타났다. 이러한 결과는 실업이 수명에 영향을 미치는 정도를 결정할 특정 제도와 정책을 찾아내기 위해 새로운 연구 영역이 필요하다는 점을 강조한다.

경기순환과 건강

최근 수십 년간 경기의 변동과 사망률 간 관계에 대한 연구가 급증했지만 이 분야 연구의 역사는 1920년대로 거슬러 올라간다(85~87). 이 주제에 대한 관심은 1970년대 브레너(Brenner)가 잉글랜드와 웨일스의 경제적 성과와 사망률에 대한 국가 시계열 자료를 이용해 수행한 역사적인 연구(88~91)에 의해 높아지게 되었다. 브레너는 20세기의 사망률 감소 추세는 동일 기간 경제성장(economic growth)의 장기 추세로 설명될 수 있지만 장기 추세에 따른 사망률 부침(사망률의 평균 추세로부터 급증 및 급감)은 경제 불황(recession) 및 경제 급성장 시기의 사망률 증가와 경기 확장(economic expansion) 시기의 사망률 감소로 설명될 수 있다고 주장했다(89, 90). 이 결과에 대한 대중과 정책결정자의 큰 관심에도 불구하고 브레너의 연구는 이 결과를 재현해 낼(reproduce) 수 없었던 많은 연구자로부터 혹독한 비판을 받게 되었는데, 이 모형이 잘못 설정되었고, 연구에 사용한 시계열분석이 누락 변수 편향(omitted variable bias)[다른 시간 의존 변수(time-changing variables)에 의한 교란 작용]에 취약하며, 이 결과가 다른 시기나 잠재적으로 자의적인 연도 선택에 대해 강건하지 못하다(92~94)는 것이었다.

이 연구 분야는 2000년대 초 크리스토퍼 룸(Christopher Ruhm)의 획기적인 연구가 발표되면서 전환기를 맞는다(37, 95~99). 브레너의 초기 연구와 반대로, 룸은 경기 침체가 사망률 감소와 연관성이 있는 반면, 경기 확장은 사망률 증가와 연관성이 있었다고 보고했다(37, 95~99). 룸은 주(state) 수준에서의 차이와 모든 주에 흔히 영향을 미치는 국가 수준의 다른 요인을 통제하는 주 고정효과모형을 통해 1972년부터 1991년까지의 기간 동안 미국 주 간 실업률 증감 변이를 평가했기 때문에 룸의 연구는 초기 연구에서 나타나는 편향의 영향을 받지 않았다. 룸의 선도적 연구에서(95) 이 기간의 주 내(within-state) 실업률 증가는 10개의 사망 원인 중 8개의 사망률 감소뿐만 아니라 총사망률의 유의한 감소와 연관성이 있었고, 특히 교통사고 사망률이 크게 감소했다. 유일한 예외는 자살 사망률이었는데, 경기 침체기 동안 증가했다. 몇몇 연구들은 이러한 결과를 교통사고, 타살, 심뇌혈관질환, 인플루엔자, 폐렴 사망률에 대해 반복성 있게(replicate) 제시했다(86, 95, 100).

지난 10~15년 넘게 룸의 선구적인 방법을 적용한 수많은 연구들이 이루어졌는데, 이 중 일부는 **경기순행적 사망률**(procyclical moratility 즉, 경제가 확장하면 사망률이 증가하고 경제가 축소하면 사망률이 감소한다)의 근거를 제시했다(86, 100~108). 그러나 모든 연구에서 이러한 결과를 재현할 수는 없었는데, 예를 들어 유럽 국가의 일부 연구에서는 경기순환의 효과가 없었거나, **경기역행적 사망률**(counter-cyclical mortality 즉, 경제가 확장하면 사망률이 감소한다)의 근거조차 발견하지 못했다. 최근의 종설에서 카탈라노(Catalano) 등(109)은 중요한 지식 공백과 일부 연구들 간 모순된 결과를 보고했다. 이 절에서는 우선 이 가설에 대한 기본적인 이론적 근거를 검토할 것이다. 그리고 이 분야 연구의 최근 진전을 살펴보고 경제와 사망률 간 관계를 이해하는 데 중요한 몇 가지 측면을 고려할 것이다. 특히 경기변동과 사망률의 관계가 부유국 및 빈곤국, 하위인구집단, 사회안전망이 다른 국가들, 사망 원인에 대해 어떻게 다를 수 있는지에 초점을 둘 것이다. 또한 경제 불황의 건강에 대한 영향을 이해하는 데 핵심 요소로서 경제 불황의 단기 및 장기 효과 간 잠재적인 모순적 효과를 검토할 것이다.

경제 불황과 건강: 몇 가지 이론

역학자에게 경제 불황이 왜 건강을 해치는지에 대한 설명 가능한 이유가 없지는 않을 것이다. 경제 불황은 실직, 수입 감소, 결혼 해체(marital disruption), 기타 바람직하지 않은 사회적 결과의 위험을 증가시키며, 이들 모두 불건강과 연관성이 있다는 것은 잘 알려져 있다. 흔히 스트레스 기전으로 이를 설명한다. 경기가 하락하면 스트레스를 유발해 재정적 곤란, 결혼생활 곤란, 가족관계 문제, 안녕 저하 등 스트레스를 겪을 가능성을 증가시킨다(109~122). 실직이나 채무가 예상되는 상황은 지속 고용 노동자에서조차 스트레스로 이어져 정신건강을 악화시킬 수 있다(109, 113, 114). 이러한 기전 모두는 신체적·정신적 불건강 위험을 증가시켜 실직하거나 노동시장에서 퇴출당한 노동자뿐만 아니라 지속적으로 고용된 노동자에게도 영향을 미칠 수 있다.

반면, 경제이론에 따르면 경제활동이 왕성한 시기에는 개인이 시간 배분 결정(time allocation decisions)을 하는 데 유연성이 부족할 수 있다. 이 장의 도입부에서 설명한 그로스먼 모형은 이 기전을 이해하는 데 유용하다. 경제가 활성화하면 여가시간이 줄어들고, 이는 운동을 하거나 건강한 식사를 준비하는 데 드는 시간 등 건강 투자 비용을 더 비싸게 만든다. 경기상승(economic upturns)기에는 일하는 시간이 늘어나 진료예약을 잡기 더 어려워져서 의료 서비스에 대한 '시간 가격(time price)'이 증가한다. 이러한 시간 배분의 유연성과 의료 서비스에 대한 시간 가격 변화를 통해 경제가 일시적으로 성장하는 시기에 생활양식이 불건강해질 것임을 예상할 수 있다. 또한 그로스먼 모형에 의해 예측할 수 있듯이, 위험한 노동조건과 직무 관련 스트레스는 직접적으로 건강에 부정적 영향을 미칠 수 있고, 특히 노동강도가 높은 작업에서 그렇다. 직무요구도가 높고 노동시간이 긴 경우, 이러한 효과가 경기상승기에 더 강해진다. 마지막으로 경제활동 증가는 오염, 교통량, 경제활동 증가로 인한 다른 의도하지 않은 결과를 증가시킬 수 있으며, 이들은 노동 및 비노동인구집단 모두에게 건강 위험을 증가시킬 수 있다.

해석에 주의가 필요한 경기순환과 건강의 연관성: 시간, 장소, 경제발전 수준에 따라 상반된 근거

미국 자료를 사용한 대부분의 연구에서 경기 침체기 동안 사망률이 감소한다고 했지만, 이 결과는 일부 유럽 국가에서 재현되지 않았는데, 이는 복지국가 정책 또는 다른 맥락적 요인이 경제 불황의 효과를 조절하는(moderating) 데 중요할 수 있다는 점을 시사한다. 게르드탐(Gerdtham) 등(115)은 스웨덴의 개인 수준 자료와 일부 경제성과지표를 이용해 경제 불황기에 남성의 총사망률은 증가하지만 여성에게는 이러한 효과가 없다는 것을 밝혀냈다. 남성의 경기역행적 양상은 심혈관질환, 암, 자살 등 일부 사망 원인에서 나타났지만 다른 사망 원인에 대해서는 나타나지 않았다. 스벤손(Svensson)(116)은 지역적 변이를 고려해 이러한 결과를 확장했는데, 경제 불황은 주된 경제활동 연령대(20~49세)인 스웨덴 남성의 급성심근경색 발생률과 사망률 증가와 연관성이 있었다.

최근 근거에 따르면 미국에서 충분히 입증됐던 경기순환과 사망률의 관계가 최근 시기에는 더 이상 유효하지 않을 수 있다. 1979년부터 2009년까지의 자료를 이용한 룸(117)의 최근 연구에 따르면, 그의 초기 연구에서 보고했던 거시경제적 조건과 일부 사망 원인 간 관계가(37, 95~99) 변화했는데 최근 자료를 이용한 경우 이 관계가 사라졌다(117). 룸의 연구결과는 경기순환과 사망률의 관계가 시기에 따라 불안정하고 15~20년의 단기간 동안에는 강건하지 않은 것 같다는 점을 시사한다. 경제가 축소하면 심혈관질환과 교통사고 사망률은 계속 줄어들지만 중독사고 등 외인사와 암 사망률은 최근의 경기 침체기 동안 증가하는 것 같았다. 한편, 이러한 결과는 맥락이 거시경제적 조건의 영향을 크게 좌우할 수 있다는 점을 시사한다. 예를 들어 최근엔 정신건강 문제에 대처하기 위해 의약품을 사용하게 되는 경우가 흔한데, 이는 경기순환과 중독사고 간 경기역행적 관계를 초래할 수 있다(117). 다른 한편, 이러한 결과는 고정효과모형의 불안정성과 모형 설정 오류(misspecification)(예를 들어 경제 상황과 사망률 간 시차를 적절히 설정하지 않는 등)에 대한 민감도를 반영할 수 있다(69).

다른 연구의 결과들도 경기순환과 사망률의 연관성이 시간과 공간에 따라 안정적이지 않다는 것을 시사한다. 타피아 그라나도스(Tapia Granados)(104)는 1800년부터 1998년까지의 스웨덴 자료를 이용해 스웨덴에서 19세기 전반까지는 전년 대비 경제성장 수준이 사망률 감소와 강한 연관성이 있었지만 이후 100년간 이 연관성이 점차 약해졌다는 것을 보여줬다. 19세기 후반까지 1~2년의 짧은 시차를 두고 경제성장이 사망률 증가를 예측하는 역행적 시차연관성(negative lagged association)이 나타났다. 사망 원인 구성비 변화가 이를 설명할 수 있다. 경기 침체가 초기의 감염성질환 등 빈곤 관련 건강 상태로 인한 사망률을 증가시키지만 최근 시기에서는 산업활동 증가가 심혈관질환, 교통사고, 당뇨병, 암 등 부유(affluence) 관련 건강 상태의 발생률을 증가시킬 수 있다. 타피아 그라나도스는 잉글랜드와 웨일스 자료를 이용해 1840년부터 2000년까지 경제성장과 출생 시 기대여명 간 역행적 단기 관련성을 보여줬는데, 이 연관성은 1950년부터 2000년까지의 기간보다 1900년부터 1950년까지의 기간에서 더 강하게 나타났고 19세기에는 매우 약했다(118).

경기순환과 사망률 간 관계의 변화 또는 맥락 의존성은 저·중소득 국가 연구에서도 나타나는데, 보통 경제와 사망률 간 연관성이 없거나 경기역행적이다. 곤살레스(Gonzalez)와 콰스트(Quast)(119)는 멕시코(Mexico) 자료를 이용해 경제개발이 가장 잘 된 지역에서는 경제가 확장할 때 비감염성질환 사망률이 증가하는 반면, 경제개발이 가장 안 된 지역에서는 경제가 확장할 때 비감염성질환과 감염성질환 사망률이 감소한다는 것을 밝혀냈다. 이들은 경기순환과 사망률 간 연관성이 경제개발 수준에 따라 다를 수 있다고 결론 내렸다(119). 20~49세 멕시코인에서 총사망률은 경기순행적이었지만, 경기순환의 효과는 사망 원인에 따라 달랐는데, 이는 경제가 성장하면서 암 등으로 인한 사망률은 감소하고 경제가 확장할 때 자살과 타살 등의 사망률이 증가하는 고소득 국가의 사망률 양상과 모순된다(120). 미국 연구에서는 고실업률 시기 동안 영아사망률이 감소했지만(108), 인도 연구에서는 경제 불황기에 시골의 영아사망률이 증가해 반대의 결과를 나타냈다(121). 이는 경제 불황이 부유한 국가에서는 어머니의 노동시장 참여 의도를 떨어뜨리지만, 인도에서는 유자녀 여성 노동자를 곤경에 처하게 한다는 사실에서 비롯한 결과이다(121).

최근의 종설에서 수크(Suhrcke)와 스터클러(Stuckler)(122)는 고소득 국가에서는 높은 평균 자산 수준과 사회안전망이 경제 불황의 영향을 완충할 수 있지만, 다수의 인구가 빈곤선 이하 수준으로 살고 있는 저소득 국가에서는 상당수의 인구가 경제 불황으로 인해 최저생활(subsistence) 수준 이하로 떨어질 수 있다는 가설을 제기했다. 향후 연구를 통해 이 가설을 검증할 필요가 있지만, 이는 부유하고 빈곤한 국가나 지역 간 결과 불일치에 대해 하나의 설명이 될 수 있다.

경기순환, 정신건강, 자살

경제적 충격에 대해 정신적·신체적 건강이 다르게 반응한다는 가설을 지지하는 근거가 있다(100, 103, 105). 특히 정신건강에 대한 몇몇 지표는 일관성 있게 경제 불황기에 나빠지고 경제호황기에 좋아지는 것 같다. 무엇보다 중요하게, 자살은 일관적으로 경기 침체기에 증가하고 경제가 호전되면 감소한다(95, 100, 102, 103, 105, 123~127). 그러나 모든 연구에서 경기역행적 자살 사망률을 보고하진 않았지만(86, 106, 128~130) 이러한 연관성은 지역과 국가에 따라 다를 수 있다. 우울증 등 다른 정신건강결과의 악화도 보고돼 왔다(130~132).

신체건강과 정신건강 연구 간 결과의 차이는 경제 불황이 건강에 영향을 미칠 수 있는 기전의 중요한 측면을 반영한다. 의학적으로 진단한 신체 상태(다수는 수년에서 수십 년이 지나서 발생)와 달리 자살과 정신건강은 갑작스러운 충격에 대한 반응으로 단기간에 변화할 수 있다. 따라서 경제 불황의 효과가 이러한 결과 지표에 대해 가장 일관성 있다는 사실은 앞서 살펴본 스트레스 기전과 긴밀한 관련성이 있다.

경제 불황과 건강 관련 행태

경제 불황과 건강의 관계에 대한 잠재적 기전을 탐색한 연구들은 주로 흡연과 음주 등 개인의 행태에 초점을 두고 있다(36, 37, 99). 이 주제를 다룬 연구들은 전형적으로 국가나 지역의 경제지표를 개인 수준 행태 자료와 연결한다. 많은 연구가 혹독한 경제 시련기에는 사람들이 더 건강하게 생활하는 반면, 경제가 좋아지면 덜 건강하게 생활하는 경향이 있다는 가설에 따라 수행된 것 같다. 예를 들어, 룸은 미국의 개인단위자료(micro data)를 이용해 경제 불황기에 여가시간의 신체 활동이 증가하는 반면, 흡연, 술 소비, 과체중이 감소한다는 것을 보여줬다(37, 99).

최근의 흥미로운 연구에서 쉬(Xu)(133)는 경기순환으로 인한 임금과 노동시간 변화가 저학력자의 건강 행태에 미치는 효과를 평가하기 위해 미국의 건강 행태 위험 요인 감시체계(Behavioral Risk Factor Surveillance System, BRFSS)와 국민 건강 면접조사(National Health Interview Survey, NHIS) 자료를 상시인구조사(Current Population Survey, CPS)의 고용상태 자료와 연결했다. 룸의 연구결과(95)와 유사하게, 경제 확장에 따른 임금 및 노동시간 증가는 담배 소비량 증가와 연관성이 있었다. 경제 확장기의 노동시간 증가는 신체활동 및 의사 방문 감소와도 연관성이 있었다. 이들의 분석 모형은 이러한 변화의 대부분이 지속 고용 노동자에서의 임금과 노동시간 변화보다는 고용상태 변화에 의해 발생했다는 점을 시사한다. 이러한 결과는 시간의 기회비용 변화가 미국에서 경기순환과 관련한 단기적 건강 수준 변이를 이해하는 데 핵심이 될 수 있다는 가설과 맥을 같이한다.

그러나 이러한 결과는 일부 미국 연구는 물론, 미국 이외 지역의 일부 연구에서 반복성이 없었는데, 이 중 몇몇 연구는 경제 불황기에 행태가 개선된다는 의견을 반박하는 것이었다. 바커만(134)은 1978년부터 2002년까지의 핀란드 개인단위 자료를 이용해 전반적인 경제 상황 개선이 체질량 지수를 감소시킨다고 보고했는데, 이는 미국의 양상과 정반대였다. 라티프(Latif)(135)는 캐나다의 조사 자료를 이용해 실업률 증가가 평균 체질량 지수와 중증 비만 확률을 증가시킨다고 보고했다. 경기순환이 어떻게 식습관에 영향을 미치는지를 평가한 최근의 미국 연구에서(136) 고실업률이 과일과 채소 섭취 감소, 과자, 패스트푸드 등 불건강 식품 소비 증가, 총섭취량 중 건강식품 비중의 전반적 감소와 연관성이 있었다. 이러한 결과는 경제 불황기에 개인이 행태를 개선할 것이라는 초기의 기대에 어긋나며, 오히려 경제 악화가 식이 악화와 연관성이 있다는 점을 시사한다.

술 소비량에 대해서도 동일하게 상충하는 근거가 있다. 경제 확장기에 인구당 술 소비량이 증가하고 경제 불황기에 감소하지만 조사 자료에 따르면 과음

(heavy drinking)은 경제 불황기에 증가한다. 디(Dee)(137)는 1984년부터 1995년까지의 건강 행태 위험 요인 감시조사(Behavioral Risk Factor Surveillance Surveys, BRFSS) 자료를 이용해 경제 불황기에 폭음(binge drinking)이 유의하게 증가한다는 것을 보여줬다. 난디(Nandi)(138)는 2003년부터 2010년까지의 미국 BRFSS 자료를 이용해 실업률 증가가 지난달의 음주 감소, 지난달의 과음 감소와 연관성이 있지만, 다른 건강 행태의 변화는 없었다고 보고했다. 핀란드의 개인 단위 자료를 이용한 요한손(Johansson)(139)의 연구에 따르면 술 소비량이 경제 확장기에 증가했지만 음주할 확률은 변화하지 않았다. 로(Lo)(140)는 1997년부터 2011년까지의 통합 국민 건강 면접조사(Combined National Health Interview Survey) 자료를 이용해 실업률 증가가 과음 빈도 증가와 연관성이 있으나 과도 음주량은 낮췄다고 보고했다. 이러한 연구들은 유해한 술 소비가 경제가 나빠지면 증가하지만, 경제가 좋아지면 감소한다는 점을 시사한다.

요약하면, 룸과 다른 연구자들이 수행한 초기 연구의 많은 근거는 경제 불황기에 건강 행태가 좋아진다는 것을 시사하지만, 최근 연구들은 이러한 결과를 반박하며 경기 침체기에 유해한 건강 행태가 흔하게 나타난다는 것을 보여준다. 그렇지만 모순된 결과들은 최근 연구에서도 다 밝혀지지 않은, 국가 및 제도 환경의 다양한 차이에 따라 나타나는 경기순환의 건강 관련 행태에 대한 차별적 영향을 반영하는 것일 수 있다.

경제 불황기에는 누가 고통 받는가?

경기 침체가 사망률에 미치는 영향에 관한 연구들은 대개 집합자료(aggregate data)를 이용했는데, 이는 부정적인 노동 및 사회적 충격에 대한 취약성이 다른 개인의 잠재적인 이질적 효과를 간과한다. 집합적 연관성은 노동시장에 계속 남아 있는 노동자와 직장을 잃은 노동자에 대해 미치는 경기 침체의 차별적 효과를 감출 수 있다. 저숙련, 저임금 노동자의 건강에 대한 경기 침체의 효과는 안정적인 경력의 숙련 노동자에 대한 효과와 다를 수 있다.

이 주제를 다룬 연구는 거의 없다. 하지만 최근 미국의 연구결과는 경제 불황의 노동시장 성과에 대한 영향이 남성, 흑인 및 히스패닉, 청소년, 저학력 노동자에게 불균형적으로 나타난다는 것을 시사하는데, 이는 경기 침체의 영향을 차별적으로 받는 산업과 직종 간 노동자의 인구학적 구성이 다른 점에 일부 기인한다(141). 이질적 건강 효과(heterogeneous health effects)가 나타나는지 평가한 연구는 거의 없다. 미국 자료를 이용한 연구에서 고용 노동자와 함께 저학력 생산가능인구(working-age adults)는 경제 축소기에 사망률이 증가하지만 고학력, 실업, 장애, 퇴직 경험은 경기 침체기에 사망률을 감소시키는 것으로 나타났다(103). 그러나 이 연구는 인구학적 특성에 대한 한 차례 단면조사를 이용했다. 폰텐라(Fontenla), 곤살레스, 콰스트(142)는 이를 극복하고자 시군구(county) 단위로 분해한 패널 자료를 이용해, 경제가 축소하면 백인과 라틴계의 사망률이 감소하지만 흑인의 경우 관련성이 대개 나타나지 않았다고 보고했다. 또한 인종적·민족적으로 덜 다양한 시군구 지역에서 사망률이 더 경기순행적이었다. 종합하면, 이러한 결과들은 경기순환의 사망률에 대한 영향이 인종과 민족에 따라 다를 수 있다는 점을 시사한다.

경기 침체에 따른 고용률 변화는 사망률에 본질적으로 다른 영향을 미칠 수 있다. 해직 노동자는 소득 감소, 보건의료 서비스에 대한 접근성 저하를 겪게 되어 경기 침체기에 사망률 증가로 이어질 수 있다(109, 143). 고용 노동자는 기업 규모 축소나 다른 요인으로 스트레스가 증가해(144, 145) 정신건강 악화로 이어질 수 있지만, 경기 침체기의 재정적 곤란으로 흡연과 음주가 감소할 수 있다(36, 37). 건강에 대한 부정적·긍정적 파급 효과 간 교환 관계(trade-off)는 인구집단의 구성비와 다양한 방향으로의 효과 강도를 좌우할 수 있다.

또 다른 중요한 고려사항은 연령이다. 미국 연구에서 경기 침체는 어린이, 생산가능인구(25~59세), 노인(60세 이상)에서의 사망률 감소와 연관성이 있었다(105). 중년의 생산가능인구에서 경기상승기의 사망률 감소에 기여하는 주된 사망 원인은 심장질환, 뇌졸중 등 직무 스트레스 관련 사망 원인이 아니라 교통사고인 것 같다(105). 경제 불황의 효과는 생산가능인구에서 더 강하게 나타나지만, 보통 노령 사망자가 대부분이므로 경기순환적 사망률에 기여하는 대부분의 사망은 노령에서 발생한다.

종합하면, 이러한 결과들은 경기변동은 부분적으로 노동시장 참여와 직접 관련되지 않은 기전을 통해 건강에 영향을 미칠 수 있다는 점을 시사한다. 예를 들어 경제 불황은 노인에게 유리한 방식으로 가족과 동거인 관계에 영향을 미칠 수 있다. 최근 경제 불황의 결과로 수직적으로 확장한 가족관계가 증가했다(146, 147). 경기 침체는 노인이 자녀나 다른 가족 구성원과 가구를 공유할 가능성을 증가시켜, 사회적 접촉, 사회참여, 안녕을 증진하고 질병 위험을 감소시킬 수 있다. 노인이 많이 이용하는 보건의료 및 간호 서비스(nursing care)의 질에 경기순환이 영향을 미칠 수 있다는 주장도 있다. 경제가 좋으면 숙련 노동자가 다른 경제 부문으로 직장으로 옮겨 노인을 위한 보건의료 투입을 잠재적으로 감소시킬 수 있으므로, 병원과 요양시설(nursing homes)에서는 인력 부족이 나타날 수 있다(105).

건강에 대한 경제 불황의 장기적 및 단기적 효과

대부분의 연구들은 경기순환과 관련한 사망률의 단기 순환 변동에 초점을 두었다. 이러한 접근방법의 잠재적인 제한점은 생애주기(lifecourse) 전반에 걸친 노출이 장기적이고 복합적인 인과기간 동안 어떻게 질환을 발생시킬 수 있는지를 이해하기 어렵다는 것이다. 예를 들어 경제 불황이 건강 행태의 단기 변화를 초래할 수 있지만, 장기적으로 생애주기 중 결정적 시기에서의 경제 불황에 대한 노출이 오랜 시간에 걸쳐 건강과 노화 과정의 영구적 변화를 일으킬 수 있다.

출생 시기의 경제적 조건이 노년기(late-life) 사망률에 미치는 효과를 분석한 연구가 하나의 예인데, 대개 불리한 경제적 조건에서 태어난 사람은 장기·지속적으로 부정적 건강결과가 나타날 수 있다(148, 149). 이러한 연구들에서는 출생 시기를 결정적 시기로 간주하며, 임신 기간 때의 모성 영양실조나 다른 유해한 노출이 인생 후기의 만성질환 위험 증가와 같은 발달 과정상의 취약성으로 이어질 수 있다고 보고하고 있다(150). 그러나 초기나 후기 성인기의 결정적 시기에 경험한 경제 불황이 인생 후기의 건강결과에 영향을 미치는지에 대해서는 아직 연구가 부족하다.

생애주기의 또 다른 결정적 시기인(12, 13) 학교에서 일터로의 전환기(transition from school to work)에 경험한 경제 불황은 불리하고 불안정적인 노동시장 경력을 특징으로 하는(2~4) 누적적 취약성을 갖게 하여, 결국 인생 후기에 불건강을 초래할 수 있다. 최근 2개의 연구에서 불경기에 학교를 떠나면 건강에 장기·지속적인 효과를 미치는지를 분석했다. 맥클린(Maclean)(151)은 미국의 국가청소년종단조사(National Longitudinal Survey of Youth) 자료와 1976년부터 1992년까지 학교를 마친 연도와 월의 실업률 자료를 연결했다. 이를 분석한 결과, 고실업률 시기에 학교를 마친 남학생은 그렇지 않은 경우보다 40세에 건강이 더 나빴지만, 여학생은 불경기에 학교를 마친 경우 40세에 우울 증상이 더 적었던 것으로 나타났다.

헤셀(Hessel)과 아벤다노(Avendano)(152)는 유럽 고령화 연구 패널조사(Survey of Health, Ageing and Retirement in Europe, SHARE) 자료를 이용해 고등학교나 대학교를 마친 시점의 국가 경제 상황이 50~74세의 신체 기능과 연관성이 있는지 분석했다. 이를 위해 1946년과 1986년 사이에 졸업한 코호트에 대한 졸업연도의 국가 실업률 자료를 13개 유럽 국가의 SHARE 자료에 연결했다. 이를 분석한 결과, 맥클린의 결과와 반대로, 고실업률 시기에 학교를 마친 남학생은 그렇지 않은 경우보다 신체 기능 손상(physical impairment) 수준이 낮았지만 불경기에 졸업한 여학생은 노인기의 건강과 신체 기능이 더 나빴다. 이러한 결과에 대한 가능한 설명은 졸업 연령에서의 경제적 상황이 서로 다른 노동시장, 결혼, 출산, 건강 행태의 결과와 연관성이 있었다는 것이며, 이를 통해 여성 건강에 대한 부정적 효과를 부분적으로 설명할 수 있다.

비슷한 접근방법에 따라 레이스트(Leist) 등은 11개 유럽 국가의 SHARE 자료를 이용해 25~49세에서의 경제 불황 경험이 50~74세에서의 인지 기능과 연관성이 있는지 평가했다. 그 결과, 남성 중 45~49세에서, 여성 중 초기부터 중기 경력단계에서(25~44세)의 경제 불황 경험은 아마도 더 불리한 노동시장 경력으로 인한 인생 후기의 인지 기능 악화와 연관성이 있었다. 예비 분석이긴 하지만, 이러한 결과는 노동시장 경력에 대한 경제 불황의 영향을 약화시키는 정책이 인생 후기의 인지 기능을 개선시킬 수 있다는 점을 시사한다.

마지막 결정적 시기는 퇴직으로의 전환기(transition to retirement)이다. 퇴직이다가오는 시기의 경제 불황은 고령 노동자가 노동시장 이탈 여부에 대해 결정할 시기와 상황에 대해 결정적 영향을 미칠 수 있다. 퇴직이 가까운 일시해고된 노동자는 노동시장에 머무를 시간이 상대적으로 얼마 남지 않았기 때문에 노동시장에 재진입할 기회가 줄어들 수 있다(153). 그 결과, 고령 노동자는 저임금을 받아들이든지, 아니면 노동시장에서 영구 퇴출당하거나 사회보장급여를 일찍 받기 시작할 수밖에 없다(153, 154). 이는 현재와 미래 소득의 중대한 손실로 이어져(155~157), 고령 노동자의 퇴직 계획을 망쳐버리고 빈곤 위험을 증가시키며 결국 재정적, 신체적, 정신적 안녕을 감소시킨다(153, 158~162).

최근 연구에서 코일(Coile)과 레빈(Levine)(163)은 이러한 변화가 사망률에 대한 퇴직 시기 경제 불황의 장기 효과로 발전할 수 있는지를 평가했다. 고령에서의 연령별 생존 확률을 구하기 위해 1969년부터 2008년까지 인구통태통계(vital statistics)의 사망률 자료를 이용했고, 이를 젊은 시기의 노동시장 상황과 연결했다. 이를 분석한 결과, 50~61세에서의 경제 불황 경험은 상당한 수명 감소로 이어지는 것으로 나타났다. 이러한 결과에 대한 가능한 해석은 50~61세에서의 경제 불황이 수년간의 고용, 건강보험 가입, 보건의료 이용 감소로 이어지고, 이는 부분적으로 생존 가능성을 감소시킬 수 있다는 것이었다. 미국의 노인인구가 사회보장급여를 받게 되는 연령인 62세 이상에서는 이러한 효과가 덜 중요했다는 점이 이 연구에서 중요한 결과였다.

요약하자면 이러한 연구들은 건강에 대한 경기순환의 단기 효과에 초점을 둔 협소한 접근방법이 학교로부터 일터로, 고용에서 퇴직으로의 이행을 포함한 생애주기의 핵심 단계에서 경험하는 경기 침체의 건강에 대한 잠재적인 장기 영향을 간과한다는 것을 시사한다. 이러한 결과는 생애주기에 걸친 경제 불황 경험이 건강 및 질병 발달에 어떻게 영향을 미치는지를 이해하기 위해 생애주기 관점을 갖는 것의 중요성을 강조한다.

불완전 고용, 고용 불안정성, 건강

1970년대 이래 고용법의 변화는 많은 노동자의 고용 안정성(job security)과 근로계약(contractual arrangement)의 변화를 가져왔다(164, 165). 국가별로 속도는 달랐지만 지난 30년간 기간제 노동자 비율이 증가했다. 예를 들어 스페인에서는 현재 모든 고용계약(employment contract)의 1/3이 기간제 근로계약이지만, 독일에서는 기간제 고용은 상대적으로 적어 모든 고용계약의 약 8%이다(166). 이러한 성장세에 따라 최근엔 고용 불안정성[종종 '불안정 고용(precarious employment)'이라 칭하는]과 신체적·정신적 불건강 간 연관성을 보여주는 근거를 비롯해, 고용 불안정성의 부정적 건강 영향이 실업자의 경우와 비슷할 수 있다는 것을 시사하는 일부 결과도 제시되고 있다(164, 167~173).

고용 불안정성에 대한 연구는 두 가지 범주로 구분할 수 있다. 하나는 주관적 고용 불안정성(perceived job insecurity)의 건강에 대한 영향을 평가한 연구들이고, 다른 하나는 대개 기업 규모 축소와 직장폐쇄로 인한 것인 고용 불안정성에 대한 외부 충격이 건강에 영향을 미치는지를 평가한 연구들이다. 이 두 가지 유형의 연구들을 각각 살펴볼 것이다.

주관적 고용 불안정성

전형적으로 이 유형의 연구들은 고용 불안정성에 대한 자기보고와 건강지표 간 통계적 연관성을 평가한다. 영국 화이트홀 연구 II(British Whitehall Study II)를 이용한 연구는 이 유형의 연구들에 대한 좋은 예이다. 페리(Ferrie) 등(174)은 조사 참여자로부터 1995/96년 기간에 현재의 직장에 대해 얼마나 안정성을 느끼는지 응답을 받았고, 1997/99년 기간에 재차 답변을 받은 후, 고용 안정성에 변화가 있거나 두 기간 모두 고용 불안정성을 느낀 응답자와 두 기간 모두 고용 안정성을 보고한 응답자 간 건강 수준을 비교했다. 그 결과, 고용 안정성 상실은 주관적 건강 수준과 경증 정신질환(minor psychiatric morbidity)의 악화와 연관성이 있었다. 고용 안정성을 상실한 노동자는 양 기간 안정적이었던 노동자보다 이환율이 높았다. 그러나 고용 안정성을 회복한 노동자도 양 기간 고용 안정적이었던 노동자보다 정신건강이 악화되는 것으로 나타났다. 만성적인 고용 불안정성(양 기간 모두 고용 불안정성을 보고한 경우)에 노출된 노동자는 건강 상태가 가장 안 좋았다. 모든 신체적 건강지표에서는 아니었지만 혈압, 체질량 지수 등 일부 지표에서도 이러한 효과가 나타났다. 유사한 연구들에서 광범위한 신체적·정신적 건강지표에 대한 결과가 비슷하게 나타났다(168, 175~183).

교란 요인과 매개 요인의 구분은 고용 불안정성의 영향을 평가하는 연구에서 난제로 남아 있다. 최근의 체계적 고찰 및 메타분석 연구에서, 비르타넨(Virtanen) 등(184)은 관상동맥질환에 대한 고용 불안정성의 영향을 나타내는 결합추정치(pooled estimate)를 산출하기 위해 체계적 고찰을 통해 찾은 연구들을 이용해 13개 코호트의 개인 수준 자료로부터 추정치를 결합했다. 교란 요인을 통제한 후, 고용 불안정성과 관상동맥질환 간 연관성이 유의했지만 중증도 수준으로 나타났다. 이 중등도의 연관성은 고용 불안정성을 가진 노동자에서의 낮은 사회경제적 조건(socioeconomic circumstances)과 더 많은 건강 위험 요인에 부분적으로 기인하는 것으로 이해할 수 있다. 통제할 변수를 모두 보정한 후에도 고용 불안정성이 관상동맥질환과 경계 수준에서 연관성이 있었을 뿐이란 사실은 사회경제적 지위에 의한 잠재 교란(residual confounding) 효과를 의심하게 한다. 다른 한편, 통제변수들이 실직과 관상동맥질환 간 연관성에 대한 매개변수라면, 이러한 요인들에 대한 통제로 인해 과대 보정(overadjustment)되었을 수 있다.

이러한 연구들의 잠재력과 종단 설계로 인한 강점에도 불구하고 연구들 대부분은 종단 평가가 이루어졌다고 하더라도 선택 또는 교란 작용에 의한 편향에 취약하다. 고용 안정성의 변화는 건강과 연관성이 있는 다른 관련 요인의 변화를 동반할 수 있다. 고용 불안정성이 건강에 대한 부정적 영향을 촉발시킨다는 것은 개연성이 있지만(185, 186), 불건강한 노동자가 불안정 고용상태에 놓이기 더 쉽다는 것도 합리적인 논리일 수 있다(166, 187). 비슷하게, 장기적인 고용 안정성을 가진 노동자는 안정적인 직장을 가진 노동자와 다른 인구집단의 비무작위 표본일 수 있다. 이 연관성의 인과적 특성을 이해하는 것은 중요한 정책적 함의가 있다. 지배적인 기전이 선택이라면 불건강한 노동자의 고용 안정을 돕는 정책이 초점이 되어야 할 것이다. 반대로 고용 불안정성이 건강에 대해 인과 효과가 있다면 근로계약을 개선하는 정책이나 취약 노동자를 고용 불안정성의 위험으로부터 보장하는 사회적 보호 프로그램이 정책의 초점이 되어야 할 것이다.

기업 규모 축소 연구

주관적 고용 불안정성 연구의 제한점을 극복하기 위해 두 번째 유형의 연구들은 기업 규모 축소를 경험한 작업장의 노동자와 기업 규모 축소 경험이 없고 다른 특징은 유사한 작업장의 노동자 간 건강 수준이 다른지를 평가한다. 이러한 연구의 논리는 기업 규모 축소는 직장에 지속 고용된 노동자에게 외생적 고용 불안정성을 유발한다는 것이다. 또한 회사나 정부 정책으로서 기업 규모 축소 정책의 잠재적 영향이 무엇인지를 직접 밝힌다. 고전적인 연구에서, 바흐테라(Vahtera) 등(188)은 핀란드 자료를 이용해 기업 규모 축소가 병가(sickness leave)에 영향을 미치는지 평가했다. 그 결과, 기업 규모 축소와 병가는 유의한 연관성이 있었고, 작은 규모의 기업 규모 축소가 있었던 경우보다 큰 규모로 있었을 때 결근 위험이 2배 이상 높았다. 향정신성 약물 사용에 대해서도 비슷한 효과가 나타났다(144). 직무 통제력의 부정적 변화, 배우자로부터의 지지 손상, 흡연 증가가 기업 규모 축소와 관련한 잠재적 기전이었다(145).

그러나 앞서의 근거는 대체로 핀란드의 지방정부 공무원에 대한 연구들에 기반을 두었기 때문에 다른 상황에 대해서도 일반화할 있을지는 불확실할 수 있다. 예를 들어 다른 연구들에서는 '안 잘린(surviving)' 노동자의 건강에 대한 기업 규모 축소의 효과는 뚜렷하지 않았다. 오스투스(Osthus)(189)는 기업 규모 축소가 상병휴직(sickness absence)에 영향을 미치는지 평가하기 위해 노르웨이(Norway)의 국가등록자료를 이용해 조건부 고정효과모형으로 분석했다. 분석 결과, 기업 규모 축소는 계속 고용된 노동자에서의 상병휴직을 약간 감소시켰으나 건강에 대한 단기적인 부정적 효과는 별로 없었던 것으로 나타났다. 오스투스와 마스테카사(Mastekaasa)(190)는 1997년부터 2003년까지의 조사 자료를 이용해 비슷한 방법으로 분석했으나 기업 규모 축소가 계속 고용된 노동자의 건강에 영향을 미친다는 근거를 찾지 못했다. 2개의 스웨덴 연구에서 기업 규모를 축소한 기업 (191)과 조직 불안정성을 경험한 기업(192)의 노동자에서의 건강 악화를 보고했다. 그러나 다른 스웨덴에서의 연구들에서는 기업 규모 축소의 건강에 대한 효과가 없거나 혼합적(mixed)이었다(193, 194).

다른 연구 유형은 정부의 사유화 정책(privatization policies)이 노동자에게 미치는 건강 영향을 평가했다. 종설연구에서 이건(Egan) 등(195)은 공기업 사유화의 영향과 공공 부문 노동자의 건강에 대한 1945년부터의 11개 연구를 찾았다. OECD 회원국에서 이루어진 실험적 및 준실험적(quasiexperimental) 연구들만 포함했다. 기업 규모 축소를 포함한 사유화는 노동자의 스트레스성 질병에 가장 강건한 효과가 있었던 것으로 나타났다. 그러나 사유화의 손상 위험에 대한 효과를 보여주는 강건한 근거는 없었고 사유화의 건강에 대한 효과는 근거가 불충분한 것으로 결론 내렸다.

결론적으로, 고용 불안정성이 노동자 건강에 부정적 영향을 미칠 수 있는 이유에 대한 많은 이론적 설명이 있다. 주관적 고용 불안정성에 대한 연구는 불건강과의 연관성을 분명히 보여줬지만 기업 규모 축소와 사유화의 영향을 평가한 준실험적 연구들 간 많은 모순이 있고 몇몇 연구에서는 기업 규모 축소의 건강에 대한 뚜렷한 효과가 나타나지 않았다. 기업 규모 축소가 건강에 해로울 수 있는 특정 조건을 찾기 위해 더 많은 연구가 필요하다. 예를 들어 이 효과들은 공공 부문과 민간 부문 기업 간에 다를 수 있다. 게다가 근거 대부분은 저실업률, 강한 노동조합, 광범위한 노동자 보호 법률이 있는 스칸디나비아 국가의 연구에 기반을 두었다(189). 향후 연구는 북유럽 국가의 제도적 특징이 없는 국가에서 기업 규모 축소의 효과가 더 강하고 일관성 있게 나타나는지를 평가할 필요가 있다 (194).

불완전 고용과 건강

고용 상태의 영향에 대한 대부분의 연구들은 기본적으로 고용이라는 광의의 범주를 비고용 상태의 몇 가지 유형과 구별한다. 그러나 고용에 대한 이러한 광범위한 개념이 '부적합 고용(inadequate employment)'일 수 있는 다양한 고용 형태를 충분히 고려하지 못한다는 반론이 있다(32). 부적합 고용의 몇몇 형태의 건강에 대한 영향은 둘리(Dooley)와 프로스(Prause)(32)가 주로 연구했는데, 이들은 노동력 활용 체계(Labor Utilization Framework)에 기반을 두어 부적합 고용의 새로운 형태들을 아우르는 개념으로서 **불완전 고용**(underemployment)을 제시했다 (196, 197).

지난 수십 년 동안, 특히 미국에서, 저실업률은 '위장 실업(disguised unemployment)' 노동자의 비율 증가와 함께 나타났다. 로빈슨(Robinson)(198)이 처음 만든 이 용어는 공인된 정의가 없지만 보통 노동시간[비자발적 시간제 노동(part-time work)]과 임금(wages)[빈곤선 수준의 보쉬]에 기초한 '부적합' 노동의 다양한 형태를 의미한다. 이 개념은 비자발적으로 짧은 시간 동안 일하는 노동자, 낮은 보수의 노동자, 구직 전망이 좋지 않은 상태에서 비자발적으로 영구히 노동시장에서 퇴출된 노동자를 포괄한다. 불완전 고용의 또 다른 중요한 측면은 교육 수준과 직업 간 불일치다(32, 197). 이 관점에 따르면 불완전 고용은 실업자와 비슷한 수준의 중대한 건강 위험을 초래한다. 이 관점을 토대로, 둘리와 프로스(32)는 적합 고용과 실업 사이 어딘가에 불완전 고용이 위치하는 연속선(continuum)으로서 고용 상태에 대한 새로운 정의를 제시했다.

몇몇 연구들은 불완전 고용(또는 불완전 고용의 특정 구성 요소)과 건강 간 종단적 연관성을 파악하려고 했다. 이 주제에 대한 특별호에서 프리드란트(Friedland)와 프라이스(Price)(199)는 이전의 건강 상태를 통제하는 종단 설계를 이용해 불완전 고용의 효과를 평가하기 위해 노동 연령의 성인에 대한 미국 대표 표본 자료를 사용했다. 그 결과, 불완전 고용 노동자는 '적합' 고용 노동자보다 건강 및 안녕 수준이 낮았다고 보고했지만 관련성은 불완전 고용 유형과 건강지표에 따라 다양했고 때론 중등도의 연관성을 나타냈다. 사용한 7개 지표 중 4개가 불완전 고용과 연관성이 있었고 저임금은 대개 불건강과 연관성이 있었다. 그러나 '시간 관련 불완전 고용(hours-underemployment)'과 신체 건강 간 연관성에 대한 근거는 덜 뚜렷했고, 정신적 안녕 수준은 떨어뜨렸지만 직무 만족도는 높았다.

불완전 고용에 대한 연구 중 중요한 부분은 불완전 고용에 더 취약할 수 있는 상대적으로 젊은 노동자에 대한 것이다. 둘리 등(200)은 국가 청소년 종단조사의 패널 자료를 이용해 적합에서 부적합 고용으로의 전환이 1992년부터 1994년까지 우울증에 미치는 영향을 평가했다. 초기의 우울증 상태와 광범위한 교란변수를 통제한 후에도, 불완전 고용으로의 전환은 우울증의 유의한 증가와 연관성이 있었는데, 소득, 결혼상태, 직무만족도를 통제하고도 이 연관성은 유지됐다. 가능한 선택 기전으로서 이전의 우울증은 실업 위험을 예측했지만 불완전 고용 상태가 될 위험을 예측하지 않았는데, 특히 저학력 노동자에서 그랬다는 점을 제시했다.

둘리와 프로스(201)는 적합 고용으로부터 불완전 고용으로의 전환이 청년기의 자아존중감 저하, 초기 성인기의 알코올 남용 증상 증가, 20대 말과 30대 초에서의 우울 증상 발현과 연관성이 있다는 근거를 제시했다. 이들의 한 연구에서 (201) 건강 선택의 역할을 보다 심층적으로 검토했다. 그 결과, 우울증을 비롯한 몇몇 정신건강지표가 불완전 고용으로의 전환과 연관성이 있었고 이는 이러한 연구에서 선택 효과 통제의 중요성을 보여준다.

앞서의 연구결과들은 실업뿐만 아니라 불완전 고용으로의 전환도 정신건강 악화와 연관성이 있다는 것을 시사한다. 역인과성과 교란 작용의 원천이 무엇인지가 여전히 문제이지만, 이러한 연구들은 향후 연구를 위한 이정표다. 불완전 고용의 정의에 대한 잠재적 문제는 이 개념이 많은 요소를 아우르고 있어서 건강에 악영향을 줄 수 있고 정책으로 해결할 수 있는 불완전 고용의 구체적인 측면을 구별하기 어렵다는 것이다. 예를 들어 비자발적인 노동시간 감소가 임금 변화나 직업 불일치(occupational mismatch)와 독립적으로 건강에 악영향을 미치는지는 불완전 고용 지표와 여러 지표를 연계한 연구들을 통해 쉽게 생각해 낼 수 없는 특별한 정책 개입 기회를 만들어줄 수 있다. 또한 정신건강에 대한 효과의 근거는 일부 있지만 불완전 고용이 신체 건강에 대해서도 일관적인 연관성을 나타내는지에 관한 확실한 근거는 아직 없다.

불완전 고용이 건강에 어떻게 영향을 미치는지에 대한 이후의 연구에서 고려할 핵심은 선택 기전으로부터 인과성을 분리해 내기 위해 자연실험으로 최근의 고용법 변화를 이용할 수 있다는 점이다. 예를 들어 프랑스의 '오브리(Aubry)'법

같은 일부 유럽 국가들의 주당 노동시간 단축 법률이 노동자의 안녕과 정신적·신체적 건강에 어떻게 영향을 미치는지 평가한 연구는 거의 없다. 또한 불완전 고용에 영향을 미칠 수 있는 근로계약에 대한 규제와 최저임금법(minimum wage laws) 변화가 이러한 개혁의 영향을 받는 노동자의 건강에 어떻게 영향을 미치는지 검토한 연구도 거의 없다. 준실험적 연구들은 불완전 고용과 건강 간 연관성 중 어느 정도가 인과적인지를 구분할 수 있게 해줄 뿐만 아니라 구체적인 노동시장 정책 및 법률의 잠재적인 건강 영향을 알려줄 것이다.

고용보호정책과 건강

이 절에서는 고용 안정성 증대와 장기 고용보장을 목표로 하는 고용 정책의 두 가지 영역을 살펴본다. 모성휴가와 퇴직에 관한 정책은 인구학적 변동기의 사회보호정책을 성공적인 사회와 노동시장을 위한 핵심으로 간주하는 유럽 국가들을 중심으로 최근 관심 받게 되었다. 이러한 정책들은 광범위한 결과에 영향을 미치고 다양한 경로를 통해 작동하므로 이러한 정책들이 각각 어떻게 건강에 영향을 미치는지는 복합적인 문제이다. 이러한 정책들의 건강 영향 연구를 위한 잠재력과 과제를 제시하기 위해 이 두 가지 영역에 대한 최근 연구를 살펴볼 것이다.

모성휴가정책

실업의 건강 영향에 관한 연구는 많지만 다른 형태의 비노동 상태가 어떻게 건강과 관련성을 나타내는지에 대해서는 잘 알려져 있지 않다. 육아휴직(parental leave)과 특히 모성휴가는 유자녀 여성 노동자의 건강과 특히 관련성을 나타낼 수 있다. 20세기 후반 동안 고소득 국가에서는 여성의 노동시장 참여가 급증했다. 유자녀 여성도 예외가 아니었다. 예를 들어 2011년 미국에서 6세 미만의 자녀가 있는 여성 중 64%가 노동시장에 참여했지만, 1975년에는 33%에 불과했다 (4, 202). 이러한 경향에 대한 반응으로 일부 국가들은 유자녀 가구가 일과 가정

간의 경쟁적 요구에 대처할 수 있도록 20세기 후반 동안 포괄적인 모성휴가정책을 실행했다.

모성휴가 법률은 여성이 출산 전후에 휴직기간을 가질 권리와 많은 국가에서 모성휴가 동안 소득지원금을 받을 권리도 확대했다. 처음에 모성휴가정책은 아동과 주산기 동안 어머니의 건강에 대한 관심으로 시작했다. 그러나 1960년대 말 이래 모성휴가는 신생아와 영유아를 돌보기 위한 일자리 보장 휴직(job-protected period out of work)의 의미도 갖게 되었다. 최근 연구에서 모성휴가가 출산 전후 기간 어머니의 고용을 보장해 임금 수준 및 증가율, 경력 전망, 노동시장 정착, 고용 가능성(employability) 등 임신 이후 장기적인 노동시장 성과를 개선하는 것으로 나타났다(1~5). 따라서 이러한 정책들이 어머니와 아이의 건강에 단기 및 장기 모두의 영향을 미치는지는 중요한 연구주제이다.

모성휴가정책이 왜 어머니와 아이의 건강을 향상시킬 수 있는지에 대해 몇 가지 이유가 있다. 룸(14)은 '건강 저량(health stock)', 의료기술 수준, 보건의료 가격 및 접근성, 가구소득, 부모의 시간 투자가 영유아의 건강을 좌우한다고 주장했다. 이러한 기전 중 부모의 시간 투자가 아이의 건강에 특별히 중요할 수 있다. 아이 양육은 시간 집약적 활동이고 출산 전이라도 시간 투자는(영양 섭취와 산전관리 개선의 형태로) 단기적·장기적으로 아이의 건강결과를 향상시킬 수 있다. 모유수유 행태의 소아 인지발달에 대한 높은 투자수익률(returns of investment)을 보여주는 한 연구를 예로 들 수 있다(203). 비슷하게 삶의 초기 몇 주 동안 아이에게 투자한 시간은 사고예방이나 장기적으로 지속하는 건강결과를 초래하는 건강 문제에 결정적일 수 있다.

모성휴가 법률이 아이의 건강에 영향을 미친다는 근거를 보여주는 두 개의 연구가 있다. 하나는 지난 수십 년간 도입한 개혁 조치의 차이가 고소득 국가 간 아이의 건강 수준 차이에 영향을 미치는지를 평가한 국가 간 비교 연구이다. 이 선구적인 연구에서 룸(14)은 집합자료를 이용해 육아휴직 법률이 1969년부터 1994년까지 16개 유럽 국가의 영아사망률에 영향을 미치는지 평가했다. 육아휴직 주수(weeks)와 이 기간의 영아사망률을 연계한 국가 고정효과모형을 사용했다. 집합자료를 분석했지만 이 접근방법은 모든 여성과 법률 도입 이후 출생했을 신생아에 영향을 미치는 육아휴직 주 수에 대한 법률의 '외생적' 변화를 노출로 삼는 다는 장점이 있다. 각 국가 내에서 영향을 받는 코호트와 그렇지 않은 코호트를 비교해 영아사망률에 대한 육아휴직 법률의 총효과를 측정할 수 있었다. 분석한 결과, 유급 육아휴직 기간이 길수록 영아와 유아의 사망이 유의하게 감소한다는 것을 시사하는 매우 중요한 결과가 나타났다. 이러한 연관성은 주산기 사망률 (perinatal mortality), 신생아 사망률(neonatal deaths), 저체중출생아 출산율보다 신생아기 이후 사망률(postneonatal mortality), 소아치명률(child fatality)에서 더 강했다. 일자리보장 유급 휴가 기간은 신생아기 이후 사망률의 20% 감소와 1~2세 사이 치명률의 15% 감소와 연관성이 있었다.

비슷한 설계로 다나카(Tanaka)(16)는 집합자료를 이용해 1969년부터 2000년 까지 일본과 미국을 포함한 18개 OECD 국가에서 일자리보장 유급 휴가와 기타 휴가의 소아 건강결과에 대한 영향을 평가했다. 룸의 이전 연구와 마찬가지로 일자리보장 유급휴가 주 수의 확대는 영아사망률 감소와 출생체중 증가에 대해 유의한 효과를 나타냈다. 무급 모성휴가에서는 이러한 효과가 나타나지 않았다는 것이 중요한 결과였는데, 이는 휴가 기간 동안 적절한 급여와 일자리 보호가 이루어지지 않는 경우 동일한 건강편익을 얻을 수 없다는 점을 시사한다.

스테이힐른(Staehelin) 등(15)은 종설에서 모성휴가정책이 아이와 어머니의 건강에 영향을 미치는지를 평가한 13개 원저 연구를 검토했다. 그 결과, 모성휴가 기간과 모유수유 기간 간에 양의 연관성이 나타났다. 모성휴가는 주산기, 신생아, 신생아후기, 소아사망률과도 연관성이 있었다. 그러나 이는 주로 '생태학적' 연구의 결과였고 다른 건강결과에 대한 영향의 근거는 불충분했다. 별도의 종설에서 룸(4)은 모성휴가가 건강결과를 향상시킬 수 있는 잠재적 기전 몇 가지를 논의했다. 이 가운데, 모유수유가 소아 건강에 미치는 잠재적 편익을 고려할 때, 모성휴가는 유용한 설명일 수 있다. 이 주제에 답하기 위해 베이커(Baker)와 밀리건(Milligan)(204)은 캐나다에서 2000년 12월 31일 이전에 출산했고 최대 약 6개월의 일자리보장 유급 모성휴가를 받은 어머니와 앞의 일자 이후에 출산했고 일자리보장 유급 모성휴가를 약 1년으로 연장 적용 받은 어머니의 건강을 비교해 모성휴가 기간 연장의 효과를 평가했다(205). 모성휴가 기간 연장은 소아 및 모성 건강지표 대부분에 효과가 없었지만, 필수 모유수유 기준(critical breast-feeding thresholds) 달성도의 대폭 증가로 이어졌다. 다른 정책에 대한 최근 연구는 부모에 대한 모유수유 시간 제공의 잠재적 효과를 보여준다. 미국 각 주별 모유수유법의 차이를 이용해 호킨스(Hawkins)(206)는 모유수유를 하는 노동자, 특히 히스패닉과 흑인 여성에게 휴식시간과 사적 공간을 제공하는 새로운 법이 실행된 주에서 모유수유 개시율이 1.7% 높았다고 보고했다.

결론적으로 앞서의 연구들은 유급 모성휴가 급여가 소아 건강을 향상시키고 영아사망률을 감소시킬 수 있다는 설득력 있는 근거를 제시한다. 그러나 왜 유급 모성휴가만 건강에 영향을 미치는지를 이해하고, 소아 건강을 최적화시킬 수 있는 모성휴가 기간은 몇 주인지 결정할 연구가 향후에 필요하다.

모성휴가와 어머니의 건강

이 장의 첫 절에서 이야기한 것처럼, 모성휴가는 출산 전후 노동시장을 떠나 있는 기간과 관련한 인적자본 손실을 줄여 어머니의 건강을 향상시킬 수 있다. 모성휴가는 여성이 짧은 휴가를 마치고 원 직장으로 복귀할 수 있게 하고(1, 4, 12), 고용 지속성을 증가시키며, 기업특수적 기술 잠식을 예방해 일자리 보호(job protection)와 여성의 노동시장 정착을 증진한다. 모성휴가는 어머니의 경력 전망, 수입 축적, 노동시장 정착을 보호해(1~5) 어머니의 사회경제적 조건과 잠재적으로 장기·지속적인 건강결과를 개선할 수 있다.

모성휴가 법률의 건강 영향에 대한 연구는 주로 출산 전후 몇 년간의 건강에 초점을 맞추고 있다. 체계적 고찰에서 6개 연구 중 4개는 모성휴가 기간과 분만 후기(postpartum period)의 정신건강 간 양의 연관성을 보고했다(15). 1993년 이전 미국의 주 간 모성휴가 수급권의 단면적 변이를 분석한 연구에서 출산 후 8~12주의 휴가를 받은 어머니는 6주만 수급한 여성보다 우울 증상이 적었다(207). 다른 연구에서는 12주 이상의 모성휴가는 6주 미만의 모성휴가보다 결혼생활에 대한 염려(marital concerns)가 있는 여성에서 우울증 점수가 낮았고 노동보상(work rewards)이 적은 여성에서 우울증과 분노가 적었다(208). 2개의 연구에서 출산 후 7개월과 9~12개월 때 우울증, 불안, 전반적 긍정 정동(general positive affect), 삶의 만족도로 측정한 전반적인 정신건강 수준이 9주 미만의 모성휴가를 받은 여성보다 15~24주의 모성휴가를 받은 여성에서 높았다(209, 210). 체계적 고찰에 포함된 다른 2개 연구에서는 효과가 나타나지 않았다.

모성휴가 수급 자격과 일자리 보호 급여 기간을 약 1년으로 늘렸던 캐나다의 모성휴가에 관해 앞서 예를 든 베이커와 밀리건의 연구에서는(204) 이러한 기간 연장이 어머니의 건강을 향상했다는 근거는 찾을 수 없었다. 다른 연구에서, 채털찌(Chatterji)와 마르코비츠(Markowitz)(207)는 1993년 제정한 미국 가족의료법(Family and Medical Leave Act, FMLA)에 따른 연방 기준을 적용하기 전의 주별 모성휴가 수급 자격의 변이를 분석했다. 그 결과, 12주 미만의 모성휴가와 8주 미만의 유급 모성휴가는 모두 우울 증상 증가와 연관성이 있었다. 또한 8주 미만의 유급 모성휴가는 낮은 주관적 건강 수준 총점과 연관성이 있었다.

이러한 연구들과 관련해 세 가지 중요한 고려사항이 있다. 첫째, 이러한 연구들의 강점은 모성휴가 기간과 어머니의 건강 간 연관성 때문이라기보다 모성휴가정책의 영향에 초점을 두는 데 있다. 이를 통해 특정 정책 도입의 잠재적 편익을 이해할 수 있으며, 다른 정책체제를 '어쩌다(happened to)' 경험하게 된 코호트와 비교해 인과성 추론(causal inference)을 개선할 수 있다. 근거가 모두 일관성 있지는 않지만 모성휴가정책이 신체건강결과에 대한 편익은 불확실하더라도 출산 이후 정신건강을 향상할 수 있다는 근거는 어느 정도 있는 것 같다. 둘째, 이 영역 연구의 대부분은 북미 자료를 사용했다는 사실이다. 미국에서 모성휴가 급여가 무급이지만 많은 유럽 국가들에서는 일하는 어머니에게 관대한 유급 모성휴가 급여를 제공한다는 사실을 고려하는 것은 중요하다. 유급 모성휴가 급여가 더 강한 효과를 나타낼 것인지는 향후 연구에서 밝힐 과제이다.

마지막 핵심 고려 사항은 대부분의 연구가 출산 전후 기간 어머니의 건강에 대한 모성휴가의 영향에 초점을 뒀다는 사실이다. 그러나 모성휴가가 어머니의 건강에 영향을 미치는 기전은 장기적으로 작동하는 것 같다. 어머니의 임금 수준 및 상승률, 경력 전망, 노동시장 정착, 고용가능성을 보호하는 모성휴가의 영향은(1~5) 여성이 노령이 되어 생애주기에 걸친 노출의 누적된 결과에 직면하게 될 때 비로소 건강편익을 측정할 수 있을 것이다. 하지만 최근의 연구는 모성휴가의 단기 편익에만 초점을 두고 있다. 여성의 사회경제적 위치를 향상하고 노동시장 경력에서의 사회적 성별 차이(gender difference)를 줄일 수 있는 정책이 건강자본도 형성할 수 있는지는 중대한 연구과제이다. 이러한 질문은 육아휴직정책의 일하는 어머니의 건강, 나아가 일하는 아버지의 건강에 대한 장기 효과를 평가하는 연구의 이정표가 된다.

퇴직정책과 건강

지난 수십 년간의 기대여명 증가는 많은 고소득 국가에서 노동자가 퇴직하는 연령 저하와 동반해 퇴직정책이 건강에 미치는 영향에 대한 관심을 촉발했다. 퇴직 연령을 높이는 정책을 고려하거나 실행하는 많은 국가의 입장에서 퇴직이 건강에 영향을 미치는지에 대한 질문은 정책의제 차원에서 관심이 많다. 퇴직은 개인의 삶에 큰 변화를 일으키는 중요한 노동시장 이행이다. 불건강이 조기 퇴직과 연관성이 있다는 데에는 의심의 여지가 없지만 퇴직으로의 이행이 건강 수준의 변화와 연관성이 있는지는 논란의 여지가 있다. 이 문제를 검토한 연구들은 퇴직이 건강을 증진하거나 해치는지에 대해 아직 합의에 이르지 못했다. 그러나 앞서 언급했던 것처럼, 많은 이러한 연구들에는 노령화와 퇴직의 효과를 구분할 수 없었던 것과 같은 많은 문제가 있다. 많은 기술연구(descriptive study)에서 적절한 대조군 또는 비교군을 설정하지 않았는데, 퇴직 결정이 무작위는 아니지만, 잠재적으로 건강과 상관성(correlation)이 있어 퇴직에 이르게 하는 중요한 변화와 연관성이 있을 수 있기 때문에 대조군의 설정은 중요하다. 또한 직업, 사회경제적 지위, 결혼 상태 등 개인적 요인과 함께 퇴직 급여(retirement benefits)의 적절성 등 많은 맥락적 요인이 건강에 대한 퇴직의 효과를 좌우할 수 있다.

지난 수십 년 동안 퇴직의 건강에 대한 인과 효과가 있는지 알기 위한 관심이 높아졌다. 이 논쟁은 주로 퇴직 연령(즉 정년 연령 또는 최소 퇴직 연령)에 대한 개혁이 어떻게 건강에 영향을 미칠 수 있는지를 이해하는 데 초점을 맞추고 있다. 관련 법들은 퇴직 결정에 강력한 영향을 미친다. 상당수의 노동자가 법정 퇴직 연령 이전에 퇴직하지만, 법정 퇴직 연령이 높으면 보통 더 오래 일한다. 이 절에서는 퇴직과 건강 간 연관성에 대한 방대한 연구들을 검토하기보다 인과성을 확립하려 했던 소수의, 그러나 늘어나고 있는 연구들에 초점을 둔다. 이와 관련해 두유형의 연구가 중요하다. 첫째, 종단 및 패널 자료를 이용해 잠재적 교란 요인을 통제하고 퇴직으로의 이행이 어떻게 건강 변화와 관련성을 갖는지를 평가한 몇몇 연구들을 고찰한다. 둘째, 퇴직 연령 정책의 개혁이 건강에 미치는 영향에 대한 근거를 논의한다. 후자의 연구들을 통해 최근 정책 개혁에 대해 보다 직접적으로 논의할 수 있을 뿐 아니라 퇴직과 건강의 관련성이 어느 정도 인과성이 있을지 분리해 내는 데 도움을 받을 것이다.

퇴직과 건강: 몇 가지 이론

퇴직이 왜 건강에 편익을 줄 수 있는지에 대한 몇 가지 이유가 있다. 이 장 첫절에서 논의한 바와 같이, 노동자는 늦게 퇴직할 것 같으면 인적자본 투자로부터의 수익을 청구할 시간이 늘어나므로 노동생애 동안 기술과 인적자본에 더 투자할 것이다. 따라서 퇴직정책은 실무교육(on-the-job training) 이수 등 노동생애 동안의 인적자본 투자 결정에 영향을 미치고, 결국 생애주기 전반의 경력 및 수입경로에 영향을 준다. 이 장 도입부에서 그로스먼 모형에 따라(6) 논의한 것처럼, 핵심 사안은 퇴직이 시간 배분 결정의 유연성을 늘린다는 사실이다. 퇴직 후에는 시간의 기회비용이 감소하여 자신의 건강에 투자해야 할 시간을 늘린다. 예를 들어 퇴직 후에는 운동을 하거나 건강한 식사를 준비할 시간이 많아질 수 있다. 퇴직 중엔 의료 이용에 대한 '시간 가격'이 감소하여 진료예약 등 의료 이용을 쉽게 할 수 있다. 이러한 시간 배분의 유연성과 의료 이용의 시간 가격 변화를 통해 퇴직 후에 생활양식이 더 건강해질 것이라고 예상할 수 있을 것이다. 또한 많은 저숙련 노동자는 퇴직하면 위험한 노동조건과 직무 관련 스트레스로부터 벗어날 수 있다.

그러나 퇴직이 노동자의 건강에 해로울 수도 있다. 퇴직으로 하루 일과의 구성, 사회적 접촉 기회, 자아존중감과 지위 형성 등(28) 노동의 비경제적 편익을 상실해 불건강을 초래할 수 있다. 퇴직은 주도력(traction) 또는 동기부여의 상실로 이어지거나(18) 건강 행태의 변화를 초래할 수도 있다. 예를 들어 전반적인 신체활동 수준이 떨어질 수 있다. 퇴직에 따른 시간 배분의 변화가 흡연과 음주 등 다른 불건강 행태도 증가시킬 수 있다. 이러한 효과를 통해 퇴직 연령을 늦추는 정책이 노동자의 건강에 이로울 것임을 알 수 있을 것이다.

퇴직은 건강에 영향을 미치는가?

퇴직이 건강에 영향을 주는지는 여전히 큰 논란거리지만, 최근의 몇몇 연구들이 이 질문에 대한 서광을 비추기 시작했다. 지난 10년 동안 종단 패널연구와 퇴직 연령 정책 개혁의 영향 평가 연구라는 두 가지 연구 유형은 새로운 통찰을 제시했다.

전형적으로 종단연구는 퇴직 전, 중, 후 수년간 노동자의 건강을 추적조사해 퇴직하지 않은 노동자의 건강 궤적(trajectory)과 비교한다. 베스터룬드(Westerlund) 등(212)은 프랑스 국영 가스전력회사(Gas and Electricity Company, GAZEL) 노동자에 대한 퇴직 전 7년간, 퇴직 후 7년간 주관적 건강 수준의 연도별 궤적을 평가했다. 나이가 들수록 불건강이 증가했지만 퇴직 전후 연도에 주관적 불건강 유병률은 19%에서 14%로 떨어졌는데, 이는 8~10년의 수명 증가를 의미하며 이 편익은 퇴직 후 7년 동안 유지됐다. 이 효과는 퇴직 전에 열악한 작업환경에서 일했던 노동자에서 특히 강했다.

마인(Mein) 등(211)은 비슷한 설계로 화이트홀 연구 II 자료를 이용해 영국 공무원 퇴직자와 지속 고용 노동자의 SF-36으로 측정한 정신건강 궤적을 비교했다. 그 결과, 퇴직 후 정신건강이 향상했지만 지속 고용 노동자에서는 정신건강이 나빠졌다. 하지만 GAZEL 연구와 반대로 고위직 노동자만 정신건강이 좋아졌다. 신체 기능은 고용 중인 공무원과 퇴직한 공무원에서 비슷한 양상으로 감소했다. 이를 바탕으로 퇴직이 신체 기능엔 영향이 없지만 고위직 공무원의 정신건강 향상과 연관성이 있다고 결론 내렸다.

요켈라(Jokela) 등(213)은 화이트홀 연구 II 자료를 재분석해 퇴직 유형에 따라 효과가 다른지 평가했다. 지속 고용에 비해 60세 정년퇴직과 조기퇴직은 정신건강 및 신체 기능 향상과 연관성이 있었다. 반대로 불건강에 의한 퇴직은 낮은 정신건강 및 신체 기능 수준과 연관성이 있었다. 이러한 결과는 퇴직과 건강 간 음의 연관성을 설명할 수 있는 건강 관련 선택의 중요한 역할을 보여준다. 불건강은 모든 유형의 퇴직을 예측하는 요인이지만, 정년 또는 자발적 퇴직이 왜 더 나은 건강 수준과 연관성이 있는지를 설명할 수 없을 것이며 퇴직의 편익에 대한 과소추계를 시사하는 것일 수도 있다.

로버츠(Roberts) 등(214)은 화이트홀 연구 II 자료를 이용해 퇴직의 인지 기능에 대한 영향을 평가했다. 이 결과는 인지 기능을 훈련하는 인지 기능 요구 활동을 하면 연령 증가에 따른 인지 기능 저하를 경감할 수 있음을 시사하는 '용불용(use it or lose it)'설 관점에서 특히 흥미롭다(215). 업무가 인지 기능을 요구하는 정도에 따라 늦게 퇴직하면 인지 기능에 편익을 얻을 수 있다는 점을 시사한다. 그러나 인지 기능에 대한 종단연구는 어려운데 연습 효과(practice effect) 때문이다. 연습을 통해 배우고 반복 평가하면 인지검사 점수가 향상한다. 이 연구에서 모든 노동자는 시간에 따라 인지 기능이 좋아졌다. 그러나 대부분의 인지검사 점수에서 유의하지 않은 변화였지만 퇴직자는 지속 고용 노동자보다 평균 인지검사 점수가 덜 향상했다. 이 결과는 인지 기능이 별로 변화가 없었고, 있었다면 퇴직 후 약간 악화되었을 수 있다는 점을 시사한다.

앞서의 연구들은 중요한 통찰을 보여주는데, 시간 경과에 따라 연구 참여자를 추적조사했고 퇴직 전후의 개인 내 변화를 비교해 개인 간 차이에 따른 잠재적 교란 작용을 통제했기 때문이다. 유럽 인구집단에 국한됐지만 많은 연구들이 퇴직이 전반적으로 건강에 나쁘다는 통념에 의문을 제기한다. 단기적으로 퇴직은 정신건강의 향상과 연관성이 있고 신체건강엔 별다른 편익을 주지 않지만 신체건강을 악화시킨다는 근거는 불충분하다는 결과가 지배적이다. 선택 가설은 질병으로 인한 높은 퇴직 위험에 의해 일반적으로 건강에 대한 퇴직의 영향을 부정적 방향으로 편향시킬 것이므로 선택 효과는 이러한 결과를 설명하지 못할 것이다.

그러나 앞서 논의한 연구들에는 두 가지 제한점이 있다. 첫째, 상대적으로 양호한 물리적, 계약상 조건에서 일하는 영국과 프랑스의 노동자 대상 연구들이다. 또한 화이트홀 공무원 대상 연구의 경우 표본이 사무직 노동자이다. 퇴직은 예를 들어 열악한 물리적, 계약상 조건에서 일하는 저숙련 노동자에게 다르게 나타날 수 있다. 둘째, 이러한 연구들은 특정 시점의 퇴직자와 지속 고용 노동자를 비교해 추정했다. 이러한 비교는 교란 작용, 예를 들어 조기 퇴직하도록 동기를 부여하는 새로운 사건(배우자 사망, 가족관계 변화 등)에 여전히 취약할 수 있다.

이러한 제한점들을 극복하기 위해 일련의 새로운 연구들은 준실험적 방법으로 퇴직의 건강에 대한 영향을 평가했다. 가장 주목할 만한 부분은 이러한 연구들이 법정 퇴직 또는 연금수령 연령에 대한 퇴직 관련 법에 기초해 코호트 간 퇴직 급여 수급 자격 차이를 분석했다는 점이다. 찰스(Charles)(216)는 퇴직의 우울증에 대한 영향을 평가하기 위해 미국에서 연령과 코호트에 따른 퇴직 인센티브에 영향을 미치는 퇴직 및 사회보장 의무급여 정책의 변이를 분석했다. 그 결과, 퇴직과 우울증 간 음의 상관성이 나타났지만, 도구변수(instrumental variable)인 코호트 및 연령 불연속(discontinuity) 간 정책 변이를 분석한 경우엔 퇴직이 정신 건강과 안녕을 실제로 향상했다. 일련의 연구들은 도구변수인 공적연금체계에서 조기 및 정년 퇴직급여 수급 자격이 있는 연령의 국가 수준 변이를 이용해 비슷한 방법으로 분석했다. 이러한 법정 퇴직 연령은 퇴직을 유도했지만(조기 퇴직이 가능한 최저 연령이 된 사람이 더 많이 퇴직한다) 개인의 건강과 관련성은 없었다. 코(Coe)와 자마로(Zamarro)(217)가 유럽 국가들 간 법정 퇴직 연령의 이러한 변이를 도구변수로 삼아 분석한 결과, 퇴직은 일반적 건강 수준 총점에 긍정적 효과를 나타냈고 불건강을 보고할 가능성의 단기 감소와 건강지수 총점의 장기·지속적 향상으로 이어졌다.

다른 연구들에서도 5장에서 정책보다는 노동조건과 건강의 관련성에 초점을 두고 간략히 논의했던 주제인 퇴직의 인지 기능에 대한 영향을 평가하기 위해 이러한 접근방법을 사용했다. 로웨더(Rohwedder)와 윌리스(Willis)(215)가 비슷한 접근방법을 통해 유럽 국가들, 미국, 영국 간 변이를 분석한 결과, 조기 퇴직은 인지 능력에 부정적 영향을 미쳤다. 그러나 다른 연구들에서는 이러한 결과를 확인하지 못했다. 코 등(218)은 HRS 자료를 이용해 고용주의 특정 시기에 회사를 떠나면 일정 기간 동안 주는 인센티브인 조기퇴직급여(early retirement windows) 제공을 도구변수로 삼아 퇴직의 노년기 인지 기능에 대한 영향을 평가했다. 고용주는 개별 노동자를 차별하지 않고 이 급여를 제공해야 하기 때문에 효과를 확인하기에 좋은 도구변수이다. 그 결과, 퇴직 시기와 인지 기능 간 음의 연관성이 있었다. 하지만 추정치(instrumental variables estimate)는 이 연관성의 인과적 속성에 의문을 던진다. 퇴직 시기는 사무직 노동자에서 인지 기능과 관련성이 없었지만 생산직 노동자(blue-collar workers)의 인지 기능에 대한 효과는 긍정적인 것 같았다.

칼보(Calvo) 등(219)은 HRS 자료를 이용해 사회보장급여 수령 연령(Social Security's full retirement age)과 예기치 못한 조기퇴직급여 제공을 도구변수로 사용했다. 분석결과의 흥미로운 점은 퇴직 시기가 퇴직의 효과를 좌우한다는 것이었다. 62세 미만에서의 퇴직자는 지속 고용 노동자보다 못 지냈지만 62세 이상 때의 퇴직자는 신체적·정신적 불건강과 연관성이 없었다. 있더라도 62세 이상 퇴직자는 지속 고용 노동자보다 더 잘 지낼 것이다. 62세는 미국에서 사회보장급여를 신청할 수 있는 연령이기 때문에 이 연령 이후의 퇴직은 '정상적인' 퇴직 연령으로 간주한다. 따라서 62세 이전의 어떠한 퇴직이든 도구변수 접근방법으로 잘 고려할 수 없는 특별한 상황이나 선택 효과에 영향을 받을 수 있다. 보통 이러한 결과는 신체적·정신적 건강에 대한 퇴직의 부정적 효과가 없다는 점을 보여준다. 또한 다른 연구들에서 퇴직이 사망률에 영향을 미치지 않는 것으로 나타났다(220).

퇴직의 건강 행태에 대한 영향을 살펴본 연구들도 있다. 흔히 평가하는 결과 변수는 신체활동, 식이 습관, 체중 변화인데 시간 배분에 대한 퇴직의 직접적 영향이 이러한 행태에 영향을 미칠 수 있다. 최근의 체계적 고찰에서, 바넷(Barnett) 등(221)은 신체활동에 대한 퇴직의 영향을 평가한 19개 연구들을 검토했다. 검토 결과, 여가를 위한 신체활동량(leisure physical activity)이 퇴직 후 증가했지만 총 신체활동량(total physical activity)이 명확히 증가하진 않았다. 특히 낮은 사회경제적 지위의 집단에서는 퇴직 후 여가 및 총신체활동량이 모두 감소하는 경향이었지만 높은 사회경제적 지위의 집단에서는 증가하는 경향이었다. 허스텐(Sjosten)

등(222)은 GAZEL 연구의 자료를 이용해 퇴직 전후의 신체활동량 궤적을 평가했는데, 퇴직으로의 이행이 적은 체중 증가로 해석할 수 있는 여가 신체활동량의 상당한 증가와 연관성이 있는 것으로 나타났다.

청(Chung) 등(223)은 HRS 자료를 이용해 개인 고정효과모형으로 미국의 고령 노동자에서 퇴직으로의 이행이 총신체활동량 변화와 연관성이 있는지 평가했다. 분석 결과, 육체노동 요구 직무(physically demanding jobs)에서 퇴직한 경우 신체활동량이 감소했지만 사무직(sedentary jobs) 노동자에서는 증가했다. 동일 자료를 이용한 다른 연구에서, 청 등(224)은 대체로 퇴직 후에 체중이 중등도로 증가하지만, 이 효과가 이미 과체중이었거나 저소득, 육체노동 요구 직업을 가졌던 노동자에서만 나타났고, 고소득, 사무직이었던 노동자에겐 나타나지 않았다고 보고했다. 청 등(225)은 동일 자료를 이용해 외식과 체중 변화에 대한 퇴직의 영향을 평가했는데, 퇴직이 집에서의 식사 준비 시간을 늘렸고 체중을 줄였던 것으로 보고했다.

앞서 논의한 연구들은 퇴직 결정이 건강에 어떻게 영향을 미치는지에 대한 다양한 접근방법과 관점을 보여준다. 그럼에도 불구하고, 종단연구나 기업특수적 조기퇴직급여 제공 또는 국가특수적 법정 퇴직 연령 정책을 이용해 내생적 퇴직 결정을 명확히 고려했던 대부분의 연구들도 늦은 퇴직이 건강에 이롭다는 가설을 강력히 뒷받침 하진 못하는 것 같다. 뒷받침 하는 경우, 퇴직이 정신건강을 단기적으로 개선하지만 퇴직 직후의 신체건강결과엔 효과가 없는 것 같다. 퇴직 이후 건강 관련 행태의 일부 변화도 분명했는데 몇몇 연구들에서 퇴직이 외식 빈도를 줄이고 여가 신체활동량을 늘리는 것으로 나타났다.

이러한 결과는 많은 국가에서 미래 세대를 위해 퇴직 연령을 높이는 최근의 정책이 갖는 잠재적 영향에 대해 무엇을 시사하는가? 한편으로 지속 고용 노동자보다 퇴직자가 정신건강결과가 더 좋으므로 퇴직 연령 연장은 정신건강을 악화시킬 것 같다. 다른 한편으로 아직 결론이 나진 않았지만 퇴직 연령 연장이 정신건강을 악화시킬 수 있지만 신체건강에도 유해하다는 근거는 별로 없다. 하지만 퇴직의 장기 효과에 대한 지식의 공백이 있다. 대부분의 연구가 퇴직 후 건강 수준의 단기 변화만 평가했고 퇴직이 생존을 비롯한 장기적인 신체·정신건강 궤적에 영향을 미치는지는 여전히 해결할 과제이다.

다양한 제도를 가진 다양한 국가들 간의 차별적 효과와 노인에 대한 전망은 마지막 중요 고려사항이다. 예를 들어 퇴직이 건강에 해롭다는 결과를 제시한 연구들은 주로 미국 연구이며, 대부분의 유럽 국가 연구들에서는 퇴직의 부정적 건강 영향을 보여주는 근거가 거의 없었다. 이는 미국과 유럽 국가들 간 노인의 사회경제적 안녕, 사회적 참여 수준, 자원봉사, 가족 접촉(family contact), 퇴직 후 사회관계망 범위에 대한 극명한 차이를 반영할 수 있다. 향후 연구를 통해 퇴직 후 사회참여 수준과 연관성이 있는 제도적·문화적 양상이 퇴직의 건강에 대한 영향의 국가 간 불일치를 설명할 수 있는지 파악할 필요가 있다.

결론 및 향후 과제

지금까지 실직, 모성휴가, 퇴직의 건강에 대한 인과적 효과성을 확립하기 위해 도전적 작업을 수행한 많은 연구들을 살펴보았다. 지난 10년의 연구들에서 나타난 핵심 결과는 고용과 건강의 관계가 양방향적이란 것이다. 사회 역학자들이 간과했던 관계인 불건강의 노동 능력에 대한 영향은 고용 노동자가 실업 노동자나 노동시장에서 이탈된 노동자보다 더 건강하다는 결과를 설명하는 중요한 이유이다. 지난 수년간 준실험적 연구들의 결과는 실업이 건강에 영향을 미칠 수 있지만 결과는 일관성이 없었고 신체건강결과보다는 정신건강결과에 더 확실한 효과가 있었음을 시사한다.

지난 수십 년간의 주된 연구주제였던 실업으로부터 현재와 미래 세대의 건강에 동등하게 중요할 수 있는 고용의 다양한 특성으로 관심을 돌리게 됐다. 고령 노동자를 비롯해 유자녀 노동자를 지원하는 정책도 건강에 중요할 수 있다는 점을 시사하는 새로운 근거에 대해서도 논의했다. 노동정책에 대한 관심으로부터 출발하면 두 가지 장점이 있다. 첫째, 고용정책의 영향에 대한 연구를 통해 향후의 정책 개혁과 제도가 어떻게 건강에 영향을 미칠 수 있는지에 대한 통찰력을 얻을 수 있을 것이다. 둘째, 국가와 시기에 따른 정책 변이는 보통 고용의 역학을 변화시키는 외생적 충격인 고용의 건강에 대한 인과적 영향을 확인할 특별한 기회를 제공할 것이다. 지금껏 사회 역학자들은 정책의 영향을 이해할 이러한 기회를 충분히 이용하지 못했다. 특정 정책과 제도의 건강에 대한 영향을 직접 평가하는 연구로 초점을 이동할 필요가 있다.

정책에 대한 관심 집중은 고용 불안정성과 불완전 고용의 건강 영향에 대한 연구에서 환영할 만한 진전이다. 매력적인 가설이지만, 최근 연구는 고용의 이러한 측면들이 건강에 인과적으로 영향을 미치는지를 파악하기 위해 노력해 왔다. 임시직 노동자(temporary worker) 채용에 대한 규제를 풀어 기간제 근로계약을 증가시킨 법률이 어떻게 직업성 손상 발생과 건강에 영향을 미치는지에 대해 지난 수년간 관심이 늘어났다(166, 226, 227). 근로계약 유형별 노동자, 즉 임시직 또는 정규직 노동자이냐가 직업성 손상 위험에 인과적 영향이 있다는 주장이 이러한 연구에 동기를 부여했다. 또한 이는 사회보호정책이 제공하는 인적자본 투자에 대한 인센티브에 기반을 둔다. 고용주에게는 정규직 근로계약 노동자보다 단기 임시직 근로계약 노동자에 대한 인적자본 투자의 인센티브가 적은데(228) 후자로부터의 투자수익이 더 적기 때문이다. 이로 인해 임시직 노동자는 전문 기술과 지식수준이 낮고, 안전에 대한 투자가 적어 사고율이 높아질 수 있다. 근로계약 유형이 어떻게 건강에 영향을 미치는지 이해하기 위해서는 법률 변화에 따른 결과 변화를 파악할 필요가 있다. 지난 수십 년간 많은 유럽 국가들은 노동시장 경직성을 줄이기 위해 해고 비용 저감 등 조치를 취해왔지만 이러한 조치의 건강 영향은 여전히 잘 모른다.

현대 복지국가는 인적자본을 증진하는 수단으로서 사회보호정책을 점차 강화했다. 예를 들어 고용보호 정책은 노동자와 고용주의 훈련과 안전에 대한 투자를 촉진할 수 있고 이를 통해 건강을 향상할 수 있다. 모성휴가 정책은 고용 지속성을 증대하고 유자녀 여성 노동자가 기술을 유지해 출산 결정의 장기적인 부정적 효과를 줄이도록 도울 수 있다. 그래서 모성휴가 정책은 여성의 경력 및 수입 경로를 향상해 여성의 장기 건강결과를 개선할 수 있다. 이러한 기전에 대한 연구는 건강에 대한 고용의 단기 효과로부터 제도가 어떻게 노동자의 장기적인 경력 및 소득 경로를 형성하는지, 그리고 결국 장기 건강결과에 영향을 미치는지로 초점을 이동할 필요가 있다. 현행 퇴직 관련 법에서는 현 세대 노동자의 대다수가 퇴직 후 수년에서 수십 년을 살아야 한다. 따라서 건강한 노동력 양성과 함께 큰 인구학적 변화에 직면한 국가에서 노인의 활동적·참여적 노화를 촉진할 제도와 정책을 어떻게 만들 것이냐가 핵심 과제이다.

연구결과의 국가 간 불일치가 크다는 점은 고용이 건강에 얼마나, 어떻게 영향을 미치는지가 국가 제도와 정책에 따라 좌우된다는 점을 시사한다. 예를 들어 실업수당이 제한적이고 미미한 미국보다 실업수당과 기타 급여에 대한 접근성이 매우 높은 북유럽 스칸디나비아 국가에서 실직의 건강에 대한 효과가 작다. 다른 한편, 매우 관대한 실업급여도 실업 기간을 늘리고 인적자본 축적을 줄여 장기 건강에 해로울 수 있다. 국가의 고용 관련 법률의 이러한 측면이 어떻게 건강에 영향을 미치는지 파악하는 데 초점을 연구는 고용의 건강 영향에 대한 이해를 진전시키는 데 필수적일 것이다. 많은 이러한 규제들이 국가 수준에서 시행돼 보통 국가 간 비교 연구를 통해서만 국가정책의 인구집단 건강에 대한 영향을 평가할 수 있다. 고용정책 개혁의 큰 변이와 지난 수십 년간의 거시경제적 충격에 대한 상이한 정책 대응은 고용정책이 어떻게 건강에 영향을 미치는지 연구하는 사회 역학자들에게 특별한 기회를 제공한다.

몇 가지 핵심적인 사회적 과제는 특정 인구집단에 영향을 미치는 정책에 집중해야 한다는 점을 시사한다. 유자녀 여성과 이들의 경력에 영향을 미치는 고용정책은 필수적일 것이다. 또한 여성이 노동시장에 진입하고 문화적 규범이 변화하면서 아버지의 육아활동 참여가 늘어나고 있다. 아버지도 일과 가정의 책임 간 갈등에 직면하는 것이다. 이러한 변화가 아버지의 향후 건강에 어떤 효과가 있을 것인가? 아버지의 육아 참여를 증진하는 정책이 어떻게 아버지의 건강은 물론, 어머니나 자녀의 건강에도 영향을 미칠 것인가? 앞서 살펴본 것처럼 가족지원정책(family support policy)에 대한 연구는 지금까지 출산 전후의 모성휴가정책에 초점을 뒀다. 하지만 일과 가정의 책임을 함께 짊어져야 한다는 지속적인 과제가 출산 이후 수년 동안 생긴다. 아동발달 초기에 부모를 지원하는 정책이 어떻게 부모와 자녀 모두의 건강에 영향을 미치는가? 이러한 정책은 국가 간 차이가 크다. 예를 들어 육아지원정책은 핀란드와 미국 간에 매우 다르다. 1973년 이래로,

핀란드에서는 영유아가 있는 가정에 대해 학령전기 동안 아동보육 지원금(childcare subsidy)을 보장해 여성의 정규직 고용(full-time employment)을 촉진한다(229, 230). 반면, 미국은 극빈층 가정을 대상으로 하는 헤드스타트(Head Start) 같은 프로그램이 있을 뿐, 보육지원에 관한 보편적 복지가 없다. 노르웨이에서는 부모 공동 육아휴직(shared paternity leave)을 통해 출산 후에 부모가 육아휴직 기간을 나누어 쓴다. 이러한 정책이 자녀의 건강뿐 아니라 아버지와 어머니 모두의 건강에 영향을 미치는지, 어떻게 미치는지에 대해서는 아직 잘 모른다.

앞으로 수십 년 안에 유연근무제(flexible work arrangement)는 예외가 아니라 표준이 될 것이다. 고령화 및 여성의 노동시장 참여와 관련한 인구학적 변화로, 자녀뿐만 아니라 나이 든 부모, 배우자, 가족구성원을 돌보기 위한 필요가 늘어날 것이다. 따라서 유연근무제가 부모와 자녀, 다른 가족구성원의 건강에 어떻게 영향을 미치는지에 대한 규명이 핵심 과제가 될 것이다. 영국에서 25~34세인 어머니의 63%와 아버지의 89%가, 35~49세인 어머니의 75%와 아버지의 92%가 노동시장에 참여하고 있다(231). 따라서 많은 노동 가정(working family)에서 일과 가정 간의 경쟁적 요구에 대해 균형을 이루기 어렵다(4). 2002년 유연근무법(Flexible Working Act) 따라(232) 영국의 6세 미만 아이가 있는 부모는 유연근무제를 신청할 권리가 있다(233). 유연근무의 한 형태일 수 있는 작업장 공유(share of workplaces)는 1998년에 25% 미만이었는데 2008년에 90% 이상으로 증가했다(234, 235). 2003년부터 2006년까지 선택적 근로시간제(flexi-time)[2]는 48%에서 53%로, 직무공유(job-share)는 41%에서 47%로, 학기 중 근로제(term-time working)[3]는 32%에서 37%로, 압축근로제(compressed working week arrangement)[4]는 30%에서 35%로 이용량이 증가했다(236). 전년에 비해 하나 이상의 유연근무제를 이용한 노동자의 분율은 2003년 51%에서 2006년 56%로 증가했다(236). 2006년부터 2011년까지 원격근무(teleworking)를 이용한 노동자는 14%에서 59%, 경력휴식(career break)은 29%에서 46%로 증가했다. 이러한 근무제의 유연성 변화는 잠

---

2) 근로자가 정해진 핵심근무시간 이외의 시간에 자유롭게 근무시간을 조정하는 제도
3) 자녀의 학기 중 주로 근무하고 방학 중 휴가를 받는 제도
4) 일일 근무시간을 연장해 출근일수를 줄이는 제도

재적으로 부모와 자녀의 건강에 부정적 및 긍정적 모두의 파급 효과를 미칠 수 있다.

경제활동 기간과 수명이 모두 늘어날 노인 인구집단에 대한 관심과 이것이 어떻게 노인 건강에 영향을 미칠 것인지도 동등하게 중요하다. 대부분의 연구가 퇴직 연령을 규제하는 정책에 초점을 뒀지만 퇴직 후 노인 인구집단의 활동적 참여를 촉진할 정책으로 초점을 확대하는 것도 매우 중요할 것이다. 예를 들어 노인 인구집단의 손주 돌봄에 대한 활동적 참여는 젊은 노동가정의 건강뿐 아니라 노인 건강과 안녕에 영향을 줄 수 있다. 자원봉사 활동 참여에 대한 인센티브는 일부 노인의 건강에 편익을 줄 수 있지만 이러한 역할로부터 효용을 느끼지 못하는 노인에게는 해를 끼칠 수도 있다. 많은 경제학 연구는 일부 유럽 국가에서 흔히 고령 노동자를 위한 퇴직 경로로 작동하는 장애보험정책의 노동시장에 대한 효과에 초점을 맞췄다. 노동시장에 대한 효과를 넘어, 이러한 정책은 퇴직 전후 시기의 고령 노동자 건강에도 영향을 미칠 수 있다. 고령 노동자 대상의 실업급여도 노동시장에서의 결정(labor market decision)뿐만 아니라 고령 노동자와 이들의 가족 건강에 중요한 영향을 미칠 수 있다.

젊은 노동자의 노동시장 경력이나 노동시장으로 이행하는 졸업자에 대한 정책은 매우 중요할 수 있다. 앞서 살펴봤듯이, 젊은 노동자의 경력에서 초기 몇 년간은 장기적인 경력과 수입 경로에 중대한 영향을 줘서 결국 노년기 건강에 영향을 미칠 수 있다. 젊은 노동자의 고용 기회를 제공하는 정책은 이들의 건강에 어떻게 영향을 미치는가? 이러한 정책의 인적자본 축적에 대한 영향이 또 다시 이 논점을 이해하기 위한 핵심이다. 예를 들어 적극적 노동시장 프로그램은 경기 침체기에 노동시장으로 힘들게 이행할 때 젊은이에게 인적자본에 투자할 기회를 줄 수 있다. 결국 이러한 정책은 가혹한 경제 상황의 경력 경로에 대한 효과를 완화해 젊은 노동자의 현재와 미래 건강을 향상할 수 있다.

지난 수년간 노동 특성의 주요 변화를 살펴봤고, 이러한 변화가 어떻게 미래 세대의 건강에 영향을 미칠 것인지 이해하는 것은 노동의 건강 영향을 파악하려는 사회 역학자의 중대한 도전일 것이다. 정책에 대한 관심과 다양한 국가 간 시간에 따른 큰 제도 변이는 이러한 변화의 건강에 대한 인과적 영향을 연구할 특별한 기회를 제공한다. 고용 안정성, 노동 유연성, 육아휴직, 젊은 노동자의 경력과 훈련에 관한 정책과 퇴직으로의 이행에 관한 정책처럼 서로 다른 부문의 정책은 이후 수십 년 동안 관심을 가져야 할 중요한 건강 영향을 나타낼 수 있다. 이러한 정책 효과가 인과적인지 확정할 수 있는 접근방법을 사용하는 방향으로 전환하기 위해서는 현재의 역학적 접근방법에 대한 수정과 함께 계량경제학과 인과성에 초점을 둔 여러 방법론적 기법을 통합할 필요가 있다. 인적자본 형성을 촉진하는 수단인 사회보호정책은 고용정책이 어떻게 인구집단 건강에 영향을 미치는지에 대해 이론적으로 이해할 수 있는 유용한 틀을 제공한다. 국가 간 연구를 통해 국가 고용정책이 어떻게 인구집단 건강에 영향을 미치며, 다양한 국가의 인구집단이 어떻게 이러한 정책에 대해 다르게 반응하는지 파악할 수 있을 것이다.

참고문헌

1. Brugiavini A, Pasini G, Trevisan E. The direct impact of maternity benefits on leave taking: evidence from complete fertility histories. Adv Life Course Res. 2012;18(1):46-67.
2. Rossin M. The effects of maternity leave on children's birth and infant health outcomes in the United States. J Health Econ. 2011;30(2):221-39.
3. Rossin-Slater M, Ruhm CJ, Waldfogel J. The effects of California's paid family leave program on mothers' leave-taking and subsequent labor market outcomes. J Policy Anal Manage. 2013; 32(2):224-45.
4. Ruhm CJ. Policies to assist parents with young children. Future Child. 2011;21(2):37-68.
5. Klerman JA, Leibowitz A. Labor supply effects of state maternity leave legislation. In: Blau FD, Ehrenberg RG, editors. Gender and family issues in the workplace. New York: Russell Sage; 2000.
6. Grossman M. On the concept of health capital and the demand for health. J Polit Econ. 1972;80(2):223-55.
7. Galama T, Kapteyn A. Grossman's missing health threshold. J Health Econ. 2011;30(5):1044-56.
8. Galama T, Kapteyn A, Fonseca R, Michaud PC. A health production model with endogenous retirement. Health Econ. 2012;22(8):883-902.
9. Galama TJ, Hullegie P, Meijer E, Outcault S. Is there empirical evidence for decreasing returns to scale in a health capital model? Health Econ. 2012;21(9):1080-100.
10. Currie J, Madrian B. Health, health insurance and the labor market. In: Ashenfelter O, Card D, editors. Handbook of labor economics. Amsterdam: Elsevier Science; 1999.
11. Gordo L. Effects of short- and long-term unemployment on health satisfaction: evidence from German data. Appl Econ. 2006;38:2335-50.

12. Klerman JA, Leibowitz A. Labor supply effects of state maternity leave legislation. New York: Russell Sage Foundation; 1997.

13. Waldfogel J, Washbrook E. Early years policy: child development research. 2011; 2011.

14. Ruhm CJ. Parental leave and child health. J Health Econ. 2000;19(6):931-60.

15. Staehelin K, Bertea PC, Stutz EZ. Length of maternity leave and health of mother and child—a review. Int J Public Health. 2007;52(4):202-9.

16. Tanaka S. Parental leave and child health across OECD countries. Econ J. 2005;115(501):F7-28.

17. Janlert U, Hammarstrom A. Which theory is best? Explanatory models of the relationship between unemployment and health. BMC Public Health. 2009;9:235.

18. Bartley M. Unemployment and ill health: understanding the relationship. J Epidemiol Commun H. 1994;48(4):333-7.

19. Jackson PR, Warr PB. Unemployment and psychological ill-health: the moderating role of duration and age. Psychol Med. 1984;14(3):605-14.

20. Leeflang RL, Klein-Hesselink DJ, Spruit IP. Health effects of unemployment—II. Men and women. Soc Sci Med. 1992;34(4):351-63.

21. Mattiasson I, Lindgarde F, Nilsson JA, Theorell T. Threat of unemployment and cardiovascular risk factors: longitudinal study of quality of sleep and serum cholesterol concentrations in men threatened with redundancy. BMJ. 1990;301(6750):461-6.

22. Martikainen P, Maki N, Jantti M. The effects of unemployment on mortality following workplace downsizing and workplace closure: a register-based follow-up study of Finnish men and women during economic boom and recession. Am J Epidemiol. 2007;165(9):1070-5.

23. Martikainen PT. Unemployment and mortality among Finnish men, 1981-5. BMJ. 1990;301(6749):407-11.

24. Ahs AM, Westerling R. Mortality in relation to employment status during different levels of unemployment. Scand J Public Health. 2006;34(2):159-67.

25. Eliason M, Storrie D. Job loss is bad for your health—Swedish evidence on cause-specific hospitalization following involuntary job loss. Soc Sci Med. 2009;68(8):1396-406.

26. Schmieder JF, von Wachter T, Bender S. The effects of extended unemployment insurance over the business cycle: evidence from regression discontinuity estimates over 20 years. Q J Econ. 2012;127(2):701-52.

27. Lalive R, Schlosser A, Steinhauer A, Zweimüller J. Parental leave and mothers' careers: the relative importance of job protection and cash benefits. Review of Economic Studies. 10.1093/restud/rdt028 2013;

28. Jahoda M. Employment and unemployment: A social psychological analysis. New York: Press Syndicate of the University of Cambridge; 1982.

29. Warr PB. Work, unemployment, and mental health. Oxford New York: Clarendon Press; Oxford University Press; 1987.

30. Vinokur AD, van Ryn M, Gramlich EM, Price RH. Long-term follow-up and benefit-cost analysis of the Jobs Program: a preventive intervention for the unemployed. J Appl Psychol. 1991;76(2):213-9.

31. Hintikka J, Lehto SM, Niskanen L, Huotari A, Herzig KH, Koivumaa-Honkanen H, et al. Unemployment and ill health: a connection through inflammation? BMC Public Health. 2009;9:410.

32. Dooley CD, Prause J. The social costs of unemployment: inadequate employment as disguised unemployment. Cambridge: Cambridge University Press; 2004.

33. Heckhausen J, Schulz R. A Life-span theory of control. Psychol Rev. 1995;102:284-304.

34. Karasek R. Healthy work: stress, productivity, and the reconstruction of working life. New York: Basic Books; 1990.
35. Morris JK, Cook DG. A critical review of the effect of factory closures on health. Br J Ind Med. 1991;48(1):1-8.
36. Ruhm CJ. Economic conditions and alcohol problems. J Health Econ. 1995;14(5):583-603.
37. Ruhm CJ. Healthy living in hard times. J Health Econ. 2005;24(2):341-63.
38. Ellwood DT. Teenage unemployment: permanent scars or temporary blemishes? In: Freeman RB, Wise DA, editors. The youth labor market problem: its nature, causes, and consequences. Chicago: University of Chicago Press; 1982. pp. 349-84.
39. Ruhm CJ. Are workers permanently scarred by job displacements? Am Econ Rev. 1991;81(1):319-24.
40. Arulampalam W. Is unemployment really scarring? effects of unemployment experiences on wages. Econ J. 2001;111(475):F585-606.
41. Gangl M. Welfare states and the scar effects of unemployment: a comparative analysis of the United States and West Germany. Am J Sociol. 2004;109(6):1319-64.
42. Gangl M. Scar effects of unemployment: an assessment of institutional complementarities. Am Sociol Rev. 2006;71(6):986-1013.
43. Knabe A, Ratzel S. Scarring or scaring? The psychological impact of past unemployment and future unemployment risk. Economica. 2011;78(310):283-93.
44. Dooley D. Unemployment, underemployment, and mental health: conceptualizing employment status as a continuum. Am J Community Psychol. 2003;32(1-2):9-20.
45. Smith R. Unemployment and health: a disaster and a challenge. Oxford: Oxford University Press; 1987.
46. Jin RL, Shah CP, Svoboda TJ. The impact of unemployment on health: a review of the evidence. CMAJ. 1995;153(5):529-40.
47. Dooley D, Fielding J, Levi L. Health and unemployment. Annu Rev Public Health. 1996;17:449-65.
48. Burgard SA, Brand JE, House JS. Toward a better estimation of the effect of job loss on health. J Health Soc Behav. 2007;48(4):369-84.
49. Schroder M. Scar or Blemish? Investigating the long-term impact of involuntary job loss on health. In: Borsch-Supan A, Brandt M, Hank K, Schroder M, editors. The individual and the welfare state: life histories in Europe. New York and Heidelberg: Springer; 2011. pp. 191-201.
50. Bartley M, Sacker A, Clarke P. Employment status, employment conditions, and limiting illness: prospective evidence from the British household panel survey 1991-2001. J Epidemiol Community Health. 2004;58(6):501-6.
51. Booker CL, Sacker A. Psychological well-being and reactions to multiple unemployment events: adaptation or sensitisation? J Epidemiol Community Health. 2012;66(9):832-8.
52. Gallo WT, Teng HM, Falba TA, Kasl SV, Krumholz HM, Bradley EH. The impact of late career job loss on myocardial infarction and stroke: a 10 year follow up using the health and retirement survey. Occup Environ Med. 2006;63(10):683-7.
53. Gallo WT, Bradley EH, Falba TA, Dubin JA, Cramer LD, Bogardus ST Jr, et al. Involuntary job loss as a risk factor for subsequent myocardial infarction and stroke: findings from the Health and Retirement Survey. Am J Ind Med. 2004;45(5):408-16.
54. Gallo WT, Bradley EH, Siegel M, Kasl SV. Health effects of involuntary job loss among older workers: findings from the health and retirement survey. J Gerontol B Psychol Sci Soc Sci. 2000;55(3):S131-40.

55. Gallo WT, Bradley EH, Siegel M, Kasl SV. The impact of involuntary job loss on subsequent alcohol consumption by older workers: findings from the health and retirement survey. J Gerontol B Psychol Sci Soc Sci. 2001;56(1):S3-9.

56. Falba T, Teng HM, Sindelar JL, Gallo WT. The effect of involuntary job loss on smoking intensity and relapse. Addiction. 2005;100(9):1330-9.

57. Gallo WT, Bradley EH, Dubin JA, Jones RN, Falba TA, Teng HM, et al. The persistence of depressive symptoms in older workers who experience involuntary job loss: results from the health and retirement survey. J Gerontol B Psychol Sci Soc Sci. 2006;61(4):S221-8.

58. Berchick ER, Gallo WT, Maralani V, Kasl SV. Inequality and the association between involuntary job loss and depressive symptoms. Soc Sci Med. 2012;75(10):1891-4.

59. Strully K. Job loss and health in the US labor market. Demography. 2009;46(2):221-46.

60. Salm M. Does job loss cause ill health? Health Econ. 2009;18(9):1075-89.

61. Gallo WT, Bradley EH, Teng HM, Kasl SV. The effect of recurrent involuntary job loss on the depressive symptoms of older US workers. Int Arch Occup Environ Health. 2006;80(2):109-16.

62. Gallo WT, Brand JE, Teng HM, Leo-Summers L, Byers AL. Differential impact of involuntary job loss on physical disability among older workers does predisposition matter? Res Aging. 2009;31(3):345-60.

63. Bockerman P, Ilmakunnas P. Unemployment and self-assessed health: evidence from panel data. Health Econ. 2009;18(2):161-79.

64. Browning M, Dano AM, Heinesen E. Job displacement and stress-related health outcomes. Health Econ. 2006;15(10):1061-75.

65. Schmitz H. Why are the unemployed in worse health? The causal effect of unemployment on health. Labour Econ. 2011;18(1):71-8.

66. Romeu Gordo L. Effects of short-and long-term unemployment on health satisfaction: evidence from German data. Appl Econ. 2006;38(20):2335-50.

67. Kaufman JS. Commentary: why are we biased against bias? Int J Epidemiol. 2008;37(3):624-6.

68. McLeod CB, Lavis JN, Macnab YC, Hertzman C. Unemployment and mortality: a comparative study of Germany and the United States. Am J Public Health. 2012;102(8):1542-50.

69. Glymour MM. Sensitive periods and first difference models: integrating etiologic thinking into econometric techniques: a commentary on Clarkwest's "Neo-materialist theory and the temporal relationship between income inequality and longevity change". Soc Sci Med. 2008;66(9):1895-902; discussion 903-8.

70. Moser KA, Goldblatt PO, Fox AJ, Jones DR. Unemployment and mortality: comparison of the 1971 and 1981 longitudinal study census samples. Br Med J (Clin Res Ed). 1987;294(6564):86-90.

71. Moser KA, Fox AJ, Jones DR, Goldblatt PO. Unemployment and mortality: further evidence from the OPCS Longitudinal Study 1971-81. Lancet. 1986;1(8477):365-7.

72. Moser KA, Fox AJ, Jones DR. Unemployment and mortality in the OPCS Longitudinal Study. Lancet. 1984;2(8415):1324-9.

73. Roelfs DJ, Shor E, Davidson KW, Schwartz JE. Losing life and livelihood: a systematic review and meta-analysis of unemployment and all-cause mortality. Soc Sci Med. 2011;72(6):840-54.

74. Iversen L, Andersen O, Andersen PK, Christoffersen K, Keiding N. Unemployment and mortality in Denmark, 1970-80. Br Med J (Clin Res Ed). 1987;295(6603):879-84.

75. Rogot E, Sorlie PD, Johnson NJ. Life expectancy by employment status, income, and education in the National Longitudinal Mortality Study. Public Health Rep. 1992;107(4):457-61.

76. Sorlie PD, Rogot E. Mortality by employment status in the National Longitudinal Mortality

Study. Am J Epidemiol. 1990;132(5):983-92.

77. Morris JK, Cook DG, Shaper AG. Loss of employment and mortality. BMJ. 1994;308(6937): 1135-9.

78. Bethune A. Economic activity and mortality of the 1981 Census cohort in the OPCS longitudinal study. Popul Trends. 1996 Spring(83):37-42.

79. Martikainen PT, Valkonen T. Excess mortality of unemployed men and women during a period of rapidly increasing unemployment. Lancet. 1996;348(9032):909-12.

80. Maki N, Martikainen P. A register-based study on excess suicide mortality among unemployed men and women during different levels of unemployment in Finland. J Epidemiol Community Health. 2012;66(4):302-7.

81. Sullivan D, von Wachter T. Job displacement and mortality: an analysis using administrative data. Q J Econ. 2009;124(3):1265-306.

82. Jacobson L, LaLonde R, Sullivan D. Earnings losses of displaced workers. Am Econ Rev. 1993;83:685-709.

83. Eliason M, Storrie D. Does job loss shorten life? J Hum Resour. 2009;44(2):277-302.

84. Browning M, Heinesen E. Effect of job loss due to plant closure on mortality and hospitalization. J Health Econ. 2012;31(4):599-616.

85. Ogburn W, Thomas D. The influence of the business cycle on certain social conditions. JAMA. 1922;18(139):324-40.

86. Tapia Granados JA. Increasing mortality during the expansions of the US economy, 1900-1996. Int J Epidemiol. 2005;34(6):1194-202.

87. Thomas D. Social aspects of the business cycle. London: Routledge; 1925.

88. Brenner MH. Economic changes and heart disease mortality. Am J Public Health. 1971;61(3): 606-11.

89. Brenner MH. Mortality and the national economy: a review, and the experience of England and Wales, 1936-76. Lancet. 1979;2(8142):568-73.

90. Brenner MH. Unemployment, economic growth, and mortality. Lancet. 1979;1(8117):672.

91. Brenner MH. Economic indicators as predictors of ill-health. Lancet. 1981;2(8240):262.

92. Gravelle HS. Time series analysis of mortality and unemployment. J Health Econ. 1984;3(3):297-305.

93. Gravelle HS, Hutchinson G, Stern J. Mortality and unemployment: a critique of Brenner's time-series analysis. Lancet. 1981;2(8248):675-9.

94. Wagstaff A. Time series analysis of the relationship between unemployment and mortality: a survey of econometric critiques and replications of Brenner's studies. Soc Sci Med. 1985;21(9): 985-96.

95. Ruhm CJ. Are recessions good for your health? Q J Econ. 2000;115(2):617-50.

96. Ruhm CJ. Good times make you sick. J Health Econ. 2003;22(4):637-58.

97. Ruhm CJ. Commentary: mortality increases during economic upturns. Int J Epidemiol. 2005;34(6): 1206-11.

98. Ruhm CJ. A healthy economy can break your heart. Demography. 2007;44(4):829-48.

99. Ruhm CJ, Black WE. Does drinking really decrease in bad times? J Health Econ. 2002;21(4):659-78.

100. Tapia Granados JA, Diez Roux AV. Life and death during the Great Depression. Proc Natl Acad Sci U S A. 2009;106(41):17290-5.

101. Ariizumi H, Schirle T. Are recessions really good for your health? Evidence from Canada. Soc Sci Med. 2012;74(8):1224-31.

102. Gerdtham UG, Ruhm CJ. Deaths rise in good economic times: evidence from the OECD. Econ Hum Biol. 2006;4(3):298-316.

103. Ryan E. Who is hurt by procyclical mortality? Soc Sci Med. 2008;67(12):2051-8.

104. Tapia Granados JA, Ionides EL. The reversal of the relation between economic growth and health progress: Sweden in the 19th and 20th centuries. J Health Econ. 2008 May;27(3):544-63.

105. Miller DL, Page ME, Stevens AH, Filipsky M. Why are recessions good for your health? Am Econ Rev: Papers and Proceedings. 2009;99(2):122-7.

106. Neumayer E. Recessions lower (some) mortality rates: evidence from Germany. Soc Sci Med. 2004;58(6): 1037-47.

107. Neumayer E. Commentary: the economic business cycle and mortality. Int J Epidemiol. 2005;34(6): 1221-2.

108. Dehejia R, Lleras-Muney A. Booms, busts, and babies' health. Q J Econ. 2004;119(3):1091-130.

109. Catalano R, Goldman-Mellor S, Saxton K, Margerison-Zilko C, Subbaraman M, LeWinn K, et al. The health effects of economic decline. Annu Rev Public Health. 2011;32:431-50.

110. Elder G. Children of the great depression. Boulder, CO: Westview; 1974.

111. Elder G. Children of the land. Chicago: University of Chicago Press; 2000.

112. Lee D, Brooks-Gunn J, McLanahan SS, Notterman D, Garfinkel I. The Great Recession, genetic sensitivity, and maternal harsh parenting. Proc Natl Acad Sci U S A. 2013;110(34):13780-4.

113. Loewenstein GF, Weber EU, Hsee CK, Welch N. Risk as feelings. Psychol Bull. 2001;127(2): 267-86.

114. Baumeister RF, Vohs KD, DeWall CN, Zhang L. How emotion shapes behavior: feedback, anticipation, and reflection, rather than direct causation. Pers Soc Psychol Rev. 2007;11(2): 167-203.

115. Gerdtham UG, Johannesson M. Business cycles and mortality: results from Swedish microdata. Soc Sci Med. 2005;60(1):205-18.

116. Svensson M. Do not go breaking your heart: do economic upturns really increase heart attack mortality? Soc Sci Med. 2007;65(4):833-41.

117. Ruhm C. Recessions healthy no more. NBER Working Paper No 19287. 2013; August.

118. Tapia Granados JA. Economic growth and health progress in England and Wales: 160 years of a changing relation. Soc Sci Med. 2012;74(5):688-95.

119. Gonzalez F, Quast T. Mortality and business cycles by level of development: evidence from Mexico. Soc Sci Med. 2010;71(12):2066-73.

120. Gonzalez F, Quast T. Macroeconomic changes and mortality in Mexico. Empir Econ. 2011; 40(2):305-19.

121. Bhalotra S. Fatal Fluctuations? Cyclicality in infant mortality in India. J Dev Econ. 2010;93(1): 7-19.

122. Suhrcke M, Stuckler D. Will the recession be bad for our health? It depends. Soc Sci Med. 2012;74(5): 647-53.

123. Yoon JH, Junger W, Kim BW, Kim YJ, Koh SB. Investigating the time lag effect between economic recession and suicide rates in agriculture, fisheries, and forestry workers in Korea. Saf Health Work. 2012;3(4):294-7.

124. Reeves A, Stuckler D, McKee M, Gunnell D, Chang SS, Basu S. Increase in state suicide rates in the USA during economic recession. Lancet. 2012;380(9856):1813-4.

125. Nandi A, Prescott MR, Cerda M, Vlahov D, Tardiff KJ, Galea S. Economic conditions and suicide rates in New York City. Am J Epidemiol. 2012;175(6):527-35.

126. Barr B, Taylor-Robinson D, Scott-Samuel A, McKee M, Stuckler D. Suicides associated with the

2008-10 economic recession in England: time trend analysis. BMJ. 2012;345:e5142.

127. Luo F, Florence CS, Quispe-Agnoli M, Ouyang L, Crosby AE. Impact of business cycles on US suicide rates, 1928-2007. Am J Public Health. 2011;101(6):1139-46.

128. Blasco-Fontecilla H, Perez-Rodriguez MM, Garcia-Nieto R, Fernandez-Navarro P, Galfalvy H, de Leon J, et al. Worldwide impact of economic cycles on suicide trends over 3 decades: differences according to level of development. A mixed effect model study. BMJ Open. 2012;2(3).

129. Chen VC, Chou JY, Lai TJ, Lee CT. Suicide and unemployment rate in Taiwan, a population-based study, 1978-2006. Soc Psychiatry Psychiatr Epidemiol. 2010;45(4):447-52.

130. Saurina C, Bragulat B, Saez M, Lopez-Casasnovas G. A conditional model for estimating the increase in suicides associated with the 2008-2010 economic recession in England. J Epidemiol Community Health. 2013;67(9):779-87.

131. Davalos ME, French MT. This recession is wearing me out! Health-related quality of life and economic downturns. J Ment Health Policy Econ. 2011;14(2):61-72.

132. Gili M, Roca M, Basu S, McKee M, Stuckler D. The mental health risks of economic crisis in Spain: evidence from primary care centres, 2006 and 2010. Eur J Public Health. 2013;23(1): 103-8.

133. Xu X. The business cycle and health behaviors. Soc Sci Med. 2013;77:126-36.

134. Bockerman P, Johansson E, Helakorpi S, Prattala R, Vartiainen E, Uutela A. Does a slump really make you thinner? Finnish micro-level evidence 1978-2002. Health Econ. 2007;16(1):103-7.

135. Latif E. The impact of macroeconomic conditions on obesity in Canada. Health Econ. 2013 Jul 3.

136. Dave DM, Kelly IR. How does the business cycle affect eating habits? Soc Sci Med. 2012;74(2):254-62.

137. Dee TS. Alcohol abuse and economic conditions: evidence from repeated cross-sections of individual-level data. Health Econ. 2001;10(3):257-70.

138. Nandi A, Charters TJ, Strumpf EC, Heymann J, Harper S. Economic conditions and health behaviours during the "Great Recession." J Epidemiol Community Health. 2013 Aug 22.

139. Johansson E, Bockerman P, Prattala R, Uutela A. Alcohol-related mortality, drinking behavior, and business cycles: are slumps really dry seasons? Eur J Health Econ. 2006;7(3):215-20.

140. Lo CC, Cheng TC. Heavy drinking during periods of high unemployment: 15-year trend study of the role of race/ethnicity. Drug Alcohol Depend. 2013 Jul 20.

141. Hoynes HW, Miller DL, Schaller J. Who suffers during recessions? NBER Working Paper 17951. 2012.

142. Fontenla M, Gonzalez F, Quast T. Are recessions good for everyone's health? The association between mortality and the business cycle by race/ethnicity in the US. Appl Econ Lett. 2011;18(3):207-12.

143. Catalano R. The health effects of economic insecurity. Am J Public Health. 1991;81(9):1148-52.

144. Kivimäki M, Honkonen T, Wahlbeck K, Elovainio M, Pentti J, Klaukka T, et al. Organisational downsizing and increased use of psychotropic drugs among employees who remain in employment. J Epidemiol Community Health. 2007;61(2):154-8.

145. Kivimäki M, Vahtera J, Pentti J, Ferrie JE. Factors underlying the effect of organisational downsizing on health of employees: longitudinal cohort study. BMJ. 2000;320(7240):971-5.

146. Wiemers E. The effect of unemployment on household composition and doubling up. Working Paper: National Poverty Center. 2010.

147. Mykyta L, Macartney S. The effects of recession on household composition: "doubling up" and economic well-being. US Census Bureau. SEHSD Working Paper Number 2011-4 2011.

148. van den Berg GJ, Doblhammer G, Christensen K. Exogenous determinants of early-life conditions, and mortality later in life. Soc Sci Med. 2009;68(9):1591-8.
149. van den Berg GJ, Doblhammer-Reiter G, Christensen K. Being born under adverse economic conditions leads to a higher cardiovascular mortality rate later in life: evidence based on individuals born at different stages of the business cycle. Demography. 2011;48(2):507-30.
150. Barker DJP. Mothers, babies, and health in later life. 2nd ed. Edinburgh; New York: Churchill Livingstone; 1998.
151. Maclean JC. The health effects of leaving school in a bad economy. J Health Econ. 2013;32(5): 951-64.
152. Hessel P, Avendano M. Are economic recessions at the time of leaving school associated with worse physical functioning in later life? Ann Epidemiol. 2013; forthcoming (in press).
153. Coile CC, Levine PB. Recessions, retirement, and social security. Am Econ Rev. 2011;101(3):23-8.
154. Coile CC, Levine PB. Labor market shocks and retirement: do government programs matter? J Public Econ. 2007;91(10):1902-19.
155. McInerney M, Mellor JM. Recessions and seniors' health, health behaviors, and healthcare use: analysis of the Medicare Current Beneficiary Survey. J Health Econ. 2012;31(5):744-51.
156. Coile C, Levine P, McKnight R. Recessions, older workers, and longevity: how long are recessions good for your health? Cambridge: National Bureau of Economic Research; 2012.
157. Daly M, Delaney L. The scarring effect of unemployment throughout adulthood on psychological distress at age 50: estimates controlling for early adulthood distress and childhood psychological factors. Soc Sci Med. 2013;80(0):19-23.
158. Li ZY, Page A, Martin G, Taylor R. Attributable risk of psychiatric and socio-economic factors for suicide from individual-level, population-based studies: a systematic review. Soc Sci Med. 2011;72(4):608-16.
159. Taylor R, Page A, Morrell S, Harrison J, Carter G. Mental health and socio-economic variations in Australian suicide. Soc Sci Med. 2005;61(7):1551-9.
160. Zhang J, Mckeown RE, Hussey JR, Thompson SJ, Woods JR. Gender differences in risk factors for attempted suicide among young adults: findings from the Third National Health and Nutrition Examination Survey. Ann Epidemiol. 2005;15(2):167-74.
161. Coile C, Levine P. Recessions, retirement, and social security. Gerontologist. 2011;51:437-8.
162. Coile CC, Levine PB. (2010). Implications for Retiree Well-Being. In C.C. Coile, & P.B. Levine (Eds.), Reconsidering Retirement: How Losses and Layoffs Affect Older Workers. pp. 99-116. Washington, D.C.: The Brookings Institution.
163. Coile C, Courtney C, Levine PB, McKnight R. Recessions, older workers, and longevity: how long are recessions good for your health? Am Econ J-Econ Polic. In press.
164. Quinlan M, Bohle P. Overstretched and unreciprocated commitment: reviewing research on the occupational health and safety effects of downsizing and job insecurity. Int J Health Serv. 2009;39(1):1-44.
165. Smith V. New forms of work organization. Annu Rev Sociol. 1997;23:315-39.
166. Gash V, Mertens A, Gordo L. Are fixed-term jobs bad for your health? A comparison of western Germany and Spain. Eur Soc. 2007;9(3):429-58(30).
167. Bartley M. Job insecurity and its effect on health. J Epidemiol Community Health. 2005;59(9): 718-9.
168. Mohren DC, Swaen GM, van Amelsvoort LG, Borm PJ, Galama JM. Job insecurity as a risk factor for common infections and health complaints. J Occup Environ Med. 2003;45(2):123-9.

169. Winefield AH, Tiggemann M, Goldney RD. Psychological concomitants of satisfactory employment and unemployment in young people. Soc Psychiatry Psychiatr Epidemiol. 1988;23(3):149-57.
170. Winefield AH, Tiggemann M, Winefield HR. The psychological impact of unemployment and unsatisfactory employment in young men and women: longitudinal and cross-sectional data. Br J Psychol. 1991;82 (Pt 4):473-86.
171. Quinlan M, Mayhew C, Bohle P. The global expansion of precarious employment, work disorganization, and consequences for occupational health: placing the debate in a comparative historical context. Int J Health Serv. 2001;31(3):507-36.
172. Quinlan M, Mayhew C, Bohle P. The global expansion of precarious employment, work disorganization, and consequences for occupational health: a review of recent research. Int J Health Serv. 2001;31(2):335-414.
173. Rodriguez E. Marginal employment and health in Britain and Germany: does unstable employment predict health? Soc Sci Med. 2002;55(6):963-79.
174. Ferrie JE, Shipley MJ, Stansfeld SA, Marmot MG. Effects of chronic job insecurity and change in job security on self reported health, minor psychiatric morbidity, physiological measures, and health related behaviours in British civil servants: the Whitehall II study. J Epidemiol Commun H. 2002, 2002;56(6):450-4.
175. Burgard SA, Brand JE, House JS. Perceived job insecurity and worker health in the United States. Soc Sci Med. 2009;69(5):777-85.
176. Lee S, Colditz GA, Berkman LF, Kawachi I. Prospective study of job insecurity and coronary heart disease in US women. Ann Epidemiol. 2004;14(1):24-30.
177. Ferrie JE, Kivimäki M, Shipley MJ, Davey Smith G, Virtanen M. Job insecurity and incident coronary heart disease: the Whitehall II prospective cohort study. Atherosclerosis. 2013;227(1):178-81.
178. Slopen N, Glynn RJ, Buring JE, Lewis TT, Williams DR, Albert MA. Job strain, job insecurity, and incident cardiovascular disease in the Women's Health Study: results from a 10-year prospective study. PLoS ONE. 2012;7(7):e40512.
179. Laszlo KD, Engstrom K, Hallqvist J, Ahlbom A, Janszky I. Job insecurity and prognosis after myocardial infarction: The SHEEP Study. Int J Cardiol. 2012 Aug 9.
180. Virtanen P, Janlert U, Hammarstrom A. Exposure to temporary employment and job insecurity: a longitudinal study of the health effects. Occup Environ Med. 2011;68(8):570-4.
181. Laszlo KD, Pikhart H, Kopp MS, Bobak M, Pajak A, Malyutina S, et al. Job insecurity and health: a study of 16 European countries. Soc Sci Med. 2010;70(6):867-74.
182. Kalil A, Ziol-Guest KM, Hawkley LC, Cacioppo JT. Job insecurity and change over time in health among older men and women. J Gerontol B Psychol Sci Soc Sci. 2010;65B(1):81-90.
183. Rugulies R, Aust B, Burr H, Bultmann U. Job insecurity, chances on the labour market and decline in self-rated health in a representative sample of the Danish workforce. J Epidemiol Community Health. 2008;62(3):245-50.
184. Virtanen M, Nyberg ST, Batty GD, Jokela M, Heikkila K, Fransson EI, et al. Perceived job insecurity as a risk factor for incident coronary heart disease: systematic review and meta-analysis. BMJ. 2013;347:f4746.
185. Virtanen M, Kivimäki M, Joensuu M, Virtanen P, Elovainio M, Vahtera J. Temporary employment and health: a review. Int J Epidemiol. 2005;34(3):610-22.
186. Kivimäki M, Vahtera J, Virtanen M, Elovainio M, Pentti J, Ferrie JE. Temporary employment and risk of overall and cause-specific mortality. Am J Epidemiol. 2003;158(7):663-8.

187. Virtanen P, Vahtera J, Kivimäki M, Liukkonen V, Virtanen M, Ferrie J. Labor market trajectories and health: a four-year follow-up study of initially fixed-term employees. Am J Epidemiol. 2005;161(9):840-6.

188. Vahtera J, Kivimäki M, Pentti J. Effect of organisational downsizing on health of employees. Lancet. 1997;350(9085):1124-8.

189. Osthus S, Mastekaasa A. The impact of downsizing on remaining workers' sickness absence. Soc Sci Med. 2010;71(8):1455-62.

190. Osthus S. Health effects of downsizing survival and job loss in Norway. Soc Sci Med. 2012;75(5):946-53.

191. Westerlund H, Ferrie J, Hagberg J, Jeding K, Oxenstierna G, Theorell T. Workplace expansion, long-term sickness absence, and hospital admission. Lancet. 2004;363(9416):1193-7.

192. Westerlund H, Theorell T, Alfredsson L. Organizational instability and cardiovascular risk factors in white-collar employees: an analysis of correlates of structural instability of workplace organization on risk factors for coronary heart disease in a sample of 3,904 white collar employees in the Stockholm region. Eur J Public Health. 2004;14(1):37-42.

193. Ferrie JE, Westerlund H, Oxenstierna G, Theorell T. The impact of moderate and major workplace expansion and downsizing on the psychosocial and physical work environment and income in Sweden. Scand J Public Health. 2007;35(1):62-9.

194. Theorell T, Oxenstierna G, Westerlund H, Ferrie J, Hagberg J, Alfredsson L. Downsizing of staff is associated with lowered medically certified sick leave in female employees. Occup Environ Med. 2003;60(9):E9.

195. Egan M, Petticrew M, Ogilvie D, Hamilton V, Drever F. "Profits before people"? A systematic review of the health and safety impacts of privatising public utilities and industries in developed countries. J Epidemiol Commun Health. 2007;61(10):862-70.

196. Clogg CC. Measuring underemployment: demographic indicators for the United States. New York: Academic Press; 1979.

197. Sullivan T. Marginal workers, marginal jobs: University of Texas Press; 1976.

198. Robinson J. Disguised unemployment. The Economic Journal: The Quarterly Journal of the Royal Economic Society. 1936;46:225-37.

199. Friedland DS, Price RH. Underemployment: consequences for the health and well-being of workers. Am J Community Psychol. 2003;32(1-2):33-45.

200. Dooley D, Prause J, Ham-Rowbottom KA. Underemployment and depression: longitudinal relationships. J Health Soc Behav. 2000;41(4):421-36.

201. Dooley CD, Prause J. Reverse causation. In: Dooley CD, Prause J, editors. The social costs of underemployment: inadequate employment as disguised unemployment. Cambridge: Cambridge University Press; 2004. pp.65-87.

202. US Bureau of Labor Statistics. BLS reports: women in the labor force; 2013.

203. Kramer MS, Aboud F, Mironova E, Vanilovich I, Platt RW, Matush L, et al. Breastfeeding and child cognitive development: new evidence from a large randomized trial. Arch Gen Psychiatry. 2008;65(5):578-84.

204. Baker M, Milligan K. Maternal employment, breastfeeding, and health: evidence from maternity leave mandates. J Health Econ. 2008;27(4):871-87.

205. Baker M, Milligan K. Maternal employment, breastfeeding, and health: evidence from maternity leave mandates. J Health Econ. 2008;27(4):871-87.

206. Hawkins SS, Stern AD, Gillman MW. Do state breastfeeding laws in the USA promote breast feeding? J Epidemiol Commun H. 2013;67(3):250-6.

207. Chatterji P, Markowitz S. Family leave after childbirth and the mental health of new mothers. J Ment Health Policy Econ. 2012;15(2):61-76.
208. Hyde JS, Klein MH, Essex MJ, Clark R. Maternity leave and women's mental health. Psychol Women Q. 1995;19:257-85.
209. Gjerdingen DK, Froberg DG, Kochevar L. Changes in women's mental and physical health from pregnancy through six months postpartum. J Fam Pract. 1991;32(2):161-6.
210. McGovern P, Dowd B, Gjerdingen D, Moscovice I, Kochevar L, Lohman W. Time off work and the postpartum health of employed women. Med Care. 1997;35(5):507-21.
211. Mein G, Martikainen P, Hemingway H, Stansfeld S, Marmot M. Is retirement good or bad for mental and physical health functioning? Whitehall II longitudinal study of civil servants. J Epidemiol Commun H. 2003;57(1):46-9.
212. Westerlund H, Kivimäki M, Singh-Manoux A, Melchior M, Ferrie JE, Pentti J, et al. Self-rated health before and after retirement in France (GAZEL): a cohort study. Lancet. 2009;374(9705): 1889-96.
213. Jokela M, Ferrie JE, Gimeno D, Chandola T, Shipley MJ, Head J, et al. From midlife to early old age: health trajectories associated with retirement. Epidemiology. 2010;21(3):284-90.
214. Roberts BA, Fuhrer R, Marmot M, Richards M. Does retirement influence cognitive performance? the Whitehall II study. J Epidemiol Commun H. 2011;65(11):958-63.
215. Rohwedder S, Willis RJ. Mental retirement. J Econ Perspect. 2010;24(1):119-38.
216. Charles KK. Is retirement depressing? Labor force inactivity and psychological well-being in later life. In: Polachek SW, editor. Accounting for worker well-being. Research in Labor Economics, vol. 23. Amsterdam; San Diego and Oxford: Elsevier, JAI; 2004. pp. 269-99.
217. Coe NB, Zamarro G. Retirement effects on health in Europe. J Health Econ. 2011;30(1):77-86.
218. Coe NB, von Gaudecker HM, Lindeboom M, Maurer J. The effect of retirement on cognitive functioning. Health Econ. 2012;21(8):913-27.
219. Calvo E, Sarkisian N, Tamborini CR. Causal effects of retirement timing on subjective physical and emotional health. J Gerontol B Psychol Sci Soc Sci. 2013;68(1):73-84.
220. Behncke S. Does retirement trigger ill health? Health Econ. 2012;21(3):282-300.
221. Barnett I, van Sluijs EM, Ogilvie D. Physical activity and transitioning to retirement: a systematic review. Am J Prev Med. 2012;43(3):329-36.
222. Sjosten N, Kivimäki M, Singh-Manoux A, Ferrie JE, Goldberg M, Zins M, et al. Change in physical activity and weight in relation to retirement: the French GAZEL Cohort Study. BMJ Open. 2012;2:e000522.
223. Chung S, Domino ME, Stearns SC, Popkin BM. Retirement and physical activity: analyses by occupation and wealth. Am J Prev Med. 2009;36(5):422-8.
224. Chung S, Domino ME, Stearns SC. The effect of retirement on weight. J Gerontol B Psychol Sci Soc Sci. 2009;64(5):656-65.
225. Chung S, Popkin BM, Domino ME, Stearns SC. Effect of retirement on eating out and weight change: an analysis of gender differences. Obesity. 2007;15(4):1053-60.
226. Blanchard O, Landier A. The perverse effects of partial labour market reform: fixed-term contracts in france. Econ J. 2002;112(480):F214-F44.
227. Salvatori A. Labour contract regulations and workers' wellbeing: international longitudinal evidence. Labour Econ. 2010 Aug 2010;17(4):667-78.
228. Garcia-Serrano C, Hernanz V, Toharia L. Mind the gap, please! The effect of temporary help agencies on the consequences of work accidents. J Labor Res. 2010;31(2):162-82.
229. Gornick JC, Meyers MK. Families that work: policies for reconciling parenthood and

employment. New York: Russell Sage Foundation Press; 2003.
230. Jacobs JA, Gerson K. The time divide: work, family and gender inequality. Cambridge, MA: Harvard University Press; 2004.
231. Office for National Statistics. Full report—women in the labour market. London: Office for National Statustics; 2013.
232. Department for Trade and Industry. Employment Act. c 22, § 47(1-2) (UK). http://www.legislation.gov.uk/ukpga/2002/22/section/47 2002.
233. Department for Trade and Industry. Flexible working: the right to request and the duty to consider. London: Department for Trade and Industry; 2003.
234. Hegewisch A. Flexible working policies: a comparative review. Manchester: Equality and Human Rights Commission; 2009.
235. Confederation of British Industry. Pulling through: employment trends survey 2008. London: CBI; 2008.
236. Hooker H, Neathey F, Casebourne J, Munro M. The third Work-Life Balance Employee Survey: main findings (revised edition with corrected figures). London: Institute for Employment Studies; 2007(ammended 2011).

CHAPTER 7
사회 연결망 역학

리사 F. 버크먼·아디티 크리슈나   공동번역 및 감수 장숙랑·김창오

10년 전 사회 역학자들은 최신 사회 연결망 방법론을 거의 사용하지 않았다. 이 방법론에 대한 지식이 부족해서가 아니었다. 역학자들이 강력한 연결망 분석 방법을 위해 장기간의 평가에 전념하는 경우가 거의 없었기 때문이다. 이 학문적 경계선의 측면에서 볼 때, 사회과학자들은 건강평가에 대해 비교적 소극적이었고, 최신 생체지표(biomarker) 평가를 사용하는 경우가 드물었다. 사실 건강 문제에 관련된 사회학의 하위 분야는 보통 의료사회학으로 분류되었고, 주로 보건의료 기관과 환자 행동이 역동적으로 상호 연결되는 방식을 이해하는 데에 초점을 두고 있었다. 이 모든 것은 지난 15년 사이에 바뀌었다. 이 분야에서 가장 큰 진전은 전체 연결망을 도면으로 그려내는 사회 중심적(sociocentric) 접근이 건강평가가 포함된 대규모 연구에 사용되면서 이루어졌다. 이 시기 인구학자들은 사회경제적 조건, 가족 역동성 및 사망률을 이해하는 데에 더 중점을 두었다. 역학자와 사회학자 모두 점차 성공적으로 서로의 가장 장점이 되는 접근법들을 접목시켰다. 사회 연결망 분석, 건강, 그리고 생체지표를 통합한 연구들 중 주목할 만한 연구로 프레이밍햄 연구(Framingham Study), 국가 청소년 건강 종단연구(the National Longitudinal Study of Adolescent Health [Add Health]), 몇 가지 HIV 관련 연구 및 사회 중심적 방법론이 가미된 예방 프로그램들과 유럽의 노년 연구들(the

Survey of Health, Ageing, and Retirement in Europe: SHARE, the English Longitudinal Study of Ageing: ELSA) 등을 들 수 있다. 이러한 새로운 연구들은 개인에 대한 직접적인 연결만 찾아내는 자아 중심(egocentric) 모형과 질병과 행동의 전파를 연구할 수 있게 하는 전체 연결망들에 대한 사회 중심적 모형을 모두 사용했다. 같은 기간 동안 사회적 고립과 외로움에 관한 많은 연구들이 사회심리학자를 중심으로 활발히 이루어지며 지평을 바꾸어놓았고, 이는 건강과 웰빙(well-being)에 미치는 영향을 매개하는 인식의 중요성을 강화했다. 이 장은 이러한 연구들과 방법론의 결과를 사회 역학의 주요 논의에 통합하는 데 중점을 둔다.

사회적 관계의 인과관계를 파악하는 능력도 지난 10~15년 동안 크게 향상되었다. 이는 대체로 관찰연구의 최근 방법론적 발전과 여러 대규모 무작위 실험의 분석을 토대로 한 인과 추론을 세심하게 파고든 연구의 결과이다(1~3). 유병률 또는 사망률을 결과로 하는 많은 무작위 실험은 유효하지 않거나 매우 약한 결과를 보였다. 이는 사회 연결망의 영향에 대한 의구심을 불러일으켰다. 이는 인과적 영향에 대한 개념을 파악하거나, 실제 연결망을 변화시키고 중요한 병인학적 시기 동안 지원을 제공할 우리의 능력에 도전을 주는 것이다. 생애주기적 접근을 통합한 새로운 연구들도 발전하기 시작했는데, 사회적 관계가 종종 아동기 또는 초기 성인기에 형성되며, 사회적 기술들은 이것보다 더 일찍 발달하는 것으로 나타났고 이러한 결과는 그리 놀라운 것이 아니다. 생애주기적 접근을 연결망 역학(network epidemiology)에 통합하는 것은 중요하다. 이 문제가 충분히 자주 제기되었음에도 불구하고, 더 탄탄한 연결망 평가의 완전한 통합과는 대조적으로 이 분야에 대한 연구는 여전히 부족하다. 연결/지지 개입(network/support intervention)에 대한 무작위 통제 연구(RCT)의 세부 사항과 인과 추론에 대한 쟁점에 대해서는 11장에서 논의하도록 했다.

사회적 관계─개인 간 연결부터 공동체 안에 통합되는 것까지 넓게 정의되는─의 영향을 건강 및 수명(longevity)과 연결할 근거는 매우 많다. 또한 사회 역학, 사회학, 사회심리학의 학제적 분류는 점차 희미해 진다. 관찰과 실험 설계를 모두 연구에 접목시키고, 생리적, 임상적 평가를 크고 작은 규모의 연구에 모두 포함하게 되었기 때문이다. 관찰연구와 사회 통합, 애착, 사회 연결망에 관한 이론적 문헌을 풍부하게 결합함을 통해 초기에 이 사고들을 실증적으로 시험하도록 잘 이끌 수 있었다. 사람은 사회적 동물이다. 친밀함, 보살핌, 연결에 대한 필요성은 우리 존재를 구성한다. 이것이 중요한 연구 분야라는 것을 존 카셀(4), 시드니 콥(Sidney Cobb)(5), 그리고 사회 역학자들이 제안한 지 35년 이상 지났다. 또한 캘리포니아주의 앨러미다 카운티, 미시간주의 테쿰세, 노스캐롤라이나주의 더럼 카운티에서 이루어진 초기 연구들이 사회적 관계가 사망률에 미치는 영향을 밝혀낸 후 20년이 지났다(6~8). 이제는 이 주제에 관한 방대한 문헌을 살펴볼 때이다. 최근 한 메타분석 연구에서는 사회적 연결과 사망률에 관한 148개 연구를 분석했다(9). 우리의 목표는 실증 연구에서 이끌어낸 몇 가지 중요 이론들을 다시 검토하고, 특히 최근 사회 중심적 접근과 RCT 결과에 비추어 이 생각들 중 일부를 수정하고 재구성하고, 궁극적으로 미래를 위한 생산적인 연구 방향을 제시하는 것이다.

연구자들이 사회적 관계, 또는 보다 구체적으로는 사회 연결망이 건강에 미치는 영향에 대해 기술할 때, 사회 연결망, 사회적 지지, 사회적 고립, 사회 통합 등 많은 용어들을 느슨하고 상호 교환적으로 사용한다. 이 장의 주요 목표는 이러한 용어들을 정의하고 명확하게 하는 것이다. 우리는 ① 이 분야의 연구를 발전시킬 토대가 되는 다양한 분야의 이론적 쟁점, ② 다차원 체계 또는 구조를 통합하는 중요한 모형, ③ 주요 평가 도구들에 수반되는 일련의 정의, ④ 사회 연결망 또는 사회적 지지와 유병률, 사망률, 또는 기능 상태를 연결 짓는 근거 수준이 높은 결과들 중 일부, ⑤ 향후 연구를 위한 제안들을 논할 것이다. 현재 연결망, 지지 및 건강에 관한 많은 책과 문헌고찰이 있기 때문에(10~23), 우리의 목표는 모든 것을 포괄하기보다 이 분야에서 우리의 생각을 크게 발전시킨 연구를 조명하고, 이 책을 읽는 독자들에게 수십 년에 걸쳐 만들어진 참고문헌들의 범위와 깊이에 대한 감각을 주는 것이다.

이론적 쟁점

몇 가지 이론들은 사회적 관계와 건강에 미치는 영향에 대한 실증적 연구에 기반한 것이다. 초기 이론들은 에밀 뒤르켐 같은 사회학자들과 애착 이론을 처음 공식화한 존 볼비(John Bowlby)와 같은 정신분석가들로부터 나왔다. 주요한 개념적 발전의 흐름은 엘리자베스 봇(Elizabeth Bott), 존 반스(John Barnes), 클라이드 미첼(Clyde Mitchell)을 포함한 인류학자들과 클라우드 피셔(Claude Fischer), 에드워드 라우만(Edward Laumann), 배리 웰먼(Barry Wellman), 그리고 다른 이들과 함께 사회 연결망 분석을 개발한 피터 마스든(Peter Marsden) 등과 같은 양적 연구를 하는 사회학자들(quantitative sociologists)로부터 비롯되었다. 이러한 다양한 이론적 접근 방식은 스트레스에 관한 캐넌과 셀리에의 초기 연구와 매큐언, 코언(Cohen) 및 카시오포(Cacioppo)의 후기 연구들과 함께 스트레스 연구의 맥락에서 사회적 자원과 지지의 보호적 역할을 다루었다(24~32). 이 연구와 더불어, 사회 역학자 존 카셀과 시드니 콥의 기여는 사회적 연결(social ties)과 건강에 대한 연구의 기초를 다졌다.

사회 연결망 분석: 사회구조와 공동체를 바라보는 새로운 방식

1950년대 중반 동안 몇몇 영국의 인류학자들은 관계, 부족 및 마을과 같은 전통적 범주에 기반한 개인 또는 집단의 행동을 이해하는 데 어려움을 겪었다. 반스(33)와 봇(34)은 전통적인 관계, 주거 및 계층 집단들을 가로지르는 연결을 분석해 구직, 정치 활동, 사회적 역할 등 그들이 관찰한 행동들을 설명하기 위해 '사회 연결망'의 개념을 개발했다. 사회 연결망 모형들의 발전은 이러한 관계들이 선험적으로 정의된 집단 내에서만 발생한다는 제한이나 기대 없이 사람들 사이의 관계에 대한 구조적 특성을 파악할 방법을 제공했다.

유럽의 제2차 세계대전 이후 사회학자들의 연구가 미국에 알려지면서 미국 사회학자들은 사회 연결망 분석의 개념을 보다 정량적으로 통합해 확장했다. 웰먼(35)은 사회 연결망 분석의 발전에 관한 여러 역사적인 연구에서 연결망 분석의

'연결망'을 설명했다. 해리슨 화이트(Harrison White)와 찰스 틸리(Charles Tilly) 는 하버드에 센터를 하나 설립했고, 이 센터는 대학원생들에게 전승되어 확장되었다. 에드워드 라우만(36)은 시카고 대학교로 갔으며, 배리 웰먼(37)은 토론토 대학교로, 마크 그래노베터(Mark Granovetter)(38)와 클라우드 피셔(39, 40)는 캘리포니아 대학교 버클리로 갔다. 이 사회학자들은 사회 연결망 분석에서 자아 중심적 연결망으로 알려진 접근법을 개발했는데, 이는 연결망의 구조와 기능을 개인의 관점에서 평가하는 방식이다. 연결망 분석은 "개인 행위자들 자체의 특징보다는 사회적 체계 안의 행위자(actor)들 사이 연결의 특징적 양식에 초점을 둔다. 분석가들은 일관성 없어 보이는 겉모습 아래 깔려 있는 연결의 구조들을 찾으며, 이에 관한 설명을 사회적 구조들이 어떻게 연결망 구성원들의 행동을 제한하는지 연구하기 위해 사용한다"(41). 연결망 분석은 연결망의 구조 및 구성과 이 연결망들 사이를 흐르는 내용물 또는 구체적 자원들을 다룬다. 사회 연결망 분석은 개인을 중심에 두는 자아 중심적 연결망과 공동체 또는 직장 수준의 전체적 연결망의 집합들을 모두 포함한다. 전체 연결망들에 대한 분석은 제한적 공동체 전체에 대한 연구인 사회 중심적 접근을 사용하며, 이를 통해 전체 학교, 마을 및 직장들의 연결망 관계를 파악한다.

사회 연결망 이론의 강점은 검정 가능한 가정에 있다. 즉, 연결망에 대한 사회 구조 자체가 기회에 대한 접근과 행동의 제약을 결정하는 자원 또는 정보의 흐름을 형성하면서 개인의 행동과 태도를 결정하는 데 크게 기여한다는 가정이다. 연결망 이론가들은 뒤르켐과 구조적 기능주의자들의 많은 중심 가설들을 공유한다. 주요 유사점은 사회 제도의 구조가 개인이 이용할 수 있는 자원을 형성하고, 이에 따라 그 사람의 행동 및 정서적 반응을 형성한다는 견해이다. 연결망 이론의 또 다른 공헌은 연결망 구조가 지리적 또는 관계의 기준에 따라 정의된 '공동체'의 구성 요소에 대한 선입관에 항상 부합하지는 않을 수 있다는 반스와 봇의 관찰이다. 따라서 웰먼은 공동체의 본질은 공간적 구조가 아니라 사회적 구조에 있다고 주장했다(42). 연결망 구성원들의 실제 연결을 평가함으로써 공동체가 존재하는지, 그리고 그 공동체가 이웃, 가족, 친구, 기관 소속 또는 다른 특징들에 기초하여 정의되는지를 실증적으로 검정할 수 있다. 이 강조점은 뒤르켐(43)

에 의해 공유되는데, 그는 사회적 조직의 기초로서 기계적인 연대(관계 연결에 기반)에서 유기적 연대(합리적 교환에 기반한 연결)로의 전환을 설명했다.

사회 통합, 소외, 그리고 아노미: 뒤르켐의 공헌

자살은 개인이 속한 사회 집단의 통합 정도에 반비례해 변한다.

에밀 뒤르켐(44)

19세기 후반 활동한 프랑스 사회학자 에밀 뒤르켐은 사회학의 창시자 중 한 사람이다. 사회와 건강의 관계에 관한 연구에 대한 뒤르켐의 공헌은 헤아릴 수 없다. 그중 가장 중요한 것은 사회 통합과 사회적 응집력(social cohesion)이 사망률에 미치는 영향을 이해하는 데 기여한 것이다. 뒤르켐의 주요 목적은 사회 역동의 구조로서 개인의 병리학(pathology)을 설명하는 것이었다. 1990년대 중반 건강의 '상류(upstream)' 결정요인들에 대한 관심이 증가한 것에 비추어볼 때(45), 뒤르켐은 시대를 앞서갔다.

보르도 대학교의 교수로 있으면서 뒤르켐은 그의 가장 중요한 책들 네 가지 중 세 개를 저술했다: 『사회분업론(The Division of Labor in Society)』(43), 『사회학적 방법의 규칙들(The Rules of Sociological Method)』(46), 『자살론(Suicide)』(44). 『자살론』은 건강에 대한 사회 통합의 역할을 이해하는 토대를 마련했다. 『사회학적 방법의 규칙들』에 기반하여 뒤르켐은 어떻게 가장 정서적이고 사적이며 표면적으로는 개인적인 행동들 중 하나의 정형화가 '사회적인 사실'의 정형화에 기초하는지 이해하는 데 도전했다. 비어스테트(Bierstedt)(47)가 언급했듯, 뒤르켐은 개인적인 행동으로 보이는 것에 영향을 주는 사회적 현상의 힘을 증명하기 위해 스스로 가장 어려운 도전을 택한 것이라고 볼 수 있다.

『자살론』에서 뒤르켐은 '사회적 사실들'이 어떻게 자살을 향한 집단적 경향성의 변화하는 패턴을 설명하는 데 사용될 수 있는지 보여주었다. 그는 개인들이 애착과 규제라는 두 가지 형태의 통합을 통해 사회와 연결된다고 주장했다. 애착은 개인이 사회의 구성원들과 연결을 유지하는 정도이다. 규제는 개인이 사회의 가치, 신념 및 규범에 의해 사회구조에서 유지되는 정도를 포함한다(48). 뒤르켐의 논리와 언어가 매우 우아하기 때문에 다음 문단에서 우리는 독자에게 사회 통합과 자살에 관련된 그의 생각에 대한 느낌을 전달하고자 한다.

뒤르켐은 그의 연구를 여러 국가들과 다른 지리적 단위 및 사회 집단들이 해마다 매우 안정적인 자살률을 보인다는 관찰로 시작한다.

> 그러므로 사회를 이루는 개인들은 해마다 변하지만, 자살자 수 자체는 변하지 않는다. … 파리의 인구 자체는 매우 빠르게 변하지만, 프랑스의 전체 자살자 수 중 파리가 차지하는 비율은 사실상 동일하게 유지된다. … 한 국가에서 군인의 자살률은 매우 천천히 변한다. … 마찬가지로, 개인적 기질의 다양성과 무관하게, 결혼한 사람들과 홀아비 및 과부의 자살 성향 간의 관계는 다양하게 변화하는 사회적 집단들 안에서 거의 일정하다. 한 사회 또는 사회의 일부분에서 자발적인 사망의 사례를 고정시키는 원인들은 어떤 사람이 행하든지 동일한 강도를 유지하기 때문에 개인과는 독립적일 것이다(44).

뒤르켐은 어떻게 사회구조—특히 종교, 가족 및 직업 관련 조직에 기반한 통합 정도—가 자살에 영향을 미치는지에 대한 이해에 탁월한 기여를 했다. 그는 긴 시간이 지났음에도 상당 부분 살아남은 사회학적 기본 이론들을 개발하고 시험함으로써 이 분야의 많은 연구들을 위한 길을 열었다. 그는 자살을 개인의 삶에서 '고립된 비극(isolated tragedy)'이 아니라 사회 상태 전체를 반영한 것으로 보았다(49).

생애주기 애착 이론: 볼비(Bowlby)의 공헌

> *인간은 누구나 요람에서 무덤까지 애착 대상이 제공하는 안전 기지를*
> *기반으로 여행하는 삶을 살아갈 때 가장 행복하다*
>
> 존 볼비(John Bowlby)(50)

존 볼비는 20세기 가장 중요한 정신의학자 중 한명이다(51). 그는 1937년 정신분석가 자격을 취득한 이후 곧 영국 정신분석학회(British Psychoanalytic Society)에 환경, 특히 초기 아동기 환경이 신경증 발생에 중요한 역할을 한다는 이론들을 제안했다. 커리어 초기 그는 엄마로부터 신생아를 분리하는 것이 해롭다고 믿었다. 그는 상실과 분리가 정신치료에서 중요한 문제들이라고 보았다. 볼비는 친밀한 애정의 유대를 형성하기 위한 인간의 보편적 요구가 존재한다고 제안했다(52). 1964년부터 1979년 사이 볼비는 주요 3부작인『애착(Attachment)』(53),『분리(Separation)』(54),『상실(Loss)』(55)을 저술했는데, 여기에서 그는 애착에 관한 그의 이론과 이것이 어떻게 아동기와 성인기 발달 모두에 관련되는지에 대해 제시했다.

애착 이론은 애착 대상—반드시 그런 것은 아니지만 가장 흔히 어머니—이 신생아나 유아가 모험하고 탐색할 수 있는 안전 기지를 만든다고 주장한다. 볼비는 많은 정신분석가들과 애착이 '주된 동기부여 체계'라고 논쟁했다(수유나 온정에 부차적인 것이 아니라)(53). 그는 "안정적인 애착은 혈압과 온도 조절의 내부 항상성 메커니즘과 유사하게 아동의 신진 대사를 안정적인 상태로 유지하는 외부의 심리적 방어 고리를 제공한다"고 했다(53). 아동기에 형성된 이러한 친밀한 유대관계는 성인기 견고한 애착을 위한 안전 기지를 형성하며 향후 사회적 관계들의 원형을 제공한다(52). 안정 애착(secure attachment)은 회피(avoidant), 양가(ambivalent), 혼돈(disorganized) 애착과 달리 더 큰 체계 안에서 애정적인 유대와 안전의 유지를 가능하게 한다. 감정 통제와 성인기 건강을 위한 이러한 초기 애착의 중요성에 대한 증거가 증가하고 있다(56~64).

볼비는 성인기에는 결혼이 성인들에게 아동기의 신생아와 엄마 사이 애착과 같은 것으로 보았다. 안정적인 경우, 결혼은 '필요할 때 보호해 주는 껍데기'에 둘러싸여 일을 하고 세상을 탐색할 수 있는 견고한 토대를 제공한다(65).

볼비 이론의 강점은 개인에게 스스로를 위해, 사랑과 그것이 제공하는 책임감을 위해, 그리고 '피난처'를 위해 안정 애착이 필요함을 분명히 한 데 있다. 주요 애착은 궁극적으로 개인이 성인기 삶에서 지속적이고 애정 어린 관계들을 형성할 기초를 제공하는 안전감과 자존감을 향상한다. 애착과 외로움에 관한 개념들은 현재 카시오포의 외로움에 대한 많은 연구에서 나타난다(12~14, 18, 66, 67). 신생아기와 아동기의 심리사회적 환경은 성인기까지 지속되는 성공적인 발달을 위한 기반이 된다. 볼비에게 성인기 삶에서 친밀함에 대한 능력은 타고나는 것이 아니다. 그것은 애착, 상실, 그리고 재애착과 관련된 복잡한 동적 힘의 결과이다. 이 책 전체에서 우리는 질병의 사회적 결정요인을 이해하기 위해 생애주기와 역동적인 관점을 제공하는 것의 중요성이 점점 커지는 것을 볼 수 있다.

함께 실을 짜기

어떻게 서로 다른 관점에서 나온 이론들이 모여 사회적 관계가 건강에 영향을 미치는 방식을 연구할 개념적 틀을 개발하는 데 도움을 줄 수 있을까? 우리는 역학자의 영역인 광범위한 건강결과에는 큰 관심이 없던 사회학자들, 인류학자들, 정신의학자들이 지난 세기 동안 제안한 일련의 개념들을 어떻게 통합하기를 바라는가? 첫째, 이 이론가들은 사회 역학에 유용한 포괄적 틀을 개발하는 데 가장 크게 기여했다. 예를 들어 뒤르켐의 뛰어난 공헌은 개인의 사망 위험을 집단의 사회적 경험에 관련지은 것에 있다. 사망률의 인구적 패턴에 대한 그의 확고한 방향성은 그가 사회 통합이 자살의 사회적 정형화에 중요한 요인임을 밝힐 수 있게 했다. 개인 특성 또는 근접 및 촉진 요인들이 특정 집단의 많은 이들 중 **누가** 자살을 할지에 영향을 미칠 수 있다는 점을 부인하지 않는 한편, 그의 인구적 패턴에 대한 꾸준한 방향성은 자살과 관련된 집단적, 사회적 특성을 드러낼 수 있게 했다. 볼비의 '주요 동기부여 체계'로서 애착에 관한 관점은 중요한데, 애착은 사랑, 안전 및 다른 비물질적 자원－음식, 온정, 물질 자원뿐 아니라－을 제공하기 때문이다. 고아를 대상으로 한 찰스 넬슨(Charles Nelson)의 연구는 이 개념을 설득력 있게 기록한다(64). 이 이론은 또한 사회적 관계들이 건강을 증진할 수 있는 방식에 관한 우리의 생각에 중심적인 것이다. 볼비는 애착의 유대감이 만들어지는 발달의 중요한 시기를 파악하고자 했다. 이러한 생애주기적 관점은 지난 10년 동안 사회 역학에서 활발히 사용되었다(68, 69). 마지막으로, 우리의 틀의 많은 부분은 사회 연결망 이론가들의 연구에 직접적인 토대를 두고 있다. 중요한 기여는 주로 연결망 접근법 자체에서 비롯되며, 연결의 구조와 기능이 관계, 이웃, 직장과 같은 '제한된' 소속의 특정한 종류에 의해 정의된다고 가정하지 않은 채 평가된다. 이 방향성은 봇(34)부터 웰먼(42)에 이르기까지 사회 연결망 분석가들이 가족이나 이웃에 대한 전통적 초점으로 행동 패턴을 설명할 수 없는 경우 행동들의 기본이 되는 사회구조를 파악할 수 있게 했다.

연결망 이론들의 두 가지 다른 강점도 언급할 가치가 있다. 첫째, 친밀한 연결과 확장된 연결 모두에 대한 평가에서 사회 연결망 모형의 유연성은 일상생활에서 많은 종류의 관계가 수행하는 중요한 역할을 깊이 이해하고 인정할 수 있게 한다. 둘째, 연결망 이론들은 사실상 연구자들이 설명 요인들로 개인 특성보다는 연결망의 특성을(사회적인 차원에서) 파악하도록 한다. 따라서 우리는 지지, 직업에 대한 접근성(38, 70), 사회적 영향력(19~21, 71), 건강행동(72~74) 및 질병 전파(75~79)를 설명하는 구조적 연결망 특성을 볼 수 있다. 이러한 다양한 이론들을 통합하고 함께 엮음으로써 우리는 강력한 이론과 모형들을 도출한다. 미국의 크리스타키스(Christakis), 베어먼(Bearman), 무디(Moody), 모리스(Morris), 발렌테(Valente)(19~21, 73, 74, 76, 80~96)의 연구와 아프리카의 콜러(Kohler), 왓킨스(Watkins)와 그 동료들(74, 78, 79, 97~102)은 보다 공식적인 연결망 접근법으로부터 얻어진 중요한 통찰력을 보여준다. 우리는 그들을 사회적 관계와 연결망이 다양한 건강결과들에 어떤 영향을 미치는지 파악하기 위한 보다 포괄적인 틀을 구축하는 데 이용한다.

사회 연결망을 건강에 연결하는 개념 틀

개요

사회적 자원, 지지, 질병 위험 사이 연결성을 처음 제안한 카셀(4)과 콥(5)은 역학 분야에서 매우 중요한 연구를 진행했다. 이로부터 시작하여 역학자들은 건강에 대한 사회적 관계들의 역할에 대해 탐색하기 시작했다. 1970년대와 1980년대, 사회적 연결 또는 사회 연결망의 부족이 거의 모든 사망 원인으로 인한 사망률을 예측한다는 것을 지속적으로 보여준 일련의 연구들이 등장했다(리뷰 10, 24, 103 참조). 이 연구들은 거의 대부분 가까운 친구와 친척의 수, 결혼 상태, 종교 및 자발적 조직에 대한 소속 또는 회원 자격을 사용했다. 이러한 척도는 사회 연결 망 또는 연결(ties), 사회적 연결성(social connectedness), 통합, 활동, 또는 반대로 사회적 고립에 대한 평가 등 여러 가지 방법으로 개념화되었다. 어떤 이름이든지 간에 친밀한 연결부터 확장된 연결까지의 범위에 걸친 연결과 관련된 것으로 통합을 정의했다. 대부분의 연구들은 '강한' 연결과 '약한' 연결 모두에 대한 척도를 포함했다. 마크 그래노베터(38)에 의해 정의되었듯이 약한 연결은 확장된 친밀하지 않은 연결과의 접촉을 포함하며, 이것이 주로 이직이나 직업 변동에 핵심적이라고 밝혔다.

이러한 척도들이 건강결과들을 예측하는 힘에 대해서는 반박할 수 없으나 척도들이 실제로 무엇을 평가하는지에 관한 해석에 대해 많은 논쟁이 있어 왔다. 홀과 웰먼(41)은 사회 역학의 많은 초기 연구는 '사회 연결망'이라는 용어를 은유적으로 사용했음을 적절하게 논평했는데, 연구자들이 연결망 분석에서 사용되는 보다 표준적인 평가법을 따르는 일이 드물었기 때문이다. 예를 들어, '약한 연결'의 존재는 직접적으로 평가되지 않으며, 자발적인 또는 종교적인 조직의 회원 자격을 통해 유추된다. 이러한 비판을 염두에 두고 많은 차원의 연결망들과 기능들을 통합한 또 다른 연결망 측정 방법이 개발되었다(24, 103~105).

연구의 두 번째 물결은 초기 연구들에 대한 대응으로, 그리고 이 분야의 방향성을 여러 방식으로 바꿔놓은 심리학의 결과물로서 발전했다. 이 두 번째 물결에 대한 주요 공헌자들은 안토누치(Antonucci)(105~107), 칸(108), 린(Lin)(109~113), 하우스(House)(114~116), 코언(117~121), 룩(Rook)(122~124) 및 바버라(Barbara)와 어윈 사라슨(Irwin Sarason)(125~126)을 포함한다. 이러한 사회과학자들은 사회 연결망의 구조에 대한 설명보다는 사회적 지지의 제공에 초점을 두었다. 특히 중요한 공헌은 칸과 안토누치의 콘보이 모형(Convoy model)의 개발로, 이 모형은 경험과 생애사를 공유하고 시간의 흐름에 따라 서로 지지를 제공하는 그 또는 그녀의 코호트 구성원들에 둘러싸여 삶을 여행하는 개인을 생애주기적 관점에서 바라본다(107, 128).

사회적 지지의 풍부함과 복잡성에 대한 우리의 이해는 린의 자원 이론 (resource theory), 하우스와 칸에 의해 개발된 지지의 정의, 사라슨의 이론 기반 연구에 대한 요구 등에 의해 헤아릴 수 없이 진전되어 왔다. 그들은 우리가 어떻게 지지가 정신건강에 관련되는지 이해하도록 도왔다. 하지만 이러한 연구자들은 자주 사회 연결망의 주요 기능은 사회적 지지의 제공이라는 가정을 공유한다. 사회적 지지는 사회 연결망이 신체와 정신건강 상태에 영향을 미치는 많은 방식들 중 하나이다. 그러나 우리는 이제 지지가 유일한 주요 경로가 아니라는 것을 안다. 더 나아가 보다 근위의 경로들에 대한 독점적인 연구는 주의를 사회적 지지가 제공되는 사회적 맥락과 구조적 토대에 집중할 필요성으로부터 다른 곳으로 돌리게 한다. 이러한 현상을 설명할 포괄적인 틀을 위해 우리는 '상류'로 가서 연결망 구조에 초점을 두어야 한다. 그래야만 우리는 사회 연결망들이 건강결과들에 깊은 영향을 줄 수 있는 다양한 경로들을 모두 고려할 수 있다. 또한 연결망들의 구조를 이루는 보다 큰 사회적, 문화적 맥락에 있는 사회 연결망에 대한 관점을 유지하는 것은 중요하다.

최근 연결망과 건강에 대한 3세대 연구가 등장했다. 이 연구들은 자아 중심적 및 사회 중심적 모형을 모두 사용하는 공식적 연결망 분석에 기초하며, 수학적 모형들에 의해 연결망 구조, 질병 전파, 행동, 태도를 기술한다는 큰 장점이 있다. 그들은 사회적 지지로부터 사회 연결망에 대한 연구로 나아갔다. 연결망에 대한 연구 자체는 "개념적으로 연결망이 구성 부분들에 의해 설명되지 않는 새로운 속성을 가지므로" 지지에 관한 연구보다 넓은 것이다(23, 129). 이러한 새로운 연구들은 미국에서 연결망 연결과 건강행동을 다룬다(19, 22, 73, 81~87, 90, 92, 95, 130). 다른 연구자들은 성적 연결망과 관련된 HIV/AIDS 전파에 대한 연구들을 발전시켰으며 연결망 역학에 매우 중요한 기여를 했다(76, 78, 79, 131).

그림 7.1에서 우리는 사회 연결망이 건강에 어떻게 영향을 미치는지에 대한 개념적 모형을 제시했다. 우리는 사회 통합이 건강에 영향을 주는 과정들을 형성하면서 동적으로 서로 연결된 거시사회 및 심리생물학적 과정으로부터 시작하는 계단식 인과 과정을 제안한다.

위에 제시했듯이 우리는 상류의 힘들이 연결망 구조를 조절하는 더 넓은 사회

그림 7.1_ 건강에 미는 사회 연결망의 영향에 관한 개념적 모형치

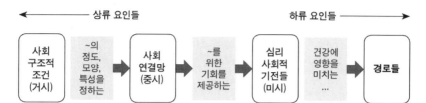

←──── 상류 요인들 ────   ──── 하류 요인들 ────→

사회 구조적 조건 (거시) → ~의 정도, 모양, 특성을 정하는 → 사회 연결망 (중시) → ~를 위한 기회를 제공하는 → 심리 사회적 기전들 (미시) → 건강에 영향을 미치는 … → 경로들

문화:
·규범과 가치
·사회적 응집력
·인종차별
·경쟁/협력

사회경제적 요인들:
·생산의 관계
·불평등
·차별
·분쟁
·노동시장 구조
·빈곤

정치
·법
·공공 정책
·차별적인 정치적 선거권/참여

사회 변화:
·도시화
·전쟁/시민적 불안
·경제 불황

사회연결망 구조:
·크기
·이행성
·밀도
·동질성
·중심성
·등위성
·거리

사회 연결망 연결의 특성:
·대면 접촉 빈도
·비시각적 접촉 빈도
·조직적 참여 빈도 (참석)
·연결의 상호 관계
·다중성
·기간
·친밀성

사회적 지지
·도구적·경제적
·정보적
·판단적
·정서적

사회적 영향
·건강 행동에 대한 제한적/촉진적 영향
·도움 요청/순응에 대한 규범
·또래 압력
·사회적 비교 과정

사회적 참여
·신체적/인지적 운동
·의미 있는 사회적 역할 강화
·유대/대인관계적 애착

대면 접촉:
·가까운 대인 접촉
·성적 또는 낭만적인 친밀한 접촉

자원 및 재화 접근성:
·직업/경제적 기회
·보건의료 접근성
·주거
·제도적 접촉

부정적인 사회적 상호작용:
·부담
·비난
·지각된 고립
·초기 아동기 트라우마, 부부 갈등 등의 직접적 갈등과 학대

건강 행동적 경로:
·흡연
·음주/약물 복용
·식이
·운동
·치료 순응
·도움 요청 행위

심리적 경로:
·자아효능감
·자존감
·대처
·우울/디스트레스
·감정 통제

생리적 경로:
·HPA 축 반응
·알로스타틱 부하
·면역 기능
·심혈관 반응성
·염증
·노화 경로
·전염병 전파

적, 문화적 맥락에 사회 연결망을 포함시키는 것으로 시작한다. 적은 수의 연구 외에는 연결망이 형성되고 유지되는 더 큰 거시사회적 맥락에 대한 진지한 고려가 부족했으며, 이는 사회 연결망이 건강에 미치는 영향에 대한 연구에서는 거의 없었다.

다음으로 우리는 연결망 구조와 기능이 사회 및 대인 관계적 행동에 미치는 영향을 이해하기 위해 하류로 이동한다. 우리는 연결망들이 다섯 가지 주요 경로를 통해 행동 수준에서 작동한다고 주장한다. ① 사회적 지지의 제공, ② 사회적 영향력, ③ 사회참여와 애착, ④ 자원과 물질적 재화에 대한 접근성, ⑤ 갈등과 학대와 같은 부정적인 사회적 상호작용. 우리는 이러한 미시 심리사회적 및 행동적 과정들이 건강 상태로의 보다 근위적 경로에 영향을 미친다고 주장한다. 이들은 직접적인 생리적 스트레스 반응; 흡연 또는 고위험 성적 활동 등과 같이 건강에 해로운 행동; 적절한 건강 서비스 이용, 치료 순응, 운동 등과 같이 건강을 증진하는 행동; HIV, 성 매개 감염(sexually transmitted diseases: STDs), 결핵 등 전염병의 감염원에 대한 노출 등을 포함한다. 사회적 관계들이 생애주기에 걸쳐 건강에 영향을 미칠 수 있는 생물학적 경로에 대한 더 자세한 설명은 생물학적 각인(biological embedding)에 관한 14장에서 논의한다. 여기에서 우리는 보다 간결한 리뷰를 제공한다.

사회 연결망을 이러한 더 넓은 원인의 사슬에 포함시킴으로써 우리는 가장 큰 규모와 가장 작은 규모의 사회적 형태들의 구조를 매개로 보다 본질적으로 정치 경제학에 관련된 '상류의' 거시사회적 힘들을 사회 연결망과 통합한다. 그러므로 우리는 노동시장, 경제적 압력, 조직적 관계들이 어떻게 연결망들의 구조에 영향을 미치는지 조사할 수 있다(132~135). 우리는 어떻게 문화, 급격한 사회 변화, 산업화, 도시화가 연결망들의 구조에 영향을 주는지 구체적으로 살펴볼 수 있다. 현재까지 사회 역학과 관련된 이 분야의 가장 중요한 발견은 미국의 후기 산업사회에서 '공동체'가 죽었는지 또는 죽어가고 있는지 여부일 것이다. 사실 이 질문은 많은 사회 연결망 분석가들에게 핵심적인 것이었다(42, 136, 137).

하류의 사회 및 행동적 경로들

사회적 지지

하류로 가면서 우리는 이제 연결망들이 건강 상태에 영향을 줄 수 있는 매개적 경로들에 대해 논의하고자 한다. 가장 분명한 것은 연결망 연결들의 구조는 많은 종류의 지지를 제공함으로써 건강에 영향을 미친다는 것이다. 이러한 틀은 모든 연결들이 지지적이지는 않다는 것과 제공된 지지의 종류, 빈도, 강도, 정도에는 변동이 있다는 것을 바로 인정한다. 예를 들어, 어떤 연결들은 여러 종류의 지지를 제공하는 반면 다른 연결들은 특화되어 한 가지 종류만을 제공한다.

사회적 지지는 보통 정서적, 도구적, 판단적(appraisal), 정보적 지지를 포함하는 하위 유형들로 구분된다(24, 114, 118, 121, 138, 139). 정서적 지지는 "다른 사람들로부터 받는 사랑, 보살핌, 공감, 이해 및 존경 또는 가치"의 양과 관련된다(140). 정서적 지지의 경우, 제한된 조건 아래에서는 덜 친밀한 연결도 이를 제공할 수도 있으나 주로 절친한 또는 긴밀한 관계에서 제공된다. 도구적 지지는 식료품 구입, 약속 잡기, 전화하기, 요리하기, 청소하기 또는 청구서 지불하기 등과 같은 실재적 필요에 대한 도움 또는 보조를 말한다. 하우스는(114) 도구적 지지를 현물, 돈 또는 노동에 대한 도움이라고 했다. 종종 세 번째 종류의 지지라고 정의되는 판단적 지지는 의사 결정에 대한 도움, 적절한 피드백 제공 또는 어떤 행동을 취할지에 대한 결정에 대한 도움과 관련된다. 정보적 지지는 조언이나 특정 요구에 관한 서비스에 대한 정보 제공과 관련된다. 정서적, 판단적, 정보적 지지는 종종 구분하기 어려우며 다양한 다른 정의가 존재한다(예: 자존감 지지).

우리는 사회적 지지를 잠재적으로 주고받는 것을 모두 포함하는 거래적인 것으로 본 칸과 안토누치(128)의 관점을 공유한다. 더 나아가 지지 자원을 주고받는 과정은 상호 의존성, 연대, 호혜성의 규범에 의해 행동을 이끄는 교환의 규범적인 틀 내에서 일어난다(141 참조). 지지 교환은 또한 단순히 일상적 접촉에 대한 반응이 아니라 생애주기적 맥락에서 일어난다. 장애나 만성질환을 가진 사람에게 일어나는 생애 후기의 지속적인 지지 교환의 패턴을 설명하는 데 도움이 된다. 더 나아가 지지 교환은 오래 이어지고 공유된 역사에 기초하며, 고립되거나 단편화된 현상이 아닌 사회 연결망 연결의 맥락 내에서 일어난다. 지지에 관한 척도는 종종 상호 호혜성의 측면을 측정하지 못하며 대신 제공받은 지지에 더 관심을 둔다.

지지의 종류를 떠나서, 인지적 차원을 행동적 차원의 지지와 구분하는 것은 중요하다. 개인이 요구에 대한 지지가 가능하다고 인식하는 것은 그러한 요청을 한 상황에서 실제로 지지가 제공되는지 여부와 일치할 수도 있고 그렇지 않을 수도 있다. 잠재적 지지의 이용 가능성과 적절성에 대한 감각에 관련된 개인의 인식과 실제 지지를 받는 정도는 다른 것이며, 동등하게 중요하다. 제공받은 지지는 행동과 관련한 실제 교환이다. 이것은 행해진(enacted) 또는 경험된(experienced) 지지라고 불리기도 한다(142). 어떤 상황에서 어느 것이 더 중요한지 — 행동적 또는 인지적 — 에 대한 활발한 논의가 계속되고 있으며, 어느 경우이든 그것들이 지지의 다른 측면을 다루고, 대부분의 연구에서 약한 상관관계를 보인다는 점은 분명하다(142).

정서적 지지와 달리, 도구적, 판단적, 정보적 지지는 자원과 물질적 재화에 대한 접근성을 향상시키기 때문에 건강에 영향을 줄 수 있다. 고전적인 예시로 개인적으로 덜 친밀하지만 연결망들을 잇는 약한 연결들이 더 나은 직업적인 접근성을 제공한다는 '약한 연결'의 강도에 대한 그래노베터의 연구를 들 수 있다(38). 이러한 방식으로 형성된 지지는 경제적 기회와 보건의료 접근성을 제공하며, 기관 연계를 형성한다.

사회적 영향력

연결망들은 여러 다른 경로들을 통해 건강에 영향을 미칠 수 있다. 종종 잊히는 하나의 경로는 **사회적 영향력**에 기반한다. 마스든은 "사회 연결망에서 두 행위자의 근접성은 그들 사이 대인적 영향의 발생과 관련된다"고 주장했다(71). 용어의 사용 면에서, 영향력은 대면 접촉과 관련될 필요는 없으며, 행동을 교정하려는 고의적이거나 의식적인 의도를 요구하지 않는다(71). 마스든은 에릭슨(Erickson)(143)의 연구를 언급하면서, 모호한 상황에서 "사람들은 유사한 다른 사람들로 이루어진 기준 집단의 태도와 자신들의 태도를 비교함으로써 규범적인 안내를 획득한다. 태도는 비교 집단과 공유될 때 확정되고 강화되는 반면, 불일치할 경우 변화한다"고 제시했다(71).

건강행동(알코올과 담배 소비, 보건의료 이용, 치료 순응, 식이 행태 등)에 관한 공유된 규범은 연결망 구성원들의 행동의 직접적인 영향을 미치는 강력한 사회적 영향력의 근원이 될 수 있다. 이러한 상호 영향의 과정들은 연결망 내에서 동시에 일어나는 사회적 지지의 제공과는 별개로 발생할 수 있다. 크리스타키스와 파울러(Fowler)의 고전적 예시는 연결망이 담배 소비(73)와 비만(87)에 미치는 영향을 기록했다. 국가 청소년 건강 종단연구를 이용한 여러 연구들은 또래 영향력에 대해 보고했다(22, 81, 83, 84, 92). HIV/AIDS의 위험과 태도에 관한 인식은 사회적 영향력이 건강을 형성하는 방식에 관한 최근의 다른 예시들이다(79). 연결망의 가치와 규범으로부터 확장되는 사회적 영향력은 연결망이 건강에 미치는 영향에 대한 중요하고도 과소평가된 경로이다.

사회 활동

연결망들이 건강 상태에 영향을 미칠 수 있는 세 번째 경로는 사회참여와 사회활동을 촉진해 이루어진다. 참여와 활동은 실생활 활동에서 잠재적 연결을 설정한 결과이다. 친구들과 어울리기, 사회적 기능 참석, 직업적 또는 사회적 역할에 참여하기, 집단 레크리에이션, 종교적 참석 ─ 이들은 모두 사회 활동의 예시들이다. 따라서 활동의 기회를 통해 사회 연결망들은 부모, 가족, 직업, 공동체의 역할을 포함하는 의미 있는 사회적 역할들을 규정하고 강화하며, 이는 가치, 소속, 애착에 대한 감각을 제공해 준다. 각 개인에게 일관성 있고 지속적인 정체성의 감각을 제공하는 이러한 역할들은 오로지 역할 수행이 이루어질 무대를 제공해 주는 연결망의 맥락 덕분에 가능한 것이다.

또한 연결망 참여는 교제와 사교성에 대한 기회를 제공한다. 우리는 다른 사람들과 마찬가지로(122), 이러한 행동과 태도들이 지지의 제공 자체가 아니라 의미 있는 사회적 맥락과 그 안에서 참여의 결과라고 주장한다. 우리는 사회 통합 또는 '연결성'에 대한 척도가 오랜 기간의 추적 검사에 따른 사망률의 강력한 예측 요인이 되는 이유는 부분적으로 이러한 연결들이 개인이 삶에 완전히 참여하고 의무를 가지며(사실, 종종 지지의 제공자가 되기 위해), 그가 속한 공동체에 애착을 느낄 수 있게 함으로써 개인의 삶에 의미를 제공하기 때문이라고 가정한다. 일부 연구자들이 '소속'을 지지의 또 다른 특징으로 보는 경향이 있지만, 이 경로는 제공되거나 지각되는 지지의 차원과는 구별되며 지지의 인지적, 행동적 측면과는 별개이다. 이러한 경로는 사회 연결망들이 사회 통합에 기여하는 방식과 밀접하게 연관된다. 친구 및 가족과의 접촉과 봉사활동 참여를 통해 삶은 일관성, 의미, 상호 의존성에 대한 감각을 획득한다.

인상적인 양의 연구들이 현재 사회 활동 및 참여를 노년기 인지 기능과 연결 짓는다. 사회 활동을 연결하는 기전은 집행 기능과 같이 인지 기능의 직접적인 자극을 포함할 수 있다(144~146). 이는 인지 기능에 관한 이 장의 다른 부분에서 더 자세히 논의할 것이다. 따라서 사회 활동은 직접적으로 건강을 향상하는 동시에 높은 수준의 웰빙을 가능하게 하는 일관성과 정체성에 대한 감각에 간접적으로 기여하며 작동하는 생리적 체계를 활성화할 수 있다.

대면 접촉

연결망들은 또한 전염병의 감염원에 대한 노출을 제한하거나 촉진함으로써 질병에 영향을 준다. 이와 관련하여 역학과 연결망의 방법론적 연결은 주목할 만하다. 더 나아가 연결망 구조에서 건강으로 이어지는 경로들을 구별하면서, 우리는 연결망들이 전염병을 퍼뜨리는 매개체가 되는 동시에 정서적 지지를 제공한다면 연결망이 건강을 증진하는 동시에 건강에 해로울 수 있음을 발견했다. 연결망 접근법을 역학에 적용하면서 수학적 모델링을 연결하려는 노력은 지난 10년간 상당히 발전했다(81, 82, 96, 98, 131, 147~154). 통찰력 깊은 논문에서 모리스(Morris)는(148) 어떻게 역학자들이 초기에 질병 매개체의 생물학적 특징을 인식하면서 질병 전파 모형을 개발했는지 논했다. 세기 초에 역학자들은 역학의 인구 역동은 ① 접촉의 한 구성원이 민감할 확률, ② 또 다른 사람이 전염될 확률, ③ 단위 시간 동안 개인들 간에 만들어진 유효한 접촉의 수에 비례한다는 것을 인식했다(149). 사회 연결망 분석의 질병 전파 모델링에 관한 공헌은 많은 경우에 질병 전파가 인구 내에서 무작위적으로 이루어지지 않는다는 이해에 있다. 사회 연결망 분석은 개인들 사이의 노출(예, 성적인 연결망)이 무작위적이지 않고 지리적 위치, 인구학적 특징(나이, 인종, 성별) 또는 다른 중요한 개인의 특징(사회경제적 위치, 직업, 성적 지향)에 기반하는 모형의 개발에 적합하다(81~83, 150). 더 나아가 사회 연결망 분석이 개인 특성보다는 연결망 특성에 초점을 두기 때문에, 연결망들 사이 연결을 잇는 인구집단을 통한 감염성 질환의 확산에 대한 연구나 질병 확산을 촉진하는 자아 중심적 연결망들의 특징을 파악하는 데 이상적으로 잘 맞는다.

사회 연결망 분석을 전염성 질환의 확산에 적용한 가장 성공적인 예시는 HIV 전파에 대한 연구일 것이다. 성적 접촉이든 정맥 내 약물 사용을 통해 전파되든 HIV 전파는 무작위 혼합보다 선별적으로 일어난다. 미국과 사하라 이남 아프리카에서 HIV/AIDS는 현재 연결망 관점에서 가장 잘 이해할 수 있다. 대부분 대면 접촉을 통해 퍼지는 질환의 동역학을 이해하는 것은 사람들 사이의 복잡한 동역학과 그들의 사회 연결망들에 대한 인식을 필요로 한다.

물질적 자원에 대한 접근성

사회 연결망이 작동할 수 있는 기전으로 물질 재화, 자원, 서비스에 대한 차별적인 접근성을 탐색한 연구는 놀랍게도 매우 적었다. 이는 사회 연결망이 연결망들끼리 겹치는 정도에 의해 개인의 삶의 기회들에 대한 접근을 규제함으로써 작동함을 보여준 사회학자들의 연구에 비추어볼 때 불행한 일이다. 이 중 가장 중요한 연구는, 친밀성이 결여되었으나 한편으로 영향력과 정보의 확산을 촉진하며 이동성에 대한 기회를 제공하는 '약한 연결'의 힘에 대한 그래노베터(38)의 고전적인 연구일 것이다.

우리는 공유된 일 경험(예: 교역 조합, 전문가 조직), 건강 경험(암, 뇌졸중, 심장병 회복을 위한 지지 집단) 또는 종교적 소속에 기반한 연결망 참여가 건강결과에 직접적인 영향이 있는 자원과 서비스에 대한 접근을 제공한다고 가정한다. 이러한 연결들에 의해 제공되는 지지와 별개로—심지어 도구적 지지의 제공조차—이러한 집단의 회원 자격은 직업 기회, 질 높은 보건의료, 주거에 대한 접근성을 제공한다. 이 경로가 도구적, 판단적, 경제적 지지와 밀접하게 연관되지만, 우리는 향후 실증 연구와 향상된 이해가 이것이 지지에 의해 주로 규정되지 않는 연결망과 건강 사이의 연관으로 이루어짐을 보여줄 수 있을 것이라고 믿는다.

부정적인 상호작용: 갈등과 부담

사회적 관계의 단점은 관계에서 야기되는 부담, 비난, 지각된 고립, 직접적 갈등 및 학대 등을 포함한다(146, 155~158). 부정적인 사회적 상호작용은 몇 가지 생리적 스트레스 경로에 영향을 주는 것으로 잘 알려져 있다. 언어적 및 신체적 학대, 방임, 아동기 동안 사랑과 애정의 부족에서 기인하는 초기 아동기 트라우마에 관한 문헌은 성인 시기 신체적, 정신적 건강 모두에 있어 장기간의 후유증을 보여준다(61, 159~162). 실험연구에서 부정적인 상호작용들은 즉각적인 생리적 반응을 초래할 수 있다. 성인들에게 결혼의 질, 갈등, 요구 등은 염증 반응과 심혈관 위험 요인 및 코티솔의 변화에 영향을 준다(163, 164). 이러한 스트레스적 경험들은 다른 주요 스트레스원과 같이 사망률 및 이환 위험과 관련이 있다. 안토누치와 다른 이들은 부정적인 상호작용이 친밀한 관계에 있는 연결망 구성원들 사이에서 가장 자주 일어난다고 보고했다(165~167).

우리는 사회 연결망 구조가 질병 패턴에 영향을 줄 수 있는 다섯 가지 기전을 확인했다. 사회적 지지가 가장 흔히 언급되는 기전이지만, 사회 연결망 또한 사회적 영향력의 힘, 사회 활동과 참여의 정도, 전염병 접촉의 통제, 물질 재화와 자원에 대한 접근성 및 부정적인 상호작용 등을 포함하는 추가적 기전을 통해 건강에 영향을 준다. 이러한 기전들은 상호 배타적이지 않다. 사실 많은 경우 이것들은 동시에 작동한다. 이 분야의 탐구를 시작하는 연구자는 사회구조가 건강에 연관되는 방식을 이해할 기회를 극대화하기 위해 사전에 연결망 구조의 측면과 이것이 건강에 영향을 미칠 기전에 대해 분명한 가설을 설정할 필요가 있다.

건강 상태에 관한 근위적인 생물학적 및 심리적 경로

사회 연결망들은 이전에 기술한 다섯 가지 기전을 통해 개인의 건강을 형성한다. 이에 따라 이러한 행동적 기전들은 건강결과에 가장 근위적인 생물학적 및 심리적 경로들을 통해 다른 하류의 요인들에 영향을 미친다. 우리가 제시한 그림에 따라(그림 7.1 참고), 우리는 이제 이 경로들에 관심을 둔다. 비록 다시금 독자들에게 다양한 경로들이 동시에 포함될 명확한 가능성에 대해 경고하지만, 세 가지 다른 경로들의 개요를 보여줄 것이다.

첫째, 사회적 영향력 또는 지지적 기능을 통한 사회 연결망은 담배 또는 알코올 소비, 운동, 식이 패턴, 성적 행동 및 불법 약물 사용 등과 같이 건강을 촉진하거나 해치는 행동에 영향을 미친다. 둘째, 어떠한 경로를 통하든 사회 연결망은 자존감, 사회적 능력, 자아효능감, 우울, 애정 등의 인지적 및 정서적 상태에 영향을 미친다. 셋째, 연결망은 스트레스 반응에 크게 관련되는 일련의 생리적 경로에 영향을 주면서 건강결과에 직접적인 영향을 줄 수 있다(이 경로들에 대한 더 자세한 논의는 생물학적 체화에 대한 14장 참고). 최근 회복 기능과 회복탄력성에 관련된 생물학적 경로들이 부정적이고 스트레스를 주는 경로들을 보완하는 것으로 보고되었다. 독자들에게 사회 연결망에 관련되는 생리학적 및 행동적 과정에 대한 두 가지 훌륭한 최근 연구들과(168, 169) 사회적 고립을 생리학적 결과들에 연결시키는 더 많은 연구들(12, 17, 18, 66, 67, 170~172)을 소개한다.

건강행동

사회 연결망들은 담배, 알코올 및 다른 물질 사용, 운동과 식이 패턴, 성적 활동 관련 행동 등 위험과 관련되거나 건강을 촉진하는 행동들의 패턴에 영향을 준다. 연결망들은 이러한 행동들을 둘러싼 행동과 규범을 공유할 기회와 행동의 결정에 대한 지지를 제공한다. 또래들은 많은 행동들이 시작되는 청소년기와 중단(알코올 또는 담배) 또는 건강 촉진에 대한 변화가 나타나는 성인기에 매우 중요하다. Add 건강 연구(Add Health Study)에 대한 연구들은(22, 81, 83, 84, 92, 173~175) 청소년 연결망의 지속적인 중요성을 밝혀냈다. 고위험 집단에서 다양한 고위험 행동들에 대한 연결망들의 시너지 효과 또한 보고되었다(176). 또한 일관적이고 지지적인 연결망들은 그 자체로 스트레스적인 경험을 약화시키며, 사람들이 위험한 행동을 거부하고 더 건강한 선택들을 유지할 수 있게 한다. 지난 10년에서

15년 동안 이 분야의 연구는 급속하게 증가했다. 우리는 사회 연결망이 건강행동에 미치는 영향을 이해하는 방식을 바꾸어놓은 획기적인 이야기들에 대해 논하고자 한다.

사회 연결망의 지평은 크리스타키스와 파울러의 프레이밍햄 심장 연구에 대한 분석에 의해 바뀌었다(19, 22, 72, 73, 87). 흡연, 알코올 소비, 비만 및 다른 건강 위험들에 대한 일련의 논문에서, 그들은 1971년에서 2003년까지 프레이밍햄 심장 연구 참여자들에 대한 사회 중심적 연구로 연결망 동역학을 보여주었다. 흡연에 대한 크리스타키스와 파울러의 2008년 연구에서 흡연의 평균 위험은 흡연자와의 접촉이 한 단계 더 높아짐에 따라 흡연할 확률이 61% 더 높았다(73). 이비율은 흡연자로부터 2단계 분리된 접촉에서 29%로 감소했으며, 3단계 분리된 경우 11%로 더욱 감소했다. 4단계만큼 분리된 경우 초과 위험은 없었다. 더 나아가 같은 기간 동안 전체 참여자 집단이 비흡연자가 되었는데, 이는 금연이 일종의 집단 현상이었음을 보여준다. 마지막으로, 작은 회사들의 동료들은 함께 흡연을 중단할 의지가 있었으며, 배우자들도 마찬가지였다. 1970년과 2000년 사이 흡연자들은 점점 그들의 연결망에서 주변화되었다. 이러한 발견은 혁신의 확산이 중심이 되는 여러 행동 변화 프로그램에 연결망 구조를 통합할 수 있는 예방 프로그램에 대해 중요한 함의를 준다(94, 95, 177).

심리적 기전

초기 아동기부터 성인기까지의 가깝고 친밀한 가족 연결부터 확장된 사회 연결망 안의 더 넓은 관계들까지 이르는 사회적 관계들은 우리의 정서적, 인지적 상태를 형성한다. 이 책의 초판은 자기효능감에 많은 관심을 두었다. 최근에는 초기 아동기 감정 조절 능력 및 성인 시기 여러 정서 상태와 인지적 전략과 관련되는 초기 가족 및 부모와의 경험에 관심이 집중되었다(정서 상태에 관한 자세한 논의는 9장을 참고). 9장은 부분적으로 친밀한 유대관계와 관련되며 건강에도 영향을 미칠 수 있는 동정심과 감사와 관련된 감정에 대해 논한다. 우울과 같은 부정적인 감정은 오랫동안 사회적 지지와 양방향으로 관련지어져 왔다(178~181). 우리는 여기에서 자기효능감이 사회 연결망이 건강결과에 미치는 영향을 매개할 가능성에 다시 초점을 둔다. 감정과 사회적 소속의 상호작용은 분명히 역동적이며, 심리학자들은 긍정적 정서 상태가 사회적 지지와 사회자본을 촉진한다는 이론을 뒷받침할 결과를 발견하고 있다(182, 183). 여기서 우리는 계속해서 연결망들이 자기효능감을 향상할 가능성에 초점을 두고자 한다. 특정 행동을 수행하는 능력에 대해 스스로 가지는 자신감의 정도로 정의되는 자기효능감은 다양한 건강과 기능 관련 결과들과 연관이 있는 것으로 나타났다(184~188). 상당한 양의 증거가 자기효능감이 사회적 지지가 작동하는 심리사회적 경로 중 하나라는 것을 뒷받침한다. 예를 들어 산후 우울에 관한 연구에서 사회적 지지의 보호 효과는 자기효능감에 대한 엄마의 감정의 매개를 통해 주로 일어나는 것으로 나타났다(189). 다른 연구들은 낙태(190), 금연(191), 우울(192)에 대처하는 향상된 자기효능감을 통해 사회적 지지의 간접적 영향을 보고했다. 사회 연결망과 운동과 같은 건강 증진 행위 사이의 관계 또한 자기효능감을 통해 매개되는 것으로 나타났다(193).

연구들은 지속적인 연결망 참여가 노년기 자기효능감 신념의 유지에 중요하다고 제시한다. 맥어베이(McAvay)의 연구에 따르면(194) 낮은 수준의 사회 연결망 접촉은 자기효능감의 건강 및 안전 영역의 감소를 예측한다. 도구적 지지의 결여 또한 생산성, 건강 및 교통수단 영역의 저하와 관련되었다. 자기효능감과 사회적 지지의 영향이 상호적이라는 증거가 있다─이는 사회적 지지가 자기효능감을 강화할 수 있으나 자기효능감 또한 독립적으로 높은 수준의 사회적 지지와 관련될 수도 있음을 의미한다(195). 이러한 상호적인 동역학의 복잡성은 아직 완전히 연구되지 못했다.

자기효능감뿐 아니라 사회 통합은 추가적인 심리사회적 경로들을 통해 작동하는 것으로 나타났다. 예를 들어 사회적 지지가 기능 및 적응적 대처 방식을 향상시킨다는 증거가 있다(195, 196). 그러나 던켈스케터(Dunkel-Schetter) 등(197)의 영향력 있는 연구는 이러한 관계들이 상호적이라는 것을 보여주었다. 그들의 증거는 스트레스를 받는 상황에서 다른 대처 방식이 사회적 환경에서 다른 반응을 이끌어낸다는 것을 암시했다. 실제로 사회적 지지를 요구하고 이용하는 경향은 많은 잠재적 대처 방식 중 하나이며, 많은 심리학적 선례와 상관관계가 있다

(198). 애착 패턴에 관한 한 연구에서 포나기(Fonagy)(52)는 애착 관계가 자존감과 스스로의 운명을 통제하고 있다는 개인의 인식에 기여한다는 증거를 제시했다.

사회적 지지는 감정, 기분 및 지각된 웰빙에 대한 영향을 통해서도 작동할 수 있다. 많은 연구들이 사회적 지지가 우울 증상과 관련됨을 보여주었다(109, 199~209). 이 증거는 사회적 지지—특히 지각된 정서적 지지—가 우울 및 우울 증상의 위험에 대한 스트레스적 생애 사건들의 해로운 영향을 완충하는 것으로 나타났다는 점에 비추어 볼 때 특히 중요하다(112, 210, 211). 사회적으로 고립된 이들이 특히 노년기에 우울의 위험성이 증가한다는 증거가 강하게 나타났다(212). 일부 관계들은 상호적이며, 지지가 우울 증상에 영향을 미치고 그 반대도 마찬가지이다(206). 심리적 건강에 관한 연구들에서 일관적인 결과는 사회적 지지의 지각된 적절성이 지지의 이용 가능성보다 더 중요하다는 것이었다(213).

생리적 경로들

사회 연결망과 건강결과를 잇는 경로에 대한 연구는 거시부터 미시까지, 상류부터 하류까지 연결되어 생애주기에 걸친 건강과 웰빙에 대한 잠재적으로 강력한 영향을 주는 연결 기전의 풍부하고 복잡한 격자—생물학적, 심리학적, 생리학적—를 만든다. 연결망과 건강에 관한 연구 중 강건한 결과들 중 하나는 연결망 통합이 전체 사망률에 미치는 넓은 영향력이다. 이것은 질병의 발생 또는 진행에 더 직접적인 영향을 주는 많은 경로와 관련될 수 있지만, 더 일반적인 현상이 작용할 가능성도 존재한다. 우리가 이 질문에 엄밀하게 답할 수 없는 이유는 부분적으로 여기 제시된 것과 같은 더 넓은 이론적 모형이 부족하기 때문이다. 거시부터 미시까지의 상호 연관된 경로의 사슬을 명시함으로써 우리는 연구 범위를 확장하고 이전에 탐구하지 못한 영향력의 분야를 확인할 수 있었다. 예를 들어, 여러 연구에서 연관성이 여성보다 남성에서 더 일관적이기는 했으나, 사회적 고립이 C-반응성 단백질과 IL-6와 같은 염증 표지자와 관련되는 것으로 밝혀졌다(214~218). 부정적인 또는 경쟁적인 사회적 상호작용도 염증유발 과정과 관련이 있다(163). 아래에서 우리는 이러한 확장이 유효하게 발생하는 여러 유용한 틀에 대해 설명할 것이다.

가속화된 노화와 생애주기적 관점

우리는 사회적 고립, 분열, 단절이 유기체의 노화 속도에 영향을 줌으로써 사망률과 장수 혹은 기대여명에 영향을 미친다고 가정한다. 사회적 및 생의학적 관점에서 본 노화에 관한 리뷰에서 버크먼(219)은 사회적 고립은 "유기체가 더 빠르게 노화함으로써 대응하는, 만성적으로 스트레스가 많은 상황이다. 고립은 연령에 관련된 유병률과 기능 저하에도 관련이 있을 것이다. 따라서 초고령에 발생하는 경향이 있는 축적된 조건들은 가속화될 것이다"는 가설을 세웠다. 이러한 '가속화된 노화' 가설은 다른 사회적 경험, 특히 미국의 인종 간 건강의 차이에도 적용이 되어왔다. 제로니모스(Geronimous)는 가혹하고 차별적인 사회적 경험에 대한 반응일 수 있는 아프리카계 미국인과 다른 인종/민족적 소수자들의 빠른 노화 속도를 설명하기 위해 '풍화(weathering)'의 개념을 개발했다(220~225). 최근 텔로미어 길이와 알로스타틱 부하에 대한 연구가 이러한 관점을 잘 뒷받침해 주며(226), 이는 한 때 내부적으로 추진되는 것으로 생각되던 기본 '노화' 과정이 모두 스트레스를 많이 주는 사회적 및 물리적 환경에 취약하다는 것을 시사한다.

노화와 관련된 변화의 특징은 스트레스 또는 도전에 대한 반응으로 나타난 최대치 상승이 이전 수준으로 돌아가는 데 걸리는 시간이 젊은 사람과 나이 든 사람 사이에 다르지는 않다는 것이다. 나이 든 동물들은 도전 이후 기준선으로 돌아가는 데 더 긴 시간이 필요하며 따라서 '곡선 아래에서' 더 많은 시간을 보낸다. 이는 노년기 누적적인 생활 스트레스 요인들에 대한 함의를 준다.

사회 역학 초판에서의 초기 개념정립은 생애주기적 관점을 놓쳤는데, 이는 시간이 흐르면서 더욱 분명해졌다. 인간과 동물(영장류와 비영장류 모두)에 대한 연구는 초기 경험, 특히 주된 돌봄 제공자와 신생아 간 사회적 경험이 인생 전반에 걸친 사회적, 행동적 및 생리적 발전의 강력한 결정요인임을 시사한다. 사실 '정상 노화'로 간주되는 많은 기능 변화는 초기 인생 경험과 관련된 변동성을 보인다. 고령에 밝혀지는 장기적인 신경생물학적 경험들은 부분적으로는 초기의 '중요한' 또는 '민감한' 경험들에 의해 형성되었을 것으로 보인다(227~231).

성인 사회 경험의 생물학적 효과: 지속성과 변화

노화에 대한 초기 이론들은 가소성이 발달의 초기 단계의 특징이며 사실상 고령에는 존재하지 않는다고 가정했다. 이와 대조적으로, 발달 신경 생물학자들, 신경 심리학자들, 사회학자들 및 노인병 학자들은 이제 변화는 거의 모든 영역에서 생애주기에 걸쳐 일어나며 초기 발달에 국한되지 않음을 인정한다. 예를 들어, 특히 부상 후에 나타나는 신경 가소성은 노화하는 뇌가 우리가 생각했던 것보다 더 가소성이 좋다는 것을 보여준 많은 연구의 주제가 되었다(144, 145, 232~234). 비슷하게, 성인 시기 운동에 대한 임상시험들은 초고령에서도 중재가 유의한 효과가 있음을 보여주었다(235~237). 사실 초기 아동기 노출을 반전시키려는 최근의 과학적 계획들은 점점 더 생애주기에 걸친 가소성과 회복탄력성을 보여주고 있다(238~240).

인생 초기 형성된 사회적 애착이 건강결과에 미치는 영향은 흥미롭지만 충분히 연구되지 않은 분야로 남아 있다. 하지만 현재까지 생성된 많은 양의 역학적 증거는 성인기 사회적 상황이 좋지 않은 건강결과와 관련될 것임을 암시한다. 우리가 단절성(최근 사건들의 영향)에 반해 제시한 지속성(초기 발달/환경의 영향)에 관한 논의는 생산적이지 않을 수 있는데, 두 가지 모두 건강결과에 영향을 주기 때문이다. 또한 우리는 대규모의 사회적 격변과 변화가 초기 인생에서 확립된 사회적 조직의 패턴을 크게 교란시킬 수 있음을 안다. 도시화와 관련된 지리적 이동, 주거 정책, 고용 기회, 대규모 사회 변화 혹은 러시아나 동부 유럽에서 나타난 것과 같은 경기 침체, 직업 스트레스 및 '가족 친화적'이지 않은 기업 정책들은 사회 연결망 구조를 파괴함으로써 건강에 해로운 영향을 주는 환경적 도전이다.

이 책의 14장은 성인기 사회적 경험과 좋지 않은 건강결과들을 잇는 생물학적 기전에 대해 논한다. 이 장에서, 우리는 사회 연결망 및 지지의 양상과 건강을 연결하는 것으로 나타나는 기전들만 강조했다.

사회 통합, 사회 연결망, 사회적 지지 평가

역학 연구에서 사회적 관계의 측면에 대한 평가는 사회과학 연구로부터 많은 도움을 받았다. 이 부분에서 우리의 목표는 독자에게 사용 가능한 척도의 범위를 특정 목적을 위한 척도의 효용성에 관한 짧은 해설과 함께 소개하는 것이다. 시작에 앞서 우리는 가장 적합하거나 모든 목적에 적절한 한 가지 척도나 접근법이 있다고 믿지 않는다는 점을 분명히 하고자 한다. 연구자는 왜 사회적 연결이 관심 있는 건강결과에 중요하다고 가정하려고 하는지 고려해야 하며, 그 다음 도구를 선택하고 수정 또는 조정해야 한다. 예를 들어 현재까지의 증거들은 사회 통합의 척도들은 사망률 및 동맥경화증 발생과 관련이 있는 한편, 정서적 지지는 심근경색 이후 환자들의 생존과 밀접한 관련이 있음을 보여주었다. 이러한 결과와 새로운 연구들을 위한 가설들은 다른 척도들의 사용을 요구한다. 유사한 맥락에서, HIV 전파 또는 고위험 행동의 시작을 연구하기 위해서는 또 다른 종류의 도구들을 사용해야 한다.

우리는 척도에 관한 논의를 네 가지 부분으로 나누었다. ① 사회적 연결 또는 사회 통합을 주로 평가하는 척도들, ② 사회 연결망의 측면을 더 공식적으로 평가하는 척도들, ③ 인지적으로 지각된 사회적 지지와 행동적으로 받은 사회적 지지 모두를 평가하는 척도들, ④ 외로움의 척도들, ⑤ 부정적인 상호작용과 갈등에 대한 척도들. 표 7.1은 이러한 영역들의 예를 척도에 대한 출처와 함께 보여준다. 특히 사회적 지지와 관련된 여러 더 긴 설명이 언급될 것이다.

사회적 연결과 사회 통합의 척도들

사회적 연결에 대한 여러 간단한 척도들은 대규모의 지역사회 기반 전향적 연구들에 사용되어 왔다. 이 척도들은 일관적으로 건강결과, 특히 사망률을 예측한다. 9개에서 18개 항목으로 이루어진 이 척도들을 측정하는 데에는 대개 2~5분이 걸린다. 도구들은 주로 연결망 크기, 접촉 빈도, 자발적 및 종교적 조직의 회원 자격, 사회참여 등을 사용한다. 이러한 척도들을 적용할 가장 좋은 개념적 틀

표 7.1_ 사회적 관계를 측정하는 방법

사회적 관계	
사회관계망 지표	Berkman & Syme, 1979(6)
사회적 관계와 활동	House, Robbins, & Metzner, 1982(8)
사회 연결망 상호작용 지표	Orth-Gomer & Johnson, 1987(290)
사회적 접촉과 자원	Donaldson & Ware, 1982(242)

사회 연결망 측정	
자아 중심적 연결망 이름 생성기	Antonucci, 1986(106); Marsden, 2005(345); 2006 (346); 2011(347)
질적 연결망 척도	Hollstein, 2011(348)
단일 기준 인지 질문	Keating, Ayanian, Cleary, & Marsden, 2007(350)
단일 이름 생성기	Davis, Smith, & Marsden, 2007(350)
지위 생성기	Lin, Fu, & Hsung, 2001(351)

사회적 지지	
OARS의 사회적 지지 척도	Blazer, 1982(7)
대인관계 지지 평가 목록(ISEL)	Cohen & Hoberman, 1983(248)
사회적 지지 척도	Lin, Simeone, Ensel, & Kuo, 1979(352)
사회적 지지 설문(SSQ)	Sarason, Levine, & Basham, 1983(126)
사회적으로 지지적인 행동 도구(ISSB)	Barrera, Sandler, & Ramsay, 1981(250)
사회적 상호작용을 위한 면담 일정(ISSI)	Henderson, Duncan-Jones, Byrne, & Scott, 1980(256)
지각된 사회적 지지(PSS)	Procidano & Heller, 1983(249)
지각된 사회적 지지 척도(PSSS)	Blumenthal et al., 1987(252)
ISSI 축약판	Unden & Orth-Gomer, 1984(257)
의학 결과 연구(MOS) 사회적 지지 도구	Sherbourne & Stewart, 1991(251)
ENRICHD 사회적 지지 도구(ESSI)	Mitchell et al., 2003(255)
아동용 사회적 지지 척도(SOCSS)	Dubow & Ullman, 1989(353)
친밀한 관계 내 지지 평가 척도(SIRRS)	Dehle, Larsen, & Landers, 2001(354)
루벤 사회 연결망 척도(LSNS), 6 문항 루벤 사회 연결망 척도(LSNS-6)	Lubben, 1988(355); Lubben et al., 2006(258)
사회적 제공 척도(SPS)	Cutrona & Troutman, 1986(189)
한국어 사회적 지지 설문	Oh et al., 2008(356)
사회적 지지 설문	Sarason et al., 1983(126)
사회적 지지 지표	Krause & Markides, 1995(133)
노벡 사회적 지지 설문(NSSQ)	Norbeck, Lindsey, & Carrieri, 1981(357)
소저너 사회적 지지 지표(ISSS)	Ong & Ward, 2005(358)
지각된 사회적 지지의 다차원 척도(MSPSS)	Zimet, Dahlem, Zimet, & Farley, 1983(359)

가까운 사람 설문	Stansfeld & Marmot, 1992(360)
타인과의 긍정적 관계 척도	Ryff, 1989(361)
제공받은 사회적 지지 척도	Vinokur, Price, & Caplan, 1996(362)
부정적인 관계	
긍정적인 및 부정적인 사회적 교환 척도 (PANSE)	Newsom, Rook, Nishishiba, Sorkin, & Mahan, 2005 (178)
부정적인 사회적 상호작용 도구(INSI)	Lakey, Tardiff, & Drew, 1994(363)
사회적 침해 척도(SUND)	Vinokur et al., 1996(362)
일상적 부모 위축 척도	Repetti & Wood, 1997(364)
일터에서의 부정적인 사회적 상호작용 척도	Repetti, 1993(365)
부부 분노 척도 및 부부 위축 척도	Repetti, 1989(366); Story & Repetti, 2006(367)
가족 환경 척도	Moos & Moos, 1981(368)
부부 적응 척도	Spanier, 1976(369)
외로움	
3 항목 외로움 척도	Hughes, Waite, Hawkley, & Cacioppo, 2004(263)
수정된 UCLA 외로움 척도	Russell, Peplau, & Cutrona, 1980(370)
드 종 가이어벨드 외로움 척도	de Jong Gierveld & van Tilburg, 1999(371)
정서적/사회적 외로움 도구	Vinconzi & Grabosky, 1987(372)
사회적 및 정서적 외로움 척도	DiTommaso, Brannen, & Best, 2004(373)
외로움과 사회적 불만족 설문(LSDQ)	Asher, Hymel, & Renshaw, 1984(374)
외로운 불만족에 대한 필라델피아 노인용 사기 척도	Lawton, 1975(375)
팔루치안과 엘리슨 외로움 척도	Paloutzian & Ellison, 1982(376)
미국 노인 자원 및 서비스(OARS) 외로움 빈도에 관한 사회적 자원 평가 척도	Duke University, 1978(377); Morrow-Howell, Becker-Kemppainen, & Judy, 1998(378)
노동자 외로움 척도	Chadsey-Rusch, DeStefano, O'Reilly, Gonzalez, & Collet-Klingenberg, 1992(379)

은 사회 통합에 관한 틀일 것이다. 이 관점에서, 척도들은 종종 사회 연결망 크기 와 다양성, 사회 활동 및 참여를 측정한다. 이 척도들은 간단하기 때문에 같은 영 역을 사용하는 다수의 문항을 포함하는 일이 드물다. 그러므로 오스고머 (Orth-Gomer)와 존슨(Johnson)의 도구(241)를 제외하고는 심리측정적 관점에서 본 내적 일관성에 대해 제한된 자료만 존재한다. 하지만 이 척도들은 좋은 검사-재검사 신뢰도를 보이고(242) 다른 심리사회적 구성 요소들과 예측된 방식으로

약한 상관관계를 보이며(155, 243), 사망률을 예측하는 일관성에 있어 강건한 구성 타당도를 가진다.

도구 적용의 간편함, 극단적 고립부터 높은 수준의 통합까지 넓은 범위의 사회 통합 정도를 측정한다는 점, 증명된 예측적 타당성은 이러한 종류의 도구들의 주요 장점이다. 도구들의 단점은 건강을 향상할 수 있는 기전들(예: 정서적 및 도구적 지지의 제공, 사회 활동, 사회적 영향력)에 대해 많은 통찰을 제공하지 못한다는 점과 사회적 관계의 깊이와 질에 대해 제한된 정보만 제공한다는 점이다. 중요한 기전들이 건강결과에 따라 다를 수 있기 때문에 이는 척도의 심각한 단점이 될 수 있다.

사회 연결망의 측정과 척도

사회 연결망의 고전적인 지표의 대부분은 건강결과에 대한 연구에 어떻게 사용될 수 있는지에 대해 고려하지 않고 개발되었다. 그러나 이들은 연결망 구조에 대한 최상의 척도를 제공하며, 사회적 지지의 측면, 그리고 때로는 감염원을 전염시키는 사회적 영향 또는 대면 접촉 패턴에 민감하게 연결된다. 대부분의 도구들은 마치는 데 20분에서 1시간이 걸리며 연결망의 복잡한 동역학과 형태에 대한 풍부한 이해를 제공한다. 1세대의 고전적 예시들은 피셔(40), 웰먼(37) 및 라우만(36)에 의해 개발되었다. 지난 10년 동안 여러 연결망 도구들은 이 초기 척도들을 수정해 역학과 건강심리학에 적용되었다. 안토누치(106)의 콘보이 척도는 전통적인 연결망 평가에서 사용되는 불스아이맵(Bull's-eye mapping) 기술을 완벽하게 활용한다(244). 연결망 평가에 이어 대상은 연결망 내 개인들의 사회적 지지 및 사회인구학적 특징에 관한 정보를 제공한다. 유사하게, 예일 건강 및 노화 연구(Yale Health and Aging Study)에 기반한 우리 집단의 척도들은 피셔가 캘리포니아 연구에서 개발한 설문을 수정한 것이다(40). 항목들은 연결망의 중요한 차원(크기, 동질성, 밀도, 접촉, 근접성)과 지지(종류, 이용가능성, 적절성, 근원)를 특정한 사람을 확인하기 위한 질문 없이 간략한 방식으로 다룬다(155, 245 참고). 이러한 척도들은 전통적인 연결망 설문만큼 장황하지 않고 또 한편으로 전통적인 척도들처럼 넓은 범위의 특징을 평가할 만큼 풍부하지는 않다.

하지만 지난 10년 동안 폭넓은 자아 중심 및 사회 중심적 모델링을 통해 공식적인 사회 연결망 분석이 개발되었고, 연결망 구조와 기능을 건강 및 건강행동과 연결하여 매우 중요한 결과를 밝혀낸 연구에 성공적으로 사용되었다. 만약 연구자의 목적이 연결망의 특정한 구조적 요소들(예: 동질성, 다중성, 밀도, 접근성)과 관련된 가설들을 시험하는 것이라면 이 도구들이 이상적이며 건강 관련 연구에서 더 자주 사용되어야 한다. 다음으로 우리는 사회 연결망에서 중요한 영역을 알아볼 것이다. 사회 연결망은 개인을 둘러싸는 사회적 관계의 망(web)과 그 연결들의 특징으로 정의될 수 있다(23, 36, 39, 40, 246). 버트(Burt)는 연결망 모형을 "행위자들의 체계 안에서 하나 혹은 그 이상의 관계들의 연결망의 구조"를 기술하는 것이라고 정의했다(247). 이 장에서 우리는 자아 중심적 연결망(개인을 둘러싸는 연결망)과 연결망 분석에 보다 흔히 통합되는 전체 연결망에 대한 사회 중심적 접근 모두에 대해 고려한다. 연결망 특징은 노드, 연결 및 연결망을 다룬다.

노드의 특징
- 접근성(Reachability)(두 노드 사이 경로의 존재)
- 구조적 등위성(Structural equivalence)(같은 사람들과 같은 종류의 연결을 가지는 것)
- 평균 인기도(Average popularity)(연결망의 다른 노드들과 비교하여 한 노드가 가지는 연결의 수)
- 중심성(Centrality)(해당 노드에 지명된 경로들의 수와 비교해 한 노드가 지명받은 경로들의 수)

연결의 특징
- 시간(Timing)(연결이 언제 형성되는지)과 기간(duration)(개인이 다른 이를 아는 시간의 길이)
- 다중성(Multiplexity)(일련의 연결을 따라 흐르는 거래 또는 지지의 종류의 수)
- 거리 척도(Distance measures)(두 노드 사이 경로의 길이)

- 접촉 빈도(Frequency of contact)(대면 접촉 또는 전화나 우편을 통한 접촉의 수)
- 호혜성(Reciprocity)(노드 사이 상호 간의 경로의 존재)
- 이행성(Transitivity)(노드 사이의 군집 혹은 삼자 관계의 존재)
- 교량(Bridging)(한 집단의 노드와 다른 집단의 노드 사이 경로의 존재)

연결망 특징
- 범위 또는 크기(Range or size)(연결망 구성원의 수)
- 제한성(Boundedness)(관계, 일, 이웃 등과 같은 전통적인 집단 구조에 기초해 규정되는 정도)
- 밀도(Density)(구성원들이 서로 연결되는 정도)
- 구조적 응집력(Structural cohesion)(집단 구성원들을 한데 모으는 독립적 경로들의 수)
- 군집화(Clustering)와 분리(Segregation)(연결망 내 집단들의 존재)
- 동질성(Homogeneity)(연결망 안에서 개인들이 서로 비슷한 정도)
- 역할(Roles), 관계(Relations) 및 블록 모델링(Block modeling)(연결망 내 관계들에 내재된 역할의 패턴)
- 안정성(Stability)(연결망 구성원들이 변하는 빈도)

표 7.2_ 사회 연결망 분석 방법

접근법	목적	자료 및 출처
사회 연결망 이미지 애니메이터(SoNIA)	시간에 따라 변화할 수 있는 동적 연결망을 시각화하는 프로그램. SoNIA는 PAJEK, UCINET 또는 R의 여러 패키지들과 함께 사용할 수 있다.	Moody, McFarland, & Bender deMoll, 2005(153) http://sonia.stanford.edu/
PAJEK	연결망 그림 및 분석 소프트웨어. PAJEK은 큰 연결망들에 사용하기 이상적이다. PAJEK을 R와 연결하는 것도 가능하다.	Batagelj, Mrvar, & de Nooy, 2008(380) Batagelj, Mrvar, 2001(381)
NetMiner	연결망 시각화 소프트웨어. NetMiner는 보다 작은 연결망들에 사용하기 가장 적절하다.	Cyram, 2004(382)

NetDraw	다차원 스케일링[multidimensional scaling (MDS)] 기술을 포함하는 연결망 시각화 소프트웨어. NetDraw는 보다 작은 연결망들에 사용하기 가장 적절하다.	Borgatti, 2002(383) https://sites.google.com/site/netdrawsoftware/
Krackplot	다차원 스케일링(MDS)기술을 포함하는 연결망 시각화 소프트웨어.	http://www.andrew.cmu.edu/user/krack/krackplot.shtml
UCINET	PAJEK 및 NetDraw와 호환 가능한 연결망 분석 프로그램. UCINET은 큰 연결망에는 적절하지 않다.	Borgatti, Everett, & Freeman, 1999 (384) https://sites.google.com/site/ucinetsoftware/home
NEGOPY	가장 초기 사회 연결망 분석 소프트웨어 프로그램 중 하나이다. 하위 집단 분석을 하기에 가장 적합하다.	http://www.sfu.ca/personal/archives/richards/Pages/negopy.htm
R	사회 연결망 분석을 할 수 있는 여러 패키지를 포함하고 있다. 이는 statnet, 또는 statnet 내에서 작동할 수 있는 패키지인 ergm을 포함한다. 두 가지 모두 지수 임의 그래프 모형(exponential-family random graph models)을 활용한다. Statnet은 모형의 추정, 평가, 시뮬레이션, 시각화를 가능하게 한다. Ergm은 statnet 패키지 내에서 작동하여 사용자들이 모형 시뮬레이션과 시각화 뿐 아니라 적합도(goodness of fit) 검정까지 가능하게 한다.	R 및 관련 자료는 여기에서 이용 가능하다: http://www.r-project.org/ Statnet 및 관련 자료: http://statnet.csde.washington.edu/ http://cran.r-project.org/web/packages/statnet/index.html Goodreau, Handcock, Hunter, Butts, & Morris, 2008(385) Handcock, Hunter, Butts, Goodreau, & Morris, 2008(386) Ergm 및 관련 자료: http://cran.r-project.org/web/packages/ergm/index.html http://cran.r-project.org/web/packages/ergm/ergm.pdf Hunter, Handcock, Butts, Goodreau, & Morris, 2008(387)
연결망 분석을 위한 SAS 프로그램 (SPAN)	다른 연결망 분석 프로그램들과 인터페이스가 가능한 프로그램들. SPAN은 연결망을 그리고, 연결망 데이터를 다른 연결망 프로그램과 서로 주고받으며, 연결망 척도들을 계산하고 모형들을 분석하는데 사용될 수 있다. 이 프로그램은 거대한 연결망들에 사용될 수 있으며 동시에 여러 연결망들을 다룰 수 있다.	http://www.soc.duke.edu/~jmoody77/span/span.zip

사회 연결망을 그리고 분석하기 위한 여러 소프트웨어 패키지들이 개발되어 왔다. 두 개인 사이 한 쌍의 연결에 초점을 둔 자아 중심적 분석으로부터 더 크고 복잡한 초이원적(superdyadic) 연결망의 분석까지 사회 연결망 분석의 확장은 연결망 분석 소프트웨어 프로그램들의 기술적 혁신을 요구하고 촉진했다. 표 7.2 는 이러한 새로운 연결망 접근법을 활용하기 위한 접근법, 목적 및 자원을 보여준다.

사회적 지지 척도

지난 15년 동안 사회적 지지 척도들이 확산되어 왔다. 이들은 주로 핵심적인 일련의 방향성을 공유하는데, 특히 정서적, 도구적 및 수단적, 판단적, 경제적 지지를 포함하는 여러 종류의 지지의 평가에 있어 그러하다. 이 핵심 외에도 척도들은 미묘하지만 중요한 방식으로 서로 다르다. 가장 현저한 차이는 지각된 지지와 제공받은 지지의 평가에 대한 방향성일 것이다. 예를 들어 지각된 지지와 관련된 항목들은 이론적인 조건들에 방향을 두는 경우가 많다("당신은 도움이 필요할 때 작은 돈을 빌리거나 문제를 해결하기 위해 기댈 수 있는 사람이 있습니까?"). 제공받은 지지는 주로 시간의 흐름에 따라 발생하는 행동적 교환에 기반한다("지난 주, 지난 달 등의 기간 동안에, 누군가 당신에게 당신의 감정에 대해 이야기하고 돈을 빌려주었습니까?"). 연구자는 가설과 연구 대상에 따라 이러한 방향성을 선택해야 한다.

사회적 지지 도구들은 이들의 심리측정적 지위에 비해 잘 연구되어 온 경향이 있다. 또한 도구들은 흔히 하나의 영역에 대한 다수의 항목을 포함하기 때문에 좋은 내적 타당성을 가진다. 도구들은 주로 15~40개의 항목을 포함하며 측정하는 데 10~20분이 걸린다. 외적 타당성의 관점에서 볼 때 도구들의 유일한 약점은 매우 작은 크기의, 주로 대학생 연령의 집단을 대상으로 개발되어 온 경우가 많다는 점이다. 이들의 중년 및 노년의 이질적인 인구집단에 대한 적용가능성은 사례 별로 확인이 필요하다. 코언(248), 프로시다노(Procidano)와 헬러(Heller)(249), 바레라(Barrera)(250), 서본(Sherbourne)과 스튜어트(Stewart)(251), 블루멘탈

(Blumenthal) 등(252~255) 및 사라슨 등(126) 등이 개발한 순수한 사회적 지지 도구들은 지지에 대해서는 훌륭한 척도들이지만 연결망 구조 측정에는(그러고자 의도하지도 않으며) 그렇지 않다는 점을 주목해야 한다. 만약 연구자가 사회적 지지의 특정한 측면에 관심이 있다면 이들은 쉬운 활용 및 적용이 가능한 훌륭한 선택일 것이다.

사회적 상호작용 평가의 발전 초기 헨더슨(Henderson)(256)은 사회 통합, 사회적 상호작용 및 애착 등 넓은 범위의 차원들을 포괄하는 훌륭한 척도를 개발했다. 이 도구는 주로 정신적 상태와 관련되는 넓은 범위의 환경에서 사용되어 왔다. 이는 52개 항목으로 되어 있으며 끝내는 데 30분 정도가 걸린다. 이 척도는 10분 정도 소요되도록 운덴(Unden)과 오스고머(257)에 의해 수정되었으며, 하나의 영역만이 아니라 다양한 범위의 차원을 다루는 데에 매우 유용하다.

외로움의 척도

연결망 평가 또는 사회 통합 및 참여에 대한 평가와 달리 외로움에 대한 평가는 행동보다는 외롭다는 느낌에 대한 지각에 기초한다. 호클리(Hawkley)와 카시오포가 이야기했듯, 외로움은 "사람의 사회적 요구가 사회적 관계의 양과 특히 질의 측면에서 충족되지 않고 있다는 인식을 수반하는 괴로운 감정"으로 정의된다(17). 외로움 척도는 실제 행동보다는 인식에 기초한다. 외로움에 대한 척도는 루벤(Lubben)에 의해 개발된 UCLA 외로움 척도(UCLA Loneliness Scale)(258)라는 도구에 기초하는 경우가 많다. 이는 고립된 느낌, 집단의 일부라는 느낌, 이야기할 수 있는 사람들이 있는 것 등의 항목들을 포함한다. 때로 CES-D의 개별 항목들이 사용된다(예: "나는 외롭다고 느낀다"). 호클리 등은 우리 모두 때때로 외로움을 느낀다는 점을 인정하지만 전체 인구의 15~30%에서 만성적인 외로움을 경험한다고 설명한다(17). 일련의 연구에서 카시오포와 동료들은 외로움이 연결망 구조와 다양한 방식으로 관련이 있지만(14), 건강결과, 정신생리적 반응 및 건강행동에 독립적인 영향을 미친다고 보고했다(12~14, 17, 18, 66, 67, 170~172, 259~265).

부정적인 사회적 상호작용의 척도

　사회적 상호작용의 척도들이 더 섬세해짐에 따라 부정적인 상호작용들을 평가하기 위해 개발된 척도들이 점점 늘어나고 있다. 이들은 갈등, 요구 및 학대를 포함한다. 파트너와 부정적인 상호작용은 높은 시상하부-뇌하수체-부신 축 반응(266)과, 그리고 최근에는 알로스타틱 부하(267)와 연관 지어졌다. 영역들의 부정적인 측면은 - 때로 사회적 부정성(social negativity)라고 불리는(268) - 점점 더 건강 결과들에 영향을 주는 것으로 인정되고 있다. 더 최근에는 미국 맥아더 중년기(MacArthur Mid-Life in the US, MIDUS) 네트워크에 의해 개발된 척도들이 MIDUS 연구를 비롯해 건강 및 은퇴 연구(Health and Retirement Study)에도 포함되었다. MIDUS의 부정성 관련 질문들은 배우자/파트너(해당될 경우), 친구들 및 파트너가 아닌 가족들에게 조사된다. 사회적 부정성은 이들 각각에 대해 응답자에게 각 출처가 얼마나 자주 "당신에게 너무 많은 요구를 하는지", "당신을 비난하는지", "당신이 그/그녀를 믿고 있을 때 당신을 실망시키는지" 및 "당신의 신경에 거슬리는지" 질문함으로써 측정된다. 배우자 및 파트너에 대해서는 언쟁과 긴장감을 느끼게 하는지에 대한 추가적인 항목들을 질문한다(162, 266, 269, 270). 척도들은 크론바흐 알파(Cronbach's alpha) 값이 가족, 친구, 파트너 척도 각각에 대해 0.77, 0.78, 0.87이었다.

　이 부분에서 우리의 목표는 독자에게 사회 연결망과 사회적 관계들의 차원을 평가하는 데에 사용 가능한 척도의 범위에 대해 짧은 개요를 제공하는 것이었다. 이제 이 분야에는 많은 도구가 있으며, 우리의 목적은 포괄적이기보다는 역학자들에게 유용하다고 생각되는 도구들을 확인하는 것이었다.

사회 연결망과 사망률, 유병률, 기능 및 행동

　1970년대에 시작해 현재까지 사회 연결망 또는 사회적 지지를 사망률, 유병률, 기능 및 행동적 위험에 관련짓는 광범위한 문헌이 축적되어 왔다. 이러한 문헌에 대한 완전한 분석은 이 장의 범위를 넘어서는 것이며, 여기서는 독자에게 다양한 범위의 결과들을 다루는 여러 최근 연구를 소개한다(9, 10, 23, 271~275). 정신건강에 대한 광범위한 문헌과 많은 최근의 연구(13, 17, 18, 60, 144, 145, 276~278 참고)가 있으므로 우리는 인지에 대한 내용 외에는 이들을 우리의 논의에 길게 포함하지는 않았다. 여기에서 우리의 의도는 전체 사망률, 심혈관질환, 뇌졸중 및 전염병에 관한 연구들을 조명하면서 사회 연결망과 사회적 지지를 선별된 결과들에 연결할 증거를 검토하는 것이다. 우리는 담배 소비, 약물 사용, 피임 실천에 관련된 행동적 위험 및 예방 프로그램 참여와 같이 좋지 않은 건강 상태를 야기하는 매개 경로에도 관심이 있다.

전체 사망률

지난 30~35년 동안, 100개를 훨씬 넘는 연구가 사회 연결망과 관계가 사망률 위험에 미치는 영향을 살펴보았다. 이 책의 초판에서 우리는 미국부터 스칸디나비아 국가 및 일본에 이르기까지의 여러 국가에서 행해진 13개의 대규모 전향적 코호트 연구를 언급했다. 2010년 수행된 최근의 메타분석(9)은 ─ 앨러미다 카운티의 첫 결과가 보고된 지 약 30년이 지난 후 ─ 메타분석에 특정한 통계적 정보를 기여할 가능성이 있는 148개의 연구를 확인했다. 이는 이 책의 초판 이후 10배 이상 증가한 것이다. 이 연구들은 호주, 일본, 이스라엘부터 북미, 남미 및 유럽까지 여러 국가에서 수행되어 왔다. 그러나 주관적 건강과 사회적 연결에 관한 최근 분석은 사회적 관계와 건강의 관련성은 거의 보편적인 것이라고 제시했다(279). 사망률에 관련된 연구들은 대규모의 종단적 코호트부터 치명률이 주된 관심사로 특정 질환과 조건을 가진 남성과 여성으로 이루어진 매우 특화된 코호트까지의 일반 인구를 포함한다. 한 메타분석은 전체적으로 다른 사람들로부터 고립되거나 단절된 사람들은 조기 사망의 위험이 높다고 밝혔다. 이 결과는 고립의 오즈비가 1.5임을 제시했으며, 이는 전체 사망 위험이 50% 증가한다는 것을 의미한다. 연결망의 구조적 또는 기능적 측면에 대한 연구를 각각 분석한 결과 오즈비의 범위는 기능적 측면의 1.46부터 구조적 측면의 1.57까지 분포했다. 우리는 이것을 전체 평가와의 매우 작은 차이로 해석하는데, 두 가지 모두 중요하며 실제로 높은 상관관계가 있을 수 있음을 시사한다. 실제로 더 많은 요소(그리고 항목들)를 가지는 복잡한 척도들이 가장 높은 오즈비를 가지는 것으로 나타나 심리측정적으로 강건한 다성분 모형의 장점을 보여준다.

여기에서 우리는 간단하게 역사적 가치를 가진 이 분야의 초기 연구를 검토하며, 독자들에게 보다 완전한 메타분석 연구와 위에서 언급된 크리스타키스(23) 및 시먼(Seeman)(60, 274)의 연구를 소개한다. 이 중 첫 번째 연구에서－앨러미다 카운티에서 시행된(6)－다른 사람과 연결이 부족한 남성과 여성은(이 경우, 친구 및 친척과 접촉, 결혼 상태, 교회 및 단체 회원 자격에 대한 평가 지표에 기반해) 1965년부터 1974년까지 9년 간 추적 결과 더 많은 접촉을 한 사람들에 비해 사망할 확률이 1.9배에서 3.1배 더 높았다. 사회적 고립과 관련된 비교 위험은 한 가지 사망 원인에 집중되지 않았다. 사회적 연결이 결여된 사람들은 허혈성 심질환(ischemic heart disease, IHD), 심혈관 및 순환계 질환, 암, 그리고 호흡계, 위장관 및 기타 모든 사망의 원인을 포함하는 마지막 범주의 다른 원인들로 사망할 위험이 높았다. 분명히 이러한 사회적 조건은, 예를 들어 관상동맥 심장 질환(coronary heart disease, CHD)의 증가된 위험과 배타적으로 관련되는 것은 아니다. 사회적 고립과 사망률 위험의 관계는 흡연, 알코올 섭취, 신체활동, 예방적인 건강관리 등의 건강행동 및 다양한 초기 동반 질환과는 독립적이었다.

다른 연구－미시간주 테쿰세에서의(8)－는 사회적 연결/사회참여와 10~12년 동안의 사망률 위험 사이에 여성이 아닌 남성에서만 긍정적 연관성이 비슷한 강도로 있음을 보여주었다. 이 연구의 추가적인 강점은 신체 검진(예: 콜레스테롤, 혈압 및 호흡 기능)으로 측정한 일부 생의학적 예측 요인들을 통제할 수 있었다는 것이다. 같은 해에 블레이저(Blazer)(7)는 노스캐롤라이나주 더럼 카운티의 노년 남성 및 여성 표본으로부터 비슷한 결과를 보고했다. 그는 사회적 지지와 애착의 세 가지 척도들을 비교했다. ① 외로움에 대한 감정을 포함하는 스스로 지각한 손상된 사회적 지지, ② 손상된 사회적 역할 및 애착, ③ 낮은 빈도의 사회적 상호작용. 이 세 가지 척도들과 관련된 사망에 대한 비교 위험은 각각 3.4, 2.0, 1.9에 해당했다.

1980년대 및 1990년대 후기에 더 많은 연구결과들이 보고되었다. 한 가지 결과는 미국의 연구로부터, 세 개는 스칸디나비아의 연구로부터 나왔다. 쇼언바크 (Schoenbach) 등(280)은 조지아주 에번스 카운티의 데이터를 활용해 앨러미다 카운티 연구로부터 수정된 사회적 접촉 척도를 사용했으며, 일부 인종 및 성별 차이가 관찰되었으나, 생의학적 및 사회인구학적 위험 요인들을 통제해도 백인 노년 남성 및 여성에서 위험이 유의함을 밝혀냈다. 스웨덴의 예테보리 연구 (Göteborg Study)(281)는 1913년과 1923년에 출생한 다른 남성 코호트들에서 사회적 고립이 연령 및 생의학적 위험 요인과는 독립적으로 사망의 위험 요인임을 밝혔다. 오스고머와 존슨의 보고(241)는 앨러미다 카운티 연구 외에는 사회적으로 고립되었던 여성들의 위험이 유의하게 증가한 것을 보고한 유일한 연구이다. 마지막으로, 동부 핀란드의 13,301명의 남성과 여성에 대한 연구에서, 캐플런과 동료들은(282) 앨러미다 카운티 연구에서 사용한 사회 연결망 지표와 거의 동일한 사회 연결에 대한 지표가 여성이 아닌 남성에서만 표준적인 심혈관 위험 요인들과는 독립적으로 사망률 위험을 예측한다는 것을 보여주었다.

앨러미다 카운티 연구의 노년 남성 및 여성에 대한 여러 연구들과 노인 역학 연구를 위한 인구집단(EPESE) 연구들은 노년기까지 이러한 관계들의 지속적인 중요성을 분명히 해주었다(155, 156). 더 나아가, 건강 유지 기관(health maintenance organization, HMO)의 대규모 남성 및 여성 코호트(283)와 32,000명의 남성 건강 전문가들(284)에 대한 두 개의 연구는 사회 연결망이 일반적으로 질병의 발병 및 발생보다 사망률에 더 강하게 관련됨을 밝혔다.

덴마크 남성(285)과 일본의 남성 및 여성(286)에 대한 두 연구는 사회적 고립 또는 사회적 지지의 측면들이 사망률과 관련된다는 것을 시사한다. 프랑스 가스 및 전기회사 직원들에 관한 보다 최근의 연구는 비슷한 전체 사망률 위험을 밝혔는데 다만 위험은 암 사망률에서 증가한 반면 심혈관질환 사망률에서는 그렇지 않았다(287). 이러한 연구의 거의 대부분에서 다른 이들과 사회적으로 고립되거나 단절된 사람들은 친구, 가족, 지역사회와 강력한 연결을 유지하는 사람들과 비교할 때 전체 사망 위험이 2배에서 5배 높은 것으로 나타났다.

심혈관질환

사회 연결망 또는 지지가 심혈관질환 발생과 관련이 있다는 제한적이지만 상반된 증거들이 존재한다. 중년의 스웨덴 남성에 관한 한 연구는 사회 통합이 심근경색의 발생과 관련된다고 밝혔으나(288), 여러 다른 연구들은 아무런 연관성이 없다고 보고했다(283, 284).

대조적으로, 지난 6년 동안 많은 연구들이 사회연결, 특히 친밀한 연결과 그러한 연결이 제공하는 정서적 지지가 심근경색 또는 심각한 심혈관질환 이후 사람들의 생존에 영향을 미친다고 제시했다. 이들 중 첫 번째로, 루버먼(Ruberman) 등(289)은 베타블로커 심장마비 실험(Beta-Blocker Heart Attack Trial) 참가자인 2,320명의 남성 급성 심근경색 생존자들을 연구했다. 사회적으로 고립되었던 환자들은 3년 동안 사망할 확률이 사회적으로 덜 고립되었던 사람들에 비해 2배 이상 높았다. 이러한 사회적 고립 척도가 직업 상태, 이혼, 폭력적인 사건에 대한 노출, 은퇴 및 경제적 어려움에 관한 항목들을 포함하는 일상 스트레스에 대한 일반적인 척도와 통합된 경우 고위험 심리사회적 상태와 관련된 위험은 더 높아졌다. 고위험 심리사회적 범주에 속하는 사람들은 사망할 확률이 저위험 범주에 속하는 사람들보다 4~5배 높았다. 이러한 심리사회적 특징은 전체 사망률과 돌연사와 관련이 있었다. 이는 높은 부정맥과 낮은 부정맥 집단 모두의 사망률 위험에 크게 기여했다. 이 연구에서[그리고 대상자들이 사건(event) 이후에 모집된 대부분의 연구에서] 연구자들은 심리사회적 자원에 대한 평가와 질환의 심각성 사이의 시간적 관련성을 확인하지 못했다. 그러나 이는 향후 연구를 위한 강력한 모형의 역할을 한다.

150명의 심장질환 환자들과 고위험 수준의 관상동맥 심장질환(CHD) 환자들에 대한 스웨덴의 두 번째 연구에서, 지지의 부족이 사망을 예측한다는 결과가 추가적으로 확인되었다(290). 사회적으로 고립되었던 환자들은 10년 사망률이 사회적으로 활동적이고 통합되어 있던 이들보다 3배 더 높았다. 이러한 환자들이 연구 초기에 예후인자에 대해 폭넓게 조사되었기 때문에 심리사회적 및 임상적 특징의 효과를 구분하는 것이 가능했다.

세 번째 연구에서, 윌리엄(Williams) 등(291)은 1974년에서 1980년 사이 심장 도관술(cardiac catheterization)을 시행받았으며 유의한 관상동맥 질환을 가지고 있는 1,368명의 환자들을 포함시켰다. 그들은 1989년까지 심혈관 사망까지의 생존 시간을 조사했다. 이 연구에서, 결혼하지 않았거나 친구가 없는 남성과 여성들은 가까운 친구가 있거나 결혼을 한 사람들보다 5년 이내에 사망할 확률이 3배이상 높았다(오즈비: 3.34; 95% 신뢰구간: 1.8, 6.2). 이러한 연관성은 다른 임상적 예후 지표들 및 사회경제적 지위를 포함하는 사회인구학적 요인들과는 독립적으로 나타났다.

케이스(Case) 등(292)은 임상시험인 다기관 딜티아젬 심근경색 후 시험(Multicenter Diltiazem Post-Infarction Trial)의 대조군에 속한 환자들을 대상으로 결혼 상태와 심근경색 이후 재발성 주요 심장 관련 사건(recurrent major cardiac event) 사이의 연관성을 조사했다. 이 연구자들은 혼자 사는 것이 치명적이지 않은 경색(non-fatal infarctions)과 심장질환 관련 사망 모두를 포함하는 재발성 주요 심장 관련 사건에 대해 1.54의 위험비를 보이는 독립적인 위험 요인이라고 보고했다(95% 신뢰구간: 1.04, 2.29).

다섯 번째 연구에서, 우리는 인구 기반 뉴헤이븐 EPESE(New Haven EPESE)(293)의 참여자로 1982년에서 1988년 사이 심근경색으로 입원했던 남성 및 여성에 대해 사회 연결망 및 지지와 사망률의 관계를 살펴보았다. 연구 기간 동안 100명의 남성들과 94명의 여성들이 심근경색으로 입원했다. 여성 중 34%과 남성 중 44%가 심근경색 후 6개월 이내에 사망했다.

남성과 여성 모두에서 정서적 지지－전향적으로 측정된－는 병원 내 조기 사망과 1년 후의 사망 모두와 관련이 있었다. 병원에 입원한 사람들 중, 정서적 지지를 전혀 받지 못했다고 보고한 사람들의 약 38%가 병원에서 사망한 반면, 지지의 출처가 둘 이상 있었던 사람들 중에는 11.5%가 병원에서 사망했다. 추적조사 기간 동안 이 패턴은 안정적으로 유지되었다. 6개월째에－연구의 주요 종료 시점－지지의 출처가 전혀 없던 사람들 중 52.8%가 사망한 반면, 한 가지의 지지를 받은 사람들 중 36.0%가, 지지의 출처가 둘 이상인 사람들 중에는 23.1%가 사망했다. 이러한 수치들은 1년째에 크게 변화하지 않았다. 그림 7.2가 보여주듯이, 이

그림 7.2_ 사회적 지지 정도에 따라 심근경색으로 6개월 내 사망한 환자 비율의 차이. 상단 왼쪽은 연령, 상단 오른쪽은 성별에 따른 현황, 하단 왼쪽은 심근경색의 Killip 분류에 의한 현황, 하단 오른쪽은 동반 질환에 따른 현황임.

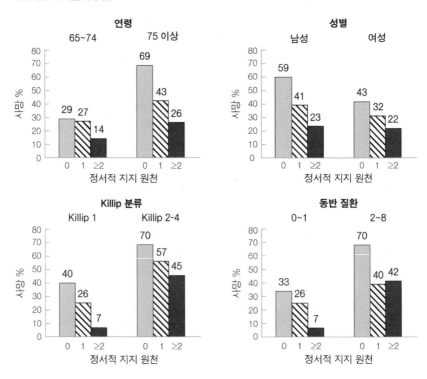

자료: Berkman, Leo-Summers, and Horowitz, 1992 (293).

패턴은 남성과 여성, 젊은 사람과 나이 든 사람, 그리고 킬립 분류 체계(Killip classification system)에 의해 평가된 다소 심한 심혈관질환을 가진 사람들 모두에서 현저하게 일관적이었다. 가구 형태, 우울 증상 및 임상적 예후인자 등을 포함하는 심리사회적 요인과 사회인구학적 요인을 통제한 다변량 모형들에서, 정서적 지지가 없다고 보고한 남성 및 여성들은 적어도 1개의 지지의 출처를 밝힌 참여자들에 비해 거의 3배의 사망률 위험을 보였다(오즈비: 2.9, 95% 신뢰구간: 1.2, 6.9).

관상동맥 우회술 또는 대동맥 판막 치환술을 받고 있는 남성 및 여성에 대한 연구에서, 옥스먼(Oxman)과 동료들(294)은 종교적 조직을 포함하는 자발적 조직에 대한 회원 자격과 종교적 혹은 영적 믿음으로부터 힘과 위로를 얻는 것은 수술 후 생존과 관련이 있음을 밝혔다. 이 두 가지 차원이 결합되었을 때, 이 항목들 중 어느 것도 지지하지 않은 사람들은 그러한 조직에 속하며 그들의 믿음으로부터 위안을 얻은 사람들에 비해 사망할 확률이 7배 이상 높았다. 종교성(religiosity)에 대한 최근 연구를 자세히 다루는 것은 이 장의 범위를 넘어서지만, 이 후기 연구는 공통의 가치와 공동의 목표에 기반하는 비공식적 조직에 대한 소속감 또한 웰빙과 생존에 중요한 영향을 미칠 수 있다는 것을 설명함으로써 친밀감의 중요성에 대한 연구를 보완하고 균형을 잡아준다.

코퍼스 크리스티 심장 프로젝트(Corpus Christi Heart Project)의 멕시코계 미국인과 비히스패닉 백인들에 대한 한 연구에서(295) 사회적 지지는 평균적으로 3년 이상 동안의 사망률을 예측하는 것으로 나타났다. 하지만 비교 위험은 멕시코계 미국인 남성 및 여성에서 매우 강하게 나타났다(RR: 3.38, 95% 신뢰구간: 1.73, 6.62).

심근경색을 경험한 인구집단에 대한 이러한 결과들은, 장기간 사망률에 관한 강력한 데이터와 이환율에 대한 상대적으로 약한 데이터와 함께 사회 연결망과 지지가 질병의 발생이 아니라 예후와 생존을 결정하는 데 가장 큰 영향을 미칠 수 있음을 시사한다.

현재까지 다른 심혈관 관련 질환들에 관련된 연구는 많지 않다. 뉴헤이븐의 노인 남성 및 여성의 울혈성 심부전에 대한 연구는(296) 정서적 지지가 여성이 아닌 남성에서만 생존과 관련되며, 초기 입원과는 관련성이 없음을 밝혔다(297).

뇌졸중

우리가 심혈관질환에 관련하여 밝혔듯, 사회 통합이 심혈관질환과 관련된다는 관점을 지지하는 증거는 이환율에 대해, 그리고 어느 정도는 사망률에 대해서도 설득력이 떨어진다. 그러나 사회 연결망과 지지가 뇌졸중 회복에 중요하다는 증거는 점점 설득력이 높아지고 있다.

연관성을 완전히 평가하기에는 부족한 강도를 보이지만, 여러 연구들이 사회적으로 고립된 사람들이 뇌졸중으로 인한 사망 위험이 높은 경향을 확인했다 (243, 284). 하지만 몇몇 추가적인 연구들은 사회 연결망과 지지(특히 사회적 고립) 는 뇌졸중 이후 시기 치명률과 관련이 있음을 보여주었다. 예를 들어 보트(Vogt) 등(283)의 연구에서, 사회 연결망 척도들은 허혈성 심질환, 암 및 뇌졸중의 발생 사례가 있었던 사람들의 원인별 사망률과 전체 사망률 모두에 대한 강력한 예측 요인이었다. 새롭게 진단받은 뇌졸중 환자 집단에 대한 10년 추적조사에서 우울 증에 대한 임상적인 진단은 낮은 생존율과 관련이 있었다(298). 이 연구에서, 사 회적으로 고립되었으면서 동시에 임상적으로 우울한 환자들은 뇌졸중 후 사망 할 위험이 특히 높은 것으로 나타났다. 지금까지 사회적 고립과 치명적이지 않은 뇌졸중 사이의 연관성을 보고한 연구는 없었다. 32,624명의 미국 남성 보건의료 종사자들에 대한 연구에서, 가와치는 치명적이지 않은 뇌졸중과 사회 연결망 사 이 연관성에 대한 경향을 발견했다. 하지만 통계적 검정력이 불충분하여 다변량 분석을 시행하지는 못했다(284). 분명해 보이는 것은, 사회적 연결과 질병 발생 사이 연관성을 지지하는 증거는 특정한 전염성 질환에서만 나타났으며, 제한적 으로는 관상동맥 질환에 대해서도 나타났다는 점이다. 뇌졸중의 연관성을 확인 하려는 노력은 불충분한 통계적 검정력으로 어려움을 겪었다. 이론적으로, 사건 의 수가 적으면 발견하기 더 어려울 수 있기는 하지만, 심장 질환 예방과 관련될 수 있는 기전들은 뇌졸중에서도 작동할 수 있다. 그중 가장 주요한 것은 혈압 조 절(299)과 스트레스 관련 혈관 반응성일 것이다.

많은 관찰연구들이 특히 정서적 지지를 통해 작동하는 사회 통합의 여러 측면 이 신체적 기능과 심리적 적응의 차원에서 뇌졸중 회복에 영향을 미친다고 보고 했다(203, 300~304). 여러 연구들이 사회적 지지가 뇌졸중 이후 삶의 질을 예측한 다는 것을 발견했다(305~308). 사회적 지지의 결핍은 자살 생각(309) 및 뇌졸중 이후 우울(post-stroke depression [PSD])(271) 등 뇌졸중에 대한 다양한 부정적인 반응과 관련이 있는 것으로 나타났다. 사회적 지지의 이용 가능성도 입원일수와 퇴원 성향과 같은 진료 코스(hospital course)의 중요한 예측 요인으로 나타났다 (310, 311). 152명의 뇌졸중 생존자에 대한 코호트 연구에서, 브로소(Brosseau)와 동료들(312)은 사회적 지지의 존재가 재활치료를 위한 퇴원과 요양원으로의 퇴원 모두를 예측했음을 밝혔다. 뇌졸중 회복에 미치는 사회적 지지의 영향과 관련된 결과들은 견고한 방법적 원칙을 따르지 못한 연구들을 제외한 최근 리뷰 연구의 관점에서 볼 때 특히 강건한 것으로 나타났다(313). 이 연구에서 사회적 지지는 유일하게 유지된 심리사회적 요인이었다.

게다가 여러 무작위 임상시험들은 심리사회적 중재가 뇌졸중 환자의 적응 개선과(314) 다른 만성질환 환자들의 더 긴 생존으로 이어진다는 것을 보여주었다. 가능한 사회적 지지의 향상은 이러한 중재 접근법에서 중요한 요소였다(315, 316).

인지적 기능: 예비력과 복원력

사회 연결망—특히 사회적 참여 및 상호작용과 관련된—이 성인 시기 인지 기능에 영향을 미친다는 증거가 점점 증가하고 있다. 사회적 참여와 연결망 활동은 인지 기능에 가장 중요한 것일 수 있다. 이는 수용적이고 표현적인 의사소통, 경험의 회상, 문제 해결 등과 같은 사회적 상호작용의 인지적 요구를 포함하며, 신경적 기능에 직접적인 영향을 줄 수 있는 여러 기전을 통해 저하 속도를 낮출 수 있다(144). 연결망 구성원들은 건강 증진 행위를 장려하거나 직접적 돌봄 및 의료적 치료에 대한 접근성을 제공할 수도 있다. 인지 과학자들은 생애주기에 걸쳐 발달하는 좋은 인식을 생성하는 조건인 인지적 예비력과 역경 이후 인식을 회복하는 것을 돕는 현상인 인지적 회복탄력성을 점점 더 구분하고 있다. 현재까지 대부분의 증거는 활동적인 사회참여 및 다른 사람과의 연결이 인지적 예비력을 생성하는 데 가장 중요할 수 있음을 보여주었다. 지지가 인지적 복원력을 통해 뇌졸중과 같이 스트레스를 주는 경험 이후의 결과를 수정하는 것을 도울 수 있기는 하지만, 사회적 지지의 중요성을 시사하는 연구결과들은 예비력에 대해서는 강력한 결과를 보이지 않았다.

25년이 넘는 기간 동안, 여러 연구들이 사회적 참여가 노인의 인지 저하 위험과 관련된다는 것을 밝혔다. 이러한 연구 중 첫 번째는 EPESE 연구의 뉴헤이번 코호트 연구였다. 2,812명의 남성과 여성을 12년이 넘는 기간 동안 면담한 이 코호트에서, 바숙(Bassuk) 등(317)은 사회적 연결이 없는 사람들은 많은 연결을 가진 남성 및 여성과 비교해 인지 저하가 발생할 위험이 높다는 것을 밝혔다. 이 기간 동안-종단적 데이터의 4차가 수집된 기간-인지 저하에 대한 오즈비는 2.37(95% 신뢰구간: 1.07, 4.88)이었다. 이러한 결과는 특히 연령, 교육 및 신체 기능을 포함하는 다양한 공변량을 통제했을 때 나타났다. 치매 발병에 초점을 둔 스웨덴의 연구들은 치매 발병 예방에 대한 사회참여의 중요한 역할을 시사했다 (318, 319). 더 최근에는 쿵스홀멘(Kungsholmen) 연구의 결과가 활동의 정신적, 신체적, 사회적 측면 각각이 치매 위험에 기여한다는 것을 보여주었다. 가장 보호적인 경험은 이 3개의 측면 중 2개를 통합한 것이다(320). 시카고 건강 및 노화 프로젝트(Chicago Health and Aging Project)에서, 반스 등(321) 또한 사회 연결망 (연결의 수로 측정됨)과 사회참여(사회 활동으로 측정됨) 모두 인지 저하와 관련이 있다고 보고했다. 스페인 노인 남성 및 여성에 대한 다른 연구에서, 순수네기 (Zunzunegui) 등(278)도 친척과의 시각적 접촉과 공동체 사회 통합이 인지 기능 저하와 관련되는 한편, 친구들과 관계는 남성보다 여성에서 더욱 중요할 수 있다고 보고했다. 대만의 노인에 대한 연구에서 글레이(Glei) 등(322)은 친구 및 친척과의 친밀한 연결의 수보다는 봉사 또는 친구와의 교류 등과 같은 사회적 활동이 인지 저하와 관련이 있다는 것을 밝혔다. 그들은 대부분의 대만 노인들이 속한 것과 같은 밀접하게 결합된 가족 구조에서, 덜 자발적이지만 더 친밀한 연결망보다는 활동이 예방적일 수 있다고 지적했다. 저자들은 대만의 연결망 연결들은 돌봄의 필요도 반영할 수 있어 연결망이-사회적 관계와 참여의 보호적 효과와 더불어 -[사회적 연결망 지지에 의해 허약(frailty)의 영향을 감안하여 볼 때] 아픈 사람들에게 더 강력한 것일 수 있음에 주목했다.

지금까지 논의한 대부분의 연구가 사회참여가 인지 저하의 선생요인이라고 제시했으나 몇몇 증거는 이것이 사실이 아닐 수 있음을 시사한다. 호놀룰루 심장 연구(Honolulu Heart Study)는 사회참여의 척도는 노년기 치매 발생을 예측하지 않으며, 사실은 중년에서 노년기까지 참여의 저하가 치매 발생과 관련된다는 것을 보고했다(323). 이러한 결과는 단절이 초기 발병에 대한 전구증상의 신호임을 시사한다. 반대 방향의 인과관계는 복잡하다. 이 연구는 시간성을 확립했다는 점에서 중요하다: 사회 활동의 척도들은 치매 또는 인지 저하가 발생하기 수년 전인 중년기에 만들어졌다.

기억은 특히 사회적 연결과 참여에 관련되는 것으로 보인다. 50세 이상 미국인들에 대한 종단적 패널연구인 건강 및 은퇴 연구(Health and Retirement Study)에 대한 분석에서, 에텔(Ertel) 등은 사회 활동이 기억 및 기억 감퇴와 관련된다는 것을 보여주었다(324). 보스마(Bosma) 등(325)은 기억, 언어의 유창성 및 실행 기능은 사회 활동과 관련이 있음을 발견했다. 울치(Hultsch) 등(326) 또한 실행 기능을 포함하는 다른 인지 영역의 변화가 참여의 사회적 패턴에 의해 영향을 받을 수 있음을 보여주었다.

이 연구는 은퇴와 봉사 활동의 역할에 대한 연구와 일치하는데, 두 연구 모두 일(급여를 지불 받든, 받지 않든)은 필수적인 직업 기능으로 인지 기술의 유지를 요구하며, 이러한 역할들은 인생의 후기에 기능을 유지하는 데 핵심적이다. 경험 봉사단(Experience Corps) 무작위 연구의 예비 연구에서, 칼슨(Carlson) 등(327)은 그들이 프로그램에 참여한 사람들에게서 뇌 가소성을 확인할 수 있는지 연구했다. fMRI 스캔으로 측정한 뇌 가소성은 실행 기능과 연관되는 것으로 생각되며, 이는 다시 기억과 기능적 장애와 연결된다. 경험 봉사단에 무작위 배정된 사람들은 이러한 풍요로운 환경에 대한 반응으로 증가된 뇌 가소성을 보였다. 그들의 연구에서 언급되었듯이, 참가자 중 한 명은 "이것(경험 봉사단)은 내 뇌를 맑게 해주었습니다"라고 이야기했다(327). 이렇듯 노년기에 일하는 것에 대한 많은 문헌이 존재한다. 이 분야는 근무 조건과 건강에 대해 다루는 5장에서 더 깊이 검토된다.

사회 연결망, 참여 및 통합에 대한 연구결과와는 대조적으로, 뇌졸중 회복에 대한 연구에서는 정서적 지지가 7개의 신경심리학적 검사를 통해 측정된 인지적 회복에 대한 가장 중요한 예측 요인으로 나타났다(144). 사회 연결망 연결이 단면적인 인지 영역들과 관련되어 있지만, 정서적(도구적이 아닌) 지지만이 뇌졸중 환자들의 6개월에 걸친 회복을 예측했다. 이러한 결과는 정서적 지지가 인지적 복원력을 촉진할 수 있는 반면, 사회 연결망은 뇌졸중과 같은 사건 이후 초기 공격 성향으로부터 보호하기 위해 중요한 인지적 예비력을 제공할 수 있다는 것을 시사한다(144). 이러한 지지의 완충효과는 사회적 지지가 사회적 부담(social strain)(부정적인 사회적 상호작용)이 실행 기능과 관련된 복잡한 인지적 과업에 미치는 영향을 완충하는 것으로 나타난 최근 MIDUS 연구결과에서도 명백하게 드러난다(146). 그러므로, 툰(Tun) 등이 언급했듯이, "개인들이 매우 스트레스가 많은 환경에 직면할 때조차도, 다른 사람들과 지지적이고 배려하는 상호작용의 기회는 인지 기능에 대한 완충제로 기능할 수 있다."

전염병: 사회 연결망 역학의 기원

사람 사이에 퍼지는 질병보다 연결망 분석에 더 잘 맞는 질병은 없다. 따라서 직접적으로 공유되는 행동들(콘돔 사용, 바늘 공유 등)을 통해 퍼지는 성병은 연결망 방법을 적용함으로써 깊이 이해될 수 있는 가능성이 있다. 사회 연결망과 건강에 대한 가장 섬세하고 깨달음을 주는 연구는 HIV/AIDS에 대한 연구로부터 발전해 왔다고 할 수 있다. 사실 HIV/AIDS 연구자들이 이 접근법을 설명하기 위해 '연결망 역학(network epidemiology)'라는 용어를 사용했다. 다른 성병의 확산에 대해서도 매우 유용한 이러한 접근법은 이제 성병 확산 및 피임과 성적 행동에 대한 정보와 관련된 청소년 연결망에 대한 연구에서 잘 발달되어 있다. 전염병 확산에 대한 사회 연결망의 중요성은 모리스(Morris)(147)가 거의 20년 전 행해진 개요를 통해 간결하게 설명했는데, 그녀는 다음과 같이 주장했다.

대면 접촉으로 확산되는 전염병은 선별적인(혹은 '무작위적이지 않은') 사회적 어울림의 패턴에 의해 강하게 전달될 수 있다. 질병 전파에 필요한 접촉이 더 친밀하고 확장될수록, 전파의 속도와 방향에 미치는 선별적 어울림의 영향이 더 커진다. 인구학적 수준에서 선별적인 어울림의 패턴은 개인적인 접촉의 연결망들 내 이질성의 결과이다(147).

인구집단의 건강 상태에 대한 요인으로서 사회 연결망에 대한 고려는 정확히 이러한 사회적 어울림의 패턴의 특성에 대한 고려이다. 따라서 전염병은 사회 연결망 구조가 건강에 영향을 미치는 여러 중요한 경로들을 연구할 전략적 장소를 제공한다.

　사회 연결망과 전염병에 대한 연구는 여러 구별 가능한 분야로 분류되어 왔다. 이 선별적 검토에서, 우리는 HIV/AIDS에 관해 지난 20년간 수행된 매우 중요한 연구들을 최초로 조명한다. 이 작업은 다른 성병에도 관련이 있다. 두 번째로, 우리는 사회적 지지가 감기 바이러스 감염에 대한 취약성에 미치는 영향을 보여주는 중요한 새로운 증거를 검토할 것이다.

사회 연결망과 HIV/AIDS: 세계의 연결망 역학

　연결망 분석은 원래 성적 연결망의 자아 중심적 패턴을 파악하기 위해 HIV/AIDS 연구에 사용되었다. 이제 연결망 분석의 가장 공식적인 수학적 모델링 중 몇몇이 에이즈(AIDS) 연구와 관련하여 행해지고 있다. 최근의 연구는 자아 중심적 및 사회 중심적 접근법을 모두 사용하며, 관찰연구와 미래 에이즈 유행을 형성할 수 있는 잠재적인 전파 패턴에 대한 시뮬레이션 모두를 활용한다. 이러한 모형들은 성적 연결망의 세계에 존재할 수 있는 것보다 훨씬 더 무작위적인 질병 전파에 대한 가설에 기반한, 기존의 고전적인 전염병 전파에 관한 역학의 수학적 모형들에 주요한 기여를 했다. 여러 주요 연구들이 에이즈 유행이 강력했던 국가들에서 사회 중심적 접근법을 사용해 왔다. 예를 들어, 리코마 연결망 연구(Likoma Network Study [LNS])는 사하라 이남 아프리카의 섬에 초점을 두어 여러 마을을 조사했다(75, 79, 97). 그림 7.3은 3년의 조사 동안(a), 1년의 조사 동안(b), 그리고 조사 시점(c)에서 리코마의 연결망 구조를 보여준다.

　연결망 분석은 말라위에서도 말라위 확산 및 관념 변화 프로젝트(Malawi Diffusion and Ideational Change Project)의 데이터를 사용해 지각된 에이즈 취약성에 대한 사회적 상호작용의 중요성을 탐구하기 위해 시행되었다(100).

낭만적 및 성적 연결망과 성병에 대한 변화하는 관점

　최근까지 역학자들은 위험한 성적 연결망이 많은 수의 파트너를 가진 소수의

그림 7.3_ 리코마 연구에서 가시화한 네트워크의 구조

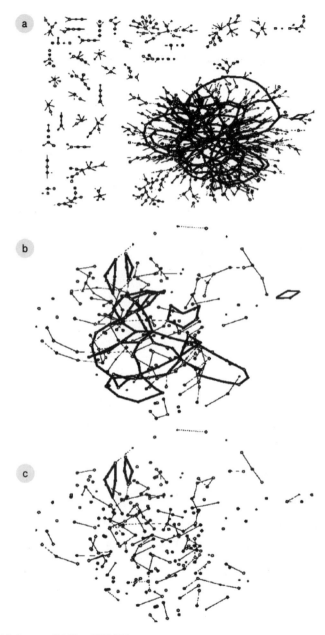

자료: Helleringer and Kohler, 2007 (79).

구성원 혹은 질병을 확산시킨 외부 구성원들과 약간의 연결이 있는 긴밀한 집단 내에서 성적으로 활동하는 고활동성 행위자들의 '핵심(core)'을 가진다고 생각하는 경향이 있었다. 또한 전염병 전파의 역학적 모형들은 흔히 접촉 구조에 대해 무작위적 어울림을 가정한다. 이러한 일반적 가정은 성적 연결망과 특히 HIV/AIDS와 같은 많은 질병의 성적인 전파를 설명하기에 정확하지 않은 것으로 드러났다.

낭만적 및 성적 연결망들은 더 넓은 사회 연결망과 많은 특징을 공유하지만 질적으로, 양적으로 다르다. 성적 연결망들은 성적 접촉을 통해 직접적으로 질병의 전파에 영향을 미치지만 또한 안전한 성적 활동의 전파에도 중요한 역할을 한다. 베어먼(Bearman), 무디(Moody) 및 스토벨(Stovel)(81)은 성적 연결망의 네 가지 양식화된 그림을 설명했다. ① 고활동성 행위자들의 집단이 서로에게 감염을 전달하고 덜 연결된 인구집단으로 감염을 전파시켜 나가는 핵심(그림 7.4 참고), ② HIV에 감염된 트럭 운전사들과 같은 중심적인 집단으로, 바깥의 다른 사람들에게 질병을 확산시키지만 자신들에게 직접적으로 확산시키지는 않는 역방향 핵심(inverse core), ③ 다른 행동에 참여하는 두 집단이 서로를 전체 집단에 이어주고 연결해 주는 연결망 구성원들을 가지고 있는 교량적 연결망(bridging network), ④ 매우 산발적인 밀도로 인구집단 내에 뻗어 있는 연결들의 긴 연쇄인 최소 걸침 나무(spanning tree). 베어먼(Bearman), 무디(Moody) 및 스토벨(Stovel)(81)은 "최소걸침나무 구조들은 규칙이 특정한 관계의 형성을 막을 때 나타난다"고 언급했다.

Add 건강 연구(Add Health Study)의 한 고등학교에 다니는 고등학생 832명의 낭만적 및 성적 연결망에 대한 사회 중심적 연결망 분석의 결과는 최소 걸침 나무 구조가 이 고등학교 청소년들의 성적 연결망을 가장 잘 설명한다는 것을 보여 준다. 가장 놀라운 것은 이 학교의 절반이 넘는 학생들이 하나의 매우 큰 최소 걸침 나무에 연결되어 있었다는 점이다. 대부분의 학생들이 양자(dyad) 혹은 삼자 관계(triad)에 관련되었지만, 2년 이내에 50% 이상의 학생들이 성적 혹은 낭만적 연결망을 통해 서로 연결되었다. 성병 위험은 파트너의 수보다는 대부분의 구성원이 자신이 참여하고 있는지 알지 못하는 큰 성적 연결망의 일부가 되는 것에

그림 7.4_ 성관계 네트워크의 네 가지 유형

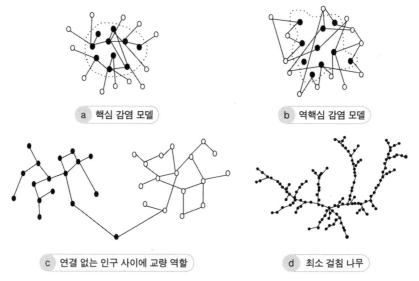

| a | 핵심 감염 모델 | b | 역핵심 감염 모델 |
| c | 연결 없는 인구 사이에 교량 역할 | d | 최소 걸침 나무 |

자료: Bearman, Moody, and Stovel, 2004 (81).

달려 있다. 질병 전파의 관점에서 이것은 매우 위험한 상황인데, 대부분의 구성원들이 하나 혹은 두 개의 연결만 보고하지만 질병은 매우 효과적으로 확산될 수 있기 때문이다.

성병의 인종적/민족적 차이, 특히 미국의 아프리카계 미국인과 백인 간 차이를 설명할 수 있는 연결망 특징에 대한 최근 연구는 이 결과와 일관되며, '고활동성' 허브에 대한 오해를 명백하게 풀어준다. 여러 조사 결과 HIV 및 대부분의 다른 성병들은 비히스패닉 흑인에서 더 높은 비율을 보였다(76). 이러한 높은 유병은 제한적인 의료적 돌봄 접근성, 치료 및 돌봄과 일정 부분 관련될 수 있지만, 전파의 패턴이 이러한 높은 위험을 일부 설명할 수 있을 것이다. 초기 가정들은 위에 언급한 것과 같은 초연결적인 '핵심'에 기반했다. 그러나 최근 시뮬레이션은 낮은 정도의 동시성－정확히 베어먼(Bearman) 등(81)이 최소걸침나무 모형에서 설명한 바와 같이－과 함께 높은 수준의 연결망 단절이 미국의 조사들에서 나타나는 유병률 패턴을 생성할 수 있다고 제시했다(76). 공존하는 관계의 작은 변화부터 일부일처 관계 내 더 작은 변화까지 파트너십 형태의 작은 차이가 유행의 가능성에 큰 영향을 주는 것으로 나타났다. 인종적/민족적 기저 감염율이 더해지면, 이러한 패턴들은 질병의 패턴을 설명하기 위해 매우 활동적인 핵심을 포함할 필요가 없다. 파트너 수의 증가는 동시적이든 순차적이든 간에 감염 위험과 관련된다. 그러나 감염을 전파하는 감염된 파트너들의 일부는 누적 파트너들과 동시성 모두와 관련되어 있다.

많은 지역에서 에이즈 발생률이 감소함에도 불구하고 유병률은 증가하면서 아프리카, 특히 사하라 이남 아프리카에서 HIV/AIDS의 전파는 주된 관심을 받아왔다. 지난 10년간 여러 귀중한 연구들이 특히 말라위(리코마 연결망 연구)(75), 태국(328) 및 남아프리카(329~331)에서 시작되었다. 리코마 연결망 연구는 사하라 이남 아프리카의 사회 중심적 연결망 연구에 대한 훌륭한 모형의 역할을 한다. 이 연구 설계가 매우 유용하기 때문에 여기에서 설명하고자 한다. 리코마 섬은 말라위 강 위에 있는 작은 섬으로, 연결망 분석가들이 선별된 연구 마을 안의 완전한 연결망을 대상으로 '작은 세계' 연구를 할 수 있게 한다. 성적 파트너를 정하고 그들을 찾아내는 전략들이 자세히 설명되었다(75).

주사 약물 사용자들의 사회 연결망에 대한 연구는 사회 연결망과 지지가 필연적으로 건강 증진적이라는 오해를 설명했다(332). 몇몇 증거는 위험을 감수하는 하위 연결망들의 전체적인 밀도가 개인의 높은 수준의 위험과 관련됨을 제시했다. 위험 연결망 참여는 개인을 건강에 위험한 생활습관에 사회화시키며, 이후 다양한 사회적 영향력의 다양한 경로를 통해 그 패턴을 강화한다. 293명의 도심 지역 주사약물 사용자들(injecting drug users, IDUs)에 대한 연구에서, 라킨(Latkin)과 동료들(333)은 연결망 밀도와 약물 사용 하위 연결망들의 크기는 약물 사용 빈도와 정적으로 관련되는 것을 밝혔다. 같은 연구에서 주사를 하지 않는 배우자, 애인, 섹스 파트너를 포함하는 개인적 연결망을 가진 약물 사용자들이 주사를 덜 빈번하게 사용한다는 것이 밝혀졌으며, 이는 어떤 종류의 연결은 고위험 노출에 대해 보호적일 수 있음을 시사한다. 이러한 결과는 지지적인 연결이 약물 사용에 미치는 고위험 환경의 영향을 개선할 수 있다는 것을 보여주는 연구들에 의해 설명된다(334, 335).

많은 평론가들이 주사 약물 사용자들에 대한 행동 변화 중재가 효과적이지 않은 이유 중 하나로 주사 약물 사용자들의 사회 연결망 자체가 효과성에 현저한 장벽이 되기 때문이라고 언급했다. 이는 연결망 주변보다는 연결망과 함께 작동하는 것을 목표로 하는 중재의 필요성을 제기했다(336, 337). 혁신적인 예시가 고위험 행동에 관한 규범을 변화시키고자 고위험 사회적 환경의 주요 오피니언 리더를 활용한 켈리(Kelly)와 공동연구자들(338)로부터 나왔다.

또한 사회적 지지와 전염병의 역할에 대한 연구는 사회적 지지가 작동할 수 있는 잠재적인 생체생리학적 경로에 관한 중요한 증거로 이어졌다. 예를 들어, 이러한 종류의 연구 중 하나에서, 테오렐(Theorell)과 동료들(339)은 스웨덴에서 HIV에 감염된 남성들을 관찰해 5년의 기간 동안 그들의 CD4 수의 감소를 추적했다. 이 집단은 기초선에서 낮은 '애착 이용 가능성(availability of attachments)'을 보고한 남성들이 CD4 수준이 더 빠르게 감소한 것을 발견해 사회적 지지가 주된 면역체계의 변수들을 매개할 가능성을 시사했다.

로드릭 윌리스(Roderick Wallace)와 같은 사회과학자들은 사회 연결망과 공간의 물리적 장소의 교차점에서, HIV 전파와 같은 유행을 통해 사회지리적 그물망들이 생성된다고 했다(340). 공간에 위치하는 겹쳐지는 연결망들의 구조는 유행의 전파를 가능하게 하는 도관 체계로 작용한다. 미시 수준에서 이 현상은 고위험 개인들의 하부 연결망 내에서 발생하는 빠른 포화도를 통해 볼 수 있다. 이 현상은 더 거시적 수준에서도 관찰할 수 있다. 예를 들어, 헌트(Hunt) 등(341)은 우간다의 여러 지역에서 HIV 전파 패턴이 이주 노동자 인력 사용에 따라 어떻게 변화하는지를 보여준다. 이러한 노동시장 패턴이 사회 연결망의 기반구조를 형성하며, 이는 전염병 유행의 기회를 만든다.

사회적 지지와 다른 전염병들

사회적 접촉이 전염병 발생에 대항하는 숙주의 일반적인 저항력을 부여할 수 있다는 점이 카셀(4)과 셀리에(342)의 초기 논문들에서 제시되었다. 보다 최근에, 탄탄한 기초를 가진 증거들이 사회적 지지가 숙주 저항력을 조절하는 주요 면역

체계 변수들을 변화시킬 수도 있음을 보여주기 시작했다(27, 168, 343, 344). 코언과 동료들은(120) 연결망 연결의 다양성이 감기에 대한 취약성과 관련된다는 가설을 검정하기 위한 실험을 수행했다. 이 실험은 참여자들에게 12가지 종류의 사회적 연결(예: 배우자, 부모님, 친구, 직장동료, 사회적 집단의 구성원)에 대한 참여 정도를 보고하게 한 후, 1~2개의 리노바이러스(rhinovirus)가 포함된 비액(nasal drop)을 투여하고 감기 발생을 관찰했다. 연구결과, 더 많은 종류의 사회적 연결을 가진 사람들이 감기에 덜 취약하고, 더 적은 양의 점액(mucus)을 생성하고, 감염을 더 효과적으로 이겨냈으며, 감염 전의 바이러스 특이적 항체, 바이러스 종류, 연령, 성별, 계절, 체질량 지수(body mass index), 교육 및 인종을 통제한 후에도 바이러스를 덜 퍼뜨리는 것으로 나타났다. 감기에 대한 취약성은 높은 사회 연결망의 다양성과 함께 용량-반응적으로 감소했다.

만약 사회 통합 및 참여가 실제로 면역체계 기능의 변화와 관련된다면, 그 함의는 매우 포괄적이다. 첫째, 면역체계 기능은 전염병, 알레르기, 자가면역 질환, 암 등의 발생과 직접적으로 관련된다(24). 사회적 지지의 결여가 암과 자가면역 질환의 위험을 높인다는 증거는 설득력이 부족하지만, 코언과 다른 이들에 의해 정리된 증거는 이러한 효과의 가능성과 관련해 중요한 의미를 가진다. 더 나아가, 신경내분비적 기능에 대한 사회적 지지의 영향에 대한 발견은 사회적 지지 과정이 면역체계 기능이 혈관 체계의 건강과 혈역학적 과정에 미치는 영향을 통해 심혈관질환의 발병에 기여할 수 있다는 것을 제시한다.

결론

이 장에서는 사회적 관계의 특성과 차원들이 건강에 미치는 영향에 대한 논의를 사회 연결망의 넓은 맥락에서 재구성했다. 이는 매우 거대한 작업이며, 사회 연결망이 건강에 어떻게 영향을 미치는지에 대한 깊은 이해를 향한 연구와 함께 더 커다란 작업이 되었다. 이 분야에서 일하길 원하는 연구자들은 연결망과 건강에 관한 일반적인 생각들을 사회 연결망이 건강에 영향을 미치는 이론, 경로, 기전에 대한 분명한 식별 및 공식화를 통해 검증할 수 있는 특정한 가설로 변환해야 한다. 한 가지 측정법이나 연구 설계가 모든 목적, 질병 또는 행동에 적합할 가능성은 낮다. 그보다는, 연결망 구조의 '상류'에서의 맥락적 영향력과 연결망이 보다 직접적이고 가까이에서 건강에 영향을 미칠 '하류'의 경로들을 분명히 설명함으로써 상당한 발전을 이룰 수 있을 것이다. 초기 이론들은 연결망 영역들과 그러한 연결의 기능적 측면을 개념적으로 모호하게 한 척도들을 사용했다.

그러나 연결망 역학에서 우리가 직면한 가장 큰 도전은 노출을 측정하는 것과는 사실 관련이 없다. 지난 10년간의 작업은 이 문제를 다루기 쉽게 해준 측면이 있다. 그보다 지금 이 분야가 직면한 문제는, 철저한 무작위 실험에 근거한 중재의 효과가 작거나 없다는 관찰 증거에 대해 다루는 것이다. 연구 설계에 따른 연관성 차이에 관한 한 가지 분명한 해석은, 연결망과 건강 및 건강행동의 변화 사이에 인과적 관련성이 없다는 것이다. 다른 해석은 우리가 연결망 구조 또는 지지를 충분히, 혹은 우리가 영향을 미치고자 하는 건강결과에 효과가 있을 수 있는 정확한 병인학적 시기에 변화시키지 못했을 수 있다는 것이다. 더 나아가, 프레이밍햄 코호트 관찰연구에서 나온 다양한 정도의 단절에 따른 인과적 효과에 대한 주장들은, 연구결과가 연구자들이 보고한 것만큼 교란변수에 대해 강건하지는 않을 수 있으나, 보수적인 측정조차 일부 연결망 효과는 행동 변화를 야기할 수 있다는 주장을 뒷받침함을 시사했다(3). 이에 대해 아직은 확실히 알 수 없다. 연결망과 사회적 지지를 중요한 병인학적 시기에 변화시킬 수 있는 중재를 개발하는 것과 교란변수 및 역인과관계를 효과적으로 다룰 수 있는 관찰연구를 시행하는 것은 향후 연구자들에게 가장 중요한 도전 과제로 남아 있다.

참고문헌

1. Berkman LF. Social epidemiology: Social determinants of health in the United States: Are we losing ground? Annu Rev Public Health. 2009;30(1):27-41.
2. VanderWeele TJ, Hawkley LC, Thisted RA, Cacioppo JT. A marginal structural model analysis for loneliness: implications for intervention trials and clinical practice. J Consult Clin Psychol.

2011;79(2):225-35.

3. VanderWeele TJ. Inference for influence over multiple degrees of separation on a social network. Stat Med. 2013;32(4):591-6.

4. Cassel J. The contribution of the social environment to host resistance. Am J Epidemiol. 1976;104(2):107-23.

5. Cobb S. Social support as a moderator of life stress. Psychosom Med. 1976;38(5):300-14.

6. Berkman LF, Syme SL. Social networks, host resistance, and mortality: a nine-year follow-up study of Alameda County residents. Am J Epidemiol. 1979;109(2):186-204.

7. Blazer DG. Social support and mortality in an elderly community population. Am J Epidemiol. 1982;115(5):684-94.

8. House JS, Robbins C, Metzner HL. The association of social relationships and activities with mortality: prospective evidence from the Tecumseh Community Health Study. Am J Epidemiol. 1982;116(1):123-40.

9. Holt-Lunstad J, Smith TB, Layton JB. Social relationships and mortality risk: a meta-analytic review. PLoS Med. 2010;7(7):e1000316.

10. Berkman LF. The role of social relations in health promotion. Psychosom Med. 1995;57(3): 245-54.

11. Berkman LF, Glass T, Brissette I, Seeman TE. From social integration to health: Durkheim in the new millennium. Soc Sci Med. 2000;51(6):843-57.

12. Cacioppo S, Cacioppo JT. Decoding the invisible forces of social connections. Front Integr Neurosci. 2012;6:51.

13. Cacioppo JT, Hawkley LC. Perceived social isolation and cognition. Trends Cogn Sci. 2009;13(10):447-54.

14. Cacioppo JT, Fowler JH, Christakis NA. Alone in the crowd: The structure and spread of loneliness in a large social network. J Pers Soc Psychol. 2009;97(6):977-91.

15. Cacioppo JT, Decety J. Social neuroscience: challenges and opportunities in the study of complex behavior. Ann N Y Acad Sci. 2011;1224:162-73.

16. Cacioppo JT, Reis HT, Zautra AJ. Social resilience: the value of social fitness with an application to the military. Am Psychol. 2011;66(1):43-51.

17. Hawkley LC, Cacioppo JT. Loneliness matters: a theoretical and empirical review of consequences and mechanisms. Ann Behav Med. 2010;40(2):218-27.

18. Cacioppo JT, Hawkley LC, Norman GJ, Berntson GG. Social isolation. Ann N Y Acad Sci. 2011;1231: 17-22.

19. Fowler JH, Christakis NA. Dynamic spread of happiness in a large social network: longitudinal analysis over 20 years in the Framingham Heart Study. BMJ. BMJ Group; 2008;337:a2338-8.

20. Fowler JH, Christakis NA. Estimating peer effects on health in social networks: A response to Cohen-Cole and Fletcher; and Trogdon, Nonnemaker, and Pais. J Health Econ. 2008;27(5): 1400-5.

21. Christakis NA. Social networks and collateral health effects. BMJ. 2004;329(7459):184-5.

22. Christakis NA, Fowler JH. Social contagion theory: examining dynamic social networks and human behavior. Stat Med. 2013;32(4):556-77.

23. Smith KP, Christakis NA. Social networks and health. Annu Rev Sociol. 2008;34(1):405-29.

24. Cohen S. Psychosocial models of the role of social support in the etiology of physical disease. Health Psychol. 1988;7(3):269-97.

25. Cohen S, Kaplan JR, Cunnick JE, Manuck SB, Rabin BS. Chronic social stress, affiliation, and cellular immune response in nonhuman primates. Psychol Sci. 1992;3(5):301-4.

26. Cacioppo JT. Social neuroscience: autonomic, neuroendocrine, and immune responses to stress. Psychophysiology. 1994;31(2):113-28.

27. Kiecolt-Glaser JK, Malarkey W, Cacioppo JT, Glaser R. Stressful personal relationships: immune and endocrine function. In: Glaser R, Kiecolt-Glaser JK, editors. Handbook of human stress and immunity. San Diego, CA: Academic Press; 2001. pp. 321-39.

28. Sgoutas-Emch SA, Cacioppo JT, Uchino BN, Malarkey W, Pearl D, Kiecolt-Glaser JK, et al. The effects of an acute psychological stressor on cardiovascular, endocrine, and cellular immune response: A prospective study of individuals high and low in heart rate reactivity. Psychophysiology. 1994;31(3):264-71.

29. Uchino BN, Kiecolt-Glaser JK, Cacioppo JT. Age-related changes in cardiovascular response as a function of a chronic stressor and social support. J Pers Soc Psychol. 1992;63:839-9.

30. McEwen BS. Allostasis and allostatic load: implications for neuropsychopharmacology. Neuropsychopharmacol. 2000;22(2):108-24.

31. McEwen BS. Stress, adaptation, and disease: allostasis and allostatic load. Ann N Y Acad Sci. 1998;840(1): 33-44.

32. McEwen BS, Seeman T. Protective and damaging effects of mediators of stress: elaborating and testing the concepts of allostasis and allostatic load. Ann N Y Acad Sci. 1999; 896(1):30-47.

33. Barnes JA. Class and committees in a Norwegian island parish. Hum Relat. 1954;7(1):39-58.

34. Bott E. Family and social network. London: Tavistock Press; 1957.

35. Wellman B. An egocentric network tale: comment on Bien et al. (1991). Soc Networks. 1993; 15:423-36.

36. Laumann EO. Bonds of pluralism. New York: John Wiley; 1973.

37. Wellman B, Leighton B. Networks, neighborhoods, and communities: Approaches to the study of the community question. Urban Aff Rev. 1979;14(3):363-90.

38. Granovetter MS. The strength of weak ties. Am J Sociol. 1973;78:1360-80.

39. Fischer CS, Stueve C, Jones LM, Jackson RM. Networks and places: Social relations in the urban setting. New York: Free Press; 1977.

40. Fischer CS. To dwell among friends: Personal networks in town and city. Chicago: University of Chicago Press; 1982.

41. Hall B, Wellman B. Social networks and social support. In: Cohen S, Syme SL, editors. Social support and Health. Orlando: Academic Press; 1985. pp. 23-41.

42. Wellman B, Carrington PJ. Networks as personal communities. In: Wellman B, Berkowitz SD, editors. Social structures: a network approach: structural analysis in the social sciences. New York: Cambridge University Press; 1988. pp. 130-84.

43. Durkheim E. The division of labor in society. New York: Free Press; 1895.

44. Durkheim E. Suicide: a study in sociology. Glencoe, IL: Free Press; 1897.

45. Link BG, Phelan J. Social conditions as fundamental causes of disease. J Health Soc Behav. 1995;Spec No:80-94.

46. Durkheim E. The rules of sociological method. Lukes S, editor. New York: Free Press; 1895.

47. Bierstedt R. Émile Durkheim. London: Weidenfeld and Nicolson; 1966. p. 1.

48. Turner JH, Beeghley L, Powers CH. The emergence of sociological theory. Chicago, IL: Dorsey Press; 1989.

49. LaCapra D. Emile Durkheim: sociologist and philosopher. Cornell University Press. Ithaca, NY; 1972.

50. Bowlby J. A secure base. London: Routledge; 1988.

51. Storr A. John Bowlby, Munks Roll. London: Royal College of Physicians; 1991.

52. Fonagy P. Patterns of attachment, interpersonal relationships and health. In: Blane D, Brunner E, Wilkinson R, editors. Health and social organization: towards health policy for the twenty-first century. London: Routledge Press; 1996. pp. 125-51.
53. Bowlby J. Attachment. London: Hogarth Press; 1969.
54. Bowlby J. Separation—anxiety and anger. London: Hogarth Press; 1973.
55. Bowlby J. Loss—sadness and depression. London: Hogarth Press; 1980.
56. Kubzansky LD, Mendes WB, Appleton AA, Block J, Adler GK. A heartfelt response: oxytocin effects on response to social stress in men and women. Biol Psychol. 2012;90(1):1-9.
57. Appleton AA, Buka SL, Loucks EB, Rimm EB, Martin LT, Kubzansky LD. A prospective study of positive early-life psychosocial factors and favorable cardiovascular risk in adulthood. Circulation. 2013;127(8):905-12.
58. Appleton AA, Buka SL, McCormick MC, Koenen KC, Loucks EB, Kubzansky LD. The association between childhood emotional functioning and adulthood inflammation is modified by early-life socioeconomic status. Health Psychol. 2012;31(4):413-22.
59. Maselko J, Kubzansky L, Lipsitt L, Buka SL. Mother's affection at 8 months predicts emotional distress in adulthood. J Epidemiol Community Health. 2011;65(7):621-5.
60. Repetti RL, Taylor SE, Seeman TE. Risky families: family social environments and the mental and physical health of offspring. Psychol Bull. 2002;128(2):330.
61. Taylor SE, Klein LC, Lewis BP, Gruenewald TL, Gurung RA, Updegraff JA. Biobehavioral responses to stress in females: tend-and-befriend, not fight-or-flight. Psychol Rev. 2000;107(3):411-29.
62. Drury SS, Theall K, Gleason MM, Smyke AT, De Vivo I, Wong JYY, et al. Telomere length and early severe social deprivation: linking early adversity and cellular aging. Mol Psychiatry. 2011;17(7):719-27.
63. Fox SE, Levitt P, Nelson CA III. How the timing and quality of early experiences influence the development of brain architecture. Child Dev. 2010;81(1):28-40.
64. Nelson CA, Zeanah CH, Fox NA, Marshall PJ, Smyke AT, Guthrie D. Cognitive recovery in socially deprived young children: the Bucharest early intervention project. Science. 2007;318(5858):1937-40.
65. Holmes J. John Bowlby and attachment theory. London: Routledge; 1993.
66. Cacioppo JT, Hughes ME, Waite LJ, Hawkley LC, Thisted RA. Loneliness as a specific risk factor for depressive symptoms: cross-sectional and longitudinal analyses. Psychol Aging. 2006;21(1):140-51.
67. Cacioppo JT, Cacioppo S. The phenotype of loneliness. Eur J Dev Psychol. 2012;9(4):446-52.
68. Kuh D, Ben-Shlomo Y. A life course approach to chronic disease epidemiology. 2nd ed. New York: Oxford University Press; 2005.
69. Kuh D, Ben-Shlomo Y, Lynch J, Hallqvist J, Power C. Life course epidemiology. J Epidemiol Community Health. 2003;57(10):778-83.
70. Granovetter M. The strength of weak ties: a network theory revisited. In: Marsden P, Lin N, editors. Social structure and network analysis. Beverly Hills, CA: Sage; 1982. pp. 105-30.
71. Marsden PV. Network studies of social influence. In: Wasserman S, Galaskiewicz J, editors. Advances in social network analysis: research in the social and behavioral sciences. Thousand Oaks, CA: Sage; 1994. pp. 3-25.
72. Rosenquist JN, Murabito J, Fowler JH, Christakis NA. The spread of alcohol consumption in a large social network. Ann Intern Med. 2010;152(7):426.
73. Christakis NA, Fowler JH. The collective dynamics of smoking in a large social network. N Engl

J Med. 2008;358(21):2249-58.

74. Valente TW, Watkins SC, Jato MN. Social network associations with contraceptive use among Cameroonian women in voluntary associations. Soc Sci Med. 1997;45(5):677-87.

75. Helleringer S, Kohler H-P, Chimbiri A, Chatonda P, Mkandawire J. The Likoma Network Study: context, data collection, and initial results. Demographic Res. 2009;21:427-68.

76. Morris M, Kurth AE, Hamilton DT, Moody J, Wakefield S. Concurrent partnerships and HIV prevalence disparities by race: linking science and public health practice. Am J Public Health. 2009;99(6):1023-31.

77. Morris M, Podhista C, Wawer MJ, Handcock MS. Bridge populations in the spread of HIV/AIDS in Thailand. AIDS. 1996;10(11):1265-71.

78. Kohler H-P, Behrman JR, Watkins SC. Social networks and HIV/AIDs risk perceptions. Demography. 2007;44(1):1-33.

79. Helleringer S, Kohler H-P. Sexual network structure and the spread of HIV in Africa: evidence from Likoma Island, Malawi. AIDS. 2007;21(17):2323-32.

80. Christakis NA. Putting the social into science: forget about nature vs. nurture; the answer lies in between. Time. 2011 December 19:28.

81. Bearman PS, Moody J, Stovel K. Chains of affection: the structure of adolescent romantic and sexual networks. Am J Sociol. 2004;110(1):44-91.

82. Bearman P, Moody J, Faris R. Networks and history. Complexity. 2003;8(1):61-71.

83. Bearman PS, Moody J. Suicide and friendships among American adolescents. Am J Public Health. 2004;94(1):89-95.

84. Moody J, Feinberg ME, Osgood DW, Gest SD. Mining the network: peers and adolescent health. J Adolesc Health. 2010;47(4):324-6.

85. Moody J. Peer influence groups: identifying dense clusters in large networks. Soc Networks. 2001;23(4):261-83.

86. Moody J, Brynildsen WD, Osgood DW, Feinberg ME, Gest S. Popularity trajectories and substance use in early adolescence. Soc Networks. 2011;33(2):101-12.

87. Christakis NA, Fowler JH. The spread of obesity in a large social network over 32 years. N Engl J Med. 2007;357(4):370-9.

88. Valente TW, Hoffman BR, Ritt-Olson A, Lichstein K, Anderson Johnson C. Effects of a social-network method for group assignment strategies on peer-led tobacco prevention programs in schools. Am J Public Health. 2003;93(11):1837.

89. Valente TW. Social networks and health: models, methods, and applications. New York: Oxford University Press; 2010.

90. Valente TW, Ritt-Olson A, Stacy A, Unger JB, Okamoto J, Sussman S. Peer acceleration: effects of a social network tailored substance abuse prevention program among high-risk adolescents. Addiction. 2007;102(11):1804-15.

91. Valente TW, Saba WP. Mass media and interpersonal influence in a reproductive health communication campaign in Bolivia. Comm Res. 1998;25(1):96-124.

92. Valente TW, Fujimoto K, Soto D, Ritt-Olson A, Unger JB. A comparison of peer influence measures as predictors of smoking among predominately Hispanic/Latino high school adolescents. J Adolesc Health. 2013;52(3):358-64.

93. Valente TW, Fujimoto K. Bridging: locating critical connectors in a network. Soc Networks. 2010;32(3):212-20.

94. Valente TW. Network interventions. Science. 2012;337(6090):49-53.

95. Valente TW. "Network models and methods for studying the diffusion of innovations." In

Carrington PJ, Scott JJ, Wasserman S, editors. Models and methods in social network analysis. New York: Cambridge University Press; 2005. pp. 98-116.

96. Goodreau SM, Kitts JA, Morris M. Birds of a feather, or friend of a friend? Using exponential random graph models to investigate adolescent social networks. Demography. 2009;46(1): 103-25.

97. Helleringer S, Kohler H-P. Cross-sectional research design and relatively low HIV incidence, rather than blood exposures, explain the peripheral location of HIV cases within the sexual networks observed on Likoma. AIDS. 2008;22(11):1378-9.

98. Kohler HP, Behrman JR. Empirical assessments of social networks, fertility and family planning programs: nonlinearities and their implications. Demographic Res. 2000;3(7):79-126.

99. Kohler HP. Learning in social networks and contraceptive choice. Demography. 1997;34(3):369-83.

100. Helleringer S, Kohler H-P. Social networks, perceptions of risk, and changing attitudes towards HIV/AIDS: new evidence from a longitudinal study using fixed-effects analysis. Population Studies. 2005;59(3):265-82.

101. Kohler HP, Behrman JR, Watkins SC. The density of social networks and fertility decisions: evidence from South Nyanza District, Kenya. Demography. 2001.

102. Kohler HP, Helleringer S, Behrman JR, Watkins SC. The social and the sexual: networks in contemporary demographic research. PSC Working Paper Series. 2013.

103. House JS, Landis KR, Umberson D. Social relationships and health. Science. 1988;241(4865): 540-5.

104. Berkman LF. Social networks, support, and health: taking the next step forward. Am J Epidemiol. 1986;123(4):559-62.

105. Antonucci TC, Jackson JS. The role of reciprocity in social support. In: Sarason BR, Sarason IG, Pierce GR, editors. Social support: an interactional view. New York: John Wiley & Sons; 1990. pp. 173-98.

106. Antonucci TC. Measure social support networks: hierarchical mapping techniques. Generations. 1986;10:10-2.

107. Antonucci TC, Akiyama H. Social networks in adult life and a preliminary examination of the convoy model. J Gerontol. 1987;42(5):519-27.

108. Kahn RL. Aging and social support. In: Riley MW, editor. Aging from birth to death: an interdisciplinary perspective. Boulder, CO: Westview; 1979. pp. 72-92.

109. Lin N, Dean A. Social support and depression: a panel study. Soc Psychiatry. 1984;19(2):83-91.

110. Dean A, Lin N. The stress-buffering role of social support: problems and prospects for systematic investigation. J Nerv Ment Dis. 1977;165(6):403.

111. Lin N, Woelfel MW, Light SC. The buffering effect of social support subsequent to an important life event. J Health Soc Behav. 1985;26(3):247-63.

112. Lin N, Dean A, Ensel WM. Social support, life events, and depression. New York: Academic Press; 1986.

113. Lin N, Dean A, Ensel WM. Social support scales: a methodological note. Schizophr Bull. 1981;7(1):73-89.

114. House JS. Work stress and social support. Reading, MA: Addison Wesley Publishing Company; 1981.

115. House JS, Kahn R. Measures and concepts of social support. In: Cohen S, Syme SL, editors. Social support and health. Orlando: Academic Press; 1985.

116. LaRocca JM, House JS, French JRJ. Social support, occupational stress and health. J Health Soc

Behav. 1980;21:202-8.

117. Cohen S, Janicki-Deverts D, Miller GE. Psychological stress and disease. JAMA. 2007;298(14): 1685-7.

118. Cohen S. Social relationships and health. Am Psychol. 2004;59(8):676-84.

119. Cohen S, Janicki-Deverts D. Can we improve our physical health by altering our social networks? Perspect Psychol Sci. 2009;4(4):375-8.

120. Cohen S, Doyle WJ, Skoner DP, Rabin BS, Gwaltney JM. Social ties and susceptibility to the common cold. JAMA. 1997;277(24):1940-4.

121. Cohen S, Lemay EP. Why would social networks be linked to affect and health practices? Health Psychol. 2007;26(4):410-7.

122. Rook KS. Social relationships as a source of companionship: implications for older adults' psychological well being. In: Sarason BR, Sarason IG, Pierce GR, editors. Social support: an interactional view. New York: John Wiley & Sons; 1990. pp. 221-50.

123. Rook KS. Social support versus companionship: effects on life stress, loneliness, and evaluations by others. J Pers Soc Psychol.1987;52(6):1132-47.

124. Rook KS. The negative side of social interaction: impact on psychological well-being. J Pers Soc Psychol. 1984;46(5):1097.

125. Sarason BR, Sarason IG, Pierce GR. Social support: an interactional view. New York: John Wiley & Sons; 1990.

126. Sarason IG, Levine HM, Basham RB. Assessing social support: the social support question-naire. J Pers Soc Psychol. 1983;44(1):127-39.

127. Schaefer C, Coyne JC, Lazarus RS. The health-related functions of social support. J Behav Med. 1981;4(4):381-406.

128. Kahn RL, Antonucci TC. Convoys over the lifecourse: attachment, roles and social support. In: Baltes PB, Brim O, editors. Life span development and behavior. New York: Academic Press; 1980. pp. 253-86.

129. Watts D. Six degrees: the science of a connected age. New York: W. W. Norton & Company; 2004.

130. Fowler JH, Settle JE, Christakis NA. Correlated genotypes in friendship networks. PNAS. 2011;108(5): 1993-7.

131. Cassels S, Clark SJ, Morris M. Mathematical models for HIV transmission dynamics: tools for social and behavioral science research. J Acquir Immune Defic Syndr. 2008;47(Suppl 1):S34-9.

132. Luxton M. More than a labor of love. Toronto: Women's Press; 1980.

133. Krause N, Markides K. Measuring social support among older adults. Int J Aging Hum Dev. 1995;30(1): 37-53.

134. Bodemann YM. Relations of product and class rule: the basis of patron/clientage. In: Wellman B, Berkowitz SD, editors. Social structures: a network approach. Cambridge, UK: Cambridge University Press; 1988. pp. 198-220.

135. Belle DE. The impact of poverty on social networks and supports. Marriage Fam Rev. 1983;5(4):89-103.

136. Fischer CS. The 2004 GSS finding of shrunken social networks: An artifact? Am Sociol Rev. 2009;74(4): 657-69.

137. Putnam RD. Bowling alone: The collapse and revival of American community. New York: Simon & Schuster; 2001.

138. Cohen S, Underwood L, Gottlieb B, editors. Social support measurement and interventions: a guide for health and social scientists. New York: Oxford; 2000.

139. Cohen S, Syme SL, editors. Social support and health. San Diego, CA: Academic Press; 1985.

140. Thoits PA. Stress, coping, and social support processes: where are we? What next? J Health Soc Behav. 1995;35(Spec No):53-79.

141. George LK. Caregiver burden: conflict between norms of reciprocity and solidarity. In: Pillemar KA, Wolf RD, editors. Conflict and abuse in families of the elderly: theory, research and intervention. Boston: Auburn House; 1986. pp. 67-92.

142. Dunkel-Schetter C, Bennett TL. Differentiating the cognitive and behavioral aspects of social support. In: Sarason BR, Sarason IG, Pearson GR, editors. Social support: an interactional view. New York: John Wiley & Sons; 1990. pp. 267-96.

143. Erickson BH. The relational basis of attitudes. In: Wellman B, Berkowitz SD, editors. Social structures: a network approach. New York: Cambridge University Press; 1988. pp. 99-121.

144. Glymour MM, Weuve J, Fay ME, Glass T, Berkman LF. Social ties and cognitive recovery after stroke: does social integration promote cognitive resilience? Neuroepidemiology. 2008;31(1): 10-20.

145. Glymour MM, Maselko J, Gilman SE, Patton KK, Avendano M. Depressive symptoms predict incident stroke independently of memory impairments. Neurology. 2010;75(23):2063-70.

146. Tun PA, Miller-Martinez D, Lachman ME, Seeman T. Social strain and executive function across the lifespan: the dark (and light) sides of social engagement. Aging Neuropsychol C. 2013;20(3): 320-38.

147. Morris M. Data driven network models for the spread of infectious disease. In: Mollison D, editor. Epidemic models: their structure and relation to data. Cambridge, UK: Cambridge University Press; 1995. pp. 302-22.

148. Morris M. Epidemiology and social networks: modeling structured diffusion. In: Wasserman S, Galaskiewicz J, editors. Advances in social network analysis: research in the social and behavioral sciences. Thousand Oaks, CA: Sage; 1994. pp. 26-52.

149. Morris M. Network epidemiology: a handbook for survey design and data collection. New York: Oxford University Press; 2004.

150. Laumann E, Gagnon J, Michaels S, Michael R, Coleman J. Monitoring the AIDS epidemic in the United States: a network approach. Science. 1989;244(4909):1186-9.

151. Friedman SR. Promising social network research results and suggestions for a research agenda. NIDA research monograph. 1995.

152. Klovdahl AS. Social networks and the spread of infectious diseases: the AIDS example. Soc Sci Med. 1985;21(11):1203-16.

153. Moody J, McFarland D, Bender deMoll S. Dynamic network visualization. Am J Sociol. 2005;110(4):1206-41.

154. Behrman JR, Kohler HP, Watkins SC. Lessons from empirical network analyses on matters of life and death in East Africa. California Center for Population Research Online Working Paper Series 2008.

155. Seeman TE, Berkman LF. Structural characteristics of social networks and their relationship with social support in the elderly: who provides support. Soc Sci Med. Elsevier; 1988;26(7): 737-49.

156. Seeman TE, Berkman LF, Kohout F, Lacroix A, Glynn R, Blazer D. Intercommunity variations in the association between social ties and mortality in the elderly. Ann Epidemiol. 1993;3(4):325-35.

157. Norman GJ, Hawkley L, Ball A, Berntson GG, Cacioppo JT. Perceived social isolation moderates the relationship between early childhood trauma and pulse pressure in older adults.

Int J Psychophysiol. 2013.

158. Krause N. Longitudinal study of social support and meaning in life. Psychol Aging. 2007;22(3): 456-69.

159. Cho HJ, Bower JE, Kiefe CI, Seeman TE, Irwin MR. Early life stress and inflammatory mechanisms of fatigue in the Coronary Artery Risk Development in Young Adults (CARDIA) study. Brain Behav Immun. 2012;26(6):859-65.

160. Taylor D, Bury M. Chronic illness, expert patients and care transition. Sociol Health Ill. 2007;29(1):27-45.

161. Seeman T, Dostálek L, Gilík J. Control of hypertension in treated children and its association with target organ damage. Am J Hypertens. 2012;25(3):389-95.

162. Seeman T, Gilík J. Long-term control of ambulatory hypertension in children: improving with time but still not achieving new blood pressure goals. Am J Hypertens. 2013;26(7):939-45.

163. Chiang JJ, Eisenberger NI, Seeman TE, Taylor SE. Negative and competitive social interactions are related to heightened proinflammatory cytokine activity. PNAS. 2012;109(6):1878-82.

164. Friedman EM, Karlamangla AS, Almeida DM, Seeman TE. Social strain and cortisol regulation in midlife in the US. Soc Sci Med. 2012;74(4):607-15.

165. Birditt KS, Antonucci TC, Tighe L. Enacted support during stressful life events in middle and older adulthood: An examination of the interpersonal context. Psychol Aging. 2012;27(3): 728-41.

166. Birditt KS, Jackey LMH, Antonucci TC. Longitudinal patterns of negative relationship quality across adulthood. J Gerontol B Psychol Sci Soc Sci. 2009;64B(1):55-64.

167. Ajrouch KJ, Abdulrahim S, Antonucci TC. Stress, social relations, and psychological health over the life course. GeroPsych. 2013;26(1):15-27.

168. Uchino BN, Cacioppo JT, Kiecolt-Glaser JK. The relationship between social support and physiological processes: A review with emphasis on underlying mechanisms and implications for health. Psychol Bull. 1996;119(3):488-531.

169. Knox SS, Uvnäs-Moberg K. Social isolation and cardiovascular disease: an atherosclerotic pathway? Psychoneuroendocrinology. 1998;23(8):877-90.

170. Hawkley LC, Thisted RA, Masi CM, Cacioppo JT. Loneliness predicts increased blood pressure: 5-year cross-lagged analyses in middle-aged and older adults. Psychol Aging. 2010;25(1):132-41.

171. Hawkley LC, Browne MW, Cacioppo JT. How can I connect with thee? Let me count the ways. Psychol Sci. 2005;16(10):798-804.

172. Hawkley LC, Preacher KJ, Cacioppo JT. Loneliness impairs daytime functioning but not sleep duration. Health Psychol. 2010;29(2):124-9.

173. Fujimoto K, Unger JB, Valente TW. A network method of measuring affiliation-based peer influence: assessing the influences of teammates' smoking on adolescent smoking. Child Dev. 2012;83(2):442-51.

174. Alexander C, Piazza M, Mekos D, Valente T. Peers, schools, and adolescent cigarette smoking. J Adolesc Health. 2001;29(1):22-30.

175. Fujimoto K, Valente TW. Social network influences on adolescent substance use: disentangling structural equivalence from cohesion. Soc Sci Med. 2012;74(12):1952-60.

176. Lakon CM, Valente TW. Social integration in friendship networks: the synergy of network structure and peer influence in relation to cigarette smoking among high risk adolescents. Soc Sci Med. 2012;74(9):1407-17.

177. Valente TW, Fosados R. Diffusion of innovations and network segmentation: The part played

by people in promoting health. Sex Transm Dis. 2006; 33(Suppl):S23-S31.

178. Newsom JT, Rook KS, Nishishiba M, Sorkin DH, Mahan TL. Understanding the relative importance of positive and negative social exchanges: Examining specific domains and appraisals. J Gerontol. 2005;60B(6):P304-12.

179. August KJ, Rook KS, Newsom JT. The joint effects of life stress and negative social exchanges on emotional distress. J Gerontol. 2007;62B(5):S304-14.

180. Chronis AM, Lahey BB, Pelham WEJ, Williams SH, Baumann BL, Kipp H, et al. Maternal depression and early positive parenting predict future conduct problems in young children with attention-deficit/hyperactivity disorder. Dev Psychol. 2007;43(1):70-82.

181. Plaisier I, de Bruijn JG, de Graaf R, Have ten M, Beekman AT, Penninx BW. The contribution of working conditions and social support to the onset of depressive and anxiety disorders among male and female employees. Soc Sci Med. 2007;64(2):401-10.

182. Desteno D, Gross JJ, Kubzansky L. Affective science and health: the importance of emotion and emotion regulation. Health Psychol. 2013;32(5):474-86.

183. Frederickson BL. The broaden-and-build theory of positive emotions. In: Huppert FA, Baylis N, B K, editors. The science of well-being. New York: Oxford University Press; 2005. pp. 217-38.

184. Grembowski D, Patrick D, Diehr P, Durham M, Beresford S, Kay E, et al. Self-efficacy and health behavior among older adults. J Health Soc Behav. 1993;34(2):89-104.

185. McAuley E. Self-efficacy, physical activity, and aging. In: Kelly JR, editor. Activity and aging: staying involved in later life. Newbury Park, CA: Sage; 1993. pp. 187-206.

186. Mendes de Leon CF, Seeman TE, Baker DI, Richardson ED, Tinetti ME. Self-efficacy, physical decline, and change in functioning in community-living elders: A prospective study. J Gerontol B Psychol Sci Soc Sci. 1996;51B(4):S183-90.

187. Seeman TE, Rodin J, Albert MA. Self-efficacy and functional ability: how beliefs relate to cognitive and physical performance. J Aging Health. 1993;5:455-74.

188. Tinetti ME, Powell L. Fear of falling and low self-efficacy: a cause of dependence in elderly persons. J Gerontol. 1993;48(Special):35-8.

189. Cutrona CE, Troutman BR. Social support, infant temperament, and parenting self-efficacy: a mediational model of postpartum depression. Child Dev. 1986;57(6):1507-18.

190. Major B, Cozzarelli C, Sciacchitano AM, Cooper ML, Testa M, Mueller PM. Perceived social support, self-efficacy, and adjustment to abortion. J Pers Soc Psychol. 1990;59(3):452-63.

191. Gulliver SB, Hughes JR, Solomon LJ, Dey AN. An investigation of self-efficacy, partner support and daily stresses as predictors of relapse to smoking in self-quitters. Addiction. 1995;90(6): 767-72.

192. McFarlane AH, Bellissimo A, Norman GR. The role of family and peers in social self-efficacy: links to depression in adolescence. Am J Orthopsychiatry. 1995;65(3):402-10.

193. Duncan TE, McAuley E. Social support and efficacy cognitions in exercise adherence: a latent growth curve analysis. J Behav Med. 1993;16(2):199-218.

194. McAvay GJ, Seeman TE, Rodin J. A longitudinal study of change in domain-specific self-efficacy among older adults. J Gerontol B Psychol Sci Soc Sci. 1996;51B(5):P243-53.

195. Holahan CJ, Moos RH. Personal and contextual determinants of coping strategies. J Pers Soc Psychol. 1987;52(5):946-55.

196. Wolf TM, Balson PM, Morse EV, Simon PM, Gaumer RH, Dralle PW, et al. Relationship of coping style to affective state and perceived social support in asymptomatic and symptomatic HIV-infected persons: implications for clinical management. J Clin Psychiat. 1991;52(4):171-3.

197. Dunkel-Schetter C, Folkman S, Lazarus RS. Correlates of social support receipt. J Pers Soc Psychol. 1987;53(1):71-80.

198. Dunkel-Schetter C, Feinstein LG, Taylor SE, Falke RL. Patterns of coping with cancer. Health Psychol. 1992;11:79-87.

199. Bowling A, Browne PD. Social networks, health, and emotional well-being among the oldest old in London. J Gerontol. 1991;46(1):S20-S32.

200. Holahan CJ, Moos RH, Holahan CK, Brennan PL. Social support, coping, and depressive symptoms in a late-middle-aged sample of patients reporting cardiac illness. Health Psychol. 1995;14(2):152-63.

201. Lomauro TA. Social support, health locus-of-control, and coping style and their relationship to depression among stroke victims. DAI. 1990;51:2628.

202. Matt GE, Dean A. Social support from friends and psychological distress among elderly persons: moderator effects of age. J Health Soc Behav. 1993;34(3):187-200.

203. Morris PL, Robinson RG, Raphael B, Bishop D. The relationship between the perception of social support and post-stroke depression in hospitalized patients. Psychiatry. 1991;54(3): 306-16.

204. George LK, Blazer DG, Hughes DC, Fowler N. Social support and the outcome of major depression. Br J Psychiatry. 1989;154:478-85.

205. Turner RJ. Direct, indirect and moderating effects of social support upon psychological distress and associated condition. In: Kaplan H, editor. Psychosocial stress: trends in theory and research. New York: Academic Press; 1983. pp. 105-55.

206. Oxman TE, Berkman LF, Kasl S, Freeman DH, Barrett J. Social support and depressive symptoms in the elderly. Am J Epidemiol. 1992;135(4):356-68.

207. Blazer DG. Depression and social support in late life: a clear but not obvious relationship. Aging Ment Health. 2005;9(6):497-9.

208. Blazer DG, Hybels CF. Origins of depression in later life. Psychol Med. 2005;35(9):1241-52.

209. Lett HS, Blumenthal JA, Babyak MA, Catellier DJ, Carney RM, Berkman LF, et al. Social support and prognosis in patients at increased psychosocial risk recovering from myocardial infarction. Health Psychol. 2007;26(4):418-27.

210. Paykel ES. Life events, social support and depression. Acta Psychiatr Scand. 1994;89(s377): 50-8.

211. Vilhjalmsson R. Life stress, social support and clinical depression: a reanalysis of the literature. Soc Sci Med. 1993;37(3):331-42.

212. Murphy E. Social origins of depression in old age. Br J Psychiatry. 1982;141(2):135-42.

213. Henderson S. Social relationships, adversity and neurosis: an analysis of prospective observations. Br J Psychiatry. 1981;138:391-8.

214. Loucks EB, Buka SL, Rogers ML, Liu T, Kawachi I, Kubzansky LD, et al. Education and coronary heart disease risk associations may be affected by early-life common prior causes: a propensity matching analysis. Ann Epidemiol. 2012;22(4):221-32.

215. Loucks EB, Berkman LF, Gruenewald TL, Seeman TE. Relation of social integration to inflammatory marker concentrations in men and women 70 to 79 years. Am J Cardiol. 2006;97(7):1010-6.

216. Loucks EB, Berkman LF, Gruenewald TL, Seeman TE. Social integration is associated with fibrinogen concentration in elderly men. Psychosom Med. 2005;67(3):353-8.

217. Loucks EB, Sullivan LM, D'Agostino RBS, Larson MG, Berkman LF, Benjamin EJ. Social networks and inflammatory markers in the Framingham Heart Study. J Biosoc Sci. 2006;38(06):

835-42.

218. Kiecolt-Glaser JK, Gouin J-P, Hantsoo L. Close relationships, inflammation, and health. Neurosci Biobehav Rev. 2010;35(1):33-8.

219. Berkman LF. The changing and heterogeneous nature of aging and longevity: a social and biomedical perspective. Annu Rev Gerontol Geriatr. 1988;8:37-68.

220. Geronimus AT, Hicken MT, Pearson JA, Seashols SJ, Brown KL, Cruz TD. Do US black women experience stress-related accelerated biological aging? Hum Nat. 2010;21(1):19-38.

221. Geronimus AT. Black/white differences in the relationship of maternal age to birthweight: a population-based test of the weathering hypothesis. Soc Sci Med. 1996;42(4):589-97.

222. Geronimus AT, Hicken M, Keene D, Bound J. "Weathering" and age patterns of allostatic load scores among blacks and whites in the United States. Am J Public Health. 2006;96(5):826-33.

223. Keene DE, Geronimus AT. "Weathering" HOPE VI: The importance of evaluating the population health impact of public housing demolition and displacement. J Urban Health. 2011;88(3):417-35.

224. Juster RP, McEwen BS, Lupien SJ. Allostatic load biomarkers of chronic stress and impact on health and cognition. Neurosci Biobehav Rev. 2009;35(1):2-16.

225. Lewis TT, Everson-Rose SA, Powell LH, Matthews KA, Brown C, Karavolos K, et al. Chronic exposure to everyday discrimination and coronary artery calcification in African-American women: the SWAN Heart Study. Psychosom Med. 2006;68(3):362-8.

226. Seeman TE, McEwen BS, Rowe JW. Allostatic load as a marker of cumulative biological risk: MacArthur studies of successful aging. PNAS. 2001;98(8):4770-5.

227. Suomi SJ. How gene-environment interactions shape the development of impulsive aggression in rhesus monkeys. In: Stoff DM, Susman EJ, editors. Developmental psychobiology of aggression. New York: Oxford University Press; 2005. pp. 252-70.

228. Suomi SJ. Early determinants of behaviour: evidence from primate studies. British Medical Bulletin. 1997;53(1):170-84.

229. Suomi SJ. Uptight and laid-back monkeys: individual differences in the response to social challenges. In: Brauth SE, Hall WS, Dooling RJ, editors. Plasticity of development. Cambridge, MA: MIT Press; 1991.

230. Provencal N, Suderman MJ, Guillemin C, Massart R, Ruggiero A, Wang D, et al. The signature of maternal rearing in the methylome in rhesus macaque prefrontal cortex and T cells. J Neurosci. 2012;32(44):15626-42.

231. Szyf M, Meaney MJ, Turecki G, Hallet M, Hertzman C, Power C, et al. Epigenetic mechanisms mediating the long-term impact on behavior of the social environment in early life. Amino Acids. 2009;37:16-7.

232. Moss MB, Albert MS. Future directions in the study of aging. In: Albert MS, Moss MB, editors. Geriatric neuropsychology. New York: Guilford Press; 1988. pp. 293-304.

233. Cotman CW. Synaptic plasticity. New York: Guilford Press; 1985.

234. Yan T, Escarce JJ, Liang L-J, Longstreth WT, Merkin SS, Ovbiagele B, et al. Exploring psychosocial pathways between neighbourhood characteristics and stroke in older adults: the cardiovascular health study. Age Ageing. 2013;42(3):391-7.

235. Buchner DM, Beresford SA, Larson EB, LaCroix AZ, Wagner EH. Effects of physical activity on health status in older adults: II. Intervention studies. Annu Rev Public Health. 1992;13:469-88.

236. Emery CF, Gatz M. Psychological and cognitive effects of an exercise program for community-residing older adults. Gerontologist. 1990;30(2):184-8.

237. Wolinsky FD, Stump TE, Clark DO. Antecedents and consequences of physical activity and

exercise among older adults. Gerontologist. 1995;35(4):451-62.

238. Davidson RJ, McEwen BS. Social influences on neuroplasticity: stress and interventions to promote well-being. Nat Neurosci. 2012;15(5):689-95.

239. Lavretsky H, Epel ES, Siddarth P, Nazarian N, Cyr NS, Khalsa DS, et al. A pilot study of yogic meditation for family dementia caregivers with depressive symptoms: effects on mental health, cognition, and telomerase activity. Int J Geriatr Psychiatry. 2012;28(1):57-65.

240. Vetencourt JFM, Sale A, Viegi A, Baroncelli L, De Pasquale R, O'Leary OF, et al. The antidepressant fluoxetine restores plasticity in the adult visual cortex. Science. 2008;320(5874): 385-8.

241. Orth-Gomer K, Unden AL. The measurement of social support in population surveys. Soc Sci Med. 1987;24(1):83-94.

242. Donaldson CA, Ware JE. The qualification of social contacts and resources. Santa Monica, CA: Rand Corporation; 1982.

243. Berkman LF, Breslow L. Health and ways of living: the Alameda County study. New York: Oxford University Press; 1983.

244. Boissevain J. Friends of friends: networks, manipulators and coalitions. New York: St Martins Press; 1974.

245. Glass TA, Mendes de Leon CF, Seeman TE, Berkman LF. Beyond single indicators of social networks: a LISREL analysis of social ties among the elderly. Soc Sci Med. 1997;44(10):1503-17.

246. Mitchell JC. The concept and use of social networks. In: Mitchell JC, editor. Social networks in urban situations: analyses of personal relationships in Central African towns. Manchester, UK: Manchester University Press; 1969. pp. 1-50.

247. Burt RS. Toward a structural theory of action. New York: Academic Press; 1982.

248. Cohen S, Hoberman HM. Positive events and social supports as buffers of life change stress. J Appl Social Pyschol. 1983;13(2):99-125.

249. Procidano ME, Heller K. Measures of perceived social support from friends and from family: three validation studies. Am J Community Psychol. 1983;11(1):1-24.

250. Barrera M Jr., Sandler IN, Ramsay TB. Preliminary development of a scale of social support: studies on college students. Am J Community Psychol. 1981;9(4):435-47.

251. Sherbourne CD, Stewart AL. The MOS social support survey. Soc Sci Med. 1991;32(6):705-14.

252. Blumenthal JA, Burg MM, Barefoot J, Williams RB, Haney T, Zimet G. Social support, type A behavior, and coronary artery disease. Psychosom Med. 1987;49(4):331-40.

253. Blumenthal JA, Babyak MA, Moore KA, Craighead WE, Herman S, Khatri P, et al. Effects of exercise training on older patients with major depression. Arch Intern Med. 1999;159(19): 2349-56.

254. Rozanski A, Blumenthal JA, Kaplan J. Impact of psychological factors on the pathogenesis of cardiovascular disease and implications for therapy. Circulation. 1999;99(16):2192-217.

255. Mitchell PH, Powell L, Blumenthal J, Norten J, Ironson G, Pitula CR, et al. A short social support measure for patients recovering from myocardial infarction: the ENRICHD Social Support Inventory. J Cardiopulm Rehabil. 2003;23(6):398-403.

256. Henderson S, Duncan-Jones P, Byrne DG, Scott R. Measuring social relationships: the interview schedule for social interaction. Psychol Med. 1980;10(4):723-34.

257. Unden AL, Orth-Gomer K. Development of a survey method to measure social support in population studies. Stockholm: Karolinska Institute; 1984. Report No.: Stress Research Report No. 178.

258. Lubben J, Blozik E, Gillmann G, Iliffe S, Renteln Kruse von W, Beck JC, et al. Performance of

an abbreviated version of the Lubben Social Network Scale among three European community-dwelling older adult populations. Gerontologist. 2006;46(4):503-13.

259. Luo Y, Hawkley LC, Waite LJ, Cacioppo JT. Loneliness, health, and mortality in old age: a national longitudinal study. Soc Sci Med. 2012;74(6):907-14.

260. Hawkley LC, Cole SW, Capitanio JP, Norman GJ, Cacioppo JT. Effects of social isolation on glucocorticoid regulation in social mammals. Horm Behav. 2012;62(3):314-23.

261. Hawkley LC, Hughes ME, Waite LJ, Masi CM, Thisted RA, Cacioppo JT. From social structural factors to perceptions of relationship quality and loneliness: the Chicago health, aging, and social relations study. J Gerontol B Psychol Sci Soc Sci. 2008;63(6):S375-84.

262. Hawkley LC, Masi CM, Berry JD, Cacioppo JT. Loneliness is a unique predictor of age-related differences in systolic blood pressure. Psychol Aging. 2006;21(1):152-64.

263. Hughes ME, Waite LJ, Hawkley LC, Cacioppo JT. A short scale for measuring loneliness in large surveys: results from two population-based studies. Res Aging. 2004;26(6):655-72.

264. Cacioppo JT, Norris CJ, Decety J, Monteleone G, Nusbaum H. In the eye of the beholder: individual differences in perceived social isolation predict regional brain activation to social stimuli. J Cogn Neurosci. 2009;21(1):83-92.

265. Cacioppo JT, Hawkley LC, Thisted RA. Perceived social isolation makes me sad: 5-year cross-lagged analyses of loneliness and depressive symptomatology in the Chicago Health, Aging, and Social Relations Study. Psychol Aging. 2010;25(2):453-63.

266. Kiecolt-Glaser JK, Malarkey WB, Chee M, Newton T, Cacioppo JT, Mao HY, et al. Negative behavior during marital conflict is associated with immunological down-regulation. Psychosom Med. 1993;55(5):395-409.

267. Seeman TE, Singer BH, Ryff CD, Love GD, Levy-Storms L. Social relationships, gender, and allostatic load across two age cohorts. Psychosom Med. 2002;64(3):395-406.

268. Brooks KP, Dunkel Schetter C. Social negativity and health: conceptual and measurement issues. Soc Personal Psychol Compass. 2011;5(11):904-18.

269. Smith TW, Ruiz JM, Uchino BN. Mental activation of supportive ties, hostility, and cardiovascular reactivity to laboratory stress in young men and women. Health Psychol. 2004;23(5):476-85.

270. Schuster TL, Kessler RC, Aseltine RH Jr. Supportive interactions, negative interactions, and depressed mood. Am J Community Psychol. 1990;18(3):423-38.

271. Anderson D, Deshaies G, Jobin J. Social support, social networks and coronary artery disease rehabilitation: a review. Can J Cardiol. 1996;12(8):739-44.

272. Greenwood DC, Muir KR, Packham CJ, Madeley RJ. Coronary heart disease: a review of the role of psychosocial stress and social support. J Public Health Med. 1996;18(2):221-31.

273. Helgeson VS, Cohen S. Social support and adjustment to cancer: reconciling descriptive, correlational, and intervention research. Health Psychol. 1996;15(2):135-48.

274. Seeman TE. Social ties and health: the benefits of social integration. Ann Epidemiol. 1996;6(5):442-51.

275. Eriksen W. The role of social support in the pathogenesis of coronary heart disease: a literature review. Fam Pract. 1994;11(2):201-9.

276. Riley AW, Coiro MJ, Broitman M, Colantuoni E, Hurley KM, Bandeen-Roche K, et al. Mental health of children of low-income depressed mothers: influences of parenting, family environment, and raters. Psychiatr Serv. 2009;60(3):329-36.

277. Masi CM, Chen H-Y, Hawkley LC, Cacioppo JT. A meta-analysis of interventions to reduce loneliness. Pers Soc Psychol Rev. 2011;15(3):219-66.

278. Zunzunegui M-V, Alvarado BE, Del Ser T, Otero A. Social networks, social integration, and social engagement determine cognitive decline in community-dwelling Spanish older adults. J Gerontol B Psychol Sci Soc Sci. 2003;58(2):S93-S100.

279. Kumar S, Calvo R, Avendano M, Sivaramakrishnan K, Berkman LF. Social support, volunteering and health around the world: cross-national evidence from 139 countries. Soc Sci Med. 2012;74(5):696-706.

280. Schoenbach VJ, Kaplan BH, Fredman L, Kleinbaum DG. Social ties and mortality in Evans County, Georgia. Am J Epidemiol. 1986;123(4):577-91.

281. Wellin B. May God's blessings now and ever after rest upon the work in this association: interview by Viveka Holmertz and Inger Lernevall. Vårdfacket. 1985;9(10):20-1.

282. Kaplan GA, Salonen JT, Cohen RD, Brand RJ, Syme SL, Puska P. Social connections and mortality from all causes and from cardiovascular disease: prospective evidence from eastern Finland. Am J Epidemiol. 1988;128(2):370-80.

283. Vogt T. Social networks as predictors of ischemic heart disease, cancer, stroke and hypertension: incidence, survival and mortality. J Clin Epidemiol. 1992;45(6):659-66.

284. Kawachi I, Colditz GA, Ascherio A, Rimm EB, Giovannucci E, Stampfer MJ, et al. A prospective study of social networks in relation to total mortality and cardiovascular disease in men in the USA. J Epidemiol Community Health. 1996;50(3):245-51.

285. Penninx BWJH, van Tilburg T, Kriegsman DMW, Deeg DJH, Boeke AJP, van Eijk JTM. Effects of social support and personal coping resources on mortality in older age: the Longitudinal Aging Study Amsterdam. Am J Epidemiol. 1997;146(6):510-9.

286. Sugisawa H, Liang J, Liu X. Social networks, social support, and mortality among older people in Japan. J Gerontol. 1994;49(1):S3-S13.

287. Berkman LF, Melchior M, Chastang JF, Niedhammer I, Leclerc A, Goldberg M. Social integration and mortality: a prospective study of French employees of Electricity of France-Gas of France: the GAZEL Cohort. Am J Epidemiol. 2004;159(2):167-74.

288. Orth-Gomer K, Rosengren A, Wilhelmsen L. Lack of social support and incidence of coronary heart disease in middle-aged Swedish men. Psychosom Med. 1993;55(1):37-43.

289. Ruberman W, Weinblatt E, Goldberg JD, Chaudhary BS. Psychosocial influences on mortality after myocardial infarction. N Engl J Med. 1984;311(9):552-9.

290. Orth-Gomer K, Johnson JV. Social network interaction and mortality. J Chronic Dis. 1987;40(10):949-57.

291. Williams RB. Prognostic importance of social and economic resources among medically treated patients with angiographically documented coronary artery disease. JAMA. 1992;267(4):520.

292. Case RB, Moss AJ, Case N, McDermott M, Eberly S. Living alone after myocardial infarction: impact on prognosis. JAMA. 1992;267(4):515-9.

293. Berkman LF, Leo-Summers L, Horwitz RI. Emotional support and survival after myocardial infarction: A prospective, population-based study of the elderly. Ann Intern Med. American College of Physicians; 1992;117(12):1003-9.

294. Oxman TE, Freeman DH, Manheimer ED. Lack of social participation or religious strength and comfort as risk factors for death after cardiac surgery in the elderly. Psychosom Med. 1995;57(1):5-15.

295. Farmer IP, Meyer PS, Ramsey DJ, Goff DC, Wear ML, Labarthe DR, et al. Higher levels of social support predict greater survival following acute myocardial infarction: the Corpus Christi Heart Project. Behav Med. 1996;22(2):59-66.

296. Krumholz HM, Butler J, Miller J, Vaccarino V, Williams CS, Mendes de Leon CF, et al.

Prognostic importance of emotional support for elderly patients hospitalized with heart failure. Circulation. 1998;97(10):958-64.

297. Chen YT, Vaccarino V, Williams CS, Butler J, Berkman LF, Krumholz HM. Risk factors for heart failure in the elderly: a prospective community-based study. Am J Med. 1999;106(6):605-12.

298. Morris P, Robinson RG. Association of depression with 10-year poststroke mortality. Am J Psychiat. 1993;150(1):124-9.

299. Strogatz DS, Croft JB, James SA, Keenan NL, Browning SR, Garrett JM, et al. Social support, stress, and blood pressure in black adults. Epidemiology. 1997;8(5):482.

300. Evans RL, Bishop DS, Matlock AL, Stranahan S, Halar EM, Noonan WC. Prestroke family interaction as a predictor of stroke outcome. Arch Phys Med Rehabil. 1987;68(8):508-12.

301. Friedland J, McColl M. Social support and psychosocial dysfunction after stroke: buffering effects in a community sample. Arch Phys Med Rehabil. 1987;68(8):475-80.

302. Glass TA, Matchar DB, Belyea M, Feussner JR. Impact of social support on outcome in first stroke. Stroke. 1993;24(1):64-70.

303. McLeroy KR, DeVellis R, DeVellis B, Kaplan B, Toole J. Social support and physical recovery in a stroke population. J Soc Pers Relat. 1984;1(4):395-413.

304. Robertson EK, Suinn RM. The determination of rate of progress of stroke patients through empathy measures of patient and family. J Psychosom Res. 1968;12(3):189-91.

305. Angeleri F, Angeleri VA, Foschi N, Giaquinto S, Nolfe G. The influence of depression, social activity, and family stress on functional outcome after stroke. Stroke. 1993;24(10):1478-83.

306. Evans RL, Connis RT, Bishop DS, Hendricks RD, Haselkorn JK. Stroke: a family dilemma. Disabil Rehabil. 1994;16(3):110-8.

307. King RB. Quality of life after stroke. Stroke. 1996;27(9):1467-72.

308. Hyman MD. Social isolation and performance in rehabilitation. J Chronic Dis. 1972;25(2):85-97.

309. Kishi Y, Kosier JT, Robinson RG. Suicidal plans in patients with acute stroke. J Nerv Ment Dis. 1996;184(5):274-80.

310. Colantonio A, Kasl SV, Ostfeld AM, Berkman LF. Psychosocial predictors of stroke outcomes in an elderly population. J Gerontol. 1993;48(5):S261-8.

311. Lehmann JF, DeLateur BJ, Fowler RS Jr, Warren CG, Arnhold A, Schertzer G, et al. Stroke rehabilitation: outcome and prediction. Arch Phys Med Rehabil. 1975;56(9):383-9.

312. Brosseau L, Potvin L, Philippe P, Boulanger YL. Post-stroke inpatient rehabilitation: II. Predicting discharge disposition. Am J Phys Med Rehabil. 1996;75(6):431-6.

313. Kwakkel G, Wagenaar RC, Kollen BJ, Lankhorst GJ. Predicting disability in stroke—a critical review of the literature. Age Ageing. 1996;25(6):479-89.

314. Evans RL, Matlock AL, Bishop DS, Stranahan S, Pederson C. Family intervention after stroke: does counseling or education help? Stroke. 1988;19(10):1243-9.

315. Oldenburg B, Perkins RJ, Andrews G. Controlled trial of psychological intervention in myocardial infarction. J Consult Clin Psychol. 1985;53(6):852-9.

316. Spiegel D, Kraemer HC, Bloom J, Gottheil E. Effect of psychosocial treatment on survival of patients with metastatic breast cancer. Lancet. 1989;334(8668):888-91.

317. Bassuk SS, Glass TA, Berkman LF. Social disengagement and incident cognitive decline in community-dwelling elderly persons. Ann Intern Med. 1999;131(3):165-73.

318. Fratiglioni L, Paillard-Borg S, Winblad B. An active and socially integrated lifestyle in late life might protect against dementia. Lancet Neurology. 2004;3(6):343-53.

319. Lobo A, Launer LJ, Fratiglioni L, Anderson K, DiCarlo A, Breteler MMB, et al. Prevalence of dementia and major subtypes in Europe: a collaborative study of population-based cohorts.

Neurology. 2000;54(11):S4-S9.

320. Karp A, Paillard-Borg S, Wang H-X, Silverstein M, Winblad B, Fratiglioni L. Mental, physical and social components in leisure activities equally contribute to decrease dementia risk. Dement Geriatr Cogn Disord. 2006;21(2):65-73.

321. Barnes LL, Mendes de Leon CF, Wilson RS, Bienias JL, Evans DA. Social resources and cognitive decline in a population of older African Americans and whites. Neurology. 2004;63(12):2322-6.

322. Glei DA. Participating in social activities helps preserve cognitive function: an analysis of a longitudinal, population-based study of the elderly. Int J Epidemiol. 2005;34(4):864-71.

323. Saczynski JS, Pfeifer LA, Masaki K, Korf ESC, Laurin D, White L, et al. The effect of social engagement on incident dementia. Am J Epidemiol. 2006;163(5).

324. Ertel KA, Glymour MM, Berkman LF. Effects of social integration on preserving memory function in a nationally representative US elderly population. Am J Public Health. 2008;98(7): 1215-20.

325. Bosma H, van Boxtel MPJ, Ponds RWHM, Jelicic M, Houx P, Metsemakers J, et al. Engaged lifestyle and cognitive function in middle and old-aged, non-demented persons: a reciprocal association? Z Gerontol Geriatr. 2002;35(6):575-81.

326. Hultsch DF, Hertzog C, Small BJ, Dixon RA. Use it or lose it: engaged lifestyle as a buffer of cognitive decline in aging? Psychol Aging. 1999;14(2):245.

327. Carlson MC, Erickson KI, Kramer AF, Voss MW, Bolea N, Mielke M, et al. Evidence for neurocognitive plasticity in at-risk older adults: the Experience Corps program. J Gerontol. 2009;64A(12):1275-82.

328. Entwisle B, Faust K, Rindfuss RR, Kaneda T. Networks and contexts: variation in the structure of social ties. Am J Sociol. 2007;112(5):1495-533.

329. Bärnighausen T, Tanser F, Gqwede Z, Mbizana C, Herbst K, Newell M-L. High HIV incidence in a community with high HIV prevalence in rural South Africa: findings from a prospective population-based study. AIDS. 2008;22(1):139-44.

330. Bärnighausen T, Hosegood V, Timaeus IM, Newell M-L. The socioeconomic determinants of HIV incidence: evidence from a longitudinal, population-based study in rural South Africa. AIDS. 2007;21(Suppl 7):S29-S38.

331. Eaton JW, Johnson LF, Salomon JA, Bärnighausen T, Bendavid E, Bershteyn A, et al. HIV treatment as prevention: systematic comparison of mathematical models of the potential impact of antiretroviral therapy on HIV incidence in South Africa. PLoS Med. 2012;9(7):e1001245.

332. Neaigus A, Friedman SR, Curtis R, Jarlais Des DC, Terry Furst R, Jose B, et al. The relevance of drug injectors' social and risk networks for understanding and preventing HIV infection. Soc Sci Med. 1994;38(1):67-78.

333. Latkin C, Mandell W, Oziemkowska M, Celentano D, Vlahov D, Ensminger M, et al. Using social network analysis to study patterns of drug use among urban drug users at high risk for HIV/AIDS. Drug Alcohol Depend. 1995;38(1):1-9.

334. Newcomb MD, Bentler PM. Impact of adolescent drug use and social support on problems of young adults: a longitudinal study. J Abnorm Psychol. 1988;97(1):64-75.

335. Zapka JG, Stoddard AM, McCusker J. Social network, support and influence: relationships with drug use and protective AIDS behavior. AIDS Educ Prev. 1993;5(4):352-66.

336. Friedman SR, Neaigus A, Jarlais Des DC, Sotheran JL, Woods J, Sufian M, et al. Social intervention against AIDS among injecting drug users. Addiction. 1992;87(3):393-404.

337. Kelly JA, Murphy DA, Sikkema KJ, Kalichman SC. Psychological interventions to prevent HIV

infection are urgently needed: new priorities for behavioral research in the second decade of AIDS. Am Psychol. 1993;48(10):1023-34.

338. Kelly JA, St Lawrence JS, Diaz YE, Stevenson LY, Hauth AC, Brasfield TL, et al. HIV risk behavior reduction following intervention with key opinion leaders of population: an experimental analysis. Am J Public Health. 1991;81(2):168-71.

339. Theorell T, Blomkvist V, Jonsson H, Schulman S, Berntorp E, Stigendal L. Social support and the development of immune function in human immunodeficiency virus infection. Psychosom Med. 1995;57(1):32-6.

340. Wallace R. Traveling waves of HIV infection on a low dimensional "socio-geographic" network. Soc Sci Med. 1991;32(7):847-52.

341. Hunt CW. Migrant labor and sexually transmitted disease: AIDS in Africa. J Health Soc Behav. 1989;30(4):353-73.

342. Selye H. The stress of life. New York: McGraw-Hill; 1956.

343. Esterling BA, Kiecolt-Glaser JK, Glaser R. Psychosocial modulation of cytokine-induced natural killer cell activity in older adults. Psychosom Med. 1996;58(3):264-72.

344. Glaser R, Kiecolt-Glaser JK, Bonneau RH, Malarkey W, Kennedy S, Hughes J. Stress-induced modulation of the immune response to recombinant hepatitis B vaccine. Psychosom Med. 1992;54(1):22-9.

345. Marsden PV. Models and methods in social network analysis. In: Carrington PJ, Scott JJ, Wasserman S, editors. Models and methods in social network analysis New York: Cambridge University Press; 2005. pp. 8-30.

346. Marsden PV. Network methods in social epidemiology. In: Oakes JM, Kaufman JS, editors. Methods in social epidemiology. Hoboken, NJ: John Wiley & Sons; 2006. pp. 267-86.

347. Marsden PV. Survey methods for network data. In: Scott JJ, Carrington PJ, editors, The SAGE handbook of social network analysis. Thousand Oaks, CA: Sage Publications; 2011. pp. 370-88.

348. Hollstein B. Qualitative approaches. In Scott J, Carrington PJ, editors. The SAGE handbook of social network analysis. Thousand Oaks, CA: Sage Publications; 2011. pp. 404-16.

349. Keating NL, Ayanian JZ, Cleary PD, Marsden PV. Factors affecting influential discussions among physicians: a social network analysis of a primary care practice. J Gen Intern Med. 2007;22(6): 794-8.

350. Davis JA, Smith TW, Marsden PV. General social surveys, 1972-2006 [cumulative file]. Inter-University Consortium for Political and Social Research, 2007.

351. Lin N, Fu YC, Hsung RM. The position generator: measurement techniques for investigations of social capital. In: Lin N, Cook KS, Burt RS, editors. Social capital: theory and research. New York: Aldine de Gruyter; 2001. pp. 57-81.

352. Lin N, Simeone RS, Ensel WM, Kuo W. Social support, stressful life events, and illness: a model and an empirical test. J Health Soc Behav. 1979;20(2):108-19.

353. Dubow EF, Ullman DG. (1989). Assessing social support in elementary school children: the survey of children's social support. J Clin Child Psychol. 18(1):52-64.

354. Dehle C, Larsen D, Landers JE. Social support in marriage. Am J Fam Ther. 2001;29(4):307-24.

355. Lubben JE. Assessing social networks among elderly populations. Fam Community Health. 1988;11(3): 42-52.

356. Oh K, Oh K-O, Lee S-J, Kim J-A, Jeong C-J, Kim H-R, et al. Psychometric evaluation of the Korean Social Support Questionnaire. J Korean Acad Nurs. 2008;38(6):881.

357. Norbeck JS, Lindsey AM, Carrieri VL. The development of an instrument to measure social

support. Nurs Res. 1981;30(5):264-69.

358. Ong ASJ, Ward C. The construction and validation of a social support measure for sojourners: the Index of Sojourner Social Support (ISSS) Scale. J Cross Cult Psychol. 2005;36(6):637-61.

359. Zimet G, Dahlem N, Zimet S, Farley G. The multidimensional scale of perceived social support. J Pers Assess. 1988;52:30-41.

360. Stansfeld S, Marmot M. Deriving a survey measure of social support: the reliability and validity of the close persons questionnaire. Soc Sci Med. 1992;35(8):1027-35.

361. Ryff CD. Happiness is everything, or is it? Explorations on the meaning of psychological well-being. J Pers Soc Psychol. 1989;57:1069-81.

362. Vinokur AD, Price RH, Caplan RD. Hard times and hurtful partners: how financial strain affects depression and relationship satisfaction of unemployed persons and their spouses. J Pers Soc Psychol. 1996;71(1):166-179.

363. Lakey B, Tardiff TA, Drew JB. Negative social interactions: assessment and relations to social support, cognition, and psychological distress. J Soc Clin Psychol. 1994;13(1):42-62.

364. Repetti RL, Wood J. Effects of daily stress at work on mothers' interactions with preschoolers. J Fam Psychol. 1997;11(1):90-108.

365. Repetti RL. Short-term effects of occupational stressors on daily mood and health complaints. Health Psychol. 1993;12:125-31.

366. Repetti RL. Effects of daily workload on subsequent behavior during marital interaction: the roles of social withdrawal and spouse support. J Pers Soc Psychol.1989;57(4):651-9.

367. Story LB, Repetti R. Daily occupational stressors and marital behavior. J Fam Psychol. 2006;20(4):690-700.

368. Moos R, Moos B. Family environment scale. Palo Alto, CA: Consulting Psychologists Press; 1981.

369. Spanier GB. Measuring dyadic adjustment: new scales for assessing the quality of marriage and similar dyads. J Marriage Fam. 1976;38(1):15-28.

370. Russell D, Peplau LA, Cutrona CE. The revised UCLA Loneliness Scale: concurrent and discriminant validity evidence. J Pers Soc Psychol. 1980;39(3):472-80.

371. de Jong Gierveld J, van Tilburg T. Living arrangements of older adults in the Netherlands and Italy: coresidence values and behaviour and their consequences for loneliness. J Cross Cult Gerontol. 1999;14(1):1-24.

372. Vinconzi H, Grabosky, F. Measuring the emotional/social aspects of loneliness and isolation. J Pers Soc Psychol. 1987;2(2):257-270.

373. DiTommaso E, Brannen C, Best LA. Measurement and validity characteristics of the short version of the social and emotional loneliness scale for adults. Educ Psychol Meas. 2004;64(1): 99-119.

374. Asher SR, Hymel S, Renshaw PD. Loneliness in children. Child Dev. 1984;55:1456-64.

375. Lawton MP. The Philadelphia Geriatric Center Morale Scale: a revision. J Gerontol. 1975;30(1): 85-9.

376. Paloutzian RF, Ellison CW. Loneliness, spiritual well-being and quality of life. In: Peplau LA, Perlman D, editors. Loneliness: a sourcebook of current theory, research and therapy. New York: John Wiley & Sons; 1982. pp. 224-7.

377 . Duke University. Multidimensional functional assessment: the OARS. Durham, NC: Center for the Study of Aging and Human Development, Duke University; 1978.

378. Morrow-Howell N, Becker-Kemppainen S, Judy L. Evaluating an intervention for the elderly at

increased risk of suicide. Res Social Work Prac. 1998;8(1):28-46.

379. Chadsey-Rusch J, DeStefano L, O'Reilly M, Gonzalez P, Collet-Klingenberg L. Assessing the loneliness of workers with mental retardation. Ment Retard. 1992;30(2):85-92.

380. Batagelj V, Mrvar A, de Nooy W. Exploratory social network analysis with Pajek. New York: Cambridge University Press; 2008.

381. Batagelj V, Mrvar A. PAJEK, ver. 91. 2001. http://vlado.fmf.uni-lj.si/pub/networks/pajek/

382. Cyram. NetMiner II, ver. 2.5.0a. Seoul: Cyram; 2004.

383. Borgatti SP. NetDraw Software for network visualization. Lexington, KY: Analytic Technologies; 2002.

384. Borgatti SP, Everett MG, Freeman LC. UCINET V for Windows: software for social network analysis, ver. 5.2.0.1. Natick, MA: Analytic Technologies; 1999.

385. Goodreau SM, Handcock MS, Hunter DR, Butts CT, Morris M. A statnet tutorial. J Stat Softw. 2008;24(9):1-27.

386. Handcock MS, Hunter DR, Butts CT, Goodreau SM, Morris M. statnet: software tools for the representation, visualization, analysis and simulation of network data. J Stat Softw. 2008;24(1): 1548-7660.

387. Hunter DR, Handcock MS, Butts CT, Goodreau SM, Morris M. ergm: a package to fit, simulate and diagnose exponential-family models for networks. J Stat Softw. 2008;24(3):nihpa54860.

CHAPTER 8
사회적 자본, 사회적 응집성 그리고 건강

이치로 가와치·리사 F. 버크먼   공동 번역 및 감수 송인한·오주환

두 개의 이야기

1995년 1월 17일 화요일 이른 아침, 일본에서 다섯 번째로 큰 도시인 고베가 지진으로 뒤흔들렸다. 150,000채가 넘는 건물이 붕괴되고 6,000명 이상이 사망했다. 대니얼 올드리치(Daniel Aldrich)(1)가 지적한 것처럼 이 재난은 지역 간의 재난 준비도와 대응 속도에 큰 차이가 있음을 보여주었다. 오랫동안 지역 단체들의 활발한 활동으로 알려져 있으며 또 연구도 많이 되어온 마노1)라는 지역에서는 주민들이 자발적으로 물동이 부대(Bucket Brigades)를 조직해서 불을 끈 반면, 인근 지역에서는 집들이 불에 타 잿더미로 변하는 것을 주민들이 대책 없이 보고만 있었다(1). 지진이 난 직후에는 지역 협회들이 구조 활동을 지원하고, 이재민들을 인근 학교로 대피시키고, 공동 부엌을 만들고, 빈 집들을 지키기 위해 야간 순찰반을 조직했다(2). 지역 협회들은 또 도시 재건 기간에 파손된 건물들을 점검하고, 주간 소식지를 만들어 주민들에게 관련 소식을 알리고, 파손된 주택의

---

1) 직역하면 '이웃 건설'이라는 뜻의 마치즈쿠리협회는 원래는 인근 공장에서 발생하는 공해 문제 등에 대응하기 위해 주민들이 조직한 것이었다. 시간이 지나면서 협회의 활동이 공원과 여가 시설을 개선하고 범죄를 예방하는 등 주민들이 직면한 다른 문제들로 확장되었다.

복구 과정을 지원했다. 마노와 같은 지역의 주민들은 또, 고베시 내의 다른 지역들에 비해, 지역 기업들이 재건에 필요한 자원을 신속히 얻을 수 있도록 효과적으로 로비할 수 있는 새로운 단체를 만드는 일에도 발 빠르게 움직였다. 전 세계의 다른 여러 재난 상황에서와 마찬가지로(1, 3, 4) 고베 대지진에서도 희생자 수에서 결정적인 차이를 만든 것은 재난의 물리적인 규모(예: 리히터 규모로 측정한 지진의 강도)가 아니라 인간과 **사회적** 측면이었다.

인도 사회는 주기적으로 힌두인과 무슬림 간의 갈등에 휩쓸린다. 그러나 아슈토쉬 바쉬니(Ashutosh Varshney)(5)가 지적한 것처럼 도시에 거주하는 무슬림과 힌두인의 비율만으로는 왜 어떤 도시들은 오랫동안 집단 간 분쟁에 시달려온 반면, 다른 도시들에서는 두 집단이 조화롭게 살아가는지를 충분히 설명할 수가 없다. 평화를 유지하는 비밀의 열쇠는 무엇인가? 바쉬니(5)가 내놓은 답은 평화를 유지하는 도시는 무슬림과 힌두인이 함께 참여하는 다민족 단체들(예: 기업 단체나 노조, 지역 도서관의 독서 모임 등)이 존재한다는 특징이 종종 발견된다는 것이다. 바쉬니가 추측하기로, 이러한 단체들은 이종 집단 간에 효과적으로 소통 채널을 열어두는 수단이며, 선동가들이 공동체 내에 소문을 퍼뜨려 폭동을 선동하지 못하도록 막는 역할을 한다.

겉으로 보기에 서로 연관이 없는 이 두 이야기에 공통으로 존재하는 지역사회의 특징은 무엇인가? 두 이야기 모두에서 지역사회의 구조적 요소(이 경우, 기존에 존재하는 단체)가(일본의 경우) 자연재해가 발생했을 때 또는(인도의 경우) 민족 집단 간 갈등이 발생했을 때 주민들이 빠르게 회복하도록 도왔다. 주민들 간의 연결 네트워크는 주민들이 거주하는 지역이 소유한 **사회적 자본**의 한 부분을 구성한다.

사회적 자본의 정의

간단히 정의하자면, 사회적 자본은 "개인이 어떤 네트워크나 집단의 구성원이 됨으로써 얻을 수 있는 자원"이라고 할 수 있다. 그러나 사실 사회적 자본의 정의는 사실 '간단'치는 않다. 사회과학계에서는 조금씩 서로 다른 정의가 어지러울 정도로 많은 수로 제시되었다. 사회학(6, 7)에서부터 경제학(8), 정치학(9), 인구 집단 건강(population health)(10)에 이르기까지 수많은 학문 분야에서 이 개념에 대한 의견을 내놓았는데, 이는 이 개념에 대한 많은 학문 영역들이 기울여 온 관심으로 볼 때, 당연하기도 하다. 구성되는 개념의 정의가 모호하고 불분명해지는 것은 다 학제적 담론의 한 특성이기도 하다. 그럼에도 불구하고, 사회적 자본에 대한 정의는 대부분 다음과 같은 두 가지 특징을 갖는다. ① 사회적 자본은 자원이다. ② 사회적 자본은 사회적 연결을 통해 생성된다.

자본의 형태(The forms of capital)에 관한 논문에서 부르디외(Bourdieu)(6)는 '자본'이라는 용어가 금융 자본만을 의미하는 것으로 생각해서는 안 된다고 주장했다.2) 즉, 일상의 대화에서 자본은 돈과 동일시되지만 거기서 멈추는 것은 잘못이라는 것이다. 자본은 재화나 자원을 의미할 수 있다. 예를 들어, 경제학자들은 평생 동안 학습을 통해 습득한 지식과 기술을 '인적자본'이라고 부른다. 부르디외(6)는 특정한 습관(예: 도서관이나 콘서트에 가는 것), 기호, 말하는 스타일 또는 옷 입는 스타일의 습득을 '문화적 자산'이라고 지칭하며, 개인은 그러한 문화적 자산을 이용해서 사회에서 자신의 상징적인 지위를 표현한다고 했다. '사회적 자본'이라는 개념은 사회적 관계 안에 구성원들이 이용할 수 있는 유형의 자원이 내재되어 있다는 생각을 표현한다. 우리가 친구들과 시간을 보낼 때 우리는 단순히 좋은 시간을 보낼 수 있지만, 동시에 물질적, 심리적 자원을 이용할 수 있는 네트워크 연결을 갖고 있는 것이기도 하다. 이러한 이유로, 사회적 자본은 '네트워크 자본'이라고 불리기도 한다.

공식적인 경제 이론에서 자본은 다음과 같은 두 가지 특징을 갖는다. ① 자본의 생성은 미래의 이득을 위해 현재의 소비를 희생하는 결과를 수반한다. ② 자본은 생산의 다른 요소들의 생산성을 높인다(11). 이러한 논리에 따라 교육은 다

---

2) "경제 이론에서 인정하는 한 가지 형태로만 된 자본이 아닌 모든 형태의 자본을 재도입하지 않고는 사회 세계의 구조와 기능을 설명하기란 불가능하다. 경제 이론은 드넓은 교환의 세계를 상업적인 교환에만 한정시킴으로써, 그리고 자본주의의 발명품인 실물 경제라는 정의로만 자신을 등장시킨다"(부르디외, 1986: 241).

음과 같은 이유로 자본의 한 형태가 된다. ① 사람들이 학교에서 교육을 받기 위해 재미(그리고 소득)를 희생한다. ② 학교교육은(정교한 장치의 작동과 같은) 생산의 다른 요소들의 생산성을 높인다(2장 참조). 이와 대조적으로, 케네스 애로(Kenneth Arrow)(12)와 같은 저명한 경제학자들은 '사회적 자본'이 네트워크 연결에서 미래의 이득을 위한 희생이나 의도적인 '투자'가 없기 때문에 그 정의에 대한 테스트를 통과하지 못했다고 주장했다. 우리는 사람들이 순수하게 도구적인 목적을 위해서만 다른 사람들과 어울리지는 않는다는 데 동의하지만(즉, 우리는 재미있기 때문에 친구들과 어울린다), 경제학자들은 또 거기에 시간의 기회비용이 있다는 점을 지적하기를 좋아한다. 사람들이 지역의 주민협회와 같은 민간단체에서 자원봉사를 할 때 그들은 공동체의 사회적 자본을 구축하기 위해 현재의 소비를 희생하는 것이다(사실 맥주를 마시면서 TV로 축구 경기를 시청하는 것이 훨씬 재미있을 것이다).

사회적 자본과 건강을 연결하는 이론적인 경로들

사회적 자본과 건강을 연결하는 경로는 분석 수준에 따라 다양하다. 개인적 차원에서 분석했을 때 사회적 자본은 개인이 자신의 자아 중심적인 네트워크를 통해 이용할 수 있는 자원을 말한다. 건강과 관련한 자원의 예로는 유용한 정보의 습득(예: 무료 독감 백신을 어디에서 구할 수 있는지에 대한 정보), 제도적 지원의 획득(예: 현금 대출), 사회적인 강화(예: 정서적 지지의 교환) 등이 있다. 개인적 차원에서 분석했을 때 '사회적 자본'은(7장에서 논의하는) '사회적 지원'의 개념과 구분하기가 다소 어려울 수 있다. 그러나 한 가지 중요한 차이는 — 적어도 사회 역학의 경우 대체로 자아 중심적 네트워크의 척도를 통해 평가되는 것처럼 — 사회적 지원은 개인이 갖고 있는 가깝고 강한 유대관계에서 유도된다는 점이다. 개인의 사회적 자본도 가깝고 강한 유대관계에서 얻을 수 있지만, 리소스 제너레이터(Resource Generator)와 같은 도구(아래의 사회적 자본의 측정에 관한 섹션 참조)에서 측정하는 것과 같이, 단순히 아는 사람들과의 **약한** 유대관계에서도 상당히 많이 얻어진다.

이러한 측면에서 개인의 사회적 자본은 지원 자체보다는 특정인의 네트워크가 갖는 다양성의 정도(즉, 약한 관계, 집단 간의 연결형 관계,bridging relationships)를 나타낸다고 볼 수 있다. 예를 들어, 개인의 네트워크 사회적 자본은−특히 다양성 요소는−개인의 강하고 핵심적인 유대관계를 보정하고도 흡연의 재발과 고혈압을 예방하는 효과가 있는 것으로 보인다.[3] 다시 말해서, 매우 가까운 관계를 통해 사회적 지지를 얻는 능력 외에도, 다양한 네트워크에 속해 있는 것이 개인적인 수준에서 이로움이 있는 것으로 보인다(13, 14).

집단 차원의 개념 구성으로서의 사회적 자본을 우리는 지역사회 내에서 연결된 주민들의 네트워크와 같이 그 안에 포함된 개인들에게 이득을 가져올 수 있는 전체 사회적 네트워크의 자산으로 간주한다. 분석을 집단 차원으로 돌리면, 사회적 자본은 일단의 '새로 출현하는' 속성들과 연관된다(15). 집단 차원에서는 건강과 잠재적인 연관성이 있는 세 가지 메커니즘, 즉 ① 사회적 전염(social contagion), ② 비공식적인 사회적 통제, ③ 집단적 효능감에 주목할 수 있다.

사회적 전염은 조밀하게 연결된 사회적 네트워크에서 행동이 빠르게 확산된다는 인식을 바탕으로 한다. 네트워크 용어로 보면, 네트워크 구성원들 간의 이행성(transitivity)이 클수록(즉, 네트워크 안에서 개인 간의 사회적 연결성이 더 포화되어 있을수록), 구성원들이 네트워크 내의 다른 사람들의 행동에 영향을 끼칠 수 있는 경로가 더 많아진다. 행동은 정보의 확산을 통해 또는 행동 규범의 전달을 통해 네트워크에서 확산될 수 있다. 네트워크를 통해 확산되는 행동은 소셜 네트워크를 통한 비만의 확산(16)과 같이 때로는 건강에 유해할 수 있지만, 금연의 확산(17)과 같이 행동이 건강을 증진할 수도 있다. 프레이밍햄 자손 연구(Framingham Offspring Study)에서 크리스타키스와 파울러(17)는 금연 행동이 '영향의 3단계' 규칙을 따른다는 사실을 발견했다. 즉, 우리가 행동하거나 말하는 모든 것은 우리의 사회적 네트워크를 통해 세 단계 떨어진 곳까지 영향을 끼친다는 것이다. 따라서 지표(index)인 개인이 금연하면(한 단계 떨어져 있는) 가까운 친구들이 금연할 확률이 60% 증가하고, (두 단계 떨어져 있는) 그의 친구들의 친구들이 금연할

---

3) 스펜서 무어(Spencer Moore), 퀸즈대학교: 개인적인 소통. 이 섹션의 내용은 무어 박사의 주장에 주로 근거를 두고 있다.

확률이 20% 증가하고, (세 단계 떨어져 있는) 그의 친구의 친구의 친구들이 금연할 확률이 10% 증가한다. 연구 대상 집단을 30년간 추적조사하는 동안 끝까지 담배를 끊지 않았던 소수의 흡연자들은 결국 점진적으로 사회적 네트워크의 주변부로 밀려나 자신들의 사회적 접촉점으로부터 소외되었다. '영향의 3단계 규칙'에서 주목할 점은 우리가 집단의 자산을 다루고 있다는 것이다. 다시 말하면, (정의상) 우리는 우리의 친구가 누구인지는 알고 있지만, 우리 친구의 친구들(두 단계)은 잘 모를 수 있고, 우리 친구의 친구의 친구들(세 단계)을 알고 있을 가능성은 더더욱 낮다. 크리스타키스와 파울러(17)의 연구결과는 우리가 **전혀 모르는** 사람들의 행동에 영향을 받을 수도 있음을 시사한다. 우리가 네트워크의 구성원이기 때문에 네트워크에서 멀리 떨어져 있는 사람들의 행동으로 촉발된 전염의 여파로부터 '혜택'을 입을 수 있다는 것이다. 행동의 전염에 대한 이 설명이 정확하다면[4] 보다 응집된(즉, 사회적 자본이 더 높은) 네트워크에서 행동이 더 빨리 확산될 것으로 예상할 수 있다.

비공식적인 사회적 통제는 공동체 안에서 성인들이 사회적 질서를 유지할 수 있는 능력, 즉 다른 사람들의 일탈 행동을 목격할 때 거기에 개입할 수 있는 능력을 말한다. 범죄학에서 나온 이 개념은 기물 파손과 비행의 발생 정도에서 지역사회 간 차이를 설명하기 위한 것이다(18). 응집력이 높은 지역사회에서는 부모나 공식적인 법집행자들만이 아니라 지역의 성인들이 길거리를 배회하거나 불법 행위를 하는 청소년들을 목격했을 때 개입한다. 네트워크 완결성(network closure), 즉 지역사회의 성인들이 서로 사회적으로 연결되어 있을 때 이러한 유형의 비공식적인 치안 활동이 발생할 가능성이 높아진다. 비공식적인 사회적 통제는 범죄를 예방할 수 있는 지역사회의 역량을 설명하기 위해 개발된 것이지만, 미성년자들의 흡연이나 음주, 약물 남용과 같은 다양한 건강 관련 행동들에도 적용할 수 있으며 그러한 행동의 예방과도 상관이 있다.[5]

---

4) 코언-콜(Cohen-Cole) 및 플레처(Fletcher)(2008)(73)나 라이언즈(Lyons)(2011)(74)와 같이 크리스타키스와 파울러의 주장을 비판하는 연구자들도 있다. 이에 관한 보다 자세한 논의는 7장을 참고한다.

5) 일례로, 1970년대에 저자 이치로 가와치가 어린 시절을 보냈던 도쿄에서는 길거리마다 담배 자판기가 설치되어 있었다. 저자와 저자의 친구들은 방과 후 집에 가는 길에 여러 차례 용돈으로 담배를 사고 싶은 유혹에 시달렸다. 하지만 집에 도착하기도 전에 어머니가 그 사실을 알고 있을 것이기 때문

자신이 보지 않는 곳에서는 이웃 주민들이 자기 자녀의 행동을 눈여겨보고 있다는 사실을 알고 있다면 그 부모는 자신이 속한 네트워크에서 도움을 얻고 있다고 할 수 있다. 즉, 비공식적인 통제가 이 집단의 공동체적인 특징이다.

집합적 효능감(collective efficacy)은 자기효능감이라는 개념을 집단 차원에 접목한 것으로, 집단이 집단행동을 수행하기 위해 움직이는 능력을 지칭한다(18). 이 장의 첫 머리에서 소개한 고베 대지진에 관한 이야기에서 지진이 나기 전에 이미 많은 민간단체들이 활동하고 있던 지역은 훨씬 더 잘 준비가 되어 있었고 보다 빠르게 회복할 수 있었다(1). 지역의 주민들이 민간단체와 자원봉사단체들을 통해 서로 연결되어 있을 때는 응급 상황에서 주민들이 더 발 빠르게 움직일 수 있다. 집단의 문제가 발생할 때 우리 중 다수(아마도 대부분)는 뒤로 물러서서 다른 사람들이 나서도록 하는데, 이것을 무임승차자 문제라고 한다. 그렇다면 사람들은 지진 후의 잔재를 치우는 것과 같은 일에 왜 자발적으로 참여하는가? 한 가지 이유는 재난 이전부터 존재해 온 지역 단체들을 통해서 이미 서로 연결되어 있기 때문일 수 있다. 이 맥락에서 무임승차는 개인에게 사회적 제재(즉, 배척)뿐 아니라 평판이 나빠질 위험을 초래한다. 집단의 다른 구성원들로부터 제제를 받을지 모른다는 위험은 이 경우에 집단적 행동을 유도하기에 충분할 수 있다. 따라서 지역 주민들의 참여 수준은 지역사회가 갖고 있는 사회적 자본의 대략적인 척도이다. 또, 일단 하나의 목적(예: 공해 문제에 대응)을 위해 민간단체가 조직되고 나면 그 단체는 다른 목적(재난 대응)에도 유연하게 맞춰질 수 있다. 콜먼(Coleman)(7)은 '전용 가능한 사회단체'라는 표현을 사용해서 하나의 목적을 위해 설립된 단체가 이후에 다른 목적을 위해 전용되는 현상을 설명했다. 이렇게 해서 지역 단체들은 보다 효과적으로 주민들의 목소리를 대변할 수 있다.

요약하자면, 사회적 전염, 비공식적인 사회적 통제, 그리고 집합적 효능감의 각 과정에서 개인은 집단에 연결됨으로써 이득을 얻는다(예: 지역사회에서 부모들의 네트워크 또는 지역 협회에 회원으로 가입함으로써 얻는 네트워크). 그러나 사회적 자본은 또 네트워크 밖에 있는 사람들에게도 이득을 줄 수 있다. 즉, 집단 내의

에 차마 행동으로 옮기지는 못했다. 그 모습을 보자마자 동네 어른들이 집에 전화를 해서 어머니에게 다 이를 것이 분명하기 때문이다.

어떤 자원들은 배제가 불가능할 수 있는데 이것은 경제학자들이 지칭하는 공공 재의 특징이다. 예를 들어, 내가 지역 단체에 소속되어 있지 않더라도 재난 후의 잔재를 치우는 자원봉사자들로부터 이득을 얻거나, 직장 내에서 다른 직원들이 독감 예방 주사를 맞았기 때문에(집단면역) 내가 독감에 걸리지 않을 수 있다. 즉, 사회적 자본의 긍정적인 외부효과(전이 효과)가 있다. 사회적 자본과 인구집단 건 강에 대한 맥락적 및 다차원적 연구들에서 사회적 자본의 이러한 공공재적 측면 (즉, 소비의 비배제성)이 특별한 관심을 끌었다(아래 참조).

사회적 자본의 어두운 측면

다른 모든 형태의 자본과 마찬가지로 사회적 자본도 네트워크 연결을 통해 얻 어지는 자원이 '선'한 목적으로 사용되는지 아니면 '악'한 목적으로 사용되는지에 구속받지 않는다. 금융 자본이 선한 목적 또는 악한 목적에 상관없이 사용될 수 있는 것처럼-즉, 건강을 증진하는 물건(치실)을 사거나 건강을 해치는 물건(담배)을 살 수 있는 것처럼-사회적 자본도 두 가지 방식 모두로 사용될 수 있다. 따라서 프레 이밍햄의 연구에서 금연이 사회적 네트워크를 통해 전파되었던 것처럼(17), 비만 (16)도 그렇게 전파되었다. 행복이 전염성이 있는 것처럼(19) 우울감도 마찬가지 다(20). 사회적 자본의 지지자들은 때로 사회적 자본의 이중성 또는 '야누스의 두 얼굴'(1)을 간과한다는 비판을 받았다(21). 사회성(sociability)은 모성이나 가족과 비슷하다. 그것의 좋은 면만을 보여주는 무의식적인 편견이 존재하는 것이다.

포테스(Portes)(22)는 영향력 있는 논문에서 사회적 자본의 몇 가지 부정적인 측면에 대해 고찰했는데, 여기에는 아웃사이더의 배제, 집단 구성원들에게 부과 되는 과도한 부담, 개인적 자유의 제한, 규범의 하향평준화 등이 포함된다. 먼저, 조밀하게 짜인 응집성 높은 공동체는 종종 그러한 상태를 계속 유지할 수가 있는 데, 이는 외부자들이 들어오지 못하도록 막기 때문이다. 일례로, 일본 사회는 대 체로 응집성이 매우 높은 것으로 묘사된다(23). 그리고 일본인들의 사회적 응집 성은 일본인들의 높은 수명에서 중요한 요소로 간주되었다(24). 그러나 그러한 연대감의 어두운 측면이 표면 아래에 숨겨져 있다.

역사적으로 일본 사회의 응집성은 도쿠가와 막부의 포고령으로 거슬러 올라 간다. 이 포고령으로 일본은 거의 2세기 동안(1633~1853년) 고립주의 정책을 유지하다가 매튜 페리 제독이 이끄는 함정의 공격을 받고 어쩔 수 없이 문을 열었다. 도쿠가와 막부 시대의 통치자들은 일본 땅에 발을 디디는 외국인은 무조건 처형을 감수하게 만듦으로써 그 시기 동안 고립을 유지할 수 있었다. 이 정책이 남긴 유산은 일본 사회의 민족적 동질성과 아직까지 일본의 이민정책에 짙게 남아 있는 외국인 혐오에서 느낄 수 있다.[6] 일본 사회의 응집성이 갖는 어두운 측면은 갑작스럽게 터져 나온다. 2013년 7월에 야마구치현(서일본)의 미타케라는 시골 마을에서 70대와 80대의 노인 다섯 명이 무참히 살해된 사건이 발생했다.[7] 경찰에 의하면, 가해자는 63세의 남성으로 20년 전에 노부모를 돌보기 위해 이 마을에 돌아왔다. 그는 마을에 적응하지 못해 이웃 주민들로부터 배척되었으며 그 분노로 인해 범행을 저질렀다고 자백했다. 일본에는 이러한 유형의 사회적 배제에 대해 **무라 하치부**라는 단어까지 존재한다. ('마을의 여덟 가지 일'이라는 뜻의) 이 단어는 에도 시대에 마을 주민들이 혼인, 질병, 장례, 소방 등의 열 가지 일에서 단합해 상부상조해 왔던 관습을 가리킨다. 마을의 법도를 어긴 사람은 열 가지 중 여덟 가지 일에서 마을 주민들의 도움을 받지 못하고 따돌림 당하는 벌을 받았다. 프라솔(Prasol)(25)에 따르면 "이 여덟 가지 일은 서로의 도움에 의존해 벼농사를 짓던 시대에 매우 강한 처벌로, 따돌림을 당한 사람은 공동체의 삶에서 거의 완벽하게 배제되었고 그다지 오래 살지 못했으며" "시간이 지나면서 이러한 공동체적 관습이 집단행동을 규제하는 기반으로서 일본 사회에 보편화되었다".

미국의 경우에는 보스턴 버스 사태(1974~1988)를 예로 들 수 있다. 이것은 보스턴시에서 사우스보스턴, 찰스타운, 웨스트록스버리, 로슬린데일, 하이드파크 등 주로 아일랜드계 미국인들이 거주해 온 지역에서 공립학교의 인종분리정책

---

6) 일례로, 2008년 금융 위기에 대한 대응으로 일본 정부는 브라질인 이주 노동자들을 본국으로 송환시키기 위해 수천 달러의 현금을 제공했다(뉴욕타임즈, 2009년 4월 22일). 다수가 일본계 브라질인이었던 이들 제조업 노동자들은 일본에 다시 돌아오지 않겠다는 약속을 하고 현금을 받았다.

7) http://en.wikipedia.org/wiki/Yamaguchi_arson_and_murders

을 폐지시킨 법원 명령에 반발하여 일어난 폭동을 말한다. 이러한 폭동이(외부의 위협으로 간주되는 사건에 대응하여) 집단 내부의 단결성을 보여준다는 사실은 마이클 패트릭 맥도널드(Michael Patrick MacDonald)가 사우스보스턴('사우티')에서 보낸 자신의 유년기를 기록한 자서전에서 생생하게 드러난다. 이 책에서 그는 "이름이 (이탈리아계인) 스피놀리여도 자신이 아일랜드계라고 주장하는 동네······ 사우티에서 우리는 서로를 가족이라고 생각했다. 마치 동네 전체가－사실은 실체가 없는－모든 적들을 감시하면서 우리를 위험으로부터 보호해 주는 것처럼 우리는 언제나 보호받고 있다는 느낌을 받았다. '외부인들'이 절대 우리를 건드릴 수 없었다"고 말했다(26). 다시 말해, 역경이 닥쳤을 때 응집된 집단을 하나로 묶어주는 신뢰와 연대감 같은 윤리적인 자원들을 통해 외부인이 들어오지 못하게 막을 수 있다.

포테스(22)가 지적한 사회적 자본의 두 번째 부정적인 측면은 집단 구성원들에게 부과되는 과도한 부담이다. 올드리치(1)에 따르면, 사회적 자본은 집단 구성원들에게 일종의 비공식적인 보험으로 작용한다. 예를 들어, 자연재해의 피해자들은 기존의 지원 네트워크로부터 재정과 정보, 정서적 지원을 얻을 수 있다. 한 구성원이 어려운 시기에 네트워크의 지원을 받는다는 것은 네트워크 안의 누군가가 그러한 자원을 제공한다는 뜻이다. 그리고 공동체에 이미 자원이 부족한 상황이라면, 그러한 선의의 지원은－때로는 개인적으로 높은 대가를 치르면서－다른 사람들에게 지원을 제공하도록 끊임없이 요청을 받는 구성원들에게 과도한 부담이 될 수 있다. 또 하나의 이중적인 단면을 보여주는 사례는 범죄조직의 보스가 조직원들을 돌봐줘야 하는 경우이다. 마피아나 야쿠자와 같은 범죄 조직들은 분명히 사회적 자본의 형태를 띤다. 이렇게 '어두운' 형태의 사회적 자본 안에서도 구성원들은 과도한 부담이라는 부정적인 측면에서 자유롭지 않다. 일본 야쿠자 조직의 보스가 쓴 자서전 『야쿠자의 고백(Confessions of a Yakuza)』(27)은 감옥에 간 조직원의 가족들을 돌봐주고, 장례식 비용과 의료비를 제공하고, 자신의 부하가 저지른 사소한 비행에 대해 라이벌 조직들에 보상을 해주는 등, 범죄 조직의 수많은 의무들의 일부를 생생하게 보여준다. 다시 말해서 "야쿠자의 보스는 이런 모든 의무들을 이행하고 사람들을 돌봐주고 체면을 유지하느라 손발이 묶여 있고, 아무리 돈이 많이 들어와도 결코 충분하지 않다"(27).

포테스(22)가 언급한 세 번째 부정적인 측면은 응집된 집단 안에서 흔히 발견되는 자유의 제한이다. 앞서 설명한 것처럼, 비공식적인 사회적 통제는 일탈과 반사회적인 행동을 억제하는 역할을 하지만, 그 이면에는 과도하게 통제하고 다양성에 관대하지 않은 공동체가 있다. 마지막으로, '규범의 하향평준화'는 집단의 응집성이 이탈자들을 집단에서 수용되는 규범으로 끌어들이는 현상을 가리킨다. 이를 가장 잘 표현한 것이 '모난 돌이 정 맞는다'는 속담일 것이다(28). 이 현상은 특히 교육 영역에서 문제가 될 수 있는데, 이미 뒤처진 학교에서 고의적으로 부진한 성적을 내는 문화가 자리 잡을 수 있기 때문이다. 이러한 문화적인 관점은 지나치게 열심히 노력하는 학생이 미래에 실패할 경우 실망하지 않도록 집단이 부과하는 보호 기제로 간주될 수 있다. 공부를 잘하는 것은 '쿨하지 않다'는 생각이 지배적일 때, 실력이 좋은 학생들도 다른 학생들을 모방해 집단에 수용(즉, 규범에 순응)되려고 할 수 있다. 수업에 들어가지 않고 복도에서 어슬렁거리는 학생들에 대한 제이 맥레오드(Jay MacLeod)의 고전적인 민족지 연구(Ethnographic study)『하지 않을 거예요(Ain't No Makin' It)』는 사회적 자본의 이러한 '어두운 측면'을 잘 보여준다(29).

유대형과 연결형

연구자들은 사회적 자본이 유대형(bonding)인가 연결형(bridging/linking)인가를 중요하게 구분한다(30, 31). 이 구분은 때로 주어진 환경에서 사회적 자본의 어두운 측면이 왜 바람직한 측면보다 우세하게 되는지를 설명하는 데 도움이 된다. 유대형 사회적 자본은 구성원들이 계급이나 인종/민족과 같은 유사한 배경적 특징을 공유하는 네트워크나 집단에서 얻을 수 있는 자원을 말한다. 네트워크 용어로 보자면 이들은 '동종친화적'이다. 반대로, 연결형 사회적 자본은 계급, 인종/민족, 또는 다른 사회적 특징들을 포괄하는(또는 '다리를 연결하는') 네트워크 전반에서 이용할 수 있는 자원을 말한다.

이러한 구분은 사회적 자본이 풍부하지만 그것이 공동체를 건강하게 만드는 데 도움이 되지 않는 듯 보이는 집단을 설명하는 데 유용하다. 소외된 지역사회에서는 강한 유대형 자본이 주민들에게 중요한 생존 기제로서 발달한다. 그러나 가난한 사람들이 의지할 곳이 자신들밖에 없을 때는 계속 그 상황에 '갇혀 있을' 수 있다. 빈곤한 흑인 지역사회에 대한 캐롤 스택(Carol Stack)(32)의 고전적인 민족지 연구에서는 친족 네트워크를 통한 상부상조가 '근근이 생계를 이어가는' 주된 기제인 것으로 나타났다. 이러한 형태의 사회보장이 갖는 단점은 재정적으로나 심리적으로나 공동체의 구성원들에게 큰 부담이 된다는 점이다. 앨라배마주의 낙후 지역인 버밍햄에서 미첼(Mitchell)과 라고리(LaGory)(33)는 사회적 자본이 정신건강에 끼치는 영향을 조사했다. 이 연구에서는 유사한 인종적, 사회경제적 배경을 지닌 구성원들 간의 신뢰와 유대감으로 측정한 유대형 자본이 강할수록 심리적 스트레스가 더 강한 것으로 드러났다. 다른 인종/계급적 배경을 지닌 사람들(즉, 연결형 자본)의 경우에는 네트워크 유대감이 반대의 효과를 나타냈다.

이러한 통찰은 때때로 '일관되지 않은' 결과가 보고되었던 이유를 설명하는 데 도움이 된다. 예를 들어, 볼티모어의 저소득층 거주지역에서는 자신의 공동체에 대한 애착이 낮은 어머니의 자녀들이 행동이나 정신건강 상의 문제가 더 적은 것으로 보고되었다(34). 즉, 공동체에 대한 유대감이 낮을수록 더 건강한 듯 보였다. 마찬가지로, 호주 애들레이드의 저소득층 주거지역에 대한 연구에서 지어슈(Ziersch)와 바움(Baum)(35)은 공동체 집단에 대한 참여도가 높을수록 건강 상태가 나빴다고 보고했다. 질적 인터뷰에서 주민들은 집단 내의 상호작용에서 다른 사람들의 문제를 돌봐줘야 하는 부담에 대해 이야기했다. 다른 사람들을 도와줘야 하는 부담에 더하여, 강한 유대형 자본은 또 포테스(22)가 지적한 다른 모든 부정적인 측면들, 즉 ① 규범의 하향평준화, ② 집단 내의 단결력을 행사해 외부인들을 배척하는 것, ③ 순응의 중시와 다양성에 대한 불관용을 나타낸다.

이러한 연구들에서 드러나는 공통적인 결론은 소외 집단 내에서의 유대형 자본은 선한 힘이 되는 것만큼이나 큰 부담(liability)이 될 수가 있다는 것이다. 결과적으로, 다른 형태의 투자, 즉 경제적 발전과 인적자본의 개발에 투자하지 않은 채 그러한 환경에서 사회적 자본을 높이는 것은 타당하지 않다.

반면, 연결형 사회적 자본은 주민들이 자신의 직접적인 사회적 환경 밖에 있는 자원들을 이용할 수 있게 한다. 이것은 권력과 자원, 권위에서의 구조적인 불평등에 사회적 자본을 연결시키는 개념이다. 이 장의 첫 머리에서 소개한 두 이야기는 모두 연결형 사회적 자본의 예를 포함하고 있다. 고베 대지진에서는(마치주쿠리 주민협회의 형태로 된) 강한 유대형 자본이 재난 직후의 문제들에 대응하는 데 도움이 되었다(주민들 간의 상부상조, 자원봉사자의 모집). 반대로, 장기간 지속된 재건 단계에서는 그것이 시 당국과 비영리 단체, 지역 주민들 간의 연결고리를 강화하는 단체의 형태로써 새로운 사회적 자본을 구축하는 것이 회복 과정의 속도를 높이는 데 도움이 되었다. 인도의 민족 간 갈등에서는 바라티야 자나타당(Bharatiya Janata Party)의 지역사무소에 참여하는 것이 힌두인들 간의 유대형 자본을 높인 반면, 무슬림들의 경우에는 무슬림 연맹(Muslim League)에 가입하는 것이 그러한 역할을 했다. 이러한 유형의 사회적 자본은 이민족 간의 공존을 증진하지 않는다. 바쉬니(5)에 의하면 두 집단 간에 다리를 놓는 사회적 자본이 존재하는지 여부가 차이를 만든다.

누가 연결형 사회적 자본에서 이득을 얻는가도 상황에 따라 다양하게 나타날 수 있다. 공적인 기관이 대부분 남자들에 의해 지배되는 일본 사회(일례로, 일본은 선출직에서 여성의 대표성이 189개국 중 123위를 차지한다)에서 여성들은 남성들과의 연결형 자본으로부터 더 이득을 볼 수도 있다. 서일본의 중간 규모 도시에 거주하는 주민 4,000명을 조사한 연구에서 이와세(Iwase) 등(36)은 학부모교사협회, 스포츠클럽, 동창회, 정치캠페인 클럽, 시민단체, 지역협회의 여섯 가지 협회에 대한 참여를 조사했다. 연구자들은 설문 참가자들에게 자신이 속한 집단의 동질성(homogeneity)에 대해 질문하여 유대형 사회적 자본과 연결형 사회적 자본을 구분했다. 연결형 사회적 자본(즉, 다양한 배경을 지닌 사람들이 포함된 집단에 참여하는 것)은 주관적 건강의 강한 보호 요인이었는데, 이는 남성보다 여성에게서 더 강하게 나타났다. 전혀 참여하지 않는다고 보고한 여성들과 비교할 때, 인구학적 변수와 사회경제적 지위, 유대형 자본의 유무에 대해 조건화(conditioning)한 경우 연결형 사회적 자본이 높은 집단에 참여하는 경우 건강이 안 좋을 가능성이 낮았다(오즈비: 0.25, 95% 신뢰구간: 0.11~0.55). 반대로, 유대형 사회적 자본은 남녀 모두에서 좋은 건강 상태와 일관된 상관성이 없었다(36).

사회적 자본의 측정

사회적 자본의 측정에 대한 개념적 접근법은 2 X 2 매트릭스로 요약될 수 있다 (표 8.1). 이 매트릭스의 행은 사회적 자본에 대해 연구자가 네트워크 중심적인 관점을 강조하는지 아니면 응집성 중심의 관점을 강조하는지에 따라 문헌에서 나타난 두 개의 흐름을 보여준다(10, 37). 매트릭스의 열에서는 사회적 자본이 개 인적 차원에서 분석되는지 또는 집단 차원에서 분석되는지에 따라 연구를 구분 한 것이다(표 8.1).

사회적 자본이 개인적 속성으로 간주되어야 하는가 아니면 집단의 속성으로 간주되어야 하는가에 대해서는 논란이 있다. 콜먼(7)은 자신의 개념적 분석 수준 에 대해 다음과 같이 상당히 명시적으로 밝혔다. "다른 형태의 자본들과 달리 사 회적 자본은 개인 간 그리고 개인 사이의 관계의 구조 안에 존재한다. 그것은 개 인 안에 내재된 것도 아니고 생산의 물리적인 도구 안에 내재된 것도 아니다"(p. 302). 이와 반대로 포테스(22)는 사회적 자본을 개인의 사회적 네트워크에서 오 는 자원으로 간주해 전적으로 개인적인 차원의 분석이라고 주장한다. 인구집단 건강의 관점에서 우리는 집단 차원에서 사회적 자본을 개념화(그리고 측정)하는 것이 효용성이 있다고 주장한다. 이 장의 첫머리에서 소개한 두 이야기를 볼 때, 재난이 발생했을 때 왜 어떤 공동체는 다른 공동체보다 더 빨리 회복하고 왜 어 떤 공동체는 평화와 조화를 보다 효과적으로 유지하는가는 흥미로운 질문이다. 이러한 질문들은 왜 어떤 사람들은 다른 사람들보다 더 잘 사는가라는 질문보다 더 어렵다. 배타적으로 개인 또는 집단 차원의 분석만을 주장하는 것은 강제적인 이분법일 것이다. 따라서 우리는 무어 등(38)의 다음 의견에 동의한다.

적절한 분석 수준에 대한 논쟁은 사회적 자본에 대한 네트워크 중심 접근법 대 공동체 중심 접근법의 싸움이 되었다. 공동체 중심 접근법은 공간적으로 규

표 8.1_ 사회적 자본의 측정 방법(가와치, 2010에서 발췌)

사회적 자본의 정의	분석 수준	
	개인	집단
네트워크 중심의 관점	지위 동원 혹은 생성(Position Generator) 자원 동원 혹은 생성(Resource Generator)	전체 사회적 네트워크 분석
사회적 응집성 중심의 관점	설문조사를 통해 개인의 인식(예: 타인의 신뢰성)과 행동(예: 시민적 참여)을 평가	설문 응답을 집단 차원으로 총합함

정된 집단(예: 지역사회, 국가)의 자산으로서의 사회적 자본에 초점을 맞춘 반면, 네트워크 중심 접근법은 개인적 또는 대인관계적 차원에서 사회적 자본을 조사했다. 그럼에도 불구하고 부르디외(6)가 강조한 것처럼, 네트워크 사회적 자본은 개인과 집단 차원 모두에 걸쳐서 작동하는데, 그러한 자본이 집단적으로 소유되지만 개인과 집단의 행동을 통해서 움직이기 때문이다. 따라서 사회적 자본에 대한 네트워크 중심 접근법은 사회적 자본이 여러 가지 영향의 차원에 걸쳐서 작동하는 방식을 고려한다는 것을 의미한다(p.192).

표 8.1의 왼쪽 상단에 있는 난 린(Nan Lin)의 지위 동원(39)과 반 더 하그(van der Gaag)와 스나이더(Snijder)의 자원 동원(40)은 개인적인 차원에서 네트워크 중심 자본을 평가해 측정하는 방법이다. 지위 동원(39)은 개인이 의사나 변호사와 같이 부와 권력, 특권으로 대변되는 자원을 상징하는 직업을 가진 누군가를 개인적으로 알고 있거나 그러한 사람과 연결되어 있는지를 평가하는 도구이다. 여기에는 그러한 직업을 가진 사람을 안다는 것은 해당 개인이 정보와 조언, 제도적 지원, 또는 상징적인 지위를 이용할 수 있는 능력과 상관성이 있다는 가정이 내재되어 있다. 그런 다음, 개인의 사회적 자본에 대해 '특권 접근성(upper reachability)'과 같은 추가적인 지표를 도출한다. 특권 접근성이란 개인이 자신의 네트워크에서 접근할 수 있는 가장 높은 특권 수준을 의미한다. 따라서 특권 접근성은 앞서 설명한 '연결형' 사회적 자본의 구인과 유사하다.

지위 동원은 개인이 자신의 네트워크 연결을 이용해 사회에서 앞서 가는 방법을 연구하는 데 가장 유용한 것으로 입증되었다. 예를 들어, 세무감사에 앞서 세

무사의 조언을 구하거나 자녀가 명문 대학에 지원서를 넣고자 할 때 대학 입학사 정관으로부터 유용한 정보를 얻는 것이다. 그러나 암묵적으로 제도적 자원을 강조하는 위치 생성기는 건강 연구에서는 사용이 제한적이다. 일례로, 그러한 직업을 가진 개인의 도움을 받을 수 있는 능력은 네트워크를 통한 자원이 어떻게 건강행동을 증진할 수 있는가라는 문제와는 무관할 것이다. 지위 동원은 또 가정주부와 같이 직업군으로 분류되지 않는 사람들이 제공하는 자원에 대해서는 침묵한다(41).

네트워크에 기반한 개인의 사회적 자본을 측정할 수 있는 또 다른 도구는 반더 가그와 스나이더가 만든 자원 동원이다(40). 이 도구는 응답자에게 체크리스트를 제공해 응답자가 자신의 친구와 지인 네트워크를 통해 이용할 수 있는 다양한 유형의 기술 또는 지원에 체크하도록 한다. 예를 들어, 고장 난 차를 수리할 수 있는 사람, 응급 상황에서 아이를 돌봐줄 수 있는 사람, 큰돈을 빌려줄 수 있는 사람을 알고 있는지를 응답자에게 물어본다. 여러 횡단 연구에서 자원 동원은 우울감(42), 주관적 건강(43)과 같은 건강 상태와 연관되어 있었다. 자원 제너레이터의 체크리스트에 포함된 항목은 MOS 사회적 지원 설문조사(Medical Outcomes Study Social Support Survey)와 같은 기존의 **사회적 지원** 조사도구에서 사용하는 항목과 일부 중첩된다(44). 그러나 자원 동원은 제도적 자원(정보/조언, 개인적인 기술, 돈, 노동)에 초점을 맞추고, 사회적 지원 측정도구들은 애정의 표현, 개인적인 문제에 대한 상의, 함께 휴식하기 등과 같은 정서적 지원에 더 집중한다는 점이 중요한 차이다. 이전 섹션에서 논의한 것처럼, 자원 동원은 개인이 약한 관계를 통해 얻을 수 있는 지원들을 조사하는 반면, 사회적 지원 측정도구들은 친밀한 관계를 통해 얻을 수 있는 자원들(예: 정서적 지원)을 조사하는 것처럼 보인다.

(표 8.1의) 우측 상단에서는 집단 차원에 대한 네트워크 중심 접근법이 포괄하는 범주의 한 예로써 전체 사회적 네트워크 분석이 제시되어 있다. 공중보건과 역학 분야의 연구 문헌들은 자아 중심적인 사회적 네트워크를 평가하는 것이 지배적이었다(7장 참조). 전체 사회적 네트워크 데이터를 분석하는 경우는 훨씬 드물며, 공적으로 제공되는 자료들은 프레이밍햄 연구(45), 미국 청소년 건강 종단연구(National Longitudinal Study of Adolescent Health 또는 the Add Health

Study)(46)와 같이 수확 체감의 지점까지 데이터를 반복적으로 마이닝(mining)한 것처럼 보인다. 사회적 네트워크 전체를 맵핑하고자 할 때 일차적인 한계는 각각의 자아가 지명한 모든 개인을 인터뷰하는 데 드는 시간과 비용이다. 학교나 직장(또는 주사 약물 사용자의 네트워크와 같이 규정된 하위집단)과 같은 환경에서는 네트워크의 경계를 쉽게 확인할 수 있지만, 주거지역과 같은 상황에서는 그것이 훨씬 더 어렵다. 일례로, 프레이밍햄 연구에서 연구자들은 통상적인 전체 사회적 네트워크를 평가하는 대신, (추적이 불가능한 경우에 대비해) 연구 참가자들이 지명한 연락자들 중 다수가 동부 매사추세츠주에 자리한 이 조밀한 지역사회 안에서 뜻밖에도 동일한 연구에 참여하고 있다는 사실을 이용했다(45). 이러한 문제들을 고려해 레이콘(Lakon)과 고데트(Godette), 힙(Hipp)(47)은 사회적 응집성과 유대형 사회적 자본, 연결형 사회적 자본에 해당하는 네트워크 기반의 요소 등 사회적 자본이라는 개념에 잠재적으로 연관성이 있는 전체 네트워크 분석에서의 구조적인 사회관계성 척도(sociometric structural measures)의 예를 제공한다. 문제는 그러한 척도들이 행위자들을 연결하는 모든 관계를 네트워크에서 얼마나 정확하고 완벽하게 맵핑하는가에 의존한다는 점이다. 예를 들어, '응집성'에 대해 제안된 구조적인 사회관계성 측정 척도는 집단에서 제외되는 경우 해당 집단과 단절할 의지가 있는 행위자들의 최소 수치이다. 이 수치를 밝혀내는 일은 상당히 어려울 수 있는데, 네트워크의 구조에 따라서 전략적으로 위치된 노드를 하나만 제거해도 집단의 연결성에 극단적인 차이를 만들 수 있기 때문이다.

2 X 2 매트릭스(표 8.1)의 하단 열은 인구집단 건강에서 (현재까지) 가장 널리 채택되고 있는 사회적 자본 측정법, 즉 설문조사를 이용한 **사회적 응집성**의 평가를 보여준다. 사회적 응집성에 대한 설문조사에서 조사자는 응답자의 사회적 네트워크 연결에 대해 질문하지 않는다. 대신, 개인이 속한 집단 내에서 서로 도움을 주고받는 것과 같이 집단 내에서 잠재적으로 이용할 수 있는 자원들에 대해 질문한다. 일반적으로, 사회적 응집성에 대한 설문조사는 다음의 두 가지 영역을 조사한다. ① 자신이 속한 집단에 대한 개인의 태도, 생각 및 인식으로, **인지적인** 사회적 자본이라고도 불린다. ② 실제 행동(예: 개인이 비공식적 및 공식적 사회단체에 참여하는지 여부)으로, **구조적인** 사회적 자본이라고도 불린다(48). 그런 다음,

설문 항목에 대한 개별 응답들을 개인적 차원에서(표 8.1의 왼쪽 하단) 또는 집단으로 총합해(우측 하단) 분석한 후 집단(예: 지역사회나 직장)의 자산으로 분석할 수 있다.

사회적 응집성에 초점을 둔 측정법은 "네트워크의 구성원이 됨으로써 얻을 수 있는 자원"이라는 사회적 자본에 대한 원래의 네트워크 중심적 정의에서 벗어난다는 비판을 받았다(49). 이러한 비판은 타당성이 있다. 그러나 거주지역과 같은 맥락에서 전체 사회적 네트워크를 평가하는 일이 얼마나 어려운지를 고려할 때 우리는 주민들에게 집단 내에서 얻을 수 있는 자원들에 대한 생각과 집단적인 효능감 및 비공식적인 사회적 통제에 대한 생각을 묻는 것이 합리적인 타협 지점이라고 본다. 예를 들어, 시카고 지역사회에서의 인간개발 프로젝트(Project on Human Development in Chicago Neighborhoods)에서는 5개 항목으로 된 '사회적 응집성' 측정 도구를 개발해 응답자들에게 "이곳 사람들은 기꺼이 이웃을 돕는다", "이곳은 조밀하게 연결된 동네이다", "이 동네 사람들은 믿을 수 있다", "이 동네 사람들은 서로 잘 지내지 않는다", "이 동네 사람들은 가치를 공유하지 않는다"(마지막 두 항목은 역코딩)라는 진술에 대해 얼마나 동의하는지(5점 리커트 척도)를 물었다(18). 이들 항목에 대한 개인들의 응답을 시카고의 343개 지역으로 총합해 '계량경제학적(ecometric)' 접근법을 통해 타당성을 검증한다(50).[8]

(시카고 설문조사 도구와 같은) 사회적 응집성 척도에서 개별 항목들이 실제로 사회적 자본에 대한 네트워크 중심의 정의들과 중첩되는 정도는 논란의 여지가 있다. 샘슨(Sampson) 등(51)은 사회적 자본에 대한 네트워크 중심적인 정의가 사적인 관계를 통해 얻어지는 자원들을 중시하는 반면, 집단적 효능감의 구인(비공식적인 사회적 통제와 사회적 응집성은 그 일부를 구성한다)은 지역사회가 그 구성원들을 위해 자원을 동원할 수 있는 능력을 이용한다. 마찬가지로, 지역사회의 사회적 자본에 대한 네트워크 중심적인 이론을 지지하는 카피아노(Carpiano)(49)는 다음과 같은 네 가지 구인 유형의 자원을 강조한다. ① 주민들이 이웃으로부터

---

8) (사회적 응집성 접근법에 기반하여) 심리측정학적으로 타당성이 입증된 다수의 도구들이 사회적 자본에 대한 현장 연구에서 사용될 목적으로 개발되었다. 이에 관한 보다 자세한 내용은 하팜(Harpham, 2008)을 참고하라(48).

얻을 수 있는 사회적 지원, ② 다른 주민들에 대한 사회적 연결을 이용해 얻는 유용한 정보, ③ 비공식적인 사회적 통제, ④ 주민들의 지역 단체 참여. 간단히 말해서, 지역사회의 사회적 자본을 측정할 때 사회적 응집성 접근법의 지지자들이 사용하는 구인과 사회적 네트워크 접근법의 지지자들이 사용하는 구인이 상당히 중첩되어 있다.

한편, 계속해서 논란이 되는 한 가지 지점은 **신뢰**를 사회적 자본의 한 부분으로 간주해야 하는가 하는 문제이다. 신뢰를 사회적 네트워크에 내재되어 있는 윤리적 자원으로 간주할 수 있는가 아니면 그것이 사회적 자본의 내재된 부분이 아니라 사회적 자본을 위한 선행 요인(즉, 선행 사건)인가(48). 분명히 신뢰는 자원의 교환을 보다 원활하게 한다. 예를 들어, 애나가 친구인 베티에게 현금을 빌려 달라고 했을 때 애나가 돈을 갚을 것이라고 믿는다면 베티는 그 부탁을 들어줄 것이다. 또 애나와 베티 둘 다 크리스티나와 친구 사이라면, 즉 네트워크 완결성이 있다면 애나에 대한 베티의 신뢰가 이행 가능해진다. 애나가 베티에게 빌린 돈을 갚지 않으면, 애나는 앞으로 베티에게서 돈을 빌리기가 더 어려워질 것이고, 크리스티나의 신뢰에도 영향을 주어 크리스티나도 애나에게 돈을 빌려주려 하지 않을 것이다. 이 예시에서 네트워크 구조(베티와 크리스티나가 애나의 친구이지만, 그 두 사람도 서로 친구인 관계)는 이행 가능한 신뢰를 만든다. 즉, 이 삼각관계의 구성원들은 서로가 특정한 행동 규범(친구에게 빌린 돈을 갚는다)을 따를 것이라고 신뢰하며, 집단의 규범을 위반하는 경우 제재를 받을 위험성(소외)이 있기 때문에 그 신뢰를 이행한다. 조지 호만스(George Homans)는 1958년에 발간된 교환으로서의 사회적 행동에 대한 저서에서 다음과 같이 설명했다(52).

집단의 구성원들이 일탈하는 구성원을 보면, 집단의 응집성이 높을수록 그 구성원과의 상호작용, 즉 그가 행동을 바꾸도록 하기 위한 소통이 빠른 속도로 증가한다.

일탈자가 행동을 바꾸지 않으면 다른 구성원들은 그에 대한 사회적인 인정을 거둬들이기 시작하며, 일탈자는 사회관계적 선택이 낮아진다(즉, 소외된다). 이러한 결과는 우리의 일상적인 경험과 크게 일치한다(52).

신뢰가 있으면, 즉 다른 구성원들이 자신의 의무를 태만히 하면서 선량한 시민들의 노력에 무임승차하지 않을 것이라고 집단의 구성원들이 믿을 수 있을 때 집단행동의 가능성도 높아진다. 간단히 말하자면, 집단 내에서의 신뢰는 자원이 움직이고 교환되도록 하는 중요한 무형의 자원이다. 신뢰가 없다면 네트워크의 구성원들 간에 자원의 교환이 일어날 것이라고 상상하기 어렵고, 자원은 개별 행위자들의 소유로만 묶여 있을 것이다.

신뢰를 개인적 속성(표 8.1에서 왼쪽 하단)으로 분석하면 문제가 발생한다. '타인에 대한 신뢰'와 '타인의 신뢰성' 간의 미묘하지만 중요한 차이를 간과하는 경우가 종종 있다. "일반적으로 당신은 이웃을 신뢰할 수 있다고 말할 수 있습니까?(매우 그렇다…… 매우 그렇지 않다)"와 같은 질문에 대한 응답은 다른 사람들을 신뢰하는 개인의 성향과 이웃의 실제 신뢰성을 구분할 수 없다. 전자는 심리적인 기질이다(실제로 타인을 신뢰하지 못하는 경향을 '냉소적 적대감'이라고 지칭하는데, 이러한 신뢰의 결핍은 건강의 위험 요인인 것으로 조사되었다)(53). 사회적 자본 연구자들은 주로 신뢰할 수 있는 이웃들로 둘러싸여 있을 때 건강에 도움이 되는가, 즉 신뢰성 있는 환경이 자원의 교환을 원활하게 하는가라는 질문에 관심을 갖는다. 아쉽게도 신뢰에 대한 개인의 인식을 바탕으로 한 분석은 두 가지 해석이 모두 가능하다. 사회적 자본 연구가 성격심리학의 연구결과를 넘어서 어떤 가치를 제공하려면 집단의 신뢰성을 규명해야 한다. 한 가지 방법은 신뢰 항목에 대한 개인들의 응답을 집단의 차원으로 총합해(표 8.1의 우측 하단) 집단의 평균값을 각 개인에게 할당하는 것이다. 그러면 신뢰에 대한 평균적인 인식이 냉소적 적대감의 개인 간 차이에 의해 영향을 덜 받을 것이다. 우리는 그 측정 결과가 지역사회나 직장과 같은 집단의 집단적인 특징을 나타낸다고 주장할 수도 있을 것이다.

설문조사를 통한 사회적 응집성의 측정에 대한 또 다른 비판은 측정 도구들이 사회적 자본의 구인에 속하는 것이 아니라 사회적 자본의 결과를 대변하는 요소나 사회적 자본의 대용물(proxy)을 포함하는 경우가 많다는 점이다(48). 일례로, 사람들이 이웃에 대해 느끼는 만족도는 '네트워크를 통해 이용할 수 있는 자원'이라는 사회적 자본의 정의와 동떨어진 것이다. 간혹 조사 데이터가 부족할 때 연구자들은 범죄 통계나 투표 참여와 같은 대용물을 이용했다. 이것은 포테스(22)

가 경고한 '개념의 무리한 확대(conceptual stretching)'의 예이다.

이제 사회적 자본의 실험적 측정법을 간략히 소개하면서 이 섹션을 마치고자 한다. 경제학자들은 실험적 접근법을 통해 신뢰, 협력과 같은 사회적 자본과 관련된 구성을 측정하는 것을 지지해 왔다. 다수의 경제학자들은 신뢰에 대한 설문 응답을 믿지 않는다. 예를 들어, 글레이서(Glaeser) 등(54)은 신뢰 행동을 직접 관찰하는 '편지 떨어뜨려 놓기(envelope drop)'법을 제안했다. 이 방법에서는 우표를 붙이고 주소를 적은 봉투를 연구 대상 지역의 길모퉁이에 무작위로 떨어뜨려 놓고, 익명의 낯선 사람들이 얼마나 이 편지들을 집어 해당 주소로 발송되도록 하는지를 관찰한다.

또 다른 실험적인 방법은 전략적인 상호작용을 포함하는 '게임' 활동에서 신뢰와 협력 행동을 조사하는 것이다. 예를 들어, 고전적인 신뢰 게임에서 첫 번째 플레이어인 A가 일정 금액을 받는데, A는 B에게 그 돈의 일부 또는 전체를 주거나 전혀 주지 않을 수 있다. 실험자는 A가 B에게 돈을 주기 전에 B에게 넘겨준 금액의 몇 배를 주겠다고 약속한다. 마지막으로 B는 받은 돈의 일부나 전체를 A에게 돌려주거나 전혀 주지 않을 수 있다. 이 실험에서는 처음에 A가 전달한 금액을 신뢰 행동의 척도로 해석한다. 앤더슨(Anderson)과 멜러(Mellor)는 공공재 게임(일종의 죄수의 딜레마)과 같은 다른 게임들을 설명한다(55). 설문조사를 이용하는 연구자들에게 반가운 소식은 설문조사를 이용한 방법과 실험적 방법 사이에 수렴타당도를 보여주는 증거가 있다는 것이다. 설문조사에서 자신이 타인에 대한 신뢰가 높다고 보고하거나 자원봉사 단체에 참여율이 높다고 대답한 응답자들은 실험적 상황에서도 신뢰와 협력 행동을 보일 가능성이 더 높은 것으로 나타났다(56).

실증적 증거

사회적 자본과 건강에 대한 실증 연구들을 여기서 일일이 소개하기에는 그 수가 너무 많다. 그래서 이 섹션에서는 주요한 연구결과를 요약해 설명할 것이다.

더 자세한 내용을 알아보고자 하는 독자들은 사회적 자본과 신체적 건강(57), 정신건강(58), 건강행동(59)에 대해 실시된 체계적인 문헌검토를 살펴보기 바란다.

대다수의 실증 연구들은 '노출(exposure)'로서의 지역사회 내의 사회적 자본에 초점을 맞추고 있으며, 그중 대부분은 사회적 응집성 관점에서 접근했다. 무라야마(Murayama) 등(60)은 체계적인 검토를 바탕으로 지역사회 내의 사회적 자본과 건강에 대한 다차원적 연구들을 요약했는데, 증거와 관련해 다음의 네 가지 사실을 발견했다.

- 지역사회의 사회적 응집성에 대한 개인의 인식과 건강과의 연관성(표 8.1의 좌측 하단)을 보여주는 일관된 증거는 지역사회 응집성이 건강에 끼치는 맥락적 효과에 대한 증거(표 8.1의 우측 하단)에 비해 더 많다. 다수준분석 연구에서 레벨-1 인식들이 통제된 후의 레벨-2 응집성 변수의 계수의 연관성은 약화되어 통계적으로 중요하지 않은 수준으로 변하는 경우가 많다. 예를 들어, 일본 시즈오카현에 거주하는 노인(65~84세) 11,092명에 대한 전향적 연구(prospective study)에서 지역사회 응집성에 대한 주관적인 인식은 심혈관질환(HR=0.75; 95% 신뢰구간: 0.73, 0.84), 폐질환(HR=0.66; 95% 신뢰구간: 0.58, 0.75), 및 기타 모든 질환(HR=0.76; 95% 신뢰구간: 0.66, 0.89)뿐 아니라 모든 원인에 의한 사망 위험성(HR=0.78; 95% 신뢰구간: 0.73, 0.84)의 감소와 연관되었다(61). 그러나 주관적 인식을 통제하고 나면(레벨-2 속성으로서의) 지역사회 응집성과 사망 위험 간의 관계는 통계적으로 유의미하지 않았다.
- 주관적 건강을 결과로써 조사할 때, 즉 단일 항목 척도로써 참가자들에게 자신의 전체적인 건강 상태를 "우수하다, 매우 좋다, 괜찮다, 또는 나쁘다"로 평가할 것을 요청했을 때 사회적 응집성에 대한 개인 연구와 다차원적 연구 모두에 걸쳐 가장 일관된 증거가 보고되었다. 그러나 주관적인 건강을 결과로 이용하면 회귀방정식의 왼쪽과 오른쪽 모두에서 개인적 인식을 갖게 되어 동일 방법 편의, 즉 부정적인 감정 상태(negative affectivity)와 같이 눈에 보이지 않는 개인적인 특성들에 의해 오류가 발생할 잠재성이 발

생한다.

· 현재까지 얻어진 증거의 대부분은 단면적 설계를 바탕으로 하기 때문에 전향적 연구가 매우 부족한 상태다.

· 지역사회 내의 사회적 응집성은 올드리치(1)가 설명한 '야누스 얼굴과 같은' 특징을 보인다. 즉, 어떤 지역사회에서는 사회적 응집성이 건강을 증진하는 반면, 다른 곳에서는 무용하거나 심지어 해로울 때도 있다. 이것은 지역사회 응집성과 개인적 특성 간에 차원 간 상호작용이 있음을 의미한다. 예를 들어, 수브라마니안과 김, 가와치(62)는 「사회적 자본 지역사회 벤치마크 연구(Social Capital Community Benchmark Study)」에서 전반적으로 지역사회 응집성과 정신건강 간에 상관성이 없다고 결론지었다. 그러나 지역사회 응집성과 개인의 신뢰 간의 차원 간 상호작용 시험은 통계적으로 유의미했다. 다시 말해서, 잘 신뢰하는 사람들의 경우 응집성이 높은 지역사회에 사는 것이 정신건강에 좋은 반면, 의심이 많은 사람들의 경우에는 신뢰하는 이웃들에게 둘러싸인 것이 오히려 이웃에 대한 불신의 대가를 치르게 됨으로서 오히려 자신의 정신건강은 해가 되는 것처럼 보였다.

보다 잘 설계된 연구(예: 종단 추적조사)와 더불어, 이론에 기반해 보다 구체적으로 건강에 대한 영향을 선택할 필요가 있고, 중재 효과의 이질성(treatment heterogeneity)(사회적 응집성이 누구에게 도움이 되고 누구에게 해가 되는가?)을 보다 신중하게 조사할 필요가 있다. 사회적 자본 연구의 1세대는 연구자가 편리하게 얻을 수 있는 2차 데이터에 의존했다고 할 수 있다. 결과적으로, 사회적 자본의 측정은 대용물에 의존하는 경향이 있었고, 건강결과의 선택이 이론과 잘 들어맞지 않았다. 일례로, 비공식적 사회적 통제로 구성된 개념은 원래 범죄학 분야에서 사회질서를 유지하는 능력의 지역사회 간 차이를 설명하기 위해 개발되었다. 우리는 왜 비공식적인 통제가 지역사회 간 비만도의 차이를 설명할 것이라고 생각하는가에 대해서는 쉽게 납득할 만한 이유는 없다.[9] 물론 비공식적 통제에 의

---

9) 일례로, 언젠가 그럴 때가 올지도 모르지만 지금으로서는 지역사회를 순찰하는 '비만 감시 경찰'은 없다.

해 직접적으로 영향 받는 **구체적인** 건강결과가 있을 수 있다는 가능성을 부인하는 것은 아니다. 예를 들어, 지역사회가 공적인 장소에서 미성년자의 음주를 금지하거나 노인들이 이상 고온을 견뎌낼 능력이 있을 수도 있다.

1995년 시카고의 이상 고온 현상에 대한 클리넨버그(Klinenberg)(63)의 '사회적 해부(social autopsy)'에서 저소득층 노인들의 가장 큰 사망 위험 요인은 실내에 칩거해 응급대피소로 피난하지 않은 것이었다. 연구에 따르면, 소외지역의 많은 노인들이 범죄를 우려해 집 밖에 나오지 않았다. 클리넨버그는 시카고 서부의 인접한 두 지역에서 사망률이 큰 차이가 난 것을 예로 들고 있는데, 이 두 지역 간의 결정적인 차이는 이상 고온 이전에 있던 비공식적인 사회적 통제의 수준이었다. 노스론데일에서는 주민들이 밖이 위험하다고 생각해서 도움을 구하러 나오지 않아 이상 고온으로 인한 사망자 수가 100,000명당 40명에 이르렀다. 인접한 사우스론데일에서는 사망률이 노스 론데일의 10분의 1에 불과했는데, 클리넨버그가 주민들과 실시한 민족지적 인터뷰에 따르면 비공식적인 통제와 집단적 효능감이 컸다. 예를 들어, 클리넨버그가 인터뷰한 지역 성당의 신부는 "우리 동네에 폭력배들이 있지만 사람들은 길에서 안전하다고 느낀다. 돌아다녀 보면 알겠지만 어디나 사람들이 집 앞에 앉아 있는 것을 볼 수 있다"고 말했다(63). 또 다른 주민은 "우리 동네에서는 서로 서로 돌봐준다. 무슨 일이 일어나면 그걸 본 사람이 다른 사람들에게 전화로 알려주거나 경찰에 신고한다"고 말했다(63). 이러한 정서는 우리가 말하는 집단적 효능감과 비공식적 통제의 개념에 매우 가깝다. 요약하자면, 비공식적인 사회적 통제가 애초에 지역사회 간 범죄율의 차이를 설명하기 위해 개발된 것이기는 하지만, 특정한 상황에서는 건강결과도 설명할 수 있다. 이론화된 기제에 부합하는 건강결과를 선택할 때 좀 더 구체성이 필요할 뿐이다.

사회적 자본의 공간적 차원

이론적으로 구체화된 기전에 건강결과를 매칭시키는 것에 더해, 사회적 자본의 지역사회 효과를 조사하는 연구자들은 공간적 차원을 잘 통합시킬 필요가 있다. 인구조사에 사용되는 구역이나 블록 집단과 같은 행정적 경계들을 지역사회의 정의로 사용하는 것이 표준 관행이기는 하지만, 사회적 상호작용이 그러한 경계와 일치할 것이라고 가정할 이유는 없다. (사회적 자본을 유도하는) 사회적 상호작용은 반드시 행정적 경계를 따르지는 않는다. 즉, 공간적인 전이 효과가 있을 수 있다. 이것을 고려하지 않으면 노출 분류 오류(exposure misclassification)가 발생할 수 있다.

다카기(Takagi) 등(64)은 범죄 피해를 결과로 사용해 도쿄에서 지역사회 내의 사회적 자본의 효과를 분석할 때 두 가지 방법을 대비시켰다. 첫 번째 접근법에서 연구자들은 행정적인 정의를 바탕으로 레벨-2 경계를 규정하여 통상적인 위계적 회귀분석을 통해 데이터를 분석했다. 두 번째 접근법에서는 다른 모든 주민들의 인식을 바탕으로 각 응답자에게 사회적 자본에 대한 '노출' 수준을 배정하는 거리 역산 가중치 매트릭스(inverse-distance weighting matrix)를 사용하는 공간적 더빈(Durbin) 모델을 이용했다.

다시 말해서, 공간적 접근법은 같은 지역에 살고 있는 특정인과 다른 모든 사람들 간의 거리에 따라 각 개인이 느끼는 사회적 자본의 '강도'에 역 가중치를 주어 공간적 유출 문제를 해결하려는 시도로, 그 결과 거리 공간적 역산 가중치 매트릭스가 만들어진다. 즉, 두 개인 간의 거리가 멀수록 사회적 자본의 상호적인 '강도'는 더 약하다. 이 연구에서 설문 응답자들은 일반화된 신뢰, 호혜성, 이웃과의 비공식적인 교류에 대한 인식을 바탕으로 사회적 자본을 평가했다.

도쿄의 한 구(區)에서 실시된 설문조사를 사용해 다카기 등(64)은 개인의 사회적 네트워크 특성에 따라(거리 가중치가 적용된 신뢰와 호혜성 규범의 '강도'로 측정한) 사회적 자본이 더 강한 지역에 거주하는 주민들은 범죄 피해로부터 보호 받는다는 사실을 보여주었다. 놀랍게도 같은 데이터 세트에서(공식적으로 규정된 지역 경계를 바탕으로) 다차원 분석을 이용했을 때 지역사회 내의 사회적 자본과 범죄 피해 간에 상관성이 드러나지 않았다. 다시 말해서, 이 연구가 단순히 표준적인 다수준분석 모델링만을 이용했다면 무위 결과(null finding)를 얻었을 것이다.

사회적 자본의 공간적 측면을 고려하는 것이 중요함을 보여주는 두 번째 실험에서 다카기(65)는 행정적 경계를 무시한 상태에서 데이터 세트 안의 각 개인에 대해 어긋나기식으로 완충지대를 만들었다. 또 실험을 간소화하기 위해(도쿄의 한 구에서 우편을 이용해 실시한 설문조사에서 얻은) 주관적인 신뢰 수준을 사회적 자본의 지표로 사용했다. 그런 다음, 각기 다른 크기로 된 원형의 완충 지대 안에 있는 주민들이 표현한 신뢰 평균을 가지고 각 개인에 대해 이웃 주민들이 끼치는 사회적인 영향을 계산했다. 원형 완충 지대의 범위는 50미터에서 최대 500미터로, 10미터씩 증가시켰다. 그런 다음, 각 완충 지역에 대해 구역별 회귀분석을 실시했는데, 그 결과 신뢰와 도둑 피해 간의 관계가 **비선형적**이며 U자형인 것으로 나타났다. 즉, 범죄 피해에 대해 이웃들의 신뢰가 갖는 보호 효과가 가장 근접한 거리(50미터)에서 가장 강했고 50~499미터 사이에서는 거리가 증가함에 따라 강도가 감소하다가 500미터를 넘어섰을 때 다시 증가했다. 거리와 사회적 자본의 영향 간의 이 U자형 관계는 어떻게 설명할 수 있을까?

이에 대해서는 범죄 예방에 관한 사회학 이론이 어느 정도 설명을 제공한다. 가장 근접한 거리(50미터 이하)에서 서로 가까이 사는 주민들은 누가 휴가를 갔을 때 집을 봐주고 대문 앞에 우편물이나 신문이 쌓이지 않도록 하는 등 서로 일상적인 '관리 활동'을 제공한다. 그러나 거리가 멀어지면 이러한 호혜적인 활동이 감소한다. 즉, 자신의 집 양쪽에 사는 이웃과 길 건너편에 사는 이웃에게는 호의를 베풀 수 있지만, 한 블록 떨어진 곳에 사는 사람들에게는 그러한 호의를 베풀 가능성이 줄어든다. 인접 거리를 바탕으로 한 이 호혜성 모델과 대조적으로, 집단적 효능감과 같은 사회적 자본과 관련된 기제들은 더 큰 범위의 사회조직에서 일어난다. 다시 말해서, 공통의 문제를 해결하기 위해 집단행동이 필요할 때는 두어 명의 주민이 협력하는 것보다 더 큰 규모의 협력을 필요로 한다. 예를 들어, 주민 순찰대를 조직하고자 할 때 또는 경찰이 순찰을 강화하도록 탄원서를 제출하기 위해 주민 서명을 받고자 할 때는 몇몇 주민들의 자발적인 노력만으로는 어려울 것이다. 앞서 제시한 사례들이 범죄에 관한 것이지만 건강결과와 관련해서도 비슷한 방법을 사용할 수 있으며, 사회적 자본의 공간적 차원을 보다 분명히 고려함으로써 인과 추론이 개선될 수 있을 것이다.

직장 내의 사회적 자본

사회적 자본 연구에서 전망이 밝은 새 분야는 이 개념을 직장 내의 사회적 환경으로 확장하는 것이다(66). 직장은 사람들이 일상에서 점점 더 많은 시간을 보내는 장소이고, 많은 사람들이 오래 지속되는 네트워크 관계를 형성한다는 점에서 사회적 자본의 영향을 조사하기 매우 자연스러운 환경인 듯하다. 실제로 지금까지 직장 내의 사회적 자본에 관한 연구에서 사회적 자본과 건강결과 간의 상관성을 보여주는 매우 설득력 있는 실증적 증거들이 나왔다. 특히 핀란드 공공영역(Finnish Public Sector) 코호트 연구를 비롯한 이러한 연구들은 수준이 높고, 표본규모가 크며, 전향적 추적 설계를 사용하고, 타당성이 입증된 신뢰성 있는 사회적 자본 도구들을 이용하며, 유효한 의료 기록을 통해 건강결과를 확인했다. 특히 이 코호트에서 나온 세 개의 보고서를 주목할 필요가 있다.

옥사넨(Oksanen) 등(67)은 핀란드 공공영역에서 근무하는 근로자 28,043명을 5년간 추적조사하면서 직장 내의 사회적 자본과 원인을 불문한 모든 사망(총 사망) 간의 관계를 전향적으로 조사했다. 사회적 자본에 관한 2회의 설문조사(2000~2002년, 2004년) 결과는 2009년도까지의 핀란드 전국 사망자 등록 자료와 연계했다. 사회적 자본은 8개 항목으로 된 유효한 사회적 응집성 척도를 통해 측정되었는데, 이 척도는 근로 단위에서 신뢰 및 호혜성과 집단행동의 관행에 대해 응답자들에게 질문했다. 콕스 비례 위험 모형(Cox proportional hazards model)에서는 주관적인 사회적 자본(범위 1~5)을 반복적으로 측정해 평균을 낸 값에서 1점이 증가할 때마다 총사망의 위험이 19% 감소했다(HR: 0.81, 95% 신뢰구간: 0.66~0.99). 동료가 평가한 사회적 자본에 대한 추정 점수도 마찬가지로 보호 효과가 있었다(HR=0.77, 95% 신뢰구간:0.50~1.20). 연구자들은 또 직장 내 사회적 자본을 반복적으로 평가해 고정효과 분석을 수행했다. 즉, 시간의 흐름에 따라 달라지지 않는(time-invariant) 모든 관찰된 그리고 관찰되지 않은 교란 특성들을 통제한 상태에서 직장 내 사회적 자본의 변화가 사망 위험에 끼치는 영향을 분석했다. 고정효과 분석은 정확하지는 않지만 콕스 회귀 추정값과 매우 일관된 오즈비에 대한 점 추정치를 보였다(OR=0.81, 95% 신뢰구간: 0.55~1.19).

또 다른 분석에서 옥사넨 등(68)은 처음에 고혈압이 없었던 남성 근로자 11,777명과 여성 근로자 49,145명을 대상으로 사회적 자본과 고혈압 발병률(핀란드 보건등록부의 기록과 연계)의 관계를 조사했다. 평균 3.5년 간격의 추적조사 동안 직장 내 사회적 자본 수준이 낮은 근로 단위 내의 남성 근로자들은 사회적 자본이 높은 단위의 남성들보다 고혈압에 걸릴 확률이 40~60% 높았다. 공변량에 대해 조정된 데이터의 경로 분석에 따르면, 낮은 사회적 자본과 고혈압 간의 관계는 높은 비만 위험(경로에 대한 p 값=0.02)과 과도한 음주(p=0.03)라는 경로를 부분적으로 거친 것으로 나타났다.

핀란드 공공영역 코호트에서 모든 건강행동 또는 결과가 직장 내 사회적 자본과 상관성을 갖는 것은 아니다. 예를 들어, 총사망(67)과 주관적인 나쁜 건강은 개인적인 인식과 기타 공변량을 통제한 후에도 근로 단위 내의 사회적 자본과 상관성이 있었다. 반대로, 신규 발생한 우울증(70)과 금연(71)은 상관성이 없었다. 직장 내 사회적 자본은 고혈압 신규 발생(72)을 예측하지만, 고혈압 치료를 받는 사람들 중 복약 이행도(medication adherence)(68)를 예측하지는 않는다. 따라서 직장 내 사회적 자본과 구체적인 건강결과를 연결하는 정확한 기제에는 아직까지 우리가 이해하지 못하는 부분이 많다. 사회적 자본의 야누스적인 성격으로 인해 근로자들의 건강에 긍정적인 영향을 끼칠 것인지 또는 부정적인 영향을 끼칠지를 예측하기가 어려울 수 있다. 예를 들어, 흡연자들이 사무실 밖으로 나가 담배를 피우면서 우정을 쌓는다면 사회적 자본은 금연에 도움이 되지 않을 수 있다. 반대로, 직장 내 금연 프로그램이 도입되면 서로 밀착된 직장에서 흡연자들은 서로 금연을 하도록 도와줄 수 있다. 많은 부분이 국지적인 맥락을 이해하는 데 달려 있다.

직장 환경의 영향에 대한 앞으로의 연구과제는 개인이 속해 있는 다중적인 사회적 맥락들의 영향을 이해하는 것이다. 즉, 근로자는(자신이 거주하는) 지역사회 환경과(근무하는) 직장 내 환경에 동시에 노출되어 있다. 간단히 말해서, 직장 내의 사회적 자본과 건강 간의 관계는 사람들의 지역사회 환경이 끼치는 영향에 의해 교란된다. 또는 직장과 지역사회 환경에 이중으로 노출되는 것이 누적적이거나 보완적인 영향을 끼칠 가능성도 있다. 향후의 연구에서 이러한 문제들을 해결하려면 이러한 복잡성을 다룰 수 있는 특수한 분석 기법(교차분류 다차원 분석)과 함께 두 환경을 모두 측정할 필요가 있을 것이다.

내생성과 인과 추론

인구집단 건강 분야에서 사회적 자본 개념이 도입된 후(1996년) 수년 동안 연구 설계와 분석이 정교하게 발전해 왔다. 제1세대 연구는 설계에 생태학적인 경향이 있었다(1996~2000). 제2세대 연구는 다수준분석과 함께 개인적 차원에 초점을 맞췄다(2000~현재). 제3세대 연구(2007년 이후)는 도구변수 추정을 통한 인과 추론을 다루기 시작했다(15). 인과 추론의 문제는 사회 역학 전반에서 그리고 사실상 모든 관찰 역학(observational epidemiology)에서 보편적으로 어렵지만, 네트워크 형성이나 사회참여와 같은 사회적 행동들에서 특히 더 어려워 보인다. 그 이유는 돈을 빌려줄 정도로 누군가를 충분히 신뢰하는지 또는 지역사회 단체에 참여하는지와 같은 대부분의 사회적 행동이 개인의 선택과 기호에 달려 있어서 사회적 자본을 건강결과에 연결 짓는 모든 방정식에서 내생적이기 때문이다.

내생성 문제를 극복하는 일은 상당히 어려울 수 있다. 아무리 수준 높은 종단 데이터를 이용하고 다차원 회귀분석에서 공변량에 대한 통계적 조정을 실시하더라도, 데이터에서 내생성이 제거되었다고 회의론자들을 설득시키기에는 충분하지 않을 것이다. 두 가지 간단한 예를 들자면, 연구자들이 사용한 분석법이 유유상종, 즉 공통된 특성을 지닌 사람들이 서로 친구가 되는 경향이 있다는 점을 고려하지 않았다는 이유로 프레이밍햄 연구에서 네트워크 영향의 상당 부분이 비판을 받았다(73, 74). 즉, 같은 네트워크에 속해 있는 두 사람이 비만이 되는 시간의 선후관계가 확보된 연관성을 관찰했다 하더라도 이것이 사회적 전염으로 발생한 것이 아니라 유유상종의 결과일 수 있다(비만에 대한 사회적 편견으로 인해 비만인 사람들끼리 함께 있는 것이 편할 수 있다). 잠재적인 내생성의 두 번째 예는 사회참여와 건강 간의 상관성으로, 이것은 자주 관찰되는 현상이다. 여기서도 마찬가지로 시간상의 선후성이 보장된 연관성이 있다고 해서 사회참여가 건강을 증진한다는 사실이 입증되는 것은 아니다. 이에 대한 다른 추론으로서 다음의 두 가지를 들 수 있다. ① 건강한 사람들이 집단에 참여할 가능성이 더 높다, 또는 ② 기질이나 성격, 사회참여와 사회참여 이후의 건강에 대한 공통된 원인으로 작용하는 다른 특성과 같이 관찰되지 않은 이질성에 의해 이 상관성이 교란될 수도 있다.

이러한 고르디우스의 매듭에 대한 한 가지 해결책은 [대학 신입생들의 기숙사 배정에서처럼(75)] 친구 관계를 무작위로 조성하거나 무작위 클러스터 방식으로 지역사회에서 사회참여를 독려하는 프로그램을 시작하는 등, 조사하고자 하는 노출을 직접 조작하는 것이다. 불행히도 우리가 언제나 실험을 할 수 있는 시간(또는 자금)을 갖고 있지는 않기 때문에 점점 더 많은 연구자들이 인과 추론에 가까이 다가가기 위해 자연실험을 관찰하는 방향으로 전환했다. 사회적 자본의 영역에서 연구자들은 점점 더 도구변수(IV) 추론으로 방향을 돌렸다.

도구변수 추론은 경제학과 기타 사회학 분야에서 오랫동안 이용되어 왔지만 사회 역학 분야에서는 비교적 최근에 도입되었다(76). 도구변수 추론의 원칙은 해당 노출(우리의 경우에는 사회적 자본의 지표)의 수준에 변화를 유발하는 '이미 존재하는' 변수를 찾는 것이다. 유효한 도구변수는 두 가지 요건이 있다. ① 처리(treatment)에서 충분한 변화를 잡아낼 수 있을 정도로 해당 노출과 상관성이 있어야 한다. ② 결과에 직접적인 영향이 없어야 한다[배제의 제한(exclusion restriction)](77). 도구변수 방법에 대한 보다 자세한 설명을 보려면 2장을 참조하라. 2장에서는 교육이 건강결과에 끼치는 인과적 영향을 조사하기 위해 주정부가 시행하는 의무교육법을 도구로 사용하는 것에 대해 설명한다.

사회적 자본 영역에서는 타당성과 설득력 수준이 다양한 도구들이 시도되었다[이에 대해 보다 자세한 요약은 가와치 등(15) 참고]. 일례로, 지역사회에서의 거주 기간을 사용해 신뢰에 대한 인식을 도구화했다(78). 이에 대한 근거는 한 장소에서 거주 기간이 안정적일수록 이웃과 교류하고 신뢰하는 관계를 구축할 가능성이 높다는 것이다. 이 도구가 유효하려면 거주 기간과 건강결과(이 경우에는 주관적 건강) 간에 **신뢰를 통해 전달되는 것을 빼고는** 아무런 관련이 없어야 한다. 다른 연구자들은 종교적 분파주의와 같은 모집단 이질성 지표를 사회적 응집성을 위한 도구로 사용했다(79~81). 여기서도 마찬가지로, 종교적 분파주의가 성공적인 도구가 되려면 분파주의가 건강에 끼치는 영향이 전적으로 사회적 응집성에 의해 매개되어야 하며, 종교적 분파주의와 건강 간에는 직접적인 관계가 없어야 한다(배제의 제한). 아르헨티나에서 지역사회에 거주하는 노인들을 표본으로 한 연구에서 론코니(Ronconi) 등(82)은 지역 교통수단에 대한 접근성을 활용해 노인들 간의 비공식적인 교류 수준을 도구화했다.

이치다(Ichida) 등(83)은 지역주민센터에 참여하는 것이 노인들의 건강을 증진하는지를 조사했다. 이 연구에서 일본의 한 시 당국은 노인들이 서로 교류하도록 지역에 여섯 개의 주민센터를 설치하기로 결정했다. 이 연구의 설계가 종단적이기는 했지만(즉, 주민센터 개소 전과 후 모두 데이터가 존재했다) 연구자들은 사회참여 확률이 내생적이라고 설명했다. 다시 말해서, 건강하고 사교적인 사람들이 선택적으로 참여할 것이라는 점이다. 이 문제를 피해가기 위해 연구자들은 가장 가까운 주민센터까지의 **거리**를 사회참여의 도구로 이용했다. 그 이유는 집 가까이에 주민센터가 새로 문을 열면(센터에 가기가 편하기 때문에) 거기에 참여할 가능성이 더 높고, 주민센터에서 가까이 또는 멀리 사는지 여부는(사회참여의 정도 차이에 의존할 뿐) 건강과 아무런 직접적인 관계가 없기 때문이라는 것이다.

이치다 등(83)이 결론지은 것과 같이, 거리와 참여 간에는 높은 상관성이 있다. 집에서 가까운 곳에 주민센터가 생길 때 연구에 참여한 노인들은 이웃들과 교류하기 위해 센터에 갈 확률이 높았다. 시 당국이 지역 주민들의 로비 수준에 따라 주민센터의 설치 장소를 선택했다면 이 도구는 유효하지 않았을 것이다. 하지만 그렇게 하지 않았다. 주민센터는 주로 용이성에 기반해, 즉 아이들이 하원한 후의 어린이집과 같이 남는 공간이 있는 곳에 설치되었다. 그래서 연구자들은 가장 가까운 주민센터까지의 거리가 대체로 무작위적이었다고 주장할 수 있었다.

도구가 정해지면 두 단계에 걸쳐 추론 과정이 진행된다. 회귀의 첫 번째 단계에서는 내생적 노출이 그것의 조건자(predicator)(즉, '도구화된')에 대해 회귀된다. 두 번째 단계에서는 추가적인 관찰된 공변량들을 통제하는 상태에서 결과(건강)가 노출의 도구화된 값에 대해 회귀된다. 이치다 등(83)의 예에서 도구변수 분석은 사회적 참여와 건강 간에 높은 상관성이 있음을 보여주었고, 주민센터에 참여하는 사람들의 주관적 건강이 아주 좋거나 좋을 오즈비는 2.52(95% 신뢰구간: 2.27~2.79)였다.

지금까지 실시된 대부분의 도구변수 분석이, 개인들의 사회참여 수준의 차이 또는 신뢰에 대한 개인적인 인식 등, 개인적 차원의 사회적 자본이 갖는 영향을 조사하는 것으로 제한되었기 때문에 연구 문헌에 매우 큰 공백이 있다. 다시 말해, 대부분의 연구에서 추론의 대상이 개인이었다. **맥락적** 차원의 사회적 자본이 건강결과에 끼치는 인과적 영향을 조사하는 연구는 매우 부족하다. 다수준분석 프레임 안에서의 도구변수를 활용한 추론을 사용하는 데는 개인적 차원과 집단적 차원의 내생적 처리(endogenous treatment)를 모두 필요로 하기 때문에 상당한 어려움이 있다.

사회적 자본 중재

사회적 자본 개념의 유용성은 관찰적인 증거가 건강결과를 증진할 수 있는 효과적인 개입으로 전환될 수 있음을 보여줄 때 궁극적으로 입증될 것이다. 스펜서 무어 등(38)은 사회적 자본을 겨냥한 다양한 개입들을 설명하는 유용한 유형론을 제시했다. 첫 번째 유형에서는 개입의 목적이(새로운 주민센터를 설치하는 것과 같이) **새로운 형태**의 사회적 자본을 **구축**하는 것이다. 두 번째 유형에서는 사회적 자본이 **통로**(즉, 매개 변수)역할을 하여, 건강에 영향을 끼칠 것으로 예상되는 다른 별도의 중재방법이 작동할 수 있도록 역할을 하는 것이다. 예를 들어, 자원이 부족한 환경에서 경제적 발전을 자극하기 위해 여러 가지 소액신용, 소액금융 프로그램들이 도입되었다. 소액금융이 설계된 방식에 따라 이 개입의 **부산물**로써 사회적 자본이 강화되는 결과가 생길 수 있다(84). 세 번째 유형의 개입에서는 사회적 자본이 다른 지역사회 프로그램들의 성공이나 실패를 예측하는 데 있어서, **분할** 장치(즉, 효과를 증감 시키는 변수)로 역할할 수 있다.

점점 더 많은 개입 프로그램들이 지역사회에서 새로운 네트워크 관계를 만들고 사회적 교류를 강화해 직접적으로 사회적 자본을 증진하고자 한다. 일례로,

메릴랜드주 볼티모어에서 실시된 익스피리언스 콥스(Experience Corps)는 퇴직자들이 공립 초등학교에서 보조 교사로 자원봉사하도록 돕는 지역사회 개입 프로그램이었다(85). 이 프로그램은 교사와 학부모, 자원봉사자뿐 아니라 세대 간 (노인들과 학생들 간)을 연결하는 새로운 네트워크를 구축하기 위한 시도로 실시되었다(86, 87). 평가를 통해 이 프로그램은 '윈윈'의 성과를 낸 것으로 나타났는데, 노인 자원봉사자들의 신체활동, 기능적 이동성 수준과 함께 아이들의 학업 성적이 높아졌다. 익스피리언스 콥스를 본따 일본에서는 리프린츠(REPRINTS)라는 프로그램이 실시되었다. 이 프로그램에서 퇴직자들은 유치원과 학교에서 보조 교사로 자원봉사했다. 무라야마 등(88)은 리프린츠 프로그램을 종합적으로 평가한 결과 노인과 학생들을 넘어서 긍정적인 유출 효과가 있었다고 설명했다. 즉, 교사와 학부모들도 아이들의 교육에 보다 적극적으로 참여하게 된 것이다. 요약하자면, 익스피리언스 콥스나 리프린츠와 같은 프로그램들은 사회적 연결을 증진함으로써 노인들이 생산적으로 시간을 보내도록 도우면서 동시에 갈수록 증가하는 고령 인구의 인적자본을 활용할 수 있는 실효성 있는 개입 방법을 보여준다.

이것과 매우 다르면서도 더욱 열악한 환경에서 브룬(Brune)과 보서트(Bossert) (89)는 내전이 종식된 니카라과의 세 지역에서 사회적 자본을 구축하기 위한 2개년 프로그램을 진행했다. 장기간 이어진 내전(1981~1989)이 종식된 후에 니카라과의 많은 지역들, 특히 농어촌 지역들은 친산디니스타 세력이 반산디니스타 세력과 가까운 곳에 정착하면서 불신과 폭력으로 몸살을 앓았다. 이렇게 어려운 상황에서 브룬과 보서트(89)는 두 지역에서 사회적 응집성을 강화하기 위한 개입 프로그램을 진행했다. 이 개입에는 다음과 같은 요소들이 포함되었다. ① 지역 조직과 자기 관리(self-management)의 강화를 목표로, 마을에서 경영과 리더십 역량을 계발한다. ② 각 가정이 지역사회 활동에 더 적극적으로 참여하도록 한다. ③ 주민들과 지역의 공공기관 간, 그리고 주민들 간에 신뢰를 증진한다. 연구자들은 다음과 같이 설명했다.

이러한 개입들이 역동적이고 개별 지역사회의 고유한 욕구와 맥락에 맞춰져 있었지만, 모든 개입은 다음과 같은 포괄적인 요건을 충족해야 했다. ① 새로운 조직을 만들기보다는 지역에 이미 존재하는 조직을 활용한다. ② 모임에 더 많이 그리고 지속적으로 참여하고 프로젝트 활동에 적극 참여하도록 하는 참여 기전을 개발한다. ③ 지역 단체에서 그리고 지역사회 전반에서 의사소통, 합의, 갈등 해결 기술을 계발해 공동체 안에서 신뢰를 구축한다. ④ 지역 주민들, 특히 이전에 참여하지 않았던 주민들의 의사 결정을 독려하고 역량을 강화시킨다.⑤ 지역사회 밖의 기관들과 지속 가능한 지원 관계를 구축한다(89).

이 개입 프로그램을 실시한 지 2년 후, (교육을 받지 않은) 대조 지역과 비교했을 때 개입이 실시된 지역사회들은 사회적 응집성에 대한 인식(필요할 때 이웃이 도와줄 것이라는 믿음)이 증가했고, 지역에 도움이 되는 프로젝트에서 이웃과 협력할 가능성이 증가했으며, 이웃에 문제가 있을 때 주민들이 지역 보건 담당자에게 연락할 가능성이 증가했다. 이 개입 후에 연구자들은 또 사회적 자본 수준이 증가하면서 몇몇 긍정적인 건강행동들이 유의미하게 나타난 것을 발견했다. (집단과 사회적 네트워크에의 참여를 포함한) 사회적 자본의 행동/구조적 요소들은 현대적인 약물을 사용해 아이들의 호흡기 질환을 치료하는 등 보다 바람직한 건강행동으로 이어졌다. 사회적 자본의 태도 요소들은 위생 캠페인을 위해 활동하는 것과 같은 지역사회의 건강행동과 긍정적으로 연결되었다(89).

무어 등(38)이 제안한 사회적 자본 개입의 두 번째 유형에서는 사회적 자본의 구축이 개입의 직접적인 목표가 아니라 다른 개입의 부산물로 나타난다. 일례로, 도시 계획자들이 시민들의 신체활동을 증진하기 위해 여가 공간의 질을 높일 때 부차적인 이점으로 사회적 상호작용이 증가할 수 있다. 또 다른 예는 빈곤 지역에서 경제적 발전을 자극하기 위해 제공되는 소액금융 프로그램이다. 소액금융은 주로 경제적인 상황을 개선하기 위한 것이지만, 대체로 다른 사회적 개입 프로그램과 묶음으로 하여 대출을 제공한다. 프로니크(Pronyk) 등(90, 91)은 남아프리카의 농어촌 지역에서 주민들 간의 연대감을 높이기 위해 그룹 중심의 소액 대출과 참여적인 젠더/HIV 예방교육을 묶은 무작위 클러스터 시범 사업을 진행했다. 2년간 개입 프로그램을 진행한 후 연구자들은(지역 단체에 대한 참여 수준과 호혜성, 연대감, 집단행동에 대한 주관적인 인식 수준으로 측정한) 사회적 자본의 인지적 및 구조적 차원이 모두 증가한 것을 발견했다. 인지적인 사회적 자본이 증가한 것은 다시 남성과 여성 집단에서 콘돔 사용의 증가와 HIV 발병률의 하락으로 연결되었다. 구조적인 사회적 자본(사회적 참여)의 증가는 위험 행동에서의 보호적인 경향성과 연관되었다. 그러나 동일 프로그램에서 참여율의 증가는 HIV 감염률의 증가와 연관성이 있었다. 즉, 이 프로그램은 몇 가지 예기치 못한 부차적인 효과를 가져왔다. 사회적 자본의 어두운 측면에 대한 논의에서 본 것처럼, 개입 진행자들은 사회적 자본의 이중적인 성격을 인식하고, 사회적 자본의 수혜적인 영향과 함께 부차적으로 유해한 영향이 나타날 수 있음을 염두에 두어야 한다.

개입에서 사회적 자본을 활용하는 마지막 유형은 사회적 자본 수준을 다른 지역사회 기반 개입 활동의 상대적 성공(또는 실패)에 영향을 끼치는 효과를 증감시키는 변수로 작용토록 하는 것이다. 예를 들어, 재난 연구의 영역에서는 재난 피해 후 회복과 회복성(resilience)에서 지역 간에 큰 차이가 있다는 점이 보편적으로 인정되고 있다(1). 이러한 차이 중 일부는 재난 이전에 지역사회에 이미 존재하고 있던 사회적 자본의 차이로 설명할 수 있다(1). 따라서 재난 준비도를 기획하고 재난 취약지역의 필요를 평가할 때는 언제나 기존에 존재하는 사회적 자본의 수준을 반영해야 한다(4).

사회적 자본과 사회 정책

새로운 정책 아이디어가 나왔을 때는 언제나 어느 정도 냉소적인 태도로 무비판적인 열정을 조절할 필요가 있다. 연구자는 숨은 의제를 가진 정치인들이 새로운 아이디어를 '붙잡는' 것을 주시하고 경계해야 한다. 이것은 1990년대에 세계은행(그리고 '제3의 길' 정치인들)이 사회적 자본을 채택하면서 어떻게 사회적 자본이 비판받았던가를 설명한다. '자본'이라는 단어는 사회 정책에서 시장에 더 많은 역할을 맡기려는 신자유주의자들을 끌어들였고, '사회적'이라는 단어는 공동체적 이상이 보다 큰 역할을 하기를 바라는 사람들을 끌어들였다. 사회 정책적 도구로서의 사회적 자본에 대해서는 다음과 같은 비판이 있다.

- **사회적 관계를 환금화한다.** 돈은 (비틀스의 노래처럼) 사랑을 살 수 없고, 사회적 관계의 가치는 경제적 거래의 영역 밖에 두어야 한다. '사회적'에 '자본'이라는 단어를 붙인 것은 사회적 세계에 시장의 아이디어가 부당하게 침투한 것이다. 사회적 자본의 열렬한 비판자인 벤 파인(Ben Find)(92)은 다음과 같이 주장한다. "사회적 자본은 경제학을 제외한 모든 사회 이론을 통합시키는 일종의 주변부 식민지화이다. 사회적 자본은 경제학 제국주의의 반대라고 하지만 다른 대안이 없기 때문에 저항이 미약하다. 실제로, 사회적 자본은 경제적 접근법의 식민지화 전략을 위한 사회적 이론을 준비한다"(p.799).[10]

- **비용을 절감하기 위한 핑계/변명으로 사용된다**(21). 사회적 자본주의자들은 "지역사회가 서로 도울 수만 있다면 복지 지출과 기타 공적 부조의 필요성이 줄어들 것이다"라는 생각에 근거하여 주장한다는 비판을 받는다. 실제로 맥나이트(McKnight)(93)에 따르면, 복지 프로그램은 사회적 응집성을 '몰아낸다'는 비난을 받는다. 『부주의한 사회: 지역사회와 그 위조품들(The Careless Society: Community and Its Counterfeits)』(93)에서 맥나이트는 정부가 복지 서비스를 제공함으로써 사람들이 서로 돌볼 의무를 약화시키고, 상호부조, 자원봉사, 지역사회의 역량과 관련한 사회적 규범들을 저해한다고 주장한다. 간단히 말해서, 복지국가는 공동체의 구성원들이 서로에게 제공해 온 지원을 상품화함으로써 '손님들'의 국가를 만든다는 것이다. 그러나 실증 분석들은 그 반대, 즉 강력한 복지 체제는 사회적 응집성을 높이는 경향성을 보여준다. 로스틸라(Rostila)(94)는 유럽연합 지역에서 한 국가

---

10) 벤 파인은 위트 있는 짧막한 노래에서 필립 라킨(Philip Larkin)에 대한 사과와 함께 "그들은 사회적 자본을 가지고 당신을 완전히 혼란시킵니다. 그럴 의도가 아니었을지는 모르지만 결국 그렇게 한거죠. 그들은 온갖 실수들로 당신을 교란시킵니다. 그리고 당신만을 위해 특별한 것을 추가하지요."

가 사회적 보호의 총량에 더 많이 지출할수록 비공식적인 사회참여와 민간 단체 가입 수준이 증가하고 사회적 신뢰 수준도 증가한다는 점을 보여준다.

- 권력의 구조적 불평등을 간과한다. 수평적 유대관계에 대한 모든 이야기들이 좋기는 하지만 "도대체 누가 누구와 교류하는가?"와 같은 근본적인 질문들을 무시한다면 사회적 자본에 대한 담론은, 최선의 경우, 불평등에 대한 정책결정자들의 관심을 분산시키고, 최악의 경우, 피해자를 비난하는 결과를 낳을 것이다(95). 한 마디로, 사회적 자본은 무(無)에서 생겨나거나 하늘에서 떨어지는 것이 아니다. 사회적 자본은 주거 이동성(예: 이민자의 유입, 현지 노동시장의 변동)의 역사적인 패턴, 주택과 지역 인프라에 대한 지방 정부의 투자, 거주지의 분리를 영속화하는 정책, 서비스와 편의시설의 계획적인 축소와 같이 사회적 차원에서 작동하는 보다 광범위한 구조적인 세력들에 의해 형성된다(96). 이러한 구조적인 차원들을 무시한다면 지역사회의 유대감을 강화하기 위해 아무리 많은 노력을 하더라도 그 지역사회는 계속 소외될 수 있다.
- 공중보건 문제에 대한 만병통치약으로 간주된다. 사회적 자본의 열성적인 지지자들은 사회적 자본의 어두운 측면을 무시하거나 과소평가한다. 사회적 응집성을 강화함으로써 외부인(또는 공동체의 규범에 순응하지 않는 내부인)에 대한 불관용을 증진할 수 있다.
- 구태의연한 중산층의 가치를 대변한다. 비판자들은 사회적 자본이 인기 있는 이유는 과거의 가치, '공동체'에 대한 어떤 이상화된 관념으로의 복귀에 대한 향수 때문이라고 주장한다. 문제는 우리가 과거에 대한 누구의 비전에 대해 이야기하는가이다. 우리 중 다수는 싱클레어 루이스(Sinclair Lewis)가 『배비트(Babbit)』나 『메인 스트리트(Main Street)』와 같은 소설에서 풍자한 것과 같은 복종이 강요되던 '좋았던 옛 시절'로 돌아가기를 원치 않을 것이다. 사회적 자본에 대한 담론이 근본적으로 중산층(그리고 대다수 '백인')의 가치를 표현한다고 공격받기는 하지만(97), 단순히 그러한 이유만으로 사회적 자본이라는 개념을 부정하는 것은 실수일 것이다. 길버트(Gilbert)와 딘(Dean)(98)이 주장한 것처럼 사회적 자본에 대한 연구는 흑인

공동체가 차별과 억압에 대응하기 위해 역사적으로 어떻게 집단적 효용성을 행사해 왔는지를 고려함으로써 더욱 강화될 수 있다. 따라서 사회적 자본과 건강에 대한 연구는 그 개념을 포기할 것이 아니라, 흑인 공동체 내에서 지역 단체와 정치적 지지활동이 하는 역할을 잘 이해하기 위해 인종/민족의 차원을 인지하고 통합시킬 필요가 있다.

어떻게 봐도 이러한 비판은 사회 정책적 도구로서의 사회적 자본의 유용성에 강력한 문제를 제기하고 있다. 그럼에도 (우리가 목욕물과 함께 아기까지 버리는 실수를 피할 준비가 되어 있다면) 이 논쟁에서 앞으로의 정책에 지침이 될 수 있는 몇 가지 원칙과 교훈을 끌어낼 수 있다. 첫째, 사회적 자본은 공동체 구성원들이 억지로 협력하도록 만드는 것과 같은 단순한 처방이 될 수 없다. 사회적 자본에 기반한 개입은(현지 노동시장에 대한 접근성을 개선하는 것과 같은) 보다 포괄적인 구조적 개입의 대체제가 아니라 보완물로 간주되어야 한다(31). 19세기 영국의 공중위생 개혁사업에서 사회적 자본이 한 역할에 대한 츠레터(Szreter)와 울콕(Woolcock)의 논의와 같은 신중한 사료 분석은 어떻게 정치와 권력관계를 사회적 자본과 건강에 대한 분석 안으로 가져올 수 있는지를 보여준다. 둘째, 개입 방법과 관련해서는 어떤 만병통치약이나 표준 레시피가 있는 것이 아니다. 모든 정책은 역사와 함께 지역적 맥락을 신중하게 고려해야 한다. 사회적 자본을 강화시키는 만병통치약은 없다. 다른 유형의 사회적 자본은 각기 다른 목적에 맞을 것이다. 예를 들어, 산만하게 흩어져 있는 약한 관계들은 정보를 유포하는 데 보다 효과적인 반면, 강하고 밀집된 연결은 집단행동에 효과적이다(99). 소벨(Sobel)(100)은 다음과 같이 말했다. "사람들은 사회적 자본의 개념을 두 가지 유형의 상황에 적용한다. 어떤 유형의 네트워크가 사회적 자본을 생성하는 데 가장 적합한지를 알려면 그 사회적 자본이 어디에 사용될지를 구체적으로 알아야 한다." 따라서 이론적으로는 일자리가 없는 청년들 사이에서 연대형 사회적 자본을 강화하는 것은 불충분하며 때로는 해가 될 수도 있다. 역할 모델과 멘토링을 제공할 수 있도록 청년 실업자들과 성인 취업자들 간에 연결형 사회적 자본을 구축하는 정책이 보다 도움이 될 수 있다(101).

아무 것도 없는 처음에서부터 사회적 자본을 축적하고자 하는 모든 제안은, 의도치 않은 결과가 발생할 가능성을 포함해 비용과 수혜의 분포에 주의를 기울여야 한다. 사회적 네트워크 자원의 교환을 활용한다는 것은 언제나 네트워크 안의 누군가가 그러한 자원을 제공하도록 요청받는다는 뜻이다. 그 네트워크 안의 가용 자원이 이미 고갈된 상태라면 구성원들에게 '더 주도록' 쥐어짜낼 때 스트레스와 좌절감만 더 커질 것이다. 젠더를 고려한 분석을 통해 우리는 또 지원을 제공할 의무가 여성들에게 훨씬 더 많이 부과될 것임을 예상할 수 있다. 마지막으로 하지만 가장 중요한 점은, 사회적 자본 투자 전략은 자원봉사자들이 기부하는 노력 이상을 필요로 한다는 것이다. 지속 가능한 전략은 정부와, 비영리 부문, 민간 부문의 공동 투자를 요하는 경우가 많다. 사회적 자본은 정부 지출에 대한 값싼 대안으로 간주될 수 없다. 지역 단체들을 지원하고, 인적자본에 투자하고(예: 지역사회 지도자의 양성과 교육, 자원봉사자들에 대한 보상), 지역 인프라를 구축하려면 비용이 든다.

결론

이 장에서 우리는 건강의 사회적 결정요인으로서의 사회적 자본에 대한 연구를 임시적/잠정적으로 요약했다. 이 개념이 인구집단 건강 분야에 비교적 최근에 도입되었다는 점에서 이 작업은 아직 진행 중이다. 우리는 다음과 같이 향후 연구에서 잠재적으로 전망이 있는 방향을 제시했다. ① 준실험적 설계를 활용함으로써 인과 추론을 강화해야 한다. ② 직장과 같은 다양한 환경에서 건강 증진 문제를 연구하도록 사회적 자본의 개념을 확장해야 한다. ③ 네트워크 중심적 접근법에 기반하여 사회적 자본을 측정하는 연구가 더 많이 필요하다. ④ 사회적 자본의 '어두운 측면'을 충분히 고려한 상태에서 사회적 자본이라는 개념이 건강 증진에서 유용함을 보여줄 수 있는 중재법 필요하다.

참고문헌

1. Aldrich DP. Building resilience: social capital in post-disaster recovery. Chicago: University of Chicago Press; 2012.
2. Nakagawa Y, Shaw R. Social capital: a missing link to disaster recovery. Int J Mass Emerg Disasters. 2004;22(1):5-34.
3. Kawachi I, Subramanian S. Measuring and modeling the social and geographic context of trauma. J Traumatic Stress. 2006;19(2):195-203.
4. Koh H, Cadigan R. Disaster preparedness and social capital. In: Kawachi I, Subramanian S, Kim D, editors. Social capital and health. New York: Springer; 2008. pp. 273-85.
5. Varshney A. Ethnic conflict and civic life: Hindus and Muslims in India. New Haven: Yale University Press; 2002.
6. Bourdieu P. The forms of capital. In: Richardson J, editor. The handbook of theory: research for the sociology of education. New York: Greenwood Press; 1986. pp. 241-58.
7. Coleman JS. Foundations of social theory. Cambridge, MA: Harvard University Press; 1990.
8. Loury G. The economics of discrimination: getting to the core of the problem. J Am Public Policy. 1992;1:91-101.
9. Putnam RD. Bowling alone: the collapse and revival of American community. New York: Simon and Schuster; 2000.
10. Kawachi I. Social capital and health. In: Bird C, Fremont A, Zimmermans S, Conrad P, editors. Handbook of medical sociology. 6th ed. Nashville, TN: Vanderbilt University Press; 2010. pp.18-32.
11. Bannock G, Baxter R, Rees R. The Penguin dictionary of economics. Harmondsworth, England: Penguin Books; 1972.
12. Arrow KJ. Observations on social capital. In: Dasgupta S, editor. Social capital: a multifaceted perspective. Washington, DC: World Bank; 1999. pp. 3-5.
13. Moore S, Bockenholt U, Daniel M, K F, Kestens Y, Richard L. Social capital and core neighborhood ties: a validation study of individual-level social capital measures of neighborhood social connections. Health and Place. 2011;17:536-44.
14. Legh-Jones H, Moore S. Network social capital, social participation, and physical inactivity in an urban adult population. Soc Sci Med. 2012;74:1362-7.
15. Kawachi I, Takao S, Subramanian S. Global perspectives on social capital. New York: Springer; 2013.
16. Christakis N, Fowler J. The spread of obesity in a large social network over 32 years. N Engl J Med. 2007;357(4):370-9.
17. Christakis N, Fowler J. The collective dynamics of smoking in a large social network. N Engl J Med. 2008;358(21):2249-58.
18. Sampson R, Raudenbush S, Earls F. Neighborhoods and violent crime: a multilevel study of collective efficacy. Science. 1997;64:918-24.
19. Fowler J, Christakis N. Dynamic spread of happiness in a large social network: longitudinal analysis over 20 years in the Framingham Heart Study. BMJ. 2011;337:a2338.
20. Rosenquist J, Fowler J, Christakis N. Social network determinants of depression. Mol Psychiatr. 2011;16(3):273-81.
21. Pearce N, Smith GD. Is social capital the key to inequalities in health? Am J Public Health.

2003;93(1):122-9.

22. Portes A. Social capital: its origins and application in modern sociology. Annu Rev Sociol. 1998;24:1-24.

23. Takao S. Research on social capital and health in Japan: a commentary on Ichida and on Fujisawa. Soc Sci Med. 2009;69(4):509-11.

24. Marmot M, Smith G. Why are the Japanese living longer? BMJ. 1989;299(6715):1547-51.

25. Prasol A. Modern Japan: origins of the mind—Japanese traditions and approaches to contemporary life. Singapore: World Scientific Publishing; 2010.

26. MacDonald MP. All souls: a family story from Southie. Boston, MA: Beacon Press; 1999.

27. Saga J. Confessions of a yakuza. Tokyo: Kodansha International; 1989.

28. De Mente BL. Japan's cultural code words. Tokyo: Tuttle Publishing; 2004.

29. McLeod J. Ain't no makin' it. Boulder, CO: Westview Press; 2004.

30. Gittell R, Vidal R. Community organizing: building social capital as a development strategy. Thousand Oaks, CA: Sage Books; 1998.

31. Szreter S, Woolcock M. Health by association? Social capital, social theory, and the political economy of public health. Int J Epidemiol. 2004;33(4):650-67.

32. Stack C. All our kin: strategies for survival in a black community. New York: Harper & Row; 1974.

33. Mitchell C, LaGory M. Social capital and mental distress in an impoverished community. City and Community. 2002;1:195-215.

34. Caughy M, O'Campo P, Muntaner C. When being alone might be better: neighborhood poverty, social capital, and child mental health. Soc Sci Med. 2003;57:227-37.

35. Ziersch A, Baum F. Involvement in civil society groups: is it good for your health? J Epidemiol Comm Health. 2004;58:493-500.

36. Iwase T, Suzuki E, Fujiwara T, Takao S, Doi H, Kawachi I. Do bonding and bridging social capital have differential effects on self-rated health? A community based study in Japan. J Epidemiol Community Health. 2012;66(6):557-62.

37. Kawachi I, Wamala S. Commentary: social capital and health—making the connections one step at a time. Int J Epidemiol. 2006;35(4):989-93.

38. Moore S, Salsberg J, Leroux J. Advancing social capital interventions from a network and population health perspective. In: Kawachi I, Takao S, Subramanian S, editors. Global perspectives on social capital and health. New York: Springer; 2013. pp. 189-203.

39. Lin N. Social capital: theory and research. New York: Aldine de Gruyter; 2001.

40. Van der Gaag M, Snijders T. The Resource Generator: measurement of individual social capital with concrete items. Soc Networks. 2005;27:1-29.

41. Van der Gaag M, Webber M. Measurement of individual social capital: questions, instruments, and measures. In: Kawachi I, Subramanian S, Kim D, editors. Social capital and health. New York: Springer; 2008. pp. 29-49.

42. Webber M, Huxley P. Measuring access to social capital: the validity and reliability of the Resource Generator-UK and its association with common mental disorder. Soc Sci Med. 2007; 65(3):481-92.

43. Kobayashi T, Kawachi I, Iwase T, Suzuki E, Takao S. Individual-level social capital and self-rated health in Japan: an application of the Resource Generator. Soc Sci Med. 2013; 85:32-7.

44. Sherbourne C, Stewart A. The MOS social support survey. Soc Sci Med. 1991;32(6):705-14.

45. Christakis N, Fowler J. Connected: the surprising power of our social networks and how they

shape our lives. New York: Little Brown; 2009.

46. Bearman P, Moody J. Suicide and friendships among American adolescents. Am J Public Health. 2004;94(1):89-95.

47. Lakon C, Godette D, Hipp J. Network-based approaches for measuring social capital. In: Kawachi I, Subramanian S, Kim D, editors. Social capital and health. New York: Springer; 2008. pp. 63-81.

48. Harpham T. The measurement of community social capital through surveys. In: Kawachi I, Subramanian S, Kim D, editors. Social capital and health. New York: Springer; 2008. pp.51-62.

49. Carpiano RM. Actual or potential neighborhood resources for health: what can Bourdieu offer for understanding mechanisms linking social capital to health? In: Kawachi I, Subramanian S, Kim D, editors. Social capital and health. New York: Springer; 2008. pp. 83-93.

50. Raudenbush S. The quantitative assessment of neighborhood social environments. In: Kawachi I, LF B, editors. Neighborhoods and health. New York: Oxford University Press; 2003. pp.112-31.

51. Sampson R, Raudenbush S, Earls F. Beyond social capital: spatial dynamics of collective efficacy for children. Am Sociol Rev. 1999;64:633-60.

52. Homans G. Social behavior as exchange. Am J Sociol. 1958;63(6):597-606.

53. Barefoot J, Larsen S, Von Der Lieth L, Schroll M. Hostility, incidence of acute myocardial infarction, and mortality in a sample of older Danish men and women. Am J Epidemiol. 1995;142(5):477-84.

54. Glaeser E, Laibson D, Scheinkman J, Soutter C. Measuring trust. Q J Econ. 2000;115(3):811-46.

55. Anderson L, Mellor J. The economic approach to cooperation and trust: lessons for the study of social capital and health. In: Kawachi I, Subramanian S, Kim D, editors. Social capital and health. New York: Springer; 2008.

56. Anderson L, Mellor J, Milyo J. Social capital and contributions in a public goods experiment. Am Econ Rev. 2004;94:373-76.

57. Kim D, Subramanian S, Kawachi I. Social capital and physical health: a systematic review of the literature. In: Kawachi I, Subramanian S, Kim D, editors. Social capital and health. New York: Springer; 2008. pp. 139-90.

58. Almedom A, Glandon D. Social capital and mental health: an updated interdisciplinary review of primary evidence. In: Kawachi I, Subramanian S, Kim D, editors. Social capital and health. New York: Springer; 2008. pp. 191-214.

59. Lindstrom M. Social capital and health-related behaviors. In: Kawachi I, Subramanian S, Kim D, editors. Social capital and health. New York: Springer; 2008. pp. 215-38.

60. Murayama H, Fujiwara Y, Kawachi I. Social capital and health: a review of prospective multilevel studies. J Epidemiol. 2012;22(3):179-87.

61. Inoue S, Yorifuji T, Takao S, Doi H, Kawachi I. Social cohesion and mortality: a survival analysis of older adults in Japan. Am J Public Health. 2013;103(12):e60-6.

62. Subramanian S, Kim D, Kawachi I. Social trust and self-rated health in US communities: multilevel analysis. J Urban Health. 2002;79(4 Suppl 1):S21-34.

63. Klinenberg E. Heat wave: a social autopsy of disaster in Chicago. Chicago: Chicago University Press; 2002.

64. Takagi D, Ikeda K, Kawachi I. Neighborhood social capital and crime victimization: comparison of spatial regression analysis and hierarchical regression analysis. Soc Sci Med. 2012;75(10):1895-902.

65. Takagi D. Neighborhood social capital and crime In: Kawachi I, Takao S, Subramanian S, editors. Global perspectives on social capital. New York: Springer; 2013. pp. 143-66.

66. Oksanen T, Suzuki E, Takao S, Vahtera J. Workplace social capital and health. In: Kawachi I, Takao S, Subramanian S, editors. Global perspectives on social capital and health. New York: Springer; 2013. pp. 23-63.

67. Oksanen T, Kivimäki M, Kawachi I, Subramanian S, Takao S, Suzuki E, et al. Workplace social capital and all-cause mortality: a prospective cohort study of 28,043 public-sector employees in Finland. Am J Public Health. 2011;101:1742-8.

68. Oksanen T, Kawachi I, Kouvonen A, Suzuki E, Takao S, Sjosten N, et al. Workplace social capital and adherence to antihypertensive medication: a cohort study. PLoS One. 2011;6(9): e24732.

69. Oksanen T, Kouvonen A, Kivimäki M, Pentti J, Virtanen M, Linna A, et al. Social capital at work as a predictor of employee health: multilevel evidence from work units in Finland. Soc Sci Med. 2008;66:637-49.

70. Kouvonen A, Oksanen T, Vahtera J, Stafford M, Wilkinson R, Schneider J, et al. Low workplace social capital as a predictor of depression: the Finnish Public Sector Study. Am J Epidemiol. 2008;167:1143-51.

71. Kouvonen A, Oksanen T, Vahtera J, Väänänen A, De Vogli R, Elovainio M, et al. Work-place social capital and smoking cessation: the Finnish Public Sector Study. Addiction. 2008;103: 1857-65.

72. Oksanen T, Kawachi I, Jokela M, Kouvonen A, Suzuki E, Takao S, et al. Workplace social capital and risk of chronic and severe hypertension: a cohort study. J Hypertens. 2012;30(6): 1129-36.

73. Cohen-Cole E, Fletcher J. Detecting implausible social network effects in acne, height, and headaches: longitudinal analysis. BMJ. 2008;337:a2533.

74. Lyons R. The spread of evidence-poor medicine via flawed social-network analysis. Statistics, Politics, and Policy. 2011;2(1).

75. Yakusheva O, Kapinos K, Weiss M. Peer effects of the freshman 15: evidence from a natural experiment. Econ Hum Biol. 2011;9:119-32.

76. Glymour M. Natural experiments and instrumental variable analysis in social epidemiology. In: Oakes JM, Kaufman JS, editors. Methods in social epidemiology. San Francisco, CA: John Wiley & Sons; 2006. pp. 429-60.

77. Angrist J, Pischke J. Mostly harmless econometrics. Princeton, NJ: Princeton University Press; 2009.

78. Schultz J, O'Brien A, Tadesse B. Social capital and self-rated health: Results from the US 2006 social capital survey of one community. Soc Sci Med. 2008;67:606-17.

79. D'Hombres B, Rocco L, Suhrcke M, McKee M. Does social capital determine health? Evidence from eight transition countries. Health Econ. 2010;19:56-74.

80. D'Hombres B, Rocco L, Suhrcke M, Haerpfer C, McKee M. The influence of social capital on health in eight former Soviet countries: why does it differ? J Epidemiol Comm Health. 2011;65:44-50.

81. Kim D, Baum C, Ganz M, Subramanian S, Kawachi I. The contextual effects of social capital on health: A cross-national instrumental variable analysis. Soc Sci Med. 2011;73:1689-97.

82. Ronconi L, Brown T, Scheffler R. Social capital and self-rated health in Argentina. Health Econ. 2012;21:201-8.

83. Ichida Y, Hirai H, Kondo K, Kawachi I, Takeda T, Endo H. Does social participation improve

self-rated health in the older population? A quasi-experimental intervention study. Soc Sci Med. 2013;94:83-90.

84. Kondo N, Shirai K. Microfinance and health. In: Kawachi I, Takao S, Subramanian S, editors. Global perspectives on social capital and health. New York: Springer; 2013. pp. 239-75.

85. Fried L, Carlson M, Freedman M, Frick K, Glass T, Hill J, et al. A social model for health promotion for an aging population: initial evidence on the Experience Corps model. J Urban Health. 2004;81:64-78.

86. Glass T, Freedman M, Carlson M, Hill J, Frick K, Lalongo N, et al. Experience Corps: design of an intergenerational program to boost social capital and promote the health of an aging society. J Urban Health. 2004;81:94-105.

87. Rebok G, Carlson M, Glass T, McGill S, Hill J, Wasik B, et al. Short-term impact of Experience Corps participation on children and schools: results from a pilot randomized trial. J Urban Health. 2004;81:79-93.

88. Murayama H, Kondo K, Fujiwara Y. Social capital interventions to promote healthy aging. In: Kawachi I, Takao S, Subramanian S, editors. Global perspectives on social capital and health. New York: Springer; 2013. pp. 205-38.

89. Brune N, Bossert T. Building social capital in post-conflict communities: evidence from Nicaragua. Soc Sci Med. 2009;68:885-93.

90. Pronyk P, Harpham T, Busza J, Phetla G, Morrison L, Hargreaves J, et al. Can social capital be intentionally generated? A randomized trial from rural South Africa. Soc Sci Med. 2008;67:1559-70.

91. Pronyk P, Harpham T, Morrison L, Hargreaves J, Kim J, Phetla G, et al. Is social capital associated with HIV risk in rural South Africa? Soc Sci Med. 2008;66:1999-2010.

92. Fine B. They f**k u up those social capitalists. Antipode. 2002:796-9.

93. McKnight J. The careless society: community and its counterfeits. New York: Basic Books; 1995.

94. Rostila M. The social capital of welfare states and its significance for population health. In: Kawachi I, Takao S, Subramanian S, editors. Global perspectives on social capital and health. New York: Springer; 2013. pp. 277-306.

95. Muntaner C, Lynch J, Smith G. Social capital, disorganized communities, and the third way: understanding the retreat from structural inequalities in epidemiology and public health. Int J Health Serv. 2001;31(2):213-37.

96. Kawachi I, Subramanian S, Kim D. Social capital and health. New York: Springer; 2008.

97. Pollitt K. For whom the ball rolls. The Nation. April 15, 1996.

98. Gilbert K, Dean L. Social capital, social policy, and health disparities: a legacy of political advocacy in African-American communities. In: Kawachi I, Takao S, Subramanian S, editors. Global perspectives on social capital and health. New York: Springer; 2013. pp. 307-22.

99. Chwe M. Structure and strategy in collective action. Amer J Sociol. 1999;105:128-56.

100. Sobel J. Can we trust social capital? J Econ Lit. 2002;40:151.

101. Sander T, Lowney K. Social capital building toolkit, version 1.1 Cambridge, MA: Harvard University John F. Kennedy School of Government; 2005. Available from: www.ksg.harvard.edu/saguaro/pdfs/skbuildingtoolkitversion1.1.pdf.

CHAPTER 9

정동 상태와 건강

로라 D. 쿠브잔스키·애슐리 위닝·이치로 가와치　　　　공동번역 및 감수 김용주·박혜인

> *누가 당신에게 그의 영혼을 치료하기 전에 먼저*
> *그의 두통을 치료하도록 설득하지 않게 하십시오.*
> *의사가 영혼과 신체를 분리하는 것은*
> *인간의 몸을 치료하는 이 시대의 큰 오류입니다.*
>
> *- 소크라테스, 카르미데스(1)*

정서와 사회적 맥락

상당수의 연구결과는 가족, 이웃, 직장에서의 경험을 포함한 사회적 환경이 건강에 영향을 미친다는 것을 제시하고 있다(2). 그러나 이 연구 분야의 발전에도 불구하고, 어떻게 외부의 사회적 조건들이 신체 내부에 들어와 건강에 영향을 미치는지는 여전히 규명되지 못했으며, 현재 활발히 연구되고 있는 분야이기도 하다. 이에 대한 한 가지 접근방법은, 인간의 정서를 통해 그 정서가 유발하는 생리적, 인지적, 그리고 행동적 반응을 살펴보는 것이다. 정서는 외부 환경에서 일어나는 사건에 대한 개인의 반응을 매개하며, 특히 그 사건이 개인에게 특별한 의미가 있는 경우 더욱 강한 정서가 유발된다. 정서는, 위로부터는 사회경제적 지위와 같은 사회적 조건에 영향을 받으며(3), 동시에 아래로는 개인의 건강에 영향을 미친다(4, 5). 따라서 정서는 사회 환경의 조건에서 개인의 건강 상태로의 연결을 연구하는 데에 결정적인 지점이 된다.

사회적 상황은 인간이 어떤 정서를 경험하고, 그 정서를 어떻게 표현하고, 또 그 결과가 어떠할 것인지를 결정하는 데 중요한 역할을 한다(6). 다수의 심리학 및 사회학 이론과 관련된 실증적 연구결과들에 따르면, 인간의 정서적 경험은 사

회적 스트레스 노출에 상당한 영향을 받는다고 한다(7, 8). 사회적 스트레스의 요인으로는 생애 사건들(개인의 삶에 중대한 변화를 가져오는 사건들), 일상의 번거로운 일들, 역할 과부하(요구되는 역할이 개인의 역량을 초과하는 경우), 역할 갈등(각기 다른 역할들이 서로 충돌하는 경우) 등이 있다. 많은 연구들이 이러한 사회적 스트레스에 대한 반응으로 불안, 우울 및 다른 형태의 정신적 고통이 증가하는 것을 증명하고 있다(9~12). 한편으로 사회적 스트레스의 요인들이 다양하게 제시되면서, 이러한 스트레스 상황은 일반적으로 위협감, 예측 불가능함, 통제 불능의 심리적 상태, 그리고 개인의 역량을 넘어선 상황에 압도된 상태로 설명될 수 있다(7, 13). 사회적 스트레스의 극단적인 예로 학대, 혹사, 또는 전투 등 충격적인 사건에의 노출을 들 수 있으며, 이는 심각한 정서적 문제 및 관련 장애(예: 외상 후 스트레스 장애)를 일으킬 수 있다(14). 이에 더해, 켐퍼(Kemper)는(6) 사회적 상황에 내재된 권력과 지위의 차이에 대한 반응으로 정서가 유발되기도 한다고 했다. 이러한 이론에 대한 논쟁이 때때로 일어나면서(15), 멘델슨(Mendelson)과 쿠브잔스키(Kubzansky)는 이 전제를 실험하기 위해(16) 연구 참여자의 사회적 지위를 조작하고, 지배자 대 피지배자 지위 지정에 따른 정서적 및 심혈관계 반응을 조사했다. 그 결과, 지배자 지위로 유도된 참여자에 비해 피지배자 지위로 유도된 참여자에서 연구기간 중 부정적 정서와 수축기 혈압 상승이 관찰되었다. 이 결과는 낮은 사회적 지위 자체가―자원 접근성과 별개로―더 심한 부정적 결과를 초래할 수 있다는 기존 관찰연구를 지지하고 있다.

지극히 사적이며 개개인에 특화된 정서도 외부의 사회적 요인들에 의해 조절될 수 있고, 따라서 사회적으로 유형화될 수 있다.[1] 몇몇 연구진들로부터 실증적 결과가 보고되고 있으며, 이는 앞서 논의된 스트레스 및 정신적 고통을 야기하는 역경과의 연관성에 기반하고 있다. 다수 연구에 의하면, 사회적 지위가 낮은 사람들이 더 잦은 부정적인 생활 사건과 만성적 사회적 스트레스 요인을 경험하고, 애매모호한 사회적 사건을 더 부정적으로 받아들이며, 이는 더 높은 수준의 사회

---

1) 한편, 같은 환경 속에 있는 사람들이라도, 모두 같은 방식으로 환경으로부터 영향을 받는 것은 아니다. 정서가 사회적으로 유형화된다 하더라도 사회적 조건으로만 결정되는 것은 아니며, 개인과 사회적 환경의 상호작용에 의해 결정된다고 보아야 할 것이다.

적 갈등으로 이어질 수 있다고 한다. 게다가, 기존 연구결과에 따르면, 사회적 소수자, 낮은 사회경제적 지위 등 사회적으로 불리한 환경의 남녀에서 다른 사람들에 비해 일반적으로 더 높은 수준의 정신적 고통과 더 낮은 수준의 긍정적 정서가 보고되었다. 정리해 보면, 위 연구들은 사회적 불리함이 더 높은 수준의 급성 및 만성 스트레스 요인에의 노출로 이어지게 하며, 이는 다시 부정적 정서의 경험을 초래한다는 것을 시사한다(12). 더욱이, 넓은 범주의 사회적 상황은 생애 초기의 가정 내 사회적 상황에 영향을 미치거나 상호 간에 작용하고, 이는 생애 전반의 정서적 반응 및 이러한 반응을 조절하는 역량을 형성한다(24, 25). 정서 조절은 지속적인 사회화 및 경험을 통해 학습된다. 유년기 동안 기질, 생물학적 및 사회적 요인들이 상호작용해 일생 동안 사용되는 조절 기술과 전략이 형성된다(26). 다수 연구들에 의하면, 온화하지 못하거나 갈등 수준이 높은 가정환경은 만성 사회적 스트레스와 관련될 뿐만 아니라, 아동기의 많은 정서적 문제와도 관련되며, 이는 공격성, 행동장애, 불안, 우울, 및 다른 형태의 정신적 고통으로 나타난다고 한다(24). 아이들의 효과적인 정서 조절 학습에 큰 영향을 주는 또 다른 한 가지 요인은 자녀의 정서 발달에 대한 부모의 민감함을 들 수 있으며, 이 또한 외부적 사회 조건들로부터 큰 영향을 받는다(25, 27). 보다 더 일반적으로, 사회적 지위가 낮은 이들에게서 혼란스럽고 예측 불가능한 가정환경이 더 흔히 조성될 수 있다. 이러한 환경은 아이들에게 정서와 행동을 조절하고 삶에 중요한 사람들과 애착 또는 안도감을 형성하기 위해 필요한 사회적 경험을 제공할 가능성이 더 적다. 즉, 적절한 사회적 경험의 결핍은 사회적 스트레스에 봉착할 가능성을 높이고 지지적 사회 연계망의 형성 및 유지에 어려움을 겪게 할 수 있다. 결과적으로, 이러한 결핍을 가진 개인들은 생애 전반에 걸쳐 만성적인 부정적 정서를 더 쉽게 경험하고 스트레스에 더 민감하게 반응할 가능성이 높다(19, 28). 정서가 사회적 경험에 대한 반응으로 발생해 생물학적 기능과 행동에 영향을 미친다는 점을 고려해 본다면, 정서에 대한 연구는 사회적 조건들이 어떻게 '몸 안으로 들어와' 건강에 영향을 미치는지를 설명하는 데 도움을 줄 수 있을 것이다(4).

정서와 건강: 간략한 역사

정서와 건강의 관련성은 2000년 넘게 설명되어 왔다. 예를 들어, 서기 1~2세기의 학자 랍비 조슈아 밴 하나냐(Joshua ben Hananya)는 타인에 대한 적개심과 증오는 수명을 단축시키는 가장 큰 요인 중 하나라고 했다(Tractate Avot 215, 29에서 인용). 고대 히포크라테스는 네 가지 체액(혈액, 흑담액, 황담액, 점액)이 인격을 형성하는 기초가 되고, 또 질병의 원인과 관련된다고 여겼다(30). 서기 1628년 심혈관생리학의 선구자 윌리엄 하비(William Harvey)는 "통증, 지나친 기쁨, 희망 또는 불안을 일으키는 정신적 장애는 심장에까지 영향을 미쳐, 심장의 기질과 심박을 변화시키고, 이는 전반적인 영양 및 기력의 손상을 야기한다"라고 했다(31: p.106).

20세기 중반의 정신분석학자들은 심리적 갈등이 질병의 유발 또는 악화에 기여할 수 있다는 점을 지적했고, 이러한 신체적 징후들은 내면에 억눌린 심리적 갈등의 상징적 표현이라고 여겼다. 특정한 갈등 양상과 특정한 건강결과를 연관시키기도 했는데, 예를 들어 분노 표현과 관련된 갈등은 심장병으로 이어지고, 의존 욕구와 관련된 갈등은 궤양을 일으킨다고 했다. 하지만 이런 정신분석학적 관점에 기반한 가설의 실험연구 결과는 일관되지 않아, 정서와 건강 간 관계에 대한 연구는 학자들의 관심에서 점차 멀어졌다(33). 그럼에도 불구하고 이 가설은 여전히 반향을 불러일으키고 있다. 의학이 더 이상 4 체액설에 의존하지는 않지만, 기본적인 분류체계는 어느 정도 이어지고 있다. 예를 들어, 개개인을 절망적이고 우울한 사람, 화가 나고 적개심이 가득한 사람, 무관심한 사람, 또는 긍정적인 사람이라고 분류하는 것이다.

정서가 건강 및 질병으로 이어지는 경로

연구 방법론이 발전하면서, 정서와 장기간 건강결과를 추적하는 전향적 코호트 연구가 증가함에 따라, "정서가 과연, 그리고 어떻게 건강결과에 영향을 미치는가?"라는 질문이 재부상하고 있다. 정서가 사회적 환경이 건강에 미치는 영향을 적어도 일부라도 매개하는 점을 고려한다면, 질병의 유발 원인으로서 정서를 더 확실히 규명하는 것이 질병의 인과관계에 대한 논거의 매우 중요한 부분이 될 것이다. 한편, 질병의 발생 과정에 대한 정서의 역할은 여러 각도에서 조명될 수 있음을 간과해서는 안 된다. 가장 논쟁의 여지가 적은 가설은 질병이 여러 형태의 정신적 고통과 부정적 정서를 일으킨다는 가설일 것이다. 이어 정서적 고통은 건강 관련 행태 또는 치료 순응도에 영향을 미쳐 결국 질병의 발생 또는 악화에도 영향을 줄 수 있다(해당 부분에 대한 더 자세한 논의는 11장 그리고 참고문헌 35, 36, 37 참조). 반대로, 가장 논쟁이 되는 부분은 실제로 정서가 급성 질환의 발생 또는 유발에 영향을 미치는지에 대한 것이다(38). 이 장에서는 질병의 결과 또는 질병 관리 과정의 일부로서 정서의 역할을 다루기보다는, 질병(및 건강)의 병인학적 관점에서 정서의 역할을 중점적으로 다루고자 한다.

지난 수십 년간 연구자들은 정서와 질병의 인과관계를 강력히 제시하는 상당한 양의 실증적 근거를 축적했다. 최근의 근거들은 정서의 효과는 일률적이지 않고, 긍정적 정서는 여러 경로를 통해 건강을 보호하는 반면, 부정적 정서는 질병에 대한 감수성을 높일 수 있음을 제시하고 있다. 이런 효과들에 대해 대략 두 가지 기전이 가설로 제기되고 있다. 첫째, 정서는 반복된 정서 경험의 누적 효과 또는 극도의 급성 정서 경험의 결과로서의 생물학적 변형을 통해 질병 발생(또는 건강 유지)에 직접적인 생리적 영향을 주기도 한다. 둘째, 정서는 흡연, 안전하지 못한 성관계 등의 건강 행태를 촉진(또는 억제)하여 건강에 영향을 주기도 한다. 이 책의 13장 행태경제학 편에서는 기대 정서가 위험 판단에 미치는 영향[즉, 감정 휴리스틱(affect heuristic)]을 설명하고 있다. 최근 연구에서는 더 나아가 정서 조절을 건강 행태 선택의 중요한 결정인자로 보고 있다(뒤의 절 및 참고문헌 5 참조).

비록 정서가 질병의 발생, 촉진, 악화, 또는 진행에 영향을 주는 것과 관련해 각각의 고유한 기전들이 있을 수 있더라도, 이러한 질병의 여러 단계에 관련 기전들이 어느 정도 서로 중복될 수 있음을 유념해야 한다. 한편, 이미 손상된 생물학적 시스템 내에서 정서의 효과는 건강한 시스템 내에서의 효과와는 사뭇 다를 것이다. 따라서 이 분야의 연구를 평가할 때 정서 경험(유의성, 강도, 기간, 빈도)과 질병(종류, 병기, 초기 대 진행, 중증도, 생물학적 변형) 두 측면 모두 주의 깊게 고려해야 한다. 환자와 건강한 인구집단의 건강 상태에 대한 정서 영향에 관한 연구 결과는 두 집단에 대해 획일적으로 해석되어서는 안 된다.

정서 이론: 개요

비록 정서에 관한 이론들이 정서와 건강 간 상관성을 다루기 위해 개발된 것은 아니지만, 정서의 성격 및 기능에 대한 고찰은 궁극적으로 정서가 어떻게, 그리고 왜 건강에 영향을 미치는지를 이해하는 데에 도움을 줄 것이다. 정서 이론가들은 정서가 인지적, 신경생물학적, 그리고 행태적 요소로 개념화될 수 있다고 설명한다. 특정 정서들은 생물학적 기반 위에 개인 환경과의 상호작용의 결과로 발생되어, 지속적으로 변화하는 상황과 개인의 행태를 매개한다고 여겨진다. 주관적 정서 상태는 개인이 특정 유형의 도전 상황에 직면했다는 뚜렷한 신호 역할을 하고, 그 개인이 이에 대응하도록 동기를 부여한다. 예를 들어, 두려움은 위험을 피하고, 슬픔은 상실의 상태로부터 분리하는 등의 동기 부여를 하는 것과 같다. 따라서 심지어 부정적인 정서도 기능적으로는 적절한 과정이라 여겨진다. 하지만 부정적 정서들이 그 유기체의 한계 역량을 초과하는 부담이 될 때는 역기능적인 결과를 초래할 수 있다.

각각의 정서는 사건에 대한 개인의 평가에 달려 있는데, 이러한 평가는 사건의 중요성과 그러한 사건이 개인에게 부여하는 요구뿐만 아니라, 대응과 관련한 개인의 선택 및 전망과도 관련된다(17). 더 자세히 말하자면, 개인이 어떠한 사건을 평가할 때, 그 사건이 잠재적으로 해로울지(예: 위협 또는 손실과 관련) 아니면 이로울지(예: 실제적 또는 잠재적 이득과 관련)를 기준으로 평가한다(17, 47). 정서는 개인의 정서 상태 및 사회 환경 내에서 타인과 소통할 때 예상되는 행태로서의 역할을 하기도 한다. 또한 정서는 행동 성향(action tendencies)으로서 특정한 방식으로 행동하도록 촉구하는 것과 관련이 있는데, 이는 개인이 환경적 요구에 대처할 수 있게 해준다. 비록 행동 성향이 특정 정서와 관련되더라도, 사람들은 특정한 정서를 경험할 때 일률적인 행동 성향을 실행하지는 않는다.

대부분의 정서는 특정 상황에서 발생하는 일시적 **상태**(states) 또는 **특성**(traits), 즉 특정 정서를 경험하는 일관적이고 일반적인 성향으로 볼 수 있다(49).[2] 특성 분노(trait anger) 수준이 높은 사람들은 특성 분노가 낮은 사람들보다 일시적 상태의 분노를 더 자주 경험한다. 따라서 특정 성격 유형에 대해서는 어느 정도는 이러한 특정 정서를 경험하는 성향 때문에 질병에 더 취약하다는 가설이 제기되고 있다(53). 예를 들어, 적대적 성격은 이를 지닌 사람이 다른 성격의 사람들 보다 분노, 의심, 냉소 사건을 더 쉽게 경험하는 경향을 갖게 하는 성격 특성으로 간주되고 있다. 적대적인 사람은 냉소적, 불신적, 공격적 행동에 관여하여 적대적 환경을 조성할 수 있기 때문에, 분노를 경험할 기회를 더 많이 만들게 된다(54).

다른 계열의 이론연구들은 긍정 정서를 이해하고자 특히 노력해 왔다. 지배적 이론인 확장-수립 이론(The broaden-and-build model)은 긍정 정서가 실제로 최적의 기능을 이끌어낸다고 제시한다. 이 이론은 **기쁨, 관심, 만족, 사랑** 네 가지 긍정 정서의 집합체들을 밝혀내고, 이러한 긍정 정서는 더 넓은 범주의 사고 및 행동 성향들로 이어진다고 설명한다. 이런 성향을 시간의 흐름에 따라 확장시키는 것은 개인 자원을 확보하는 역할을 하게 된다. 예를 들어, 관심은 탐구하려는 충동을 일으키는 반면, 기쁨은 놀이와 창조에 대한 충동을 일으킨다. 탐구는 지식과 지적 복잡성(intellectual complexity)을 증가시키는 반면, 놀이는 사회 유대를 강화해 사회자원을 확보하게 할 수 있다. 이런 식으로, 긍정 정서들은 지속적인 요구들에 대한 성공적인 적응을 용이하게 한다.[3]

더 일반적으로는, 부정 및 긍정 정서와 그 정서 간의 상호작용은 **정서 조절**(emotional regulation) 과정의 결과이며, 정서 조절 과정은 개인의 정서 경험과 정서 반응의 관찰 및 관리에 관여한다(56). 정서 조절은 시간의 흐름에 따른 사회화

---

2) 정서는 기분 및 태도와는 구별되는 심리적 독립체라 여겨진다. 정서는 어떠한 것에 '관한' 것으로서 대상을 갖는 한편, 기분은 정서보다 더 광범위하고, 강도가 낮으며 기간이 긴 것으로 정의되어 왔다(50). 정서는 태도의 한 요소이며, 주어진 대상에 대해 일관적으로 반응하는 학습된 성향으로 정의되어 왔다(51, 52).

3) 마음 및 건강의 긍정적 상태에 관한 다수의 연구에서 긍정 정서 및 다른 유형의 긍정적 심리 요소들(예: 낙천성) 간에 구분이 모호하다는 점은 아마도 주의할 필요가 있을 것이다.

및 경험을 통해 학습되기 때문에 사회 환경에 큰 영향을 받는 경향이 있다. 이에 따라, 연구자들은 ― 주의 집중력, 충동 제어력, 만족 지연력을 포함한 ― 전전두엽피질 기능 또는 행태경제학자들이 '시스템 1'(뇌의 도파민 보상 중추)의 충동을 감시하는 '시스템 2'의 기능이라 일컫는 '자기조절(self-regulation)'의 한 측면으로서 정서 조절의 역할에 점점 더 관심을 기울이고 있다. 초기 이론들은 정서의 억압 또는 제어가 생물학적 손실을 증대시키고 이는 시간에 걸쳐 점차적으로 질병 감수성을 높인다고 여겼기 때문에, 정서 조절의 양상이 건강과 관련될 수 있다고 추측했다 (57, 58). 더 최근의 이론들은 조절을 표현 대 억압으로 정의하는 것에서 벗어나, 정서 조절은 긍정 및 부정 정서들의 상향 및 하향 조절에 모두 관여하는 역동적 과정이라 제시한다(59). 어떤 전략들은 감정 발생 **이전**에 사용되는 선행 중심 (antecedent-focused) 전략이라 말할 수 있다. 예를 들어, 개인이 어떤 스트레스 요 인 관련 상황을 재평가할 수 있다는 맥락에서, 수반되는 부정 정서를 예방 및 경 감할 수 있는 방향으로 자신의 인지평가를 바꾸는 것이 그 예이다. 반대로, 반응 중심(response-focused) 전략들은 정서가 발생한 **뒤**에 채택되어 정서의 행동 표현 을 조정하는 것에 관여한다(예: 억압). 이러한 노력은 부담이 클 수 있고 부정적 정서 경험을 완화시키지 못할 수 있다(60). 어떤 전략의 적절성은 상황에 의존하 지만, 일부 연구는 특히 건강이라는 맥락에서 선행 중심 조절 전략을 더 신뢰하 는 것이 적절하다고 제시한다(61).

정서-건강의 관련성 연구방법

정서-건강 설명모형: 기전과 근원적 결정요인

정서는 직접적으로는 생리적 작용(예: 시상하부-뇌하수체-부신 축 및 교감신경계 의 활성)을 일으키고, 간접적으로는 동기부여 및 의사 결정을 통해 건강 관련 행 태에 영향을 주기 때문에 건강에 영향을 미친다고 여겨진다(그림 9.1 참조). 부정 정서가 직접적으로 생리작용을 변화시키는 기전은 동물 모형과 인구집단에서 모두 확인되고 평가되어 왔다. 예를 들어, 부정 정서와 관련된 혈청 노르에피네프린 수치의 상승은 혈중 지질, 유리지방산, 혈압 및 심박을 증가시키고, 말초혈관을 수축시킬 수 있다. 불안 및 우울 같은 부정 정서는 심혈관 자율신경계 조절 기능의 변형을 초래할 수도 있다(예: 62). 그 외에도, 정서가 건강에 미치는 직접적 생리작용은 면역 기능의 변화를 통해서도 일어날 수 있다. 면역 세포들은 코티솔, 에피네프린, 그리고 노르에피네프린의 수용체를 지니고 있다. 따라서 시상하부-뇌하수체-부신 축 및 교감신경계의 활성은 혈중 코티솔 및 카테콜아민의 수치를 증가시키고(63), 이는 면역 기능 장애로 이어질 수도 있다(64, 65). 시간이 경과하면서, 이런 시스템의 재발적 활성은 질병과 관련된 생리작용을 일으킬 수 있다. 실제로 우울 및 불안 같은 부정 정서와 만성적으로 상승한 염증 수준 간 관련성을 확인한 연구결과들이 늘어나고 있다(예: 66, 67). 긍정 정서의 직접적인 생물학적 효과에 대한 연구는 다소 적지만, 최근 연구결과들은 지질(68), 염증(69), 그리고 미주신경 긴장도(70)에 유익한 효과가 있을 수 있음을 제시하고 있다. 역학 연구들 역시 행동 위험 요인(흡연, 음주, 운동, 체질량 지수)가 타고난 부정 정서(분노 또는 우울)와 심혈관계질환 이환 및 사망의 관련성에 매개 역할을 하는 것을 보여주고 있다(10장 및 참고문헌 71 참조). 일시적 정서 상태 역시 건강 행태 및 다른 위험 요인들을 통해 간적접으로 건강에 영향을 미칠 수 있다. 해로운 제품(예: 담배)은 제품 사용의 위험에 대한 소비자의 판단을 완화시키는 목적으로 쾌락, 기쁨 등 긍정 정서를 광고에서 다룬다. 정반대로, 불안, 우울 등 부정 정서는 흡연가들의 뇌의 도파민 보상 중추를 활성화시켜 다음 담배 한 개비를 찾을 가능성을 높인다(예: 27). 또한 정서는 건강 관련 의사 결정을 포함한 인지 과정뿐만 아니라, 개개인의 사회관계의 양질을 포함한 사회 과정에 영향을 미치고, 이는 결국 건강에 영향을 미친다(7장 13장; 참고문헌 5, 73 참조).

정서와 건강에 관한 다수의 문헌들은 정서-생리 및 정서-병리를 연결 짓는 기전에 대해 논하지만, 사회 역학자로서 중요한 일은 정서를 사회적 맥락 속에 놓고 바라보는 것이다. 실제로 연구자는 흔히 스트레스와 정서를 사회적 불리함이 건강에 미치는 영향에 대한 매개자로 간주하지만, 이 가설을 직접 시험한 연구는 놀라울 정도로 제한적이다. 부분적으로는 이런 연구에 필요한 자료 및 방법론의 수준이 충족되기 어려운 한계 때문일 것이다(4). 제한적인 실증적 연구에도 불구하고, 지난 십년 간 사회 환경이 어떻게 정서를 유형화하는지에 대해 더 세심히 고찰한 실증적 연구들이 보고되었다. 사회적으로 불리한 환경의 사람들이 잠재적 스트레스 요인에의 노출뿐만 아니라 이에 대한 반작용도 더 잦은 점에 일부 기반하여, 예비 용량 모형(Reserve Capacity Model)이 제시되었다(4). 이 모형은 사회경제적 지위가 낮은 개인은 스트레스 상황을 효과적으로 관리하고 유의미하게 고통 경험을 경감시킬 수 있도록 확보 및 유지가 필요한 예비 자원의 규모가 적다고 설명한다. 이런 자원들은 사회자원(예: 사회적 지지, 지역사회의 사회자본)과 개인자원(예: 통제감, 자존감)을 포함한다. 일부 연구자들은 '의지력' 또는 보다 일반적으로, 자기조절능력을 예비 용량의 형태로 간주하기도 한다(74). 자기조절—충동을 제어하고 만족을 지연시키는 능력—은 압박을 받는 중에 약해지기 쉽다. 자기조절은 생리적 예비 용량과도 관련된다. 예를 들어, 알코올중독자에서는 일반인에 비해(낮은 심박 변이로 평가되는) 낮은 미주신경 긴장도를 보인다(75). 장기간 거주형 시설에서 치료받는 알코올 의존 환자들 중, 치료 후 확인된 고주파 심박변이도(미주신경 긴장도를 의미함)는 6개월 간 추적 관찰한—알코올 의존 정도와 별개로—음주 재발생 여부 및 시점과 통계적으로 유의한 관련성이 확인되었다(76). 따라서 높은 심박 변이도는 조절 보유 용량의 생체지표로서 제안되고 있다(77). 게다가, 심박변이는 호흡조절 및 명상을 통해 마치 자기조절 용량이 강화되는 근육처럼 강화되는 것으로 여겨진다(78). 하지만 낮은 사회경제적 지위에 있는 사람들에게는 그런 보유 용량을 발달시킬 능력이 제한적인데, 이는 불리한 여건의 개인은 자신의 자원을 사용해야 하는 상황에 더 많이 노출되어 있고, 결과적으로 자원의 보유량이 감소되어 센딜 물라이나탄(Sendhil Mullainathan)과 엘다 샤피르(Eldar Shafir)가 말한 '임무 달성에 필요한 자원징수(bandwidth tax)'(희소한 자원을 다루기 위해 많은 에너지가 요구되는 상태)가 초래되기 때문이다(79).

그림 9.1은 사회 환경, 정서, 그리고 건강 간 관련성을 설명하기 위해 고안된 모형을 나타낸다. 도식의 단순화를 위해, 일방향 모형을 제시했다. 하지만 다른 대안적 경로를 제외한 의도는 경로의 존재 가설을 반영하거나 경로 간 연관성이 정적이라는 것을 시사하기 위함은 아니다.

그림 9.1_ 스트레스-정서-건강 과정 모형

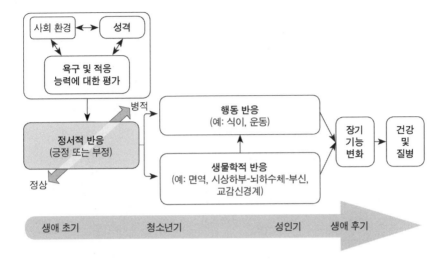

연구 설계 및 방법론적 사안

정서적 상태가 건강에 미치는 직접 영향에 대한 연구는 일반적으로 정서 경험
과 관련된 즉각적인 생리적 반응에 초점을 두고 있다. 이에 반해, 타고난 정서적
특성에 대한 연구는 반복적인 정서 경험이 건강에 미치는 장기적 영향을 조사하
고 있다. 급성 정서 상태에 따른 단기 효과에 대한 일반적인 연구는 질병 경과와
관련되는 것으로 예상하는 생리적 지표의 변화를 실험실에서 평가하는 것이다.
심혈관계 반응상태 연구로 급성 스트레스에 반응하는 개인의 성향을 증가된 심
박수와 혈압으로 평가하는 것을 예로 들 수 있다(예: 80). 일반적으로 정서와 관련
해 측정 가능한 단기간의 생리적 작용은 장기간의 건강결과와 관련이 있다고 간
주되고 있고(81), 최근의 메타분석도 이러한 가설을 뒷받침하고 있다. 이 메타분
석에서는 실험적으로 유도된 심리적 고통에 따른 심혈관계 반응성과 향후 심혈
관계질환 위험 상태 간 관련성 연구들을 검토했다. 전반적인 결론을 말하자면,
스트레스에 더 많이 반응하고 더 적게 회복하는 것이 추후 고혈압 및 높은 동맥
경화 위험 등 심혈관계 건강 상태의 악화와 관련 있는 것으로 확인되었다(82). 해

당 메타분석 이후 보고된 추가 연구에서도 일관적인 결론이 확인되고 있다(예: 83). 다른 실험적 연구에서는 자연살해세포의 세포 독성, 혈중 염증 지표(예: C-반응성 단백질), 코티솔 등 다수 건강결과 관련 생물학적 지표에 대한 정서의 부정적 급성 효과를 확인했다(예: 84, 85).

급성 정서가 질병을 유발하는 효과에 대한 연구는 주로 심혈관계질환에 대한 것이다(예: 급성심근경색, 타코츠보 심근증). 질병 발생과 관련된 급성 정서 상태를 측정함에 있어서, 후향적 보고편향에 의한 교란 효과를 유도하지 않는 것은 어렵다(방법론적인 문제에 대한 자세한 논의는 86 참조). 환자-교차설계는 한 개인의 일시적 위험 요인에 대한 노출 기간을 '대조'(위험 요인이 없는) 기간과 대비하는 연구 방법으로, 앞서 언급된 문제를 일부 경감시킨다. 환자-교차설계를 사용한 연구들은 급성 분노·불안·우울 경험이 급성 심혈관계질환을 유발시킬 수 있다는 강력한 근거를 제시한다(87, 88). 이에 비해, 보다 전통적인 환자-대조군(단면) 및 종적 연구방법들은 일정한 특성 정서와 질병 발생 간 연관성을 연구하는 데에 사용되고 있다. 이런 연구들에서는 대개 한 시점에서 측정되지만, 이런 연구들에서 사용되는 측정 방법은 정서 경험의 만성적인 측면을 알아낼 수 있도록 설계된다.[4] 정서와 질병 위험 간 인과적 관련성이 있는지를 더 엄격히 평가하기 위해 무작위 대조군 시험이 시행되어져 왔다. 그러나 실현성의 문제로 임상시험은 건강한 일반인이 아닌 환자들에게 시행되었다(예: 우울증과 관상동맥질환에 대한 임상시험은 급성 관상동맥질환이 발병했던 사람들에게서 조사됨). 질병 관련 기전은 개인의 발병 당시 건강 상태에 따라 다를 수 있다. 사람들이 질병 발생 전에 특정 정서를 경험하도록 배정하는 임상시험의 실현성은 낮다는 점을 고려할 때, 전향적 코호트 연구는 정서가 건강에 영향을 미친다는 가설에 대해 가장 강력한 근거를 제시해 줄 수 있다. 가장 확실한 연구설계는 처음부터 질병이 없는 개개인의 정서를 측정하고, 정서-질병 발생 관련성의 시간적 순서를 기록하는 것이다. 그러나 이러한 연구설계들은 드러나지 않는 역인과성(질병 전 단계 상태가 정서에 영향 미침)의 요인과 측정되지 않은 변수들(예: 유전적 위험 요인)이 겉으로 확인되는 감정-건

---

4) 정서를 한 번 측정하는 연구에서는 정서와 건강의 상호작용을 더욱 평가하기 어려울 것이다. 그 결과 정서와 건강의 관계에 대한 결과들은 실제보다 과소평가되어 있을 수 있다.

강 관련성의 기저를 이룬다는 우려에는 여전히 취약하다.

정의 및 측정

스트레스와 정서를 구분하기

스트레스는 사회적 조건이 신체화되는 경로로 자주 제시되어 왔다. 환경적 요구 또는 스트레스 요인으로 특정 지어지는 외적 상황 및 사건은 심리적 및 물리적 스트레스를 일으키며, 이는 순차적으로 질병 발생 관련 생리적 변화를 초래할 수 있다. 이 개념은 스트레스를 물질 구조에 가해지는 힘으로 정의하는 물리학에서 기원한다. 만일 구조물이 견딜 수 있는 것보다 하중이 큰 경우 구조적 변형, 손상, 붕괴까지 나타날 수 있다(5). 건강의 맥락에서, 대부분의 스트레스 이론들은 반복된 정서 경험에 의해 해로운 생리적 변화가 축적되기 때문에 스트레스를 해로운 것으로 가정한다. 스트레스의 생리학적인 기반은 한스 셀리에(Hans Selye)에 의해 처음 제시되었는데, 그는 신체적 및 사회심리적 스트레스 요인 모두 같은 유형의 심리적 반응을 이끌어낸다고 설명했다(89).

스트레스-건강 가설의 초기 실험들은 생애 사건(예: 이사, 자녀 출산)으로 특정 지어지는 높은 정도의 스트레스 요인들과 일상의 번거로움(청구서 지불에 대한 걱정 등 만성적이지만 낮은 정도의 스트레스 요인들)으로 특징지어지는 낮은 정도의 스트레스 요인들의 축적이 건강에 미치는 효과에 대해 연구했다(90, 91). 연구결과들은 예상된 관련성을 일부 뒷받침하기는 했지만, 예상만큼 일관적이거나 탄탄하지는 않았다. 초기 이론의 한 가지 문제점으로는, 생리적 부담을 준다는 관점에서 스트레스 요인을 구분하지 않았다는 점이다. 이런 공식하에서는, 예를 들어 시끄러운 소음에의 장기간 노출은 배우자의 사별을 경험한 것과 기능적으로 유사하다고 볼 수 있다. 또한 유해한 자극(외부 스트레스 요인)에 의해 유발된 생리적인 반응에 대체적으로 중점을 두며, 그 자극에 대한 심리적인 평가는 고려하지 않는다. 더욱이 초기 이론은 스트레스 요인 반응에 대한 개개인의 차이를 다루지 못한다. 사실 스트레스를 개념화한 물리학은 시스템의 하중과 내구성을 모두 고려하지 않으면 문제가 된다는 것을 시사한다. 따라서 이후에 등장하는 스트레스 이론에서는 스트레스 요인의 잠재적 건강 영향을 결정함에 있어 중대한 두 가지 요소를 규명했다. 첫 번째 요소는, 스트레스 요인이 '작은' 요인에서 '큰' 요인에 이르기까지 적절히 특징지어질 수 있다는 가정에 기반한, 스트레스 요인의 크기 (개념적으로 하중과 유사)이다. 이 개념은 '큰' 스트레스 요인들이 '작은' 스트레스 요인들 보다 더 많은 부담을 유발한다는 것이다. 두 번째 요소는, 개념적으로는 하중을 지탱하는 구조의 내구성과 유사한 개인의 수용력과 관련이 있다. 이 가정은 어떤 개인에게는 붕괴를 초래하는 스트레스 요인에 대해 다른 개인은 영향을 받지 않는 등, 개인이 '동일한' 스트레스 요인을 다르게 평가한다는 것이다.

이러한 사고 흐름에 따라, 연구자들은 보다 더 심리학에 근간한 스트레스이론을 제안해 언제 개인이 스트레스를 경험하는지 설명하고, 셀리에가 제시한 심리적 과정과 생리적 과정 간 연결고리를 설명했다(7). 이런 공식하에서는, 스트레스는 개개인이 외부의 요구가 자신이 감당해 낼 수 있는 능력을 초과한다고 인식(평가)할 때 경험되는 것이다. 어떤 사건이 스트레스를 유발한다고 해석하는 것은 일련의 생리적인 변화를 촉발시킨다. 이는 한편으로 개념적으로는 발전되었으나, 경험적으로 이를 조작하는 것은 어렵다. 외적 요구가 언제 개인의 대처 능력을 초과할지, 또는 누가 어떤 상황에서 충분한 대처 능력을 지니고 있는지 예측하기 어렵다. 이런 대처 능력을 측정하지 않고서는, 어떤 사람은 스트레스 요인이 되는 사건들을 겪고서도 건강하게 지내는 데에 비해 또 다른 어떤 사람은 일견 사소한 문제에도 건강이 나빠지는 것을 경험하는 것처럼 해석된다.

스트레스를 정의하는 것 역시 어려운데, 이는 스트레스라는 용어가 워낙 광범위하게 사용되기 때문이다. 예를 들어, 개인이 스트레스를 경험한다고 할 때, 그것이 정확히 무엇을 말하는지 뚜렷하지 않다. 셀리에(92)를 포함한 초기 스트레스 이론가들은 '유스트레스(eustress)'라고 하는 좋은 스트레스(예: 결혼 준비), 나쁜 스트레스(예: 배우자와의 사별) 등 다양한 종류의 스트레스를 제안했다. 연구자들은 잠재적 스트레스 사건의 경험이나 일상의 번거로운 경험의 수를 합해 스트레스의 객관적 정의를 시도해 왔다. 그러나 어떠한 상황에 대해 사람에 따라 스트레스를 받아들이거나 그렇지 않을 수 있다. 따라서 개인이 보고한 스트레스 사건의 수를 단순히 더하는 것은 그 사람의 생애 경험을 충분히 대변하지 못할 수 있다. 어느 개인이 스트레스를 받는지 알기 위해서는, 잠재적으로 스트레스가 될 수 있는 사건과 그 사건이 개인의 삶에 어떤 의미를 갖는지에 대해 당사자가 어떻게 해석하는지를 알아야 한다. 주어진 스트레스 요인이 어떤 개인에게 성가신 것으로 평가되는지 등을 판단하는 중요한 단서를 정서가 제공할 수 있기 때문에, 라자루스(Lazarus)(93) 등 연구자들은 정서 연구를 강조해 왔다.

스트레스, 정서 및 이들과 건강 간의 관련성은 어느 정도 중복되지만, 중요한 차이점도 있다. 이 장에서의 논의를 위해 환경적 사건을 스트레스 요인으로 간주하고, 정서를 스트레스 요인에 대한 반응으로 간주하기로 한다(73). 일반적으로 부정적 정서 반응은 요구가 개인의 대처 능력을 초과한다고 인식될 때에 발생한다. 긍정적 정서 반응과 관련한 스트레스와 정서에 대한 이론은 상대적으로 적은 편이며, 논의되더라도(17, 94) 정서적 특성의 역할에 대해서는 설명이 명확하지 않다. 또한 중요한 점은, 잠재적 스트레스 사건이 여러 다양한 정서로 표현될 수 있다는 것이다. 예를 들어, 직장을 잃는 것은 누군가에게는 분노를, 또 다른 누군가에게는 우울감을 일으킬 수 있다. 정서는 스트레스의 산물일 뿐만 아니라 스트레스-건강 관련성의 매개 역할로서도 고려되기 때문에(95), 개인의 외부 환경과의 상호작용을 섬세하게 이해할 수 있게 한다.

정서의 병적 경험 대 정상적 경험

대부분의 정서 경험은 연장선상에 있다. 정서 수준이 정상이라 여겨지는 범주가 존재하지만, 정서가 부적절한 상황 내에서 또는 높은 강도로 발생했을 때, 그 정서는 병리적인 것이 될 수 있다(46). 불안 및 우울은 흔히 경험하는 정서로, 임상적 질환의 기저를 이루기도 한다. 예를 들어, 불안장애를 겪는다고 볼 수 있는 경우로 불안 정서의 경험이 ① 반복 지속될 때, ② 위협의 객관적 위험성을 전제할 때, 합리적으로 여겨지는 범주를 훨씬 넘어 강하게 나타날 때, ③ 개인이 무력감을 느끼고 극복할 수 없다고 느끼게 될 때, ④ 심리적 또는 생리적 기능에 대한 장애의 원인이 될 때이다(96, 97). 심리학 연구들은 병적 불안(공황장애, 범불안장애 등 임상적으로 진단된 상태)과 정상 불안반응이 인지적, 신경생물학적, 행태적 요소에서 본질적으로 비슷하다고 제시해 왔다(46). 따라서 불안은 증상학의 범주 내에서 정상부터 병적인 측면을 모두 포함한다고 볼 수 있다(97, 98). 정신역학 연구들은 대개 정신건강 장애를 주요 결과로 초점을 두는 데 비해, 현재까지의 정서-건강에 관한 역학 연구들은 정서의 전임상적(정상 범위의)인 발현 및 보다 임상적인 발현 모두를 고려하고 있다(99). 건강에 대한 정서의 효과는 다양하게 확인되며, 정서와 질병 발생 위험은 용량-반응 관계를 나타낸다. 따라서 건강에 대한 정서의 효과는 임상적으로 유의한 수준의 정서적 문제를 가진 사람들에만 해당되는 것이 아니라 인구집단 내 정서적으로 건강한 집단부터 임상적 문제를 지닌 집단까지 관련된다.

측정의 문제

정서와 건강에 대한 대부분의 역학 연구들은 특정 정서 접근법을 이용한 자가보고식 정서 측정에 의존해 왔다. 이런 방법은 각각 다른 특성과 특정반응 유형을 지닌 다양한 정서유형을 전제로 한다(100, 101). '행복', '슬픔', '불안' 등 항목을 지닌 척도들은 이런 방법으로 만들어졌다. 일반적으로 이러한 전통적 척도의 문항은 개개인 본인이 해당하는 경우를 형용사나 문항으로 기입하게 한다.[5] 불안, 분노, 우울의 경우에는 신뢰도와 타당도가 검증된 정서 척도들이 많은 데 비해 (예: 103 및 104 참조), 긍정 정서의 측정 도구는 매우 적다. 중요한 점은 역학 연구에서 우울 및 불안이 종종 개별 정서를 대표한다고 간주하는 것이다. 반면에 심리학자들은 이런 상태가 조절되지 않는 정서로 특징지을 수 있지만, 만성적으로 항진된 부적응 관련 인지·행동 복합체를 반영한다고 주장한다(105). 하지만, 정

---

5) 모든 정서를 설명할 수 있는 소수의 차원이 있고(즐거움, 각성), 특정 정서는 이러한 기본적인 차원의 조합으로 이루어진다는 개념을 기반으로 한다(102). 그러나 정서-건강 연구에 특정 정서 접근방법이 더 유익한데, 이는 차원별 접근은 정서적 생활의 풍부함을 상당 부분 놓치고, 생리적 및 행동 영역에서 어떻게 다른 정서들이 경험되는지에 대한 차이를 전달할 수 없기 때문이다(17).

서 구성 요소의 중요성과 정서 기반 사고방식에서 건강에 대한 정서의 역할을 고려해, 우리는 이 장에서 각각의 상태를 간단히 '정서'라고 지칭하고자 한다.

정서의 자가보고식 측정은 여러 문제를 야기한다. 우선, 연구 참여자들은 사적인 내용이라고 느껴지는 정보를 기꺼이 드러낼 용의가 있어야 한다. 일부 참여자들은 자신을 가능한 가장 밝게 보고하고자 할 수 있고, 따라서 그 질문에 정확히 대답하지 못하게 될 수 있다('사회적 바람직성' 현상). 따라서 자가보고식 자료로는 진정한 정신적 안녕(즉, 낮은 수준의 불안)과 심리적 방어에 의해 허울 씌워진 건강을 구별하지 못할 수도 있다(57). 또한, 연구 참여자들은 자신에 대한 통찰이 부족해 자신이 경험하는 정서를 정확하게 보고 하지 못할 수 있다. 자가보고는 종종 신체적 증상 발현이 동반되는 영역에 무엇을 포함시키는가 하는 문제도 있다(106). 그 결과, 특정 종류의 건강결과(예: 일반 증상)를 예측하기 위해 증상 평가가 포함된 정서 척도를 사용하는 것은 다소 오류를 일으킬 가능성이 있다. 사용하고자 할 척도의 내용이 수행중인 연구에 적합한지 주의 깊게 검토되어야 한다. 자가보고 이외에도 각각 장단점이 존재하는 다른 측정 방법들이 있다. 여기에는 배우자에게 연구 참여자의 정서를 평가하도록 부탁하는 동료 평가, 훈련된 면담자가 연구 참여자의 정서를 관찰하고 평가하는 관찰자평가도 포함된다.

고전적 역학 방법론에서는 연구 참여자들을 위험 요인에의 노출 여부에 따라 특성화하여 구분한다. 어떤 종류의 정서 측정 방법이 사용되든, 대다수 사람들은 일반적으로 각 정서를 어느 정도는 조금씩 경험하기 때문에 누군가를 '비노출군'이라고 정의하기가 어려워진다. 심지어 정서에 바탕을 둔 정신질환의 정의도 일관적이지 않다. 현재 정신질환의 진단은 임상적 관찰과 환자의 현상적 증상 보고에 기반한다. 그러나 기존 분류체계가 기저 생물학적 특이성을 포착하지는 못해, 궁극적으로는 새로운 분류체계의 필요성에 대한 인식이 높아지고 있다(107). 지금까지 다수 역학 연구들은 기존 측정도구를 활용해 온 한편, 쉽게 사용 가능한 측정도구들(신뢰도 및 타당도 평가가 되지 않은 단일 또는 일련의 항목들)이 이상적이지 않다는 것을 인식해 왔다. 정서에 대한 연구를 진행함에 있어, 연구가설에 따라 적합한 측정도구가 각기 다를 수 있으므로, 각 정서를 평가하는 데에 사용되는 측정도구를 면밀히 고려하는 것이 중요하다(이 문제에 대한 더 자세한 논의는 참고문헌 102 참조).

정서의 상호성

다양한 정서의 구성 요소들은 상당 부분 중복된다. 예를 들어, 위협에 대한 평가는 불안 및 분노에서 흔히 나타나고, 불안과 고양감은 모두 심혈관계의 각성을 동반할 수도 있다. 이런 정서들 간 유사성은 특정 정서에 의한 특정 건강 효과를 조사하는 연구자들의 재량에 어떤 영향을 미치는가? 기존 연구에서 특정 정서와 특정 생리적 유형이 관련된다고 제시했지만(108), 이러한 차이에 대한 신뢰성 논란이 지속되어 왔다(109, 110). 어느 정도는 지금까지의 연구들이 일부 제한된 범주의 생리적 지표만 고려했기 때문일 수 있다. 불안과 고양감 등 유사한 생리적 반응(예: 자율신경계 각성이 높아짐)을 불러일으키는 감정들 사이에서도, 어느 정도 차이점이 있다. 예를 들어, 스트레스 요인이 있는 상황에서, 긍정 정서는 도전에 대한 평가와 관련된 반면, 부정 정서는 위협에 대한 평가와 관련이 있다(111, 112). 실험연구에 의하면, 스트레스 작업에 대체로 위협의 정서를 느낀 사람은 낮은 심장 반응성(심박동, 심수축력, 심박출량으로 측정)과 높은 혈관 저항성을 보이지만, 도전적 정서를 느낀 사람은 높은 심장 반응성과 낮은 혈관 저항성을 보인다고 한다(112). 유전체학 및 세포생물학에서의 생물학적 측정 및 뇌 신경회로를 측정하는 기술적인 정교함이 빠르게 발전됨에 따라, 정서의 신경생물학적 특이성이 존재하며 확인할 수 있다는 새로운 시각이 대두되고 있다(107).

특정 정서와 관련하여 뚜렷이 구별되는 신경생물학적 특수성 여부와는 별개로, 특정 정서로 인해 동기를 부여하는 행태는 상당히 다르고 구별 가능한 것이므로, 그 결과 정서의 건강 효과는 그 기저의 신경생물학적 특징과는 별개로 달라질 수 있다. 예를 들어, 불안은 어려운 상황에 대처하기 위한 적극적인 노력 및 높은 각성 수준과 관련이 있는 반면, 우울은 행동 지연과 위축의 특징이 더 흔히 나타난다(42, 113). 이와 유사하게, 분노는 종종 타인에게 접근하고 공격적이 되려는 충동과 관련이 있는 반면, 불안은 타인을 경계하고 피하려는 욕구와 관련이 있다. 이런 행동 유형들은 개인들이 순차적으로 건강을 증진시키거나 손상시키는 행태에 관여할 가능성에 서로 다른 영향을 주기 때문에, 건강에 중요한 영향을 줄 수 있다. 실제로, 평가경향이론(114)은 같은 유인성(예: 두려움 대 분노)을 가진 정서들이 서로 반대되는 행동 경향뿐만 아니라 위험도에 대한 다른 판단으로 이어질 수 있다고 제시한다. 따라서 두려움을 이끌어 내는 것(예: 담뱃갑에 사진을 붙여 주의를 주는 것)은 그 행동(이 경우 흡연)과 관련된 위험도를 더 높이 평가하도록 하는 반면, 분노는 미래에 대해 더 낙관적인 평가로 이어지게 한다. 행태경제학 분야는 소비자의 판단 및 선택, 결과적으로 다양한 건강 행태의 채택과 관련된 정서의 특이성을 연구하기 시작했다. 이 주제에 대한 추가 논의는 13장을 참고하기 바란다.

행태는 정서가 건강에 영향을 줄 수 있는 중요한 경로로 흔히 언급된다. 그러나 정서는, 행태 개선을 위한 개입에 중요한 역할을 하는, 수정 가능한 상위 결정 요인으로는 거의 고려되지 않는다. 정서-건강에 대한 연구의 발전에도 불구하고, 정서의 다양한 측면를 통해서 행동을 유도하려는 전략은 매우 부족하다. 정서를 통한 건강 행태 유도는 건강행동을 장려하거나 억제할 수 있는 정서에 대해 보다 강화되고 섬세한 주의를 기울이는 과정을 통해 얻을 수 있을 것이다. 이에 따라 건강행동을 권장하기 위한 공중보건 캠페인에서 자동반사적인 공포감 호소에 의존하는 전략을 넘어설 수 있을 것이다.

특정 정서의 특정 행동에 대한 영향 가능성에도 불구하고 정서의 독립적 발생은 드물기 때문에, 정서-질병 관련성의 특이성 확립은 어려울 수 있다(104, 105). 예를 들어, 불안과 우울은 흔히 동시에 발생하지만, 불안과 건강 영향 간 관련성을 조사하는 연구들은 불안과 우울의 동시 발생을 고려하지 않는다(116, 117). (주로 심혈관계질환의 범위의) 최근 연구들은 정서 특이 영향을 파헤치는 시도를 시작했으며, 일부는 성공하기도 했다. 예를 들어, 한 연구에서는 베트남전 참전 용사들의(신경정신과 진단을 통해 확인된) 우울, 불안 및 우울-불안 동시 발생과 심혈관계질환으로 인한 사망의 관련성을 연구했다(118). 각 정서는 독립적으로 높은 사망률과 관련이 있었지만, 불안-우울 수준이 모두 높은 경우 추적 관찰조사 기간 내 사망률이 가장 높게 나타났다. 주로 연구되는 정서들이 중복이 흔하다는 사실에 기반해, 다른 한 가지 정서를 교란 요인으로 처리하는 기존 통계적인 방법론을 넘어서는 창의적인 방법론을 사용하는 것이 더 좋은 연구방법이 될 수 있다. 정서들 간 공유되는 중요한 요소에 대한 인정과 적극적 연구를 지속하는 한편으로, 특정 정서의 개별적 접근을 지속하는 것이 적절하다고 설명할 수 있는 특정 정서의 독립적 영향에 대한 근거는 충분하다(119).

정서와 건강에 대한 역학적 근거

건강관리 및 질병 발생에 대한 정서의 영향 연구는 심혈관계질환, 특히 관상동맥질환(예: 심근경색, 돌연사, 협심증)을 중심으로 진행되어 왔다. 심혈관계질환에 대한 강조는 몇 가지 요인에 기인한다. 심혈관계질환은 세계적으로 주된 사망 원인으로, 매년 심혈관계질환으로 사망하는 사람의 수가 다른 어떤 원인으로 사망하는 사람의 수보다 많다(120, 121). 그 결과, 심혈관계질환은 역학 연구에서 빈번하게 측정되는 건강결과이다. 이 중 관상동맥질환은 발병, 촉발 및 악화를 다른 질병보다 더욱 뚜렷하게 구분할 수 있고 위험 요인이 잘 알려져 있어서 세심히 고려할 수 있기에 역학 연구에서 특히 집중되어 왔다.

현재의 근거들은 전통적인 위험 인자들(예: 흡연, 고혈압, 고지혈증, 비만, 운동, 식이, 당뇨)이 관상동맥질환 발생의 상당한 부분을 설명한다고 제시하는데, 이러한 요인들은 주로 질병의 공통적인 최종 발생 경로를 설명할 따름이다(122). 질병 발생에 대한 인구집단의 주요 경향은 대개 환경요인에 기인하므로, 보다 넓은 차원의 사회경제적 결정요인에 대한 연구의 필요성이 점점 더 일반화되고 있다(122). 추가로, 원초적 예방의 중요성이 대두되고 있는데, 이는 사회 전체를 위험 요인의 유행으로부터 예방하거나 개인의 위험 요인 발생을 예방하는 것을 목표로 한다(123, 124). 이러한 추세는 어떻게 정서가(그리고 다른 심리학적 요인들이) 심혈관계질환 및 관련 심장대사 상태에 영향을 주는지에 대한 새로운 관심으로 이어지고 있다.

정서와 다른 건강결과 간 관련성에 대한 근거는 더 낮은 편이다. 따라서 관상동맥질환에 대한 연구가 정서가(비록 불안전하더라도) 건강에 미치는 역할을 보다 폭넓게 이해하는 데에 중요한 모델로서 역할을 할 수 있다는 점을 고려하여, 다음 내용에서는 정서와 관상동맥질환 간 관련성이 강조될 것이다. 정서와 다른 건강결과 간 관련성 연구에 대해서는, 현재까지의 연구 성과 및 이 분야 연구에 대한 잠재적 한계점에 대한 고찰에 이어, 향후 연구의 흥미로운 방향에 대해 논의할 것이다.

관상동맥질환

1950년대에 심장병전문의인 프리드먼(Friedman)과 로젠먼(Rosenman)은 A형 행동유형이라고 하는 관상동맥질환의 새로운 위험 요인을 제시했다(125). A형 행동유형은 표현을 촉발시키는 환경적 문제를 조건으로 전제한 행동-정서 복합체로 특징지어 졌다. 행동의 뚜렷한 징후로 쉽게 발생하면서도 합리화된 적대감, 과도한 공격성, 시간적 급박성이 포함된다. 1960년대 및 1970년대에 수행된 다수 대규모 역학 연구들은 A형 행동유형 가설을 뒷받침하는 결과를 보여주면서, 1981년 국립보건원 내 패널에서는 A형 행동유형이 관상동맥질환의 독립적인 위험 요인이라는 결론을 도출하는 데 이르게 되었다(126). 그러나 A형 행동유형 개념에 대한 관상동맥질환과의 관련성을 찾는 데 실패한 1980년대 중반부터의 일련의 코호트 연구들의 결과가 발표되면서 관심이 줄어들기 시작했다(참고문헌 127, 128 참조). A형 행동유형과 관상동맥질환에 대한 상충된 결과의 일부 원인은, 연구에서 사용된 자기평가식 A형 행동유형 설문지가 행동-정서 복합체 관련 행태의 범주 전부를 측정하지 못했기 때문일 수 있다(129). 비디오 촬영을 병행한 구조화된 면접은 A형 행동유형을 진단하는 데 가장 민감한 접근법이라 알려져 있지만, 대규모의 종단연구에서는 한계가 분명하다. 비록 18개 임상시험을 평가한 메타분석에서 A형 행동유형의 심리적 치료가 관상동맥질환의 재발을 50% 감소시킨다고 확인되었지만(130), 관상동맥질환의 심리적 예측인자에 대한 연구의 초점은 A형 행동유형에서 벗어나서 특정 부정 정서의 영향을 연구하는 것으로 바뀌게 되었다(131).

특정 정서 상태들 사이의 유사성을 고려하여, 연구자들은 몇 가지 부정 정서들이 관상동맥질환의 위험 요인이 될 수 있다는 가설을 세우고(132), 이 가설에 대한 검증 연구를 진행해 왔다. 관상동맥질환 발생 위험과 특정 정서(예: 불안, 분노 및 우울) 간 관련성이 대두되면서, 지난 10년 간 이 주제에 대한 연구량은 현저히 증가했다. 그 결과, 우울에 대한 다수의 리뷰 및 메타분석이 출판되었는데(예: 133, 134), 연구의 결과들은 명백히 일관적이다. 불안(예: 135) 및 분노(예: 136)에 대한 메타분석도 진행되었다. 긍정 정서에 대한 연구도 기하급수적으로 증가했는데(40), 정서 조절 자체에 대한 연구는 다소 제한적이다(이 결과에 대한 자세한 내용은 참고문헌 61 참조).

개별 정서와 건강에 대한 연구가 상당량 축적된 점을 고려하여, 다음 부분에서는 이런 정서에 대한 대표적 연구 및 주요 결과를 중점으로 소개하고자 한다 (137). 관상동맥질환 발생률을 조사한 전향적인 연구를 우선순위에 두었는데, 연구 시작 시점에 질병이 없는 참여자로 구성되거나 초기 건강 상태가 통계분석 과정에서 보정된 인구집단에서 확실한 중증 질병 결과(예: 비치명적심근경색, 돌연사)를 다룬 연구만 검토했다. 또한, 광범위한 심근경색증의 위험 요인을 보정한 연구에도 중점을 두었는데, 이 요인들은 정서와 심근경색 간 관련성 경로에 해당되며, 이러한 연구들에서 산출된 위험도는 대부분 실제보다 과소 추정된다. 관상동맥질환 발생과 관련된 정서 조절 및 급성정서에 관한 최신의 연구결과도 아래에 함께 기술하고자 한다.

분노

오랫동안 만성적인 분노 및 적대감은 관상동맥질환 발병과 연계되어 왔다 (29). 분노와 적대감은 서로 강력히 관련되어 있으며, A형 행동유형과 관상동맥질환 간 관련성과 관련하여 '독성' 요소로 여겨져 왔다(128, 138). 적대감은 오래된 기질적 태도이며, 정서이자 적대감의 한 요소로 간주되는 분노와는 대조적이다(139). 분노는 부당하다고 인식되는 사건에 반응하여 발생하는 불쾌한 정서로 정의되고, 생리적 각성, 공격적인 행동 경향 또는 충동의 활성화를 수반한다. 이 분야의 연구는 분노 그 자체보다는 적대감에 조금 더 초점을 두고 있다(이런 작업에 대한 포괄적인 정리는 참고문헌 136 참조).

몇몇의 메타분석들은 만성적인 분노와 적대감이 관상동맥질환 발병의 독립적인 위험 요인이라는 근거를 제시하고 있다(136, 140). 초기 연구에서, 가와치 등은(141) '규범적 노화연구(Normative Aging Study)'에서 분노와 관상동맥질환과의 관계를 규명하기 위해 1,305명의 남성을 7년간 추적조사했다. 가장 낮은 수준의 분노를 보고한 남성에 비해, 가장 높은 수준의 분노를 보고한 남성의 관상동맥질환(비치명적 심근경색, 치명적 관상동맥질환, 협심증 포함) 비교위험도는 2.66(95% 신뢰구간: 1.26~5.61)이었다. 심혈관계질환의 다른 주요 위험 요인을 보정한 후에도, 분노 수준과 전체적인 관상동맥질환 위험도는 용량-반응 관계로 확인되었다. 12,990명의 중년 남녀(흑인 및 백인)로 구성된 6년간의 추적조사 연구에서도, 단시간에 최소한으로 유발되거나 또는 유발되지 않는 분노 성향이 강한 참여자들의 급성 심근경색 및 치명적 관상동맥질환 발생 위험도 높게 나타났는데, 다른 변수들을 보정한 위험비는 2.28(95% 신뢰구간: 1.29~4.02)로 확인되었다(142). 그러나 모든 연구에서 분노의 영향이 확인된 것은 아니며, 최근의 메타분석에서는 보고된 전체 효과 크기가 그다지 높지 않았고(위험비=1.19, 95% 신뢰구간: 1.05~1.35), 주요 변수를 보정한 연구만 포함할 경우 그 효과는 더 이상 통계적으로 유의하지 않았다(136). 이에 따라 연구자들은 분노가 심혈관계질환에 미치는 영향이 대개 행태적 경로를 통해 매개된다고 제시했다.

불안

'불안'이라는 단어는 일반적인 개념과 과학적 용어 모두를 의미하므로, 용어의 정확한 의미에 대해 자주 혼동이 발생한다(143). 불안은 위협에 대한 인식이 초래하는 미래지향적인 부정적 정서 상태로 정의되고, 다가오는 상황에서 원하는 결과를 예측, 조정하거나 원하는 결과를 얻을 수 없다는 인식으로 특징지어 진다(42). 20편의 전향적 연구를 대상으로 한 최근의 메타분석에 의하면, 관상동맥질환의 독립적인 위험 요인으로 확인된 불안의 위험비는 1.26(95% 신뢰구간: 1.15~1.38)이다. 비치명적 심근경색에 대한 효과만 고려한 5편의 연구로 한정 시 위험비는 다소 낮게 나타났다(135). 5편의 연구에서는 우울을 보정했으며, 이 중 4편에서는 불안의 독립적인 영향 유지가 확인되었다. 전향적인 연구설계를 사용한 불안-관상동맥질환 관련성에 관한 가장 초기 연구 중 하나인 노스위크 파크 심장 연구(Northwick Park Heart Study)에서는 연구 시작 당시 건강한 1,457명의 남성을 10년간 추적조사 했는데, 자가보고된 공포성 불안장애의 증상과 치명적 관상동맥질환 사이에 뚜렷한 관련성이 보고되었다(144). 가장 낮은 수준의 불안을 보고한 남성에 비해, 가장 높은 수준의 불안을 보고한 남성에서의 치명적 관상동맥질환의 상대위험도는 3.77(95% 신뢰구간: 1.64~8.64)로 나타났고, 그 관련성은 다수 심혈관계질환 위험 인자들을 보정한 후에도 유지되었다(144). 여성에서도 같은 결과가 보고되었다. 예를 들어, 여성 건강 계획 관찰연구(Women's Health Initiative Observational Study)의 하위 연구에서, 지역사회 내 3,369명의 신체적으로 건강한 폐경 후 여성에서 지난 6개월 간의 공황 증상 보고를 조사한 뒤 평균 5년간 추적조사했다(145). 최소 한 번의 완전히 진행된 공황발작을 보고한 여성에서(비록 경한 정도라도) 관상동맥질환 또는 뇌졸중의 발생률이 경한 공황발작을 보고한 여성들에 비해 3배 높았다. 이러한 결과는 전통적인 관상동맥질환 위험 요인과 우울증을 보정한 후에도 유지되었다.

최근 연구 대상에는 정신의학에서 불안장애로 분류된 외상 후 스트레스 장애도 포함되고 있다. 연구들은 외상 후 스트레스 장애를 지니거나 준임상적 수준의 증상을 지닌 사람들에서 관상동맥질환의 발생률이 일관적으로 높다고 보고하고 있다(146). 예를 들어, 현존하는 가장 큰 규모의 연구인 세계무역센터 건강 기록(World Trade Center Health Registry) 연구에서 33만 9,324명을 평균 2.9년간 추적조사했다(147). 연구 참여 시점에서 외상 후 스트레스 증후군을 보고한 남녀에서 추적기간 내 더 높은 관상동맥질환 발생률을 나타냈다(여성: 위험비=1.68, 95% 신뢰구간: 1.33~2.12; 남성: 위험비=1.62, 95% 신뢰구간: 1.34~1.96). 이 결과는 부상 또는 흙먼지 등의 9/11 관련 노출 요인과 전통적 관상동맥질환 위험 요인을 보정한 후에도 유지되었다. 따라서 다수의 고찰연구에서 최근 결론 내렸듯이, 다양한 형태의 불안은 높은 관상동맥질환의 발생률과 일관성 있게 관련되어 보인다(119, 148).

우울

우울 및 우울-심혈관계질환의 관련성에 대한 심도 있는 논의는 참고문헌 35를 참조하기 바란다(35). 여기서는 심혈관계질환 발생에 대한 우울의 역할을 조사한 가장 관련성 높은 연구만을 간략히 다룰 것이다. 부정 정서와 관상동맥질환에 대한 대다수의 연구들은 우울을 잠재적인 위험 요인으로서 중점을 두었다. 초기 전향적 연구에서, 안다(Anda) 등은(149) 국민건강조사 추적조사 연구(National Health Examination Follow-Up Study)를 이용하여 2,832명의 건강한 성인에서 우울감과 허혈성 심질환의 발생률의 관계를 조사했다. 우울감은 통계적으로 유의하게 높은 치명적(위험도비=1.5; 95% 신뢰구간: 1.0~2.3) 및 비치명적(위험도비=1.6; 95% 신뢰구간: 1.1~2.4) 허혈성 심질환의 위험과 관련성이 확인되었다. 28편의 출판된 연구를 대상으로 한 2007년의 메타분석에 따르면, 임상적으로 유의한 수준의 우울증을 보고한 사람에서는 관상동맥질환의 상대위험도가 2.54(95% 신뢰구간: 2.07~3.10)이며, 우울감을 보고한 사람에서는 상대위험도가 1.39(95% 신뢰구간: 1.26~1.54)이었다(150). 이전의 메타분석과 이후 추가된 전향적 연구 대다수도 비슷한 크기의 유의한 관련성을 보고했다(예: 133, 151, 152). 우울과 뇌졸중 발생의 관계를 연구한 최근의 메타분석에서도 비슷한 크기의 유의한 관련성을 보고했는데, 보정된 통합 위험비는 1.45(95% 신뢰구간: 1.29~1.63)로 나타났다(153). 이 추정치는 이후 출판된 다른 연구(예: 154)의 결과와도 유사한데, 최근 연구에 따르면 이러한 관련성은 75세 미만의 연령층에서 보다 뚜렷하다고 한다(155). 관상동맥질환과 뇌졸중 모두 문턱 효과가 확인된 연구들은 거의 없다. 연구들에 따르면, 오히려 우울 증상이 증가함에 따라 위험도가 높아지는 용량-반응 관계가 더 흔하게 발견된다고 한다.

다른 더 심한 우울증의 발현 역시 심혈관계질환의 발생률 증가와 관련이 있다. 일부 연구들은 항우울제 사용자에서 현저히 높은 심혈관계질환 상대위험도를 확인했는데(예: 156), 이는 항우울제 자체가 어느 정도 위험을 증가시킨다는 추측으로 이어졌다. 그러나 다른 연구에서 항우울제가 심혈관계질환을 발생시키거나 악화시키는지 더 직접적으로 시험했는데, 위 가설을 지지할 만한 근거는 약하거나 없는 것으로 확인되었다(157, 158). 우울증 치료에 대한 가장 상세한 정보가 포함된 연구에 따르면, 선택적 세로토닌 재흡수 억제제 및 삼환계 항우울제를 포함한 일련의 항우울제 사용은 심혈관계질환 위험을 더 낮추는 것으로 확인되었다(158). 현재 연구들의 시사점은 항우울제의 사용 자체가 심혈관계질환 위험을 높이는 것을 의미하지는 않으며 오히려 더 심한 우울증의 지표 역할을 한다는 것이다. 하지만 이 연구들 중 가설을 규명하기 위한 무작위 대조 시험은 없었다는 점은 간과하지 않아야 한다.

긍정 정서

최근 역학 연구들에서는 긍정 정서가 관상동맥질환의 위험으로부터 보호하는 역할을 할 수도 있을 것으로 제시하고 있다(포괄적인 리뷰를 위해서는 참고문헌 40번 참조). 연구 시작 시점에서 건강한 참여자들을 모집하고, 검증된 긍정 정서 척도를 사용하고, 부정 정서를 포함한 일련의 교란 요인들을 보정하는 등 엄격한 연구 방법론을 사용한 연구에서 긍정 정서가 관상동맥질환 위험을 낮춘다고 일관되게 보고하고 있다(40). 예를 들어, 몇몇 인구기반 연구들에 따르면 정서 활력(관심도, 열정, 및 정서 조절력을 평가하는 복합적인 개념의 측정도구)은 관상동맥질환의 발생 위험을 20~30% 감소시켰는데, 이는 부정 정서와 잠재적 교란 요인의 보정 후에 얻은 결과이다(159, 160). 또 다른 연구에서는, 긍정 정서는 구조화된 면접과 면접 중 참여자의 얼굴에서 드러나는 긍정성에 대한 평가로 측정되었다(161). 이 연구에 참여한 2,000명의 남녀 중, 더 긍정적인 정서를 드러낸 참여자들은 10년 추적기간 중 심장질환 발생률 위험이 22% 낮은 것으로 나타났는데, 이는 주요 관상동맥질환 위험 요인과 부정 정서의 보정 후 확인된 결과이다. 연구자들은 긍정 정서의 역할을 이해하기 위한 지속적 노력을 주장하면서, 이러한 노력이 정신적 및 육체적 건강의 상호작용과 회복탄력성의 발달 방안에 대한 통찰력을 줄 수 있을 것으로 제안한다(40).

정서 조절

부정 정서 상태는 일부분 조절되지 않는 정서로 특징된다는 인식 아래, 초기 연구들은 정서 조절을 위해 일반적으로 사용되는 특정 전략들이 심장 건강에 악영향을 미친다고 가정했다(58, 162). 정서 표현의 억제 또한 증상 인식을 손상시키고, 도움을 찾는 행동을 지연시키며, 문제와 우려에 대한 주위와의 의사소통을 방해할 수 있다(163). 개인이 정서를 억압 또는 억제하는지 여부를 평가하기는 어렵지만, 일부 실증적인 연구들은 그러한 정서 조절이 건강에 중요하다는 것을 제시하는 근거를 제공해 왔다. 예를 들어, 프레이밍햄 연구에서(164), "화난 감정을 토로할 수 없음"이라는 단일 항목은 이후 관상동맥질환 위험과 관련이 있었다(164).

최근 연구에서는, 연구자들은 정서 조절을 더 넓은 차원에서 긍정 및 부정 정서와 심혈관 건강결과들을 잇는 다양한 결과를 설명할 수 있는 높은 수준의 정서적인 기능으로서 고려하기 시작했다(보다 자세한 고찰은 참고문헌 61 참조). 예를 들어, 1,122명의 고령 남성을 대상으로 한 전향적 연구에서는 자기조절과 관상동맥질환의 발생을 연구했다(165). 자기조절은 참여자의 충동, 감정 및 행동을 조절할 수 있는 능력으로 평가되었고, 이 중 정서 조절이 가장 핵심적인 측면으로 구분되었다. 가장 낮은 수준의 자기조절을 보인 남성에 비해, 가장 높은 수준의 자기조절을 보인 남성은 13년 추적 관찰 기간 동안 비치명적 심근경색 또는 관상동맥질환 발생 위험이 62% 낮게 나타났다. 이러한 결과는 긍정 및 부정 정서의 효과뿐만 아니라 주요한 관상동맥질환 위험 요인을 보정한 후에도 유지되었다. 분노 표현과 조절의 수준을 측정한 7,933명의 핀란드 성인에 대한 연구에 따르면, 가장 낮은 수준의 분노조절을 보고한 참여자들은 가장 높은 수준의 분노조절을 보고한 참여자들에 비해 이후 10~15년간 치명적 또는 비치명적 심혈관계질환 발생률이 35% 증가했다(166). 이 결과는 우울 증상뿐만 아니라 주요 관상동맥질환 위험 요인을 보정한 후에도 유지되었다.

미국 중년 성인에 대한 한 연구에 따르면, 두 가지 조절 전략인 재평가와 억압은 서로 다른 심혈관계질환 위험도(프레이밍햄 일반 심혈관계질환 위험 알고리즘으로 측정)를 보였다(167). 재평가는 적응 전략으로 확인된 데에 비해, 억압은 상황에 따라 적응 또는 부적응 전략으로 확인되었다(59). 이 연구에서 재평가 점수가 표준편차 1단위 증가한 경우 10년 내 심혈관계질환 위험이 6.8% 더 낮았지만, 억압 점수가 표준편차 1단위 증가한 경우 11.6% 더 높게 나타났다. 이러한 관련성은 남성에 비해 특히 여성에게서 더욱 뚜렷이 관찰되었다(167). 종합해 보면, 이러한 새로운 연구들은 정서 조절이 심혈관 건강에 중요한 영향을 미친다는 것을 강하게 시사한다.

급성 정서와 관상동맥질환

정서가 관상동맥질환으로 이어질 수 있는 또 다른 경로로 급성 또는 '촉발 (triggering)' 효과가 있다(보다 포괄적인 논의는 참고문헌 86 참조). 예를 들어, 급성 불안 상태는 과호흡을 발생시켜, 관상동맥경련을 촉발할 수도 있다(168). 또한 강한 일과성 정서적 상태에 의해 유발된 혈역학적 스트레스는 관상동맥혈관벽의 죽상판 파열을 일으켜 심장돌연사를 포함한 급성 관상동맥질환을 유발시킬 수 있다고도 가설 지어졌다(86). 이러한 맥락에서 촉발이란 일반적으로 이미 기저질환이 있는 사람에게 영향을 미치는 것이라 여겨지고, 촉발원은 심장발작을 초래하는 급성 생리병리적 변화를 일으키는 자극으로 정의된다(169). 다수 연구들이 급성적 스트레스 외에도 급성 분노, 불안 또는 우울 경험이 심장발작의 촉발원 역할을 할 수 있다는 근거를 제시하고 있다. 예를 들어, 1,623명의 환자들에게 환자-교차연구 설계를 사용한 심근경색 발병 원인 연구(Determinants of Myocardial Infarction Onset Study)에 따르면, 분노 및 불안 경험은 급성 심근경색의 강한 촉발원이 될 수 있다고 한다(170). 분노 경험 2시간 후의 심근경색 발생에 대한 상대위험도는 2.3(95% 신뢰구간: 1.7~3.2)이었으며, 불안 경험 이후의 상대위험도는 1.6(95% 신뢰구간: 1.1~2.2)이었다.

또한 연구자들은 급성 정서적 스트레스와 관련된 또 다른 형태의 급성 심근 기능 이상을 발견했는데, 이는 관상동맥질환이 없는 경우에 발생하는 것으로 여겨진다. 이러한 증후군으로 급성 심근기절, 상심증후군, 좌심실 첨부 풍선 확장 증후군, 스트레스성 심근병증, 그리고 타코츠보 심근병증 등 다양하게 언급되었다. 이 획기적인 연구논문이 ≪뉴잉글랜드 저널 오브 메디신(New England Journal of Medicine)≫에 출판된 이후(171), 이 증후군은 상당한 관심을 받고 있으며, 점점 더 많은 연구들이 극단적인 정서 경험의 심장 독성 효과에 대한 근거를 추가하고 있다(172, 173). 어떤 측면에서는 상기의 유발 유형과 유사하지만, 차이점도 있다. 촉발 효과는 죽상판 파열, 관상동맥 혈전, 및 기저손상 등을 전제로 하며 대개 비가역적인 손상을 일으킨다. 이와 대조적으로, 스트레스성 심근병증은 폐쇄성 관상동맥질환이 없는 경우에 발생하며, 현저하게 높아진 카테콜아민 수치 및 좌심실의 기능 이상으로 특징지어 지고 재발의 위험이 낮다(174). 촉발 효과에 대한 추가 근거는 남녀 모두에서 확인되지만, 스트레스성 심근병증은 여성에게서 더 많이 나타난다. 정서적 스트레스는 심근기절을 정의하는 특징 중의 하나인 카테콜아민 수치의 현저한 증가를 종종 동반하기 때문에, 스트레스성 심근병증의 잠재적인 유발 요인으로 알려져 왔다. 비록 명확한 병태생리학적 기전은 밝혀지지 않았지만, 이는 심각한 정서적 스트레스에 따른, 식별 가능한 임상적 증후군이라는 데에 합의가 점점 이루어지고 있다(174).

기타 심장대사 질환

고혈압

다수 연구에 따르면, 불안장애, 우울장애(예: 175, 176) 또는 높은 수준의 불안, 우울, 또는 분노(예: 177)를 호소하는 사람들에서 혈압 상승 및 더 높은 고혈압 유병률이 확인된다. 초기 연구들은 높은 수준의 부정 정서가 높은 고혈압 발생 위험과 관련되어 있다고 제시한 반면(예: 178), 후기 연구들은 관련성이 없거나(예: 179) 또는 반대의 관련성을 보고했다(예: 180, 181). 하지만 이 연구들 중 대다수가 방법론적 문제(예: 단면연구, 낮은 통계적 검정력)의 한계를 갖고 있으며, 고령자를 중점으로 조사되었다(182). 일시적 또는 지속적인 낮은 수준의 우울감을 지닌 사람들에 비해, 반복적인 우울 에피소드를 경험한 사람에서 연령 증가에 따른 고혈압 발생률이 더 높게 나타났는데, 5년 단위의 연령 증가는 고혈압 발생 위험을 7% 증가시켰다. 연구들 간 상반된 결과들은 기저의 병태 생리가 정서와 혈압 조절 능력 모두 변화시키는 상황을 발생시킬 가능성을 고려하게 한다. 예를 들어, 관류 저하 및 뇌혈류 맥동 증가는 뇌혈관 손상을 유발해 우울증과 혈압 변화를 유발시킬 수 있다(183). 따라서 조절 곤란 정서를 지닌 사람들에게서 조절이 어려운 것으로 현재까지 여겨지고 있으나, 그 영향의 방향성에 대해서는 아직 결론이 나지 않았다. 앞으로의 연구들은 양방향 효과의 가능성에 대해 보다 주의를 기울여야 할 것이다.

당뇨병

제2형 당뇨병은 그 자체로 심각한 보건 문제이다. 이는 심혈관계질환 발생의 주요 위험 인자인 동시에 염증, 신경내분비 기능 장애, 부실한 식사 및 운동부족, 과도한 알코올 섭취 등을 포함한 다수의 심혈관계질환 위험 요인으로 특징지어진다. 따라서 제2형 당뇨병은 정서와 건강 간 관련성을 연구하는 연구자들에게 더 많은 관심을 받고 있다. 현재까지 대다수의 연구는 우울과 관련된 당뇨병의 위험을 조사해 왔다. 세 편의 메타분석에서는 모두 일관적인 양의 상관관계를 보고했다(184~186). 최근의 메타분석은 42만 4,557명의 참여자를 포함한 23편의 전향적 연구를 정리했는데, 평균 8.3년의 추적 관찰기간과 19,977명의 당뇨병 발생 건수를 포함했다. 우울감이 있는 사람이 우울감이 없는 사람보다 당뇨병 발생 위험이 더 높은 것으로 확인되었는데, 상대위험도는 1.56(95% 신뢰구간: 1.37~1.77)로 산출되었고, 이 수치는 전통적 위험 요인을 보정한 후 다소 감소되었다(보정된 상대위험도 1.38; 95% 신뢰구간: 1.23~1.55). 최근의 이 메타분석 결과는 그 이전의 메타분석 결과들과 상당히 일관된다. 여기서 주목할 만한 점은, 이 메타분석들에서 양방향 효과의 근거가 발견되었는데, 당뇨병을 지닌 사람은 우울증상이 발생할 위험이 높고, 그 반대의 경우도 같다는 것이다(185, 187). 비록 불안 또는 분노를 제2형 당뇨병과 관련지은 연구는 적지만, 적은 수의 연구에 따르면 불안 또는 분노는 당뇨병 위험을 35~50% 증가시킨다(예: 188, 189). 최근 고찰연구의 결론은, 여러 형태의 정서적 고통이 제2형 당뇨병의 발생 위험에 영향을 미칠 수 있는 한편, 이러한 결과를 더 나아가 확인하기 위해서는 방법론적으로 보다 엄밀한 연구가 필요하다는 것이다(190).

대사증후군 및 비만

부정적 정서와 다른 심장대사 결과 간의 관련성을 조사한 다수 연구들은 우울에 초점을 두었다. 영향의 방향성에 대한 논란은 지속되고 있다. 우울증이 대사증후군과 비만, 고콜레스테롤혈증 등의 구성 요인 발생 위험을 증가시킨다는 근거도 확인되지만, 이러한 대사적 조건이 우울증 경험 위험을 높인다는 근거도 확인된다(예: 191, 192). 4편의 전향적 연구에서 전체 3,834명의 참여자를 분석한 소규모 메타분석에 따르면, 연구 참가 시점에 우울증이 있는 경우 향후 대사증후군의 발생 위험이 52%(95% 신뢰구간: 1.20~1.91) 더 증가했다. 추적 관찰기간 범위는 6~17년이었으며, 영향의 크기는 남성보다 여성에게서 더 크게 나타났다(193). 이러한 결과는 단면연구에서 도출된 효과 추정치와도 일치한다. 흥미로운 점은, 한 메타분석에서 대사증후군에 의한 우울증 발생 영향을 추정했을 때에도 통계적으로 유의한 효과가 나타났고(상대위험도=1.49, 95% 신뢰구간: 1.19~1.89), 이는 그 영향이 양방향이라는 점을 부각한다(193). 대사증후군 및 그 구성 요소와 관련된 불안 및 분노에 대한 연구는 비교적 매우 적다. 2007년에 출판된 문헌고찰 연구에서는 불안에 대한 2편의 전향적 연구와 분노에 대한 3편의 전향적 연구만 확인되었다. 불안에 대해서는 대체적으로 관련성이 없는 것으로 확인되었고, 분노와 대사증후군 사이에는 양적 관계가 확인되었다(194). 논문 저자들은 불안에 대해 명확한 결론을 내리기에는 연구 수가 너무 적은 한편 양방향의 영향도 가능하다고 제안했다. 다소 놀랍게도, 이 고찰연구가 발표된 이후에도 이 분야의 새로운 연구는 여전히 드물다.

분노와 체중 상태 변화 또는 비만의 발생 간 관련성에 대한 연구는 드물다. 더 많은 연구에서 불안과 비만 발생의 위험을 조사되었고, 불안 수준이 높은 사람은 비만 발생 위험이 높을 수 있음을 제시하고 있다(195). 최근 연구들은 더 구체적으로 외상 후 스트레스 장애를 체중 증가의 가능한 위험 인자로서 중점적으로 다루었다(예: 196). 다른 부정 정서와는 다르게, 외상 후 스트레스와 관련된 불안은 명확한 발병시기가 있기 때문에, 체중 증가가 단순한 기질적 불안 때문인지 또는 불안 증상의 발생에 의한 것인지 더 구체적으로 연구하는 것이 가능하다. 최근의 한 연구는 여성의 외상 후 스트레스 장애 발병 이전과 이후의 체중 증가 양상을 비교했다. 외상 후 스트레스 장애 발병 이후에 더 급격한 체중 증가가 확인되었는데, 발병 전 체중 증가의 양상은 외상 후 스트레스 장애가 전혀 없는 여성과 비교해 차이가 없었다(197). 이와 유사한 결과로, 외상 후 스트레스 장애를 지닌 여성이 향후 비만이 될 위험도 통계적으로 유의하게 높았다(교차비 1.36, 95% 신뢰구

간: 1.19~1.56).

관상동맥경화

심혈관계질환은 기저의 죽상동맥경화 과정의 최종 결과이다(198). 심혈관계
질환 위험에 대한 연구결과에 기반하여, 많은 연구자들이 부정적 정서는 죽상동
맥경화증 발생에 직접적으로 영향을 미친다고 가정해 왔다(예.199). 죽상동맥경
화증 또는 관련된 준임상적 심혈관계질환에 관한 연구들은 질병 발생 이전 단계
에서 발생 경과를 평가하기 위해 일반적으로 혈관구조에 대한 영상의학적 평가
를 실시한다. 일반적인 준임상적 심혈관계질환 지표는 경동맥 내중막 두께(IMT)
와 관상동맥 석회화(CAC)를 포함한다. 관상동맥 석회화는 잘 검증된 준임상적
심혈관계질환의 지표로서, 심외막 관상동맥계에 석회화된 죽상경화반을 평가하
는 전자빔 컴퓨터 단층촬영에 의해 확인된다(200). 경동맥의 내중막 두께와 죽상
경화반을 평가하기 위해 경동맥의 속공간-속막 계면, 중간막-바깥막 계면의 두
께를 초음파로 측정한다.

불안 등의 부정 정서와 경동맥 내중막 두께 및 경동맥 석회화의 관련성을 조사
하는 연구의 결과는 일반적으로 서로 일치하지 않는다(예: 201, 202). 불안과 준임
상적 심혈관계질환 지표에 대한 최근의 고찰에 따르면, 지금까지의 연구결과는
약한 관련성으로 결론지었으며(119), 우울 또는 분노와 준임상적 심혈관계질환
지표 간 관련성 결과 또한 유사하다(예: 203, 304). 한편, 대다수의 연구들은 단면
조사연구방법을 사용했다. 최근의 연구에서는 단면조사연구의 결과들에 주의를
기울일 것을 제안한다. 전통적 심혈관계질환 위험 요인도 동시 측정 시 준임상적
심혈관계질환 결과를 잘 예측하지 못하기 때문이다(205). 사실 종단연구의 결과
들은 보다 강한 관련성을 보여준다. 예를 들어, 726명의 남녀를 대상으로 한 한
연구에 따르면, 지속적인 높은 기질적 불안을 보인 남성에서 4년 뒤 경동맥 내중
막이 더 두꺼워지고, 죽상경화반이 더 현저히 발달했다(206). 324명의 남녀가 참
여한 다른 연구에서는 더 높은 우울 증상을 가진 참여자들이 3년의 추적 기간 동
안 더 많은 경동맥 내중막 두께 변화를 보였다(202). 209명의 여성을 대상으로 한
또 다른 연구에서도 역시 높은 수준의 분노를 경험한 여성들이 3년간 경동맥 내

중막 두께에 더 많은 변화를 보였다(207). 로잔스키(Rozanski) 등은(2011) 약한 관련성에 대해 부분적으로는 정서의 시간적 경과를 적절히 측정하지 못하거나, 준임상적 심혈관계질환 지표들과의 관련성이 비선형적일 가능성이 있거나, 죽상동맥경화증 병태 생리 기여 요인들 간 상승효과에 대한 평가를 적절히 하지 못했기 때문일 수 있다고 제시했다(205).

암

정서와 암의 관련성에 대한 오랜 신념에도 불구하고, 정서가 암의 발병에 관여하는 역할에 대한 실증적 근거는 여전히 희박하다. 암 환자에 대한 연구를 기반으로, 테모숔(Temoshok)(208)은 암이 잘 발생하는 사람(C유형 인간성)의 모형을 금욕주의적이고, 정서 표현에 어려움을 겪고, 쉽게 포기하거나 또는 무력감/절망감을 느끼는 유형의 사람으로 제시했다. 이 모형에 대한 실증적인 근거는 여러 연구에서 보고되었다(209, 210). 그러나 후속 연구들은 이전 연구들의 심각한 방법론적 문제를 발견했을 뿐만 아니라, 같은 결과를 도출하는 데에 실패했다(211, 212). 현재까지, 정서와 암 발생 관련성을 상정하는 다수의 연구들은 그 영향이 건강 행태의 차이(예: 흡연, 213) 또는 면역 기능 변화(84, 214)에 의해 대부분 매개된다는 가정을 전제로 한다.

심리적 요인이 암 **발생**에 미치는 역할의 평가에 대해 엄밀한 방법론의 연구가 수행되기 어렵기 때문에, 진정한 전향적인 연구는 흔하지 않다. 그러나 다수 연구에 의하면, 사회심리적 스트레스 및 관련된 고통은 발암 기전에 중요한 역할을 하는 면역력, 염증, 인슐린 저항성, DNA 수선 능력, 세포사멸, 증식, 혈관 신생, 텔로미어 길이 등 과정의 변화와 관련되어 있다. 예를 들어, 스트레스 상태의 쥐에 난소암 세포를 주입 시 스트레스를 받지 않은 대조군 쥐보다 2.5배 더 크고 더 침습적인 유형의 종양이 발달했다. 스트레스 상태 쥐의 절반에서 암 전이가 발생되었지만, 대조군 쥐에서는 암 전이가 발생하지 않았다(215). 쥐를 이용한 또 다른 연구에서는 만성 스트레스는 종양 발생률을 높이고 종양 잠복기를 단축시키는 것을 확인해, 스트레스가 종양 발생에 어떠한 역할을 담당한다는 것을 제시했다(216). 정서를 발암 기전과 관련된 생물학적 과정(예: 면역 기능 및 감시, DNA 수선 능력, 세포 사멸)과 관련하여 직접 평가하는 연구들은 정서가 암 발생에 관여하는지에 대한 추가 통찰력을 제공할 수 있다.

우울증과 암 사망률에 관한 다수 연구의 일반적인 결과는 잠재적 교란 요인의 보정 후에도 높은 수준의 우울증과 높은 암 사망률 간 관련성이 있는 것으로 확인된다(217). 심리적 고통이 암의 진행과 암에 대한 적응에 미치는 영향을 조사한 다수의 연구와 근거도 존재한다(예.218). 다만 암 사망 또는 암 진행에 대한 연구는 정서의 영향이 암의 **발생**에 대한 것인지, 또는 암 진단 이후 **생존**에 대한 것인지 구별하지 못한다. 정서를 암 발생 또는 생존과 연결 짓는 기전은 질병의 진행 경과와 관련된 문제일 수 있다. 예를 들어, 질병의 진행은 진단과 병에 대한 사회심리적 적응, 치료에 대한 순응, 치료법에 대한 도구적 도움을 포함한 사회적 지지와 관련될 수 있다.

부정 정서와 암 발생에 대한 최근의 연구는 정서-암 관련성을 제시하고는 있지만, 대부분 연구들이 여전히 우울증을 중점적인 위험 요인으로 두는 한계가 있다. 예를 들어 81,612 명의 건강한 여성 참여자를 8년간 추적 관찰한 한 연구에서 우울 증상과 대장암 발생의 관련성을 조사했다(219). 우울 증상의 수준이 높을수록 다수의 잠재적 교란 요인을 보정한 후 확인된 대장암 발생 위험도 높았으며 (위험비=1.43, 95% 신뢰구간: 0.9~2.11), 이 관련성은 과체중 여성에게서 더 뚜렷하게 나타났다. 최근 몇몇 메타분석은 기존의 문헌을 더욱 체계적으로 고찰했다. 한 연구에서는 참여자 수가 많을수록(≥100,000명), 그리고 추적 관찰 기간이 길수록(≥10년) 대장암 발생 위험이 더 높게 확인되었다(220). 그러나 연구결과는 암의 종류에 따라 달라질 수 있다. 이는 암 연구의 난제들 중 하나이다. 암은 기원조직, 세포유형, 생물학적 특성, 해부학적 부위, 분화 정도가 다양한, 여러 병인을 지닌 질환들의 이질적 구성체이다(221).

또 다른 고찰연구에서는 우울증과 유방암에 대한 기존 연구를 요약했는데, 메타분석의 전체적인 결과상 강한 관련성을 확인하지 못했지만, 이는 몇 가지 방법론적 문제 때문일 수 있다고 보고했다(222). 원인으로 불충분한 추적 관찰기간을 들 수 있는데, 저자들은 종양세포가 발견 가능한 상태의 종양으로 발달하기 위해 최소 18년의 기간이 필요하다고 제시했다. 서로 다른 결과를 초래하는 또 다른 방법론적인 문제로는 각기 다른 우울증 진단 방법(예: 평가된 신체 증상의 개수)와 연구를 위해 확보되는 유방암 발생 건수가 충분하지 못한 경우이다. 따라서 불충분한 짧은 시간경과와 적은 암 발생건수를 이용한 연구는 실제 관련성을 과소평가하게 되며, 이러한 점은 향후 이 분야 연구에서 반드시 고려되어야 한다(222). 이 분야 연구의 또 다른 문제는 생검 전에 스트레스를 측정한 연구들이 때때로 전향적 연구로 여겨지는 것이다. 이러한 연구들은 진단검사 필요성이 확인된 참여자를 대상으로 하며, 검사 결과가 나오기 전에 정서적 기능을 측정한다(예: 223). 개인은 검사 결과에 대한 자가 예측을 하는 상황으로, 이러한 예측은 심적 고통을 측정하는 데에 분명히 영향을 미칠 것이다. 따라서 이런 연구에서 정서-암 관련성에 대한 인과성 평가는 제한적이다(222). 암 진행 또는 생존에 대한 긍정 정서의 역할을 검토한 몇몇 연구는 있지만(224), 정서가 암 발생에 미치는 영향을 고려한 연구는 거의 없다. 게다가 이 분야의 실증적 연구결과들은 일치하지 않았고, 긍정 정서 및 '투쟁심'이 질병의 진행과 발생률을 낮출 수 있다는 견해는 중대한 논란거리가 되었다(예: 225, 226). 종합해 보면, 심리적 고통(또는 보다 일반적으로 정서)이 인간의 암 발생에 관여한다는 직접적 근거는 제한적이다. 그러나 기존에 알려진 반복되는 심리적 고통의 생물학적 결과와 이와 연계된 암 발생 및 진행은, 이 문제가 보다 자세하고 엄밀한 평가를 할 가치가 있음을 시사한다.

전염성 또는 면역 매개 질환 및 기타 건강결과

부정 정서는 면역 기능에 영향을 미쳐 전염병에 대한 감수성을 변화시킨다고 여겨진다(227). 심리적 고통과 스트레스 요인은 면역 기능의 하향 조절과 충분히 관련 있어 보이는 한편, 특정 정서의 영향을 평가한 연구는 적다(228, 229). 예를 들어, 건강한 중년 남녀를 대상으로 한 연구에서 심리적 고통 수준과 자연살해세포(NK세포), B세포, T세포 등의 면역 기능 지표의 변화를 1년간 조사했다(230). 이 연구에 따르면, 높은 수준의 심리적 고통은 NK세포의 면역력 억제와 관련되었지만(다른 세포 형태는 억제되지 않음), 초기 NK세포 수는 이후의 심리적 고통의 수준을 예측하지 않았으며, 이는 정서가 세포 면역의 변화에 선행할 수 있음을 시사한다.

면역 기능 연구의 결과로 심리적 고통이 면역 관련 건강결과에 미칠 수 있는 영향을 이해할 수 있는지 확인하기 위해 건강한 사람을 대상으로 여러 방법의 연구가 진행되었다. 일련의 연구들은 통제된 실험실에서 바이러스 투여 검사를 이용해 정서(긍정 및 부정 정서 모두)와 감기의 관련성을 조사했다(227, 231). 감염원에 노출된 사람들 중 오직 일부에서만 임상적 질환이 발병한다는 점에 기반해, 연구자들은 바이러스에 노출된 사람들 중 정서가 감기의 발병과 관련이 있는지 조사했다. 이들 연구에서는 건강한 참여자에서 생물학적으로 확인 가능한 임상적 질환의 발생을 조사하기 위해 감기 바이러스에 노출된 후 격리와 모니터링을 거쳤다(231, 232). 바이러스에 노출되기 전에, 정서 수준이 측정되었다. 건강 행태, 나이, 성별, 교육 수준을 보정한 후에도, 높은 수준의 부정 정서를 보고한 참여자에서 임상적 질환의 발병 위험이 높게 나타났고(232), 높은 수준의 긍정 정서를 보고한 참여자에서 발병 위험은 낮게 나타났다(231, 233). 다른 연구에서는 심리적 고통이 높은 경우 예방접종으로 인한 면역반응이 더 약하고(234) 예방접종 이후 심한 염증반응이 일어나기 쉽다는 것을 확인했다(235). 이러한 연구 분야는 연구방법론적 및 절차상의 복잡성 때문에 제한적이고, 일반적인 심리적 고통 또는 우울증상 이외의 다른 정서를 이러한 건강결과와 관련해 조사한 연구는 매우 적다.

정서와 기타 면역 매개 질환(예: 후천성 면역결핍증, 단순포진, 천식)에 대한 대다수 연구들은 주로 질병의 진행, 재발, 또는 악화를 고려했고, 정서가 질병의 발생에 미치는 역할을 평가한 연구는 많지 않다. 제한된 수의 연구에 따르면 조기에 발병한 정신장애(특히 불안과 우울증)를 겪은 것은, 성인이 된 후 관절염(236) 및 천식(237)의 발생 위험 증가와 관련성이 있다고 보고한다. 비록 이 연구들은 정신장애 발병 시점에 대한 후향적 보고에 의존하고 있고, 이는 어떠한 신체적 건강결과에 대해서도 과대평가된 관련성을 도출할 수 있다. 한편, 한 전향적 연구에서는 일관된 결과를 보고했다. 이 연구에서는 8세 남아를 대상으로 정신건강 문제를 평가하고 이들이 성인이 될 때까지 추적 관찰했는데, 아동기에 더 많은 우울 증상 또는 기타 정신건강 문제를 보고한 사람일수록 성인이 된 후 천식 발생 위험이 더 높은 것을 확인했다(238). 면역 매개 질환의 진행에 대한 연구결과에서 정서와 악화 및 재발 간 관련성이 일관되게 제시되고 있지만(예: 239, 240, 241), 이 결과로는 정서가 질환의 발생에 미치는 역할을 직접 평가할 수 없다.

상당한 양의 연구에서 높은 수준의 심적 고통을 겪는 개인이 의학적으로는 설명되지 않는 높은 수준의 증상을 가지는 것을 반복적으로 보여주고 있다(242). 의학적으로 설명되지 않는 이러한 증상의 반복적 발현은 '기능성 증후군'으로 특징되며, 이는 병리학적으로 확인 가능한 변화가 발견되지 않는 증후군이다(예: 섬유근육통, 만성피로 증후군, 과민성 장 증후군 등)(243). 연구자들은 이 증후군에 대한 다수의 공통된 특징을 확인했고, 이는 중추성 감작이라고 불리는 중추 뉴런의 과잉 흥분상태와 관련된(244) 기저 병리 기전의 유사성을 공유하기 때문인 것으로 추측한다(242). 신체적인 증상은 흔히 정서 경험을 동반하기 때문에, 이러한 증상이 심리적 고통의 주된 산물인지, 또는 만성질환의 중요한 양상인지에 대한 합의된 결론은 존재하지 않는다.

정서가 이들 증후군의 발생 및 악화에 중요한 역할을 할 수 있다는 관념은 흔하게 환자들에게서 수용되고 연구자들도 제시하고 있다. 그러나 이러한 연구는 다양한 방법론적 문제점 때문에 실증적 근거가 부족하다. 특히 어려운 점은 이런 증후군은 '객관적' 지표의 부족으로 환자가 보고하는 증상에 기반해 진단된다는 것이다. 소수의 연구에서 외상 또는 스트레스 사건이 이러한 증후군의 발생에 선행하는지 조사했는데, 그 결과는 일관되지 않거나 뚜렷하지 않았으며(245), 정서 그 자체를 명확히 다룬 연구는 거의 없다. 다른 연구에서는 심리적 고통의 치료가 기능성 증후군 관련 증상을 개선시키는지 조사했다. 섬유근육통 환자의 치료에 대한 한 메타분석은 작지만 일관된 효과를 확인했는데, 심리적 고통에 대한 효과적인 치료는 통증 수준과 수면 문제를 감소시킨다는 것이다(246). 이 분야는 더 많은 관심을 받을 자격이 있고, 높은 수준의 심리적 고통이 대개 높은 수준의 의료 이용을 수반한다는 일반적인 현상을 부각시킨다(예: 247). 이러한 현상은 공중보건 불만족 문제를 야기하는 것으로 보이며(248), 이는 감정, 증상, 건강의 상호 관계에 대한 이해의 중요성을 더욱 강조한다.

새로운 방향

지난 십년 동안 이 분야에 상당한 발전이 있었다. 이러한 발전과 함께, 이 분야는 보건학과 의학 전문가들이 정신 및 신체 건강의 상호 관계를 관찰하고, 목표를 세우고, 치료하는 패러다임을 바꿀 수 있는 새로운 발견을 준비하고 있다. 강력한 새로운 지식을 창출할 수 있는 다수의 기술적, 개념적, 방법론적 혁신들이 발전 중에 있다. 이런 분야들에 대해 아래 간략히 소개한다.

기전에 대한 보다 깊은 이해

정서-건강 관련성 연구는 반복적 정서 경험이 어떻게 건강에 점증적인 영향을 미칠 수 있는지를 함께 설명하는 방법으로서 생물학적 및 비생물학적 기전을 제시했다. 그럼에도 불구하고, 정신적 상태가 직접적으로 건강 관련 생물학적 변화에 영향을 준다는 이론에 대해서 주류 생물의학계의 다수 연구자들은 회의적인 시각을 지속적으로 갖고 있다. 이런 관점은 ≪뉴잉글랜드 저널 오브 메디신≫의 전 편집장에 의해 극명하게 표현되었다.

> 1985년 사설에서(249) 나는 다음과 같이 기고했다. "정신적 상태와 질병의 관계가 설사 존재하더라도 그 관계에 대해 과학적으로 엄밀한 연구는 현재 문헌에서 거의 찾아보기 어렵다." 나는 개인의 습관과 별개로 정신적 상태가 **직접** 질병을 일으키거나 그 상태를 변화시킬 수 있다는 주장에 관해 말한 것이다. 그 사설 발표 후 16년이 지났지만 현존 문헌에 대한 나의 평가가 별반 변한 것이 없는 것 같다(250).

이런 회의론자들은 정서-건강의 명백한 인과관계도 거짓 또는 바람의 결과이며, 정서-건강 연구가 명백한 근거를 만들지 못하고 있다고 주장한다. 정서-건강의 현존하는 근거에 대한 두 가지 주요 비평점은 ① 가능한 생물학적 기전의 부족과 ② 연구방법론적 문제이다. 정서가 어떻게 질병 발생에 영향을 미치는지 설명하기 위해 다양한 생물학적 기전이 제시되어 왔다. 수많은 연구들이 정서와 염증성 생체지표, 심박변이도, 혈당조절 등 명확히 건강과 관련된 생물학적 매개인자 간 관련성을 보고해 왔다. 다수 연구에서 스트레스 관련 생리학적 기질(예: 코티솔 조절 이상, 카테콜아민 수치 상승)과 질병 결과 간 관련성도 다루어 왔다. 그러나 정서에 특이적인 신경생물학적 기전(예: 특정 신경펩티드 또는 면역세포)과 실제 질병 결과를 직접 연관 지은 연구는 드물기 때문에, 상기된 근거도 불충분하다고 여겨질 수 있다. 더욱이, 정서가 어떻게 세포 단위에서 건강 영향을 미치는지 조사하는 연구는 스트레스 상황하에 신경계와 면역계 간 신경 및 분자적 소통에 대한 연구와 정서-건강 관련 역학 연구 또는 실험연구를 서로 한데 엮은 논리를 사용한다(예: 251, 252). 정서에 의해 발생되고 질병결과를 초래하는 생물학적 변화에 대한 직접적인 실증 근거는 단일 연구에서 드물고, 방법론적으로 실현이 어렵다. 예를 들어, 불안은 만성적 염증수치 상승을 통해 일부분 관상동맥질환 발생에 영향을 미친다고 가정되고 있다. 그러나 불안과 염증 수치의 변화를 측정하고, 이어지는 질병 발생을 조사하는 연구는 아직 수행되지 않았다. 아마도 결과적으로, 정서가 어떤 생물학적 과정을 통해 질병 발생에 직접적인 변화를 준다는 이론에 대한 논쟁은 지속될 것이다(250).

한편, 행태경제학에서 부상하는 이론들은 건강 관련 행동의 채택에 대한 정서와 정서 조절의 중요성에 주목한다. 행태경제학자들은 소위 선행 감정이라 일컫는 급성 정서 상태가 개인의 위험 평가와 행동 선택에 직접 영향을 미친다는 것을 인식하게 되었다. 요컨대, 사람들은 분노와 같이 흥분한 상태 아래서 종종 비이성적으로(즉, 오랫동안 고수한 자신만의 기준과 달리) 행동한다. 예를 들어, 배우자와 열띤 논쟁을 벌인 뒤에 끊었던 담배를 피우는 것과 같다. 뇌의 도파민 보상중추 자극의 결과로 우울감 및 불안감이 음식 갈망으로 이어질 수도 있다(253). 정서 조절을 하지 못하는 것은 자기조절 실패로 이어질 수 있고, 이는 건강에 해로운 행태로 이어질 수 있다. 건강결과에 대한 정서의 '직접' 효과를 찾는 과정에서, 역학자들은 흡연, 운동, 식습관 등의 건강 행태에 대한 개별 차이를 종종 보정한다. 그렇게 하면서 그들은 "방에서 고릴라를 보지 못하고(너무나 자명한 정서-건강 관련성을 놓치고)" 정서와 건강에 대한 흥미로운 연결고리 중 하나를 부적합하게 보정해 버린 것일 수 있다.

그렇기는 하지만, 최근 기술의 진보와 학제 간 소통 증가는 잠재적 생물학적 기전 연구에 대해 흥미로운 가능성을 제시하고 있다(보다 자세한 내용은 14장 참조). 이는 신경생물학적 기질 또는 세포 고정을 조사하고, 병원 저항성과 질병 발생에 관여하는 유전자 산물을 조절하는 사회적 및 정서적 과정을 평가하는 역량을 포함한다. 다양한 생물학적 기전이 거의 확실히 관련되어 있기 때문에, 궁극적으로는 이러한 경로들 간 관련성을 고려해야 보다 포괄적인 통찰을 얻을 수 있다.

예를 들어, 백혈구의 텔로미어 길이 단축과 텔로머레이스 활성 저하로 측정되는 세포 노화 가속화는 다양한 질병 결과에 대한 조기 이환 및 사망 위험 증가의 지표로 확인되었다(254, 255). 정서를 세포 노화 속도와 연계하는 것은 정서가 건강에 어떻게 그리고 왜 중요한지에 대한 흥미로운 통찰을 제공할 수 있는데, 이는 특히 연구들이 악화 과정(텔로미어 단축), 회복 과정(텔로머레이스 활성) 또는 둘 다에 중점을 둘 수 있기 때문이다. 일부 연구에 따르면, 이러한 주제는 전도유망한 연구 분야가 될 수 있다. 예를 들어, 한 연구에서는 만성적 정서 장애로 정의되는 높은 수준의 정서적 조절 장애를 지닌 사람들의 텔로미어 길이는 정서장애가 없는 연령을 짝지은 대조군에 비해 짧은 것으로 확인되었다. 이 결과는 흡연 상태를 보정한 후에도 뚜렷하게 확인되었고, 두 집단 간 텔로미어 길이 차이는 약 10년의 노화로 인한 차이 정도와 같았다(256).

또 다른 잠재적 생물학적인 기질은 여러 사회적 행동에 관여하는 호르몬인 옥시토신이다(257, 258). 최근 이론에 따르면, 옥시토신은 긍정적인 사회 및 정서 과정과 건강 간 관련성의 기저를 이루는 핵심 신경생물학적 체계의 일부이다(259). 동물연구는 옥시토신이 다수의 생리적 기능(예: 심혈관계, 췌장, 신장, 뇌)에 관여함을 명백히 제시하고 있다. 사람 대상 연구에서 옥시토신의 명백한 스트레스 완화 효과(260, 261)가 일률적으로 관찰되지는 않았으나(262, 263) 이를 근거로 옥시토신과 정서 및 스트레스 과정을 관련지었다. 개인이 효과적 정서 조절 전략을 개발하기 위한 사회적 유대감과 애착의 중요성을 고려할 때, 옥시토신 활성, 정서 과정 및 건강 간 관련성을 탐색하는 것은 유익할 수 있다.

유전자 및 그 산물이 각각 또는 서로 작용하거나 환경과 상호작용하는 기전을 규명하는 역량 역시 증가했다. 근래의 몇몇 연구에서는 유전자의 작용과 그들의 생화학적 기전을 심리적 현상과 연결시키기 시작했고, 특정 유전자의 발현과 이에 따른 단백질 합성 및 생리작용 조절을 심리적 경험이 조절할 수 있음을 제시하고 있다(264, 265). 예를 들어 한 연구에 따르면, 외로움의 수준이 높은 사람은 낮은 사람에 비해서 면역 활성, 전사 조절 및 세포 활성에 관여하는 유전자의 발현이 증가되었고, 선천적 항바이러스 저항, 항체 생산 및 성숙 B 림프구 기능 지지에 관여하는 유전자의 발현은 감소되었다(266). 후성유전학적 기전을 고려 시, 정서와 마이크로바이옴(microbiome) 간 상호작용뿐 아니라, 유전 부호를 실제로 바꾸지 않는 유전자 발현을 변화시키는 과정은 정서 과정과 평생의 건강을 연결 짓는 분자 경로에 대한 통찰을 제공할 수 있다.

정서와 건강 간 관련성에 대한 생물학적 또는 행태학적 기전을 고려할 때, 영향의 전체 범주를 조사하는 것이 중요하다. 부정 정서의 영향은 부정 정서에 따라 발동하는 유해한 생물학적 과정의 관점에서 일반적으로 고려되는 반면, 긍정 정서의 영향은 긍정 정서에 따라 발동하지 못하는 유해한 과정(예: 낮은 염증수치)의 관점에서 고려된다. 그러나 정서-건강 관계는 정서에 의해 활성화되는 회복 과정의 부재 또는 존재로 인한 것일 수도 있다. 이런 보다 광범위한 접근 방법은 최근에 상세히 기술되었는데(40), 생물학적인 것뿐만 아니라 행태학적인 건강 매개 요인에 주목하고 있다. 예를 들어, 긍정 정서는 규칙적으로 과일과 채소를 섭취하고 매일 8시간 수면을 취하는 것 등의 회복 과정 관련 건강 행태에 참여하는 것과 함께, 염증 등의 생물학적 기능 장애의 약화와도 관련될 수 있다. 긍정 정서는 직접 스트레스 수준을 낮추거나, 또는 스트레스의 악영향을 완화시킬 수도 있다(267). 긍정 정서가 스트레스의 영향을 완화시킨다는 관념은 다소 실증적 관심을 받아왔다. 예를 들어 몇몇 실험에서, 프레드릭슨(Fredrickson) 등은 애초의 스트레스 상황(예: 연설 준비)에 뒤따른 심혈관 반응성은 중립적 감정을 경험한 사람보다 긍정적 감정을 경험한 사람에서 더 빠르게 정상 수준으로 회복되었다고 보고했다(268, 269).

생애 과정 관점

　문헌 고찰에서 명백히 드러나듯, 현재까지의 연구는 대개 성인에서의 정서와 건강에 중점을 두었다. 이런 연구들은 유익하기는 하지만 생애 초기에 이미 촉발된 무수한 과정들을 놓칠 수 있다. 생애 과정 관점은 어떻게 그리고 왜 정서가 이후의 건강결과에 영향을 미치는지, 그리고 이 장 앞부분에 설명했듯이, 어떻게 효과적인 정서 기능의 발달이 보다 큰 사회 환경과 가정환경 간 상호작용에 의해 영향을 받는지를 분명하게 하는 데 도움이 될 것이다. 최근 역학 연구 및 다른 연구들에서 아주 어린 시절의 환경이 성인이 된 후 신체 건강에 중요한 영향을 미친다는 강력한 근거를 구축하기 시작했다(270). 레페티(Repetti) 등은(24) 생애 초기의 가정환경이 어떻게 신체건강에 영향을 미치는지에 대한 틀을 제시하고, 생애 초기에 발달하는 정서 과정의 중요한 특성을 강조했다. 정서는 적응의 기본을 이루며, 적응 행동에 대한 동기와 기전을 함께 제공한다. 아동발달 관련 문헌에서는 초기 아동기의 주요 과제는 정서 조절 역량을 발달시키는 것이라고 제시한다(271). 불만을 조절하고, 만족을 지연시키고, 스스로를 진정시키는 능력은 어린 아이들이 새로운 기술을 배우고 역량을 성장시키는 데 기여하거나 이를 약화시키고, 이는 사회적 도전이나 다른 도전을 처리하기 위한 위험 평가와 결정하기를 배우는 데에 중요하다. 이 장 전반에 걸쳐 논의되고 있는 바와 같이, 이러한 모든 요인들은 생애 전반에 걸쳐 건강을 유지하고 보호하는 능력과 강하게 관련되어 있다. 생애 과정 관점은 단일 정서를 독립적으로 고려하는 것보다는 정서 조절 또는 긍정 및 부정 정서를 조화롭게 하는 것에 초점을 둔다. 게다가 생애 과정 관점은 조절 역량의 발달에 영향을 미치는 사회적 요인, 조절 역량이 생애 초기 또는 노출 기간 및 시기(예: 민감 시기)에 획득되지 못했을 때의 영향, 신체건강과 관련된 정서 영향의 가역성에 대한 의문을 해소하기 위한 이론적 틀을 제공한다.

　정서 조절 연구는 발달기 및 성인기 모두에 대해 연구가 수행되었지만 양 시기 모두를 통합한 연구는 여전히 제한적이며, 신체건강 관련 연구는 특히 제한적이다(56). 정서를 조절하는 것은 단순히 정서의 억압만을 배우는 것이 아니라, 관계 및 다양한 설정 범위에서 정서(긍정, 부정 모두)를 이용하고 조절하는 폭넓은 기술을 지칭한다(271). 따라서 정서 조절은 크기, 기간, 강도 등의 정서 경험 측면에서의 변화에 관여한다. 그로스(Gross) 등은(56) 정서 조절 과정의 제한된 집단군을 확인했고, 특정 형태의 조절은 좋거나 나쁘지 않고 오히려 그것이 사용되는 맥락에 따라 효과가 달라진다고 주장했다. 조절은 (스스로에 의한) 내적 또는 (타인에 의한) 외적 과정을 통해 일어날 수 있는데, 어린 시절에는 외적 조절 과정이 더 흔히 이용된다.

앞서 언급한 심혈관계 영향과 관련해 정서 조절을 고려한 제한된 연구 외, 다른 몇몇 연구도 이 주제를 다루고 있다. 감정표현에 실패하거나 하지 못하는 상태로 특징되는 감정표현 불능증에 대한 연구가 수행되고 있다. 이 연구에서 지금까지는 감정표현 불능증이 증상적 및 병적 행동의 위험 요인지만 기질적 질환의 위험 요인은 아니라고 설명하고 있다(272). 다른 연구에서는 강한 감정의 표출이 누적된 스트레스 억제를 방지하면서 건강결과를 향상시킬 수 있는지를 조사했다. 비록 최근의 몇몇 메타분석이 다소 상충하는 결론을 도출했지만, 위 연구는 감정 표현의 긍정적 건강 영향을 확인했다(162). 최근의 메타분석은 감정의 표출이 통계적으로 유의한 수준에서 적당한 긍정적 영향이 있음을 확인한 한편(273), 또 다른 메타분석에서는 명백한 효과에 대한 근거를 도출하지 못했다(274). 이들 연구들 간의 차이는 양적 고찰을 위한 기존 문헌의 채택 기준이 달라서일 수 있다. 일반적으로, 지금까지의 연구결과는 정서 조절 전략이 정서의 적절한 인식, 표현, 처리를 통해 촉진될 때 건강이 최적화된다고 제시했다(163).

생애 과정 중 건강 유지 또는 질병 발생에서 정서 조절의 역할이 더 많이 다루어져야 한다. 아동기 정서 기능의 장애는 성인기까지 지속되기 쉽다고 확인되었다(예: 275, 276). 이들 연구결과에 따르면, 성인 질병 과정에 대한 정서의 영향은 일반적으로 고려되는 것보다 훨씬 더 일찍 시작된다고 한다. 예를 들어, 아동기에 적절한 정서 조절 전략을 배우지 못하면 일생토록 유혹과 즉시 충족('근시')에 넘어가고, 스트레스에 대한 부적응 행동을 활용하는 습관을 형성할 수도 있다. 반대로, 아동기에 습득한 적절한 정서 조절은 일생의 회복탄력성으로 이어질 수도 있다. 정서 기능과 관련된 생애 초기의 건강 관련 위험(또는 탄력성)이 어떻게 감지될 수 있는지는 밝혀지지 않았다. 하지만 이는 정서적 노출이 가장 큰 영향을 미치는 때와 장소 규명을 목표로 하는 중재 프로그램 설계에 중요하다. 미셸 (Mischel)이 고안한 전통적인 마시멜로 실험에 따르면, 만족 지연 능력의 차이는 4세 유치원생들에게서 이미 뚜렷이 나타나고, 더 낮은 지연 능력은 10년 이상 후 학업성적과 건강 행태(예: 흡연, 약물오용, 비만)를 예측하게 한다(277).

생애 초기 정서가 이후 질병 발생(또는 건강 증진)에 미치는 영향을 조사하는 연구의 당면한 과제는 종종 수년이 걸리는 연구기간이다. 이를 극복하기 위한 한 가지 전략은 질병 발생 전에 위험도의 척도가 될 수 있는 적절한 생체지표를 발굴해 평가하는 것이다. 이는 질병 발생 위험이 높은 사람을 질병 감시 및 표적 중재를 통해 발견해서, 그 발생을 지연시킬 수 있다는 이점이 있다. 이에 따라, 많은 연구들이 정서 기능과 심장대사질환 위험 증가와 관련된 생체지표와의 관련성을 고려하기 시작했다. 현재까지 가장 두드러진 연구는 우울증과 염증 지표의 관련성을 조사한 것으로, 우울과 염증 간 어느 요인이 선행하는지 또는 관련성 영향이 양방향성인지에 대한 논란은 여전하다. 현재까지의 연구결과로는 우울증과 염증의 영향은 양방향일 가능성이 높지만, 이들 연구는 정신적 고통이 생애 초기에 발생 시 염증 반응에 선행하고 반응을 유발할 수도 있다고 제시한다. 예를 들어 한 연구에 따르면, 7세에 평가된 높은 수준의 심리적 고통은 42세에 측정된 높은 수치의 C반응단백과 관련성이 확인되었는데, 이는 아동기 건강 상태 등 다수 변수를 보정한 후에도 확인되었다(278). 또 다른 최근 연구에 의하면, 8세에 높은 수준의 정신적 고통을 받은 경우 10세에 염증 수치가 더 높았는데, 이 염증 수치는 이후 정신적 고통 증가와 관련이 없었다(279).

건강결과와 방법론의 확장

정서와 질병 발생의 인과관계에 대한 근거의 질적 측면에서, 인과성 추론의 문제가 주된 우려사항이 되고 있다. 정서가 건강에 영향을 미친다고 주장하는 것은 정서가 사실 비이성적이고 불필요하다는 관점으로서 비판을 받게 된다. 정서가 단순히 부수적 현상이라면, 정서가 물질적이고 지속적인 효과를 지닌다고 주장하기 어렵다. 더욱이 정서-건강 관련성을 확인한 다수의 강한 근거는 정서에 대해 자가보고를 이용한 종단적 관찰 코호트 연구에 기반해, 측정되지 않은 교란요인의 영향을 고려할 수 있다. 자가보고 편향을 피하기 위해, 연구들은 객관적으로 측정되고 비교적 명확한 발병시점이 있는 결과를 강조했으며, 이는 심혈관계질환 영역에 더 많은 근거를 축적하는 것으로 이어졌다. 비록 정서가 암, 자가면역질환, 통증 증후군 등 다른 결과의 발생에도 거의 확실히 관여하지만, 이들 결과는 증상에 대한 자가보고에 의해 진단되거나 긴 잠복기를 가지는 경우가 많아, 연구는 그 결과에 대한 비판과 회의적 시각에 취약하다.

게다가 비교적 명확한 발병시점을 확인하고 객관적으로 측정된 건강결과를 사용한 연구도 관찰연구의 특징을 가지므로, 정서의 건강 영향 가설의 반대론자들은 인과관계가 질병에서 정서로의 방향성을 가진다거나 정서와 질병 상태를 모두 유발하는 어떠한 기저 요인(예: 유전학, 낮은 사회경제적 지위)이 있다고 주장할 수 있다. 결과적으로, 최고 수준의 연구조차 객관적이고 신뢰할 만한 근거를 제공하기에는 결함이 많다는 일부의 비판이 계속 있어 왔다(예: 280). 무작위 임상시험이 근거 수준의 표준으로 간주되는 한편, 심리사회적 중재가 신체 건강결과를 향상시키는지에 대한(환자집단 내) 무작위 임상시험의 연구결과들이 서로 일치하지 않아 이러한 우려가 심화되고 있다(11장 참조). 그러나 대부분 임상시험은 당초에 건강한 사람들이 아닌 심장병 환자를 참여자로 포함했고, 그 결과 심적 고통의 효과가 이미 심각한 생물학적 손상을 겪은 사람에서 검토되었다. 뒤늦은 단계에서 심적 고통의 경감이 추가 손상을 제한하거나 기존 손상의 악화를 예방할 수 있는지 명확하지 않다. 게다가 이러한 임상시험은 대개 중년 또는 노년의 성인을 대상으로 했지만, 반복되는 감정 상태에 대한 노출의 기간, 정도, 가역성은 입증되지 않았다.

생애 과정 관점은 정서적 과정이 생애 초기에 정해지고, 그 결과 중년이 되어서는 이미 반복적인 정서 상태에 오랫동안 노출되어 있다고 제시한다. 이런 주장은 심장마비 환자 중 상당수가 심장마비 발생 이전에 우울증이나 불안을 앓은 적이 있는 것을 보고한 연구에 의해 뒷받침된다(281). 이 분야에서 주장을 보다 설득력 있게 증명하고 조사대상 건강결과를 확장시키기 위해 창의적인 연구 설계가 필요하다. 실증 연구에 수용되는(아직 고려되지는 않은) 핵심 질문은 건강한 사람에게서 정신적 고통을 경감하거나 긍정적 상태를 수립하는 것이 심장질환 및 기타 건강 상태 발생 위험을 효과적으로 감소시킬 수 있는가에 대한 것이다.

정서 연구에서 인과성에 관한 우려를 줄일 수 있는 다수의 전략도 존재한다. 생애 초기(예: 아동기)의 정서 기능을 측정하는 종단적 연구는 정서-건강 관계의 시간적 순서를 더욱 설득력 있게 확립함으로서 역인과성에 대한 우려를 줄일 수 있다. 정서의 건강결과에 대한 영향을 추정하기 위해 정서의 표현형(예: 불안)에 관여하는 유전자형 정보를 이용하고, 도구변수분석 및 멘델리안 무작위 배정 기법으로 관찰연구 내에서 정서의 영향에 대한 모의실험과 평가를 할 수 있다. 이런 연구는 강력한 근거를 제시할 수도 있겠지만, 현재로서는 각 정서의 명확한 기반이 되는 단일 유전자 또는 유전적 위험 점수를 규명하지 못하고 있다(유전 도구에 대한 자세한 내용은 282 참조). 주변 구조 모형은 인과성 추론의 또 다른 주요 난제인 '시간 변화 교란(time-varying-confounding)' 문제를 완화하기 위해 사용되고 있는 기법이다. 이는 주어진 정서에 영향 받을 수 있는 행태와 위험 요인이 다시 그 정서를 갖게 되는 위험을 증가시키는 가능성을 말한다. 예를 들어 불안은 비활동적 상태로의 위험을 증가시킬 수 있지만, 비활동성 또한 불안의 가능성을 높일 수 있다. 정서의 건강결과에 대해 행태 및 생물학적 변화가 교란 요인 또는 매개변수로 작용하는 역동적인 피드백 과정을 설명하기 위한 방법으로 주변 구조 모형이 사용될 수 있다.

결론

기존 연구는 질병의 병태생리 또는 예방에 대한 정서의 역할을 지지하며, 그 결과는 심혈관계질환 관련 연구에서 가장 뚜렷하게 확인된다. 이 장에서 우리는 현재까지 알려진 최신의 근거들을 살펴보았다. 우리는 정서 경험이─긍정, 부정 모두─다른 건강결과로 이어지는 데에 대한 기전의 이해를 높일 수 있는 향후 방향도 논의했다. 이러한 작업은 인구집단의 건강 증진을 위한 효과적인 예방 및 중재 전략을 세우는 데에 강력한 기반을 형성할 것이다. 정서에 대한 지속적인 연구는 사회 역학의 발달을 위해 적어도 세 가지 이유에서 중요하다. 첫째, 정서의 사회적 유형화는 어떻게 외부의 사회 환경 변화가 개인의 건강 상태에 차이를 발생시키는지에 대한 중요한 단서를 연구자에게 제공하기 때문이다. 둘째, 정서는 개인 내에서 스트레스 요인부터 생물학적 반응까지 이어지는 인과성 사슬(이른바 사회생물학적 변형)의 중요한 연결고리이기 때문이다. 셋째, 정서에 대한 연구는 사회 조건과 건강결과 간 연결고리를 끊거나 개선시킬 수 있는 심리사회적 중재의 개발에 대한 근간을 제공하기 때문이다.

참고문헌

1. Plato. [Dialogues. English and Greek] Charmides; Alcibiades I and II; Hipparchus; The lovers; Theages; Minos; Epinomis/ Plato. Cambridge, MA: Harvard University Press; 1927.
2. Taylor SE, Repetti R, Seeman T. What is an unhealthy environment and how does it get under the skin? Annu Rev Psychol. 1997;48:411-47.
3. Williams SJ, Bendelow G. Emotions, health and illness: the "missing link" in sociology? In: James V, Gabe J, editors. Health and the sociology of emotions. Cambridge, MA: Blackwell Publishers; 1996. pp. 25-54.
4. Matthews KA, Gallo LC, Taylor SE. Are psychosocial factors mediators of socioeconomic status and health connections? A progress report and blueprint for the future. Ann N Y Acad Sci. 2010;1186:146-73.
5. DeSteno D, Gross JJ, Kubzansky L. Affective science and health: the importance of emotion and emotion regulation. Health Psychol. 2013;32(5):474-86.
6. Kemper TD. Sociological models in the explanation of emotions. In: Lewis M, Haviland JM, editors. Handbook of emotions. New York: Guilford Press; 1993. pp. 41-52.
7. Lazarus RS. Target article: Theory-based stress measurement. Psychol Inq. 1990;1(1):3-13.
8. Pearlin L, Lieberman M, Menaghan E, Mullen JT. The stress process. J Health Soc Behav. 1981;22:337-56.
9. Kessler RC. A disaggregation of the relationship between socioeconomic status and psychological distress. Am Sociol Rev. 1982;47(6):752-64.
10. Melchior M, Berkman LF, Niedhammer I, Zins M, Goldberg M. The mental health effects of multiple work and family demands: a prospective study of psychiatric sickness absence in the French GAZEL study. Soc Psychiatry Psychiatr Epidemiol. 2007;42(7):573-82.
11. Pearlin LI, Lieberman MA. Social sources of emotional distress. In: Simmons R, editor. Research in community and mental health. Greenwich, CT: JAI Press; 1978.
12. Turner RJ, Lloyd DA. The stress process and the social distribution of depression. J Health Soc Behav. 1999;40:374-404.
13. Koolhaas JM, Bartolomucci A, Buwalda B, de Boer SF, Flugge G, Korte SM, et al. Stress

revisited: a critical evaluation of the stress concept. Neurosci Biobehav Rev. 2011;35(5): 1291-301.

14. Yehuda R, LeDoux J. Response variation following trauma: a translational neuroscience approach to understanding PTSD. Neuron. 2007;56(1):19-32.

15. Marmot M, Wilkinson RG. Psychosocial and material pathways in the relation between income and health: a response to Lynch et al. BMJ. 2001;322(7296):1233-6.

16. Mendelson T, Thurston RC, Kubzansky LD. Affective and cardiovascular effects of experimentally-induced social status. Health Psychol. 2008;27(4):482-9.

17. Lazarus RS. Progress on a cognitive-motivational-relational theory of emotion. Am Psychol. 1991;46(8): 819-34.

18. McLeod JD, Kessler RC. Socioeconomic status differences in vulnerability to undesirable life events. J Health Soc Behav. 1990;31:162-72.

19. Chen E, Matthews KA. Cognitive appraisal biases: an approach to understanding the relation between socioeconomic status and cardiovascular reactivity in children. Ann Behav Med. 2001;23(2):101-11.

20. Matthews KA, Raikkonen K, Everson SA, Flory JD, Marco CA, Owens JF, et al. Do the daily experiences of healthy men and women vary according to occupational prestige and work strain? Psychosom Med. 2000;62(3):346-53.

21. Kessler RC, Neighbors HW. A new perspective on the relationships among race, social class, and psychological distress. J Health Soc Behav. 1986;27(June):107-15.

22. Ulbrich PM, Warheit GJ, Zimmerman RS. Race, socioeconomic status, and psychological distress: an examination of differential vulnerability. J Health Soc Behav. 1989;30:131-46.

23. Cochran SD, Mays VM, Sullivan JG. Prevalence of mental disorders, psychological distress, and mental health services use among lesbian, gay, and bisexual adults in the United States. J Consult Clin Psychol. 2003;71(1):53-61.

24. Repetti RL, Taylor SE, Seeman TE. Risky families: family social environments and the mental and physical health of the offspring. Psychol Bull. 2002;128(2):330-6.

25. Evans GW, Gonnella C, Marcynyszyn LA, Gentile L, Salpekar N. The role of chaos in poverty and children's socioemotional adjustment. Psychol Sci. 2005;16(7):560-5.

26. John OP, Gross JJ. Healthy and unhealthy emotion regulation: personality processes, individual differences, and life span development. J Pers. 2004;72(6):1301-33.

27. Gottman JM, Katz LF, Hooven C. Parental meta-emotion philosophy and the emotional life of families: theoretical models and preliminary data. J Fam Psychol. 1996;10(3):243-68.

28. Matthews KA, Gallo LC. Psychological perspectives on pathways linking socioeconomic status and physical health. Annu Rev Psychol. 2011;62:501-30.

29. Siegman AW, Smith TW. Introduction. In: Siegman AW, Smith TW, editors. Anger, hostility, and the heart. Hillsdale, NJ: Erlbaum; 1994. pp. vii-xv.

30. Allport GW. Pattern and growth in personality. New York: Holt, Rinehart, & Winston; 1961.

31. Harvey W. Exercitatio anetomica de motu cordis et sanguinis [An anatomical exercise concerning the movement of heart and blood]. Facsimile of original 1628 edition ed. London: Baillieve, Tindall, & Cox; 1928.

32. Alexander FG, French TM, Pollack GH. Psychosomatic specificity: experimental study and results. Chicago: The University of Chicago Press; 1968.

33. Siegman AW. From Type A to hostility to anger: reflections on the history of coronary-prone behavior. In: Siegman W, Smith TW, editors. Anger, hostility and the heart. Hillsdale, NJ: Erlbaum; 1994. pp. 1-21.

34. Friedman HS, Booth-Kewley S. The "disease-prone personality": a meta-analytic view of the construct. Am Psychol. 1987;42(6):539-55.
35. Elderon L, Whooley MA. Depression and cardiovascular disease. Prog Cardiovasc Dis. 2013;55(6):511-23.
36. Whooley MA, Wong JM. Depression and cardiovascular disorders. Ann Rev Clin Psych. 2013;9:327-54.
37. Edmondson D, Richardson S, Falzon L, Davidson KW, Mills MA, Neria Y. Posttraumatic stress disorder prevalence and risk of recurrence in acute coronary syndrome patients: a meta-analytic review. PLoS One. 2012;7(6):e38915.
38. Macleod J, Davey Smith G. Psychosocial factors and public health: a suitable case for treatment? J Epidemiol Commun H. 2003;57(8):565-70.
39. Everson-Rose SA, Lewis TT. Psychosocial factors and cardiovascular diseases. Annu Rev Public Health. 2005;26:469-500.
40. Boehm JK, Kubzansky LD. The heart's content: the association between positive psychological well-being and cardiovascular health. Psychol Bull. 2012;138(4):655-91.
41. Kobau R, Seligman ME, Peterson C, Diener E, Zack MM, Chapman D, et al. Mental health promotion in public health: perspectives and strategies from positive psychology. Am J Public Health. 2011;101(8): e1-9.
42. Barlow DH. Anxiety and its disorders. New York: Guilford Press; 1988.
43. Frijda NH. The emotions. Cambridge, UK: Cambridge University Press; 1986.
44. Arnold MB. Emotion and personality. New York: Columbia University Press; 1960.
45. Lazarus RS, editor. Emotions and adaptation: conceptual and empirical relations. Lincoln: University of Nebraska Press; 1968.
46. Frijda NH. Emotions are functional, most of the time. In: Ekman P, Davidson RJ, editors. The nature of emotion. New York: Oxford University Press; 1994. pp. 112-22.
47. Scherer KR. Emotion as a process: function, origin and regulation. Soc Sci Inform. 1982;21(4-5):555-70.
48. Fredrickson BL. What good are positive emotions? Rev Gen Psychol. 1998;2(3):300-19.
49. Lazarus R. The stable and the unstable in emotion. In: Ekman P, Davidson RJ, editors. The nature of emotion. New York: Oxford University Press; 1994. pp. 70-85.
50. Frijda NH. Moods, emotions episodes, and emotions. In: Lewis M, Haviland JM, editors. Handbook of emotions. New York: Guilford Press; 1993. pp. 381-405.
51. Breckler SJ. Emotion and attitude change. In: Lewis M, Haviland JM, editors. Handbook of emotions. New York: Guilford Press; 1993. pp. 461-74.
52. Fishbein M, Ajzen I. Belief, attitude, intention, and behavior: an introduction to theory and research. Reading, MA: Addison-Wesley; 1975.
53. Scheier MF, Bridges MW. Person variables and health: personality predispositions and acute psychological states as shared determinants for disease. Psychosom Med. 1995;57:255-68.
54. Smith TW, Spiro A. Personality, health, and aging: prolegomenon for the next generation. J Pers. 2002;36: 363-94.
55. Salovey P, Rothman AJ, Detweiler JB, Steward WT. Emotional states and physical health. Am Psychol. 2000;55(1):110-21.
56. Gross JJ, Thompson R. Emotion regulation: conceptual foundation. In: Gross JJ, editor. Handbook of emotion regulation. New York: Guilford; 2007.
57. Shedler J, Mayman M, Manis M. The illusion of mental health. Am Psychol. 1993;48(11):1117-31.

58. Pennebaker J, Beall SK. Confronting a traumatic event: toward an understanding of inhibition and disease. J Abnorm Psychol. 1986;95:274-81.
59. Gross JJ, John OP. Individual differences in two emotion regulation processes: implications for affect, relationships, and well-being. J Pers Soc Psychol. 2003;85(2):348-62.
60. Gross JJ. Emotion regulation in adulthood: timing is everything. Curr Dir Psychol Sci. 2001;10(6): 214-9.
61. Appleton AA, Kubzansky LD. Emotion regulation and cardiovascular disease risk. In: Gross JJ, editor. Handbook of emotion regulation. 2nd ed. New York: Guilford; 2013.
62. Kawachi I, Sparrow D, Vokonas PS, Weiss ST. Decreased heart rate variability in men with phobic anxiety (data from the Normative Aging Study). Am J Cardiol. 1995;75(14):882-5.
63. Baum A, Grunberg N. Measurement of stress hormones. In: Cohen S, Kessler RC, Gordon LU, editors. Measuring stress: a guide for health and social scientists. New York: Oxford University Press; 1995. pp. 175-93.
64. Ader R, Felten DL, Cohen N, editors. Psychoneuroimmunology. San Diego, CA: Academic Press; 1991.
65. Rabin BS, Cohen S, Ganguli R, Lysle DR, Cunnick JE. Bidirectional interaction between the central nervous system and the immune system. Crit Rev Immunol. 1989;9:279-312.
66. Deverts DJ, Cohen S, DiLillo VG, Lewis CE, Kiefe C, Whooley M, et al. Depressive symptoms, race, and circulating C-reactive protein: the Coronary Artery Risk Development in Young Adults (CARDIA) study. Psychosom Med. 2010;72(8):734-41.
67. Miller GE, Rohleder N, Stetler C, Kirschbaum C. Clinical depression and regulation of the inflammatory response during acute stress. Psychosom Med. 2005;67(5):679-87.
68. Boehm JK, Williams DR, Rimm EB, Ryff C, Kubzansky LD. Relation between optimism and lipids in midlife. Am J Cardiol. 2013.
69. Steptoe A, Demakakos P, de Oliveira C, Wardle J. Distinctive biological correlates of positive psychological well-being in older men and women. Psychosom Med. 2012;74(5):501-8.
70. Kok BE, Fredrickson BL. Upward spirals of the heart: autonomic flexibility, as indexed by vagal tone, reciprocally and prospectively predicts positive emotions and social connectedness. Biol Psychol. 2010;85(3):432-6.
71. Everson SA, Kauhanen J, Kaplan GA, Goldberg DE, Julkunen J, Tuomilehto J, et al. Hostility and increased risk of mortality and acute myocardial infarction: the mediating role of behavioral risk factors. Am J Epidemiol. 1997;146:142-52.
72. Brody AL, Olmstead RE, Abrams AL, Costello MR, Khan A, Kozman D, et al. Effect of a history of major depressive disorder on smoking-induced dopamine release. Biol Psychiatry. 2009;66(9):898-901.
73. Cohen S, Rodriguez MS. Pathways linking affective disturbances and physical disorders. Health Psychol. 1995;14:374-80.
74. Baumeister RF, Tierney J. Willpower: rediscovering the greatest human strength. New York: Penguin Press; 2011.
75. Ingjaldsson JT, Laberg JC, Thayer JF. Reduced heart rate variability in chronic alcohol abuse: relationship with negative mood, chronic thought suppression, and compulsive drinking. Biol Psychiatry. 2003;54(12):1427-36.
76. Garland EL, Franken IH, Howard MO. Cue-elicited heart rate variability and attentional bias predict alcohol relapse following treatment. Psychopharmacology (Berl). 2012;222(1):17-26.
77. McGonigal K. The willpower instinct: how self-control works, why it matters, and what you can do to get more of it. New York: Penguin; 2012.

78. Krygier JR, Heathers JA, Shahrestani S, Abbott M, Gross JJ, Kemp AH. Mindfulness meditation, well-being, and heart rate variability: a preliminary investigation into the impact of intensive Vipassana meditation. Int J Psychophysiol. 2013;89(3):305-13.

79. Mullainathan S, Shafir E. Scarcity: why having too little means so much. New York: Times Books; 2013.

80. Betensky JD, Contrada RJ. Depressive symptoms, trait aggression, and cardiovascular reactivity to a laboratory stressor. Ann Behav Med. 2010;39(2):184-91.

81. Treiber FA, Kamarck TW, Schneiderman N, Sheffield D, Kapuku G, Taylor T. Cardiovascular reactivity and development of preclinical and clinical disease states. Psychosom Med. 2003;65:46-62.

82. Chida Y, Steptoe A. Greater cardiovascular responses to laboratory mental stress are associated with poor subsequent cardiovascular risk status: a meta-analysis of prospective evidence. Hypertension. 2010;55(4):1026-32.

83. Carroll D, Ginty AT, Der G, Hunt K, Benzeval M, Phillips AC. Increased blood pressure reactions to acute mental stress are associated with 16-year cardiovascular disease mortality. Psychophysiology. 2012;49(10):1444-8.

84. Segerstrom SC, Miller GE. Psychological stress and the human immune system: a meta-analytic study of 30 years of inquiry. Psychol Bull. 2004;130(4):601-30.

85. Steptoe A, Hamer M, Chida Y. The effects of acute psychological stress on circulating inflammatory factors in humans: a review and meta-analysis. Brain Behav Immun. 2007;21(7):901-12.

86. Bhattacharyya MR, Steptoe A. Emotional triggers of acute coronary syndromes: strength of evidence, biological processes, and clinical implications. Prog Cardiovasc Dis. 2007;49(5):353-65.

87. Mittleman MA, Maclure M, Nachnani M, Sherwood JB, Muller JE. Educational attainment, anger, and the risk of triggering myocardial infarction onset. Arch Intern Med. 1997;157(7):769-75.

88. Steptoe A, Strike PC, Perkins-Porras L, McEwan JR, Whitehead DL. Acute depressed mood as a trigger of acute coronary syndromes. Biol Psychiatry. 2006;60(8):837-42.

89. Selye H. The physiology and pathology of exposure to stress. Montreal: Acta; 1950.

90. DeLongis A, Coyne JC, Dakof G, Folkman S, Lazarus RS. Relationship of daily hassles, uplifts, and major life events to health status. Health Psychol. 1982;1:119-36.

91. Dohrenwend BS, Dohrenwend BP. Stressful life events: their nature and effects. New York: Wiley; 1974.

92. Selye H. Confusion and controversy in the stress field. J Human Stress. 1975;1(2):37-44.

93. Lazarus RS. From psychological stress to the emotions: a history of changing outlooks. Annu Rev Psychol. 1993;44:1-21.

94. Cohen S, Kessler RC, Gordon LU. Strategies for measuring stress in studies of psychiatric and physical disorders. In: Cohen S, Kessler RC, Gordon LU, editors. Measuring stress: a guide for health and social scientists. New York: Oxford University Press; 1995.

95. Spielberger CD, Sarason JG. Stress and anxiety. Washington, DC: Hemisphere; 1978.

96. Lader M, Marks I. Clinical anxiety. London: Heinemann; 1973.

97. Ohman A. Fear and anxiety as emotional phenomena: clinical phenomenology, evolutionary perspectives, and information-processing mechanisms. In: Lewis M, Haviland JM, editors. Handbook of emotions. New York: Guilford Press; 1993. pp. 511-36.

98. Barlow DH. Unraveling the mysteries of anxiety and its disorders from the perspective of emotion theory. Am Psychol. 2000;55(11):1247-63.

99. Kubzansky LD, Kawachi I. Going to the heart of the matter: Do negative emotions cause

coronary heart disease? J Psychosom Res. 2000;48:323-37.

100. Izard C. Human emotions. New York: Plenum; 1977.

101. Tomkins S. Affect, imagery, and consciousness. Vol. 11: The negative affects. New York: Springer; 1963.

102. Stone AA. Measurement of affective response. In: Cohen S, Kessler RC, Gordon LU, editors. Measuring stress. New York: Oxford University Press; 1995. pp. 148-71.

103. Barefoot JC, Lipkus IM. The assessment of anger and hostility. In: Siegman AW, Smith TW, editors. Anger, hostility and the heart. Hillsdale, NJ: Erlbaum; 1994.

104. Robinson JP, Shaver PR, Wrightsman LS, editors. Measures of personality and social psychological attitudes. New York: Academic Press; 1991.

105. Lazarus RS. Emotion and adaptation. New York: Oxford University Press; 1991.

106. Leventhal H, Patrick-Miller L. Emotions and physical illness: Causes and indicators of vulnerability. In: Lewis M, Haviland-Jones JM, editors. Handbook of emotions. 2nd ed. New York: Guilford Press; 2000. pp. 523-37.

107. Cuthbert BN, Insel TR. Toward the future of psychiatric diagnosis: the seven pillars of RDoC. BMC Med. 2013;11:126.

108. Ekman P, Levenson RW, Friesen WV. Autonomic nervous system activity distinguishes among emotions. Science. 1983;221:1208-10.

109. LeDoux JE. Emotion-specific physiological activity: Don't forget about CNS physiology. In: Ekman P, Davidson RJ, editors. The nature of emotions. New York: Oxford University Press; 1994. pp. 248-52.

110. Schwartz GE, Weinberger DA. Patterns of emotional responses to affective situations: relations among happiness, sadness, anger, fear, depression, and anxiety. Motiv Emotion. 1980;4:175-91.

111. Smith CA, Ellsworth PC. Patterns of appraisal and emotion in taking an exam. J Pers Soc Psychol. 1987;52(3):1-14.

112. Tomaka J, Blascovich J, Kelsey RM, Leitten CL. Subjective, physiological, and behavioral effects of threat and challenge appraisal. J Pers Soc Psychol. 1993;65(2):248-60.

113. Clark LA, Watson D. Tripartite model of anxiety and depression: psychometric considerations and taxonomic implications. J Abnorm Psychol. 1991;100:316-36.

114. Lerner J, Keltner D. Beyond valence: Toward a model of emotion-specific influences on judgment and choice. Cogn Emot. 2000;14(4):473-93.

115. Fjeldsoe B, Neuhaus M, Winkler E, Eakin E. Systematic review of maintenance of behavior change following physical activity and dietary interventions. Health Psychol. 2011;30(1):99-109.

116. Clark LA. The anxiety and depressive disorders: Descriptive psychopathology and differential diagnosis. In: Kendall PC, Watson D, editors. Anxiety and depression: distinctive and overlapping features. New York: Academic Press; 1989. pp. 83-129.

117. Kubzansky LD. Key 2010 publications in behavioral medicine. Cleve Clin J Med. 2011;7(Suppl 1):S65-8.

118. Phillips AC, Batty GD, Gale CR, Deary IJ, Osborn D, MacIntyre K, et al. Generalized anxiety disorder, major depressive disorder, and their comorbidity as predictors of all-cause and cardiovascular mortality: the Vietnam experience study. Psychosom Med. 2009;71(4):395-403.

119. Thurston RC, Rewak M, Kubzansky LD. An anxious heart: anxiety and the onset of cardiovascular diseases. Prog Cardiovasc Dis. 2013;55(6):524-37.

120. Mathers CD, Lopez AD, Murray CJL. The burden of disease and mortality by condition: data, methods, and results for 2001. In: Lopez AD, Mathers CD, Ezzati M, Jamison DT, Murray CJL, editors. Global burden of disease and risk factors. Washington, DC: World Bank; 2006.

121. World Health Organization. Global status report on noncommunicable diseases 2010. Geneva: WHO; 2011.

122. Beaglehole R, Magnus P. The search for new risk factors for coronary heart disease: occupational therapy for epidemiologists? Int J Epidemiol. 2002;31(6):1117-22; author reply 34-5.

123. Lloyd-Jones DM, Hong Y, Labarthe D, Mozaffarian D, Appel LJ, Van Horn L, et al. Defining and setting national goals for cardiovascular health promotion and disease reduction: the American Heart Association's strategic Impact Goal through 2020 and beyond. Circulation. 2010;121(4): 586-613.

124. Strasser T. Reflections on cardiovascular diseases. Interdiscip Sci Rev. 1978;3:225-30.

125. Friedman M, Rosenman RH. Association of specific overt behavior pattern with blood and cardiovascular findings. JAMA. 1959;169:1286-96.

126. Review Panel on Coronary-Prone Behavior and Coronary Heart Disease. Coronary-prone behavior and coronary heart disease: a critical review. Circulation. 1981;63:1169-215.

127. Allan R, Scheidt S. Stress, anger, and psychosocial factors for coronary heart disease. In: Manson JE, Ridker PM, Gaziano JM, Hennekens CH, editors. Prevention of myocardial infarction. New York: Oxford University Press; 1996.

128. Matthews KA. Coronary heart disease and Type A behaviors: update on and alternative to the Booth-Kewley and Friedman (1987) quantitative review. Psychol Bull. 1988;104:373-80.

129. Kawachi I, Sparrow D, Kubzansky LD, Spiro A, 3rd, Vokonas PS, Weiss ST. Prospective study of a self-report type A scale and risk of coronary heart disease: test of the MMPI-2 type A scale. Circulation. 1998;98(5):405-12.

130. Nunes EV, Frank KA, Kornfield DS. Psychologic treatment for Type A behavior pattern and for coronary heart disease: a meta-analysis of the literature. Psychosom Med. 1987;48:159-73.

131. Suls J, Bunde J. Anger, anxiety, and depression as risk factors for cardiovascular disease: the problems and implications of overlapping affective dispositions. Psychol Bull. 2005;131(2): 260-300.

132. Booth-Kewley S, Friedman HS. Psychological predictors of heart disease: a quantitative review. Psychol Bull. 1987;101:343-62.

133. Rugulies R. Depression as a predictor for coronary heart disease. Am J Prev Med. 2002;23(1): 51-61.

134. Wulsin LR, Singal BM. Do depressive symptoms increase the risk for the onset of coronary disease? A systematic quantitative review. Psychosom Med. 2003;65(2):201-10.

135. Roest AM, Martens EJ, de Jonge P, Denollet J. Anxiety and risk of incident coronary heart disease: a meta-analysis. J Am Coll Cardiol. 2010;56(1):38-46.

136. Chida Y, Steptoe A. The association of anger and hostility with future coronary heart disease: a meta-analytic review of prospective evidence. J Am Coll Cardiol. 2009;53(11):936-46.

137. Kubzansky LD. Sick at heart: the pathophysiology of negative emotions. Cleve Clin J Med. 2007;74(Suppl 1):S67-S72.

138. Smith TW. Hostility and health: Current status of a psychosomatic hypothesis. Health Psychol. 1992;11:139-50.

139. Matthews KA. Assessment of Type A behavior, anger, and hostility in epidemiological studies of cardiovascular disease. In: Ostfeld AM, Eaker ED, editors. Measuring psychosocial variables in epidemiologic studies of cardiovascular disease. Washington, DC: US Department of Health and Human Services, National Institutes of Health; 1985. pp. 153-84.

140. Miller TQ, Smith TW, Turner CW, Guijarro ML, Hallet AJ. A meta-analytic review of research on hostility and physical health. Psychol Bull. 1996;119(2):322-48.

141. Kawachi I, Sparrow D, Spiro A, Vokonas P, Weiss ST. A prospective study of anger and coronary heart disease: the Normative Aging Study. Circulation. 1996;94(9):2090-5.

142. Williams JE, Nieto FJ, Sanford CP, Tyroler HA. Effects of an angry temperament on coronary heart disease risk: the Atherosclerosis Risk in Communities Study. Am J Epidemiol. 2001;154(3): 230-5.

143. Barlow DH. Disorders of emotions: clarification, elaboration, and future directions. Psychol Inq. 1991;2(1):97-105.

144. Haines AP, Imeson JD, Meade TW. Phobic anxiety and ischaemic heart disease. BMJ (Clinical Research Ed.). 1987;295(6593):297-9.

145. Smoller JW, Pollack MH, Wassertheil-Smoller S, Jackson RD, Oberman A, Wong ND, et al. Panic attacks and risk of incident cardiovascular events among postmenopausal women in the Women's Health Initiative Observational Study. Arch Gen Psychiatry. 2007;64(10):1153-60.

146. Dedert EA, Calhoun PS, Watkins LL, Sherwood A, Beckham JC. Posttraumatic stress disorder, cardiovascular, and metabolic disease: a review of the evidence. Ann Behav Med. 2010;39(1): 61-78.

147. Jordan HT, Miller-Archie SA, Cone JE, Morabia A, Stellman SD. Heart disease among adults exposed to the September 11, 2001 World Trade Center disaster: results from the World Trade Center Health Registry. Prev Med. 2011;53(6):370-6.

148. Player MS, Peterson LE. Anxiety disorders, hypertension, and cardiovascular risk: a review. Int J Psychiatry Med. 2011;41(4):365-77.

149. Anda R, Williamson D, Jones D, Macea C, Eaker E, Glassman A, et al. Depressed affect, hopelessness, and the risk of ischemic heart disease in a cohort of U.S. adults. Epidemiology. 1993;4:285-94.

150. Van der Kooy K, van Hout H, Marwijk H, Marten H, Stehouwer C, Beekman A. Depression and the risk for cardiovascular diseases: systematic review and meta analysis. Int J Geriatr Psychiatry. 2007;22(7):613-26.

151. Davidson KW, Schwartz JE, Kirkland SA, Mostofsky E, Fink D, Guernsey D, et al. Relation of inflammation to depression and incident coronary heart disease (from the Canadian Nova Scotia Health Survey [NSHS95] Prospective Population Study). Am J Cardiol. 2009;103(6):755-61.

152. Whang W, Kubzansky LD, Kawachi I, Rexrode KM, Kroenke CH, Glynn RJ, et al. Depression and risk of sudden cardiac death and coronary heart disease in women: results from the Nurses' Health Study. J Am Coll Cardiol. 2009;53(11):950-8.

153. Pan A, Sun Q, Okereke OI, Rexrode KM, Hu FB. Depression and risk of stroke morbidity and mortality: a meta-analysis and systematic review. JAMA. 2011;306(11):1241-9.

154. Pan A, Okereke OI, Sun Q, Logroscino G, Manson JE, Willett WC, et al. Depression and incident stroke in women. Stroke. 2011;42(10):2770-5.

155. Kohler S, Verhey F, Weyerer S, Wiese B, Heser K, Wagner M, et al. Depression, non-fatal stroke and all-cause mortality in old age: a prospective cohort study of primary care patients. J Affect Disord. 2013;150(1):63-9.

156. Narayan, SM, Stein, MB. Do depression or antidepressants increase cardiovascular mortality? Journal of the American College of Cardiology. 2009;53(11):959-61.

157. Hamer M, David Batty G, Seldenrijk A, Kivimäki M. Antidepressant medication use and future risk of cardiovascular disease: the Scottish Health Survey. Eur Heart J. 2011;32(4):437-42.

158. Scherrer JF, Garfield LD, Lustman PJ, Hauptman PJ, Chrusciel T, Zeringue A, et al. Antidepressant drug compliance: reduced risk of MI and mortality in depressed patients. Am J Med. 2011;124(4):318-24.

159. Boehm JK, Peterson C, Kivimäki M, Kubzansky L. A prospective study of positive psychological well-being and coronary heart disease. Health Psychol. 2011;30(3):259-67.

160. Kubzansky LD, Thurston RC. Emotional vitality and incident coronary heart disease: benefits of healthy psychological functioning Arch Gen Psychiatry. 2007;64(12):1393-401.

161. Davidson KW, Mostofsky E, Whang W. Don't worry, be happy: positive affect and reduced 10-year incident coronary heart disease: The Canadian Nova Scotia Health Survey. Eur Heart J. 2010.

162. Consedine NS, Magai C, Bonanno GA. Moderators of the emotion inhibition-health relationship: A review and research agenda. Rev Gen Psychol. 2002;6(2):204-28.

163. de Ridder D, Geenen R, Kuijer R, van Middendorp H. Psychological adjustment to chronic disease. Lancet. 2008;372(9634):246-55.

164. Haynes SG, Feinleib M, Kannel WB. The relationship of psychosocial factors to coronary heart disease in the Framingham study: III. Eight-year incidence of coronary heart disease. Am J Epidemiol. 1980;111(1):37-58.

165. Kubzansky LD, Park N, Peterson C, Vokonas P, Sparrow D. Healthy psychological functioning and incident coronary heart disease: the importance of self-regulation. Arch Gen Psychiatry. 2011;68(4):400-8.

166. Haukkala A, Konttinen H, Laatikainen T, Kawachi I, Uutela A. Hostility, anger control, and anger expression as predictors of cardiovascular disease. Psychosom Med. 2010;72(6):556-62.

167. Appleton AA, Loucks E, Buka SL, Kubzansky LD. Divergent associations of antecedent and response focused emotion regulation strategies with midlife cardiovascular disease risk. Ann Behav Med. in press.

168. Rasmussen K, Ravnsbaek J, Funch-Jenson P, Bagger JP. Oesophageal spasm in patients with coronary artery spasm. Lancet. 1986;1(8474):174-6.

169. Tofler GH, Muller JE. Triggering of acute cardiovascular disease and potential preventive strategies. Circulation. 2006;114(17):1863-72.

170. Mittleman MA, Maclure M, Sherwood JB, Mulry RP, Tofler GH, Jacobs SC, et al. Triggering of acute myocardial infarction onset by episodes of anger. Determinants of Myocardial Infarction Onset Study Investigators [see comments]. Circulation. 1995;92(7):1720-5.

171. Wittstein IS, Thiemann DR, Lima JA, Baughman KL, Schulman SP, Gerstenblith G, et al. Neurohumoral features of myocardial stunning due to sudden emotional stress. N Engl J Med. 2005;352(6):539-48.

172. Wittstein IS. The broken heart syndrome. Cleve Clin J Med. 2007;74(Suppl 1):S17-22.

173. Bounhoure JP. Takotsubo or stress cardiomyopathy. Cardiovasc Psychiatry Neurol. 2012;2012:637672.

174. Wittstein IS. Stress cardiomyopathy: a syndrome of catecholamine-mediated myocardial stunning? Cell Mol Neurobiol. 2012;32(5):847-57.

175. Hayward C. Psychiatric illness and cardiovascular disease risk. Epidemiol Rev. 1995;17:129-38.

176. Noyes R, Clancy J, Hoenk PR, Slymen DR. Anxiety neurosis and physical illness. Compr Psychiatry. 1978;19:407-13.

177. Yan LL, Liu K, Matthews KA, Daviglus ML, Ferguson TF, Kiefe CI. Psychosocial factors and risk of hypertension: the Coronary Artery Risk Development in Young Adults (CARDIA) study. JAMA. 2003;290(16):2138-48.

178. Jonas BS, Franks P, Ingram DD. Are symptoms of anxiety and depression risk factors for hypertension? Longitudinal evidence from the National Health and Nutrition Examination Survey I Epidemiologic Follow-Up Study. Arch Fam Med. 1997;6:43-9.

179. Shinn EH, Poston WS, Kimball KT, St Jeor ST, Foreyt JP. Blood pressure and symptoms of depression and anxiety: a prospective study. Am J Hypertens. 2001;14(7 Pt 1):660-4.

180. Hildrum B, Romild U, Holmen J. Anxiety and depression lowers blood pressure: 22-year follow-up of the population based HUNT study, Norway. BMC Public Health. 2011;11:601.

181. Niu K, Hozawa A, Awata S, Guo H, Kuriyama S, Seki T, et al. Home blood pressure is associated with depressive symptoms in an elderly population aged 70 years and over: a population-based, cross-sectional analysis. Hypertens Res. 2008;31(3):409-16.

182. Nabi H, Chastang JF, Lefevre T, Dugravot A, Melchior M, Marmot MG, et al. Trajectories of depressive episodes and hypertension over 24 years: the Whitehall II prospective cohort study. Hypertension. 2011;57(4):710-6.

183. Scuteri A. Depression and cardiovascular risk: does blood pressure play a role? J Hypertens. 2008;26(9): 1738-9.

184. Knol MJ, Twisk JW, Beekman AT, Heine RJ, Snoek FJ, Pouwer F. Depression as a risk factor for the onset of type 2 diabetes mellitus: a meta-analysis. Diabetologia. 2006;49(5):837-45.

185. Mezuk B, Eaton WW, Albrecht S, Golden SH. Depression and type 2 diabetes over the lifespan: a meta-analysis. Diabetes Care. 2008;31(12):2383-90.

186. Rotella F, Mannucci E. Depression as a risk factor for diabetes: a meta-analysis of longitudinal studies. J Clin Psychiat. 2013;74(1):31-7.

187. Rotella F, Mannucci E. Diabetes mellitus as a risk factor for depression: a meta-analysis of longitudinal studies. Diabetes Res Clin Pract. 2013;99(2):98-104.

188. Engum A. The role of depression and anxiety in onset of diabetes in a large population-based study. J Psychosom Res. 2007;62(1):31-8.

189. Golden SH, Williams JE, Ford DE, Yeh HC, Sanford CP, Nieto FJ, et al. Anger temperament is modestly associated with the risk of type 2 diabetes mellitus: the Atherosclerosis Risk in Communities Study. Psychoneuroendocrinology. 2006;31(3):325-32.

190. Pouwer F, Kupper N, Adriaanse MC. Does emotional stress cause type 2 diabetes mellitus? A review from the European Depression in Diabetes (EDID) Research Consortium. Discov Med. 2010;9(45):112-8.

191. Goldbacher EM, Bromberger J, Matthews KA. Lifetime history of major depression predicts the development of the metabolic syndrome in middle-aged women. Psychosom Med. 2009;71(3):266-72.

192. Luppino FS, de Wit LM, Bouvy PF, Stijnen T, Cuijpers P, Penninx BW, et al. Overweight, obesity, and depression: a systematic review and meta-analysis of longitudinal studies. Arch Gen Psychiatry. 2010;67(3):220-9.

193. Pan A, Keum N, Okereke OI, Sun Q, Kivimäki M, Rubin RR, et al. Bidirectional association between depression and metabolic syndrome: a systematic review and meta-analysis of epidemiological studies. Diabetes Care. 2012;35(5):1171-80.

194. Goldbacher EM, Matthews KA. Are psychological characteristics related to risk of the metabolic syndrome? A review of the literature. Ann Behav Med. 2007;34(3):240-52.

195. Hawkins MA, Stewart JC. Do negative emotional factors have independent associations with excess adiposity? J Psychosom Res. 2012;73(4):243-50.

196. Perkonigg A, Owashi T, Stein MB, Kirschbaum C, Wittchen HU. Posttraumatic stress disorder and obesity: evidence for a risk association. Am J Prev Med. 2009;36(1):1-8.

197. Kubzansky LD, Bordelois P, Jun HJ, Roberts AL, Cerda M, Bluestone N, et al. The weight of traumatic stress: a prospective study of posttraumatic stress disorder symptoms and weight status in women. JAMA Psychiatry. 2014;71(1):44-51.

198. Goldberg RJ. Coronary heart disease: epidemiology and risk factors. In: Ockene IS, Ockene JK, editors. Prevention of coronary heart disease. Boston: Little, Brown; 1992. pp. 3-41.

199. Matthews KA, Owens JF, Kuller LH, Sutton-Tyrrell K, Jansen-McWilliams L. Are hostility and anxiety associated with carotid atherosclerosis in healthy postmenopausal women? Psychosom Med. 1998;60(5):633-8.

200. Greenland P, Bonow RO, Brundage BH, Budoff MJ, Eisenberg MJ, Grundy SM, et al. ACCF/AHA 2007 clinical expert consensus document on coronary artery calcium scoring by computed tomography in global cardiovascular risk assessment and in evaluation of patients with chest pain: a report of the American College of Cardiology Foundation Clinical Expert Consensus Task Force (ACCF/AHA Writing Committee to Update the 2000 Expert Consensus Document on Electron Beam Computed Tomography) developed in collaboration with the Society of Atherosclerosis Imaging and Prevention and the Society of Cardiovascular Computed Tomography. J Am Coll Cardiol. 2007;49(3):378-402.

201. Seldenrijk A, van Hout HP, van Marwijk HW, de Groot E, Gort J, Rustemeijer C, et al. Carotid atherosclerosis in depression and anxiety: associations for age of depression onset. World J Biol Psychiatry. 2011;12(7):549-58.

202. Stewart JC, Janicki DL, Muldoon MF, Sutton-Tyrrell K, Kamarck TW. Negative emotions and 3-year progression of subclinical atherosclerosis. Arch Gen Psychiatry. 2007;64(2):225-33.

203. Elovainio M, Keltikangas-Jarvinen L, Kivimäki M, Pulkki L, Puttonen S, Heponiemi T, et al. Depressive symptoms and carotid artery intima-media thickness in young adults: the Cardiovascular Risk in Young Finns Study. Psychosom Med. 2005;67(4):561-7.

204. Ohira T, Diez Roux AV, Polak JF, Homma S, Iso H, Wasserman BA. Associations of anger, anxiety, and depressive symptoms with carotid arterial wall thickness: the multi-ethnic study of atherosclerosis. Psychosom Med. 2012;74(5):517-25.

205. Rozanski A, Gransar H, Kubzansky LD, Wong N, Shaw L, Miranda-Peats R, et al. Do psychological risk factors predict the presence of coronary atherosclerosis? Psychosom Med. 2011;73(1):7-15.

206. Paterniti S, Zureik M, Ducimetiere PJT, Feve JM, Alperovitch A. Sustained anxiety and 4-year progression of carotid atherosclerosis. Arteriosclerosis Thrombosis and Vascular Biology. 2001;21:136-41.

207. Raikkonen K, Matthews KA, Sutton-Tyrrell K, Kuller LH. Trait anger and the metabolic syndrome predict progression of carotid atherosclerosis in healthy middle-aged women. Psychosom Med. 2004;66(6):903-8.

208. Temoshok L. Personality, coping style, emotion, and cancer: toward an integrative model. Cancer Surv. 1987;6:545-67.

209. Grossarth-Maticek R, Kanazir DT, Schmit P, Vetter H. Psychosocial and organic variables as predictors of lung cancer, cardiac infarct and apoplexy: some differential predictors. Pers Indiv Differ. 1985;6:313-21.

210. Grossarth-Maticek R, Eyesenck HJ. Personality, stress and disease. Psychol Rep. 1990;66:355-73.

211. Lemogne C, Consoli SM, Geoffroy-Perez B, Coeuret-Pellicer M, Nabi H, Melchior M, et al. Personality and the risk of cancer: a 16-year follow-up study of the GAZEL cohort. Psychosom Med. 2013;75(3):262-71.

212. Ranchor AV, Sanderman R, Coyne JC. Invited commentary: personality as a causal factor in cancer risk and mortality—time to retire a hypothesis? Am J Epidemiol. 2010;172(4):386-8.

213. Fox BH, Temoshok L, Dreher H. Mind-body and behavior in cancer incidence. Advances. 1988;5(4):41-56.

214. Kiecolt-Glaser JK, Glaser R. Psychoneuroimmunology and cancer: fact or fiction? Eur J Cancer. 1999;35(11):1603-7.

215. Thaker PH, Han LY, Kamat AA, Arevalo JM, Takahashi R, Lu C, et al. Chronic stress promotes tumor growth and angiogenesis in a mouse model of ovarian carcinoma. Nat Med. 2006;12(8):939-44.

216. Feng Z, Liu L, Zhang C, Zheng T, Wang J, Lin M, et al. Chronic restraint stress attenuates p53 function and promotes tumorigenesis. Proc Natl Acad Sci U S A. 2012;109(18):7013-8.

217. Pinquart M, Duberstein PR. Depression and cancer mortality: a meta-analysis. Psychol Med. 2010;40(11):1797-810.

218. Mitchell AJ, Chan M, Bhatti H, Halton M, Grassi L, Johansen C, et al. Prevalence of depression, anxiety, and adjustment disorder in oncological, haematological, and palliative-care settings: a meta-analysis of 94 interview-based studies. Lancet Oncol. 2011;12(2):160-74.

219. Kroenke CH, Bennett GG, Fuchs C, Giovannucci E, Kawachi I, Schernhammer E, et al. Depressive symptoms and prospective incidence of colorectal cancer in women. Am J Epidemiol. 2005;162(9): 839-48.

220. Chida Y, Hamer M, Wardle J, Steptoe A. Do stress-related psychosocial factors contribute to cancer incidence and survival? Nat Clin Pract Oncol. 2008;5(8):466-75.

221. Anderson BL, Kiecolt-Glaser JK, Glaser R. A biobehavioral model of cancer stress and disease course. Am Psychol. 1994;49(5):389-404.

222. Possel P, Adams E, Valentine JC. Depression as a risk factor for breast cancer: investigating methodological limitations in the literature. Cancer Cause Control. 2012;23(8):1223-9.

223. Eskelinen M, Ollonen P. Beck Depression Inventory (BDI) in patients with breast disease and breast cancer: a prospective case-control study. In Vivo. 2011;25(1):111-6.

224. Chida Y, Steptoe A. Positive psychological well-being and mortality: a quantitative review of prospective observational studies. Psychosom Med. 2008;70(7):741-56.

225. Aspinwall LG, Tedeschi RG. The value of positive psychology for health psychology: progress and pitfalls in examining the relation of positive phenomena to health. Ann Behav Med. 2010;39(1):4-15.

226. Coyne JC, Tennen H. Positive psychology in cancer care: bad science, exaggerated claims, and unproven medicine. Ann Behav Med. 2010;39(1):16-26.

227. Cohen S, Doyle WJ, Skoner DP, Fireman P, Gwaltney JM, Newsom JT. State and trait negative affect as predictors of objective and subjective symptoms of respiratory viral infections. J Pers Soc Psychol. 1995;68(1):159-69.

228. Kiecolt-Glaser JK, Glaser R. Psychological influences on immunity: implications for AIDS. Am Psychol. 1988;43:892-8.

229. O'Leary A. Stress, emotion, and human immune function. Psychol Bull. 1990;108(363-382).

230. Nakata A, Irie M, Takahashi M. Psychological distress, depressive symptoms, and cellular immunity among healthy individuals: a 1-year prospective study. Int J Psychophysiol. 2011;81(3):191-7.

231. Cohen S, Doyle WJ, Turner RB, Alper CM, Skoner DP. Emotional style and susceptibility to the common cold. Psychosom Med. 2003;65:652-7.

232. Cohen S, Tyrrell DAJ, Smith AP. Negative life events, perceived stress, negative affect, and susceptibility to the common cold. J Pers Soc Psychol. 1993;64:131-40.

233. Cohen S, Alper CM, Doyle WJ, Treanor JJ, Turner RB. Positive emotional style predicts resistance to illness after experimental exposure to rhinovirus or influenza a virus. Psychosom Med. 2006;68(6):809-15.

234. Segerstrom SC, Hardy JK, Evans DR, Greenberg RN. Vulnerability, distress, and immune response to vaccination in older adults. Brain Behav Immun. 2012;26(5):747-53.

235. Glaser R, Robles TF, Sheridan J, Malarkey WB, Kiecolt-Glaser JK. Mild depressive symptoms are associated with amplified and prolonged inflammatory responses after influenza virus vaccination in older adults. Arch Gen Psychiatry. 2003;60(10):1009-14.

236. Von Korff M, Alonso J, Ormel J, Angermeyer M, Bruffaerts R, Fleiz C, et al. Childhood psychosocial stressors and adult onset arthritis: broad spectrum risk factors and allostatic load. Pain. 2009;143(1-2):76-83.

237. Scott KM, Von Korff M, Angermeyer MC, Benjet C, Bruffaerts R, de Girolamo G, et al. Association of childhood adversities and early-onset mental disorders with adult-onset chronic physical conditions. Arch Gen Psychiatry. 2011;68(8):838-44.

238. Goodwin RD, Sourander A, Duarte CS, Niemela S, Multimaki P, Nikolakaros G, et al. Do mental health problems in childhood predict chronic physical conditions among males in early adulthood? Evidence from a community-based prospective study. Psychol Med. 2009;39(2): 301-11.

239. Chida Y, Vedhara K. Adverse psychosocial factors predict poorer prognosis in HIV disease: a meta-analytic review of prospective investigations. Brain Behav Immun. 2009;23(4):434-45.

240. Chida Y, Mao X. Does psychosocial stress predict symptomatic herpes simplex virus recurrence? A meta-analytic investigation on prospective studies. Brain Behav Immun. 2009;23(7):917-25.

241. Wang G, Zhou T, Wang L, Fu JJ, Zhang HP, Ji YL. Relationship between current psychological symptoms and future risk of asthma outcomes: a 12-month prospective cohort study. J Asthma. 2011;48(10): 1041-50.

242. Kanaan RA, Lepine JP, Wessely SC. The association or otherwise of the functional somatic syndromes. Psychosom Med. 2007;69(9):855-9.

243. Sharpe M, Carson A. "Unexplained" somatic symptoms, functional syndromes, and somatization: do we need a paradigm shift? Ann Intern Med. 2001;134(9 Pt 2):926-30.

244. Yunus MB. Fibromyalgia and overlapping disorders: the unifying concept of central sensitivity syndromes. Semin Arthritis Rheum. 2007;36(6):339-56.

245. Maunder RG, Levenstein S. The role of stress in the development and clinical course of inflammatory bowel disease: epidemiological evidence. Curr Mol Med. 2008;8(4):247-52.

246. Glombiewski JA, Sawyer AT, Gutermann J, Koenig K, Rief W, Hofmann SG. Psychological treatments for fibromyalgia: a meta-analysis. Pain. 2010;151(2):280-95.

247. Gurmankin Levy A, Kubzansky LD, Maselko J, Richman L, Bauer M. Why do those with an anxiety disorder utilize more non-mental health care than those without? Health Psychol. 2007;26:333-40.

248. Walker J, Sharpe M, Wessely S. Commentary: symptoms not associated with disease: an unmet public health challenge. Int J Epidemiol. 2006;35(2):477-8.

249. Angell M. Disease as a reflection of the psyche. N Engl J Med. 1985;312:1570-2.

250. Relman AS, Angell M. Resolved: Psychosocial interventions can improve clinical outcomes in organic disease (con). Psychosom Med. 2002;64(4):558-63.

251. Sloan EK, Capitanio JP, Tarara RP, Mendoza SP, Mason WA, Cole SW. Social stress enhances sympathetic innervation of primate lymph nodes: mechanisms and implications for viral pathogenesis. J Neurosci. 2007;27(33):8857-65.

252. Cole SW. Social regulation of human gene expression. Curr Dir Psychol Sci. 2009;18(3):132-7.

253. Kessler D. The end of overeating: Taking control of the insatiable American appetite. New York: Rodale Press; 2009.

254. Epel ES, Blackburn EH, Lin J, Dhabhar FS, Adler NE, Morrow JD, et al. Accelerated telomere shortening in response to life stress. Proc Natl Acad Sci U S A. 2004;101(49):17312-5.
255. Aubert G, Lansdorp PM. Telomeres and aging. Physiol Rev. 2008;88(2):557-79.
256. Simon NM, Smoller JW, McNamara KL, Maser RS, Zalta AK, Pollack MH, et al. Telomere shortening and mood disorders: preliminary support for a chronic stress model of accelerated aging. Biol Psychiatry. 2006;60(5):432-5.
257. Depue RA, Morrone-Strupinsky JV. A neurobehavioral model of affiliative bonding: implications for conceptualizing a human trait of affiliation. Behav Brain Sci. 2005;28(3):313-50; discussion 50-95.
258. Insel TR, Young LJ. The neurobiology of attachment. Nat Rev Neurosci. 2001;2(2):129-36.
259. Singer B, Friedman E, Seeman T, Fava GA, Ryff CD. Protective environments and health status: cross-talk between human and animal studies. Neurobiol Aging. 2005;26(Suppl 1):113-8.
260. Heinrichs M, Baumgartner T, Kirschbaum C, Ehlert U. Social support and oxytocin interact to suppress cortisol and subjective responses to psychosocial stress. Biol Psychiatry. 2003;54(12):1389-98.
261. Kirsch P, Esslinger C, Chen Q, Mier D, Lis S, Siddhanti S, et al. Oxytocin modulates neural circuitry for social cognition and fear in humans. J Neurosci. 2005;25(49):11489-93.
262. Hoge EA, Pollack MH, Kaufman RE, Zak PJ, Simon NM. Oxytocin levels in social anxiety disorder. CNS Neurosci Ther. 2008;14(3):165-70.
263. Kubzansky LD, Mendes WB, Appleton AA, Block J, Adler GK. A heartfelt response: oxytocin effects on response to social stress in men and women. Biol Psychol. 2012;90(1):1-9.
264. Miller GE, Chen E, Sze J, Marin T, Arevalo JM, Doll R, et al. A functional genomic fingerprint of chronic stress in humans: blunted glucocorticoid and increased NF-kappaB signaling. Biol Psychiatry. 2008.
265. Dusek JA, Otu HH, Wohlhueter AL, Bhasin M, Zerbini LF, Joseph MG, et al. Genomic counter-stress changes induced by the relaxation response. PLoS One. 2008;3(7):e2576.
266. Cole SW, Hawkley LC, Arevalo JM, Sung CY, Rose RM, Cacioppo JT. Social regulation of gene expression in human leukocytes. Genome Biol. 2007;8(9):R189.
267. Rozanski A, Blumenthal JA, Davidson KW, Saab PG, Kubzansky L. The epidemiology, pathophysiology, and management of psychosocial risk factors in cardiac practice: the emerging field of behavioral cardiology. J Am Coll Cardiol. 2005;45(5):637-51.
268. Fredrickson BL, Mancuso RA, Branigan C, Tugade MM. The undoing effect of positive emotions. Motiv Emotion. 2000;24(4):237-58.
269. Fredrickson BL, Levenson RW. Positive emotions speed recovery from the cardiovascular sequelae of negative emotions. Cogn Emot. 1998;12(2):191-220.
270. Kuh D, Ben-Shlomo Y. A life course approach to chronic disease epidemiology. New York: Oxford University Press; 1997.
271. National Research Council and Institute of Medicine. From neurons to neighborhoods: the science of early child development. Committee on integrating the science of early childhood development. Shonkoff JP, Phillips DA, editors. Washington, DC: National Academy Press; 2000.
272. Lumley MA. Alexithymia, emotional disclosure, and health: a program of research. J Pers. 2004;72(6): 1271-300.
273. Frattaroli J. Experimental disclosure and its moderators: a meta-analysis. Psychol Bull. 2006;132(6):823-65.
274. Meads C, Nouwen A. Does emotional disclosure have any effects? A systematic review of the

literature with meta-analyses. Int J Technol Assess Health Care. 2005;21(2):153-64.

275. Caspi A. The child is father of the man: personality continuities from childhood to adulthood. J Pers Soc Psychol. 2000;78(1):158-72.

276. Kubzansky LD, Martin LT, Buka SL. Early manifestations of personality and adult emotional functioning. Emotion. 2004;4(4):364-77.

277. Mischel W, Ayduk O, Berman MG, Casey BJ, Gotlib IH, Jonides J, et al. "Willpower" over the life span: decomposing self-regulation. Soc Cogn Affect Neurosci. 2011;6(2):252-6.

278. Appleton AA, Buka SL, McCormick MC, Koenen KC, Loucks EB, Gilman SE, et al. Emotional functioning at age 7 years is associated with C-reactive protein in middle adulthood. Psychosom Med. 2011;73(4):295-303.

279. Slopen N, Kubzansky LD, Koenen KC. Internalizing and externalizing behaviors predict elevated inflammatory markers in childhood. Psychoneuroendocrinology. 2013;38(12):2854-62.

280. Macleod J, Davey Smith G, Heslop P, Metcalfe C, Carroll D, Hart C. Psychological stress and cardiovascular disease: empirical demonstration of bias in a prospective observational study of Scottish men. Br Med J. 2002;324:1247-54.

281. Glassman AH, Bigger JT, Gaffney M, Shapiro PA, Swenson JR. Onset of major depression associated with acute coronary syndromes: relationship of onset, major depressive disorder history, and episode severity to sertraline benefit. Arch Gen Psychiatry. 2006;63(3):283-8.

282. Craddock N, O'Donovan MC, Owen MJ. Genome-wide association studies in psychiatry: lessons from early studies of non-psychiatric and psychiatric phenotypes. Mol Psychiatry. 2008;13(7): 649-53.

CHAPTER 10

사회적 맥락 속에서 변화하는 건강 행태

커샌드라 오케추큐·커스튼 데이비슨·캐런 에먼스 　　　　　　　　　 번역 허종호

생각하는 것은 쉽고 행동하는 것은 어렵다.
세상에서 가장 어려운 것은 생각을 행동으로 옮기는 것이다.

도입

행태가 중요하다

　건강 행태는 미국과 기타 선진국에서 주요 질병에 따른 건강 수준을 결정하는 데 큰 역할을 하고 있으며 개발도상국에서도 점차적으로 그렇게 되고 있다. 건강 행태는 질병 이환과 사망의 주요 원인에 영향을 미칠 뿐만 아니라 질병의 발병과 진행, 치료의 효과 및 삶의 질과도 연관되어 있다(1). 가장 흔한 질병들은 건강에 좋은 행동으로의 변화를 통해 예방할 수 있다(2~4). 흡연은 이환과 사망의 주요 원인이다(3). 사망의 두 번째 주요 원인인 비만은 전 생애주기에 걸쳐 식이와 신체활동에 의해 발생한다(5, 6). 흡연과 더불어 신체활동 및 식이의 잘못된 행태만 하더라도 선진국의 열다섯 개 주요 사망 원인 중 열 개를 악화시킨다(3, 7). 미국이 건강 행태 중재사업을 포함한 예방적 건강 서비스에 '환자보호 및 적정부담보험법(Affordable Care Act)'을 통해 이전에 볼 수 없던 보편적 보험급여를 제공하는 등 질병 예방에 중점을 두면서 건강 행태의 중요성은 더 부각되고 있다(8).

건강 행태가 복잡한 특성을 가졌고, 사회적 맥락 및 물리적 상황과도 상호작용을 한다는 것은 명확하고, 일찍이 1800년대부터 연구결과가 있어 왔다. 비에르메는 직업에 따라서 특정 행태의 경향성과 심지어 위생 수준이 다른 것과 마찬가지로 직종에 따라서 생활수준과 근속 기간 등의 사회적 요인이 사람들의 행태를 규정한다고 강조했다(9). 이후로 사회 역학은 사회적 결정요인이 이환과 사망에 중요한 역할을 하고 있음을 강조해 왔다. 이 장에서는 사회적 결정요인이라는 관점으로 건강 행태와 건강 행태 중재사업이 국민 건강에 미치는 영향을 조사하고자 한다. 건강 행태 중재사업에 대한 투입 대비 성과에 대한 논의가 계속되고 있다는 점을 고려해 건강 행태 중재사업이 어떻게 진화되어 왔는지를 요약하고 건강 행태 변화 관련 연구 분야에서 나타난 중요한 혁신들에 대해 논의하고자 한다. 다시 말하면, 행태 변화 중재사업은 개인 차원에 국한된 접근에서 개인 차원과 인구 기반 전략을 통합하는 전형적인 다수준 중재 전략을 사용하는 방식으로 진화해 왔음을 논하고자 한다. 나아가 행태 변화에 주의하지 않으면 국민 건강이 의미 있게 향상될 가능성이 희박하다는 것에 대해서도 논하고자 한다. 이러한 논의들을 통해 건강에 안 좋은 행태로 인한 결과뿐만 아니라 국민들이 건강에 유익한 행태를 받아들이고 유지하는 것에서 사회적 맥락이 얼마나 중요한지 드러내고자 한다. 광범위한 사회 역학 연구 문헌들이 사회적 요인과 건강 수준에 대해서 언급하고 있지만 건강 행태 중재사업에 사회 역학을 활용하는 측면은 주의를 거의 기울이지 않았다. 따라서 우리는 행동과학자들과 협력하여 국민의 건강 행태와 건강의 불평등한 분포를 바로잡으려는 해결 중심의 사회 역학으로의 전환을 주장하는 것으로 결론을 내리고자 한다.

건강 행태의 사회적 패턴

흡연

담배가 사망과 장애의 주요 원인으로 여전히 역할을 하고 있지만 금연에 있어서 지금까지 큰 진전이 있어 왔다. 미국 성인 흡연율은 1950년대 50% 이상에서 2011년에는 약 19%까지 줄었다(10, 11). 건강한 국민 2020(Healthy People 2020)의 목표는 12%이다. 미국 CDC에 따르면, 1965년 이후 18세 이상 성인 흡연율은 42.4% 감소했지만 2004년부터 2010년 사이에는 감소 속도가 줄어들었다(12). 미국에서 현재 약 4,380만 명이 담배를 피우고 있는 것으로 추정하고 있다(10). 고등학생 흡연율은 1991년 27.5%에서 1997년 36.4%로 증가했지만, 2011년에는 18.1%로 꾸준히 감소하고 있다. 건강한 국민 2020의 18세 이하 흡연율 목표는 16%이다(13).

흡연이 건강에 미치는 영향이 최초로 발표된 무렵인 1950년대 후반부터 흡연은 사회경제적 불이익과 연관되어 왔고 지금까지도 50년 이상 지속되고 있다. 미국 인구의 흡연율 격차는 교육 수준 및 직업 분류에 따라 살펴볼 때 가장 크게 나타난다. 대학 학위를 가진 성인의 9.3%와 대학원 학위 소지자의 5%만이 흡연자이다. 대조적으로, 고등학교 졸업, 검정고시 출신(GED), 고등학교를 다녔으나 졸업하지 못한 성인의 흡연율은 각각 23.8%, 45.3%, 34.6%이다(10). 이러한 격차의 정확한 내력은 데이터의 제약으로 인해 파악하기 어려우나 지난 20년 동안 미국 인디언 / 알래스카 원주민(American Indian/Alaskan Native; AI / AN)의 흡연율은 그 다음으로 높은 흡연율을 보이는 백인보다 적어도 10% 정도 높다(2011년 미국 인디언 / 알래스카 원주민의 흡연율은 31.5%, 백인의 경우는 20.6%였음)(13).

미국에서 미국 인디언 / 알래스카 원주민의 높은 흡연율과 낮은 금연 시도율 및 성공률은 다른 소외 집단과는 다르게 특별히 주목을 받지 못한 건강 불평등 문제이다(14~17). 아프리카계 미국인과 백인 집단 사이에서는 흡연 시작, 흡연율, 흡연량, 교육 수준에 따른 금연 성공률에 있어 명백한 격차가 존재한다(18).

남성의 흡연율(21.6%)은 여성의 흡연율(16.5%)보다 지속적으로 높았다(10).

교육과 반비례 관계에 있는 실업은 육체노동자의 높은 흡연율과 관련 있다(19, 20). 대부분이 고등학교 이하 교육 수준인 건설 및 광산 노동자가 직업군 중 가장 높은 흡연율(31%)을 유지하고 있는 반면, 교육, 훈련, 도서관 관련 직업(8.7%) 종사자는 가장 낮은 흡연율(8.7%)을 보이고 있다(12). 일반적으로 육체노동자와 서비스 노동자는 과거 흡연자이거나 현재 매일 흡연자 또는 중증 흡연자일 가능성이 사무직 노동자보다 높다(16, 21~26).

신체활동, 식이, 비만

지난 수십 년간 미국의 흡연율 감소는 20세기 후반에 시작된 비만율의 상승과 동시에 일어났다(27, 28). 미국 성인의 1/3 이상(35.7%)이, 어린이 및 청소년 중에도 상당한 비율(16.9%)이 비만이다(28). 비만은 칼로리 섭취량과 좌식생활행태 증가에 부합해 증가한다. 만성질환의 예방과 건강한 체중 유지를 위해서는 과일, 야채, 곡류가 풍부한 건강한 식단이 필요하다. 그러나 미국 인구의 30% 미만의 미국인들만 미국농무부(USDA)의 과일과 야채 섭취 권장량인 하루 5회 이상 섭취를 준수하고 있었다(29, 30). 게다가 비만율과 마찬가지로, 소득, 교육, 인종/민족에 따라 식이 및 신체활동 권고율에 차이가 있었다.

문제는 지난 20년간 비만은 점점 인종/민족에 따른 뚜렷한 패턴을 형성하고 있다는 점이다. 흑인과 히스패닉의 비만율은 각각 49.5%와 40%로, 비(非)히스패닉 백인의 비만율인 34.3%보다 높다(27). 비만의 영향은 미래 세대까지 미치고 있어서 미국 아동 및 청소년의 17%가 비만으로 분류되고 있으며 흑인 및 히스패닉 아동은 다른 인종/민족보다 큰 영향을 받고 있다. 인종/민족 및 SES에 따른 소아 비만의 격차는 지난 10년간 변동이 없었다(31).

식사 권고를 충족하는 성인의 비율은 소득수준에 따라 일관된 격차를 보이고 있다. 전반적으로, 고소득층의 성인은 저소득층 성인과 비교하여 영양권고 준수율이 높다(32). 야채, 우유, 식용유를 포함한 몇몇 식품들의 총소비량을 살펴보면, 최저 소득층 성인에 비해 고소득층 성인이 거의 2배 비율로 영양권고를 충족하는 섭취를 하고 있다. 아동 대상 연구에서는 가족의 소득과 식생활 패턴과의 연관성은 일관되지 않은 결과를 보이고 있다. 최고소득층 가족의 아이들은 생과일과 통곡물의 섭취 권고량 충족률이 가장 높다. 그러나 최저 소득층의 아이들은 야채, 녹말 야채, 고기와 콩의 총량 섭취 권고에 맞는 섭취를 할 가능성이 더 높다(32). 소득에 따른 아동 영양 섭취의 일관되지 않은 패턴은 아마도 저소득층 부모들이 2005년 식품 섭취 권고에 따른 식품 지원 프로그램에 대한 접근성 개선과 더불어 식품 불안정(food insecurity) 상황에서 자녀들의 심각한 영양 결핍을 막고자 했기 때문일 수 있다.

인종과 민족에 따른 식이의 격차는 더욱 두드러진다. 2009년도 행태 위험 요인 감시체계(Behavioral Risk Factor Surveillance System 2009) 및 국민건강영양조사(NHANES 2001~2004)의 연구에 따르면 비히스패닉 흑인이 히스패닉(멕시코인) 및 비히스패닉 백인에 비해 식이 권장 충족률이 현저히 적었다.

특히, 비히스패닉 흑인 성인은 전체 과일, 총야채, 통곡물, 우유의 섭취 권장량을 충족시킬 가능성이 가장 낮은 데 비해 설탕 권장량은 초과 섭취하고 있다(32, 33). 아이들에게도 비슷한 패턴이 관찰되고 있는데, 비히스패닉 흑인 아동도 비히스패닉 백인 어린이에 비해 생과일, 야채, 통곡물, 우유의 권장 섭취량을 충족하지 못했다(32).

신체활동에 있어서 자가보고 응답을 살펴보면, 신체활동의 권고량을 충족하는 데 인종/민족 및 소득에 의한 격차는 식품 섭취 권고량에서 관찰된 것과 동일하다(34~36). 그러나 가속도계(accelerometer)를 사용한 신체활동의 객관적 측정치를 살펴보면 다른 패턴이 보인다. 미국 국민 건강 영양 조사(NHANES 2003~2004)의 가속도계 데이터에 따르면, 6세부터 11세의 비히스패닉 흑인의 아이는 비히스패닉 백인이나 멕시코계 미국인 어린이에 비해 신체활동 권장량을 가장 잘 준수하는 것으로 나타났다(35). 가구소득에 따른 아동의 신체활동 권고 준수율의 격차는 거의 일관되게 나타나지 않는다. 성인 중 신체활동 권고량을 가장 잘 준수하는 그룹은 멕시코계 미국인과 고등학교 교육을 받지 않은 사람이었다(34). 놀랍게도, 비히스패닉 흑인 아이들과 멕시코계 미국인, 저학력 성인의 높은 신체활동 실천율은 운송 관련 신체활동(걷기 등)이나 직업 관련 신체활동의 비율이 높기 때문인 것으로 설명할 수 있다(34, 35). 신체활동의 자가보고와 객관적 척도 간의 동일한 패턴은 남성이 여성보다 신체활동 권고 준수율이 높다는 것이다.

사회적 맥락과 건강 행태

인구사회적 및 경제적 특성에 따른 건강 행태의 차이는 종종 개인들이 일상생활을 살아가는 사회적 상황의 차이를 반영한다. 역사적, 현대적 사회구조는 사람들의 일상의 경험을 형성하는데, 인종/민족, 성적 지향, 소득, 직업의 광범위한 분류에 따른 건강 행태를 살펴볼 때는 일반적으로는 잘 볼 수 없는 방식으로 형성한다. 개인을 둘러싼 물리적, 사회적 환경은 무작위로 배정되는 것이 아니다. 이러한 구조 및 구조 간의 상호 관계에 대한 지식은 건강 중재사업의 대상을 결정하는 데 도움을 주고 효율적인 사업을 개발하는 데 폭넓게 인도해 줄 수 있다.

미국 연방정부와 기업의 차별적 정책을 포함한 역사적 사건들은 아프리카계 미국인 공동체가 가난한 도시 지역에 몰려 살도록 했다. 가난한 지역의 식료품 상점 1곳 당 인구 밀도는 중산층과 상류층 지역에 비해 훨씬 높다. 식료품의 일반적인 비용은 가난한 지역에서 약 15%에서 20% 높고 구매 가능한 식료품의 품질은 떨어진다(37~39). 일부 연구에서는 미국의 부유한 지역에 알코올이나 담배 등의 유해한 제품의 직접 판매는 적은 것으로 나타났다(40~42). 대조적으로, 저소득 지역이나 아프리카계 미국인 밀집 지역에서는 패스트푸드점이 더 많다(43~45). 이 장의 뒷부분에서 건강 행태 중재사업의 설계에 건강식품 및 기타 자원에 대한 불평등한 접근에 대한 정보를 어떻게 사용해 왔는지를 살펴보게 될 것이다.

사회적 불이익이 축적되면 건강에 유해한 여러 행동을 취할 위험을 증가시키고 행태 변화에 성공할 가능성을 감소시킨다. 예를 들어, 대학 학위가 없는 백인이 낮은 직업 계층에 속하고 경제적으로 가난하다면 흡연 위험은 17% 높아지고, 금연 성공 확률은 10% 낮아진다(16). 일반적으로 금연 시도율을 살펴보면 인종/민족, 교육, 직업과 상관없이 거의 같은 비율로 금연을 시도하고 있지만 금연 성공에는 교육을 더 받을수록, 비육체 노동자일수록 성공율이 높아지는 격차가 발생한다(16). 이러한 패턴은 흡연의 사회적 배경의 차이에 의해 적어도 부분적으

표 10.1_ 저소득층 인구집단의 흡연에 대한 사회적 상황

흡연의 효과	사회적 환경의 특징
스트레스 감소	높은 스트레스 유발
상대적으로 저비용	희소한 경제적 자원
사회적 연결을 제공	사회적 규범이 흡연을 유도
장기적으로는 질병/사망 유발	단기 또는 장기적으로 질병/사망 유발

로 설명될 수 있다. 예를 들어, 육체노동자들과 서비스직 일자리는 직장에서의 흡연을 제한하거나 금지하는 실내 공기 정책이 적용된 곳에서 일하거나 금연에 대해 보상하는 의료보험 제도의 적용을 받을 가능성이 낮다(46~51). 국가 수준의 연구를 보면 노동 현장의 흡연 정책과 프로그램의 차이를 고려하자 육체노동자와 비육체노동자 간의 금연 비율 차이가 사라지는 것을 보여줬다(48). 또한 육체노동자의 직장과 가족의 기준 관념은 금연을 해야 한다는 부담을 적게 느끼도록 금연을 덜 지지하며 금연 동기를 약화시키는 요인들을 제공하고 있다(52~57).

건강 행태에 대한 사회적 맥락의 영향은 힐러리 그레이엄(Hillary Graham)의 연구에서 더 자세히 볼 수 있다(58, 59). 그레이엄은 영국과 유럽 인구집단 중 저소득 여성의 흡연 습관은 중산층 및 고소득층 여성과는 다르게 흡연을 부추기는 동력이 있다고 주장했다(58, 59). 그녀는 다음과 같은 4개 범주의 영향력을 밝혀냈다. ① 일상의 책임(예: 육아, 다른 가족원에 대한 돌봄) 및 급여를 받는 일의 패턴, ② 물리적 환경(예: 주거 상황, 배우자의 고용상태, 소득 및 사회보장 상황, 교통 및 통신에 대한 접근성), ③ 사회적 지원 및 사회 서비스 연결망(예: 배우자, 가족 및 친구와의 관계, 소속감), ④ 개인 자원 및 건강 자원(예: 신체적·사회심리적 건강, 건강에 대한 신념, 건강행동, 대안적 대처 전략). 광범위한 질적 연구와 분석을 추가적으로 실시한 후 그녀는 저소득 여성은 경제적 압박에 대처하는 방법으로 흡연을 하고 자신에게 부과된 다른 사람을 돌봐야 하는 요구의 결과로 흡연을 한다는 결론을 내렸다.

흡연이 빈번하게 일어나는 사회경제적 환경에서는 개인들의 생활환경으로 인한 급작스러운 요구를 충족시키는 데 흡연이 도움이 된다는 점에서 흡연에 매우 수용적이다. 흡연은 상대적으로 저렴하고 쉽게 구할 수 있는 스트레스 감소원이며, 이는 불리한 사회경제적 지위의 사람들에게는 더욱 그럴 수 있다(60, 61). 직장이나 근린 환경으로 인한 다른 건강 위험들을 직면하는 상황에서 금연은 소용 없는 일로 인식될 수 있다(62~66). 표 10.1에서는 높은 스트레스에 직면하고 있는 집단이 금연을 어떻게 보고 있는지를 보여주기 위해 흡연이 빈곤으로 인한 스트레스에 미치는 생리적 및 심리적 영향을 보여주고 있다. 단기 비용 편익의 관점에서 보면 흡연은 실제로는 빈곤 환경에 적응하려는 행동으로 볼 수 있다. 이는 금연사업의 설계 및 제공에서 사회적 환경이 얼마나 중요한지를 강조하고 있다.

사회적 맥락을 고려한 건강 행태 변화 모델

소렌슨(Sorensen), 에먼스(Emmons)와 동료 연구자들은 금연 및 기타 건강 행태 변화에서 사회적 환경의 역할을 명시하는 지침 기본 틀(framework)을 개발했다(그림 10.1 참조)(67, 68). 이 기본 틀은 행태 변화의 경로를 따라 여러 층의 영향을 횡단하는 일련의 요인과 조건을 정의한다. 조건 변경(modifying conditions)은 결과에 독립적으로 영향을 미치지만 중재사업으로부터는 영향을 받지 않는다. 동시에 매개 기전(mediating mechanisms)은 사건 또는 중재사업과 결과 사이의 경로의 변수이다. 이 모델은 일련의 경로(channels)를 가진 중재사업의 맥락을 고려해 잠재적으로 수정 가능한 다수의 사회적 및 행동적 이론에서 매개 기전을 도출해 낸다. 인생 경험, 사회적 관계, 조직 구조, 물리적 환경, 사회적 영향을 포함하는 사회적 맥락은 중재사업과 그 결과 사이의 인과 경로 내외의 위치에 따라 조건 변경 또는 매개 기전으로 작동할 수 있다. 이와 같이 사회적 계층, 인종/민족, 성별, 나이, 언어는 건강결과와 행태적 위험 요인의 분포를 살펴보는 데 중요한 변수이다. 이러한 사회인구학적 특성은 사회적 환경과 일상의 현실을 형성하고 이것은 다시 건강 행태와 건강 행태 변화를 가능하게 하는 능력에 영향을 미친다.

사회적 맥락의 영향에 대한 유사한 논의는 사회적 상황이 아이에 미치는 영향에 대해서도 이루어지고 있다. 예를 들어, 저소득층 부모는 스트레스를 주는 가족이나 사회적 상황에 대처하는 수단으로 아이들의 식생활과 신체활동에 있어서 건강을 타협하거나 TV나 미디어에 대한 허용적인 접근 방식을 채택할 가능성

그림 10.1_ 사회 맥락적 프레임 워크

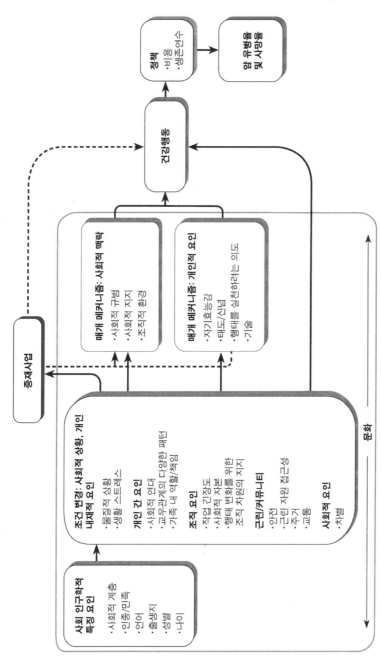

자료: Sorensen G, Emmons K, et al. (67, 68)

그림 10.2_ 가족 생태 모델

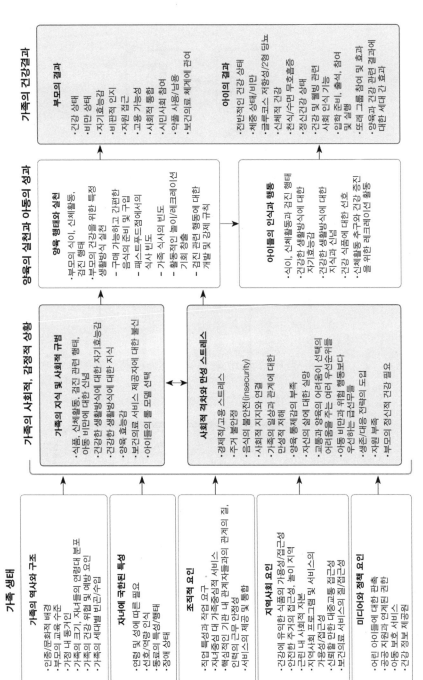

가족 생태

가족의 역사와 구조
- 인종/문화적 배경
- 부모의 교육 수준
- 가정 내 동거인
- 가족의 크기, 자녀들의 연령대 분포
- 가족의 건강 위험 및 예방 요인
- 가족의 세대별 빈도/수입

자녀에 국한된 특성
- 연령 및 성에 따른 필요
- 선호/역량 인식
- 동료의 특성/행태
- 장애 상태

조직적 요인
- 작업 특성과 작업 요구
- 자녀중심 대 가족중심적 서비스
- 핵심적인 기관 내 관계자들과의 관계의 질, 인력의 근무 안정성
- 서비스의 제공 및 통합

지역사회 요인
- 건강에 유익한 식품의 가용성/접근성
- 안전한 주거의 접근성, 놀이지역
- 근린 내 사회적 자본
- 지역사회 프로그램 및 서비스의 가용성/접근성
- 신뢰할 만한 대중교통 접근성
- 보건의료 서비스의 질/접근성

미디어와 정책 요인
- 어린 아이들에 대한 판촉
- 공공 지원과 연계된 권한
- 이동 보호 서비스
- 건강 정보 제공원

가족의 사회적, 감정적 상황

가족의 지식 및 사회적 규범
- 식품, 신체활동, 검진 관련 행태, 아동 비만에 대한 신념
- 건강한 생활방식에 대한 자기효능증과
- 건강한 생활방식에 대한 지식
- 양육 효능증
- 보건의료 서비스 제공자에 대한 믿신
- 아이들의 돌봄 모델 선택

사회적 격차와 만성 스트레스
- 경제적/고용 스트레스
- 주거 불안정
- 음식의 불안전(insecurity)
- 사회적 지지와 연결
- 가족의 일상과 관계에의 만성적 지체
- 양육 통제감의 부족
- 자신의 삶에 대한 실망
- 교통과 양육의 어려움이 선택의 여러움을 주는 여러 우선순위들
- 아동 비만과 위험 행동보다 우선하는 급선무들
- 생존/대응 전략에의 도입
- 자원 부족
- 부모의 정신적 건강 필요

양육의 실천과 아동의 성과

양육 행태와 실천
- 부모의 식이, 신체활동, 검진 행태
- 부모의 건강을 위한 특성
- 건강한 생활방식 실천
- 구매 가능하고 간편한 음식의 준비 및 구입
- 패스트푸드점에서의 식사 빈도
- 가족 식사의 빈도
- 활동적인 놀이/레크레이션 기회 창출
- 검진 관련 행동에 대한 개발 및 강제 규칙

아이들의 인식과 행동
- 식이, 신체활동과 검진 행태
- 건강한 생활방식에의 대한 자기효능증
- 건강한 생활방식에 대한 지식과 신념
- 건강 식품에 대한 선호
- 신체활동 추구와 건강 증진 돌 위한 레크레이션 활동

가족의 건강결과

부모의 결과
- 건강 상태
- 비만 상태
- 자기효능증
- 비판적 인지
- 자원 접근
- 고용 가능성
- 사회적 통합
- 시민사회 참여
- 약물 사용/남용
- 보건의료 체계에 관여

아이의 결과
- 전반적인 건강 상태
- 체중 상태/비만
- 글루코스 저항성/2형 당뇨
- 신체적 건강
- 천식/수면 무호흡증
- 정신건강 상태
- 건강 및 웰빙 관련 사회 인식 기능
- 일하 준비, 출석, 참여 및 실행
- 또래 그룹 참여 및 효과
- 양육과 건강 관련 결과에 대한 세대 간 효과

526　사회 역학 제2판

자료: Davison KK, et al. (69)

이 있다고 시사하고 있다(69). 사회적 상황의 요인과 이 요인들이 아이의 비만 위험에 미치는 영향은 가족 생태학적 모델(FEM, 그림 10.2 참조)(69)에서보다 상세하게 기술되어 있다. 가족의 생태학적 요인의 예로는 가족의 일반적인 기능, 가족의 유대, 부모의 직업 요구도와 일정, 가족구성원들의 건강 요구, 가족 내외의 사회적 지원 시스템에 대한 접근성, 주거 안정성, 식품 안정성(food security) 등이 있다. FEM에 표시된 일반적인 논의는 가족의 생태학적 요인들이 가족의 사회적 및 정서적 환경과 함께 부모가 경험하는 사회적 격차와 만성 스트레스를 형성하는데, 이 둘은 부모의 식품과 신체활동 및 육아 실천에 영향을 미치고, 이는 나아가 아동의 식이와 신체활동, 결국에는 아동들의 비만위험에 영향을 미친다. 이런 연구가 주는 함의는 비만 예방 및 관리를 위한 가족 사업이 성공하기 위해서는 건강한 삶의 방식에 필요한 지식과 기술의 개발을 포함해 전통적인 비만 중재사업의 요소들과 더불어 가족의 생태학적 요인들과 부모들이 경험하는 사회적 격차와 만성 스트레스를 고려하는 전인적인 접근법이 필요하다는 것이다.

이 장에서 살펴본 바와 같이, 다양한 인구집단, 특히 심각한 건강 격차에 직면하고 있는 사람들이 행태 변화에 대한 노력을 기울이도록 하기 위해 긴급한 재정적 어려움, 돌봄의 책임, 기존의 신체 및 정신건강 문제들을 다루어야 한다. 다음은 건강 행태 변화와 관련된 연구 문헌들과 연구들이 시간에 따라 어떻게 진화했는지 살펴보고 건강 행태 변화를 위한 중재사업에서 사회적 환경을 고려하기 위한 기회들에 주목하고자 한다.

건강 행태 변화를 위한 중재사업

건강 행태가 예방 가능한 이환율 및 사망률에 미치는 광범위한 영향을 고려하면 이러한 위험 요인을 줄이기 위한 증거 기반 전략을 개발하는 것이 매우 중요하다. 이 절에서는 건강 행태 변화를 위한 중재사업에 있어서 사업전략의 진화 과정을 살펴볼 텐데 이는 사업전략에 사회적 환경이 얼마나 중요한지에 대한 최신의 지식을 제공하게 될 것이다.

개인에 기반한 사업들

초기 접근법

지난 20~30년 동안 건강 행태 변화를 위한 중재사업에 상당한 진화가 있었다. 1980년대와 1990년대에는 대부분의 중재사업이 개인을 목표로 설정되었다(70, 71). 이러한 중재사업은 여러 전략을 사용했지만 일반적으로 보건교육 및 조언 제공에 크게 의존했다. 또한 행태 변화를 위한 자기효능감 및 결과 기대감과 같은 지식과 태도를 포함하는 심리사회적 선행 요인들의 강화를 강조하는 이론에 근거를 두었다(70, 72~74). 중재사업은 전형적으로 소규모이고 지속 기간이 길고 복잡했다. 게다가, 일반적으로 임상 또는 실험실 환경에서 개발되었으며 선형 및 합리적인 순서로 변화를 예상했다(75, 76).

그 결과, 많은 사업들의 비용 소모가 컸고, 개인에 목표를 맞춘 성공적인 몇몇 중재사업 외부 타당성은 의문시되었다(75~78). 사업 대상이 종종 변화를 열망하고 일반 시민을 대표하지 않는 의욕적인 사람이었다는 점이 중요한 비판 대상이었다(77, 79). 중재사업이 인구 수준의 영향을 주기 위해서는 의욕이 높은 사람과 그렇지 않은 사람 모두에게 효과가 있어야 한다. 또한 개인에 집중적으로 초점을 맞춘 중재사업의 범위가 한정되어 있다 보니 중재사업의 유지와 확대가 어렵다는 점이 또 다른 문제였다. 게다가 행태 변화 관련 초기 연구 문헌의 대부분은 가장 취약한 인구집단에서의 성공 사례에만 집중하고 있었고 건강 행태가 일어나는(또는 개인이 속한) 사회경제적 상황을 고려하지 않았다.

동기부여식 인터뷰(Motivational Interviewing)

개인을 대상으로 한 사업들의 중요한 진전 중의 하나인 동기부여식 인터뷰는 2000년대에 점차 인기를 얻었다(80, 81). 동기부여식 인터뷰는 양가감정을 통한 행태의 변화를 이끌어내기 위해 피상담자를 판단하거나 대치하지 않는 상담자와의 만남을 활용한다(72, 82, 83). 이 접근법은 행태 변화의 긍정적, 부정적 측면을 분리하고 행태 변화로 나아갈 수 있는 새로운 행동 과정을 그리는 식의 양가감정 활용을 강조한다(83). 이러한 과정에서 행태에 영향을 미치는 사회적 상황의 측면을 다룰 수 있게 된다. 동기부여식 인터뷰는 보건의료 분야 등 여러 가지 분야에 적용되고 있으며 전화나 인터넷을 통한 전달, 인쇄물 발송, 비디오테이프, 컴퓨터로 개발한 전문가 시스템 등으로 양상이 확장되어 왔다(72). 메타분석에 의한 문헌고찰 연구를 살펴보면 동기부여식 인터뷰는 일반적으로 다양한 인구집단에 걸쳐 금연, 정기적인 신체활동, 식이 개선 등 다양한 건강 행태 변화에 효과적이라고 밝히고 있다(84~87). 그러나 동기부여식 인터뷰의 효과는 상담자의 훈련 상태에 크게 의존한다. 문헌고찰 연구들에 의하면 성공적인 인터뷰를 위한 전략에는 일반의와 고도로 훈련된 상담자가 필요하다고 말하고 있다(87).

행태경제학: 최근의 개인대상 접근법의 확장

행태경제학은 행태 변화를 가속화할 수 있는 가능성으로 인해 사람들의 흥미를 끌어왔다. 행태경제학은 매력적인 개념과 저비용, 아직은 대부분 개인 수준의 건강행동에 집중하고 있지만 개인들이 눈치 못 채는 해결책으로 인해 목적세나 보조금 등 규제 수단보다 더 효과가 높다는 점, 건강에 해로운 건강 행태로 이끌 수 있는 흔한 의사 결정 편이(decision-making biases)[예를 들어, 현재편이(present bias), 즉 당장의 비용과 효용에 집중하게 되고 사후의 비용과 효용은 과소평가]를 개인들이 극복하도록 돕는 통합적인 전략 등의 이유로 주목을 받고 있다.

행태경제학적 중재사업은 사람들이 잘못 선택하도록 하는 오류들이 오히려 그들을 돕기 위해 사용될 수 있다는 개념을 전제로 하고 있다. 예를 들어, 현재편이는 유익한 행동에 대해 소액을 즉시, 자주 제공함으로써 극복할 수 있다(88). 행태경제학이 건강 행태 영역에 적용될 수 있는 방법은 많이 있지만(13장 참조), 특히 주목받은 전략 중 하나는 바람직한 행동을 촉진하기 위해 인센티브를 사용하는 것이다. 일반적으로는 행태경제학적 접근법, 특히 인센티브 방법에 대해 몇 가지 긍정적인 연구결과가 나오고 있지만 근거에 기반한 연구, 특히 건강 행태의 사회적 결정요인을 다루는 연구는 한정되어 있다(89). 블루멘탈과 동료 연구자들은 연구 문헌에 따르면 인센티브는 금연(89) 등 지속적인 참여를 필요로 하는 행동보다 인플루엔자 백신 접종과 같은 일회성 예방 치료를 위한 행태 변화에 효과적임을 밝히고 있고, 이는 행태 중재사업 연구 문헌과도 비슷한 내용임을 밝히고 있다(74).

인구집단의 건강 수준과 건강 격차를 연구 대상으로 한 문헌은 한정되어 있지만 3개의 주(state) 단위의 메디케이드 인센티브 프로그램의 평가는 상반된 결과를 보여주었다(89). 예를 들어, 2006년부터 2011년까지 플로리다에서 금연을 위한 웰니스(wellness) 방문 프로그램에서는 등록자들이 가용한 인센티브인 약 4,130만 달러의 절반 밖에 얻지 못했다. 사용된 인센티브는 등록자들이 아동 예방 케어 방문이나 성인 및 아동상담 방문으로 분배되었다. 그러나 이 인센티브 프로그램은 만성질환의 위험을 줄이기 위한 보건 교육 및 상담에 참여하게 하는 데는 실패했다. 5년간의 프로그램 기간 중 단 두 명의 가입자만 금연 프로그램에 참여해 인센티브를 취득했고 운동 프로그램 역시 단 2명의 등록자가 참여해 인센티브를 취득했다.

이 평가는 재정적 인센티브의 사용만을 평가하고 다른 행태경제학적 원리는 평가하지 않았다. 행태경제학적 전략이 격차에 미치는 영향을 평가하기 위한 향후 프로그램 설계에서 고려해야 할 몇 가지 방법론적인 문제도 있었다(예: 인센티브의 복잡성, 규모).

행태 관련 중재사업 확장을 위한 전략

인구집단 관점의 중요성에 대한 관심이 높아지면서 개인에 기반한 행태 중재사업 중의 최선의 요소와 더 넓은 대상들에게 적용될 수 있는 방식을 통합한 효과적인 사업이 주목받고 있다.

전화 기반 중재사업

행태 변화 중재사업의 초기부터 현재까지 지속적으로 이뤄진 사업은 전화 기반 중재사업이다. 신체활동 및/또는 식이 개입 관련 25개의 연구사업(27개의 비교군)에 대한 최근의 체계적 검토연구에 의하면 20개에서 행태 변화 시작이 보고되었다. 연구사업 중 1/3이 사업 이후의 변화된 행태를 유지하는지 평가했는데, 적어도 절반 정도가 그러했다(90). 그러나 상담자 훈련과 계속되는 인건비 지출로 인해 전화 기반의 중재사업을 어떻게 확장할 수 있는가에 대한 우려가 지속되고 있다(91). 그 결과, 자동화된 양방향 전화 시스템(AVR / IVR)이 주목 받고 있다. 저소득층 당뇨병 증례 관리의 추적 관리에 AVR / IVR 시스템을 사용한 연구에서는 환자들이 자가관리와 혈당 조절에 상당한 개선과 높은 만족감을 보였다(92, 93).

전화기반 중재사업, 특히 비임상 환경에서 확대 적용 가능한 또 하나의 방법은 금연을 위한 퀏라인(quitlines)과 같은 통화 서비스를 이용하는 것이다(94~96). 정부에 의해 지원받고 있는 퀏라인은 현재 북미, 유럽, 호주, 뉴질랜드에서 이뤄지고 있다(94). 검토 연구에 의하면 퀏라인이 발신자에 따라 상이할 수 있지만 단기 및 장기간의 금연율을 효과적으로 증가시키는 것으로 일관되게 나타나고 있다(pooled odds: 1.41 [95% 신뢰구간: 1.27, 1.57] ~ 1.9 [95% 신뢰구간: 1.7, 2.2]). 퀏라인 프로토콜은 동기부여식 인터뷰를 기반으로 하여 일반적으로 흡연자가 처음 전화하여 통화한 후 상담자와 후속 통화 예약을 통해 먼저 금연 동기를 유발하고 흡연 재발을 방지하는 선제적인 방법이다(94, 95). 미국의 많은 주에서는 퀏라인을 흡연 규제 및 의료보험이 되는 금연 프로그램과 같은 사회적 상황을 다루기 위한 인구집단 기반의 접근 방식을 포함하는 종합적인 담배 규제 프로그램의 일환으로 채택하고 있다(94, 98). 퀏라인 같은 서비스는 질병 예방 서비스에 대한 환자의 비용 부담을 없애는 주 단위 메디케이드 프로그램에 대한 자금 지원을 높이려는 '환자 보호 및 적정 부담 보험법(Affordable Care Act)'에 의해 더욱 촉진될 수도 있다(8). 또한 지역사회 변환 보조금(Community Transformation Grants)은 영양, 신체활동 및 금연을 증진하기 위한 공동 연구 자금을 제공한다(8).

e-헬스 사업

모바일 웹 사이트, 문자 메시지 또는 이메일 중 하나 이상의 조합을 통한 중재 사업 형태인 상호 교류형 또는 e-헬스 등 관련 기술에 상당한 관심이 집중되고 있다. 신체활동 및 식이행동을 대상으로 한 e-헬스 중재사업 중 2000년과 2005년 사이에 발표한 47개의 연구를 체계적으로 검토한 결과, 사업 효과 크기는 작고 효과성도 제한적인 걸로 나타났다(99). 그러나 해당 연구는 e-헬스 중재사업이 특히 사회경제적 지위가 낮은 사람이나 개발도상국의 기술적 장비에 대한 접근성 증가 및 기술 발전으로 인해 중재사업에 광범위한 가능성이 있다고 결론지었다. 비교적 저렴하고, 사용하기 쉽고, 빈곤 국가의 인구집단에도 접근이 가능한 문자 메시지만을 이용한 12개의 행태 변화 중재사업을 검토한 리뷰연구는 문자 메시지가 행태 변화의 도구로 효과적으로 사용할 수 있다는 증거를 보여줬다 (100). 가정의 광대역 인터넷 접근성에는 인종/민족 간 격차가 여전히 있지만 휴대 전화나 스마트폰에 대한 접근성에는 이러한 격차가 존재하지 않는다는 점이 전도유망한 발전을 기대하게 한다(101, 102). 이러한 모바일 기기는 중재사업 서비스의 도달 범위를 극적으로 확대시켜 공중보건 효과를 확대하는 더 광범위한 사업실행에 사용될 수 있다(103). 기기를 더 효율적으로 만드는 과학이 여전히 진화하는 이 순간에도 개발도상국의 건강과 의료의 제공에 사용되는 모바일 기기의 가능성은 점차 인식이 높아지고 있다(104).

요약: 개인 수준의 중재사업들

건강 증진 중재사업은 한계에 대응하여 점점 진화하고 있다. 건강 행태에 영향을 미치는 사회적 요인을 다루는 중재사업 또는 정책으로 인한 지원 없이 개인 수준의 접근법이 고립된 채 실행된다면 행태 변화에 대한 효과는 제한적이다. 그러나 이러한 개인 수준의 접근은 건강 행태를 이해하는 데 크게 기여하고 있으며, 공중보건에 대한 포괄적인 접근에 중요한 역할을 하고 있다. 개인들을 대상으로 한 사업들로부터 얻을 수 있는 교훈은 더 널리 확산될 수 있는 효과적인 사업을 설계하는 데 적용할 수 있다. 다음 부분에서 논의되겠지만 개인적 접근에 사용된 몇 가지 전략적 성공에서 얻은 교훈은 접근성 등 사회 환경적 문제를 대처하는 구조적 중재사업의 설계에 적용될 수 있다. 개인 수준의 접근과 인구집단 수준의 접근 간에 서로 흠집을 내는 논쟁보다 중재사업의 효과와 서비스 도달 범위에 대한 집중적인 논의가 유익하다. 중재사업 수준들을 연계하는 중재사업에 대한 논의를 통해 모든 인구집단에 사업의 도달 범위 확대와 동시에 개인 수준의 사업에서는 더 큰 개인 수준의 변화를 꾀할 수 있다.

지역사회 기반 사업

예방에 대한 노력은 개인 차원을 넘어 지역사회 기반의 건강 증진 사업으로 발전되어야 한다는 인식이 점차적으로 높아졌다(105, 106). 조직을 분석 단위로 한 지역사회 기반의 건강 중재사업은 직장, 학교 및 보건의료 환경에서 이루어진 대규모 지역사회 실험들의 맥락 속에서 등장했다. 건강의 사회적 결정요인에 대한 이해가 증가하면서 많은 지역사회 기반의 중재사업은 사회적 및 환경적 영향 요인들을 사업 대상으로 했다. 이러한 사업들은 사회인지이론(70)과 사회적 맥락 모델(67)과 같은 사회적 환경을 강조하는 이론의 출현 및/또는 유행과 더불어 지역사회의 특성을 사업에 포함시키려는 건강 행태 변화 이론 및 분석 틀에 의해 더 발전하게 되었다.

지역사회 기반 연구, 특히 지역사회 기반 참여연구(CBPR) 원칙을 사용하는 연구의 중요한 토대는 건강 증진 활동에서의 지역사회의 참여와 주인의식이다(107, 108). 지역사회 기반 참여연구는 연구 과정 전반에 걸친 의사 결정에 해당 지역사회의 공동체 구성원이나 대표를 적극적으로 그리고 평등하게 참여시킨다(109). 그렇게 함으로써 CBPR로부터 습득한 정보에 기반한 중재사업은 건강 문제에 있어서 대상 인구집단에 서비스를 '전달'하는 것이 아닌 그들과 '협력'하는 것으로 바뀐다(110). 이는 문화적으로 최적화된 중재사업의 개발을 위해 사회 문화적 맥락과 관련한 지역적 지식을 얻을 수 있는 효과적인 전략이다. 결과적으로 기존의 결핍에 집중하는 모델보다 중재사업을 통해 개인, 기관 및 지역사회 자산을 활용하고 대상 인구집단에 핵심적인 지식, 기술 및 자원을 제공할 가능성이 높다(108, 109). 이는 나아가 사업의 지속 가능성을 촉진한다.

지역사회 기반의 인구 수준 접근법은 많은 사람들의 행동에 영향을 줄 가능성이 훨씬 크지만 개인 수준의 사업보다는 일반적으로 덜 집중적이기 때문에 중재사업의 개인별 효과는 훨씬 더 작은 경향이 있다(106). 2007년 캠벨과 동료 연구자들은 중재사업의 성공에 결정적이며 사회적 상황을 다루는 데에도 중요한 지역사회 기반 중재사업 실행 과정의 다섯 가지 필수 요소를 명시했다(111).

1. 세심한 파트너십 개발 및 신뢰 구축
2. 참여자 모집에 기관(교회, 직장) 또는 지역사회 단체를 참여시키기 위해 모든 것을 논의할 수 있는 접근법
3. 광범위한 형성 연구(formative research)와 주요 정보 제공자들 또는 조언자들의 참여를 통해 문화적 / 사회적 맥락을 이해하려는 노력
4. 사회문화적 환경을 통합하고 적어도 부분적으로라도 지역사회에 의해 사업 요소가 전달될 수 있는 중재 전략
5. 프로그램의 지속 가능성을 보장하기 위한 지속적인 계획(뒤에 무언가를 남김).

지역사회 연구는 다양한 개입 양식 및 분석 단위(예: 개인, 가족, 조직, 지역사회)를 활용해 왔다. 경로 기반(channel-based) 중재사업은 직접 접촉을 통해 도달할 수 있는 인구집단을 정의하고 환경 변화를 통해 물리적 상황을 대처할 수 있는 기회를 활용했다. 다수의 중재사업 경로, 특히 학교와 직장 역시 조직적 환경과 정책을 수정할 수 있는 기회를 제공한다.

또한 지역사회 기반의 중재사업은 점차 여러 환경하의 중재사업들을 연결하면서 사업의 범위와 제공할 서비스의 양을 강화했다. 작업장, 학교, 신앙 기반 조직, 의사진료실, 복지 서비스 기관 및 주택 개발이 중재사업 맥락의 예로서 연구되었다. 우리는 지역사회 기반 중재사업의 사례로서 직장, 신앙 기반 상황 및 가족을 선택해서 이러한 강점의 주요 측면을 보여주고자 한다.

직장 중재사업

직장은 광범위한 사람들에게 상황 및 환경과 연관된 행태 변화 중재사업을 제공하는 중요한 매체로 등장해 왔다. 직장은 취약 계층에 접근하기 위해 매우 유망한 장소이다. 특히 가정에서 또는 근린지역에서 건강 행태를 지지하는 구조가 없을 수도 있는 노동계급 인구에 사업 서비스가 제공되기 위한 유망한 장소이다. 흡연(112~115), 영양(116~118), 신체활동(119~121), 일-가족 양립 스트레스(122, 123), 중독(124~126), 암 검진(127~129), 직업적 위해 노출(130, 131) 등이 직장을 통해 다룰 수 있는 다양한 건강 위험 요인들이다.

직장 중재사업의 초창기에 노동자의 건강 행태는 직업적 위해와 더불어 직장의 조직과 관련이 없는 위험 요소로 취급되어 노동자들이 건강하지 못한 상태로 이어졌다(132). 그러나 몇몇 연구에 따르면 근로자가 건강 행태를 취하려고 할 때 직장은 그들의 건강 행태적 개선을 지원하거나 방해하는 데 중요한 역할을 한다. 소렌슨(Sorensen)과 동료 연구자들은 직업적 위험에 노출된 근로자가 흡연자가 될 가능성이 더 높다는 것을 발견했다(133). 또한 3,606명의 흡연자에 대한 종단연구에서 사회적 계층의 영향을 통제하고도 금연할 확률이 직업적 위험에 노출될수록 감소한다는 것을 발견했다(134). 소렌슨과 동료 연구자들은 행태 위험 요인 감소뿐만 아니라 직업적 위해 노출도 줄이기 위한 통합적 금연 중재사업을 실시했는데 이때 직장 위해 요인과 흡연 간의 연관성에 대한 지식들을 통합시켰다(112).

통합 프로그램의 결과, 생산직 근로자들의 금연율은 사무직 근로자의 금연율과 비슷해졌고 건강 증진만 하는 사업의 생산직 근로자들의 금연율에 비해 두 배 이상 증가했다. 이 직업적/행태적 통합 위험요소 중재 접근법은 전통적인 건물 중심 구조가 없는 직장 환경을 포함한 여러 다른 직업 환경에 적용되었다. 예를 들어, 소렌슨과 동료들은 화물 운송 근로자들을 위한 직업적 위해 및 흡연과 체중 관리를 다루기 위한 통합 중재사업을 개발했다(135). 사업 실시 전에는 근로자의 40%가 흡연자들이고 88%가 과체중 또는 비만이었다는 사실이 이러한 상황과 환경에 개입하는 것의 중요성을 반증해 준다. 전화로 수행된 중재사업은 직업 환경(예: 위해한 근로 조건, 마감 기한의 스트레스, 제한된 음식 및 신체활동 선택)에 대한 우려를 제기하는 사회적이고 상황적인 분석 틀을 통해 금연 및 체중 관리에 중점을 두었다. 사업 실행 후 10개월이 지난 시점에서 중재사업에 참여한 흡연자는 비참여자보다 금연할 가능성이 더 높았으나[23.8% 대 9.1%(p=0.02)] 체중 관리에는 변화가 없었다.

건강 증진 사업과 산업보건 및 직원지원 프로그램을 분리하는 대신 근로자의 전반적인 건강을 개선하기 위해 동일한 인력과 과정 및 정책을 가진 직장의 통합 모델은 이제 직장을 통한 건강 증진 중재사업의 보편적인 접근법이다(136). 흥미롭게도, 이 모델은 직업 위험 노출 제거에 관심이 있는 연구자 및 실무자들에 의해 받아들여졌다(137, 138). 실제로, 미국 산업안전보건연구소(National Institute for Occupational Safety and Health)는 통합 노동자 건강 프로그램(Total Worker Health Program)이라는 우선순위 실천을 위한 연구로 이 접근법을 채택했다(139).

신앙 기반 중재사업

많은 연구결과에 따르면 신앙 기반의 환경은 건강 정보 제공이 가능하고 수용적인 장소라고 밝히고 있는데, 이 연구들의 대다수는 아프리카계 미국인 교회에서 이뤄졌다(140). 최근 자료에 따르면 미국인 중 비종교인의 수가 증가 추세이지만 미국인의 상당수(85%)는 종교가 있다고 밝히며 예배 장소는 가족생활에 중요한 역할을 한다(141, 142).

특히, 예배 장소는 많은 소수 민족 및 저소득 공동체에서 주요한 역할을 하며 영적 및 육체적 건강을 다룰 수 있는, 믿을 수 있고 신뢰받는 기관을 대표한다. 예배 장소는 사회정의 사명을 지지하며 건강에 영향을 미치는 사회구조적 요소(예: 식량 부족)를 해결하는 데 중요한 역할을 한다. 그들은 또한 일반적으로 건강을 지지하고(예: 부엌 및 회의실이 있는 건물, 정기적으로 모이는 그룹에 대한 접근), 건강정책을 시행할 수 있는 기회를 제공하고(예: 교회 행사에서 제공되는 음식의 유형), 건강에 유해하거나(예: 흡연) 유익한 행태(예: 신체활동)를 촉진하는 구조적 자원을 보유하고 있다. 중재사업 목표에는 흡연, 식이, 신체활동 및 암 검진과 같은 행태위험 요인이 포함되어 왔다(143).

사회적 상황을 다루는 교회 기반 중재사업의 훌륭한 본보기는 영과 육(Body and Soul) 프로그램이다(144). 중재사업은, 교회 차원의 영양 활동과 행사들, 요리책과 영양 비디오를 포함한 자가 실천 자료, 하나 이상의 정책 또는 환경적 변화(예: 음식이 있는 행사에서 과일 및 채소 제공), 훈련된 평신도 교인들에 의한 동기부여적 인터뷰를 사용한 동료 상담(144) 등과 같은 활동을 포함한다. 6개 주의 15개 교회가 사업군 또는 비교군 중 하나에 무작위로 선정되었다. 6개월 간의 추적 관찰에서 사업군의 참가자들은 과일과 채소의 섭취량이 하루에 1.4회 증가했다. 개인 수준 및 사회 수준 요소 모두를 다루는 것의 중요성을 입증하기 위한 매개 분석 연구에서는 사회적 지지와 자기효능감이 중재사업 효과를 매개하는 것으로 나타났는데, 이는 식이 개선 차이의 25%를 설명했다(145). 실험적 상황 밖에서의 영과 육 프로그램의 보급뿐만 아니라 건강 증진에 있어서 남아메리카와 아이티 교회의 역할에 대해 점차 강조되고 있다(146~148).

가족 기반의 중재사업

가족은 건강 행태 변화를 위한 중요한 사회적 맥락으로 널리 인식되고 있다. 예를 들어, 식이 및 신체활동 행태는 가족 내에서 생애 초기에 발생하고, 가족 구성원의 상당한 영향하에 형성되며(149~151), 시간이 지남에 따라 행태의 안정성이 나타난다(152~154). 흡연 개시는 부모의 흡연 태도와 행태, 실제적 양육, 가족의 기능과 결속에 의해 영향을 크게 받는다(155, 156).

아동 및 청소년 발달의 중요한 시점에서 이들의 행태를 형성하는 가족의 근본적인 역할로 인해 가족이라는 곳은 사업경로로서 다른 경로보다 분명한 이점을 제공한다. 가족 구성원끼리의 상호 작용은 강하고 지속되기 때문에 다른 상황에서 쉽게 구축되지 않는 정서적 유대감을 만든다. 그러한 유대는 부모와 가족을 강력한 변화의 주체로 만든다(157, 158). 게다가 부모는 다른 환경이나 경로에 대해 문지기 역할을 하며 결과적으로 여러 경로를 통해 아이들에게 영향을 줄 수 있다. 마지막으로, 대부분의 개인이 평생 동안 자신의 가족과 관계를 유지하는 것을 고려하면 가족은 사업 후에도 오랜 기간 동안 변화에 영향을 줄 가능성이 있다.

다른 경로를 통해 시행된 중재사업과 마찬가지로 가족 중재사업은 지난 30년 동안 광범위하게 진화해 왔다. 초기 가족 중재사업에서 부모는 위험한 행태에 대해 '안 된다고 해야 한다'는 식의 접근법을 자녀들에게 가르치거나 단순히 특정 행동의 위험에 대한 정보를 제공하는 식이었다. 이와는 대조적으로 효과적인 현대의 가족 중재사업은 포괄적이며(여러 상황이나 경로에 적용 가능), 이론에 근거하고, 아동의 발달단계에 맞춰지고, 사회문화적으로 가족과 연관되어 있으며, 가족 및 예방과학의 연구를 기반으로 한다(159).

최근 사례로는 헤드스타트(Head Start)에 등록된 저소득 취학 전 아동과 그 가족을 대상으로 한 가족 기반의 비만 치료 중재사업인 CHL(Community for Healthy

Living)을 들 수 있다(160). CBPR 원리를 활용하고 가족 및 권한 부여 이론에 근거한 CHL은 저소득 부모, 헤드 스타트 직원 및 지역사회 구성원이 공동으로 개발했다(69, 161, 162). 이 중재사업은 소아 비만에 관한 부모의 잘못된 신념을 없애기 위한 건강 커뮤니케이션 캠페인, 헤드스타트 참여 가족의 아웃리치 행사에서 영양 상담 코너, 헤드스타트의 체질량 지수 보고 절차의 개선, 갈등 해소 기술의 습득을 통해 전형적인 비만 중재사업의 문제를 넘어선 생활의 어려움을 해결하기 위한 학부모 주도의 프로그램들을 통합했다. CHL에 대한 1년간의 사업 결과, 아동 비만 유병률, 식이 섭취량, 신체활동과 더불어 식품, 신체활동 및 언론 육아 실천에 부모의 자원을 강화하는 등 긍정적인 프로그램 효과를 뒷받침하는 예비 평가결과가 나왔다(160).

지역사회에서의 임상적 중개사업의 실행

질병 예방에 대한 행태 중재사업의 영향에 관한 가장 중요한 연구 중 하나는 당뇨병 예방 프로그램(Diabetes Prevention Program, DPP)이다. DPP라는 집중적인 생활방식 중재사업으로 인해 다양한 성인 환자들로 구성된 고위험군의 당뇨병 발병률이 58% 감소했는데 이는 위약과 비교한 메트포민(metformin)의 효과(31%)의 약 두 배에 해당한다. 이러한 생활방식 중재사업의 탁월한 효능(efficacy)은 10년 간의 추적조사에서도 유지되었는데 당뇨병 발병률은 생활방식 중재사업군에서 34%, 메트포민 군에서 18% 감소했다(위약군과 비교). 이는 행태 및 생활방식의 접근법에 대한 상당한 관심을 불러일으킬 것으로 예상되는 놀라운 결과이다. 하지만 불행히도, 집중적인 생활방식 중재사업을 실제로 확대하는 것이 어렵다는 부분적인 이유로 실제 사업결과는 예상과 다르게 나타났다. 그러나 상황에 맞는 요소를 고려하는 보다 확장성 있는 접근 방식을 사용해 DPP 중재사업을 지역사회 상황에 적용하려는 노력이 점차 증가하고 있다. 마레로(Marrero)와 동료 연구자들은 YMCA를 통해 단체로 실행된 DPP 중재사업의 적용 가능성과 효과를 살펴보았다(163, 164). '평신도 지도자'는 YMCA의 직원들이었다. 참가자는 그룹 중재사업군 또는 당뇨병 위험 선별 검사에 대한 간단한 상담군에 무작위로 배정되었다. 중재사업은 단체활동을 통한 신체활동 자원 및 환경적 요소에 대한 접근을 다루었다. 집단 중재사업에 참여한 사람들은 사업 후 6%의 체중 감소를 보였고 이는 6개월과 14개월 차에도 유지되었다. 동일한 기간에 총콜레스테롤도 유의하게 감소했다. 중재사업 운영비용은 참가자당 205달러였지만 원래 DPP연구에서는 1,476 달러였다.

건강 행태를 다루기 위해 지역사회 기반 접근법을 이용하는 또 다른 예는 동료 지지자를 이용하는 것이다. 동료를 통해 실행되는 중재사업은 여러 형태로 이루어지며 주로 만성질환 관리 및 비정상인 검사의 추적과 관련한 사업 효과가 평가되었다(167~169). 동료를 통한 중재사업은 다양한 방법(예: 환자 네비게이터, 지역사회 보건요원, 동료 지지자)으로 수행되는데, 행태 변화 활동을 실행하기 위해 동료를 활용하는 것(91)과 만성질환 관리를 위한 개인 차원의 지원을 제공하는 것을 포함한다. 그러나 공통적인 특징은 건강 문제를 상황화하고 행태 변화를 일상생활의 현실로 통합하는 전략을 제공하기 위해 동료를 활용하는 것이다. 예를 들어, 에먼스(Emmons)와 동료 연구자들은 금연을 위한 동료 기반의 중재사업을 위해 소아암 생존자를 활용했다(91). 소아기의 암 경험에 초점을 맞추고 생존자 중 흡연자가 직면하는 상황(예: 저소득, 우울증, 합병증)을 고려하는 방식을 통해 중재사업 결과, 자가 치료를 받는 사람들과 비교해 금연 비율을 두 배로 증가시켰다.

국제보건 환경에서 사용된 동료기반 접근법의 훌륭한 예는 태국 및 사하라 사막 이남 아프리카 세 나라에서 시행된 발전을 위한 동료(Peers for Progress) 사업으로 당뇨병 자가 관리를 위해 동료를 활용한 접근법에 초점을 두었다(168). 이 사업은 또한 사회적 환경과 행동적 기술 모두를 다루는 것이 얼마나 중요한지를 알려주는 좋은 예이다. 자가 관리는 당뇨병의 위험을 줄이는 데 필수적이며 정책이나 사회 수준의 중재사업만으로는 자기관리 활동의 필요성을 대체할 수 없다.

동료들은 지속적인 당뇨병 관리 및 변화를 저해하는 장벽으로 자주 언급되는 사회 환경적 요소를 다루는 데 필요한 지원을 지속적으로 제공할 수 있다. 발전을 위한 동료 프로그램에서 동료들은 당뇨병이 있었거나 관리에 친숙한 비전문가로서 보건의료 시스템에 통합되어 활동했다. 동료들은 매일의 당뇨 관리 지원, 행태 관리를 장려하고 부정적인 감정에 대처하도록 돕기 위한 사회적 및 정서적 지원, 임상진료 및 지역사회 자원과의 연계, 지속적인 지원 등의 주요 기능을 담당한다. 사업에 대한 최근 평가에서 당뇨병 관리 및 삶의 질 관련 결과변수(예: HbA1c 수치, 혈압 및/또는 체중 감소)에서 유의한 개선이 나타나는 바람직한 증거가 발견되었다(168). 또한 종종 다양한 환경에서의 행태 중재사업에서 중요하게 대두되는 문제인 장기적인 지속 가능성과 관련되어서도 긍정적인 결과가 있었다. 피셔(Fisher)와 동료들은 국제보건 맥락에서 입증된 동료 지지를 통한 사업의 타당성은 이 전략이 미국의 환자 중심의 메디컬 홈(patient-centered medical home)에 적용될 수 있음을 강조했다(168).

행태 변화를 위한 정책적 접근

이 책의 12장과 15장에서 논의된 바와 같이 행태 변화와 건강결과는 관련 정책과 연관되어 있다. 저소득층 노인을 위한 매사추세츠 파머스마켓 쿠폰 프로그램은 접근성 향상을 통해 개인의 과일 및 채소 소비를 증가시키기 위해 고안된 정책의 훌륭한 예이다(170, 171). 매사추세츠 공중보건부와 식품농무부 간의 협력을 바탕으로 주 전역의 노인 영양 프로젝트를 통해 파머스마켓 쿠폰이 배포되었다. 1992년에는 23개 기관에서 17,200명의 노인에게 약 86,000달러의 쿠폰을 배포했다. 쿠폰의 73%가 사용되었으며, 노인의 32%는 쿠폰을 받은 이후로 과일과 채소를 더 많이 구입했다고 보고했다(171). 이 프로그램을 통해 쿠폰 사용 후 시장에서 지출된 돈 외에도 추가적으로 시장에 62,000 달러의 수입을 가져왔다. 이는 각 기관의 분리된 목표와 중첩되는 목표를 다루는 기관 간 협력을 토대로 개인 행태와 조직 및 정책 수준의 변화 모두를 목표로 한 접근성 중심 정책의 훌륭한 예이다.

정책에서 행태 중재사업의 증거 기반을 고려하는 것 또한 중요하게 인식되어야 한다. 15장에서 논의했듯이 정책 개입, 특히 건강의 사회적 결정요인을 다루는 정책 개입은 정치적인 과정 및 정책을 형성하는 타 정부기관의 주요 인사들과의 참여를 항상 요구한다. 정책이 인구집단 수준의 건강에 영향을 미칠 수 있는 중요한 가능성을 가지고 있지만 근거에 기반하지 않는다면 영향을 거의 미치지 않을 것이다. 에일러(Eyler)와 동료들은 체육수업 참여와 관련된 증거가 정책입안자에게 전달되고 법안에 포함되는지 여부를 조사했다(172). 지난 10년간 주정부에서 제안된 체육수업 관련 법안 수는 2001년 약 70건에서 2007년 140건으로 두 배로 증가했지만 제안된 법안의 약 25%만 증거 기반의 요소들을 포함하고 있었다. 게다가 제안된 법안의 21%만 법으로 제정되었고 그중에서도 1/3만이 하나 이상의 증거 기반 요소를 포함하고 있었다. 공공정책은 모든 사회적 계층에게 균등한 방식으로 증거 기반 중재사업에 대한 접근성을 높일 수 있다는 중요한 잠재력을 가지고 있다. 그러나 공공정책은 실행이 더디고 제한이 많은 접근법이었으며, 행태적 결과에 대한 정책의 영향 평가에는 거의 초점을 두지 않았다. 에일러(Eyler) 또한 정책의 35%만이 입법 이후 정책에 대한 평가를 요구했다. 일반적으로 공공정책 연구, 특히 공중보건 및 행동의학 분야에 정책평가에 대한 관심은 매우 희박하다. 이것은 행동과학 영역의 높은 참여가 매우 핵심적인 영역이며 증거 기반 및 관련성을 이해를 높이기 위해 공동연구의 요구가 높은 영역이다.

행태 변화의 효과를 높이기 위한 정책과 행태 중재사업의 통합 가능성

정책과 행태 중재사업 사이의 상호작용은 종종 간과되어 왔다. 하지만 인구집단 수준의 건강, 특히 건강 행태가 사회적 영향하에 있다는 점을 고려하면 이러한 상호작용은 건강을 개선하기 위한 중요한 통로이다. 예를 들어 매사추세츠 메디케이드 프로그램인 매스헬스(MassHealth)를 통한 포괄적 담배 규제는 이러한 상호작용의 훌륭한 사례이다. 1990년대 초 매사추세츠의 흡연율은 미국 전체보다 약간 높았다(173, 174). 이에 1993년에 주정부는 매사추세츠 담배 통제 프로그램(Massachusetts Tobacco Control Program, MTCP)을 마련했다. 이는 당시 미국 내 얼마 안 되는 포괄적인 담배 규제 정책 중 하나였다. 건강의 사회적 결정요인과 인구집단 접근법에 근거해 MTCP는 금연 정책 및 금연 서비스 증진을 위한 지역사회 기반 서비스 수립을 포함하고 정책 및 환경 변화에 중점을 둔 강력한 사회적 결정 증거를 골자로 하는 인구집단 접근법을 채택했다(175, 176). 메사추세츠 주는 전국적인 하향 추세와 비교해도 MTCP의 직접적 영향으로 흡연이 현저히 감소한 것으로 나타났다(175~177).

그러나 매사추세츠주의 전반적인 흡연율 추세로 인해 교육 수준에 따른 두드러진 불균형은 특히 잘 드러나지 않았다. 1986년부터 2005년까지 대학 교육을 받는 사람들의 흡연율은 매년 약 3.3% 감소했지만 대학 교육을 받지 않은 사람들의 감소율은 약 1.7%였다. 이 그림은 메사추세츠 주가 2006년에 메디케이드 프로그램이 금연 관련 약물 치료를 포함하는 22개 주 중 하나가 되고, 메디케이드 가입자에게 행태적 금연 상담을 추가로 제공하는 6개 주 중 하나가 되고 나서야 크게 바뀌었다(173, 174). 정책 변경 후 2.5년 동안 75,000명 이상의 메디케이드 흡연자(약 40%의 유자격 흡연자)가 급여 혜택을 보았고 흡연율이 38.3%에서 28.8%로 감소했다(173, 174). 금연 시도율은 변경되지 않았지만 성공률은 급여 혜택을 추가한 후 6.6%에서 19%로 증가했다(173, 174). 가장 중요한 것은 흡연 감소가 주 메디케이드 수혜자 중 심근경색 및 관상동맥 죽상경화증 입원율이 각각 46% 및 49% 감소한 것과 관련이 있다는 점이다(173).

매사추세츠주의 경우, 사회적으로 불리한 인구집단의 흡연율 변화를 이끈 것은 행태적 금연 중재사업에 대한 접근성 향상을 목표로 한 정책 변경이었다. 종종 행태 중재사업에 대한 논의는 앨버트 밴듀라(Albert Bandura)가 개인주의자 대 구조주의자들의 건강에 대한 접근 방식의 '논쟁적인 이원론(contentious dualism)'이라고 말한 것에 초점을 맞추고 있다. 이러한 이분법에서 행태 상담은 개인주의적 접근이고 구조주의 접근법은 정책 변화가 될 것이다. 우리는 이것이 잘못된 이분법이며 공중보건이 중재사업 설계 및 서비스 전달에 대한 개인주의 대 구조주의 접근의 이원성을 다루는 것이 중요하다는 점을 주장하고자 한다.

행태 변화의 향후 중재사업: 어디로 가야 하는가?

인구집단의 건강 향상을 촉진하려면 건강 행태를 개선하기 위해 활용될 수 있는 과학의 모든 영역을 살펴봐야 한다. 향후 10년간 국가인간유전체연구소(National Human Genome Research Institute)의 연구 우선순위에 의하면 행태 변화 중재사업을 개선하기 위한 게놈 정보의 활용 연구를 권고하고 있다(178). 급속하게 떠오르고 있는 후성유전학(epigenetics)은 일부 인구집단에서 건강 행태의 위험을 증가시키는 매우 사회적이며 물리적인 환경이 새로운 표현형(phenotypes)을 생산하기 위해 유전체를 변형시킬 수 있음을 보여주고 있다(179). 맥브라이드(McBride)와 그의 동료 연구자들은 순응도(adherence)와 관련된 행태 중재사업에 대한 반응 개선에 유전학이 도움이 될 수 있는 경로가 있다고 언급했다. 즉, 개인은 행태 권장 사항에 대해 육체적으로나 감정적으로 반응하는 방식이 다양하다. 해당 연구자들은 방법론적으로 제한되어 있지만 유전적 변이가 칼로리 제한, 식이 구성 및 중등도 또는 고강도 신체활동 요법에 대한 생리적 반응의 차이를 설명한다는 증거가 늘어나고 있다고 강조했다. 예를 들어, 어떤 사람들에게는 격렬한 운동에 대한 불리한 신체 반응을 증가시키는 유전적 변이가 있을 수 있으며 오히려 더 높은 수준의 좌식 행태를 유도할 수 있다. 이러한 사람들을 건강 권장 사항에 '응하지 않는' 사람으로 간주할 수도 있지만 오히려 운동을 꺼리는 것은 기능적 대응일 수 있다. 따라서 이러한 개인의 경우 신체활동을 향상시키는 더 나은 방법은 걷기와 같은 적당한 활동을 증가시키거나 체중을 유지 또는 감소시키기 위한 식이 전략에 집중하는 것이다.

유전적 위험 정보는 행태 변화 권고에 대한 대응으로서 정서적 과정을 활성화시키는 데에도 사용되고 있다. 예를 들어 헤이(Hay)와 동료 연구자들은 햇볕노출 예방과 자외선 차단 행태를 증가시키기 위해 흑색종 환자의 가까운 친척들과 함께 시험적인 유전자 위험 피드백을 사용했다(181). 노출 위험 수준은 햇빛 노출 예방과 자외선 차단에 대한 위험 인지 및 행태 의도와 관련이 있었다. 이 연구는 유전체 위험 소통의 실제를 알리기 위한 증거 기반 구축의 중요성을 강조했으며, 이러한 영역을 탐색하기 시작한 많은 사례 중 하나이다. 맥브라이드와 동료 연구자들은 유전체 정보에 입각해 개인에 맞춰진 연구를 인구집단 수준의 건강과 관련된 행동 변화 중재 연구를 시작하기 위한 몇 단계를 제안한다. 이 중 두 가지는 특히 행태 변화의 사회적 맥락을 고려하는 것과 관련이 있다. ① 과학적 문헌을 검토해 행태 순응에 영향을 미칠 가능성이 있는 영역을 규명(예: 강한 유전적 토대를 가질 수 있는 표현형), 특히 행동 전반에 공통적인 표현형(예: 먹는 것과 관련된 도파민 관련 보상 및 에너지 대사에 관련된 뇌에서 유래한 신경영양성 인자), ② 순응에 영향을 미치는 관련 생물학적, 심리적, 거시적 요인들의 상호 관계를 구상하기 위한 개념적 모델을 개발한다. 그들은 또한 전향적 효과 비교 연구를 수행해 유전자형 정보에 기반한 맞춤화가 가치를 부가하는지 평가하고 최대한의 정보를 제공하기 위해 사회적 상황 요인을 동시에 다루고 관련 데이터를 수집할 것을 권장한다. 유전학이 건강 행태 및 건강결과와 관련해 많은 설명력을 갖지 않을 것으로 생각되어 멀리하기 쉽지만 최근 연구들에 의하면 이것은 현명하지 못한 생각이고 사회적, 물리적 맥락과 함께 유전적 맥락을 고려할 때 상당한 혁신이 있을 수 있음을 시사한다.

결론

이 장은 건강 행태 변화를 위한 중재사업의 진화와 기여를 간략하게 요약했으며 건강행동에서 사회적 맥락의 중요한 역할을 설명했다. 이 장에서 설명한 것처럼 사회적 맥락 요인을 다루는 행태 중재사업에는 많은 예가 있다. 중재사업은 점점 더 인구집단 수준의 건강을 위한 접근법을 취하고, 동기유발 수준의 범위를 다루도록 설계되고, 일차 예방에 선제적으로 집중하고 있다. 이 장의 핵심 내용은 다음과 같다.

1. 건강 행태는 개인에 의해 행해지지만, 그것들은 개인 내부, 가족 내, 역사적, 사회적, 정치적, 그리고 개인 내부와 외부에서 일어나는 다른 사건들에 의해 형성되고 변형된다.

2. 가장 성공적인 개입은 건강 행태에 대한 모든 수준의 영향을 고려하고 다루는 다층 수준의 중재사업이다.
3. 공중보건은 역사적으로 둘 다 인구집단의 건강을 증진시키는 데 필요한 개인적, 구조적 접근법을 구분하는 식으로 건강 증진에 도움이 되지 않는 이중성에 의해 어려움을 겪어왔다.
4. 인구집단 수준의 건강 증진을 위한 가장 효과적인 이론과 접근법은 학문 간의 의미 있는 협력에서 나올 것이다.
5. 다층 수준 중재사업에 대한 근거가 증가하고 있으며, 효과적인 중재사업을 어떻게 확대할 것인가로 관심을 돌려야 한다.

많은 관심이 행태 변화 중재사업의 한계와 대규모 지역사회 기반 행동 변화 중재사업들의 작은 효과에 집중되어 왔다. 초기 중재사업에 대한 일반적인 우려는 사회적 상황이 행동에 미치는 강력한 영향을 인식하지 못한 채 변화에 대한 책임의 상당 부분이 개인에게 전가되었다는 것이었다(71, 75). 건강 신념 모델의 개발자이자 건강 증진의 핵심 인물인 마셜 베커(Marshall Becker)는 『건강 증진의 독재(Tyranny of Health Promotion)』라는 제목의 1986년 글에서 보건교육과 건강의 사회적 결정요인에 동등한 관심을 기울이는 행태 변화 중재사업으로 전환을 지지했다. 그와 더불어 다른 이들이 주장하는 것은 단지 개인을 대상으로 한 중재사업의 설계와 중재사업 활동의 대상 확대에 큰 변화를 가져온 심리적 경로의 효과를 줄이는 것에만 집중하지 않았다. 효과적인 건강 증진 중재사업이 더 이상 사회적 맥락 요인을 무시할 수 없다는 것이 분명해짐에도 불구하고, 우리는 개인 수준의 중재사업에서 더 넓은 사회적 맥락을 다루려는 노력을 완전히 포기해서는 안 된다고 여전히 주장한다. 올트먼(Altman)이 말했듯이 예방 연구의 핵심은 인과관계의 그물망을 확인하고 그 그물망에서 가능한 한 많은 수준으로 중재하는 것이다(182). 가장 효과적인 중재 전략은 건강에 문제가 되는 행태를 하는 개인과 그 개인의 삶에 영향을 미치는 더 큰 지역사회와 정부의 힘을 모두 포함해야 할 것이다.

또한 개인 수준의 중재사업을 더 큰 규모의 체계적 중재사업 전략과 통합하는 연구는 어떻게 하면 최선으로 건강 행태 변화 노력을 개념화할지, 중재할 것인지, 평가할 것인지에 대한 이해를 높여줄 것이다. 가장 좋은 접근법에 대한 우리의 의견은 다양한 수준의 영향력에 초점을 맞추고 사회적 결정요인과 접근성 문제 맥락에서의 건강 행태를 해결하기 위한 지역사회 및 정책기반 경로의 주체들과 협력을 도모하는 것이다. 매사추세츠주에서 채택된 금연에 대한 접근 방식은 이러한 접근 방식의 영향에 대한 훌륭한 예를 보여준다. 그러한 상류 접근법 (upstream approaches)은 인구집단 수준에서 영향을 미치기 위한 노력의 중심적인 부분으로서 지역, 주 및 국가 수준에서 정책적, 입법적 변화를 일으키기 위한 협력과 지속적인 노력 및 지지를 요구한다. 이것은 특히 선진국과 개발도상국의 어린이와 성인 사이에 유행 중인 비만을 해결하기 위한 노력도 필요하다. 사회경제적으로 취약한 사람들을 대상으로 특정한 중재사업뿐만 아니라 건강에 좋지 않은 식품의 저렴하고 넓은 가용성과 공격적인 마케팅을 다루는 인구 수준의 접근법이 필요하다.

개인적, 생물의학적 혹은 사회 역학적 관점 중 하나만을 채택하는 것은 인구집단 수준의 건강에 영향을 미치는 역량을 제한한다. 광범위한 사회 역학 연구 문헌이 사회적 요인과 건강결과 사이의 관계를 다루고 있지만 사회적 요인을 변화시키고 인구집단의 건강을 개선하기 위한 방법에는 거의 관심이 없다 (170). 많은 건강 관련 과학의 주요 단점은 의약, 웹 기반 중재사업 또는 보건정책 등 단일 수준의 해결책에 상당한 투자를 하려 한다는 것이다. 그러한 단일한 해결책이 실제로 인구집단 수준의 건강에 영향을 미칠 가능성은 매우 낮다. 하지만 행태 중재사업에 대한 접근성을 목표로 하는 정책 개입은 분명히 혜택받지 못한 사람들의 건강 행태에 변화를 가져올 수 있다. 앞에서 언급하였듯이, 공중보건은 사회 역학에 의해 권장되는 구조적 접근법과 행태적 중재사업을 대치시키는 논쟁적인 이중성이 역사적으로 문제가 되어왔다. 우리의 견해로는 이것은 잘못된 이분법이다. 우리는 최선의 경우 도움이 안 되고 최악의 경우 파괴적이라고 주장해 왔다. 문제 해결 지향적인 연구에 초점을 맞춘 행동과학자들과 사회 역학자들 간의 협력 관계는 인구 건강 격차를 해소하는 데 중요하며 과학 분야의 연관성을 높이는 데도 크게 기여한다(67, 107). 우리의 관점에서 가장 성공적인 중재사업은 건강 행태에 관한 개인 내재적인 요인에서 지역사회와 정책적 상황까지의 전 범위를 포함하는 다층적인 영향을 고려하고 다루는 다수준 사업이다. 이 분야는 점점 더 여러 수준에 걸쳐 중재사업을 통합하는 방향으로 나아가고 있는데 이는 매우 중요하다. 단일 이론이나 도구에 초점을 맞춘 접근법은 인구집단 수준에서 건강 불평등이나 예방 가능한 질병을 제거하는 데 필요한 수준의 행태 변화는 일어나지 않을 것이다. 의미 있는 다학제 간 협력은 이 장의 예에서 설명한 것처럼 가장 효과적인 접근법을 산출할 가능성이 높다. 우리 모두가 주의해야 할 핵심적인 면은 모든 이의 건강을 증진하기 위해 사업 결과를 일반화할 수 있고 인구집단 수준에서 적용할 수 있도록 효과적인 사업을 어떻게 설계하고 평가할 것인가에 집중해야 한다는 점이다.

참고문헌

1. Fisher EB, Fitzgibbon ML, Glasgow RE, Haire-Joshu D, Hayman LL, Kaplan RM, et al. Behavior matters. Am J Prev Med. 2011;40(5):e15-e30.
2. Alwan A, MacLean DR, Riley LM, d'Espaignet ET, Mathers CD, Stevens GA, et al. Monitoring and surveillance of chronic non-communicable diseases: progress and capacity in high-burden countries. Lancet. 2010;376(9755):1861-8.
3. Danaei G, Ding EL, Mozaffarian D, Taylor B, Rehm J, Murray CJ, et al. The preventable causes of death in the United States: comparative risk assessment of dietary, lifestyle, and metabolic risk factors. PLoS Medicine. 2009;6(4):e1000058.
4. Mokdad AH, Marks JS, Stroup DF, Gerberding JL. Actual causes of death in the United States, 2000. JAMA. 2004;291(10):1238-45.
5. Eheman C, Henley SJ, Ballard Barbash R, Jacobs EJ, Schymura MJ, Noone AM, et al. Annual report to the nation on the status of cancer, 1975-2008, featuring cancers associated with excess weight and lack of sufficient physical activity. Cancer. 2012;118(9):2338-66.
6. Winzer BM, Whiteman DC, Reeves MM, Paratz JD. Physical activity and cancer prevention: a systematic review of clinical trials. Cancer Cause Control. 2011;22(6):811-26.
7. Hoyert D, Xu J. Deaths: preliminary data for 2011. National Vital Statistics Reports. 2012;61(6).
8. Koh HK, Sebelius KG. Promoting prevention through the affordable care act. N Engl J Med. 2010;363(14):1296-9.
9. Villerme L. A description of the physical and moral state of workers employed in cotton, wool and silk mills. In: Buck C, Llopis A, Najera E, Terris M, editors. The challenge of epidemiology: issues and selected readings. Washington, DC: PAHO/WHO 1988; 1840. pp. 33-6.

10. Agaku I, King B, Dube SR. Current cigarette smoking among adults—United States, 2011. Morb Mortal Wkly Rep. 2012;61:889-94.

11. Haenszel W, Shimkin MB, Miller HP. Tobacco smoking patterns in the United States. Public Health Monogr. 1956(45):1-105.

12. Syamlal G, Mazurek JM. Current cigarette smoking prevalence among working adults—United States, 2004-2010. Morb Mortal Wkly Rep. 2011;60(38):1305-9.

13. CDC. Trends in current cigarette smoking among high school students and adults, United States, - 1965-2011. 2013 (Accessed August 12, 2013 from http://www.cdc.gov/tobacco/data_statistics/tables/trends/cig_smoking/).

14. Prochaska JJ. Smoking and mental illness: breaking the link. N Engl J Med. 2011;365(3):196-8.

15. Banham L, Gilbody S. Smoking cessation in severe mental illness: what works? Addiction. 2010;105(7): 1176-89.

16. Barbeau EM, Krieger N, Soobader MJ. Working class matters: socioeconomic disadvantage, race/ethnicity, gender, and smoking in NHIS 2000. Am J Public Health. 2004 Feb;94(2):269-78.

17. Schroeder S. Stranded in the periphery: the increasing marginalization of smokers. N Engl J Med. 2008 May 22;358(21):2284-6.

18. Margerison-Zilko C, Cubbin C. Socioeconomic disparities in tobacco-related health outcomes across racial/ethnic groups in the United States: National Health Interview Survey 2010. Nicotine Tob Res. 2013;15(6):1161-5.

19. Okechukwu C, Bacic J, Cheng KW, Catalano R. Smoking among construction workers: the nonlinear influence of the economy, cigarette prices, and antismoking sentiment. Soc Sci Med. 2012;75(8):1379-86.

20. Gallus S, Ghislandi S, Muttarak R, Bosetti C. Effects of the economic crisis on smoking prevalence and number of smokers in the USA. Tob Control. 2013.

21. Shavers VL, Lawrence D, Fagan P, Gibson JT. Racial/ethnic variation in cigarette smoking among the civilian US population by occupation and industry, TUS-CPS 1998-1999. Prev Med. 2005;41(2):597-606.

22. Lee DJ, Fleming LE, Arheart KL, LeBlanc WG, Caban AJ, Chung-Bridges K, et al. Smoking rate trends in U.S. occupational groups: the 1987 to 2004 National Health Interview Survey. J Occup Environ Med. 2007;49(1):75-81.

23. Ham DC, Przybeck T, Strickland JR, Luke DA, Bierut LJ, Evanoff BA. Occupation and workplace policies predict smoking behaviors: analysis of national data from the current population survey. J Occup Environ Med. 2011;53(11):1337-45.

24. Fujishiro K, Stukovsky KD, Roux AD, Landsbergis P, Burchfiel C. Occupational gradients in smoking behavior and exposure to workplace environmental tobacco smoke: the multi-ethnic study of atherosclerosis. J Occup Environ Med. 2012;54(2):136-45.

25. de Castro AB, Garcia G, Gee GC, Tsai JH, Rue T, Takeuchi DT. Smoking and the Asian American workforce in the National Latino and Asian American Study. Am J Ind Med. 2010;53(2):171-8.

26. Bang KM, Kim JH. Prevalence of cigarette smoking by occupation and industry in the United States. Am J Ind Med. 2001;40(3):233-9.

27. Flegal KM, Carroll MD, Kit BK, Ogden CL. Prevalence of obesity and trends in the distribution of body mass index among US adults, 1999-2010. JAMA. 2012;307(5):491-7.

28. Ogden CL, Carroll MD, Kit BK, Flegal KM. Prevalence of obesity and trends in body mass index among US children and adolescents, 1999-2010. JAMA. 2012;307(5):483-90.

29. Kruger J, Yore M, Solera M, Moeti R. Prevalence of fruit and vegetable consumption and

physical activity by race/ethnicity—United States, 2005. Morb Mortal Wkly Rep. 2007;56(13): 301-4.

30. USDA. Dietary guidelines for Americans, 2005. Washington, DC: US Government Printing Office; 2005.

31. Rossen L, Schoendorf K. Measuring health disparities: trends in racial-ethnic and socio-economic disparities in obesity among 2 to 18 year old youth in the United States, 2001-2010. Ann Epidemiol. 2012;22(10): 698-704.

32. Kirkpatrick SI, Dodd KW, Reedy J, Krebs-Smith SM. Income and race/ethnicity are associated with adherence to food-based dietary guidance among US adults and children. J. Acad. Nutr. Diet. 2012;112(5):624-35 e6.

33. Grimm KA, Foltz JL, Blanck HM, Scanlon KS. Household income disparities in fruit and vegetable consumption by state and territory: results of the 2009 Behavioral Risk Factor Surveillance System. J. Acad. Nutr. Diet. 2012;112(12):2014-21.

34. Ham SA, Ainsworth BE. Disparities in data on Healthy People 2010 physical activity objectives collected by accelerometry and self-report. Am J Public Health. 2010 Apr 1;100 Suppl 1:S263-8.

35. Whitt-Glover MC, Taylor WC, Floyd MF, Yore MM, Yancey AK, Matthews CE. Disparities in physical activity and sedentary behaviors among US children and adolescents: prevalence, correlates, and intervention implications. J Public Health Pol. 2009;30(Suppl 1):S309-34.

36. Lloyd-Jones D, Adams RJ, Brown TM, Carnethon M, Dai S, De Simone G, et al. Heart disease and stroke statistics—2010 update: a report from the American Heart Association. Circulation. 2010;121(7):e46-e215.

37. Troutt DD. Thin red line: how the poor still pay more. San Francisco, CA: Consumers Union of the US, West Coast Regional Office. 1993.

38. Chung C, Myers SL. Do the poor pay more for food? An analysis of grocery store availability and food price disparities. J Consum Aff. 1999;33(2):276-96.

39. Moore LV, Diez Roux AV. Associations of neighborhood characteristics with the location and type of food stores. Am J Public Health. 2006;96(2):325-31.

40. Hackbarth DP, Silvestri B, Cosper W. Tobacco and alcohol billboards in 50 Chicago neighborhoods: market segmentation to sell dangerous products to the poor. J Public Health Pol. 1995:213-30.

41. Luke D, Esmundo E, Bloom Y. Smoke signs: patterns of tobacco billboard advertising in a metropolitan region. Tob Control. 2000;9(1):16-23.

42. Barbeau EM, Wolin KY, Naumova EN, Balbach E. Tobacco advertising in communities: associations with race and class. Prev Med. 2005;40(1):16-22.

43. Smoyer-Tomic KE, Spence JC, Raine KD, Amrhein C, Cameron N, Yasenovskiy V, et al. The association between neighborhood socioeconomic status and exposure to supermarkets and fast food outlets. Health Place. 2008;14(4):740-54.

44. Kwate NOA. Fried chicken and fresh apples: racial segregation as a fundamental cause of fast food density in black neighborhoods. Health Place. 2008;14(1):32-44.

45. Kwate NOA, Yau C-Y, Loh J-M, Williams D. Inequality in obesigenic environments: Fast food density in New York City. Health Place. 2009;15(1):364-73.

46. Gerlach KK, Shopland DR, Hartman AM, Gibson JT, Pechacek TF. Workplace smoking policies in the United States: results from a national survey of more than 100,000 workers. Tob Control. 1997;6(3):199-206.

47. Brownson RC, Hopkins DP, Wakefield MA. Effects of smoking restrictions in the workplace.

Annu Rev Public Health. 2002;23:333-48.

48. Alexander LA, Crawford T, Mendiondo MS. Occupational status, work-site cessation programs and · policies and menthol smoking on quitting behaviors of US smokers. Addiction. 2010;105(Suppl 1):95-104.

49. Kaper J, Wagena E, Willemsen M, Van Schayck C. Reimbursement for smoking cessation treatment may double the abstinence rate: results of a randomized trial. Addiction. 2005; 100(7):1012-20.

50. Reda AA, Kaper J, Fikrelter H, Severens JL, van Schayck CP. Healthcare financing systems for increasing the use of tobacco dependence treatment. Cochrane Database Syst Rev. 2009;2.

51. Barbeau EM, Li YI, Sorensen G, Conlan KM, Youngstrom R, Emmons K. Coverage of smoking cessation treatment by union health and welfare funds. Am J Public Health. 2001;91(9):1412-5.

52. Sorensen G, Quintiliani L, Pereira L, Yang M, Stoddard A. Work experiences and tobacco use: findings from the Gear Up for Health Study. J Occup Environ Med. 2009;51(1):87-94.

53. Abrams DB, Biener L. Motivational characteristics of smokers at the workplace: a public health challenge. Prev Med. 1992;21(6):679-87.

54. Sorensen G, Emmons K, Stoddard AM, Linnan L, Avrunin J. Do social influences contribute to occupational differences in quitting smoking and attitudes toward quitting? Am J Health Promot. 2002;16(3):135-41.

55. Okechukwu C, Krieger N, Sorensen G, Li Y, Barbeau EM. Testing hypothesized psychosocial mediators: lessons learned in the MassBUILT study. Health Educ Behav. 2011;38(4):404-11.

56. Okechukwu C, Dutra L, Bacic J, El Ayadi A, Emmons K. Home matters: work and household predictors of smoking and cessation among blue-collar workers. Prev Med. 2012;56(2):130-4.

57. Okechukwu C, Nguyen K, Hickman NJ. Partner smoking characteristics: associations with smoking and quitting among blue-collar apprentices. Am J Ind Med. 2010;53(11):1102-8.

58. Graham H. Smoking prevalence among women in the European Community 1950-1990. Soc Sci Med. 1996;43(2):243-54.

59. Graham H. When life's a drag: women, smoking and disadvantage. London: Her Majesty's Stationery Office; 1993.

60. Lundberg U. Stress responses in low-status jobs and their relationship to health risks: musculoskeletal disorders. Ann N Y Acad Sci. 1999;896:162-72.

61. Peretti-Watel P, Constance J. "It's all we got left": why poor smokers are less sensitive to cigarette price increases. Int J Environ Res Public Health. 2009;6(2):608-21.

62. Quinn MM, Sembajwe G, Stoddard AM, Kriebel D, Krieger N, Sorensen G, et al. Social disparities in the burden of occupational exposures: results of a cross-sectional study. Am J Ind Med. 2007;50(12):861-75.

63. Krieger N, Waterman PD, Hartman C, Bates LM, Stoddard AM, Quinn MM, et al. Social hazards on the job: workplace abuse, sexual harassment, and racial discrimination—a study of Black, Latino, and White low-income women and men workers in the United States. Int J Health Serv. 2006;36(1):51-85.

64. Krieger N, Kaddour A, Koenen K, Kosheleva A, Chen JT, Waterman PD, et al. Occupational, social, and relationship hazards and psychological distress among low-income workers: implications of the "inverse hazard law." J Epidemiol Community Health. 2011;65(3):260-72.

65. Okechukwu C, Souza K, Davis KD, de Castro AB. Discrimination, harassment, abuse, and bullying in the workplace: contribution of workplace injustice to occupational health disparities. Am J Ind Med. 2013.

66. Okechukwu C, Krieger N, Chen J, Sorensen G, Li Y, Barbeau EM. The association of

workplace hazards and smoking in a U.S. multiethnic working-class population. Public Health Rep. 2010;125(2):225-33.

67. Sorensen G, Emmons K, Hunt MK, Barbeau EM, Goldman R, Peterson K, et al. Model for incorporating social context in health behavior interventions: applications for cancer prevention for working-class, multiethnic populations. Prev Med. 2003;37(3):188-97.

68. Sorensen G, Barbeau EM, Hunt MK, Emmons K. Reducing social disparities in tobacco use: a social-contextual model for reducing tobacco use among blue-collar workers. Am J Public Health. 2004;94(2):230-9.

69. Davison KK, Jurkowski JM, Lawson HA. Reframing family-centred obesity prevention using the family ecological model. Public Health Nutr. 2013;16(10):1861-9.

70. Bandura A. Health promotion by social cognitive means. Health Educ Behav. 2004;31(2): 143-64.

71. Becker M. The tyranny of health promotion. Public Health Rev. 1986;14(1):15.

72. Emmons KM, Rollnick S. Motivational interviewing in health care settings: opportunities and limitations. Am J Prev Med. 2001;20(1):68-74.

73. Montano DE, Kasprzyk D. Theory of reasoned action, theory of planned behavior, and the integrated behavioral model. In: Glantz K, Rimer BK, Viswanath K, editors. Health behavior and health education: Theory, research, and practice. San Francisco: Jossey-Bass; 2008. pp.67-95.

74. Champion VL, Skinner CS. The health belief model. In: Glantz K, Rimer BK, Viswanath K, editors. Health behaviour and health education; theory, research, and practice. San Francisco: Jossey-Bass; 2008. pp. 45-65.

75. Goodson P. Theory in health promotion research and practice: Thinking outside the box: Jones & Bartlett Learning; 2009.

76. Resnicow K, Page SE. Embracing chaos and complexity: a quantum change for public health. Am J Public Health. 2008;98(8):1382-9.

77. Laws RA, St George AB, Rychetnik L, Bauman AE. Diabetes prevention research: a systematic review of external validity in lifestyle interventions. Am J Prev Med. 2012;43(2):205-14.

78. Green LW, Glasgow RE. Evaluating the relevance, generalization, and applicability of research issues in external validation and translation methodology. Eval Health Prof. 2006;29(1):126-53.

79. Rose G. Sick individuals and sick populations. Int J Epidemiol. 2001;30(3):427-32.

80. Miller WR, Rollnick S. Motivational interviewing: preparing people for change. 3rd ed. New York: Guilford Press; 2002.

81. Rollnick S, Miller WR. What is motivational interviewing? Behav Cogn Psychoth. 1995; 23:325-34.

82. Colby SM, Monti PM, Barnett NP, Rohsenow DJ, Weissman K, Spirito A, et al. Brief motivational interviewing in a hospital setting for adolescent smoking: a preliminary study. J Consult Clin Psych. 1998;66(3):574.

83. Resnicow K, DiIorio C, Soet JE, Borrelli B, Hecht J, Ernst D. Motivational interviewing in health promotion: it sounds like something is changing. Health Psychol. 2002;21(5):444.

84. Hettema JE, Hendricks PS. Motivational interviewing for smoking cessation: a meta-analytic review. J Consult Clin Psych. 2010;78(6):868.

85. Rubak S, Sandbæk A, Lauritzen T, Christensen B. Motivational interviewing: a systematic review and meta-analysis. Brit J Gen Pract. 2005;55(513):305.

86. Martins RK, McNeil DW. Review of motivational interviewing in promoting health behaviors. Clin Psychol Rev. 2009;29(4):283-93.

87. Lai D, Cahill K, Qin Y, Tang JL. Motivational interviewing for smoking cessation. Cochrane Database Syst Rev. 2010;1.

88. Loewenstein G, Asch DA, Friedman JY, Melichar LA, Volpp KG. Can behavioural economics make us healthier?. 2012;344.

89. Blumenthal KJ, Saulsgiver KA, Norton L, Troxel AB, Anarella JP, Gesten FC, et al. Medicaid incentive programs to encourage healthy behavior show mixed results to date and should be studied and improved. Health Affairs. 2013;32(3):497-507.

90. Goode AD, Reeves MM, Eakin EG. Telephone-delivered interventions for physical activity and dietary behavior change: an updated systematic review. Am J Prev Med. 2012;42(1):81-8.

91. Emmons KM, Puleo E, Park E, Gritz ER, Butterfield RM, Weeks JC, et al. Peer-delivered smoking counseling for childhood cancer survivors increases rate of cessation: the partnership for health study. J Clin Oncol. 2005;23(27):6516-23.

92. Piette JD. Satisfaction with automated telephone disease management calls and its relationship to their use. Diabetes Educator. 2000;26(6):1003-10.

93. Piette JD, Weinberger M, McPhee SJ, Mah CA, Kraemer FB, Crapo LM. Do automated calls with nurse follow-up improve self-care and glycemic control among vulnerable patients with diabetes? Am J Med. 2000;108(1):20-7.

94. Anderson CM, Zhu S-H. Tobacco quitlines: looking back and looking ahead. Tob Control. 2007;16(Suppl 1):i81-i6.

95. Zhu S-H, Anderson CM, Tedeschi GJ, Rosbrook B, Johnson CE, Byrd M, et al. Evidence of real-world effectiveness of a telephone quitline for smokers. N Eng J Med. 2002;347(14): 1087-93.

96. Stead LF, Perera R, Lancaster T. Telephone counselling for smoking cessation. Cochrane Database Syst Rev. 2006;3.

97. Lichtenstein E, Zhu S-H, Tedeschi GJ. Smoking cessation quitlines: an underrecognized intervention success story. Am Psychol. 2010;65(4):252.

98. Fiore MC, Croyle RT, Curry SJ, Cutler CM, Davis RM, Gordon C, et al. Preventing 3 million premature deaths and helping 5 million smokers quit: a national action plan for tobacco cessation. Am J Public Health. 2004;94(2):205-10.

99. Norman GJ, Zabinski MF, Adams MA, Rosenberg DE, Yaroch AL, Atienza AA. A review of eHealth interventions for physical activity and dietary behavior change. Am J Prev Med. 2007;33(4):336-45. e16.

100. Cole-Lewis H, Kershaw T. Text messaging as a tool for behavior change in disease prevention and management. Epidemiol Rev. 2010;32(1):56-69.

101. Smith A. Nearly half of American adults are smartphone owners. Pew Internet & American Life Project. 2012. Available at: http://www.pewinternet.org/Reports/2012/Smartphone-Update- 2012/Findings.aspx (Accessed September 22, 2013).

102. Viswanath K, Nagler RH, Bigman-Galimore CA, McCauley MP, Jung M, Ramanadhan S. The communications revolution and health inequalities in the 21st century: implications for cancer control. Cancer Epidem Biomar Prev. 2012;21(10):1701-8.

103. Viswanath K. Cyberinfrastructure: an extraordinary opportunity to bridge health and communication inequalities? Am J Prev Med. 2011;40(5):S245-S8.

104. Kahn JG, Yang JS, Kahn JS. "Mobile" health needs and opportunities in developing countries. Health Affair. 2010;29(2):252-8.

105. Sorensen G, Emmons K, Hunt MK, Johnston D. Implications of the results of community

intervention trials. Annu Rev Publ Health. 1998;19(1):379-416.

106. Merzel C, D'afflitti J. Reconsidering community-based health promotion: promise, performance, and potential. Am J Public Health. 2003;93(4):557-74.

107. Wallerstein NB, Yen IH, Syme SL. Integration of social epidemiology and community-engaged interventions to improve health equity. Am J Public Health. 2011;101(5):822-30.

108. Israel BA, Eng E, Schulz AJ, Parker EA. Introduction to methods in community-based participatory research for health. In: Israel BA, Eng E, Schulz AJ, Parker EA, editors. Methods in Community-Based Participatory Research. 2005. San Francisco, CA: Jossey-Bass; 2005.

109. Minkler M, Blackwell AG, Thompson M, Tamir H. Community-based participatory research: implications for public health funding. Am J Public Health. 2003;93(8):1210-3.

110. Berge JM, Mendenhall TJ, Doherty WJ. Using community-based participatory research (CBPR) to target health disparities in families. Fam Relat. 2009;58(4):475-88.

111. Campbell MK, Resnicow K, Carr C, Wang T, Williams A. Process evaluation of an effective church-based diet intervention: body and Soul. Health Educ Behav. 2007;34(6):864-80.

112. Sorensen G, Stoddard AM, LaMontagne AD, Emmons K, Hunt MK, Youngstrom R, et al. A comprehensive worksite cancer prevention intervention: behavior change results from a randomized controlled trial (United States). Cancer Cause Control. 2002;13(6):493-502.

113. Cahill K, Moher M, Lancaster T. Workplace interventions for smoking cessation. Cochrane Database Syst Rev. 2008;4(4).

114. Moher M, Hey K, Lancaster T. Workplace interventions for smoking cessation. Cochrane Database Syst Rev. 2005(2):CD003440.

115. Okechukwu C, Krieger N, Sorensen G, Yi L, Barbeau EM. Massbuilt: effectiveness of an apprenticeship site-based smoking cessation intervention for unionized building trades workers. Cancer Cause Control. 2009;20(6):887-94.

116. Sorensen G, Linnan L, Hunt MK. Worksite-based research and initiatives to increase fruit and vegetable consumption. Prev Med. 2004;39:94-100.

117. Quintiliani L, Sattelmair J, Sorensen G. The workplace as a setting for interventions to improve diet and promote physical activity. Documento técnico preparado para el evento conjunto OMS/Foro Económico Mundial sobre la prevención de las enfermedades no transmisibles en el lugar de trabajo]. Ginebra: Organización Mundial de la Salud; 2007.

118. Mhurchu CN, Aston LM, Jebb SA. Effects of worksite health promotion interventions on employee diets: a systematic review. BMC Public Health. 2010;10(1):62.

119. Marcus BH, Emmons KM, Simkin-Silverman LR, Linnan LA, Taylor ER, Bock BC, et al. Evaluation of motivationally tailored vs. standard self-help physical activity interventions at the workplace. Am J Health Promot. 1998;12(4):246-53.

120. Conn VS, Hafdahl AR, Cooper PS, Brown LM, Lusk SL. Meta-analysis of workplace physical activity interventions. Am J Prev Med. 2009;37(4):330-9.

121. Yancey AK, McCarthy WJ, Taylor WC, Merlo A, Gewa C, Weber MD, et al. The Los Angeles Lift Off: a sociocultural environmental change intervention to integrate physical activity into the workplace. Prev Med. 2004;38(6):848-56.

122. Hammer LB, Kossek EE, Anger WK, Bodner T, Zimmerman KL. Clarifying work-family intervention processes: The roles of work-family conflict and family-supportive supervisor behaviors. J Appl Psychol. 2011;96(1):134.

123. Secret M, Sprang G. The effects of family-friendly workplace environments on work-family stress of employed parents. J Soc Serv Res. 2002;28(2):21-45.

124. Richmond R, Kehoe L, Heather N, Wodak A. Evaluation of a workplace brief intervention for

excessive alcohol consumption: the workscreen project. Prev Med. 2000;30(1):51-63.

125. Anderson BK, Larimer ME. Problem drinking and the workplace: An individualized approach to prevention. Psychol Addict Behav. 2002;16(3):243.

126. Nerin I, Crucelaegui A, Más A, Villalba JA, Guillén D, Gracia A. Results of a comprehensive workplace program for the prevention and treatment of smoking addiction. Arch Bronconeumol. 2005;41(4): 197-201.

127. Bagai A, Parsons K, Malone B, Fantino J, Paszat L, Rabeneck L. Workplace colorectal cancer-screening awareness programs: an adjunct to primary care practice? J Commun Health. 2007;32(3):157-67.

128. Allen JD, Stoddard AM, Mays J, Sorensen G. Promoting breast and cervical cancer screening at the workplace: results from the Woman to Woman Study. Am J Public Health. 2001;91(4):584.

129. Myers RE, Vernon SW, Tilley BC, Lu M, Watts BG. Intention to screen for colorectal cancer among white male employees. Prev Med. 1998;27(2):279-87.

130. Lazovich D, Parker DL, Brosseau LM, Milton FT, Dugan SK, Pan W, et al. Effectiveness of a worksite intervention to reduce an occupational exposure: the Minnesota wood dust study. Am J Public Health. 2002;92(9):1498-505.

131. Hogg-Johnson S, Robson L, Cole DC, Amick BC, Tompa E, Smith PM, et al. A randomised controlled study to evaluate the effectiveness of targeted occupational health and safety consultation or inspection in Ontario manufacturing workplaces. Occup Environ Med. 2012;69(12):890-900.

132. Eakin J. Work related determinants of health behavior. In: Gochman D, editor. Handbook of Health Behavior Research I: Personal and Social Determinants. New York: Plenum Press; 1997. pp. 337-57.

133. Sorensen G, Stoddard A, Hammond SK, Hebert JR, Avrunin JS, Ockene JK. Double jeopardy: workplace hazards and behavioral risks for craftspersons and laborers. Am J Health Promot. 1996;10(5):355-63.

134. Albertsen K, Hannerz H, Borg V, Burr H. Work environment and smoking cessation over a five-year period. Scand J Public Health. 2004;32(3):164-71.

135. Sorensen G, Stoddard A, Quintiliani L, Ebbeling C, Nagler E, Yang M, et al. Tobacco use cessation and weight management among motor freight workers: results of the gear up for health study. Cancer Cause Control. 2010;21(12):2113-22.

136. Sorensen G, McLellan D, Dennerlein JT, Pronk NP, Allen JD, Boden LI, et al. Integration of health protection and health promotion: rationale, indicators, and metrics. J Occup Environ Med. 2013;55(12):12-8.

137. Baron SL, Beard S, Davis LK, Delp L, Forst L, Kidd-Taylor A, et al. Promoting integrated approaches to reducing health inequities among low-income workers: applying a social ecological framework. Am J Ind Med. 2013.

138. Howard J, Hearl F. Occupational safety and health in the USA: now and the future. Ind Health. 2012;50(2):80-3.

139. Centers for Disease Control and Prevention. NIOSH Total Worker Health. 2013. Retrieved September 13, 2013 from http://www.cdc.gov/niosh/TWH/.

140. Campbell MK, Hudson MA, Resnicow K, Blakeney N, Paxton A, Baskin M. Church-based health promotion interventions: evidence and lessons learned. Annu Rev Public Health. 2007;28:213-34.

141. Kosmin BA, Keysar A. Religion in a free market: religious and non-religious Americans who/what/why/where. Ithaca, NY: Paramount Market Publishers; 2006.

142. Kosmin BA, Keysar A, Cragun R, Navarro-Rivera J. American nones: the profile of the no religion population, a report based on the American Religious Identification Survey 2008. 2009.

143. Drake BF, Shelton R, Gilligan T, Allen JD. A church-based intervention to promote informed decision-making for prostate cancer screening among African-American men. J Natl Med Assoc. 2010;102(3):164.

144. Resnicow K, Campbell M, Carr C, McCarty F, Wang T, Periasamy S, et al. Body and soul: a dietary intervention conducted through African-American churches. Am J Prev Med. 2004;27(2):97-105.

145. Fuemmeler BF, Mâsse LC, Yaroch AL, Resnicow K, Campbell MK, Carr C, et al. Psychosocial mediation of fruit and vegetable consumption in the body and soul effectiveness trial. Health Psychol. 2006;25(4):474.

146. Allen JD, Mars DR, Tom L, Apollon G, Hilaire D, Iralien G, et al. Health beliefs, attitudes and service utilization among Haitians. J Health Care Poor U. 2013;24(1):106-19.

147. Allen JD, Pérez JE, Pischke CR, Tom LS, Juarez A, Ospino H, et al. Dimensions of religiousness and cancer screening behaviors among church-going Latinas. J Relig Health. 2012:1-14.

148. Allicock M, Campbell MK, Valle CG, Carr C, Resnicow K, Gizlice Z. Evaluating the dissemination of Body & Soul, an evidence-based fruit and vegetable intake intervention: challenges for dissemination and implementation research. J Nutr Educ Behav. 2012;44(6): 530-8.

149. Ferreira I, van der Horst K, Wendel-Vos W, Kremers S, van Lenthe FJ, Brug J. Environmental correlates of physical activity in youth—a review and update. Obes Rev. 2007;8(2):129-54.

150. van der Horst K, Oenema A, Ferreira I, Wendel-Vos W, Giskes K, van Lenthe F, et al. A systematic review of environmental correlates of obesity-related dietary behaviors in youth. Health Educ Res. 2007;22(2):203-26.

151. Birch LL, Fisher JO. Development of eating behaviors among children and adolescents. Pediatrics. 1998;101(3 Pt 2):539-49.

152. Lien N, Lytle LA, Klepp KI. Stability in consumption of fruit, vegetables, and sugary foods in a cohort from age 14 to age 21. Prev Med. 2001;33(3):217-26.

153. Ashcroft J, Semmler C, Carnell S, van Jaarsveld CH, Wardle J. Continuity and stability of eating behaviour traits in children. Eur J Clin Nutr. 2008;62(8):985-90.

154. Janz KF, Dawson JD, Mahoney LT. Tracking physical fitness and physical activity from childhood to adolescence: the muscatine study. Med Sci Sport Exer. 2000;32(7):1250-7.

155. Hill KG, Hawkins JD, Catalano RF, Abbott RD, Guo J. Family influences on the risk of daily smoking initiation. J Adolescent Health. 2005;37(3):202-10.

156. Turner L, Mermelstein R, Flay B. Individual and contextual influences on adolescent smoking. Ann NY Acad Sci. 2004;1021:175-97.

157. Golan M, Fainaru M, Weizman A. Role of behaviour modification in the treatment of childhood obesity with the parents as the exclusive agents of change. Int J Obes Relat Metab Disord. 1998;22(12):1217-24.

158. Golan M, Weizman A, Apter A, Fainaru M. Parents as the exclusive agents of change in the treatment of childhood obesity. Am J Clin Nutr. 1998;67(6):1130-5.

159. Small S, Huser M. Family-based prevention programs. In: Levesque R, editor. Encyclopedia of adolescence. New York: Springer; 2012.

160. Davison KK, Jurkowski JM, Li K, Kranz S, Lawson HA. A childhood obesity intervention

developed by families for families: results from a pilot study. Int J Behav Nutr Phys Act. 2013;10:3.

161. Jurkowski J, Greenpope L, Lawson H, Bovenzi M, Quartimon R, Davison K. Engaging low-income parents in childhood obesity prevention from start to finish: a case study. J Commun Health. 2013;38:1-11.

162. Fetterman D, Wandersman A. Empowerment evaluation yesterday, today and tomorrow. Am J Eval. 2007;28(2):179-98.

163. Ackermann RT, Finch EA, Brizendine E, Zhou H, Marrero DG. Translating the diabetes prevention program into the community: the DEPLOY Pilot Study. Am J Prev Med. 2008;35(4):357-63.

164. Ackermann RT, Marrero DG. Adapting the Diabetes Prevention Program Lifestyle Intervention for Delivery in the Community the YMCA model. Diabetes Educator. 2007;33(1):69-78.

165. Battaglia TA, Bak SM, Heeren T, Chen CA, Kalish R, Tringale S, et al. Boston patient navigation research program: the impact of navigation on time to diagnostic resolution after abnormal cancer screening. Cancer Epidem Biom Prev. 2012;21(10):1645-54.

166. Freeman HP. Patient navigation: a community centered approach to reducing cancer mortality. J Cancer Educ. 2006;21(1 Suppl):S11.

167. Freund KM. Patient navigation: the promise to reduce health disparities. J Gen Intern Med. 2011;26(2):110-2.

168. Fisher EB, Boothroyd RI, Coufal MM, Baumann LC, Mbanya JC, Rotheram-Borus MJ, et al. Peer support for self-management of diabetes improved outcomes in international settings. Health Affair. 2012;31(1):130-9.

169. Boothroyd RI, Fisher EB. Peers for progress: promoting peer support for health around the world. Fam Pract. 2010;27(suppl 1):i62-i8.

170. Havas S, Heimendinger J, Damron D, Nicklas TA, Cowan A, Beresford SA, et al. 5 A Day for better health—nine community research projects to increase fruit and vegetable consumption. Public Health Rep. 1995;110(1):68.

171. Webber D, Balsam A, Oehlke B. The Massachusetts farmers' market coupon program for low income elders. Am J Health Promot. 1995;9(4):251-3.

172. Eyler AA, Brownson RC, Aytur SA, Cradock AL, Doescher M, Evenson KR, et al. Examination of trends and evidence-based elements in state physical education legislation: a content analysis. J School Health. 2010;80(7):326-32.

173. Land T, Rigotti NA, Levy DE, Paskowsky M, Warner D, Kwass J-A, et al. A longitudinal study of medicaid coverage for tobacco dependence treatments in Massachusetts and associated decreases in hospitalizations for cardiovascular disease. PLoS Medicine. 2010;7(12):e1000375.

174. Land T, Warner D, Paskowsky M, Cammaerts A, Wetherell L, Kaufmann R, et al. Medicaid coverage for tobacco dependence treatments in Massachusetts and associated decreases in smoking prevalence. PloS One. 2010;5(3):e9770.

175. Connolly G, Robbins H. Designing an effective statewide tobacco control program-Massachusetts. Cancer. 1998;83(S12A):2722-7.

176. Koh HK, Judge CM, Robbins H, Celebucki CC, Walker DK, Connolly GN. The first decade of the Massachusetts Tobacco Control Program. Public Health Rep. 2005;120(5):482.

177. Biener L, Harris JE, Hamilton W. Impact of the Massachusetts tobacco control programme: population based trend analysis. BMJ. 2000;321(7257):351-4.

178. Green ED, Guyer MS. Charting a course for genomic medicine from base pairs to bedside. Nature. 2011;470(7333):204-13.

179. Petronis A. Epigenetics as a unifying principle in the aetiology of complex traits and diseases. Nature. 2010;465(7299):721-7.
180. McBride CM, Bryan AD, Bray MS, Swan GE, Green ED. Health behavior change: can genomics improve behavioral adherence? Am J Public Health. 2012;102(3):401-5.
181. Hay J, Baguer C, Li Y, Orlow I, Berwick M. Interpretation of melanoma risk feedback in first-degree relatives of melanoma patients. J Cancer Epidemiol. 2012;2012.
182. Altman DG. Sustaining interventions in community systems: on the relationship between researchers and communities. Health Psychology. 1995;14(6):526.

CHAPTER 11

실험적 심리사회 중재

토머스 A. 글래스·아미 M. 크레스·리사 F. 버크먼   공동번역 및 감수 장숙랑·김창오

서론

사회 역학은 종종 연구결과의 유용성이나 정책적 함의에 대한 질문을 받기도 한다. 건강 불평등을 있는 그대로 보고해야 할 임무 이외에도 연구결과를 공중보건학적 중재로 전환시켜야 할 필요가 있다. 지금까지 역학은 질병의 발생 패턴을 알게 해줄 뿐만 아니라 이를 수정하기 위해 무엇을 해야 할지도 알려주었던 매우 실용적인 학문이었다. 하지만 사회 역학 분야에서 우리가 배운 것들을 중재기술로 전환시키는 것은 결코 쉽지 않은 일이다. 사회 역학에 기반한 중재들은 종종 정치적, 경제적 또는 사회적 이익들과 충돌하기 때문이다. 상위 레벨(중시적 그리고 거시적)의 영향에 대한 초점을 맞추는 것은 상위 레벨 조직에서의 중재를 필요로 한다. 이는 더 많은 비용이 들고, 수행과 평가에 보다 많은 어려움이 있으며, 더 많은 정치적 문제를 발생시킨다. 하지만 이와 같은 중재는 무엇이 실행 가능한 정책이고 실천 활동인지를 식별하게 한다는 장점이 있다. 또한, 엄격한 실험적 설계로 수행되었기 때문에, 관찰연구에서 보다 강력한 근거를 제공한다. 이와 같은 이유로 점차 많은 연구자들이 심리사회적 중재 연구를 수행하고 있다. 앞으로 살펴보게 되겠지만 이와 같은 전환이 언제나 순조로운 것만은 아니다. 심리사

회 중재를 설계하고, 평가하고, 실행하는 것은 매우 도적적인 과제이며, 여전히 이 분야에서는 새로운 것들이다. 이 책의 초판이 발간된 이후 수많은 중재 연구들이 수행되었다. 하지만 여전히 이론과 부합하면서도 연구자에게 영감을 제공하는 좋은 연구들은 많지 않으며, 많은 비용을 수반한다.

사회 역학은 실험연구가 근거의 왕으로 군림하는 역학 안에 있다. 인과성에 대한 용어가 발전하면서 잠재적 결과 분석 틀(potential outcome framework)은 전통적 생각들[예를 들어, 브래드퍼드 힐(Bradford Hill)의 인과적 관점]을 앞질러 가게 되었다(1, 2). 이러한 분석 틀은 우리로 하여금 두 개의 가능한 세계를 비교하도록 상상할 것을 요구한다. 첫 번째는 실험적 중재가 이루어진 세계이고, 두 번째는 중재가 이루어지지 않았다는 것을 제외하면 첫 번째 것과 완전히 동일한 세계이다. 결국 실험설계적 논리는 중재 평가에 대한 우리의 사고범위를 확장할 것을 요구한다. 이와 같은 흐름에 따라 사회 역학에서도 중재 평가를 위해 실험설계적 방법이 도입되고 있는 것은 결코 놀라운 일이 아니다.

하지만 상위 레벨에서의 사회적 과정 또는 지역사회에 대한 폭로 요인의 영향을 평가하는 데 무작위 실험대조연구(randomized clinical trial: RCT)가 언제나 적합한 것은 아니다. RCT는 사회적 맥락으로부터 분리된 채 표준 용량을 투여할 수 있으며, 오염되지 않는 상황에서 설탕약을 제공함으로써 맹검을 이룰 수 있는 약물 중재에 최적화되어 있는 연구방법이다. 이를 구조화된 중재 또는 '근본적 원인(fundamental causes)'에 대한 조작에 적용할 경우 여러 가지 문제점이 발생할 수 있다(3~5). 하지만 공중보건에서 상위 레벨에서 이루어지는 사회구조적 요인이 보다 중요하다는 사회 역학자의 주장이 맞는다면, 우리는 이를 위한 보다 강력하고 설득력 있는 접근방법을 새롭게 개발해야만 할 것이다. 그렇지 않을 경우, 우리의 현장은 RCT에 적합한 가장 쉽고 단순한 연구에 한정될 것이다. 결국 이는 등불 뒤 비뚤림(lamp-post bias)[1]을 초래할 것이다. 즉, 연구하기 쉬운 요인들(빛이 환하게 비추이는 곳)만을 배타적으로 살펴봄으로 공중보건학적으로 가장 중요한 원인(어두운 곳)이 무엇인지를 놓치고 말게 될 것이다.

---

1) 옮긴이 주_ 접근성이 낮거나 순응도가 낮은 환자들은 대상에 선택될 확률이 낮아지는 선택 비뚤림.

현재까지 심리사회 중재에 대한 실험설계적 연구들은 혼합된 결과를 생성하고 있다. 하지만 새로운 중재연구가 이루어지고 있으며 새로운 방법론이 시도되고 있다. 심리사회 중재는 시간과 비용이 많이 들고, 보다 신중한 계획과 확실한 개념화가 요구된다. 하지만 잘 실행된 실험연구는 사회적 또는 행동적 요인들이 질병에 미치는 인과적 관계를 밝히는 데 매우 강력하고 설득력 있는 근거를 제공한다. 또한 사회적 요인이 작동할 수 있게 하는 조건들이 무엇인지를 규명하는 데 기여하며, 이를 통해 사회적 요인의 작동기전을 파악하게 하는 단서를 제공할 수 있다. 일찍이 로즈가 '대중 영향력(mass influence)'이라고 불렀던 핵심적 맥락 요인을 규명함으로 정책 또는 프로그램 도입을 위한 근거를 제공할 수도 있다 (6). 지난 수십 년간 이루어진 경험들을 통해 우리는 행동 변화란 쉽지 않고 언제나 원하는 건강결과로 이어지지 않는다는 것을 알게 되었다. 이와 같은 도전과 약속들을 염두에 둔 채, 본 장의 목적은 다음과 같다.

1. 실험적 심리사회 중재의 경계와 특성을 기술한다.
2. 특별히 강조할 만한 선행연구들을 소개한다.
3. 다음 단계의 중재연구를 수행하기 위한 일런의 이론들을 제시한다.
4. 주요한 방법론적 또는 개념적 함정들을 요약하고 이를 개선하기 위한 전략을 소개한다.
5. 향후 새로운 연구를 수행하기 위한 분야들을 제안한다.

이를 위해 본 장에서는 다섯 가지 개념적/방법론적 명제들을 제안하고 있다. 이들은 지금까지 알려져 있는 중요한 교훈들을 요약하고, 향후 새로운 심리사회적 중재연구를 개발할 수 있도록 안내하기 위한 것이다. 이 명제들은 다음과 같다.

1. 중재의 이론적 기반을 구축하라. 이론적 이슈에 대한 상세한 고찰은 변수, 개입 전략 및 연구 설계를 선택하는 데 중요한 길잡이가 될 것이다. 이론은 여러 가지 차원에서 필요하다. 지금까지 선행연구에서는 개별 행동과 심리사회적 요인에 대한 사회적 맥락의 영향—즉, '상향적(upstream)' 요인—에 대해 별다른 관심

을 두지 않았다.

2. 건강결과와 연관된 것으로 알려진 특정한 심리사회적 기전에 집중하라. 성공적인 중재는 관심 있는 건강결과와 명확하게 연관된 특정 행동 과정에 초점을 맞출 수 있도록 설계되어 있다. 만일 관찰연구를 통해 관심 있는 건강결과와 의도한 중재 목표의 연결고리가 잘 밝혀져 있지 않다면, 사실상 중재연구는 시기상조일 가능성이 높다.

3. 널리 받아들여지고 심리측정학적으로 타당한 건강(또는 기능) 지표를 선택하라. 예를 들어, 대응 전략, 적응 수준 또는 삶의 질 등과 같은 심리사회적 지표들은, 물론 중요하지만, 건강 또는 기능 상태를 직접적으로 측정하는 '단단한(hard)' 결과 지표들과 비교했을 때 높은 설득력을 갖지 못한다. 여전히 많은 심리사회적 중재연구들에서 맹검은 효과적으로 이루어지지 못하고 있으므로, 자가 보고 방식으로 측정된 심리사회적 결과 지표들은 비뚤린 결과를 제공할 가능성이 높다. 또한 선행연구들을 통해 행동 변화가 반드시 건강결과를 초래하지는 못한다는 것이 잘 알려져 있다. 따라서 행동 변화는 자체적으로 중요하지만, 건강결과가 가장 중심적 기준(gold standard)이 되어야 한다.

4. 중재를 생애사적으로 조정하라. 올바른 중재를 수행했지만 심리발달학적으로 부적절한 시기에 제공되었기 때문에 유의한 결과를 얻지 못한 경우가 많이 있었다. 지난 십여 년간의 중요한 교훈은 폭로 요인과 결과 측정 모두에 대해서 병인 기간을 중요하게 고려해야 한다는 것이다.

5. 가능한 한 가장 엄격한 실험설계를 수행하라. 비록 약물실험과 심리사회적 중재연구들 간에 방법론적 어려움은 크게 보면 비슷하지만, 사회 역학의 경우 세부적으로 신경 써야 할 내용들이 훨씬 많다. 따라서 연구자는 가능한 한 가장 엄격한 실험설계적 방법을 선택해야 한다. 표본 크기는 반드시 신중하게 설정해야 하고, 가능하다면, 무작위 이중 맹검 실험을 수행해야 한다. 무작위 할당의 단위는 개인에서 지역(예를 들어, 건물의 층, 학교, 작업장 또는 지역사회) 등 다양할 수 있다. 집단 수준의 무작위 할당을 통해 다수준 클러스터(학교 내 교실, 회사 내 작업장, 주 내 카운티)를 구성하는 것은 단일 수준 설계보다 유리할 수 있다.

심리사회 중재란 무엇인가?

심리사회 중재란 용어는 간호, 심리학, 정신의학, 사회복지, 사회학 및 행동 과학을 포함한 많은 분야에서 널리 사용되고 있다. 가장 단순한 정의로서 이는 심리사회 과정(psychosocial process)을 변형시키려는 체계적인 시도를 뜻한다. 여기서 심리사회 과정이란 가족(사회)으로부터 심리적 요인에 이르기까지 직접적인 방법(예를 들어, 사회적 고립, 고용불안, 사회자본, 불평등, 차별) 또는 건강행동과 연관된 간접적인 방법(예를 들어, 자기효능감, 동료를 통한 압력, 문화적 규범, 건강 위험 행동 또는 건강 증진 행동으로써 돌봄 추구, 흡연 및 알코올 섭취)을 통해 건강에 영향을 미치는 광범위한 요인들을 모두 일컫는다. 심리적 요인은 거시적 구조 요인으로부터 구체적 행동 및 건강을 연결 짓는 다수준 인과 연쇄(multilevel causal chain)의 중간 단계에 해당한다. 이들은 근본적 원인을 '피부 속으로 작동하게 하는(under the skin)' 핵심적 메커니즘이다. 심리사회 과정에 대한 중재는 개인, 가족, 사회적 관계망, 작업장, 지역사회 또는 인구 수준에서 이루어질 수 있다. 이와 같은 정의에서 담배세 증가와 같이 행동수정을 목표로 한 공공정책은 심리사회 중재 중 하나로 이해될 수 있다. 지난 십여 년 간 '심리사회적(psychosocial)'이란 말은 심리학을 넘어서 행태경제학(13장), 생물학(14장), 나아가 사회정책과 공공정책(4장, 6장, 15장)의 개념과 원칙을 포함하는 것으로 확장되었다. 이는 사회 현상을 학제적(transdisciplinary)으로 이해하고, 개인적 행동을 맥락하에 해석하게 하는 경향들을 일컫는다.

이 장에서 우리는 심리사회 중재를 사회 역학이 본연의 임무를 다하게 하는 핵심적 기능으로서 검토하도록 한다. 이 장의 초점은 실험적 중재로서 신체적 건강 또는 기능 변화에 대한 명시적 의도하에 수행되는 심리사회 과정의 변화에 두기로 한다. 여기에는 질병의 일차 예방, 회복, 이차 예방뿐만 아니라 질병 과정의 변화를 모두 포함한다. 단, 정신건강 분야에 한정된 정신의학적 또는 심리적 중재는 다루지 않을 것이다. 건강결과에 대한 연결점이 없는 생리적 중재연구들(예를 들어, 명상과 휴식)도 다루지 않을 것이다. 또한 본 장에서는 건강 영향에 대한 명시적 관찰이 이루어지지 않은 행동 변화 중재 연구들도 검토하지 않을 것이다

(건강행동 중재에 대한 추가적 논의는 10장 참조). 마지막으로, 다수의 연구들이 심리사회 중재로서 보건교육을 수행했다. 하지만 여기에서 건강 지식과 태도만을 다룬 이들 연구들은 다루지 않았다(이에 대한 보다 자세한 고찰은 7장, 8장 및 9장 참조). 본 장에 포함되지 않은 중재연구들은 그 자체로 중요하며 결코 과소평가되어서는 안 된다. 이들 모두 개인적 또는 인구집단 수준에서 건강 상태 또는 질병 위험을 개선하고자 하는 목적을 가지고 있지만, 일부 역학의 범주를 넘어서는 모든 행동과학 연구들에 대해 광범위하게 검토하는 것은 본 장의 연구 범위를 넘어서는 일이다(10장). 그 보다 우리의 초점은 다음에 설명하게 될 일곱 가지 심리사회 중재에 맞추어질 것이다.

심리사회 중재의 유형 체계

여러 가지 방법으로 심리사회 중재의 유형을 구분할 수 있다. 한 가지 방법은 조작 또는 기대되는 결과에 따라 분류하는 것이다. 또 다른 방법은 인구 대상 또는 질병 단계에 따라 범주화하는 것이다(예를 들어, 일차 예방, 질병 회복 등). 본 장에서는 다음과 같은 일곱 가지 유형으로 중재연구를 유형화하여 살펴볼 것이다. ① 행동 변화 중재, ② 사회 지지 중재, ③ 질병관리 중재, ④ 스트레스 완화 중재, ⑤ 통제/효능 증진 중재, ⑥ 지역사회 집합적 효능, ⑦ 조직 및 작업장 변화 중재. 이와 같은 유형 체계는 심리사회적 기전을 강조하는 것으로 예방 또는 질병 경과 변화에 주된 관심이 있다. 때때로 유형 간의 경계가 모호한 경우도 있을 수 있다. 이러한 유형은 선행연구들을 분류하는 발견적(heuristic) 목적만을 가지고 있으며, 따라서 결코 완전한 목록은 아니다. 각각의 유형에 속하는 주요 연구들을 선별하여 표 11.1에 요약했다. 엄격한 평가가 이루어지지 못했거나 결론을 내리기 어려운 다수의 연구들은 생략되었다. 즉, 이 목록은 전반적인 검토를 위한 것이라기보다, 각각의 유형별로 주목할 만한 예시를 소개하는 데 강조점이 있다.

행동 변화 중재

가장 많은 연구들이 포함되어 있는 이 유형에서 중재의 목표는 질병의 발생 위험 또는 재발 위험을 변화시키기 위해 특정한 건강 관련 행동을 수정하는 것이다. 이들 대부분은 심혈관질환에 대한 일차 또는 이차 예방을 위해 이루어졌다 (10~20 참조). 대체로 '생활양식' 변화를 위한 인구집단 수준의 일차 예방 중재연구들의 결과는 혼합된 편이다. 다음의 연구들에서 장기적 효과성은 관찰되지 못했다. 예테보리 1차 예방 시험(Goteborg Primary Prevention Trial)(21), 미네소타 심장 건강 프로그램(Minnesota Heart Health Program: MHHP)(22, 23), 포투켓 심장 건강 프로그램(Pawtucket Heart Health Prgram)(24). 다음의 연구들에서는 단지 실망스러운 작은 변화만이 관찰되었다. 스탠퍼드 5도시 다인자 위험 경감 프로젝트(Stanford Five-City Multi-Factor Risk Reduction Project: FCP)(25, 26), 세계보건기구 유럽 협동 그룹 시험(WHO European Collaborative Group Trial)(27). 그밖에 다위험 인자 개입 시험(Multiple Risk Factor Intervention Trial)(MRFIT) 등에서와 같이 고위험 개인을 대상으로 수행된 중재연구에서는 인구집단의 사망률 또는 이환율 감소로 해석하기에는 부족한 작은 변화만이 관찰되었다(28).

이상의 대규모 연구들에서 기대했던 결과가 나타나지 못한 이유들에 대해 많은 논평이 제시되었다. 대표적인 견해로 수서에 따르면, 다수의 지역사회 기반 중재연구들이 실패한 이유는 대조군에서 관찰된 대규모적 사회변화를 넘어설 정도로 큰 효과가 실험군에서 발생하지 못했기 때문이다(29). 즉, 수서의 말을 빌리면, 실험적 중재는 "사회변화 속도에 추월당했다"(p.157).

대부분의 연구에서 질병의 위험 요인으로 해석되는 건강행동(식이, 흡연, 운동)은 사회적 맥락과 분리된 채 재량적, 자발적, 개인적으로 선택되는 '생활양식'으로 간주되고 있었다(30). 이는 개인행동에 선행하는 '상향적' 사회 요인을 무시한 처사라는 비판이 있다. 행동의 맥락적 기반을 무시하는 이러한 경향들은 일차 예방 연구의 이론적 기반 속에서도 찾아볼 수 있다. 종종 중재에 대한 이론적 기반은 명시적으로 기술되어 있지 않고 있다. 이론적 모형을 명시한 경우에도 대부분의 연구들은 사회적 학습이론의 영향을 받고 있는 것처럼 보인다(31 참조). 사회적 학습이론은, 최소한 자기효능감을 개인적 신념으로 간주하는 경우에서, 사회적 맥락에 대한 상향적 요인들을 개인 모형으로 전환시키는 경향이 있다. 이는 록힐(Rockhill)이 말한 위험의 사유화(privatization of risk)란 개념을 낳았다(32). 또한 건강행동은 개별적이고, 원자화되어 있으며, 따라서 사회적 맥락을 고려하지 않고서도 수정할 수 있다는 생각에 기여했다.

또 다른 일련의 연구들은 위험 요인 감소에 대한 긍정적인 결과를 보여주었고, 여기에는 관상동맥질환(CHD) 이환율 감소가 포함된다. 오슬로 시험(Oslo Trial)에서 중재군의 CHD 5년 발병율은 대조군과 비교해 유의하게(47%) 감소했다(33). 한편 북 카렐리아 프로젝트(North Karelia Project)는 CHD 예방 연구에서 처음으로 '변화를 위한 포괄적 주민조직화'와 개인적 중재(사회 지지 및 환경적 변화)를 모두 포괄하는 중재를 시도했다. 현재까지도 상당한 영향력을 갖고 있는 이 연구에서 위험 요인(흡연, 혈압, 혈청 콜레스테롤), 사망률, 질병이환율의 유의한 감소가 관찰되었다. 부분적으로 북 카렐리아 연구의 성공 요인은 우연히 이루어진 연구시점에서 찾을 수 있다. 당시까지는 운동, 식이변화 및 금연에 대한 대규모적 장기 추이(secular trend)가 완전하게 시작되기 전이었다. 흥미롭게도 북 카렐리아에서의 성공은 핀란드의 나머지 지역으로 느리게 확산되었다(38). 북 카렐리아 프로젝트의 중요한 특징 중 하나는 우유 및 소시지 생산자에게 인센티브를 제공해 지방 함량 감소 또는 과일 생산품으로의 전환을 유도했다는 점이다. 즉, 상위 레벨에서의 보다 폭넓은 구조적 변화를 시도했다는 것이다. 북 카렐리아는 개인 수준에서 프로그램을 지원하고 지역사회 조직들에게 교육을 병행하는 다수준 중재 프로그램이었다. 하지만 이와 같은 구조적/환경적 측면은 미국 또는 기타 지역에서 수행된(덜 효과적인 것으로 알려진) 후속 중재연구를 통해 전승되지 못했다.

이상의 연구들은 광범위한 건강행동에 대해 포괄적인 중재를 시도한 대규모 지역사회 중재연구이다. 이와 대조적으로, 특정 이론에 근거해 세부적인 심리사회 과정에 초점이 맞추어진 일련의 연구들이 있다. 대표적인 예로 A형 행동양식(type-A behavior: TAB) 수정에 관한 연구들이 있으며, 가장 중요한 중재연구로 재발성 관상동맥 예방 프로젝트(Recurrent Coronary Prevention Project: RCPP)를 들

표 11.1_ 심리사회 중재 유형별 주요 선행연구 목록

주저자, 년도, 제목	연구설계	중재	주요 결과	일반적 평가
행동 변화 중재				
무명, 1982. "Multiple Risk Factor Intervention Trial(MRFIT)"(310)	22개 지역에서 모집된 12,866 고위험 중년남성에 대한 무작위 일차 예방. 평균 7년간 추적 관찰. 361,662 남성에 대한 스크리닝을 통해 3.5% 참여. 위험 선별을 통해 7% 참여 기능.	고혈압에 대한 단계적 관리(금연, 식사방 식이에 대한 상담 포함).	중재군에서 위험 요인이 감소가 관찰되었으나, 중등도의 효과였으며 장기간 지속되지 못함. CHD 사망률에 대한 차이는 유의하지 않음. 그 총사망률은 중재군에서 2% 높았음.	사회적/환경요인에 대한 평가가 이루어지지 못했으며, 고위험군에 베타적인 초점을 두었다는 점에서 비판을 받았음. 그 위험군에서 위험 요인 감소 효과의 변이는 컸음. 장기추이에 대한 통계적 검정력은 90%에서 60%로 낮아짐. "고위험군"에 대한 개별적 접근의 한계를 보여주고 있음.
무명, 1995. "Community Intervention Trial for Smoking (COMMIT)"(310, 312)	고흡연자, n=10,019; 저·중등도흡연자, n=10,328.	11개 매칭된 지역에서 4년간 수행된 금연 중재(지역사회 수준이 다른 중재될 중재, 미국 10개 지역, 캐나다 1개 지역).	고흡연자와 대조군의 평균 금연성공률은 각각 0.180 및 0.187으로 통계적 차이가 없었음. 저·중등도 흡연자와 대조군의 평균 금연 성공률은 각각 0.306과 0.275로 유의한 차이가 있었음.	여성은 남성과 비교하여 고흡연자가 적었지만 금연에 대한 심리적 압박을 2배 크게 느끼고 있었음.
Carleton, 1995. "Pawtucket Heart Health Program"(24)	무작위 지역사회기반 중재.	중재 도시에서 세 가지 수준(위험 요인, 행동 변화, 지역사회 활성화)의 포괄적인 지역사회 교육 프로그램이 수행됨.	중재가 가장 활발했던 시기에 포킷 중재 지역의 CHD 유병률은 통계학적으로 유의하게 낮아짐(16%). 이와 같은 감소 효과는 프로그램 종료 후 지속되지 않음.	사망률 또는 위험 요인 감소에 대한 장기효과가 관찰되지 및 함. 이는 중재·대조군 지역 머두에서 대중매체를 통한 교육이 이루어졌기 때문으로 보임.

연구	설계	중재	결과	비고
Farquhar, 1990. "Stanford Five-City Multi-Factor Risk Reduction Project (FCP)"(25, 313)	14년간 CVD 위험 감소에 대한 광범위한 지역사회 실험. 북부 캘리포니아 지역에 비무작위 지역사회 수준의 중재가 이루어짐. 14년 동안 역학적 감시와 건강 관련 행동에 대한 측정이 이루어짐. (n=122,800 중재도시, n=197,500 비중재 도시)	중재지역에서는 5년 동안 대중매체와 "개인적 영향(influence)"에 대한 광범위한 지역사회적 조직화와 건강 교육이 실시됨. 중재 목표는 ① 식이 변화를 통한 콜레스테롤 감소, ② 혈압 감소, ③ 체중 조정, ④ 신체 활동 증진. 스페인어 프로그램도 함께 실시됨.	코호트와 독립표본 모두에서 콜레스테롤(2%) 및 혈압(4%)에 대한 순감소가 관찰됨. 이를 통한 총사망과 CHD 위험점수는 각각 15%와 16% 감소됨.	위험 요인에 대한 긍정적인 중재효과가 관찰됨. 중재지역에 대한 무작위 할당이 이루어지지 않았으므로 연구결과를 일반화시킬 수 없음. 도시는 중재 단위임. 독립표본에 대한 결과는 코호트와 달랐음. 이는 교육에 대한 폭로가 보다 적었기 때문으로 여겨짐(예를 들어, 최근 이민자).
Friedman, 1984. "Recurrent Coronary Prevention Project (RCPP)"(39–42, 314)	MI 후 4,5년간 치료를 받은 환자들로 4년간의 추가적인 관찰이 이루어짐. 실험 시작 시 대조군 n=270, 중재군 n=592, 비교군 n=151.	대조군과 중재군은 집단 심장 상담을 받음. 실험군은 집단 심장 상담과 A형 행동 상담이 이루어짐. 비교군은 어떠한 상담도 제공되지 않음.	4,5년 경과 후 중재군이 35.1%에서 A형 행동이 "상당한 감소"가 관찰됨. 대조군은 9.8% 감소함. MI 누적재발율은 12.9%였음(대조군의 경우 21.2%, 비교군의 경우 28.2%였음).	
Kelly, 1991. "HIV Risk Behavior Following Intervention with Key Operation Leaders of Population: An Experimental Analysis"(315)	한 중재 도시와 두 개의 대조 도시(인구 50,000~75,000명). 클럽 남성 단골에 대해 기초조사 시, 3개월(중재군 n=328, 대조군 n=331), 6개월 후 조사(중재군 n=278, 대조군 n=330)	클럽의 바텐더로부터 스캔받은 핵심 여론 주도자에게 HIV 위험 감소를 위한 행동, 전략, 역할연기를 훈련시킴.	중재 도시 남성에서 비보호적 항문 성교(-25%)와 비보호적 수용적 항문 무성교(-30%) 감소됨. 항문 성교 시 콘돔 사용률(16%)과 한 명 이상 섹스 파트너를 가진 응답자 비율(-18%)이 감소함.	클럽에 다녀지 않거나 유색인 중, 10대가 아닌 경우 등에 대해 일반화가 어려움. 자기 응답에 대한 편의가 있을 수 있음.

저자, 연도, 제목	연구 설계 및 대상	중재 내용	결과	비고
Hjermann, 1983. "The Oslo Trial"(33)	건강하고 정상혈압이지만 관상동맥질환 위험이 높은 남성에 대한 무작위 시험(5년, 중재군 n= 604, 대조군 n=628).	연구 대상자는 의사로부터 금연과 식이변화를 통해 혈중 콜레스테롤 농도를 낮출 것을 10~15분간 개별적으로 권고 받음.	혈중 콜레스테롤이 13% 감소, 공복 시 혈중 중성지방 농도의 20% 감소, 흡연율 45% 감소,(치명적 또는 비치명적) MI 발생율 및 급사율 47% 감소	
Levenkron, 1983. "Modifying the Type A Coronary-Prone Behavior Pattern"(316)	25~50세 남성자원자(n=38)에게 다음의 중재가 이루어짐. 포괄적 행동치료(CBT) n=12, 그룹 서포트(GS) n=13, 간략한 정보(BI) n=13.	CBT군은 자기조절 이완 훈련이 제공됨. GS군은 A형 행동에 대한 TABP 자기 인식과 함께 "치료사와 참여자들로부터 비특이적 지지 및 권고"가 제공됨.	CBT와 GS군에서 TABP 요인이 감소가 관찰됨(예를 들어, Jenkins Activity Survey 등). CBT군과 GS군에서 혈장 유리지방산 농도의 감소 경향이 관찰됨. CBT군에서 중성지방에 대한 유의한 감소가 관찰됨.	한 회사에 근무하는 건강하고 교육 수준이 높고 스트레스가 낮은 사람을 대상으로 연구가 이루어졌으므로 연구결과를 일반화할 수 없음. 모든 집단에서 혈중 콜레스테롤이 증가했다는 예상치 못한 결과가 발생됨.
Lindstrom, 2003. "Finish Diabetes Prevention Study(DPS)" (317~320)	내당능장애를 갖고 있는 과체중 중년인에 대한 무작위 실험연구 연구(n=522). 집중적 생활양식 중재군(n=265)과 대조군(n=257)으로 구성.	중재기간은 1년 미만에서 6년까지임. 생활양식에 대한 목표를 달성하기 위해 개별화된 상담이 자세하게 이루어졌음. 연구영양사로부터 처음 1년 동안 7회 분의 개인 상담이 이루어졌고 이후 3개월마다 주기적 상담을 받음. 참가자들은 신체 활동 증진을 권고 받았고, 무료로 맞춤형 중등도 저항운동에 참여할 수 있도록 함. 대조군은 생활양식과 당뇨에 대한 전반적인 교육을 개별적 또는 집단적으로 받음 대조군에게 개별적 상담은 제공되지 않았음.	본 연구는 당뇨 유병률에 대한 효과가 매우 우월했으므로 조기 중단됨. 추적 관찰 기간 동안 2형 당뇨병에 대한 유병율은 중재군과 대조군에서 각각 4.3과 7.4인년이었음. 이는 중재를 통해 당뇨 위험이 43% 낮아졌음을 의미함. 1년(3년) 후 체중 감소는 중재군과 대조군에서 각각 4.5kg(3kg)와 1.0kg(0.9kg)였음. 혈당 및 콜레스테롤 개선율도 중재군에서 보다 우수했음.	

Luepker, 1994. "Minnesota Heart Health Program(MHHP)"(23, 321)	13년간 지역사회 조사와 시범 사업이 실시됨.	3쌍의 중재 지역과 대조 지역에서 5년 동안 건강교육 프로그램이 수행됨. 프로그램은 건강 행동 증진, 흡연 및 콜레스테롤 저하, 실험관계 적절한 사망률 및 이환율 감소를 목표로 디자인됨.	중재군과 대조군에서 유의한 차이가 관찰되지 않음.	이와 같은 결과는 모든 지역에서 전반적인 건강 증진과 위험 요인 감소가 이루어졌기 때문으로 여겨짐.
Ornish, 1983. "Lifestyle Heart Trial"(12, 43, 44, 322)	CHD에 대한 단기간 생활양식 중재 효과 검증을 위한 무작위 실험 대조 연구.	생활양식 개선(저지방 채식, 금연, 스트레스 관리, 중등도 운동)을 위한 주2회 집단 토의. 집단 토의는 임상심리사가 주도했으며, 순응도, 의사소통 기술, 감정 반응 표현 등이 이루어졌음.	중재군의 82%에서 죽상동맥경화 반 두께의 감소가 관찰되었음. 협착이 심한 사람들일수록 중재 효과는 컸음.	생활양식 변화는 콜레스테롤 제제를 사용하지 않더라도 효과적임. 본 연구는 사회지지에 대한 중재요인을 포함하고 있음.
Pahkala, 2013. "Special Turku Coronary Risk Factor Intervention Project(STRIP)"(323)	동맥경화에 대한 포화지방의 영향에 대한 상담을 수행한 전향적 무작위 연구. Turku City Well-baby Clinic에 방문한 5개월 소아를 모집(중재군 n=540, 대조군 n=540). 중재 상담은 20세까지 이루어졌음.	중재가족에게는 영양사의 가정방문을 통한 식이 상담이 제공됨 (3-12개월 주기). 소아와 부모가 상담에 참여함. 처음 6년간은 부모에 대한 상담이 이루어졌으며, 7년 째부터는 소아에 대한 상담이 제공됨.	혈중콜레스테롤 수준과 내피세포 기능에 대한 긍정적인 효과가 관찰됨. 15세 시점에 중재군 소아에서 보다 건강한 심혈관계 기능이 관찰됨.	

Patterson, 2006. "Funcional Adaptation Skills Training(FAST)"(324)	DSM-IV 진단 기준에 따라 조현병 또는 조현정동장애로 진단된 240명 환자에 대한 무작위 실험 대조연구. 중재군(n=124)과 대조군(n=116)에게 24주간 중재가 이루어짐.	중재군에게는 사회적 인지이론(social cognitive theory)에 근거한 사회적 독립적 생활 기술 프로그램(Social and Independent Living Skill Program)이 제공됨. 이는 6개의 일상생활 기능에 대한 다음의 중재가 포함됨: 약물 관리, 사회기술, 의사소통 기술, 조직과 계획, 교통, 재정 관리. 중재군은 주1회(120분) 집단 상담을 받음.	일상생활 및 사회적 기술에 대한 유의한 향상이 관찰되었으나, 약물 관리에 대해서는 그렇지 못함.
Puska, 1989. "The North Karelia Project"(326, 326~331 참조)	1972년 포괄적 지역사회기반 건강 중재가 이루어짐. 북부 카렐리아의 3개 지역(중재군)과 쿠오피오 컨트리 및 핀란드 남서지역에서 대표할 수 있는 연구표본이 추출됨(5년 주기).	중재는 위험 요인 감소를 목표로 함(금연, 혈중 콜레스테롤, 혈압). 포괄적 건강교육 프로그램은 건강한 생활양식, 실천 기술, 사회 지지 및 환경 개선이 요소를 포함하고 있음. 중재 단위는 지역사회임.	10년 후 흡연(28%), 고혈압(3%), 혈중 콜레스테롤 수준(3%)에 대한 감소효과가 중재 지역(남성)에서 가장 빠르게 나타남. 여성에 대해서는 혈압만이 유의한 효과를 보임.

수 있다(39~41). 이 연구는 급성 심근경색증(MI)을 앓고 있는 64세 이하 남성 및 여성 1,035명을 모집해 TAB 수정 중재가 향후 5년 동안 TAB 교정 및 관상동맥질환 재발에 어떠한 영향을 미치는지를 평가했다. 1년 후, TAB 유병률은 상당히 높았으며(98%), 중재군에서 관상동맥질환에 의한 사망 및 재경색율은 대조군에서 보다 낮아졌다(41). 4.5년 후, 중재군 중 'TAB의 상당한 감소'를 경험한 비율은 35%로 대조군의 10%보다 낮아졌다(42). MI의 누적 재발율은 유의하게 낮아졌다(13% vs 21%). RCPP 연구를 통해 TAB는 교정 가능하며 이를 통해 관상동맥질환 질환 위험을 개선할 수 있음이 성공적으로 나타났다. 이는 중재의 결과가 5.5년 이상 기간 동안 지속될 수 있음을 보여준 현재까지 알려진 유일한 연구이기도 하다(39).

그밖에 행동 변화에 대한 체계적 시도를 담고 있는 중요한 연구로는 딘 오니시(Dean Ornish) 등에 의해 수행된 생활양식 심장 시험(Lifestyle Heart Trial)이 있다(43~45). 이 연구는 무작위 실험설계를 통해 28명의 남성에게 저지방 채식, 금연, 스트레스 관리, 중등도 운동 및 지지 상담(심리상담가) 등이 포함된 단기간 포괄적 생활양식 중재가 제공되었다. 연구결과 중재군의 82%에서 1년 후 관상동맥 병변의 감소가 관찰되었다. 보다 심각하게 협착된 병변일수록 보다 큰 개선이 이루어졌다. 중재로부터 1년 및 5년 후, 죽상경화반 두께와 그 밖의 위험 요인들의 장기적 개선이 관찰되었다(12, 43). 생활양식 심장 시험은 복합적이고 다면적인 행동 중재를 통해 '단단한' 생리학적 결과 지표에 대한 개선을 입증한 첫 번째 연구로서 주목할 만하다. 오니시의 가시적 성공은 이후 심장재활 프로그램의 광범위한 확산으로 이어졌다.

사회 지지 중재

사회관계망과 지지는 수많은 선행연구를 통해 사망률, 이환률, 질병 회복 및 경과와 연관된 요인으로 잘 알려져 있다(이 책의 7장 참조). 따라서 지지를 강화하거나 특별한 유형의 지지를 제공하는 중재연구는 관찰연구 이후 자연스러운 연구 경향이 되었다. 사회 지지와 건강에 관한 정확한 기전은 알려져 있지 않았지만, 특정한 경로에 대한 새로운 중재 전략을 개발하기 위한 근거들은 충분했다. 대체로 지지 중재들은 개인 수준에서 수행되었다(46 참조). 하지만 작업장(47), 가족(48), 돌봄 제공자(49)에 대해서 주목한 연구들이 이루어진 바 있다. 전형적으로, 사회 지지 중재는 심장병, 뇌졸중, 암, HIV 등과 같은 주요 질병을 앓은 적이 있는 사람들에게 이루어졌다. 그밖에 중독(50, 51) 및 정신분열증(52~54)에 대해서도 이와 같은 중재연구들이 수행되었다.

최소 다섯 가지의 지지 중재 방식이 있다. ① 전문가 주도 집단, ② 상호 지지 집단, ③ 다가족 지지집단, ④ 지지 동원 중재, ⑤ 지지 대체 중재. 저마다의 방식과 이론에 따라 사회 지지망을 강화하기 위한 시도들이 이루어졌는데, 여기에는 자연 발생적인 지지체계를 이용하거나 또는 고틀리프(Gottlieb)에 의해 '접목된 지원(grafted support)'²⁾이라고 불리는 체계를 이용하기도 했다. 지지 중재 실행에 대한 보다 광범위한 논의는 비겔(Biegel)(56)과 고트리프(Gottlieb)(55, 57)를 참고할 수 있다.

지지 중재에 대한 전반적인 결과들은 혼합되어 있다. 이는 부분적으로는 소규모 표본 또는 연구 설계 등과 같은 방법론적 한계로부터 비롯되었다. 랜저(Lanza)와 레벤슨(Revenson)(58)은 류마티스 관절염 환자에게 수행된 지지 중재 연구들을 신중하게 검토한 바 있으며, 이들 연구의 실패 원인은 확고한 이론적 기반이 부족했기 때문이라고 했다. 지지란 관계의 산물로 느리게 형성되고 변화하므로, 지지 중재는 단기간 연구로는 포착되지 못할 수 있다. 관상동맥 심장 질환의 회복력 향상(Enhancing Recovery in Coronary Heart Disease: ENRICHD) 연구는 최근 급성 MI로 진단된 환자에게 사회 지지를 제공하여 우울 수준을 낮추고자 하는 심리사회 중재를 실시했고, 이를 통해 모든 원인의 사망률과 비치명적 경색 재발률에 효과적인지를 시험했다(59). 이 연구의 내용은 다음에 소개할 스트레스 완화 중재에서 보다 자세하게 다룰 것이다. 일반적으로 사람들 사이의 관계란 아프

---

2) 고틀리프(Gottlieb)가 말한 '접목된 지원(grafted support)'은 중재개입으로 만들어진 이후에 시간이 지나서 효과적인 사회적 지지의 새로운 원천이 될 수도 있는 지원 기회를 말한다. (옮긴이 주_ 식물을 이식하거나 접합하여 새로운 나뭇가지가 자라나듯이 사회적 지지가 접합되는 것을 의미함)

55. Gottlieb BH, editor, Marshalling Social Support. Beverly Hills, CA: Sage; 1998.

거나 또는 질병 위험이 증가했을 때 가장 활발하게 변화되는 것으로 가정했을 때, 관계망에 대한 중재 또한 이 시기에 이루어져야 할 것이다. 하지만 이와 같은 접근은 실천적 측면에서 매우 어려운 것으로 확인되었다. 최소한 한 연구에서 중재는 너무 늦게 시작되었고, 이로 인해 실패했던 것으로 나타났다(60).

뇌졸중 회복 가족 시험(Families in Recovery from Stroke Trial: FIRST)는 가족 중심의 심리사회 중재(PIS)를 통해 뇌졸중 환자의 회복 효과를 평가하기 위해 설계되었다. 이 연구에서 291명의 뇌졸중 환자는 PSI 중재군 또는 28일 이내의 통상적 입원치료를 받게 되는 대조군으로 무작위 할당되었다(61). PSI 중재는 16회 가정방문으로 구성되었으며, 인지행동요법 및 가족 상담을 제공하는 훈련된 심리치료사 또는 사회복지사와 함께 수행되었다. 세션별로 사회관계망, 문제 해결, 사회 지지 및 응집력 등의 주제를 다루도록 설계되었다. 연구결과 PSI 중재는 뇌졸중의 기능적 회복에 대해 유의한 효과를 보여주지는 못했지만, 사전에 계획된 하위집단 분석에서 보다 건강했던 사람들이 보다 높은 효과를 갖는 것으로 나타났다(62). 영국의 뇌졸중 환자(n=323)와 돌봄 제공자(n=267)를 대상으로 이루어진 다른 RCT 연구에서도 가족 지지는 장애 및 사회적 기능 개선에 유의한 효과를 보이지 못한 것으로 결론 내려졌다. 종설연구들에 따르면 특히 뇌졸중 환자들에게 이루어진 심리사회 중재는 심리적 지표에 대해 유익을 제공했지만, 구체적인 건강 또는 기능에 대한 결과 지표에 대해서는 아직까지 불분명한 효과를 나타낸 것으로 알려져 있다.

스스로 지지 중재라고 밝히지 않았지만 실제로 의미 있는 지지를 제공하고 있는 연구들도 많다. 예를 들어, 생활양식 심장 시험(Lifestyle Heart Trial)(45) 연구에서 남성에게 이루어진 '생활양식' 변화는 행동 변화 중재로 분류되었지만, 여기에서 사용된 조직화된 지지 집단은 사실상 사회 지지를 제공하고 있다. 최근 말라위에서 이루어진 대규모 RCT 연구에 따르면 동료상담과 지지는 3년간 영아사망율을 유의하게 낮추는 것으로 나타났다(65). 이 연구에서 교육훈련과 집단 지지의 효과를 분리하는 것은 어려운 일이다. 다른 유형의 중재연구에서도 주효과로부터 사회 지지의 영향을 분리해 내는 것은 거의 불가능에 가깝다. 예를 들어, 관절염 자가관리를 위한 집단상담 프로그램 참여자들은 "누구나 보살핌을 받고 있는 느낌"이 좋았다고 언급하고 있다(66). 집단 내 리더 또한 참가자들이 "소그룹을 통해 제공된 정서적 지지를 통해 심리적 혜택을 받았다"고 말했다(66: p.81). 이와 같이 다수의 교육 및 행동 변화 중재에는 측정하기 어려운 지지 요인이 포함되어 있다(67~70).

스피걸(Spiegel) 등의 중재연구는 오늘날까지도 많은 주목을 받고 있는데, 이 연구에서 전이성 유방암에 이환된 86명의 환자들은 중재군과 대조군으로 무작위 할당되었다(71). 이때 중재군에게는 1년 동안 통증에 대한 자기최면요법과 집단 지지가 함께 제공되었다. 10년 후 중재군의 암 생존율은 병기, 치료방법 등 주요 변수 요인들을 통제한 이후에도 대조군보다 2배가량 높았던 것으로 나타났다(평균 생존율: 중재군 36.6개월, 대조군 18.9개월). 비록 이 중재에는 사회 지지뿐만 아니라 질병관리에 대한 다양한 요소가 포함되어 있지만, 이 연구는 지금까지 집단 지지 모형이 특히 임종 환자의 장기적 생존율에 유익한 영향을 미친다는 가장 강력한 근거로 인용되고 있다. 이후 대규모 RCT 후속연구가 수행되었고, 14년 동안 이루어진 추적 관찰을 통해 유방암 환자에 대해 장기적 생존 효과는 관찰되지 않았다(72, 73). 하지만, 에스트로젠 수용체(estrogen receptor) 음성 유방암 환자들에 대해서는 장기적 생존 효과가 유의하게 관찰되었다. 저자에 따르면 에스트로젠 수용체 양성 환자에서 심리사회 중재의 효과가 낮게 관찰된 이유는, 이들에게 제공된 약물치료 효과가 과거보다 많이 강력해졌기 때문이라고 했다. 최근에 이루어진 다른 연구결과들은 긍정적인 것과 부정적인 것이 혼합되어 있다. 예를 들어, 조기유방암 환자 227명에게 집단 심리치료를 실시한 RCT 연구에서 11년 동안의 추적 관찰 결과 암 재발률 및 생존율은 중재군에서보다 좋았던 것으로 나타났다(74). 유사한 연구모형에서 HIV 양성 환자의 CD4 세포수와 바이러스 부하량(viral load)은 중재군에서 유의하게 개선되었다(75). 하지만 최근의 몇몇 종설연구들은 그만큼의 연구들이 암환자에 대해 유의한 효과를 보여주지 못했음을 보고하고 있다(76, 77). 일부 연구에서 중재 효과는 초기 치료 강도와 심리적 취약성에 따라 달라지는 것으로 보고되기도 한다. 예를 들어, 전이성 유방암 환자에 대한 지지적-표출적 집단 상담치료의 효과는 중재 전 극심한 스트레스를 받고 있었던 환자들에 한해 유익했던 것으로 나타났다. 중재 전 스트레스 수준이 높지 않았던 환자들에서 심리사회적 중재는 결과 지표를 오히려 악화시켰다. 이는 일부 환자에서 집단 지지가 부정적으로 작용할 가능성도 있음을 시사하는 것이다.

질병관리 중재

심리사회 중재의 세 번째 유형은 질병 발생 후 환자들의 대응 능력을 향상시키거나 또는 재발 후 증상 예방을 위한 노력으로 수행되었다. 악성종양(79~92), 당뇨병(93~99) 또는 일반적인 만성질환(100~102)에 대한 다수의 체계적 문헌고찰 연구들이 존재한다. 이 연구들의 강조점은 질병의 진행 과정에서 맞닥뜨릴 수 있는 특정 문제들에 대해 적절한 대응 전략을 제공하는 것에 있다. 일련의 연구들이 약물치료의 순응도를 높이기 위해 수행되었다. 가장 중요한 연구 중 하나로서 리처드(Richard) 등은 새롭게 진단받은 94명의 혈액암 환자들을 무작위로 선별해 일반적 관리군 또는 항암요법에 대한 순응도 개선군으로 구분했다. 순응도를 포함한 다양한 요인들을 통제한 이후에도, 교육, 가정방문 및 행동 중재를 함께 제공한 중재군에서 유의한 생존율 개선 효과가 나타났다. 그밖에 당뇨병 예방 프로젝트(Diabetes Prevention Project: DPP) 연구에서도 생활양식 및 질병관리 중재는 당뇨 환자의 심혈관계질환 위험을 낮추는 데 약물치료 만큼이나 효과적이었던 것으로 나타났다(104, 105).

포지(Fawzy) 등은 비무작위 실험설계를 통해 조기 진단된 악성흑색종 환자에 대한 질병관리 프로그램의 효과성을 평가했다(106). 중재는 건강 교육, 문제해결 기술, 스트레스 관리 기법 및 심리적 지지가 포함되어 있다. 연구결과 중재군에서 적극적인 대응 기술의 사용 빈도가 증가했고, 우울감, 피로, 혼란, 총체적 기분장애 및 활력 수준에 대해 유의하지 않은 개선이 나타났다. 주목할 만한 결과는 중재군에서 NK 림프구 등 면역체계와 관련된 생화학적 지표들의 향상이 보고되었다는 점이다(107). 보다 긴 시간의 추적 관찰을 통해 장기적 생존율 개선 효과가 관찰되었다(108). 한편 다른 연구에서 심리사회 중재를 통해 HIV 양성환자의 면역학적 지표 개선은 이루어지지 못했다(109). 이는 연구에 대한 검정력이 부족했기 때문으로 여겨진다(n=39).

또 다른 일련의 연구들이 만성질환에 대한 자가관리 기술에 초점을 두어 수행되었다. 대표적으로 스탠퍼드 관절염 센터(Stanford Arthritis Center)에서 수행된 로리그(Lorig) 등의 관절염 자가관리 프로그램(Arthritis Self-Management Program) 연구가 있다(110). 이 프로그램에는 교육, 자조집단, 훈련받은 일반인 교육자가 주도하는 가정 내 자가관리 기술들이 포함되어 있다. 원한다면 가족의 참여를 선택할 수도 있다. 중재는 지식과 자가관리 행동을 증가시키고, 유의하게 통증을 감소시키는 것으로 나타났다. 추적 관찰을 통해 이와 같은 효과가 상당히 오랫동안 지속되었음이 확인되었다(111). 유사한 중재연구들이 심장질환(112), 뇌졸중(113), 치매 환자에 대한 돌봄(114~119), 관절염(120)의 질병을 대상으로 수행되었다.

스트레스 완화 중재

심리사회 중재의 네 번째 유형은 중증 질환의 발병 또는 치료 과정에서 발생된 스트레스 완화를 위한 것이다. 인지행동 요법, 이완 요법, 교육, 환자의 필요에 맞춘 선별과 중재 등 다양한 기법들이 채택되고 있다. 일차적 치료목표는 스트레스 또는 극심한 정신적 고통(distress)에 대한 경험을 변화시키는 것이다. 일부 연구들은 우울증 또는 우울 증상에 특별한 관심을 두었다. 데셀드롭(Desseldrop) 등(121)과 린든(Linden)(122)은 심혈관계질환에 대한 메타분석을 실시했는데, 이와 같은 중재는 사망률 감소에 강력한 효과가 있었던 것으로 나타났다.

가장 중요한 초창기 연구로는 461명의 심근경색 후 환자들에게 무작위 할당을 통해 스트레스 완화 또는 통상적 관리를 제공한 허혈성 심장병 생활 스트레스 모니터링 프로그램(Ischemic Heart Disease Life Stress Monitoring Program)을 들 수 있다(123, 124). 이 연구의 가설은 대상자 선별을 포함한 다양한 중재가 효과적으로 조율되었을 때 질병 재발 및 사망 위험이 낮아질 수 있다는 것이다. 전화 면접을 통해 극심한 스트레스에 노출된 환자들이 선별되었다. 여기서 높은 점수가 기록된 환자들에게는 교육, 지지, 의뢰 등의 중재가 가정방문을 통해 수행되었다.

1년 후 중재군에서 극심한 스트레스의 유의한 감소가 관찰되었다. 대조군의 경우 심장질환에 의한 사망률이 중재군보다 2배가량 높아진 것으로 나타났다(123). 이와 같은 군별 차이는 7년 동안 유지되었고, 이는 갑작스러운 심정지 위험과 밀접하게 연관된 것으로 생각되었다(124). 한편 프라슈어스미스(Frasure-Smith) 등은 몬트리올 심장 마비 재조정 시험(Montreal Heart Attack Readjustment Trial: M-HEART)을 통해 1,376명의 심근경색 후 환자에 대한 유사한 중재연구(생활스트레스 완화)를 수행했지만, 아무런 효과를 발견하지 못했다(오히려 여성 중재군에서 심혈관계 및 모든 원인 사망률이 유의하게 증가하는 것으로 나타났다)(125). 하지만 이 연구는 ① 개별적 맞춤형 중재를 제공했고, ② 위험 선별(risk-screening)에 대한 전략을 도입했다는 점에서 여전히 중요한 연구로 인정되고 있다. 위험 선별에 대한 전략은 유방암 여성 환자에게 적용되어 연구되기도 했다(126).

관상동맥 심장 질환의 회복력 향상(Enhancing Recovery in Coronary Heart Disease: ENRICHD)은 이 분야에서 가장 중요하고 널리 인용되고 있는 연구로 국립 심장, 폐 및 혈액 연구소(National Heart, Lung and Blood Institute: NHLBI)의 후원하에 최초로 다기관 연구로 수행되었다(127). ENRICHD는 지금까지 이루어진 심리사회적 중재연구 중 가장 큰 규모로 수행되었으며, 이 분야의 중요한 진전을 가능하게 한 야심 찬 기획이었다. ENRICHD는 심근경색 후 환자들의 사회 지지를 증진하고 우울증을 감소시키기 위한 목적으로 수행된 RCT 연구이다(59, 128, 129). 일차 결과는 재경색 및 모든 원인의 사망의 감소이다. ENRICHD는 미국 전역의 80개 이상의 병원과 8개 이상의 심장센터로부터 등록된 심근경색 후 환자들 중 우울 또는 사회 지지가 낮은 자들을 대상으로 했다. 이 연구는 우울과 사회 지지가 심근경색 후 환자들의 생존율과 연관되어 있다는 대규모 종단적 관찰연구에 근거하고 있다. 환자들은 인지행동요법과 사회 지지를 높이는 중재를 받거나 또는 통상적인 관리를 받게 되는 두 군으로 무작위로 구분되었다. 이전까지 수행된 선행연구들의 결과는 일관적이지 않았다(42, 123, 131). 앞서 기술했던 대로 ENRICHD 이전에 발표된 M-HEART 연구에서 스트레스 완화 중재는 유의한 효과를 나타내지 못했으며(125), 특히 여성에서 건강 위험을 높이는 경향이 관찰되기도 했다($p = 0.064$).

3.4년의 추적 관찰 후 이루어진 ITT(intent-to-treat) 분석을 통해 결과 지표에 대한 ENRICHD 중재군과 대조군의 유의한 차이는 관찰되지 않았다(p=0.89)(59). 재경색과 모든 원인 사망률에 대한 두 군의 생존 곡선은 사실상 완전히 겹친 모양으로 나타난다. 중재군에서 매개적 위험 요인(즉, 우울증과 낮은 사회 지지)에 대한 유의한 감소가 관찰되었다. 이는 ENRICHD 중재를 통해 심리사회 과정의 변화가 계획했던 대로 이루어졌음을 뜻한다(59). 하지만 중재 강도와 장기적인 차이가 예상보다 작았으며, 이로 인해 중재의 효과성은 충분하지 못한 것으로 나타났다. 결국 6개월 시점부터 중재군과 대조군 간에 사회 지지 및 우울 증상에 대한 유의한 차이가 나타났다. 흥미롭게도, 이질적 중재 효과(heterogenous treatment effect)가 나타났다. 백인 남성은 백인 여성(또는 흑인 남성/여성)에서 보다 긍정적 중재 효과가 나타났다. 이에 대한 자세한 내용은 앞으로 기술할 연구 대상자 모집과 하위집단별 차이에서 다루도록 한다.

통제감 중재

개인의 통제감(sense of control)을 변화시키고자 하는 또 다른 유형의 중재연구들이 있다(132 참조). 이 연구들의 흥미로운 점은 대체로 자제력과 통제력을 높이기 위해 상위 레벨에서의 환경적 중재를 시도하고 있다는 것이다. 이러한 연구들 중 일부는 수술 전 환자들을 보다 잘 준비시키기 위해 병원 환경을 어떻게 변화시킬 것인가에 대한 노력에서 시작되었다. 대표적으로 클라인(Klein) 등은 환자들이 보다 높은 통제감을 가질 수 있도록 관상동맥질환 병동에 대한 환경변화를 시도했다(134). 통제감 강화군에서 카테콜아민 분비량이 낮아졌을 뿐만 아니라 심혈관질환 합병증 또한 줄어들었다. 비록 그 수가 많지 않지만, 이 연구들은 이론적 기반이 명확하고, 건강과 관련된 특정한 심리사회적 기전에 대해 세밀한 중재를 시도했으며, 결과 지표로 '단단한' 건강결과를 사용했다는 점에서 새로운 중재유형으로 분류될 수 있다.

그 보다 앞서 수행된 연구로 로딘(Rodin)과 랭어(Langer)는 장기요양시설에 입소한 노인들에게 보다 많은 선택권을 제공하고 자신의 삶에 대한 통제감과 책임감을 갖도록 했다. 이 연구의 목적은 자기통제감에 대한 변화를 통해 노인들의 신체적 또는 인지기능 저하를 완화시키는 것이었다. 환경심리학적 전통에 따라 심리사회 중재는 물리적 또는 사회적 환경에 대한 변화와 함께 이루어졌다. 중재군 노인들은 자신의 삶은 스스로 책임져야 한다는 강력한 메시지를 전달받았다. 대조군에게는 당신들은 직원들의 돌봄을 받게 될 것이라고 전달했다. 이와 더불어 중재군에게는 관상용 화분을 제공했고, 노인들 스스로 직접 돌봐야 한다고 알려주었다. 대조군에게는 화분을 제공하면서 직원들이 물을 줄 것이라고 전했다. 연구결과 책임감-유도군에서 보다 적극적이고 나은 정서적 기능이 관찰되었고, 신체기능 저하가 감소했다. 후속 연구를 통해 추적 관찰을 실시한 결과, 중재군에서 18개월 사망률이 보다 낮아졌음이 보고되었다(135).

집합적 효능 중재

여섯 번째 심리사회적 중재유형은 개인이나 가족 보다 큰 지역사회 맥락에서 이루어진다는 특징을 갖고 있다. 집합적 효능(collective efficacy) 중재란 이웃 또는 지역사회 수준에서 기존의 자원을 동원하는 중재를 일컫는다. 우리는 이에 관한 다양한 연구들을 통칭하기로 한다. 이와 같은 연구들은 사회 역학 이론과 보다 명백하게 들어맞지만, 지역사회 수준에서는 훨씬 적은 수의 연구만이 수행되었다. 월러스틴(Wallerstein) 등에서 밝혀진 바와 같이 사회 역학자와 지역사회 기반 중재연구자들 간에는 많은 공통점이 있지만, 실제 공동 작업을 통해 수행된 성공적인 사례는 소수에 불과하다(136).

이를 통해 몇 가지 중요한 연구주제가 도출되었다. 첫째, 지역사회 권한 부여(community empowerment)의 중요성이 강조되었다(137~140). 권한 부여는 물질적 결핍과 부정적 건강결과를 연결하는 심리사회적 매개 요인으로서 사회 역학 전반에서 많은 관심을 받고 있다(141, 142). 둘째, 지역사회 복원력(community resilience)을 향상시키는 것은 지역사회로부터 이용 가능한 자산과 리더십을 효율적으로 동원한다는 점에서 중요한 연구주제이다(143, 144). 셋째, 지역사회 행동 모형(Community Action Model)이 개발되었다. 이에 따라 흡연에 의한 건강행동의 격차 또는 보다 일반적인 공중보건의 문제들이 다루어지기도 했다.

구조적 중재 또는 다수준 중재는 사회 역학의 미래를 생각할 때 특히 중요한 가치를 갖는다(1, 3, 34, 146, 147). 아직까지 구조적 중재를 실시한 연구는 많지 않지만, 사회 역학에서 다수준 전략이 강조되고 있는 만큼 이와 같은 접근법 또한 점차 증가하고 있다. 가장 일관성 있는 성과를 제시하고 있는 분야는 HIV 감염인에 대한 연구이다. 성매매 종사자(148)와 대중목욕탕(149)에서 감염 위험을 줄이고, 노숙(150)과 성폭력(151)의 빈도를 줄이기 위해, 개인행동과 지역사회 요인 모두를 목표로 한 중재들이 시도된 바 있다. 이러한 복잡한 중재는 조직 또는 근린 수준에서 시도되고 있다(152).

일부 연구자들은 상위 레벨에서 이루어지는 보다 복잡한 다수준 중재가 전통적인 무작위 실험설계를 통해 평가될 수 없다고 주장하기도 한다. 하지만 스트론크스(Stronks)와 마헨바흐(Mackenbach)(153)는 네덜란드의 건강 격차 완화 중재에 대한 종설연구에서 실험 또는 유사실험적 설계가 이 분야에서 효과적으로 사용될 수 있고 사용되었다고 결론내린 바 있다.

작업장 조직 중재

독성물질 또는 다른 위험한 조건들로부터 블루칼라 노동자를 보호하기 위해 고안된 작업장 중재는 19세기 중반 이후 공중보건학 또는 직업역학의 중요한 연구주제 중 하나였다. 그 결과 지난 100년 동안 사고, 부상, 사망률 및 질병이환율이 감소했다. 최근에는 심리사회 중재를 실시하기 위한 최적의 장소로서 작업장에 대한 관심이 다시 증가했고, 이에 따라 흡연(154), 음주, 식이(155), 정신건강(156) 및 신체활동(157)에 대한 연구들이 수행되고 있다. 조직심리학자(organizational psychologist) 또한 생산력 증진, 이직률/결근율 감소, 피고용인의 정신건강 등을 위해 작업장 환경에 대한 관심을 갖고 있다. 특히 지난 10년 동안 이들은 근로자의 신체적 또는 정신건강 개선을 위한 작업장 조직 중재를 시도했다.

테오렐 등의 기념비적 연구를 통해 중요한 예비적 근거가 밝혀졌다(158). 스웨덴의 한 보험 회사에서 실시된 RCT 연구에서 일부 부서(중재군) 관리자들에게는 심리사회적 작업환경 개선을 위한 훈련이 제공되었다. 연구결과 대조군과 비교해 코르티솔 수준의 유의한 감소가 관찰되었다. 반 데어 클링크(van der Klink) 등은 작업스트레스에 관한 48개의 조직 중재를 종합한 메타분석연구를 실시했으며, 분석 결과 삶의 질과 심리적 고충에 대해 작지만 유의한 효과가 보고되었다. 특히 인지행동 중재에서 가장 큰 효과가 관찰되었다. 이후 10년 동안 조직의 심리사회적 요인 변화를 통해 건강 증진을 시도하는 작업장 중재연구들은 거의 수행되지 않았다. 하지만 이러한 경향이 바뀌기 시작하고 있다는 징후가 있다. 보다 최근에 이루어진 라몽타뉴(Lamontagne)의 종설연구에 따르면 직업 스트레스에 대한 중재는 점차 복합적으로 이루어지고 있으며, 특히 작업장 수준의 변화에 초점이 맞추어지고 있다(160). 네덜란드를 포함한 여러 지역에서 이와 같은 조직수준의 중재가 시도되는 것으로 알려져 있다(161). 작업장에 대한 복합적 중재는 도전적인 과제인데, 중재 과정과 충실도(fidelity)를 면밀하게 보고해야 한다는 점에서 특히 그러하다(162). 다음으로 우리는 최근에 수행된 두 가지 연구를 소개하고자 한다. 이들은 사회 역학의 연구지평을 새롭게 확장시켰다는 점에서 주목할 만하다.

첫 번째 연구는 국립보건원(NIH), 질병관리센터(CDC) 및 여러 재단으로부터 후원받은 직장 가정 건강 네트워크(Work, Family and Health Network: WFHN) 연구이다. 두 번째 연구는 NIOSH로부터 후원된 직장생활 계획(WorkLife Initiative: WLI)로 통합 근로자 건강 프로그램(Total Worker Health Program: TWH)의 일부로써 추진되었다. 이들은 RCT 연구로 현재 진행 중이다. 따라서 여기에서는 이들의 연구결과를 알리는 대신 중재 목적과 개발 과정에 대해 소개하기로 한다. WLI는 손상과 질병으로부터 근로자를 보호하고 건강과 삶의 질을 개선하기 위해 직업의학, 안전 및 건강 증진 분야를 모두 통합하는 전략이 채택되었다(163, 164). 이 프로그램의 구체적인 내용은 5장에 보다 자세히 논의되어 있다. WFHN은 작업장에 대한 현장 활동과 정책이 근로자 건강뿐만 아니라 가족 건강 및 근로 생산성에 미치는 영향을 살펴보기 위한 다수준 무작위 실험대조연구이다. 두 연구는 이론에 근거하고, 초학제적이며, 조직구조에 초점을 두고, 엄격한 실험설계를 통해 추진되고 있다는 점에서 혁신적인 연구로 평가된다. 다음으로 우리는 이상의 대규모 RCT 연구가 시작될 수 있었던 각각의 기초연구들을 소개하기로 한다.

직장 가정 건강 네트워크 연구

시범사업 단계에서 WFHN는 참가 작업장을 대상으로 중재기술과 평가도구 (근로자 건강에 대한 생체지표, 가족의 삶의 질, 이직률 및 근로생산성 등)를 개발하기 위한 연구들을 수행했다. 이 연구에서 근로자와 가족의 삶에 대한 관리자의 행동과 태도가 심혈관계질환 위험 요인들(혈압, 당화혈색소, 흡연율, 체질량 지수, 콜레스테롤, 수면 등)과 중요하게 연관되어 있는 것으로 나타났다. 관리자로부터 격려 중재를 받지 못했던 근로자(대조군)들의 수면시간은 평균 29분 감소했고, 심혈관계질환 위험은 두 배 가량 증가했다(165). 다른 작업장에서 이루어진 연구들을 통해 다음의 두 가지 중재방법이 개발되었다. 한 작업장에서는 권한 부여 방식을 통해 근로자 스스로 작업 스케줄을 재설계할 수 있도록 했다. 결과 한정 작업환경(Results Only Work Environment: ROWE)이라고 명명한 이 중재를 통해 수면 개선과 적절한 도움 추구 행동에 대한 건강결과가 관찰되었다(166). 부분적으로 이 중재의 효과는 스케줄 관리를 통해 집으로 잔업을 가져오지 않을 수 있었기 때문으로 밝혀졌다. 세 번째 작업장에서는 가족-지지적 감독자 행동에 대한 중재와 관련된 지표개발이 이루어졌다(167). 일-가족 갈등이 높은 식료품점 종사자에 대한 연구에서, 감독자에 대한 중재는 직무만족도, 이직 생각 및 주관적 건강 수준에 긍정적이 영향을 미치는 것으로 나타났다. 네 번째 작업장에서는 일-가족 갈등이 자녀와 가구원에 미치는 영향들을 다루었다. 직무 유연성(flexibility)이 낮을수록 자녀에게 스트레스가 전달될 가능성이 높은 것으로 나타났다(168).

이상의 시범사업 연구결과들은 두 개의 대기업(IT기업과 장기요양시설 종사자)을 대상으로 실시한 대규모 후속 RCT 연구로 이어졌다. WFHN은 1단계 연구에서 강력한 중재 요인들로 밝혀진 일정 관리, 일-가족 생활, 가족친화적 감독자 행동 등을 통합했다. 중재 내용에는 경영적 요구에 부합하면서도 근로자들이 근무시간에 대한 통제력을 높일 수 있도록 하는 참여적 근무 재설계(participatory work redesign) 활동이 포함되었다. 또한 직무성취도를 향상시키면서도 근로자 개인과 가족의 삶을 지원하게 하는 감독자 훈련 과정이 포함되었다. 두 개의 기업에서 6개월 이상의 중재가 실시되었으며, 부서(또는 시설) 단위로 중재와 통제가 이루어진 무작위 군집설계가 적용되었다. 가족, 기업 및 근로자에 대한 다양한 결과 지표가 측정되었지만(169), 가장 중요한 결과 지표는 근로자의 심혈관질환 위험을 뜻하는 수정된 프레이밍햄 위험 요인 점수였다(혈압, HbA1c, BMI, 콜레스테롤, 흡연). 수면은 신체활동 측정 시스템(actigraph)을 통해 측정되었다. 아직까지 연구결과는 발표되지 않았지만, 이 연구는 근로자, 가족 및 기업의 건강 증진을 위해 작업장에 대한 조직적/심리사회적 중재를 시도했다는 점에서 새로운 흐름을 반영하는 대표적인 연구로 평가된다.

직장생활 계획 연구

2004년 NIOSH는 작업장 건강보호와 건강 증진 프로그램을 통합한 WLI 연구를 시작했다. WFHN과 마찬가지로 WLI 또한 시범사업을 통해 검증된 근로자 중심 건강 증진사업들로 구성되어 있다. 이들 중 일부는 아직까지 진행 중인 것들도 있다. 지금까지의 연구결과에 따르면 작업 현장의 사회적 맥락이 근로자의 행동을 변화시킬 수 있다고 보고되었다(170). 이와 같은 내용들은 10장에서 보다 자세히 다루었다. 작업장에서 이루어지는 직무 스트레스와 관련된 조직 수준의 중재의 경우, 사실 행동 중재 또는 심리사회 중재와 그 경계가 불명확하다.

지금까지 우리들은 심리사회 중재에 대한 일곱 가지 유형들과 대표적인 연구들을 살펴보았다. 다음으로는 서론에서 언급한대로 다섯 가지 주요 명제들을 살펴보기로 한다. 각각의 연구들에 대한 보다 자세한 특징과 결과들은 표 11.1을 참조하도록 한다.

명제 1: 이론을 구축하라

좋은 중재는 강력한 이론을 필요로 한다. 하지만 많은 심리사회 중재들이 명확하게 명시된 이론적 기반 없이 설계되고 평가되었다. 이론은 최소한 세 가지 별도의 수준에서 중요하다. 첫째, 거대 규모의 메타이론은 가장 추상적인 수준에서 가설, 핵심 개념, 인식론적 원칙 등 중재에 대한 커다란 밑그림을 제공한다. 둘째, 중간 수준의 이론적 모형은 과연 중재가 어떻게 작동하는지에 대한 그럴듯한 설명을 제공한다. 특히 중간 수준의 이론적 모형은 최적의 개입 시점, 강도 및 기간을 알려준다. 본 절에서는 중간 수준 이론에 대한 세 가지 예를 제시할 것이다: 사회적 학습이론(social learning theory: SLT), 초이론적 모형(transtheoretical model: TTM), 사회적 맥락 모형(social context model: SCM). 셋째, 미시적 이론은 질병의 자연사에 대한 질병 특이적인 관점을 제공한다. 이 경우 중재는 각각의 질병에 대한 심리사회적 궤적과 연관된 구체적인 병태생리학 또는 생애 과정에 대한 역동적 지식들에 근거하여 설계할 수 있게 된다. 예를 들어, 갑작스러운 질병을 위한 중재는 보다 느리게 시작되는 질병들과 다른 중재 전략을 필요로 한다(예를 들어, 심장병 대 관절염). 회복 과정에서 질병 관해 수준의 차이 또한 만성 퇴행성 질환에 따라 다를 것이다(예를 들어, 뇌졸중 vs 다발성 경화증). 이상의 세 가지 수준의 이론들을 통해 중재는 보다 효과적인 내용으로 설계될 수 있다. 이에 대한 간략한 설명은 다음과 같다.

메타이론적 접근

사회인류학자 로이 드앤드레이드(Roy D'Andrade)는 세 가지 과학적 영역에 해당하는 세 가지 단계의 일반 이론을 제안했다(171). 첫 번째 단계는 특정한 기본 물체와 힘이 결정론적으로 작용하는 **물리학**(physical science) 분야로 모든 장소와 시간에 적용되는 특정 법칙이 수학적 형태로 설명된다. 두 번째 단계는 보다 복잡한 생태적, 기상학적 또는 생물학적 체계가 포함된 **자연과학**(natural science) 분야이다. 이 단계에서는 물리학과는 대조적으로 보편적 법칙에 따르지 않는 복잡한 체계에서 비롯된 구성 요소, 수준 및 역동에 대한 설명들이 포함된다. 여기서 일반체계 명제들은 결정론적이라기보다 복잡한 체계를 설명하는 확률론적 '자연 언어(natural language statement)'를 통해 표현된다. 드앤드레이드에 따르면 세 번째 단계는 **기호학**(semiotic science) 분야이다. 여기에서는 관계는 보편적 법칙이나 확률적 경향을 따르지 않으며, 지각 있는 인간 자신이 스스로 의미체계에 참여함으로 만들어낸 결과이다. 그리스어 sema(기호 또는 상징)에 기원을 둔 기호학은 의식, 행위자 및 행동의 중요성, 복잡성 및 비예측성을 모두 포함하고 있다.

사회 역학은 두 가지 세계에 걸쳐져 있다. 한편으로 우리는 물리학과 자연과학에 근거를 둔 질병 원인론에 대한 생물학적 지향을 선택하고 있다. 여기에서 실험설계는 인간의 의식으로부터 비롯된 간섭을 제한한다. 다른 한편으로 우리는 건강 증진을 위해 기호의 힘을 이용하고자 하며, 이에 따라 심리학 또는 사회학과 같이 기호학에 기반한 인본주의적 개념들을 받아들인다. 실험설계적 방법을 통해 약물요법의 효과를 평가하는 것도 필요하지만, 심리사회 중재는 의식적 행위자로부터 비롯된 복잡성을 포용하기 위해 기호학적 과학 또한 필요하다. 사회 역학은 인간을 생물학적 주체로서 또한 보편 법칙을 따르지 않는 기호학적 체계에서 의미를 생성하는 행위자로서 폭넓게 이해할 것을 요구한다. 자연과학, 물리학 및 기호학을 아우르는 일반체계 이론을 구축하기 위한 시도들이 다양한 수준에서 이루어졌다(172~177). 의생물학의 주류 사회로부터 정당성을 인정받기 위해 자연과학적 관점을 수용하는 것은 중요하다. 하지만 이와 동시에, 사회 역학자는 심리사회적 현상이 특정한 보편적 법칙에 따른다고 여겼을 때의 한계점을 잘 알고 있어야 한다. 이와 같은 긴장은 심리사회 중재에서 날카롭게 나타난다. 우리는 자연과학과 물리학으로부터 특징들을 빌려 오지만, 지각 있는 인간 행위자의 복잡성에 대해서도 설명해야만 한다.

체계이론: 중재를 위한 도구

여전히 논쟁적이지만, 체계과학(system science)은 역학 분야에도 의미 있는 영향력을 행사하고 있다(3, 146, 178~181). 실험연구는 중재의 효과성을 판별하는 여전히 가장 강력한 근거가 되지만, 체계 이론은 특히 금연 분야에서 건강 증진 전략 구성에 중요한 역할을 수행했다(182~185). 사회관계망으로 행동 변화를 확산시키기 위한 중재 설계에서 행위자 기반 모형(agent-based model)과 체계-역동 모형(system-dynamic model)을 사용하는 경우가 점점 많아지고 있다(186). 대규모 정책 중재는 전체 인구에 대한 건강 증진을 이룰 수 있는 가장 강력한 전략 중 하나이다. 하지만 잘 의도된 정책변화일지라도 공중보건에 부정적인 예상치 못한 결과가 도출되기도 한다(187). 체계이론은 이와 같은 의도치 않은 결과를 예상하고 이를 정량화하도록 도울 수 있다. 체계이론과 모형은 중재를 확장하거나 약화시키는 사회관계망의 역할을 이해하게 하고, 예측하게 하고, 활용하게 하는 데 매우 유용할 수 있다(188, 189). 체계이론은 한 수준에서의 개입이 다른 수준에 어떻게 연속적인 영향력을 행사하는지에 대한 이론을 개발하고 다듬어가는 중재 연구의 계획 단계에서 특히 유용할 수 있다. 예를 들어, 비만 분야에서 체계이론은 중재전달의 효율성을 높이는 데 활용되고 있다(189~191).

중간 수준의 이론적 접근(Midlevel theoretical appoaches)

사회적 학습이론

인지행동이론의 큰 틀 안에 있는 SLT는 밴듀라의 기념비적 연구에서 자기효능의 개념을 설명하는 데 사용되었다(192). 이 모형에서 자기효능 신념은 행동뿐만 아니라 사회 환경으로부터 비롯된 피드백을 통해 형성된다. 타인의 관찰, 언어적 지지 및 설득을 통해 자기효능 신념은 건강 증진과 연계된 분야 특수적인 인지구조를 형성했다. STL의 원칙은 지금까지 설명한 모든 유형의 중재에 채택되어 있다. 예를 들어, STL은 만성질환 자가관리 프로그램 개발에 기여했고(31, 193~196), 스탠퍼드 5개 도시 프로젝트(Stanford Five-City Project)와 같은 행동 변화 중재연구뿐만 아니라(26), 보다 최근에 개발된 ENRICHD 연구 및 다양한 사회 지지 중재의 중심적인 이론적 모형으로 사용되었다(197, 198). STL과 중재설계에 대한 보다 자세한 논의는 클라크(Clark)의 문헌을 참고하라(198).

초이론적 모형

TTM은 행동 변화 중재의 지배적인 이론으로 자리 잡고 있다(199~201). 이 모형에서 행동 변화는 다음의 순서를 따르는 것으로 알려져 있다: 숙고 전 단계, 숙고 단계, 준비 단계, 행동 단계, 유지 단계(201). 이 모형에서 자기 변화 전략(self-change strategy)과 신념은 각각의 단계별로 서로 다른 양상으로 나타날 수 있다. 예를 들어, 금연, 유방촬영술 또는 콘돔 사용 등을 위한 행동 변화 중재연구에서 TTM은 시기별로 가장 적절한 중재 내용에 대한 일반적 패턴을 제공한다. 이 모형에서 단일 이론은 행동 변화의 복잡성을 설명할 수 없다고 가정하기 때문에 초-이론이라고 불린다. 프로차스카(Prochaska)가 명명한 '단계 패러다임(stage paradigm)'의 주요한 특징은 각각의 행동 변화 단계마다 서로 다른 중재 전략이 필요하다는 것이다. 중재 대상에 준비 단계를 포함시키는 이 개념은 금연(202~215), 식이 및 신체활동(206~212), 질병관리(213~215), 폭력 및 상해 감소(216) 등 1,000여 개 이상의 연구에서 중심적인 원칙으로 받아들여졌다. 최근 TTM은 프로차스카를 포함한 여러 학자들로부터 한계점에 대한 지적을 받고 있다(217~221). 가장 대표적인 비판가로 웨스트(West)는 이 모형이 너무나 많은 결함을 갖고 있어 건강 증진을 역행하므로 반드시 폐기되어야 한다고 주장했다(222). 일부 연구에서는 이 모형을 통해 측정된 핵심 변수들은 행동 변화의 예측에 거의 아무런 기여를 하지 못하고 있다고 했다(223). 많은 연구자들은 단계에 기반한 중재가 보다 효율적이라는 근거는 없다고 주장한다(224). TTM은 사회적 관계망을 통한 행동 변화의 전염성 확산을 설명하는 데 적절한 방법론은 아닐 수 있다. 향후 연구자는 TTM과 비심리적 환경적 요인에 관한 다른 모형들을 접목시켜야 할 필요가 있다.

행동 변화의 사회적 맥락 모형

비교적 새로운 이론에 속하는 SCM은 행동 변화에 앞서 사회적 맥락에 대한 중재가 필요하다는 주장들 속에서 등장했다. 이 모델은 다나 파버 암 연구소(Dana-Farber Cancer Institute)와 하버드 보건대학원(Harvard School of Public Health)의 연구자들에 의해 암 예방 중재연구를 통해 개발되었다(225, 256). 행동과학의 풍부한 지식에 기반을 둔 이 모형은 중재의 목표가 되는 건강행동의 기저에 있는 일련의 심리사회적 요인들(자기효능, 태도와 신념, 의도 등)을 다루고 있다.

이 모형이 다른 접근법들과 가장 차별화되는 지점은 심리사회 과정의 매개 요인으로서 보다 큰 사회구조적 특성들을 상정하고 있다는 것이다. 무엇보다도 '수정 가능한 조건(modifying condition)'으로서 사회적 맥락에 주의를 집중시키고 있다. 이 모형은 미국에서 성공적으로 실행되어 담배 사용을 줄이고 과일 및 채소 섭취를 증가시키는 데 기여했다(170). 최근 나글레르(Nagler) 등은 인도의 학교금연사업에 이 모형을 적용하기 위한 단계별 과정을 개발했다. SCM 접근법은 보다 큰 구조적 맥락을 명시적으로 다루는 이론-기반 중재라는 점에서 중요한 의미가 있다.

질병별 이론

마지막으로 언급할 이론은 가장 미시적 수준에서 작동하며, 어떻게 질병의 자연사가 특정한 심리사회적 또는 행동적 위험 요인과 연관되어 있는지를 설명하는 데 특히 유용하다. 질병 특이적 이론은 중재 설계에서 필수적으로 고려되어야 하는데, 질병이 생리학적 수준에서 자연사를 갖는 것과 마찬가지로 심리사회 및 행동 궤적을 만들어내기 때문이다. 질병의 원인과 경과에 의해 발생되는 심리사회적 문제들의 연쇄 작용을 충분히 이해하지 못할 경우, 중재의 시점과 그 순서는 어긋날 우려가 있다(229 참조). 이와 관련된 한 가지 예는 TAB와 심혈관질환에 관한 연구들이(41, 230~233). 초창기 TAB에 대한 반응은 폭발적이었지만, 이에 대한 관심은 1980년 이후 시들어 버렸다. 하지만, TAB는 미시 이론의 중요성을 강조한 좋은 사례이다. 이는 보다 일반적인 이론적 모델(인지행동 이론)에 근거를 두고, 질병의 자연사에 대한 지식을 활용하고 있으며(죽상동맥경화증), 이를 통해 심리사회적 기전(적개심, 조급함, 긴급성)과 특정 생리학적 경로(카테콜아민 및 코르티코스테로이드 상승을 유도하는 교감신경 항진 작용)에 대한 연결 가설을 개발했다.

명제 2: 특정한 심리사회적 기전을 목표로 하라

심리사회 중재의 핵심은 결과변수와 연관된 심리사회적 요인을 체계적으로 수정하는 것이다. 이는 이전에 수행된 관찰연구를 통해 특정 병인론의 매개자 또는 조절자로 알려진 심리사회적 요인들을 발견해내고, 이를 바탕으로 중재에 대한 설계와 평가가 수행되어야 함을 의미한다. 앞서 언급한 대로, 적절한 이론적 모형을 개발하는 것은 이와 같은 연결고리를 만드는 데 필수적이다. 행동에 대한 보다 자세하고 구체적인 기전이 제시될수록 더 의미 있고 많은 사람들이 이해 결과가 도출될 것이다. 관찰연구가 가설 생성적(또는 탐색적)인 것(hypothesis-generating or exploratory)이라면, **중재연구는 반드시 가설에 기반한 것**(hypothesis-driven)**이어야 한다.** 지금까지 이루어진 심리사회 중재에 관한 많은 연구들은 심리사회 과정을 변화시키는 데 성공했지만 대체로 질병의 결과를 변화시키지 못한 경우가 많았다. 일부 연구에서 중재는 심리사회 과정을 변화시키기에도 너무나도 약한 것들로 구성되었다. 심리사회 과정과 질병 사이에 인과적 연관성이 충분치 않은 경우도 많았다.

공통적으로 지적할 수 있는 선행연구의 약점은 심리사회 중재의 목표를 명확하게 특정화하지 못했다는 것이다. 일부 연구자는 '산탄총' 접근법을 활용하여 개념적으로 연관성이 없는 광범위한 중재들을 통해 전반적인 삶의 질을 개선하도록 설계했다. 하나의 예로, 케인(Cain) 등(235)은 RCT 연구를 통해 "장기적 스트레스 감소시키기 위해 부인암 환자의 필요에 맞는 상담"을 제공하기로 했다. 관상동맥질환의 일차 예방을 위해 1970년대 이후 시작된 대표적인 행동 변화 중재연구들은 다음과 같다: 세계보건기구 공동 시험(WHO collaborative trial)(27), 오슬로 시험(Oslo trial)(33), 예테보리 시험(Goteborg trial)(21), 스텐퍼트 3개 및 5개 도시 시험(Stanford Three- and Five-City trials)(25, 26), MRFIT 시험(MRFIT trial)(236). 앞서 언급한바 이들의 연구결과는 대체로 실망스러웠다. 행동 변화 중재를 위해 고위험군 개인을 목표로 하는 것은 이제 더 이상 간단한 문제가 아니다. 일찍이 로즈가 주장했던 대로 행동의 근원인 보다 큰 맥락을 다루지 않고 건강행동만을 수정하고자 하는 시도는 단지 희생자를 비난할 위험이 있으며 ─ 로즈의 표현대로-행동적으로 부적절하다(237). 지난 10년간의 연구 성과를 요약하면서 버크먼은 다음과 같이 언급한바 있다. "지지적인 사회경제적 맥락 없이 개인의 행동 변화를 요구하는 것이 얼마나 힘든 일인지 우리는 반복적으로 깨닫고 있다"(187, p.547). 비록 이들은 사회 역학 분야에서 매우 중요한 중재연구이지만, 일관적이지 않은 연구결과들이 너무 많은 역학 연구로부터 비롯되었고 반면 사회 연구들은 충분하지 못했다.

많은 연구들이 충분한 검정력을 보장하는 엄밀한 연구 설계하에 수행었지만, 명시적인 이론적 기반에 근거한 연구는 많지 않았다. 특히 삶의 양식이나 행동이 사회구조적 맥락 안에서 개념화된 경우는 거의 없었다. 오히려, 흡연, 식이, 약물 사용 등의 위험 행동들을 지나치게 개인적인 틀에서 다루었고, 결국 행동의 바이오메디컬리제이션(biomedicalization)의 사례가 되고 있다(이에 대한 상세한 설명은 238 참조). 행동과 삶의 양식은 특정한 사회적 맥락의 산물이다(3). 지나치게 단순화된 실험설계와 검정력이 언제나 성공을 보장하는 것은 아니다.

명제 3: 적절한 건강결과 지표를 선정하라

심리사회적 중재연구를 설계할 때, 어떠한 일차적 결과를 어떻게 측정할지를 결정하는 것은 매우 중요하다. 두 가지 중요한 고려 사항이 있다. 첫째, 결과변수는 대중의 관점에서 적절하고, 수용 가능하고, 신뢰할 만한가? 둘째, 이 결과변수는 중재의 긍정적 효과를 검정할 수 있을 만큼 민감한가?

결과의 적절성

중재 자체는 혁신적이나 중재의 효과성 평가에 사용된 일차 결과 지표는 그렇지 못할 수 있다는 말이 있다(239). 하지만 여전히 많은 실험연구들이 모호한 결과 지표를 사용함으로 대중 및 정책결정자로부터 타당하고, 신뢰할 만한 연구 성과로 받아들여지지 못하는 경우가 있다(예를 들어, 주관적 스트레스, 삶의 질, 심리사회적 적응 등). 이와 같은 결과 지표들에 측정 문제가 있다는 것은 이미 잘 알려져 있다(240). 어떤 연구자는 새로운 지표를 만들어 중재연구의 결과를 보고하기도 한다. 결과 지표의 타당도와 신뢰도에 대한 충분한 근거가 없다면 이와 같은 새로운 지표의 사용은 바람직하지 못하다.

무엇을 측정할 것인가에 대한 질문은 어려운 것이다. 일차 결과를 '단단한 (hard)' 건강지표로 삼아야 할지 아니면 '부드러운(softer)' 행동지표 또는 심리사회적 기전 자체가 되어야 할지에 대해서는 상당한 논쟁이 있었다. 예를 들어, 프로차스카는 위험행동은 다양한 건강결과로 해석될 수 있으므로 일차 결과 지표로 행동 변화(예를 들어, 흡연 또는 콘돔 사용)를 측정하는 것이 좋다고 주장했다 (201). 이와 같은 주장은 설득력 있지만, 지금까지 높은 영향력을 행사하고 있는 주요 중재연구들은 결과 지표로 건강 또는 기능 상태 등을 사용한 '단단한' 연구들이었다. 대표적으로 오니시(경화반의 직경), 스피걸(생존율), 프라슈어스미스(MI 재발률) 등의 연구들이 있다. 셀 수 없이 많은 심리사회적 중재연구들이 기전상의 변화를 보여주었지만 기대했던 건강결과를 입증하는 데에는 실패했다. 사회 역학의 한 분야로써 중재연구는 두 가지 모두에서 좋은 결과를 입증해야 한다. 어떠한 경우이든지 앞으로 실험연구를 계획할 때에는 의도한 중재 효과를 잘 포착할 수 있는 타당한 결과 지표를 선택할 수 있어야 한다. 향후 건강 영향 평가에 관한 연구들은 과학자와 정책결정자에게 보다 설득력 있는 연구로 남게 될 것이다.

명제 4: 생애사적으로 중재를 조정하라

생애사적 관점에서 바라보았을 때 우리들은 지금까지 중재시기의 중요성에 대해 충분한 관심이 기울여지지 못했다고 생각하고 있다. 생애사적 접근법은 그동안 관찰연구로부터 얻어진 유익한 결과들이 심리사회 중재를 통해 왜 재현되지 못했는지에 대한 의미 있는 시사점을 제공한다(5). 이들은 이제 막 논의되기 시작한 복잡한 이슈이다(5, 241~243). 간단히 말하면, 연구자는 어떻게 중재를 심리사회 과정과 건강결과의 생애 궤적에 잘 조정할 수 있을지를 고민해야 한다. 또한 언제 중재에 대한 영향을 평가할지도 고려해야 한다. 이에 병인 기간에 대한 세 가지 이슈가 존재한다. 첫째, 언제 폭로 요인의 궤적을 바꿔야 하는가? 둘째, 언제 이와 같은 변화가 원하는 건강결과로 이어질 것인가? 셋째, 결과에 대한 잠재적 영향은 얼마나 오래 관찰해야 하는가? 우리는 생애사적 접근으로부터 비롯된 이와 같은 개념들에 초점을 두고자 한다. 생애사적 접근은 역학 전반뿐만 아니라 중재연구에서도 점차 중요한 것으로 받아들여지고 있다. 우리는 병인 기간과 관련된 몇 가지 이슈들을 강조하고자 하며, 이들은 잠복기, 민감기, 누적 불이익(cumulative disadvantage), 급성 및 현재 효과 등의 질문들과 중복된다.

첫째, 중재와 병인론적 시기를 적절히 매칭하는 것이 중요하다. 병인 기간은 여러 가지 의미를 함축하고 있다. 대부분의 관찰연구에서 위험 요인은 한 시기에 조사된다. 이와 같은 연구에서 위험의 병인 기간을 규명하는 것은 불가능하다. 특히 흡연과 같은 심혈관계질환 위험 요인에 대해서는 폭로 요인의 종단적 관찰이 이루어진 바 있으며, 이에 역학자는 위험의 병인 기간을 정확히 판별할 수 있다. 사회 역학 분야에서 이와 같은 노력들은 이제 막 시작되고 있다. 생애사적 모형을 통해 폭로 요인이 어느 시점에서 가장 강력한 영향을 미치는지를 규명할 수 있다. 생애사적 영향과 병인 기간을 이해하기 위한 세 가지 모형이 있다 (244~247). 첫 번째 모형은 유년기 또는 출생 전 폭로 요인에 가장 민감한 시기를 다루고 있으며 주로 발달학 연구에서 지배적인 모형으로 사용되고 있다. 이 모형에서 특정 취약 기간에 노출된 조기 폭로는 이후 생애 과정에 연쇄적인 결과를 초래할 수 있다. 이때 폭로 영향의 잠복기가 존재할 수 있으므로, 한 동안 뚜렷한 결과가 나타나지 않을 수도 있다. 두 번째 모형에서 폭로 요인은 생애 과정 전반에 누적 효과를 갖는다. 이 경우 민감기보다 오랜 시간 동안의 누적 폭로 (cumulative exposure)가 가장 큰 영향을 미치는 요인으로 강조된다. 세 번째 연구모형에서 조기 폭로는 기회 요인 또는 장애 요인으로 작용할 수 있으며, 이후 시점에 노출된 폭로 요인과 상호작용하여 부정적 결과에 대한 상승 효과를 일으킨다. 이 모형에서 효과의 이질성(heterogeneity)은 어린 시절 요인에 의해 발생하며 이후 시점의 폭로에 대한 취약성을 증가시킨다. 세 번째 모형은 종종 사회적 궤적(social trajectory)라고 불린다(5). 이와 같은 모형들이 심리사회 중재에 제공하는 함의는 매우 크다. 첫 번째 모형은 중재가 결정적 창문(critical window)이 닫히기 이전 어린 시절의 좁은 시점에 이루어져야 함을 제시한다. 너무 늦은 중재는 유년기 프로그래밍으로 인한 부정적 결과를 변화시키기에 효과적이지 못할 수 있다. 두 번째 모형은 만성적 폭로의 누적결과에 대한 중재가 중요함을 강조하고 있으며, 하지만 너무 늦은 중재는 효과가 충분하지 못할 수 있다고 제안한다. 세 번째 모형은 취약성에 영향을 미치는 조기폭로의 다양한 패턴에 주목해야 함을 제시한다. 이 모형은 왜 어린 시절 힘들게 보낸 특정 인구집단에서 심리사회 중재의 효과가 충분하게 나타나지 못하는지(또는 해로운 결과를 초래하는지)를 이해하는 데 도움을 준다.

혼히 심리사회 중재는 심리사회적 폭로 요인과 일부 결과들 간의 (일반적인) 연관성을 보여주는 관찰연구에 기반하여 이루어지고 있다. 예를 들어, ENRICHD와 FIRST 연구는 사회적 관계망과 지지가 뇌졸중 및 심장질환 환자에게 긍정적 효과를 제공한다는 연구결과를 바탕으로 수행되었다. 하지만 이들 모두에서 일차 결과에 대한 전반적 효과는 관찰되지 못했다. 하위집단에 대한 세부 분석 결과 두 연구의 중재 효과는 취약한 연구 대상자에서 더 낮게 나타났으며 심지어 해악을 끼치는 경우도 있었다. 이와 같은 사실은 중재가 너무 늦게 이루어질 경우-병인 기간이 종료되고 전반적인 조절 장애가 확고해지므로-관찰연구로부터 얻어진 결과를 적절히 포착할 수 없게 됨을 시사한다. 또 다른 경우, 특히 병인론적으로 너무 이른 매우 건강한 사람에 대한 연구에서, 중재는 효과적이었지만 질병 위험을 관측하기에 너무 이른 시점에 결과 측정이 이루어졌기 때문에 위음성이 나타나는 2형 오류(type 2 error)가 발생될 수도 있다. 하지만 작업장에 대한 중재 연구에서 효과는 상대적으로 즉각적으로 관찰될 수 있으며 잠복기가 길지 않을 수 있다. 긍정적 효과가 오히려 오랜 시간 동안 작업장 위험에 노출되어 누적 불이익 수준이 높았던 근로자에서 보다 잘 나타날 수도 있다. 이와 같이 중장년기에 이루어진 중재연구에서 가소성과 복원력은 생애 과정에 따라 다르게 나타날 수 있다.

생애사적 접근의 가장 큰 기여는 유년기 또는 출생 전에 연쇄적 결과를 초래하는 치명기 또는 민감기(critical or sensitive period)라는 개념에 있다. 태아 프로그래밍에 대한 병인론적 연구결과가 발표되면서 심혈관계 위험 궤적에 대한 중재 연구에서 조기 접근은 보다 주요해졌지만, 지난 수십 년 동안 이를 지지하는 구체적인 결과는 제시되지 못했다. 민감기와 다른 생애주기적 현상에 대한 토론이 널리 이루어졌지만, 어떠한 특정 폭로 요인이 어떠한 특정한 시기에 어떠한 건강 결과를 초래하는지에 대한 명확한 합의는 아직까지 거의 이루어지지 못했다(5). 더욱이, 성인기 만성질환이 매우 어린 시기(또는 출생 전에)에 이미 결정된다고 한다면, 이는 성인기에 이루어지는 심리사회 중재가 너무 늦었다는 것을 의미하는 것이다. 하지만 많은 질병들에 대해 병인 기간은 의심의 여지없이 길고, 공중보건에서 중요한 것은 아마도 생애사 전반에 걸쳐 이루어지는 반복적 또는 누적적 위험 요인의 폭로일 것이다. 관찰연구는 누적 폭로와 민감기를 구별하는 데 큰 도움이 되지 못하는 경우가 많은데, 이들을 연령-기간-코호트 효과로 합치기 때문이다(248). 이는 민감기 외의 기간에 이루어진 중재 또한 여전히 질병결과를 변화시킬 가능성이 있음을 뜻한다. 심리사회 중재 연구자는 치료와 영향 평가에 대한 시간적 간격을 최소화하면서도, 중재 효과가 가장 강력할 것으로 여겨지는 생애사적 기간을 찾아내야만 한다.

마지막으로 생애사적 접근은 중재 효능이 완전히 발휘되는 데 필요한 시간에 대해서도 중요한 시사점을 제공한다. 사회 역학은 시공간적으로 복잡하게 얽혀 있는 상향적 요인의 변화가 건강에 미치는 영향을 중요하게 생각하는데, 이에 대한 관찰은 수십 년의 시간을 필요로 할 수 있다. RCT 설계는 비교적 짧고 잠복기가 잘 알려져 있는 독립된 중재에 대한 인과 효과를 관찰하는 데 최적화되어 있다. 장기적 잠복기와 확산 효과를 갖는 정책적 중재를 평가하기 위해서는 '빅데이터'를 활용한 후향적 유사실험설계가 보다 적합할 수 있다.

명제 5: 가능한 한 가장 강력한 실험설계(또는 유사실험설계)를 만들어라

심리사회 중재는 신뢰성에 대한 문제를 갖고 있다. 2002년 ≪사이코소마틱 메디신(Psychosomatic Medicine)≫에서 일어난 유명한 논쟁에서와 같이, 비판가들은 심리사회 중재가 건강에 직접적인 영향을 행사하지 못한다는 "귀무가설을 기각할 수 있는 임상적 근거가 없다"고 주장한다(252). 이와 같은 주장을 반박하기는 쉽지 않다. 심리사회 중재의 효과 평가에 대해서는 가능한 한 가장 강력하고 엄격한 연구설계가 필요하다. 많은 연구들이 방법론적 표준을 충족시키지 못했다. 수천 편의 연구들이 검정력을 가질 수 없는 너무 작은 표본, 비무작위 할당과 같은 약한 연구설계, 모호하고 재현되기 어려운 중재 내용, 수용하기 어렵거나 치료효과를 민감하게 포착할 수 없는 결과 지표의 사용 등의 문제를 해결하지 못한 채 수행되었다. 이들 연구들을 통해 거의 아무런 임상적 또는 공공정책적 영향이 발생되지 못했다. 보다 안타까운 점은 이로 인해 다수의 생의학 연구자들과 정책결정자들은 엄격하게 잘 수행된 연구들이 존재한다는 사실도 잘 모르게 되었다는 것이다.

비록 실험설계에 따른 심리사회적 중재연구는 여러 가지 어려움이 있지만, 사회 역학자들은 더 이상 너그러운 연구설계로 인한 사치스러운 혜택을 기대해서는 안 된다. 물론 RCT가 유일한 연구설계는 아니지만, 여전히 가장 널리 알려진 표준적 중재방법이며, 병인론적 의미와 효능을 밝히는 가장 강력한 근거를 제공한다. 오크스(Oakes)는 한 걸음 더 나아가 "그룹-무작위 설계방법이 사회 역학의 표준적 연구설계"라고 주장했다(24). 다음에서 우리는 심리사회적 중재연구자들이 가장 자주 부딪히는 방법론적 한계들과 이를 해결하기 위한 방법론적 이슈들을 설명하기로 한다.

중재의 표준화

약리학적 치료효과를 검증하기 위한 전통적인 RCT 연구에서 시험약과 위약 모두는 중재 내용과 용량에 대해 표준화가 되어 있다. 분명히 심리사회 중재의 표준화는 이보다 어렵지만 이로 인해 그 중요성이 줄어드는 것은 아니다. 어떠한 중재도 의사소통과 행동 요인이 포함될 경우 피험자 간 또는 연구자-피험자 간에 달라질 가능성이 있다. 또한 일부 연구자들은 심리사회 중재를 표준화할 경우 실험설계적 연구는 불가능하다고 말하기도 한다. 하지만 우리는 이러한 관점이 맞는다고 생각하지 않는다. 연구자는 최대한의 표준화가 달성될 수 있도록 필요한 단계를 밟아야 할 의무가 있다. 표준화의 핵심은 완전하고 세밀한 중재 프로토콜과 매뉴얼을 연구시작 전에 만들고 연구수행 중에 엄격한 질 관리 프로그램을 운영하는 것이다. 중재 프로토콜에는 중재절차와 관련 정책들이 기술되어 있어야 한다. 중재자들은 사전에 훈련되어야 하고 중재자들 간에 동일한 중재가 신뢰성 있게 제공되고 있는지에 대해 평가되어야 한다. 또한 프로토콜에 따른 중재가 실제 현장에서 잘 적용되고 있는지에 대한 실시간 모니터링이 이루어져야 한다.

연구자는 표준화의 필요성과 과도하게 구조화된 프로토콜 사이에서 균형을 잡아야 한다. 표준화의 한 가지 접근방법은 대본을 읽는 것(scripted presentation)이다. 이는 동질적인 인구집단에 대한 교육학적 중재에서 특히 유용하지만, 다른 세팅에서는 과도하게 구조화된 중재일 수 있다. 이와 다른 접근방법은 뇌졸중 회복 가족 시험(FIRST)에서 개발되었다. 이 연구에서 우리들은 가족들마다의 특별한 심리사회적 필요를 채울 수 있도록 중재 내용을 다르게 구성해야만 했다. 개별적 중재의 내용을 기술하도록 고안된 도구를 사용함으로 균형을 찾을 수 있었다. 이 도구는 각 열에 15회 세션이 있고 줄에는 16개의 주요 내용이 있는 매트릭스로 구성된다. 중재자는 세션의 15회차마다 논의가 이루어진 중재 내용을 적을 수 있도록 했다. 중재 초기 세션의 내용은 뇌졸중 환자의 개별적 필요에 따라 결정된다. 이후 중재자는 지금까지 다루지 못했던 중재 내용을 검토하도록 하여 결국 모든 내용을 다룰 수 있도록 한다. 이와 같은 도구의 사용은 중재자의 상담 내용을 추적할 수 있도록 하고, 개별 가족의 필요에 따라 융통성을 허용하면서도 중재 내용이 모든 주제를 포괄할 수 있도록 보장했다.

요약하면, 중재의 표준화는 계획과 균형이 요구되는 중요한 이슈이다. 표준화의 유익은 연구설계에 의한 기술적 장점을 넘어선다. 선행연구에 따르면 보다 엄격하게 구조화된 중재가 참석율과 만족도를 향상시킨다고 한다(255). 한 가지 유망한 접근방법은 개별화된 정보와 중재에 대한 피드백을 활용하는 컴퓨터기반 전문가 시스템 프로그램을 이용하는 것이다. 이 방법은 프로차스카 등의 금연 중재연구에서 광범위하게 사용되었다(256). 전문가시스템에 기반한 중재는 데이터 알고리즘을 이용해 높은 수준의 표준화를 가능하게 하면서도 중재 내용을 정확하게 기록할 수 있다는 장점이 있다.

맹검

RCT 설계의 핵심적 가치는 무작위 할당과 맹검에 있다. 전자는 중재 후에 두 군에서 관찰되는 모든 차이를 중재에 따른 인과 효과로 추정할 수 있게 한다. 맹검은 잠재적 편이를 제거(또는 최소화)함으로 내적 타당도에 대한 보다 높은 신뢰를 만들어준다. 전형적인 약물실험에서 황금 기준은 연구 대상자, 조사자(의사) 및 평가자 모두가 군 할당에 대한 정보를 알 수 없게 하는 3중 맹검이다. 심리사회 중재에서 연구 대상자에 대한 맹검은 윤리적 또는 실천적 이유로 불가능하다. 이들은 지적 또는 정서적 측면에서 적극적 참여가 이루어져야 할 대상이다. RCT의 이상적인 맹검 대상자를 만들고자 하는 노력은 종종 역효과를 낳기도 한다. 우리가 믿기로 심리사회 중재에서 핵심적인 이슈는 어떻게 결과 평가자에 대한 맹검을 확실하게 실시할 수 있는가이다. 실제로 군 할당에 대한 정보를 갖고 있는 중재자가 피험자와 상호작용하면서 결과 평가자로서 맹검 상태를 유지하기란 매우 어려운 일이다. FIRST 연구에서 연구책임자는 추적 상담 전에 모든 연구 대상자에게 연락해 자신의 군 할당에 대한 정보를 밝히지 않을 것을 다시금 상기시키기도 했다. 여기에는 다른 연구자에게 어떠한 참조할 만한 언급도 하지 않도록 하는 것도 포함되어 있다. 우리의 경험에 따르면, 뇌손상 환자를 대상으로 한 연구였음에도 불구하고, 이와 같은 노력은 맹검 실패를 줄이는 데 효과적이었다. 다른 연구에서 사용된 또 다른 방법은 결과 평가자들에게 군 할당을 맞춰보라고 하는 것이다. FIRST 연구에서의 경험에 따르면 평가자들은 우연보다 높은 확률을 보여주지 못했다. 하지만 이러한 자료는 맹검의 효과성을 정량화하는 데 도움을 준다. ENRICHD 연구에서 심혈관계 사건과 사망에 대한 평가는 완전한 맹검 상태에서 수행되었다(군 할당에 대한 아무런 정보가 없는 자들에 의해 의무기록이 검토되었음). 결과 지표가 자가보고로 이루어지거나 또는 우울 및 기능 평가에서와 같이 조사자에 의해 측정되는 경우, 종종 실험군이 평균보다 좋을 것이라는 추측이 결과에 반영될 수 있다. 평가자 맹검에 대한 상당한 주의를 기울였음에도 불구하고, 연구 대상자들은 무심코 자신의 군 할당 정보를 공개하기도 한다. WFHN 연구에서 조사자들은 군 할당에 대해 알지 못했으나 비공식적인 방법으로 이를 추측해 내기도 한다. 결국 맹검은 RCT 연구에서 가장 중요한 요소 중 하나이지만, 심리사회적 중재연구에서 간단하지 않다.

대조군의 선택

무작위 할당 이외에 실험연구의 강점은 실험군과 통제 상태에 있는 군의 효과를 비교하는 능력에 있다. 중재 전 실험군과 대조군이 유사하다면 두 군 간의 차이는 중재 효과로부터 비롯된 것이다. 약리학 실험에서 대조군은 맹검하에 허위 중재(sham treatment)를 받게 된다. 심리사회 중재에서 허위 중재는 기술적 또는 윤리적 이유로 현실적이지 않다. 그 대신 다음과 같은 네 가지 접근방법이 사용되고 있다. ① 통상적 관리군(usual care control, UC), ② 주의 대조군(attentional control), ③ 정보 제공군(information-only control), ④ 대기자군(waiting-list control). 첫 번째 모형에서 대조군은 동일한 의료 및 사회 서비스를 이용하도록 한다. 이는 특히 의료 이용을 촉진하는 중재 내용을 갖고 있는 질병관리 중재연구에서 문제가 될 수 있다. 두 군 간에 오직 중재 요인의 차이만을 허용하는 것은 매우 어려운 일이다. 가장 좋은 방법은 의료기관 접근성, 건강검진, 주의 관심 정도 등에서의 차이를 과정 평가의 일부로서 모니터링 하는 것이다. 자신의 환자가 어떠한 실험군에 속해 있다는 사실을 알게 될 경우, 일차의료 의사는 보다 적극적으로 추적 관찰을 실시할 수 있다. 이와 같은 이유로 중재연구자와 통상적 관리를 실시하는 의료진과의 의사소통은 최소화할 필요가 있다.

일부 연구에서는 중재 효과가 더 집중된 관심에 의한 것이 아님을 보여주기 위해 주의 대조군을 사용하기도 한다. 이는 정신의학 실험연구에서 보다 자주 사용된다. 우리 관점에서 이와 같은 대조군을 심리사회적 중재연구에 사용하는 것은 연구 설계 과정에 높은 비용이 발생하고 역효과 우려가 있으므로 심각한 문제가 있다. 아픈 환자와 상호작용하는 과정에서 주의 대조군에 대한 중재자가 비활성 상태로 남아 있도록 훈련시키는 것은 매우 어려운 일이다. 심각한 질병이 발생했는데 어떠한 방식으로든 치료법이 아닌 토론에 의지해 환자와 가족을 이해시키려 하는 것은 사회적으로 용납되기 어렵고 연구자와 참여자의 관계를 손상시킬 수 있다. 비활성적인 주의만을 제공하려는 노골적인 시도를 환자가 눈치 챌 경우 이들은 연구 과정에서 이탈될 가능성이 높다. 정보 제공군은 부가적 중재 효과를 확인하기 위한 다중실험연구(multi-arm trials)에서 흔히 사용되며, 통상적 관리군과 함께 조건 통제를 위한 수단으로 활용된다. 이와 같은 다중실험설계는 충분한 검정력이 확보되지 않은 소규모 연구에 적용해서는 안 된다.

마지막 방법은 대기자 명단을 이용하는 것이다. 이 방법에서 중재는 원하는 표본 수가 달성될 때까지 자원자에게 선착순으로 제공되며, 이때 대기자는 대조군이 된다(이에 대한 사례는 257 참조). 교차 설계에 따라 이후 대기자들은 대조군으로서 마지막 평가가 완료한 후 중재를 받게 된다. 이 방법은 논란의 여지가 있다. 중재 시기가 매우 중요할 경우, 이 접근법은 확실히 다른 모형들 보다 열등하다. 또한 먼저 시작한 사람들의 참여 동기, 연구에 대한 정보, 질병의 심각성 등이 그렇지 않은 사람들과 체계적으로 차이나지 않도록 많은 노력을 기울여야 한다.

연구 대상자 모집과 등록

RCT의 가장 큰 장점 중 하나는 연구 설계를 통해 내적 타당도가 극대화된다는 점이다. 하지만 만일 자원자들의 질병 위험 및 중재에 대한 민감도가 관심이 있는 표적 집단과 다를 경우, 외적 타당도에 대한 심각한 약점이 발생될 수 있다. 어떠한 실험연구에서도 자원자들은 더 건강한 기능을 가지고 있고, 젊고, 덜 아프고, 덜 주변화되어 있으며, 변화를 잘 받아들인다. 이들은 실질적으로 연구 참여를 가능하게 하는 조건들로써 일반 인구집단과 차별화된 특성들이다. 연구 대상자 모집에 대한 이상의 한계점은 특히 심리사회 중재에서 심각한 문제를 내포하고 있으나 충분한 연구가 이루어지지 못했다(258~263). 건강한 고학력자에게 한해 무작위 할당이 시도될 경우, 대조군의 결과변수 분포가 일반 인구의 것과 다르기 때문에 사실 효과적인 중재이지만 위음성 결과로 나타날 수 있다(2형 오류).

혼히 연구 대상자 모집은 기관 세팅(예를 들어, 병원, 작업장, 외래클리닉) 또는 지역사회에서의 아웃리치를 통해 이루어진다. 기관 차원의 모집이 이루어진 경우 모집 및 선정 절차를 표준화함으로 선택적 편이의 가능성을 기술하는 것이 매우 중요하다. 선별 과정에서 조사자가 중재로부터 가장 큰 혜택을 볼 수 있는 사람을 걸러내지 않도록 주의해야 한다. 신문, 라디오, 기관지 등을 통해 모집에 대한 정보를 확산시킬 수 있다. 이 접근법의 한계점은 이와 같은 매체가 특정 인구집단에게는 도달하지 못할 수 있다는 것이다. 가족 지원 프로젝트(Family Support Project) 연구 경험에 따르면, 이와 같은 매체를 사용할 경우 갑작스러운 위기 중에 있거나 또는 위기사건 발생 후 너무 오랜 시간이 지나서 중재에 대한 효과를 크게 기대하기 어려운 사람들을 선택적으로 모집하는 경향이 있다(264). 모집 촉진 방법은 이와 같이 중재 시작 시점에 대한 이질성을 낳을 수 있다. 결국 자원자 편이로 인한 부정적 결과가 발생할 수 있다.

하위집단에서 결과 차이: 중재 효과의 이질성

ENRICH 연구에서 가장 홍미롭고 논쟁거리가 되었던 것은 성별 및 인종/민족별로 차이가 나타난 하위집단에서의 분석결과였다. 사전에 계획되었던 하위집단 분석에서 성별과 중재군에 대한 상호작용 효과가 통계학적으로 유의하게 나타났으며, 결국 남성 중재군에서 남성 대조군보다 나은 결과가 관찰되었다. 반면 여성 중재군의 결과 지표는 여성 대조군보다 나빠진 것으로 나타났다. 이와 같은 연구결과는 몬트리올 연구(Montreal Study)와 유사한 맥락을 갖고 있다. 성별 및 인종/민족별로 실시한 사후-층화분석에서 백인 남성은 중재를 통해 유의한 혜택을 보았으나(HR=0.80, p=0.10), 다른 하위집단에서는 그렇지 못했다(265). 또한 MI 재경색 및 사망 등 심혈관질환 결과 지표에 대해서도 백인 남성은 유의한 중재 효과를 경험했으나(HR=0.63, p=0.004), 백인 여성 및 흑인 인구에서는 유의한 중재 효과가 관찰되지 못했다(265). 백인 남성은 기혼자 또는 고학력자인 경우가 많았고, 만성질환 개수, 심박출량, MI 중증도 등 건강지표가 좋았으며, 혈전용해술, 심도관법 및 관상동맥혈관재생술 등을 받을 가능성이 높았다. 이상의 요인들은 ENRICHD 연구에서 관찰된 하위집단별 차이를 설명하지는 못했다. 하지만 이상의 요인들과 연관된 미측정 변수들이 중재 효과의 이질성을 유발했을 가능성은 있다.

뇌졸중 환자들의 기능 개선을 위한 FIRST 연구에서도 중재 효과의 이질성은 관찰되었다(61, 266). 일차 결과변수는 뇌졸중 6개월 후 독립적 일상생활 수행 능력이었다. ITT 분석결과 3개월 및 6개월 후 중재군과 대조군의 일차 결과변수에 대해 아무런 차이가 관찰되지 않았다. 사전에 계획된 하위집단에 따라 중재 효과를 비교했을 때, 우울증 및 인지장애가 없고, 뇌졸중 중증도가 낮고, 동반된 만성질환이 많지 않았던 사람들일수록 보다 좋은 결과가 나타났다. 허약한 환자들에서는 오히려 대조군이 중재군 보다 좋은 결과를 보였다. 이와 같은 경향은 사후분석을 통해 보다 분명하게 나타났다. 상기 요소들로 허약 점수를 산출한 뒤 대상자를 두 집단으로 구분했을 때, 비허약 집단에서 중재군은 대조군에 비해 더 나은 기능적 수준(p=0.001)과 낮은 사망률(p=0.03)을 보여주었다. 허약 집단에서는 대조군이 중재군보다 기능적 수준 및 사망률에서 좋은 결과를 보여주었다. ITT 분석을 실시했을 때, 이상의 두 가지 연구결과는, M-HEART 연구결과와 함께, 중재 효과가 유의하지 않았음을 일관성 있게 보여준다. 일부 하부집단에서 중재 효과는 긍정적이었지만, 다른 하위집단에서는 그렇지 않았고, 오히려 대조군에서 보다 나은 결과가 나타난 경우도 있었다. 혜택을 받을 가능성이 가장 높은 연구 대상자가 누구이며 어떻게 모집할 것인지에 대해 보다 주의 깊은 관심이 요구된다.

연구 대상자 유지 및 추적 관찰

중도 탈락(sample attrition)은 실험연구에서 중요한 문제이다. 내적 타당도는 무작위로 할당된 연구 대상자가 높은 비율로 유지되고 최종 분석에 포함되었을 때 한해 유효하다. 이러한 측면에서 사후-무작위(post-randomization) 상태와 무관하게 무작위 할당된 모든 환자들이 분석에 포함되는 ITT 원칙은 엄격한 연구 설계의 중요한 특징이다. 이는 매우 보수적인 방법으로 지금까지 심리사회적 중재연구에서 흔히 채택되지는 못했다(추가 정보는 267, 268, 269).

추적 관찰 실패는 일반적인 걱정거리이지만, 중도 탈락률이 두 군에서 다를 경우 훨씬 심각한 문제가 발생된다. 추적 관찰 실패의 군별 차이는 대조군에 속한 사람들이 스스로 거부되었다고 느꼈을 때 발생될 수 있다. 또는 무작위로 실험군에 배정된 대상자들이 중재 내용을 따르기가 어렵다고 느낄 때에도 발생할 수 있다. 어떠한 경우이든 이 이와 같은 상황은 문제가 되는데, 이는 검정력을 낮추고 상당한 편이를 발생시키기 때문이다. 연구자는 연구 대상자가 시험을 완료하는 데 영향을 미치는 잠재적 요인이 무엇인지를 신중하게 살펴보고, 이를 검정력 산출에 반영해야 한다. 예를 들어, 모하이드(Mohide) 등은 RCT로 설계된 치매환자의 가족지원 가정방문 중재연구를 수행했다(270). 이 연구는 처음부터 실험군과 대조군이 30명밖에 안 되어 검정력이 높지 않았지만, 중도탈락률이 30%에 달하면서 완전히 실패했다. 이들 중 상당수가 장기요양시설로 이동했기 때문이다. 이 연구는 어떻게 중재 자체가 대안적 중재를 선호하게 만들고 연구 철회로 이어지게 하는지를 잘 보여주고 있다.

반응과 오염 효과

심리사회적 중재연구는 약물실험보다 반응과 오염 효과에 더 많은 영향을 받으며 이로 인해 연구결과가 편향되어 나타날 수 있다. 오염에 대한 위험은 무작위 단위가 사회지리적으로 밀집된 공간(예를 들어, 건물의 층, 작업장, 또는 근린)일 경우 특히 심각할 수 있다. 중재군에 속한 개인이 대조군과 접촉하는 경우, 간섭 효과에 의해 중재 효능이 약화될 수 있다. 발견하기 어렵긴 하지만, 이는 대조군을 의기소침하게 하여 중도 탈락 또는 불순응으로 이어지게 할 수도 있다. 특히 무작위 할당의 단위가 집단일 경우, 실험군과 대조군의 차단은 연구 설계상 매우 중요하다. 장기적 추이에 대한 영향 또한 중요하게 고려되어야 한다. 앞서 언급했던 대로 많은 공중보건학적 중재들이 정책변화 또는 자연적 흐름을 압도하지 못했기 때문에 유의한 효과를 나타내지 못했다. 따라서 대조군에서도 향상이 있을 것이라는 현실적 추정을 바탕으로 검정력을 산출하는 것이 무엇보다 중요하다.

지지집단 안에서 사회적 비교(social comparison) 과정은 반응 효과에서 자주 다루어지지 않은 내용이다(58). 지지집단 안에서 어떤 사람이 다른 사람들 보다 잘하고 있다고 스스로 느낀다면 그는 중재에 대해 긍정적인 감정을 갖게 될 가능성이 높다. 하지만 다른 사람들보다 못한다고 생각할 경우, 부정적인 영향에 따라 역설적 효과(paradoxical effect)가 발생될 수 있다. 같은 문제가 집단 교육과 피드백을 사용하는 행동 훈련 중재연구에서도 존재한다. 고위험군을 대상으로 하는 중재연구에서 반응 효과는 특히 대조군에 속한 사람들이 모집 과정 중 자신이 고위험군으로 분류되고 있다는 사실 때문에 기대하지 않은 행동을 보여주는 것으로도 나타날 수 있다. 잘 알려진 예로 MRFIT 연구에서 중재 효과는 예측된 것보다 낮게 측정되었는데, 이는 대조군에 속한 많은 사람들이 단지 자신들이 '고위험군'이라는 사실에 반응해 자발적으로 위험 폭로를 줄이는 노력을 기울였기 때문이다.

실험연구의 대안

심리사회 중재의 효능 평가를 위한 가장 강력한 근거는 여전히 실험설계 연구를 통해 얻을 수 있지만, 그렇다고 실험연구가 유일한 방법은 아니다. RCT 방법론의 가장 중요한 비판 중의 하나는 취약 계층이 연구 참여로부터 제외되는 경향이 있다는 점이다. 이는 연구의 외적 타당성에 심각한 손상을 주게 된다. 소수집단의 낮은 RCT 참여 가능성을 보완하는 심리사회 중재에 대한 대안적 설계를 마련하는 것은 중요하다. 매킨타이어(Macintyre)에 따르면 공중보건학자들은 행동 또는 심리사회 중재가 임상 현장에서 제공되는 생의학적 중재와는 근본적으로 다르다는 신념에 기반해 RCT에 대한 흐름에 거부감을 보였다(272). 다양한 대안적 설계는 장점이 있고 장려되어야 한다. 자연실험은 사회 역학에서 점점 더 많은 관심을 받고 있다(273~278). 연구자는 이에 따른 비용과 복잡성을 연구설계상의 장점과 비교하여 균형을 추구해야 한다. 보다 낮은 비용이 소요되는 대안 중 하나는 특정 인구에서 단일집단 설계를 이용하는 것으로, 여기에서 각 연구 대상자는 자체로 대조군이 된다. 이 설계는 중재에 의해 결과 지표가 신속하게 나타날 수 있다는 가정하에서 유용하다. 이때 중재 전 기초 평가는 신뢰할 수 있고 타당한 참고값이 된다. 시카고대학교(University of Chicago)의 핑크스턴(Pinkston) 등은 인지 기능 노인의 행동 문제를 조절하기 위해 가정방문을 통해 돌봄 제공자를 훈련시키는 중재연구를 실시했다(279). 이 연구는 행동이론에 탄탄한 근거를 두고 있었으며, 노인 환자와 돌봄 제공자에게 중재 전 인터뷰를 실시하고 이를 통제 상태로 삼았다. 연구결과 행동 개선은 76%에서 나타났지만, 별도의 대조군이 없었다는 것은 내적 타당도의 한계점으로 지적되고 있다.

요약

방법론적 문제에 대한 지금까지의 논의를 요약하기 위해 다음과 같은 질문이 유용할 수 있다. 심리사회적 중재연구에서 가장 잘못되기 쉬운 점은 무엇인가? 이 장에서 다룬 수백 개의 연구들을 검토한 결과 특별히 결론에 이르지 못하게 하는 세 가지 방법론적 문제점이 발견되었다. 첫째, 가장 주요한 방법론적 오류는 검정력이 낮은 설계이다. 부정적 또는 비유의한 결과를 보여준 수십 편의 연구에서 너무 작은 표본 규모로 기대했던 중재 효과가 검출되지 못했다. 검토했던 절반 이상의 연구들이 군별 30명 미만의 표본을 사용하고 있었다. 이와 같은 경우 너무 낮은 검정력으로 어떠한 결론도 제시할 수 없다. 심지어 이들 중 다수는 다중-중재군에 대한 평가를 시도했는데, 이는 연구 설계가 복잡해질수록 검정력이 낮아진다는 사실을 고려하지 못한 것으로 보인다.

둘째, 부적절한 또는 중요하지 않은 결과 지표를 선택한 경우이다. 관리의료가 활성화됨에 따라 사회 역학자에게는 건강과 삶의 질을 실질적으로 중진하는 낮은 비용의 최소 침습적 중재기술을 개발하고 이를 검증해야 할 중요한 기회가 주어지고 있다. 하지만 연구자들이 정책적 또는 실천적 질문에 대답할 수 있는 중요한 결과 지표를 선택하지 않는다면 이와 같은 기회들은 사라질 것이다. 이는 중재 효과를 민감하게 포착할 수 없는 결과 지표를 선택한 경우에도 마찬가지일 것이다.

셋째, 많은 중재연구들이 행동 변화와 연관된 복잡성을 설명하지 못했다. 이는 부분적으로 생의학적-심리사회적 맥락 안에서 건강행동을 설명하는 이론적 근거가 충분하지 못했기 때문이다. 그밖에 행동 변화란 꽃이 필 수 있도록 하는 중재의 기간과 강도가 충분하지 못했기 때문이다(그 밖의 내용은 29 참조). 또한 장기적 추이와 교차효과에 의한 오염에 기인한다.

결론 및 향후 연구 방향

심리사회 중재 분야는 여전히 서투른 성장 단계에 있다. 한편으로 많은 개인적 수준의 심리사회적 중재연구들은 혼합된 또는 부정적인 결과를 보여주었다. 매코믹(McCormick)과 스카바넥(Skabanek)는 관상동맥질환의 일차 예방에 대한 주요 연구들(심리사회 중재 및 약물실험 포함)을 검토한 결과, 아직까지 총사망률 개선에 대한 의미 있는 결론이 나오지 못했다고 했다(280). 본 연구에서 우리는 이와 같은 실망스러운 결과들의 이유를 설명하기 위해 노력했고 이를 통해 향후 연구방향을 제시하고자 했다. 언급하지 못한 중요한 다른 가능성들이 있을 수 있다. 예를 들어, 중재 효과의 이질성(이차분석 결과를 통해 지지되는) 또는 잘못된 치료 목표(사회적 통합과 심혈관계질환의 연관성은 교란변수에 의한 효과이거나 역인과성일 수 있음) 등이 있을 수 있다(241). 하지만 심리사회적 중재의 효능에 대한 실험설계적 평가는 사회 역학의 중요한 작품집(portfolio) 중 하나이다. 특히 불평등을 단지 보고하는 것은 충분하지 않다. 갈레아(Galea)가 결과주의 역학(consequentialist epidemiology)이라고 명명한 것을 달성하기 위해서는 엄격한 설계와 유용한 결과 지표를 사용하면서도 실용적이고 효과적인 중재를 개발 및 확산시킬 수 있는 새로운 접근이 고려되어야 한다(281). 심리사회 중재의 설계와 시험방법은 점점 복잡해지고 있으며 새로운 도구들(인터넷, 체계모형)이 사용되고 있다. 이에 연구방법과 우선순위에 대한 재평가가 필요하다. 이번 장에서는 향후 심리사회 중재에 대해 다음과 같은 세 가지 결론을 제시하고자 한다. 첫째, 우리는 개별적 중재로부터 행동이 시작되는 사회적 환경에 대한 중재(가족, 작업 그룹, 이웃, 지역사회 포함)로 초점을 이동시킴으로 건강행동을 맥락화하는 새로운 방법을 찾아야 한다. 둘째, 웨어러블 컴퓨터의 급속한 발전, 인터넷, 연결성 등은 심리사회 중재의 전달, 평가, 확산에 대한 새로운 방법을 제시하고 있다. 셋째, 가능한 최고 수준의 방법론을 사용하는 것은 앞으로 나아가기 위해 여전히 중요한 핵심 전략이 될 것이다.

개인을 넘어서 생각하기

개별적 중재에 대한 비일관적인 결과들을 고려했을 때, 주요 연구자들은 향후 중재의 초점을 보다 상위 레벨인 상향적 요인으로 옮겨야 한다고 말한다. 매킨리(McKinlay)는 인구 수준의 중재를 강조하는 '새로운' 공중보건을 주장했다(237, 282~285). 버크먼은 사회적 결정요인을 연결하는 정책으로의 전환이 필요하다고 강조한다(187). 갈레아와 링크는 최근 사회적 중재를 사회 역학의 발전을 위한 6개 주요 경로 중 하나로 제안한 바 있다(276). 공중보건 행동(public health action)이란 이론적 분석 틀 속에서 프리든(Frieden)은, 비록 어렵지만, 건강의 사회경제적 결정요인에 대한 중재를 통해서 보다 강력한 공중보건학적 영향력이 발생될 것으로 전망했다(286). 최근 조직, 작업장, 지역사회 및 전체 인구를 목표 대상으로 삼는 건강 중재에 대한 일반적인 추이가 관찰되고 있다(이에 대한 최근 논의는 7 참조). 건강 서비스 연구자들은 공공정책의 변화가 건강결과에 극적인 효과가 있다는 것을 반복적으로 보여준 바 있다(자세한 논의는 287 참조).

개인을 넘어서 생각하는 것의 중요성은 잘 알려져 있지만, 막상 인구 수준 또는 지역사회 기반 중재를 어떻게 가장 잘 평가할 수 있을지에 대한 합의에는 아직 이루어지지 못했다. 정책적 중재의 경우 그 영향력이 너무 넓어서 대조군을 찾기가 쉽지 않다. 자연실험연구는 이에 대한 유용한 모형을 제시한다(275, 276,

288). 여기에서 발생되는 많은 이슈들은 결코 새로운 것이 아니며 전통적인 방법을 이용해 해결될 수 있다. 크레이그(Craig)(288)에 따르면 자연실험연구는 충분히 큰 표본을 이용해 다양한 폭로 수준에 놓인 피험자 집단을 비교할 수 있으며, 폭로, 결과, 잠재적 교란변수 요인들에 대한 정확한 측정이 가능한 경우에 시도될 수 있다. 예를 들어, 세르다(Cerda) 등은 최근 콜롬비아 메데인 지역에서 자연실험 설계를 통해 케이블카 설립 전후 지역사회 범죄율을 비교·평가했다(274). 이 연구는 중재 지역과 비교 지역 간 비교 결과를 인과적으로 추론하기 위해 성향점수매칭(propensity score matching) 방법을 이용했다.

상위 레벨에 대한 중재 목표를 갖는 모범적인 연구들이 점차 증가하고 있다. 한 예로 HIV 위험을 낮추고 콘돔 사용을 증가시키기 위한 복합 요인 중재 연구에 흑인 여성을 참여시키기 위해 지역사회 아웃리치 방법이 사용되었다. 이 연구에서는 성과 문화적 역량을 중재 내용에 포함시킴으로 지역사회 자산(community asset) 형성의 중요성을 강조하고 있다(289). 또 다른 혁신적인 연구는 켈리(Kelly) 등에 의해 수행되었으며, 여론 주도자를 모집하고 훈련시킴으로 HIV 위험 행동에 관한 지역사회 규범을 수정하고자 했다. 이 연구는 개인에 대한 초점을 넘어서 현장 안의 공동체적 규범을 목표로 했다. 버크먼 등은 작업장 내 융통성이 근로자 건강에 어떠한 영향을 미치는지에 대해 연구하고 있다(165).

마지막으로, 유망한 중재모형이 개발되었지만 아직까지 거의 연구가 이루어지지 못한 분야들이 있다. 예를 들어, 폭력 예방 또는 노인들의 가정생활을 지원하는 이웃에 대한 중재가 있다. 식이와 영양의 중요성에 대한 역학적 근거가 증가하면서, 지역사회와 작업장을 목표로 하는 혁신적인 개입의 필요성 또한 증가하고 있다. 향후 기대가 되는 연구로 지역사회 수준에서의 하루 5개(5-a-Day) 사업(291)과 작업장을 목표로 한 건강하게 일하기(Working Well)가 있다(292). 취약계층을 위한 접근성을 증진시키기 위한 정책적 중재연구들이 계속 이루어져 왔지만, 향후 유망한 연구 분야 중 하나는 접근성 증진을 위해 지역사회 권한 부여와 사회적 네트워크를 동원하는 것이다. 텐더로인 프로젝트(Tenderloin Project) 등에서와 같이 빈곤지역 노인의 지역사회 동원에 대한 연구들이 수행된 바 있지만, 아직까지 건강결과와 관련된 평가는 잘 이루어지지 못했다(293). 관찰연구들의 성과가 축적되고 심리사회 과정을 결정하는 사회적 환경 및 상향적 요인들의 건강 영향에 대해 보다 많은 연구들이 이루어짐에 따라 향후 중재모형들은 보다 풍부하게 발전될 것이다.

전자 시대에 심리사회 중재

심리사회 중재에서 한 가지 흥미로운 발전 내용은 컴퓨터, 센서, 웹 기반 요인들이 도입된 것이다. 연구자는 인터넷이란 수단을 점점 더 이용함으로 대상자들을 효율적으로 만나고, 보다 쉽고 표준화된 방식으로 중재를 제공하고 있다. 지금까지 알려진 예로는 약물남용과 흡연(294~297), 비만 및 신체활동 증진(298~300), 만성질환(101, 301~303), 유방암(304), 치매(305, 306) 등이 있다. 웹-기반 중재는 연구 대상자의 특성에 따라 보다 정교한 맞춤형 중재를 제공한다(297). 인터넷을 이용해 자발적인 사용자 지향적 네트워크를 만들 경우, 사회적 지지를 발생시키는 질병관리 중재연구에 활용될 수 있다. 이미 인터넷 기반 중재가 신장질환과 같이 집중적 자기관리를 요하는 질병들에서 강력한 효과를 제공한다는 근거가 증가하고 있다(303). 새로운 실험설계 연구로서 센톨라(Centola)는 인터넷이 사회적 관계망을 통해 행동 변화를 확산시키는 유용한 도구로 지역사회 중재연구에 활용될 수 있음을 보여주었다(307, 308). 결국 웹 기반 중재는 단지 개인을 위한 것이 아니라 지역사회와 조직의 개선을 위해 구조적 중재에 자연적 네트워크를 이용하게 하는 가능성으로 활용될 수 있다. 한 가지 중요한 비판은 이와 같은 연구들이 지역사회 내 가장 잘 사는 사람들을 대상으로 수행되고 있다는 점이다. 언어, 문화적 차이, 노숙, 빈곤 등은 심리사회 중재가 취약 계층에게 적용되지 못하게 하는 장애 요인으로 작용하고 있다. 인터넷-기반 중재는 공중보건의 접근성과 영향력에 대한 불평등을 확대시킬 여지가 있다.

효과가 있는 내용을 고수하기

개인으로부터 지역사회 수준의 중재로 전환한 것에 대한 필요성과 함께 평가

방법의 범위를 '해석학적' 또는 '질적' 설계로 확대시킬 것이 요구되고 있다(7, 284). 매킨리는 토머스 쿤(Thomas Kuhn)의 『과학혁명의 구조(The Structure of Scientific Revolution)』를 인용하면서(306), 시간에 따른 변화를 과학적인 '패러다임'으로 설명했다. 매킨리에 따르면 공중보건학의 '새로운' 패러다임에서 필수적인 요소는 실증주의를 비판하고 근거에 대한 대안적 체계를 받아들이는 것이다 (284). 하지만 쿤의 주장과 같이, 패러다임 안에 존재하는 균열과 파열이 특정한 임계값을 향해 누적되기 위해서는(이 지점에서 패러다임 변혁이 시작된다), 패러다임으로 구분된 양쪽 사람들 모두가 쉽게 사용될 수 있는 일반적인 언어로 표현되어야 한다. 더욱이, 새로운 '패러다임'이 건강의 탈개인적 특성과 상향적 요인을 강조하는 것이라면, '해석학적' 또는 '질적' 설계를 사용하는 것은 아직까지 시기상조일 수 있다. 이러한 이유로 본 장의 중심적 주제는 다음을 강조하고 있다. 심리사회 중재는, 병인론적 관점에서 심리사회적 현상들의 영향을 규명하고자 하는 시도이긴 하지만, 그럼에도 반드시 이미 잘 알려져 있는 과학적 평가 분석 틀 안에서 방법론적 엄격성이 왜 필요한지를 잘 이해해야 한다. 그렇지 않다면 우리는 '아는 말을 또 하는 것(preaching to the choir)'과 다름없을 것이다.

참고문헌

1. Glass TA, Goodman SN, Hernán MA, Samet JM. Causal inference in public health. Annu Rev Public Health. 2013;34:61-75.
2. Hernan MA. A definition of causal effect for epidemiological research. J Epidemiol Community Health. 2004;58(4):265-71.
3. Glass TA, McAtee MJ. Behavioral science at the crossroads in public health: extending horizons, envisioning the future. Soc Sci Med. 2006;62(7):1650-71.
4. Berkman LF. Seeing the forest and the trees—from observation to experiments in social epidemiology. Epidemiol Rev. 2004;26:2-6.
5. Berkman LF. Social epidemiology: social determinants of health in the United States: are we losing ground? Annu Rev Public Health. 2009;30:27-41.
6. Rose G. Sick individuals and sick populations. Int J Epidemiol. 2001;30(3):427-32; discussion 33-4.
7. Sorensen G, Emmons K, Hunt MK, Johnston D. Implications of the results of community intervention trials. Annu Rev Public Health. 1998;19:379-416.

8. Abrams DB, Emmons KM, Linnan LA. Health behavior and health education: the past, present, and future. In: Glanz K, Lewis FM, Rimer BK, editors. Health behavior and health education: theory, research, and practice. 2nd ed. San Francisco: Jossey-Bass; 1997. pp. 453-78.

9. Mullen PD, Mains DA, Velez R. A meta-analysis of controlled trials of cardiac patient education. Patient Educ Couns. 1992;19:143-62.

10. Orth-Gomér K, Schneiderman N, editors. Behavioral medicine approaches to cardiovascular disease prevention. Mahwah, NJ: Erlbaum; 1996.

11. Janssen V, De Gucht V, Dusseldorp E, Maes S. Lifestyle modification programmes for patients with coronary heart disease: a systematic review and meta-analysis of randomized controlled trials. Eur J Prev Cardiol. 2013;20(4):620-40.

12. Pischke CR, Scherwitz L, Weidner G, Ornish D. Long-term effects of lifestyle changes on well-being and cardiac variables among coronary heart disease patients. Health Psychology. 2008;27:584-92.

13. Horton ES. Effects of lifestyle changes to reduce risks of diabetes and associated cardiovascular risks: results from large scale efficacy trials. Obesity. 2009;17(Suppl 3): S43-S8.

14. Angermayr L, Melchart D, Linde K. Multifactorial lifestyle interventions in the primary and secondary prevention of cardiovascular disease and type 2 diabetes mellitus: a systematic review of randomized controlled trials. Ann Behav Med. 2010;40(1):49-64.

15. Wenger NK, Froelicher ES, Smith LK, Ades PA, Berra K, Blumenthal JA, et al. Cardiac rehabilitation: clinical practice guideline No. 17. Rockville, MD: Department of Health and Human Services, Public Health Service, Agency for Health Care Policy and Research and the National Heart Lung and Blood Institute, 1995 AHCPR Publication No. 96-0672.

16. Gyarfas I. Review of community intervention studies on cardiovascular risk factors. Clin Exp Hypertens A. 1992;14(1-2):223-37.

17. Burg M, Berkman L. Psychosocial intervention in coronary heart disease. In: Stansfeld SA, Marmot MG, editors. Stress and the heart: psychosocial pathways to coronary heart disease. Williston, VT: BMJ Books; 2002. pp. 278-93.

18. Razin AM. Psychosocial intervention in coronary artery disease: a review. Psychosom Med. 1982;44(4): 363-87.

19. Rozanski A, Blumenthal JA, Kaplan J. Impact of psychological factors on the pathogenesis of cardiovascular disease and implications for therapy. Circulation. 1999;99(16):2192-217.

20. Suls J. Anger and the heart: perspectives on cardiac risk, mechanisms and interventions. Prog Cardiovasc Dis. 2013;55(6):538-47.

21. Wilhelmsen L, Berglund G, Elmfeldt D, Tibblin G, Wedel H, Pennert K, et al. The multifactor primary prevention trial in Göteborg, Sweden. Eur Heart J. 1986;7(4):279-88.

22. Luepker RV, Murray DM, Jacobs DR, Jr., Mittelmark MB, Bracht N, Carlaw R, et al. Community education for cardiovascular disease prevention: risk factor changes in the Minnesota Heart Health Program. Am J Public Health. 1994;84(9):1383-93.

23. Luepker RV, Rastam L, Hannan PJ, Murray DM, Gray C, Baker WL, et al. Community education for cardiovascular disease prevention: morbidity and mortality results from the Minnesota Heart Health Program. Am J Epidemiol. 1996;144(4):351-62.

24. Carleton RA, Lasater TM, Assaf AR, Feldman HA, McKinlay S. The Pawtucket Heart Health Program: community changes in cardiovascular risk factors and projected disease risk. Am J Public Health. 1995;85(6):777-85.

25. Farquhar JW, Fortmann SP, Flora JA, Taylor CB, Haskell WL, Williams PT, et al. Effects of

communitywide education on cardiovascular disease risk factors. the Stanford Five-City Project. JAMA. 1990;264(3):359-65.

26. Farquhar JW, Fortmann SP, Maccoby N, Haskell WL, Williams PT, Flora JA, et al. The Stanford Five-City Project: design and methods. Am J Epidemiol. 1985;122(2):323-34.

27. World Health Organization. Health for all 2000. Copenhagen: World Health Organization, Regional Office for Europe; 1986.

28. Anonymous. Multiple risk factor intervention trial: risk factor changes and mortality results. Multiple Risk Factor Intervention Trial Research Group. JAMA. 1982;248(12):1465-77.

29. Susser M. The tribulations of trials—intervention in communities. Am J Public Health. 1995;85(2): 156-8.

30. Coreil J, Levin JS, Jaco EG. Life style—an emergent concept in the sociomedical sciences. Cult Med Psychiatry. 1985;9(4):423-37.

31. MacLean DR. Theoretical rationale of community intervention for the prevention and control of cardiovascular disease. Health Rep. 1994;6(1):174-80.

32. Rockhill B. The privatization of risk. Am J Public Health. 2001;91(3):365-8.

33. Hjermann I. A randomized primary preventive trial in coronary heart disease: the Oslo study. Prev Med. 1983;12:181-4.

34. Huang TT, Drewnosksi A, Kumanyika S, Glass TA. A systems-oriented multilevel framework for addressing obesity in the 21st century. Prev Chronic Dis. 2009;6(3):A82.

35. Puska P, Salonen J, Nissinen A, Tuomilehto J. The North Karelia project. Prev Med. 1983;12(1):191-5.

36. McLaren L, Ghali LM, Lorenzetti D, Rock M. Out of context? Translating evidence from the North Karelia project over place and time. Health Educ Res. 2007;22(3):414-24.

37. Nissinen A, Tuomilehto J, Korhonen HJ, Piha T, Salonen JT, Puska P. Ten-year results of hypertension care in the community: follow-up of the North Karelia hypertension control program. Am J Epidemiol. 1988;127(3):488-99.

38. Salonen JT. Prevention of coronary heart disease in Finland—application of the population strategy. Ann Med. 1991;23(6):607-12.

39. Friedman M, Powell LH, Thoresen CE, Ulmer D, Price V, Gill JJ, et al. Effect of discontinuance of type A behavioral counseling on type A behavior and cardiac recurrence rate of post myocardial infarction patients. Am Heart J. 1987;114(3):483-90.

40. Powell LH, Shaker LA, Jones BA, Vaccarino LV, Thoresen CE, Pattillo JR. Psychosocial predictors of mortality in 83 women with premature acute myocardial infarction. Psychosom Med. 1993;55(5):426-33.

41. Friedman M, Thoresen CE, Gill JJ, Ulmer D, Thompson L, Powell L, et al. Feasibility of altering type A behavior pattern after myocardial infarction. Recurrent Coronary Prevention Project Study: methods, baseline results and preliminary findings. Circulation. 1982;66(1):83-92.

42. Friedman M, Thoresen CE, Gill JJ, Ulmer D, Powell LH, Price VA, et al. Alteration of type A behavior and its effect on cardiac recurrences in post myocardial infarction patients: summary results of the recurrent coronary prevention project. Am Heart J. 1986;112(4):653-65.

43. Gould KL, Ornish D, Scherwitz L, Brown S, Edens RP, Hess MJ, et al. Changes in myocardial perfusion abnormalities by positron emission tomography after long-term, intense risk factor modification. JAMA. 1995;274(11):894-901.

44. Ornish D, Scherwitz LW, Doody RS, Kesten D, McLanahan SM, Brown SE, et al. Effects of stress management training and dietary changes in treating ischemic heart disease. JAMA. 1983;249(1):54-9.

45. Ornish D, Brown SE, Scherwitz LW, Billings JH, Armstrong WT, Ports TA, et al. Can lifestyle changes reverse coronary heart disease? The Lifestyle Heart Trial. Lancet. 1990;336(8708): 129-33.

46. Hogan BE, Linden W, Najarian B. Social support interventions: do they work? Clin Psychol Rev. 2002;22(3):383-442.

47. Heaney CA. Enhancing social support at the workplace: assessing the effects of the caregiver support program. Health Educ Q. 1991;18(4):477-94.

48. Gonzalez S, Steinglass P, Reiss D. Putting the illness in its place: discussion groups for families with chronic medical illnesses. Fam Process. 1989;28:69-87.

49. Glass T, Berkman LF, editors. The Families in Recovery from Stroke Trial (FIRST): study design and progress report. Presentation at the Annual Meetings of the Gerontological Society; 1998 November 19-23; Philadelphia, PA.

50. Galanter M. Network therapy for alcohol and drug abuse: a new approach in practice. New York: Basic Books; 1993.

51. Galanter M, Keller DS, Dermatis H. Network therapy for addiction: assessment of the clinical outcome of training. Am J Drug Alcohol Abuse. 1997;23(3):355-67.

52. Wasylenki D, James S, Clark C, Lewis J, Goering P, Gillies L. Clinical issues in social network therapy for clients with schizophrenia. Community Ment Health J. 1992;28(5):427-40.

53. Lehtinen K. Need-adapted treatment of schizophrenia: family interventions. Brit J Psychiat. 1994;23:89-96.

54. Garrison V. Support systems of schizophrenic and nonschizophrenic Puerto Rican migrant women in New York City. Schizophr Bull. 1978;4(4):561-96.

55. Gottlieb BH, editor. Marshalling social support. Beverly Hills, CA: Sage; 1988.

56. Biegel DE, Shore BK, Gordon E. Building support networks for the elderly: theory and applications. Lauffer A, Garvin C, editors. Beverly Hills, CA: Sage Publications; 1984.

57. Gottlieb B. Theory into practice: issues that surface in planning interventions which mobilize psupport. In: Sarason IG, Sarason BR, editors. Social support: theory, research, and application. The Hague: Martinus Nijhoff; 1985. pp. 417-37.

58. Lanza AF, Revenson TA. Social support interventions for rheumatoid arthritis patients: the cart before the horse? Health Educ Q. 1993;20(1):97-117.

59. Berkman LF, Blumenthal J, Burg M, Carney RM, Catellier D, Cowan MJ, et al. Effects of treating depression and low perceived social support on clinical events after myocardial infarction: the Enhancing Recovery in Coronary Heart Disease Patients (ENRICHD) Randomized Trial. JAMA. 2003;289(23):3106-16.

60. Friedland JF, McColl M. Social support intervention after stroke: Results of a randomized trial. Arch Phys Med Rehabil. 1992;73(June):573-81.

61. Glass TA, Berkman LF, Hiltunen EF, Furie K, Glymour MM, Fay ME, et al. The Families in Recovery from Stroke Trial (FIRST): primary study results. Psychosom Med. 2004;66(6):889-97.

62. Ertel KA, Glymour MM, Glass TA, Berkman LF. Frailty modifies effectiveness of psychosocial intervention in recovery from stroke. Clin Rehabil. 2007;21(6):511-22.

63. Mant J, Carter J, Wade DT, Winner S. Family support for stroke: a randomised controlled trial. Lancet. 2000;356(9232):808-13.

64. Eldred C, Sykes C. Psychosocial interventions for carers of survivors of stroke: a systematic review of interventions based on psychological principles and theoretical frameworks. Brit J Health Psych. 2008;13(3):563-81.

65. Lewycka S, Mwansambo C, Rosato M, Kazembe P, Phiri T, Mganga A, et al. Effect of women's

groups and volunteer peer counselling on rates of mortality, morbidity, and health behaviours in mothers and children in rural Malawi (MaiMwana): a factorial, cluster-randomised controlled trial. Lancet. 2013;381(9879):1721-35.

66. Knudson KG, Spiegel TM, Furst DE. Outpatient educational program for rheumatoid arthritis patients. Patient Couns Health Educ. 1981;3:77-82.

67. Salinardi TC, Batra P, Roberts SB, Urban LE, Robinson LM, Pittas AG, et al. Lifestyle intervention reduces body weight and improves cardiometabolic risk factors in worksites. Am J Clin Nutr. 2013;97(4):667-76.

68. Rimmer JH, Rauworth A, Wang E, Heckerling PS, Gerber BS. A randomized controlled trial to increase physical activity and reduce obesity in a predominantly African American group of women with mobility disabilities and severe obesity. Prev Med. 2009;48(5):473-9.

69. Ackermann RT, Finch EA, Brizendine E, Zhou H, Marrero DG. Translating the Diabetes Prevention Program into the community: the DEPLOY pilot study. Am J Prev Med. 2008;35(4): 357-63.

70. Lipscomb ER, Finch EA, Brizendine E, Saha CK, Hays LM, Ackermann RT. Reduced 10-year risk of coronary heart disease in patients who participated in a community-based diabetes prevention program: the DEPLOY pilot study. Diabetes Care. 2009;32(3):394-6.

71. Spiegel D, Bloom JR, Kraemer HC, Gottheil E. Effect of psychosocial treatment on survival of patients with metastatic breast cancer. Lancet. 1989;2:888-91.

72. Spiegel D, Morrow GR, Classen C, Raubertas R, Stott PB, Mudaliar N, et al. Group psychotherapy for recently diagnosed breast cancer patients: a multicenter feasibility study. Psychooncology. 1999;8(6):482-93.

73. Spiegel D, Butler LD, Giese-Davis J, Koopman C, Miller E, DiMiceli S, et al. Effects of supportive-expressive group therapy on survival of patients with metastatic breast cancer: a randomized prospective trial. Cancer. 2007;110(5):1130-8.

74. Andersen BL, Yang HC, Farrar WB, Golden-Kreutz DM, Emery CF, Thornton LM, et al. Psychologic intervention improves survival for breast cancer patients: a randomized clinical trial. Cancer. 2008;113(12): 3450-8.

75. Belanoff JK, Sund B, Koopman C, Blasey C, Flamm J, Schatzberg AF, et al. A randomized trial of the · efficacy of group therapy in changing viral load and CD4 counts in individuals living with HIV infection. Int J Psychiatry Med. 2005;35(4):349-62.

76. Spiegel D. Mind matters in cancer survival. Psychooncology. 2012;21(6):588-93.

77. Spiegel D. Mind matters in cancer survival. JAMA. 2011;305(5):502-3.

78. Goodwin PJ, Leszcz M, Ennis M, Koopmans J, Vincent L, Guther H, et al. The effect of group psychosocial support on survival in metastatic breast cancer. N Engl J Med. 2001;345(24): 1719-26.

79. Preyde M, Synnott E. Psychosocial intervention for adults with cancer: a meta-analysis. J Evid Based Soc Work. 2009;6(4):321-47.

80. Bantum EO, Donovan K, Owen JE. A systematic review of outcomes associated with psychosocial interventions for women with breast cancer. J Clin Outcomes Manage. 2007;14(6):341-52.

81. Binger CM. Psychosocial intervention with the child cancer patient and family. Psychosomatics. 1984;25(12):899-902.

82. Chow E, Tsao MN, Harth T. Does psychosocial intervention improve survival in cancer? A meta-analysis. Palliat Med. 2004;18(1):25-31.

83. Dale HL, Adair PM, Humphris GM. Systematic review of post-treatment psychosocial and

behaviour change interventions for men with cancer. Psychooncology. 2010;19(3):227-37.

84. Faul LA, Jacobsen PB. Psychosocial interventions for people with cancer. In: Baum A, Revenson TA, Singer J, editors. Handbook of health psychology. 2nd ed. New York: Psychology Press; 2012. pp. 697-715.

85. Gordon WA, et al. Efficacy of psychosocial intervention with cancer patients. J Consult Clin Psychol. 1980;48(6):743-59.

86. Kangas M, Bovbjerg DH, Montgomery GH. Cancer-related fatigue: a systematic and meta-analytic review of non-pharmacological therapies for cancer patients. Psychol Bull. 2008;134(5):700-41.

87. Lepore SJ, Coyne JC. Psychological interventions for distress in cancer patients: a review of reviews. Ann Behav Med. 2006;32(2):85-92.

88. Meyer TJ. Meta-analysis of controlled studies of psychosocial interventions with adult cancer patients. Thesis, Pennsylvania State University; 1992.

89. Meyler E, Guerin S, Kiernan G, Breatnach F. Review of family-based psychosocial interventions for childhood cancer. J Pediatr Psychol. 2010;35(10):1116-32.

90. Owen JE, Klapow JC, Hicken B, Tucker DC. Psychosocial interventions for cancer: review and analysis using a three-tiered outcomes model. Psychooncology. 2001;10(3):218-30.

91. Raingruber B. The effectiveness of psychosocial interventions with cancer patients: an integrative review of the literature (2006-2011). ISRN Nursing. 2011:1-27.

92. Watson M. Psychosocial intervention with cancer patients: a review. Psychol Med. 1983;13(4): 839-46.

93. Brown SA. Studies of educational interventions and outcomes in diabetic adults: a meta-analysis revisited. Patient Educ Couns. 1990;16(3):189-215.

94. Angermayr L, Melchart D, Linde K. Multifactorial lifestyle interventions in the primary and secondary prevention of cardiovascular disease and type 2 diabetes mellitus: a systematic review of randomized controlled trials. Ann Behav Med. 2010;40(1):49-64.

95. Heinrich E, Schaper NC, de Vries NK. Self-management interventions for type 2 diabetes: a systematic review. Eur Diabetes Nurs. 2010;7(2):71-6.

96. Horton ES. Effects of lifestyle changes to reduce risks of diabetes and associated cardiovascular risks: results from large scale efficacy trials. Obesity (Silver Spring). 2009;17(Suppl 3):S43-8.

97. Padgett D, Mumford E, Hynes M, Carter R. Meta-analysis of the effects of educational and psychosocial interventions on management of diabetes mellitus. J Clin Epidemiol. 1988;41(10): 1007-30.

98. Plante WA, Lobato DJ. Psychosocial group interventions for children and adolescents with type 1 diabetes: the state of the literature. Child Health Care. 2008;37(2):93-111.

99. Rubin RR, Peyrot M. Psychosocial problems and interventions in diabetes: a review of the literature. Diabetes Care. 1992;15(11):1640-57.

100. Fekete EM, Antoni MH, Schneiderman N. Psychosocial and behavioral interventions for chronic medical conditions. Curr Opin Psychiatry. 2007;20(2):152-7.

101. Paul CL, Carey ML, Sanson-Fisher RW, Houlcroft LE, Turon HE. The impact of web-based approaches on psychosocial health in chronic physical and mental health conditions. Health Educ Res. 2013;28(3):450-71.

102. Sansom-Daly UM, Peate M, Wakefield CE, Bryant RA, Cohn RJ. A systematic review of psychological interventions for adolescents and young adults living with chronic illness. Health Psychol. 2012;31(3):380-93.

103. Richardson JL, Shelton DR, Krailo M, Levine AM. The effect of compliance with treatment on

survival among patients with hematologic malignancies. J Clin Oncol. 1990;8(2):356-64.

104. Haffner S, Temprosa M, Crandall J, Fowler S, Goldberg R, Horton E, et al. Intensive lifestyle intervention or metformin on inflammation and coagulation in participants with impaired glucose tolerance. Diabetes. 2005;54(5):1566-72.

105. Ratner R, Goldberg R, Haffner S, Marcovina S, Orchard T, Fowler S, et al. Impact of intensive lifestyle and metformin therapy on cardiovascular disease risk factors in the diabetes prevention program. Diabetes Care. 2005;28(4):888-94.

106. Fawzy F, Cousins N, Fawzy N, Kemeny M, Elashoff R, Morton D. A structured psychiatric intervention for cancer patients: I. Changes over time in methods of coping and affective disturbance. Arch Gen Psychiatry. 1990;47(8):720-5.

107. Fawzy FI, Kemeny ME, Fawzy NW, Elashoff R, Morton D, Cousins N, et al. A structured psychiatric intervention for cancer patients: II. Changes over time in immunological measures. Arch Gen Psychiatry. 1990;47(8):729-35.

108. Fawzy FI, Fawzy NW, Hyun CS, Elashoff R, Guthrie D, Fahey JL, et al. Malignant melanoma: effects of an early structured psychiatric intervention, coping, and affective state on recurrence and survival 6 years later. Arch Gen Psychiatry. 1993;50(9):681-9.

109. Mulder CL, Antoni MH, Emmelkamp PM, Veugelers PJ, Sandfort TG, van de Vijver FA, et al. Psychosocial group intervention and the rate of decline of immunological parameters in asymptomatic HIV-infected homosexual men. Psychother Psychosom. 1995;63(3-4):185-92.

110. Lorig K, Lubeck D, Kraines RG, Seleznick M, Holman HR. Outcomes of self-help education for patients with arthritis. Arthritis Rheum. 1985;28(6):680-5.

111. Lorig K, Holman HR. Long-term outcomes of an arthritis self-management study: effects of reinforcement efforts. Soc Sci Med. 1989;29(2):221-4.

112. Oldenburg B, Perkins RJ, Andrews G. Controlled trial of psychological intervention in myocardial infarction. J Consult Clin Psychol. 1985;53(6):852-9.

113. Evans RL, Bishop DS, Matlock AL, Stranahan S, Smith GG, Halar EM. Family interaction and treatment adherence after stroke. Arch Phys Med Rehabil. 1987;68:513-7.

114. Tune LE, Lucas-Blaustein MJ, Rovner BW. Psychosocial interventions. In: Jarvik LF, Winograd CH, editors. Treatments for the Alzheimer patient: the long haul. New York: Springer; 1988. pp. 123-36.

115. Levy LL. Psychosocial intervention and dementia: I. State of the art, future directions. Occup Ther Ment Health. 1987;7(1):69-107.

116. Levy LL. Psychosocial intervention and dementia: II. The cognitive disability perspective. Occupational Therapy in Mental Health. 1987;7(4):13-36.

117. Toseland RW, Rossiter CM. Group interventions to support family caregivers: a review and analysis. Gerontologist. 1989;29(4):438-48.

118. Bourgeois MS, Schulz R, Burgio L. Interventions for caregivers of patients with Alzheimer's disease: a review and analysis of content, process, and outcomes. Int J Aging Human Dev. 1996;43(1):35-92.

119. Lawton MP, Brody EM, Saperstein AR. A controlled study of respite service for caregivers of Alzheimer's patients. Gerontologist. 1989;29(1):8-16.

120. Radojevic V, Nicassio PM, Weisman MH. Behavioral intervention with and without family support for rheumatoid arthritis. Behav Ther. 1992;23:13-30.

121. Dusseldorp E, van Elderen T, Maes S, Meulman J, Kraaij V. A meta-analysis of psycho-eduational programs for coronary heart disease patients. Health Psychol. 1999;18(5):506-19.

122. Linden W, Stossel C, Maurice J. Psychosocial interventions for patients with coronary artery

disease: a meta-analysis. Arch Intern Med. 1996;156(7):745-52.

123. Frasure-Smith N, Prince R. The ischemic heart disease life stress monitoring program: impact on mortality. Psychosom Med. 1985;47:431-45.

124. Frasure-Smith N, Prince R. Long-term follow-up of the Ischemic Heart Disease Life Stress Monitoring Program. Psychosom Med. 1989;51:485-513.

125. Frasure-Smith N, Lesperance F, Prince RH, Verrier P, Garber RA, Juneau M, et al. Randomised trial of home-based psychosocial nursing intervention for patients recovering from myocardial infarction. Lancet. 1997;350(9076):473-9.

126. Maunsell E, Brisson J, Deschenes L, Frasure-Smith N. Randomized trial of a psychologic distress screening program after breast cancer: effects on quality of life. J Clin Oncol. 1996;14(10):2747-55.

127. Sheps DS, Freedland KE, Golden RN, McMahon RP. ENRICHD and SADHART: implications for future biobehavioral intervention efforts. Psychosom Med. 2003;65(1):1-2.

128. Enhancing recovery in coronary heart disease patients (ENRICHD): study design and methods. The ENRICHD investigators. Am Heart J. 2000;139(1 Pt 1):1-9.

129. Enhancing recovery in coronary heart disease (ENRICHD): baseline characteristics. Am J Cardiol. 2001;88(3):316-22.

130. Carney RM, Rich MW, teVelde A, Saini J, Clark K, Jaffe AS. Major depressive disorder in coronary artery disease. Am J Cardiol. 1987;60:1273-5.

131. Frasure-Smith N, Lesperance F, Talajic M. Depression following myocardial infarction: impact on 6-month survival. JAMA. 1993;270(15):1819-25.

132. Krantz DS, Schulz R. A model of life crisis, control, and health outcomes: cardiac rehabilitation of relocation of the elderly. In: Baum A, Singer JE, editors. Advances in environmental pyschology: applications of personal control. 2nd ed. Hillsdale, NJ: Erlbaum; 1980. pp. 23-57.

133. Rodin J, Rennert K, Solomon SK. Intrinsic motivation for control: fact or fiction. In: Baum A, Singer JE, editors. Advances in environmental pyschology: applications of personal control. 2nd ed. Hillsdale, NJ: Erlbaum; 1980. pp. 131-48.

134. Klein RF, Kliner VA, Zipes DP, Troyer WG, Wallace AG. Transfer from a coronary care unit. Arch Intern Med. 1968;122:104-8.

135. Rodin J, Langer EJ. Long-term effects of a control-relevant intervention with the institutionalized aged. J Pers Soc Psychol. 1977;35(12):897-902.

136. Wallerstein NB, Yen IH, Syme SL. Integration of social epidemiology and community-engaged interventions to improve health equity. Am J Public Health. 2011;101(5):822-30.

137. Laverack G, Wallerstein N. Measuring community empowerment: a fresh look at organizational domains. Health Promot Int. 2001;16(2):179-85.

138. Wallerstein N. Empowerment to reduce health disparities. Scand J Public Health. 2002;59(Suppl):72-7.

139. Wallerstein N. Powerlessness, empowerment, and health: implications for health promotion programs. Am J Health Promot. 1992;6(3):197-205.

140. Wilson N, Minkler M, Dasho S, Wallerstein N, Martin AC. Getting to social action: the Youth Empowerment Strategies (YES!) project. Health Promot Pract. 2008;9(4):395-403.

141. Marmot M. Health in an unequal world. Lancet. 2006;368(9552):2081-94.

142. Sampson RJ, Morenoff JD, Earls F. Beyond social capital: spatial dynamics of collective efficacy for · children. Am Sociol Rev. 1999;64(5):633-60.

143. Morton MJ, Lurie N. Community resilience and public health practice. Am J Public Health. 2013;103(7):1158-60.

144. Poortinga W. Community resilience and health: the role of bonding, bridging, and linking aspects of social capital. Health Place. 2012;18(2):286-95.

145. Hennessey Lavery S, Smith ML, Esparza AA, Hrushow A, Moore M, Reed DF. The community action model: a community-driven model designed to address disparities in health. Am J Public Health. 2005;95(4):611-6.

146. Galea S, Riddle M, Kaplan GA. Causal thinking and complex system approaches in epidemiology. Int J Epidemiol. 2010;39(1):97-106.

147. Kaplan GA. What's wrong with social epidemiology, and how can we make it better? Epidemiol Rev. 2004;26:124-35.

148. Kang D, Tao X, Liao M, Li J, Zhang N, Zhu X, et al. An integrated individual, community, and structural intervention to reduce HIV/STI risks among female sex workers in China. BMC Public Health. 2013;13:717.

149. Ko NY, Lee HC, Hung CC, Chang JL, Lee NY, Chang CM, et al. Effects of structural intervention on increasing condom availability and reducing risky sexual behaviours in gay bathhouse attendees. AIDS Care. 2009;21(12):1499-507.

150. Kidder DP, Wolitski RJ, Royal S, Aidala A, Courtenay-Quirk C, Holtgrave DR, et al. Access to housing as a structural intervention for homeless and unstably housed people living with HIV: rationale, methods, and implementation of the housing and health study. AIDS Behav. 2007;11(6 Suppl):149-61.

151. Pronyk PM, Hargreaves JR, Kim JC, Morison LA, Phetla G, Watts C, et al. Effect of a structural intervention for the prevention of intimate-partner violence and HIV in rural South Africa: a cluster randomised trial. Lancet. 2006;368(9551):1973-83.

152. Saunders RP, Evans AE, Kenison K, Workman L, Dowda M, Chu YH. Conceptualizing, implementing, and monitoring a structural health promotion intervention in an organizational setting. Health Promot Pract. 2013;14(3):343-53.

153. Stronks K, Mackenbach JP. Evaluating the effect of policies and interventions to address inequalities in health: lessons from a Dutch programme. Eur J Public Health. 2006;16(4): 346-53.

154. Moher M, Hey K, Lancaster T. Workplace interventions for smoking cessation. Cochrane Database Syst Rev. 2003(2):CD003440.

155. Geaney F, Kelly C, Greiner BA, Harrington JM, Perry IJ, Beirne P. The effectiveness of workplace dietary modification interventions: a systematic review. Prev Med. 2013;57(5): 438-47.

156. Corbiere M, Shen J, Rouleau M, Dewa CS. A systematic review of preventive interventions regarding mental health issues in organizations. Work. 2009;33(1):81-116.

157. To QG, Chen TT, Magnussen CG, To KG. Workplace physical activity interventions: a systematic review. Am J Health Promot. 2013;27(6):e113-23.

158. Theorell T, Emdad R, Arnetz B, Weingarten AM. Employee effects of an educational program for managers at an insurance company. Psychosom Med. 2001;63(5):724-33.

159. van der Klink JJ, Blonk RW, Schene AH, van Dijk FJ. The benefits of interventions for work-related stress. Am J Public Health. 2001;91(2):270-6.

160. Lamontagne AD, Keegel T, Louie AM, Ostry A, Landsbergis PA. A systematic review of the job-stress intervention evaluation literature, 1990-2005. Int J Occup Environ Health. 2007;13(3):268-80.

161. Schelvis RM, Oude Hengel KM, Wiezer NM, Blatter BM, van Genabeek JA, Bohlmeijer ET, et al. Design of the Bottom-up Innovation project—a participatory, primary preventive,

organizational level intervention on work-related stress and well-being for workers in Dutch vocational education. BMC Public Health. 2013;13:760.

162. Egan M, Bambra C, Petticrew M, Whitehead M. Reviewing evidence on complex social interventions: appraising implementation in systematic reviews of the health effects of organisational-level workplace interventions. J Epidemiol Community Health. 2009;63(1):4-11.

163. Cherniack M, Henning R, Merchant JA, Punnett L, Sorensen GR, Wagner G. Statement on national worklife priorities. Am J Ind Med. 2011;54(1):10-20.

164. Sorensen G, McLellan D, Dennerlein JT, Pronk NP, Allen JD, Boden LI, et al. Integration of health protection and health promotion: rationale, indicators, and metrics. J Occup Environ Med. 2013;55(12 Suppl):S12-8.

165. Berkman LF, Buxton O, Ertel K, Okechukwu C. Managers' practices related to work-family balance predict employee cardiovascular risk and sleep duration in extended care settings. J Occup Health Psychol. 2010;15(3):316-29.

166. Moen P, Kelly EL, Hill R. Does enhancing work-time control and flexibility reduce turnover? A naturally occurring experiment. Soc Probl. 2011;58(1):69-98.

167. Hammer LB, Kossek EE, Anger WK, Bodner T, Zimmerman KL. Clarifying work-family intervention processes: the roles of work-family conflict and family-supportive supervisor behaviors. J Appl Psychol. 2011;96(1):134-50.

168. Almeida DM, Davis KD. Workplace flexibility and daily stress processes in hotel employees and their children. Annals Am Acad Pol & Soc Sci. 2011;638(1):123-40.

169. Bray JW, Kelly EL, Hammer LB, Almeida, DM, Dearing JW, King RB, et al. An integrative, multilevel, and transdisciplinary research approach to challenges of work, family, and health. Research Triangle Park, NC: RTI International, 2013. MR-0024-1302 Contract No.: RTI Press publication No. MR-0024-1302.

170. Sorensen G, Stoddard AM, Dubowitz T, Barbeau EM, Bigby J, Emmons KM, et al. The influence of social context on changes in fruit and vegetable consumption: results of the healthy directions studies. Am J Public Health. 2007;97(7):1216-27.

171. D'Andrade R. Three scientific world views and the covering law model. In: Fiske DW, Shweder RS, editors. Metatheory in social science. Chicago, IL: University of Chicago Press; 1986. pp. 19-41.

172. Antonovsky A. Complexity, conflict, chaos, coherence, coercion and civility. Soc Sci Med. 1993;37(8):969-74.

173. Bar-Yam Y. Improving the effectiveness of health care and public health: a multiscale complex systems analysis. Am J Public Health. 2006;96(3):459-66.

174. Bertalanffy Lv. General systems theory. New York: George Braziller; 1969.

175. Bronfenbrenner U. Developmental ecology through space and time: a future perspective. In: Moen P, Elder GHJ, editors. Examining lives in context: perspectives on the ecology of human development. Washington, DC: American Psychological Association; 1995. pp. 619-47.

176. Bronfenbrenner U. Ecological systems theory. In: Vasta R, editor. Six theories of child development: revised formulations and current issues. London, England: Jessica Kingsley; 1992. pp. 187-249.

177. Meadows DH. Thinking in systems: a primer. Wright D, editor. White River Junction, VT: Chelsea Green Publishing; 2008.

178. Auchincloss AH, Diez Roux AV. A new tool for epidemiology: the usefulness of dynamic-agent models in understanding place effects on health. Am J Epidemiol. 2008;168(1):1-8.

179. Diez Roux AV. Complex systems thinking and current impasses in health disparities research.

Am J Public Health. 2011;101(9):1627-34.

180. Koopman JS. Infection transmission science and models. Jpn J Infect Dis. 2005;58(6):S3-8.

181. Krieger N. Theories for social epidemiology in the 21st century: an ecosocial perspective. Int J Epidemiol. 2001;30(4):668-77.

182. Alebiosu CO, Ayodele OE. The global burden of chronic kidney disease and the way forward. Ethn Dis. 2005;15(3):418-23.

183. Bambra CL, Hillier FC, Moore HJ, Summerbell CD. Tackling inequalities in obesity: a protocol for a systematic review of the effectiveness of public health interventions at reducing socioeconomic inequalities in obesity amongst children. Syst Rev. 2012;1(1):16.

184. National Cancer Institute. How to anticipate change in tobacco control systems. In: Best A, Clark PI, Leischow SJ, Trochim WMK, editors. Greater than the sum: systems thinking in tobacco control. NIH Pub. No. 06-6085. Bethesda, MD: U.S. Department of Health and Human Services, National Cancer Institute; 2007. pp. 111-48.

185. Luke DA, Harris JK, Shelton S, Allen P, Carothers BJ, Mueller NB. Systems analysis of collaboration in 5 national tobacco control networks. Am J Public Health. 2010;100(7):1290-7.

186. Levy DT, Bauer JE, Lee H-R. Simulation modeling and tobacco control: creating more robust public health policies. Am J Public Health. 2006;96(3):494-8.

187. Berkman LF. Unintended consequences of social and economic policies for population health: towards a more intentional approach. Eur J Public Health. 2011;21(5):547-8.

188. El-Sayed AM, Scarborough P, Seemann L, Galea S. Social network analysis and agent-based modeling in social epidemiology. Epidemiol Perspect Innov. 2012;9(1):1.

189. Hammond RA, Dube L. A systems science perspective and transdisciplinary models for food and nutrition security. Proc Natl Acad Sci U S A. 2012;109(31):12356-63.

190. Levy DT, Mabry PL, Wang YC, Gortmaker S, Huang TT, Marsh T, et al. Simulation models of obesity: a review of the literature and implications for research and policy. Obes Rev. 2010.

191. Maglio PP, Mabry PL. Agent-based models and systems science approaches to public health. Am J Prev Med. 2011;40(3):392-4.

192. Bandura A. Self-efficacy mechanisms in human agency. Am Psychol. 1982;37:122-47.

193. Lorig K, Holman H. Arthritis self-management studies: a twelve-year review. Health Educ Q. 1993;20(1):17-28.

194. Wilson W, Pratt C. The impact of diabetes education and peer support upon weight and glycemic control of elderly persons with noninsulin dependent diabetes mellitus (NIDDM). Am J Public Health. 1987;77(5):634-5.

195. Clark NM, Rakowski W, Wheeler JR, Ostrander LD, Oden S, Keteyian S. Development of self-management education for elderly heart patients. Gerontologist. 1988;28(4):491-4.

196. Lorig K, Laurin J, Gines GE. Arthritis self-management: a five-year history of a patient education program. Nurs Clin North Am. 1984;19(4):637-45.

197. Clark NM, Janz NK, Becker MH, Schork MA, Wheeler J, Liang J, et al. Impact of self-management education on the functional health status of older adults with heart disease. Gerontologist. 1992;32(4):438-43.

198. Clark NM, Janz NK, Dodge JA, Sharpe PA. Self-regulation of health behavior: the "take PRIDE" program. Health Educ Q. 1992;19(3):341-54.

199. Abrams DB, Boutwell WB, Grizzle J, Heimendinger J, Sorensen G, Varnes J. Cancer control at the workplace: the Working Well Trial. Prev Med. 1994;23(1):15-27.

200. Painter JE, Borba CP, Hynes M, Mays D, Glanz K. The use of theory in health behavior research from 2000 to 2005: a systematic review. Ann Behav Med. 2008;35(3):358-62.

201. Prochaska JO, Redding CA, Evers KE. The transtheoretical model and stages of change. In: Glanz K, Lewis FM, Rimer BK, editors. Health behavior and health education: theory, research, and practice. 2nd ed. San Francisco, CA: Jossey-Bass; 1997. pp. 60-84.

202. Abdullah AS, Mak YW, Loke AY, Lam TH. Smoking cessation intervention in parents of young children: a randomised controlled trial. Addiction. 2005;100(11):1731-40.

203. Cabezas C, Advani M, Puente D, Rodriguez-Blanco T, Martin C. Effectiveness of a stepped primary care smoking cessation intervention: cluster randomized clinical trial (ISTAPS study). Addiction. 2011;106(9):1696-706.

204. Cole TK. Smoking cessation in the hospitalized patient using the transtheoretical model of behavior change. Heart Lung. 2001;30(2):148-58.

205. Lawrence T, Aveyard P, Evans O, Cheng KK. A cluster randomised controlled trial of smoking cessation in pregnant women comparing interventions based on the transtheoretical (stages of change) model to standard care. Tob Control. 2003;12(2):168-77.

206. King AC, Sallis JF, Dunn AL, Simons-Morton DG, Albright CA, Cohen S, et al. Overview of the Activity Counseling Trial (ACT) intervention for promoting physical activity in primary health care settings. Activity Counseling Trial Research Group. Med Sci Sports Exerc. 1998;30(7): 1086-96.

207. Kirk AF, Higgins LA, Hughes AR, Fisher BM, Mutrie N, Hillis S, et al. A randomized, controlled trial to study the effect of exercise consultation on the promotion of physical activity in people with Type 2 diabetes: a pilot study. Diabet Med. 2001;18(11):877-82.

208. Kirk AF, Mutrie N, Macintyre PD, Fisher MB. Promoting and maintaining physical activity in people with type 2 diabetes. Am J Prev Med. 2004;27(4):289-96.

209. Peterson KE, Sorensen G, Pearson M, Hebert JR, Gottlieb BR, McCormick MC. Design of an intervention addressing multiple levels of influence on dietary and activity patterns of low-income, postpartum women. Health Educ Res. 2002;17(5):531-40.

210. Plotnikoff RC, Lippke S, Johnson ST, Courneya KS. Physical activity and stages of change: a longitudinal test in types 1 and 2 diabetes samples. Ann Behav Med. 2010;40(2):138-49.

211. Taymoori P, Niknami S, Berry T, Lubans D, Ghofranipour F, Kazemnejad A. A school-based randomized controlled trial to improve physical activity among Iranian high school girls. Int J Behav Nutr Phys Act. 2008;5:18.

212. Yoo JS, Hwang AR, Lee HC, Kim CJ. Development and validation of a computerized exercise intervention program for patients with type 2 diabetes mellitus in Korea. Yonsei Med J. 2003;44(5):892-904.

213. Chang L, McAlister AL, Taylor WC, Chan W. Behavioral change for blood pressure control among urban and rural adults in Taiwan. Health Promot Int. 2003;18(3):219-28.

214. Johnson SS, Driskell MM, Johnson JL, Prochaska JM, Zwick W, Prochaska JO. Efficacy of a transtheoretical model-based expert system for antihypertensive adherence. Dis Manag. 2006;9(5):291-301.

215. Suppan J. Using the transtheoretical approach to facilitate change in the heart failure population. Congest Heart Fail. 2001;7(3):151-5.

216. Burke JG, Denison JA, Gielen AC, McDonnell KA, O'Campo P. Ending intimate partner violence: an application of the transtheoretical model. Am J Health Behav. 2004;28(2):122-33.

217. Armitage CJ. Is there utility in the transtheoretical model? Br J Health Psychol. 2009;14(Pt 2): 195-210.

218. Callaghan RC, Taylor L. Mismatch in the transtheoretical model? Am J Addict. 2006;15(5):403.

219. De Vet E, De Nooijer J, De Vries NK, Brug J. Do the transtheoretical processes of change

predict transitions in stages of change for fruit intake? Health Educ Behav. 2008;35(5):603-18.

220. Nigg CR, Geller KS, Motl RW, Horwath CC, Wertin KK, Dishman RK. A research agenda to examine the efficacy and relevance of the transtheoretical model for physical activity behavior. Psychol Sport Exerc. 2011;12(1):7-12.

221. Prochaska JO. Moving beyond the transtheoretical model. Addiction. 2006;101(6):768-74; author reply 74-8.

222. West R. Time for a change: putting the transtheoretical (stages of change) model to rest. Addiction. 2005;100(8):1036-9.

223. Carlson LE, Taenzer P, Koopmans J, Casebeer A. Predictive value of aspects of the transtheoretical model on smoking cessation in a community-based, large-group cognitive behavioral program. Addict Behav. 2003;28(4):725-40.

224. Diclemente CC. A premature obituary for the transtheoretical model: a response to West (2005). Addiction. 2005;100(8):1046-8; author reply 8-50.

225. Sorensen G, Barbeau E, Stoddard AM, Hunt MK, Kaphingst K, Wallace L. Promoting behavior change among working-class, multiethnic workers: results of the healthy directions—small business study. Am J Public Health. 2005;95(8):1389-95.

226. Sorensen G, Emmons K, Hunt MK, Barbeau E, Goldman R, Peterson K, et al. Model for incorporating social context in health behavior interventions: applications for cancer prevention for working-class, multiethnic populations. Prev Med. 2003;37(3):188-97.

227. Sorensen G, Stoddard A, Quintiliani L, Ebbeling C, Nagler E, Yang M, et al. Tobacco use cessation and weight management among motor freight workers: results of the gear up for health study. Cancer Causes Control. 2010;21(12):2113-22.

228. Nagler EM, Pednekar MS, Viswanath K, Sinha DN, Aghi MB, Pischke CR, et al. Designing in the social context: using the social contextual model of health behavior change to develop a tobacco control intervention for teachers in India. Health Educ Res. 2013;28(1):113-29.

229. Bloom JR, Kessler L. Risk and timing of counseling and support interventions for younger women with breast cancer. Journal of the National Cancer Institute Monographs. 1994(16):199-206.

230. Friedman M, Rosenman RH. Association of a specific overt behavior pattern with increase in blood cholesterol, blood clotting time, incidence of arcus senilis, and clinical coronary arterery disease. JAMA. 1959;112:653-65.

231. Nunes EV, Frank KA, Kornfeld DS. Psychological treatment for type-A behavior pattern: a meta-analysis of the literature. Psychosom Med. 1987;48:159-73.

232. Powell LH, Thoresen CE. Effects of type A behavioral counseling and severity of prior acute myocardial infarction on survival. Am J Cardiol. 1988;62(17):1159-63.

233. Smith TW, Anderson NB. Models of personality and disease: an interactional approach to Type A behavior and cardiovascular risk. J Pers Soc Psychol. 1986;50:1166-73.

234. Thoresen CE, Powell LH. Type A behavior pattern: new perspectives on theory, assessment, and intervention. J Consult Clin Psychol. 1992;60(4):595-604.

235. Cain EN, Kohorn EI, Quinlan DM, Latimer K, Schwartz PE. Psychosocial benefits of a cancer support group. Cancer. 1986;57:183-9.

236. Benfari RC. The Multiple Risk Factor Intervention Trial (MRFIT): III. The model for intervention. Prev Med. 1981;10:426-42.

237. Rose G. Sick individuals and sick populations. Int J Epidemiol. 1985;14(1):32-8.

238. McMichael AJ. Coronary heart disease: interplay between changing concepts of aetiology, risk distribution, and social strategies for prevention. Community Health Stud. 1989;13(1):5-13.

239. Levin JS, Glass TA, Kushi LH, Schuck JR, Steele L, Jonas WB. Quantitative methods in research on complementary and alternative medicine. A methodological manifesto. NIH Office of Alternative Medicine. Med Care. 1997;35(11):1079-94.

240. Mittelman MS. Psychosocial intervention research: challenges, strategies and measurement issues. Aging Ment Health. 2008;12(1):1-4.

241. Berkman LF, Ertel KA, Glymour MM. Aging and social intervention: life course perspectives. In: Robert H. Binstock and Linda K. George, editors. Handbook of aging and the social sciences. 7th ed. San Diego, CA: Elsevier Academic Press; 2011. pp. 337-51.

242. Olds DL, Sadler L, Kitzman H. Programs for parents of infants and toddlers: recent evidence from randomized trials. J Child Psychol Psychiatry. 2007;48(3-4):355-91.

243. Seguin M, Lesage A, Turecki G, Bouchard M, Chawky N, Tremblay N, et al. Life trajectories and burden of adversity: mapping the developmental profiles of suicide mortality. Psychol Med. 2007;37(11):1575-83.

244. Ben-Shlomo Y, Kuh D. A life course approach to chronic disease epidemiology: conceptual models, empirical challenges and interdisciplinary perspectives. Int J Epidemiol. 2002;31(2):285-93.

245. Hertzman C, Boyce T. How experience gets under the skin to create gradients in developmental health. Annu Rev Public Health. 2010;31:329-47, 3p following 47.

246. Hertzman C, Power C. Health and human development: understandings from life-course research. Dev Neuropsychol. 2003;24(2-3):719-44.

247. Power C, Hertzman C. Social and biological pathways linking early life and adult disease. Br Med Bull. 1997;53(1):210-21.

248. Hallqvist J, Lynch J, Bartley M, Lang T, Blane D. Can we disentangle life course processes of accumulation, critical period and social mobility? An analysis of disadvantaged socio-economic positions and myocardial infarction in the Stockholm Heart Epidemiology Program. Soc Sci Med. 2004;58(8):1555-62.

249. Freedland KE, Miller GE, Sheps DS. The Great Debate, revisited. Psychosom Med. 2006;68(2):179-84.

250. Lundberg GD. Resolved: psychosocial interventions can improve clinical outcomes in organic disease—discussant comments. Psychosom Med. 2002;64(4):568-70.

251. Markovitz JH. Resolved: psychosocial interventions can improve clinical outcomes in organic disease—moderator introduction. Psychosom Med. 2002;64(4):549-51.

252. Relman AS, Angell M. Resolved: psychosocial interventions can improve clinical outcomes in organic disease (con). Psychosom Med. 2002;64(4):558-63.

253. Williams RB, Schneiderman N. Resolved: psychosocial interventions can improve clinical outcomes in organic disease (pro). Psychosom Med. 2002;64(4):552-7.

254. Oakes JM. Invited commentary: paths and pathologies of social epidemiology. Am J Epidemiol. 2013;178(6):850-1.

255. Taylor SE, Falke RL, Mazel RM, Hilsberg BL. Sources of satisfaction and dissatisfaction among members of cancer support groups. In: Gottlieb BH, editor. Marshaling social support: formats, processes, and effects. Newbury Park, CA: Sage Publications; 1988. pp. 187-208.

256. Prochaska JO, DiClemente CC, Velicer WF, Rossi JS. Standardized, individualized, interactive, and personalized self-help programs for smoking cessation. Health Psychol. 1993;12(5):399-405.

257. Mulder CL, Emmelkamp PM, Antoni MH, Mulder JW, Sandfort TG, de Vries MJ. Cognitive-behavioral and experiential group psychotherapy for HIV-infected homosexual

men: a comparative study. Psychosom Med. 1994;56(5):423-31.

258. Amori G, Lenox RH. Do volunteer subjects bias clinical trials? J Clin Psychopharmacol. 1989;9(5):321-7.

259. Edlund MJ, Craig TJ, Richardson MA. Informed consent as a form of volunteer bias. Am J Psychiatry. 1985;142(5):624-7.

260. Gustavsson JP, Asberg M, Schalling D. The healthy control subject in psychiatric research: impulsiveness and volunteer bias. Acta Psychiatr Scand. 1997;96(5):325-8.

261. Holden G, Rosenberg G, Barker K, Tuhrim S, Brenner B. The recruitment of research participants: a review. Soc Work Health Care. 1993;19(2):1-44.

262. Leventhal T, Brooks-Gunn J. Moving to opportunity: an experimental study of neighborhood effects on mental health. Am J Public Health. 2003;93(9):1576-82.

263. Martinson BC, Crain AL, Sherwood NE, Hayes MG, Pronk NP, O'Connor PJ. Population reach and recruitment bias in a maintenance RCT in physically active older adults. J Phys Act Health. 2010;7(1):127-35.

264. Montgomery RJV, Borgatta EF. Family Support Project: final report to the Administration on Aging. Seattle: University of Washington, Institute on Aging/Long-Term Care Center; 1985.

265. Schneiderman N, Saab PG, Catellier DJ, Powell LH, DeBusk RF, Williams RB, et al. Psychosocial treatment within sex by ethnicity subgroups in the Enhancing Recovery in Coronary Heart Disease clinical trial. Psychosom Med. US: Lippincott Williams & Wilkins; 2004. pp. 475-83.

266. Glass TA, Berkman LF. The families in recovery from stroke trial (FIRST): a psychosocial intervention in stroke. Psychosom Med. 2000;62(1):1492.

267. Gibaldi M, Sullivan S. Intention-to-treat analysis in randomized trials: who gets counted? J Clin Pharmacol. 1997;37(8):667-72.

268. Hogan JW, Laird NM. Intention-to-treat analyses for incomplete repeated measures data. Biometrics. 1996;52(3):1002-17.

269. Newell DJ. Intention-to-treat analysis: implications for quantitative and qualitative research [see comments]. Int J Epidemiol. 1992;21(5):837-41.

270. Mohide EA, Pringle DM, Streiner DL, Gilbert JR, Muir G, Tew M. A randomized trial of family caregiver support in the home management of dementia. J Am Geriatr Soc. 1990;38(4):446-54.

271. The Multiple Risk Factor Intervention Trial Group. Multiple Risk Factor Intervention Trial: risk factor changes and mortality results. JAMA. 1982;248:1465-77.

272. Macintyre S. Good intentions and received wisdom are not good enough: the need for controlled trials in public health. J Epidemiol Community Health. 2011;65(7):564-7.

273. Ackermann RT, Holmes AM, Saha C. Designing a natural experiment to evaluate a national health care-community partnership to prevent type 2 diabetes. Prev Chronic Dis. 2013;10:E12.

274. Cerda M, Morenoff JD, Hansen BB, Tessari Hicks KJ, Duque LF, Restrepo A, et al. Reducing violence by transforming neighborhoods: a natural experiment in Medellin, Colombia. Am J Epidemiol. 2012;175(10):1045-53.

275. Diez Roux AV. Next steps in understanding the multilevel determinants of health. J Epidemiol Community Health. 2008;62(11):957-9.

276. Galea S, Link BG. Six paths for the future of social epidemiology. Am J Epidemiol. 2013;178(6): 843-9.

277. Humphreys DK, Eisner MP. Do flexible alcohol trading hours reduce violence? A theory-based natural experiment in alcohol policy. Soc Sci Med. 2013.

278. Kaufman JS, Kaufman S, Poole C. Causal inference from randomized trials in social

epidemiology. Soc Sci Med. 2003;57(12):2397-409.

279. Pinkston EM, Linsk NL, Young RN. Home-based behavioral family treatment of the impaired elderly. Behav Ther. 1988;19(3):331-44.

280. McCormick J, Skrabanek P. Coronary heart disease is not preventable by population interventions. Lancet. 1988;2(8615):839-41.

281. Galea S. An argument for a consequentialist epidemiology. Am J Epidemiol. 2013;178(8): 1185-91.

282. Anonymous. Population health looking upstream. Lancet. 1994;343(8895):429-30.

283. Kaplan GA. Where do shared pathways lead? Some reflections on a research agenda. Psychosom Med. 1995;57(3):208-12.

284. McKinlay JB. The new public health approach to improving physical activity and autonomy in older populations. In: Heikkinen E, Kuusinen J, Ruoppila I, editors. Preparation for aging. New York: Plenum Press; 1995. pp. 87-103.

285. Rose GA. The strategy of preventative medicine. Oxford: Oxford University Press; 1992.

286. Frieden TR. A framework for public health action: the health impact pyramid. Am J Public Health. 2010;100(4):590-5.

287. Terris M. Epidemiology as a guide to health policy. Annu Rev Public Health. 1980;1:323-44.

288. Craig P, Cooper C, Gunnell D, Haw S, Lawson K, Macintyre S, et al. Using natural experiments to evaluate population health interventions: new Medical Research Council guidance. J Epidemiol Community Health. 2012;66(12):1182-6.

289. DiClemente RJ, Wingood GM. A randomized controlled trial of an HIV sexual risk-reduction intervention for young African-American women. JAMA. 1995;274(16):1271-6.

290. Kelly JA, St. Lawrence JS, Diaz YE, Stevenson LY, Hauth AC, Brasfield TL, et al. HIV risk behavior reduction following intervention with key opinion leaders of population: an experimental analysis. Am J Public Health. 1991;81(2):168-71.

291. Havas S, Heimendinger J, Damron D, Nicklas TA, Cowan A, Beresford SA, et al. 5 a Day for better health—nine community research projects to increase fruit and vegetable consumption. Public Health Rep. 1995;110(1):68-79.

292. Kristal AR, Patterson RE, Glanz K, Heimendinger J, Hebert JR, Feng Z, et al. Psychosocial correlates of healthful diets: baseline results from the Working Well Study. Prev Med. 1995;24(3):221-8.

293. Minkler M. Building supportive ties and sense of community among the inner-city elderly: the Tenderloin Senior Outreach Project. Health Educ Q. 1985;12(4):303-14.

294. Arnaud N, Broning S, Drechsel M, Thomasius R, Baldus C. Web-based screening and brief intervention for poly-drug use among teenagers: study protocol of a multicentre two-arm randomized controlled trial. BMC Public Health. 2012;12:826.

295. Campbell AN, Miele GM, Nunes EV, McCrimmon S, Ghitza UE. Web-based, psychosocial treatment for substance use disorders in community treatment settings. Psychol Serv. 2012;9(2):212-4.

296. Schulz DN, Kremers SP, de Vries H. Are the stages of change relevant for the development and implementation of a web-based tailored alcohol intervention? A cross-sectional study. BMC Public Health. 2012;12:360.

297. Strecher VJ, McClure JB, Alexander GL, Chakraborty B, Nair VN, Konkel JM, et al. Web-based smoking-cessation programs: results of a randomized trial. Am J Prev Med. 2008;34(5):373-81.

298. Dunton GF, Robertson TP. A tailored Internet-plus-email intervention for increasing physical activity among ethnically-diverse women. Prev Med. 2008;47(6):605-11.

299. Knowlden A, Sharma M. A feasibility and efficacy randomized controlled trial of an online preventative program for childhood obesity: protocol for the EMPOWER Intervention. JMIR Res Protoc. 2012;1(1):e5.

300. Kuijpers W, Groen WG, Aaronson NK, van Harten WH. A systematic review of web-based interventions for patient empowerment and physical activity in chronic diseases: relevance for cancer survivors. J Med Internet Res. 2013;15(2):e37.

301. Bond GE, Burr R, Wolf FM, Price M, McCurry SM, Teri L. The effects of a web-based intervention on the physical outcomes associated with diabetes among adults age 60 and older: a randomized trial. Diabetes Technol Ther. 2007;9(1):52-9.

302. Davis S, Abidi SS, Cox J. Personalized cardiovascular risk management linking SCORE and behaviour change to Web-based education. Stud Health Technol Inform. 2006;124:235-40.

303. Zheng K, Newman MW, Veinot TC, Hanratty M, Kim H, Meadowbrooke C, et al. Using online peer-mentoring to empower young adults with end-stage renal disease: a feasibility study. AMIA Annu Symp Proc. 2010;2010:942-6.

304. Lieberman MA, Golant M, Giese-Davis J, Winzlenberg A, Benjamin H, Humphreys K, et al. Electronic support groups for breast carcinoma: a clinical trial of effectiveness. Cancer. 2003;97(4):920-5.

305. Coulehan MB, Rossie KM, Ross AJ. Developing a novel Internet-based psychoeducational intervention for dementia caregivers. AMIA Annu Symp Proc. 2008:915.

306. Wu YH, Faucounau V, de Rotrou J, Riguet M, Rigaud AS. [Information and communication technology interventions supporting carers of people with Alzheimer's disease: a literature review]. Psychol Neuropsychiatr Vieil. 2009;7(3):185-92.

307. Centola D. An experimental study of homophily in the adoption of health behavior. Science. 2011; 334(6060):1269-72.

308. Centola D. The spread of behavior in an online social network experiment. Science. 2010;329(5996):1194-7.

309. Kuhn TS. The structure of scientific revolutions. 1st ed. Chicago, IL: University of Chicago Press; 1962.

CHAPTER 12

사회 역학 내 연구와 전환을 위한 도구로서의 정책

M. 마리아 글라이머   번역 정혜주·문다슬 감수 김남희

서론

의료정책은 건강정책의 작은 구성요소일 뿐이다. 정부의 법률과 규제는 사회 역학이 다루는 거의 모든 노출에 영향을 미친다.[1] 그래서 정책은 건강의 사회적 결정요인에 대한 근거를 실제로 인구집단의 건강 증진을 위해 전환(translation)하기[2] 위한 주요 수단이 된다. 정책 평가는 정책이 목표대로 실제 적용되었는지 뿐 아니라, 정책으로 형성된 사회적 요인(기본 연구목표)의 건강결과에 대한 인과적 질문도 포함한다. 정책전환 목표는 "4세 유아들의 유치원에 대한 접근성을 증가시키는 헤드스타트 프로그램은 해당 어린이들의 장기적인 건강 성과를 향상 시키는가?"와 같은 질문에 대한 답이다. 이 두 가지 목표는 구분할 필요가 있다. 왜냐하면 헤드스타트 프로그램 외에도 4세 아동의 유치원 접근성을 높이는 다른 유형의 정책들이 있을 수 있기 때문이다. 따라서 연구 질문은 보다 일반적이며

---

[1] 정부는 '정책'과 많은 다른 조직에 대한 제도적 법칙을 정하는 유일한 기관이 아니다. 고용주, 제조회사, 소매 조직, 학교, 교회 등도 깊은 영향을 미칠 수 있다. 사회 역학에서 훨씬 적은 연구적 관심을 받아왔지만, 그러한 제도적 정책들 또한 연구와 전환에 비슷하게 관련된다.

[2] 근거를 기초과학 연구로부터 인구집단 건강 개선으로 이동시키는 것을 광범위하게 표현하기 위하여 '전환'이라는 개념을 사용한다.

그림 12.1_ 건강의 사회적 결정요인과 사회적으로 양식화된 위험 요소들에 영향을 미치는 정책 메커니즘. 일부 사회정책은 교육이나 소득과 같은 '건강의 근본적인 사회적 결정요인'에 직접적인 영향을 미치지만, 많은 사회 정책들은 건강 위험 요인의 불평등을 대상으로 함. 안전한 동네의 건강에 좋은 주택을 보장하는 것과 같이, 건강 위험 요인의 사회적 불평등을 제거하는 정책도 건강의 사회적 불평등을 줄일 수 있음.

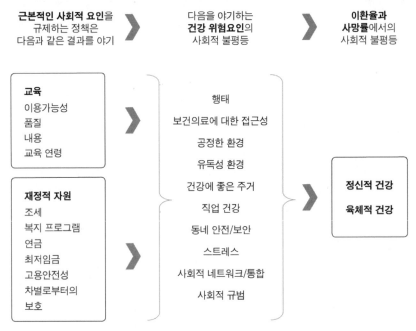

* 공정한 환경은 환경법, 규제 및 정책의 개발, 이행 및 집행과 관련해 인종, 피부색, 국적, 소득에 관계없이 모든 사람이 공정한 대우를 받고 의미 있는 관여를 하는 것을 의미한다.

헤드스타트를 넘어서는 새로운 정책과 프로그램 개발을 유도할 수 있다.

　개인적인 삶의 결에 사회정책이 미치는 영향은 그 범위가 놀라울 정도이다. 법적 기준에 따라 공교육의 기간과 학급 구성, 질병이나 실직 시 빈곤 위험, 결혼 여부, 시기, 대상, 가족계획과 자녀 수, 종교적 관습이 사회정책에 영향을 받는다. 또한 정책은, 유해한 환경 조건, 건강행동, 또는 의료 서비스 등, 사회경제적·심리사회적 환경을 건강에 연계시키는 주요 경로나 방식에 영향을 미친다. 법률 및 규제적 결정을 포함한 사회정책은 광범위하고 강력한 영향을 가지고 있기 때문에 인구집단의 건강을 증진하고 건강의 사회적 불평등을 줄이기 위한 잠재적 개입의 주요 목표가 되어야 한다.

건강의 사회적 결정요인 모델은 건강을 일차적인 목표로 하지 않는 고용, 교통, 주택 규제와 같은 정책들이 건강에 의도치 않은 큰 결과를 초래할 수 있음을 의미한다. 안타깝게도, 사회경제적 조건을 형성하는 대부분의 주요 공공정책이 가지는 장기적인 건강 영향에 관한 지식에 중요한 격차가 존재한다. 또한, 사회 역학자들은 종종 정책 평가를 건강의 사회적 결정요인을 이해하는 중심적인 과제로 여기기보다는 사회 역학의 일차적인 연구와 별로 관계가 없는 것으로 간주했다.

정책 변동이 인과관계를 밝히는 데 중요한 이유

정책 연구의 목표와 관련해서, 정책 변동은 자주 잠재적 위험 요인이 건강에 인과적 영향을 미치는지 평가하고, 건강의 사회적 결정요인이 어떻게 작동하는지 밝히는 '자연실험'을 만들어 낸다. 정책평가를 통해 우리에게 개입의 인과적 효과뿐만 아니라 보다 일반적인 인과적 가정을 검정하여 이론적 개발을 이끌어 내기도 한다. 이 책을 관통하는 주제는 사회자원의 인과적 영향을 파악하는 것의 어려움이다. 최근 관찰연구와 무작위 실험 또는 준실험연구에서 도출된 결과 간의 불일치 사례를 보면, 건강에 혜택을 주는 사회정책을 설계하는 데에 관찰 증거(observational evidence)는 사실 신뢰할 수 없는 토대라는 점을 시사한다(1~5). 이 장에서 우리는 교란(confounding) 또는 역인과관계에 덜 취약하다고 생각되는 실험, 준실험, 또는 자연실험 자료원 등에 기반해 설계된 연구를 강조한다. 관찰 근거는 여러 이유에서 실험 근거와 다를 수 있다. 그러나 이러한 이유 모두가 관찰연구설계의 결함을 반영하는 것은 아니다. 다만 관찰 근거와 실험 근거 간의 불일치는 건강에 영향을 미치는 복잡한 사회적 메커니즘을 이해하기 위해 관찰 근거만을 전적으로 받아들이는 것의 위험성을 분명히 말해주고 있다.

사회적 개입이 위험이 전혀 없는 것은 아니며, 좋은 의도의 사회 정책이라고 하더라도 특정 상황에서는 수혜 대상자들에게 해를 끼칠 수 있다. 심지어 해는 없지만 효과도 거의 없는 사회적 개입이라도, 그 사회적 개입에 사용된 비용을 다른 곳에 더 잘 활용할 수 있었던, 기회비용이 있게 마련이다. 우리는 인과성에 대한 더욱 강력한 증거와 사회적 조건의 구체적이고 수정 가능한 측면이 건강에 어떻게 영향을 미치는지에 대한 보다 정확한 이론적 이해가 필요하다. 우리는 근거 기반 공중보건 과정을 세 단계로 개념화 한다. 이는 먼저 질병의 원인을 이론적으로 이해하는 것에서 시작해, 특정 원인의 인구집단 건강의 중요성을 평가하고, 마지막 단계에서는 불건강의 원인을 제거(하거나 또는 그 반대로 건강을 증진하는 환경을 조성)하기 위한 특정 개입의 타당성과 효과성을 평가한다(그림 12.2). 개입을 통해 알게 된 인과성을 통해 그 현상에 대한 이론적 이해가 변화될 수 있기 때문에 이 모델은 반복적이다. 이 틀 안에서 사회정책 평가는 질병 원인의 파악(1단계)과 건강의 주요 결정요인에 개입하기 위한 도구(3단계)로서 중요한 역할을 수행한다. 이는 단순히 위험을 파악하기보다는 인구집단 건강에 영향을 미칠 수 있는 실질적 기회를 제공한다.

빠르게 변하고 있기는 하지만, 기존 사회정책의 장기적인 효과에 대한 연구는 역학자의 참여가 거의 없이 경제학 또는 공공정책 분야에서 주로 이루어졌다. 정책연구에서 종종 건강은 소홀히 측정(평가)되었고, 서로 다른 건강결과에 대한 이질적 효과(heterogeneous effects)를 간과했으며, 가설과 해석 모두 질병의 사회적 혹은 생리적 경로에 대한 이해를 바탕으로 심도 있게 연결하지 못했다. 우리는 이 장이 역학자에게 사회정책이 건강에 미치는 효과를 역학적 연구의 핵심 영역으로 간주하는 자극제가 되기를 기대한다. 또한, 건강 연구에 한정되었던 초점에서 벗어나, 관련 정책과 연결된 여러 학제 간 연구협력 증가를 이끌어낼 수 있기를 바란다.

상류 대 하류 전략의 인구집단 건강 혜택 비교

'상류' 사회 요인은 '하류' 사건과 노출의 연속적인 장면들을 통해 건강에 영향을 미친다. 교육과 소득과 같은 상류 결정요인은 주로 건강의 '근본적' 원인으로 불린다. 교육과 소득이 매우 다양한 상황에서 넓은 범위의 건강결과를 향상시킬 수 있도록 효율적으로 활용될 수 있는 유연한 자원이기 때문이다(2장 참고). 경험적 근거를 통해 건강과 SES사이에는 강화되는 환류 과정이 있음이 밝혀지고 있으므로 건강의 결정요인을 상류(근본적)와 하류(근위적) 결정요인으로의 이분화하는 것은 지나친 단순화이다. 그러나 이와 같은 단순화는 – 이러한 자원의 사용 여부 및 방법은 개인의 결정으로 남겨두고 – 매우 광범위하게 사회적 자원에 영향을 미치는 정책과 특정한 건강-증진 자원을 전달하고자 하는 정책을 구분하는 데에 유용하다.

예를 들어, 많은 정책들이 교육 및 소득에 대한 접근을 제공하기도 하고 제한하기도 한다. 개인들은 다시 보다 근위적인 건강 위험 요인을 피하거나, 건강에 이로운 주거나 의료 서비스와 같은 보다 근위적인 건강 증진 자원에 대한 접근성을 얻기 위해 그들의 교육이나 소득을 효율적으로 활용한다. 한편, 다른 많은 사회정책은 SES를 목표로 하기보다는 이들 하류 메커니즘에 직접적인 영향을 미친다. 그림 12.1에서, 우리는 왼쪽의 '근본적인' 원인에 영향을 주는 정책에서부터 사회적으로 패턴화된 건강 위험 요인을 매개하는 정책까지, 그리고 마침내 건강을 정점으로 하는 이러한 흐름을 제시한다.

그림 12.1을 고려했을 때, 우리는 건강의 사회경제적 불평등을 해소하려는 두 가지 전략을 대조할 수 있다. 하나는 교육과 빈곤과 같은 가장 좌측에 있는 변수에 영향을 미치는 정책이고, 다른 하나는 작업장 안전과 같이 우측에 있는 변수에 영향을 미치는 정책이다. 두 접근방법 중 어느 것을 사용하더라도 공중보건을 상당한 수준으로 개선할 수 있다. 두 가지 접근법은 모두 건강의 사회적 불평등을 해소하기 위한 전략 중 우선으로 삼아야 한다.

예를 들어 이러한 정책들이 인구 건강에 가지는 효과에 있어 '상류' 정책에 비해 '하류' 정책이 일반적으로 선호되는 이유가 있는가? 상류 개입은 사회적 자원의 분포를 바꾼다는 이점이 있다. 근본적 원인론(fundamental cause theory)은 사회적 불이익은 히드라의 머리와 같아서 근본적 원인과 건강 사이의 어떤 하나의 메커니즘을 차단하는 것은 그저 다른 경로로 대체될 뿐이므로 무의미하기 때문에 상류에서 자원의 분배에 관해 운용되는 정책이 큰 효과를 가질 수 있음을 시

그림 12.2_ 근거-기반 공중보건의 개발 단계

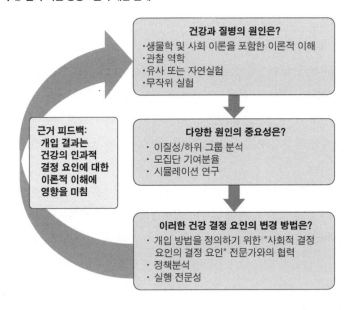

사한다. 더 나아가, 건강의 사회적 결정요인의 하류 결과를 중단시키려는 노력은 원치 않는 장기적 영향을 초래할 가능성이 더 크다. 왜냐하면 이 방법은 인센티브를 왜곡시키거나, 자원을 한 영역에서 다른 영역으로 부적절하게 빼돌릴 수 있기 때문이다. 예를 들어, 출산 휴가 정책은 종종 고용주가 휴가 비용을 부담하도록 구조화된다. 이런 정책은 고용주가 가임기 여성을 차별할 재정적 동기를 자아낸다. 이에 대응하기 위해 젠더 차별을 규제할 수 있지만 그러한 법은 집행하기어려울 수 있다. 따라서 재정적 인센티브가 젠더 평등에 대한 준수에 맞추어 조정되도록 정책을 설계하는 것이 바람직할 수 있다. 고용주가 제공한 건강보험 조세보조금은 고가의 의료 서비스 남용을 초래할 수 있다. 그 진료가 꼭 필요한 경우가 아닌데도 그 보조금 혜택 때문에 그 진료를 받는 경우가 생길 수 있다. 이 모든 주장은 하류 규제가 가질 수 있는 위험에 대한 것이며 상류 개입을 지지한다. 더욱이, '상류' 불평등을 해소하는 것은 건강 문제보다 더 오래 바라왔던 높은 수준의 사회적 이익을 얻을 수 있다. 우리가 살고 싶어 하는 사회는 교육 수준이 더 높고 덜 빈곤한 사회이고, 그 사회의 건강 문제(health implications)는 그 다음 순

위일 수 있다.

상류 개입의 이론적 이점에도 불구하고, 소득과 같은 상류 자원을 재분배하는 것보다 매개 경로를 차단하는 것이 정치적으로 더 용이할 수 있다. 더욱이, 원위적(distal)인 사회적 결정요인보다 더욱 근위적 메커니즘을 목표로 하는 정책들은 (정확히 과거에 그러한 정책을 변화시킴으로써 그 변화의 결과로부터 우리가 배울 수 있었기 때문에) 그러한 정책이 건강에 미치는 영향을 지지하는 다소 강력한 근거를 가지는 경우가 많다. 또한, 소득과 같은 상류 인자를 목적으로 하는 정책에 의해 전달되는 '유연한 자원'은 건강에 무관하거나 유해한 활동에도 사용될 수 있다. 마지막으로 [이러한 불평등의 규모가 시간과 장소에 따라 엄청나게 변화한다는 것을 보여주는 실증적 증거에 의해 이 '불가피성'에 의문이 제기되긴 하지만(6~8)] 어느 정도의 사회경제적 불평등은 거의 불가피할 수 있다.

국가 간 비교를 통해 교육 수준이나 소득의 불평등 감소와 같은 상류 전략과 그러한 불평등의 건강결과를 감소시키는 것을 목적으로 하는 하류 전략의 잠재적 건강 영향에 대한 일부 근거를 찾아볼 수 있다. 고령인구의 평균적 교육 수준은 유럽보다 미국에서 더 높지만, 높은 학력과 낮은 학력을 가진 개인들 사이의 건강 수준의 차이는 유럽보다 미국에서 더 크다. 따라서 미국은 평균 교육 수준은 개선하지만, 학력의 차이로 생기는 건강 수준의 차이를 받아들이는 상류 전략을 추구하고, 유럽 국가들은 교육 수준의 차이로 인한 개인들의 건강 수준의 격차를 줄이는 하류 전략을 추구한다고 대략적으로 개념화할 수 있다(3).[3] 실제로 미국의 건강 불평등 수준이 유럽보다 훨씬 더 심각하다. 그런데 만약 미국이 유럽국가와 같은 수준의 교육 분포를 가졌을 경우를 가정하고 수행한, 두 나라의 기대여명을 비교한 연구가 최근에 있었다(4).[4] 그 결과, 예를 들어, 1990년대 미국 여성 사망률은 프랑스에 비해 419명(당해 인구 10만 명당)이 더 많았다. 두 국가

---

3) 이는 당연히 실제적인 정책의 의도와 완벽히 조응하는 것은 아니다. 많은 미국의 정책들이 높고 낮은 사회경제적 지위를 가진 사람 간의 불평등을 감소하려 했다면 많은 유럽의 정책은 평균적인 학력을 증가시키려 했다.
4) 이러한 생각은 또한 인과성의 문제를 제쳐두고 단순하게, 우리가 이러한 정책의 틀이 완전히 인과적이라 가정한다면, 유럽의 교육 분포를 변화시키는 것 대 미국의 교육 수준 집단 간의 불평등을 변화시키는 것을 통해 어느 만큼이 그럴 듯하게 성취될 수 있을까라고 말하는 것이다.

모두에서 교육과 사망률은 역상관관계에 있지만, 프랑스 여성에 비해 미국 여성이 훨씬 더 높은 평균 교육 수준을 가졌다. (다시, 교육이 인과적이라고 가정할 경우) 만약에 미국 여성이 프랑스 여성과 같은 교육 수준을 가졌다면, 미국의 사망률 불이익(Mortality Disadvantage)이 192/100,000만큼 악화되어, 미국과 프랑스 사이의 사망률 격차가 45% 만큼 증가할 것으로 예상된다. 혹은, 미국이 기존의 교육 분포를 가지고 있지만, 교육 수준 사이의 불평등이 프랑스와 비슷한 수준이라고도 가정할 수 있다, 이러한 상황에서, 미국의 사망률 불이익은 183/100,00만큼 감소하고, 프랑스와의 사망률 격차는 44% 감소할 것이다(9).

만약 교육과 건강의 관계가 인과적이라면, 미국은 교육에 대한 투자를 통해 미국의 기대여명을 유럽에 비해 크게 증가시켰으나, 미국의 고학력 여성과 저학력 여성 사이의 높은 건강 불평등 때문에 기대여명 증가 혜택이 상쇄되었음을 시사한다. 이러한 결과는 상류 전략과 하류 전략—교육 수준의 향상 혹은 교육 수준 간 건강 불평등의 감소—중 어느 하나를 채택해도 비슷한 인구집단 건강 혜택을 가져올 수 있을 것이라고 시사한다. 우리는 이 결과를 일반화할 수 있을지 확신은 없지만, 건강의 사회적 불평등은 소위 근본적 원인을 공략하거나, 혹은 그 대신에 그 매개원인을 공략함으로써 사회적 불평등을 잠재적으로 해결할 수 있다는 것을 깨닫는 것이 중요하다.

사회경제적 자원에 영향을 미치는 상류 정책에 대한 근거

이전 장에서는 교육과 소득, 그리고 그 이외의 '근본적' 원인이 건강에 미치는 영향에 대한 근거를 검토했다. SES가 건강에 미치는 영향에 대한 이 연구는 대부분 의무교육제도의 변경과 같은 정책 기반 연구에서 도출되었다. 그 연구 내용을 검토하기보다는, 정책을 활용해 SES의 영향을 추정하는 대신 정책의 효과에 더 중점을 둔 몇몇 연구에 대해 언급하고, SES를 규제하는 정책 유형의 차이점을 강조하도록 하겠다. 물론, 교육과 소득은 수많은 정책에 의해 직접적인 영향을 받지만, 특정 정책이 개인에게 미치는 영향은 종종 미미하다. 정책의 공중보건적 중요성을 고려할 때, 정책이 개인에게 미치는 영향은 매우 적더라도 인구 전체에 미치는 영향이 매우 클 수 있다. 모든 사람에게 전달되는 소소한 혜택이 몇몇 소수 사람에게 주어지는 커다란 혜택보다 더 광범위한 인구집단 영향력을 가질 수 있다.

교육과 관련된 사회정책은 교육적 성취와 교육의 질 모두에 영향을 미친다. 비록 역사적으로는 선별적으로 시행되었지만, 학교의 입학 연령 및 법적 중퇴 혹은 근로 연령을 규제하는 정책과 의무교육제도는 최종 교육년수(최종학력과 비슷한 개념의)를 약간 증가시키는 것으로 나타났다. 더욱이, 의무교육제도는 20세기에 미국을 비롯해 국제적으로 표준화된 방식으로 기록되고 변화했기 때문에 건강에 대한 교육의 영향을 조사하는 여러 연구의 기초로 사용되어 왔다(2장 참조). 더욱이 저소득 및 중진국에서 의무교육제도 변화의 장기적 건강 영향을 조사하는 것은 이 연구 분야에서 특히나 중요한 다음 단계이다. 왜냐하면, 교육의 효과는 평균 교육 수준이 낮은 지역사회에서 다르게 나타날 수 있기 때문입니다. 다른 많은 정책도 의무교육제도와 비슷하거나 더 많이 교육에 영향을 미칠 수 있지만, 건강 연구에서 거의 주목을 받지 못했다. 이러한 정책으로는 초등, 중등, 및 고등 교육을 위한 재정을 규제하는 정책, 공립학교 외의 교육을 위한 보조금, 커리큘럼 표준, 인종차별에 관한 재판부의 결정(10), 유치원 접근성 및 기타 유아 교육 경험, 검정고시(general educational development, GED) 증명이나 직원 교육 계획과 같은 성인 교육 계획 등이 있다(11).

조세, 실업보험, 빈곤 가정에 대한 보조금, 그리고 장애 보험 및 연금 체계와 같이 소득을 대상으로 하는 수많은 정책들이 있다. 이러한 정책은 수혜자들의 재정적 자원을 늘리고 소득 불평등을 줄이는 일차적 목표에 성공한다. 2004년에는 노령 사회보장, 근로장려세제, 그리고 한시적 빈곤가족부조(Temporary Assistance for Needy Families, TANF) 등과 같은 사회 프로그램을 통해 미국 가정의 16%가 빈곤선 위로 이동했다. 다시 말해, 이러한 프로그램들이 없었더라면 미국 가정의 29%가 빈곤선 아래에 있었을 것이다. 그러나 이 프로그램의 혜택을 고려한 이후에는 미국 가정의 13.5%만이 빈곤선 아래에 있었다(12).

그러나 이러한 정책이 수혜자의 건강을 증진하는 데 성공했나? 만약 그렇다면 모든 정책이 동일하게 성공적인가, 아니면 그중 일부가 특히 효과적인가? 노인들은 건강에 대한 수요가 가장 많으므로 이들에게 혜택을 주는 정책이 건강에 가장 강력한 영향을 미칠 것이라고 주장할 수 있다. 다른 한편으로, 어린 시절을 '민감 시기(sensitive periods)'로 설정하는 생애 과정 모형은 어린이에 대한 투자가 건강에 가장 큰 영향을 미칠 것이라고 암시한다. 하지만 이러한 비교는 대체로 이론적인 추측일 뿐이다. 실증적 증거는 많지 않을뿐더러, 이 증거는 정책에 대한 투자가 건강에 미칠 수 있는 영향을 신중하게 비교하기에는 너무 부족하다. 우리는 정책의 건강 영향을 결정하는 데 중요한 여러 특성을 확인할 수 있다. 예를 들어, 정책은 개인 간에 돈을 재분배하거나(전형적인 조세 정책), 개인의 전 생애 과정에 걸친 꾸준한 재정 자원으로, 질병·실업·노령으로 인해 생활수준이 갑작스러운 위기를 겪지 않게 할 수 있다. 많은 정책이 이러한 두 가지 유형의 재분배를 모두 달성할 수 있다. 예를 들어, 그런 특정한 목적을 가지고 설계된 연금을 통해서 소득이 건강에 미치는 영향은 장기간 평균 소득이 증가하는 경우와 단기간 소득 변동이 줄거나 혹은 취약한 상태 그대로 변동 없이 그 소득을 유지하는 경우냐에 따라서 소득이 건강에 미치는 영향이 다를 수 있다. 이러한 재정적 문제를 바로잡는 제도는 불충분한 재원으로 인한 즉각적인 건강결과와 상대적으로 좋은 경제 시기임에도 불구하고 재정적 불확실성 때문에 생기는 불안 또는 정신건강의 결과에 모두 영향을 줄 수 있다.

사회보장과 같은 연금 정책은 개인의 소득에 영향을 주게 되고 이것이 종종 인구이동(large transfers)과도 관련되기 때문에, 그런 연금정책은 특히 대규모 인구집단의 건강에 영향을 미칠 수도 있다. 그러나 여기에서도 근거는 소수의 유사실험연구(quasi-experimental studies)뿐이다. 연금급여(Social Security retirement bene-fits)는 미국 노인들의 빈곤율을 극적으로 감소시켰지만(13), 현재까지 정책이 건강에 미치는 영향에 대한 설득력 있는 평가는 없다. 스나이더(Snyder) 등은 행정(등록)자료의 오류를 바로 잡은 후 추가적 소득을 받은 '노치(Notch)' 세대에 기반하여 사회보장 소득이 사망률에 미치는 효과를 추정했다. 사회보장 혜택이 더 낮은(1917년 상반기 출생) 코호트보다 고소득 코호트(1916년 후반)에서 태어난 남성들 사이에서 65세 이후 사망률이 예기치 않게 증가했다(14). 그러나 이 연구는

'노치' 출생 코호트의 사망률이 퇴직 전에도 근접한 출생 코호트의 사망률과 달랐기 때문에 비판을 받았다(15). 그보다 최근에 수행된 연구는 사회보장의 도입과 확대를 기점으로 사망률의 추세 비교를 시도했으나, 건강의 장기적 추세와 관련된 또 다른 원인에 대해서는 설명해 내지 못했다(16).

허드(Herd) 등은 노인·장애인 대상의 공공부조(Supplementary Security Income, SSI) 혜택의 연간 변화를 활용해 혜택이 많을수록 장애율(미국 인구조사에 보고된 이동성 제한)이 낮아진다는 좀 더 설득력 있는 분석을 제시했다(17). 연간 최대 SSI 혜택이 1,200달러(연간 2000달러) 증가한 결과, 미혼 노인의 거동이 제한될 확률은 0.46%포인트 감소하고, 최저 사분위의 미혼 노인의 경우 1.8%포인트 하락할 것으로 예측했다. 그러나 미혼 노인 중 소수만이 SSI를 받기 때문에 SSI를 실제로 받은 개인들 사이에서는 장애 확률이 거의 20% 감소한 것으로 추정된다. 이는 한 건의 장애를 예방하기 위해 약 7,000달러의 예상 비용에 해당한다. 만약에 인과관계가 있다면, 이 혜택은 대부분(장애 예방으로 인한) 의료비 절감으로 돌아올 것이다. 예를 들어, 일상생활 활동에 제약이 있는 개인에 대한 메디케어 지불은 일상생활 활동에 제약이 없는 개인에 대한 지출보다 연간 약 4,000~9,000달러(장애 유형에 따라 다름) 더 많았다(18).

추가적 연구는 가족 소득 지원 정책이 어린이 건강에 미치는 영향을 조사했다. 요부양아동가족부조(Aid to Families with Dependent Children)가 출생 시 체중에 미치는 영향에 대한 증거는 결정적이지 않으며, 추정 방법에 따라 일부 연구에서는 혜택을, 다른 연구에서는 피해를 시사한다. 가장 엄격한 분석적 접근으로 추정한 효과는 부정확하다(19). 근로장려세제(Earned Income Tax Credit, EITC)는 여성들의 체질량 지수와 비만을 증가시키는 것으로 나타났으며, 연간 혜택 1,000달러당 비만 확률이 약 3% 증가했다(20). 흡연에 대한 근로장려세제(EITC)의 영향에 관해 일부 연구에서는 흡연 확률이 증가했고(21), 다른 연구에는 그 반대의 결과를 보고해 결론이 엇갈린다(1, 22, 23). 근로장려세제(EITC) 정책과 출생 시 체중 개선의 효과를 입증한 연구는 단 하나에 불과하다(1).

근로장려세제의 예로 본 것처럼, 소득지원정책이 당연히 건강 혜택을 가져온다고 볼 수 없다. 건강결과는 건강 관련 지표와 추가 소득의 전달 방법에 따라 달라질 수 있다(2장 참조). 체로키(Cherokee) 부족 구성원에 대한 연불금(年拂金)은 부족 토지에 지어진 카지노로부터의 이윤에 기반해 예정된 날짜에 일괄 지불된다. 양적 및 질적 근거를 조합해 보면 이러한 지불금이 사고사의 급등과 관련돼 보인다(24). 다른 연구는 이러한 지불금 도입이 아동에게 정신병리학상 유익한 영향을 미침을 시사한다(25, 26). 마찬가지로, 코네티컷주 복지 개혁에 대한 무작위 실험에서 복지 수혜자에게 적용되는 실험적 고용-명령 정책이 고용과 소득을 높이는 데는 성공했지만, 사망률에는 뚜렷한 영향을 미치지 않았다(27). 사망률이 충분히 감소하지 않는 것에 대한 한 가지 설명은 소득 개선으로 인한 이익이 직업 재해나 구인으로 인한 스트레스 증가로 상쇄된다는 것이다.

추가 소득이 가계 소득을 크게 증가시킬 가능성이 높은 국제적 맥락에서 소득 지원 정책이 건강에 대해 갖는 이점을 가장 강력히 보여준다. 예를 들어, 오포르투니다데스5)는 조건부 현금이전(conditional cash transfer, CCT) 프로그램을 구현하기 위해 무작위로 배정된 지역사회를 지정하고, 프로그램이 건강에 미치는 영향을 평가할 수 있도록 대조군으로 선정된 지역사회에는 혜택을 18개월 지연해 지급했다. CCT 프로그램의 혜택을 받은 가정 내 아동의 신체적, 인지적 건강결과가 개선되었다(28, 29). 최근 연구결과에 따르면, CCT 프로그램이 노인을 대상으로 하지 않더라도 그 가정 내의 노인에게 중요한 파급 혜택이 있을 수 있음을 시사한다(30). 오포르투니다데스는 노인 인구의 많은 건강 지표를 개선했으며, 더 긴 기간 혜택을 받은 수혜자에게 더 큰 영향을 미쳤다. 이러한 건강 영향의 대부분은 여성들에게 집중되었다.

뉴욕시의 CCT 프로그램은 오포르투니다데스의 성공을 기반으로 설계되었지만 결과는 엇갈린다. 학업 성취도는 전반적으로 거의 개선되지 않았지만, 고등학생들 중 '잘 준비된' 9학년 학생들은 주관적 건강 상태 및 학업 성과가 향상되었다(31). CCT 프로그램의 효과가 멕시코의 저소득 농촌 가정과 미국의 저소득 도시 가정에서 다르게 나타났다는 점은 수혜자가 속한 맥락 내에서(이들의) 성공을

---

5) 옮긴이 주_ '기회'라는 뜻을 가진 스페인어 'oportunidad'의 복수형. 본문에서는 1997년부터 시작된 멕시코의 조건부 현금이전(conditional cash transfer) 사회부조정책을 지칭함. 현재는 Prospera(번영, 융성, 번창)로 명칭 변경.

가로막는 장애물을 상세히 고려하여 CCT 프로그램을 설계해야 한다는 점을 보여준다(28, 29). 그리하여, 조건부 현금이전의 조건과 현금이전이 이러한 장애물을 해결하는 데에 적절한지 확인해야 한다. 사람들이 학업성적을 올리거나 체중을 감량하는 것과 같이 복잡하고 어려운 목표를 달성할 수 있도록 하기 위해 돈만으로는 충분하지 않을 수 있다.

소득 재분배 정책의 영향에 대한 특히 주목할 만한 근거는 남아프리카에 아파르트헤이트 이후 연금 제도의 변화와 함께 드러났다. 아파르트헤이트가 철폐된 후, 흑인 남아공인이 연금 시스템에 포함되었고 흑인 노인들은 예상치 못한 재정적 지원을 받게 되었다. 이 노인들은 흔히 수입을 공유하는 대가족과 함께 살았다. 수입을 공유하는 가정에서는 연금 수급자가 있는 경우 모든 가족 구성원의 건강이 향상되었다. 예를 들어, 연금 수급 자격이 있는 여성과 함께 사는 가정에서는 아동의 건강 성장 지표가 개선되었다. 다시 말해, 할머니가 받은 연금이 (기존 소득 이외의) 추가 소득이 되었고, 이 추가 소득이 함께 살고 있는 손녀들에게 혜택을 준 것이다(32, 33)

종합해 보면, 소득지원 정책이 더 나은 건강, 특히 어린이의 건강을 증진시킨다는 근거는 고무적이지만, 상당히 부족한 실정이다. 그 이유는 그 근거가 되는 유효한 효과 추정치를 도출하는 방법론 자체가 어렵다는 점도 한 몫 하고 있다. 정책 변화를 골자로 하는 연구 설계는 특히, 그 정책이 시기를 달리하고, 장소를 달리하여도 소득지원 정책에 따라 가구소득이나 개인소득이 변화하는지를 확인해야 믿을 만하다. 그런 소득지원 정책변화는, 물론 예외도 있지만, 주로 가구소득의 전체 변동에 비해 상대적으로 개인소득에는 크게 차이가 나타나지 않는다. 또한, 가장 엄격한 연구 설계에서는 수혜자와 비수혜자를 비교하지 않는다. 왜냐하면 수혜자는 건강에 또한 영향을 미치는 수많은 관찰되지 않은 특성에 있어 비수혜자와 다를 가능성이 있기 때문이다. 오히려, 예를 들어 수혜 가능성을 변화시키는 측정 가능한 특성, 또는 프로그램 관대성의 장소-수준(place-level) 변이 등 추가적 소득을 받도록 인구집단 내 개인을 유사 무작위화하는 어떤 요소를 분석을 통해 찾아낸다. 일례로 사일러스(Cylus) 등은 실업 수당의 관대성이 자살률에 미치는 영향에 대한 연구에서 시간이 경과함에 따라 주 간 자살 위험의 차이를 검토했다(34). 실업수당은 실업자와 그의 가족에게 가장 관련될 수 있지만, 고용자와 실업자를 직접적으로 비교하면 고용의 결정요인에 의한 교란 효과가 초래될 수 있다. 위에 언급한 연구한계를 극복하기 위해서 사일러스는 연령, 성별과 같은 인구학적 특성으로 층화한 주의 평균자살률을 이용했다. 여기에 소수의 실업급여 수급자와 다수의 고용자가 결합된 자료를 가지고 주의 자살률에 영향을 미치는 실업급여의 효과를 추정했다. (관대한 혜택을 받는 사람들과 제한된 혜택을 받는 사람들 간의 자살률을 비교하는 대신) 이 전략을 채택하면 역인과성이나 교란의 가능성을 줄일 수 있지만, 이러한 유형의 분석에서는 실제 수혜자들에 대한 효과에 비해 효과 추정치가 희석될 수 있다. 이러한 설계가 가지는 또 다른 과제는 소득 증가와 건강결과 사이를 연결하는 병인학적 기간이 알려지지 않았다는 점이다. 이러한 작은 차이의 건강 영향을 감지하려면 큰 표본이 필요하다. 이러한 과제들을 해결하려면 거주지(와 그러므로 정책적 환경)에 대한 정보를 건강결과에 연결하는 대규모 시계열이나 감시(surveillance) 자료가 필요하다. 현재까지의 연구에서 얻은 교훈을 통해 다음과 같은 방식으로 미래의 연구가 진행돼야 할 것이다. ① 건강은 다양한 차원과 생애 과정 중 여러 지점과 차원에 걸쳐 평가되어야 한다. ② 수혜자들은 해당 개인뿐 아니라 그의 가족이나 다른 네트워크 내의 사람들을 포함할 수 있다. ③ 핵심 메커니즘에는 추가 소득의 물질적 및 심리적 결과가 포함될 수 있다. ④ 추가 소득이 전달되는 방식의 구체적 특성이 영향을 줄 수 있다.

사회적으로 양식화된 건강 위험 요인을 대상으로 하는 정책

하류의 매개 경로를 목표로 하는 정책의 효과에 대한 근거는 어떤가? 이 우산 ―SES와 건강을 매개하는 변수에 영향을 미치는 정책―은 수많은 정책을 포함한다. 사회적 조건의 영향은 너무나 광범위하기 때문에 거의 모든 역학 연구는 사회적 불평등을 매개할 수 있는 위험 요인을 다룬다. 예를 들어, 식이, 의료, 환경 독소가 모두 SES의 영향을 받기 때문에 영양, 임상, 환경 역학이 모두 관련 있다.[6) 이 모든 요인들은, 당연하게도, 다양한 정책의 영향을 받는다. 여기서 우리는 건강의 사회적 불평등과 특별히 연관된다고 여겨지는 매개 요인들과 이들 영역에서 사회적 불평등을 다루는 질문들의 종류를 간략히 언급하도록 하겠다. 이 목록은 설명을 위한 것으로 전부는 아니다.

환경 독소

독성 노출은 사회적 불이익과 불건강 사이의 중요한 매개체이다. 위험하고 해로운 환경에 노출되는 것은 빈곤 가정에서 훨씬 더 흔하다. 환경 정책들의 건강 영향을 뒷받침하는 강력한 증거가 있다. 이러한 증거는 대기 질(35)과 휘발유와 페인트 내 납(36, 37)과 같은 요인을 평가하는 정밀하게 수행된 관찰연구와 준실험연구에서 모두에서 나온다. 바로 담배 논쟁처럼, 이를 지지하는 폭넓은 과학적 증거와 혹독한 정치적 분쟁을 통해서만 납에 대한 법적 규제를 성취할 수 있었다. 낮은 수준의 납 노출조차도 어린이의 인지 발달을 손상시킴을 보여주는 몇 가지 결정적인 연구를 수행한 허버트 니들먼(Herbert Needleman)은 가연휘발유(당시에는 일상적으로 노킹 방지제로 휘발유에 납을 첨가함)에 대한 미국 환경보호국 규정 개발 과정의 경험에 대해 말했다. 니들먼은 듀폰(Dupont)의 과학자에게 다음과 같은 질문을 한 후 그가 느꼈던 당혹감을 회상한다.

> "당신에게는 박사들도 있고, 이렇게 똑똑한 화학 엔지니어들이 있는데, 왜 더 나은 (납이 없는) 노킹방지제를 개발하지 않죠?" 그리고 그가 말했다. "음, 허브(Herb), 사실대로 말하자면, 우리 경제학자들은 휘발유 시장을 주시하고 있어요. 이제 오름세가 멈추기 시작했습니다. 더는 지금까지와 같은 수요가 없을 거예요. 그러니 우리는 연구·개발(R&D)에 1억 달러를 투자하지는 않을 겁니다."

---

6) 사회적 환경이 그러한 매개적 위험 요인(영양, 의료 접근성 등)에 대한 노출에 미치는 영향을 수량화하는 것은 건강의 사회적 불평등을 감소시킬 수 있는 기회를 포착하는 데 도움이 된다. 이러한 평가는 부가적인 유익성이 있는데, 다양한 건강결과에 대한 이들 매개 위험 요소들의 예상되는 영향을 사회적 요인들이 교란할 가능성이 있기 때문이다. 다시 말하자면, 근위적 위험 요소가 갖는 인과적 효과의 추정치를 도출하기 위해서는 근위적 위험 요소의 사회적 결정요인을 이해하는 것이 중요하다.

이것이 그의 말이었다. "이것은 나의 대학원 이후 교육이었습니다. 기준 문서 (criterion document)의 [휘발유에 든 납 때문에 생기는 위험은 없다는] 모든 헛 소리는 아무 의미도 없다는 것입니다. 듀폰의 과학적 입장은 회사의 경제학자에 의해 결정되었습니다."(38)

제안된 변화를 수행하는 데에 드는 재정적 비용이 얼마나 큰지는 기업들의 열 렬한 반대를 보면 알 수 있었고, 납 수준을 줄이는 규제는 오직 건강과 재정적 이 득에 대한 과학적 근거가 철저하고 압도적이었기 때문에 해낼 수 있었다.

비록 특정 유해물질에 관해 '안전한' 노출 수준과 규제에 대한 선호하는 접근 방식(예: 배출권 거래제7))에 대해 논란이 여전히 남아 있긴 하지만, 다양한 환경적 노출을 개선하는 것의 이점은 광범위하고 잘 입증되어 있다. 환경 노출의 장기적 인 영향은 아이들에게 복합적으로 작용할 가능성이 큰데, 그 이유는 대기 오염과 납 노출이 학업과 교육 수준에 영향을 미치기 때문이다. 근본원인론에 따르면 건 강한 환경을 의무화하는 정책이 전체 인구 건강에 영향을 미칠 뿐만 아니라 건강 불평등도 감소시킬 가능성이 있다. 고등 교육과 높은 소득을 가진 사람들은 종종 건강에 해로운 환경에 노출되는 것을 피할 수 있지만, 사회적 혜택을 받지 못한 사람들은 그렇지 못하다.

상당한 증거 기반에도 불구하고, 중요한 질문들은 여전히 답변되지 않은 채 남 아 있다. 환경 역학과의 교차점에서 일하는 사회 역학 전문가를 위한 주요 주제 들에는 구체적인 환경 정책의 영향에 대한 추가적인 평가, 가상의 정책 변화가 건강, 건강 불평등, 건강 지출에 미치는 순효과 추정, 주거비 증가와 같이 환경 규 제의 비의도적 결과가 건강에 미칠 잠재적 영향을 평가하는 것이 포함된다.

식품정책

식품 정책은 건강의 사회적 불평등에 중요한 결과를 가져오며, 많은 식품 정책

---

7) 옮긴이 주_ 생태계 보호를 위한 일종의 인센티브 프로그램

은 특별히 가난한 가족들을 식량 불안정으로부터 보호하기 위한 것이다. 식량에 대한 지원은, 다른 많은 자원과 마찬가지로, 대체 가능하기 때문에 영양 지원 정책은 중요한 문제를 야기한다. 현물 자원은, 적어도 부분적으로, 여분의 재화로 변환해 다른 상품 구매에 사용될 수 있다. 예를 들어, 푸드스탬프는 명목상으로는 식품 보조금으로 제공되지만, 푸드스탬프를 1달러어치 지원하면 식품 소비는 50센트 미만으로 증가될 것으로 추정된다(39). 그럼에도, 푸드스탬프와 보조 영양 지원 프로그램(Supplemental Nutrition Assistance Program, SNAP)과 같은 영양 보충 프로그램들은 식량 불안정을 줄이고, 어린이들의 비만을 감소시키는 것으로 보인다. 성인 여성 SNAP 수혜자의 비만 증가를 시사하는 연구도 있다(41).

식품 보장 프로그램으로 건강에 좋은 식품만 식품 급여로 보장할 것인지 논란이 되고 있다.

식품 보조금의 대체성을 고려해 볼 때(즉, 모든 가족은 식품에 어쨌든 돈을 써야 하기 때문에, 만약 한 가족이 식품을 사도록 돼 있는 추가 지원금을 받는다면, 다른 곳에 쓸 돈이 생겨나게 됨), 그러한 제한은 실제로 음식을 먹는 데에 실질적인 이익을 주지 못할 수도 있지만, 여전히 중요한 정책적 질문으로 남아 있다.

의료 서비스

질병은 의료비 지출은 물론 생업에 지장을 주어 직간접적으로 재정적 어려움을 초래한다. 건강 불평등의 발생에 경제적이고 효과적인 의료 서비스에 대한 의미 있는 접근이 상대적으로 얼마나 중요한지는 불확실하지만, 아마도 영향이 있을 것이다. 또한 의료 서비스는 건강의 심리사회적 결정요인의 중요한 매개변수일 수도 있다. 예를 들어, 최근 증거에 의하면 배우자와의 사별 직후에 증가하는 사망률은, 전부는 아니라도 부분적으로는, 사별 이전에 나타난 건강 차이에, 특히 의약품에 대한 보장성을 포함하는 의료 서비스의 저하에서 기인한다. 사회적 요인과 의료 서비스의 교차점에 대한 증거는 의료 시스템의 재설계를 안내하고 치료의 질을 향상시킬 수 있다. 예를 들어, 사회적 예측변수는 위험인구를 식별해서 일차 예방에 주력하는 데 활용된다. 또, 사회적 예측변수는 기존 의료체계에서 제공하는 치료에 실패할 가능성이 있는 개인을 식별하는 데 쓰이고, '개인별 맞춤(personalized)' 의료의 지침을 위해 개별 치료효과의 저마다의 차이(heterogeneity)를 확인하는 데 활용된다(44)(그림 12.3).

만성적으로 사회적 약자인 사람은 소수에 불과하지만, 거의 모든 사람이 사별이나 재정 불안과 같은 단기적인 재정적 불안정 등 사회적 취약성이 증가하는 사건들을 경험한다. 만성적으로 위험에 처한 개인에 대한 의료의 질을 최적화하기 위해 보건의료 전달 체계를 재설계하면 만성적으로 취약하지는 않지만 일시적으로 증가한 사회적 위험을 겪는 개인에 대한 의료의 질 또한 개선될 가능성이 높다.

비만, 고혈압 및 당뇨병과 같은 주요 만성질환 유병율의 급등을 감안할 때, 이러한 질환을 관리하는 데 도움이 되는 양질의 의료 서비스에 대한 접근성은 앞으로 훨씬 더 중요해질 것이다. 예를 들어, 20세 이상 미국인의 거의 1/3과 55세 이상 미국인의 절반 이상이 고혈압을 앓고 있다(45). 물론 사람들이 고혈압을 조절하는 데 필요한 치료에는, 전형적인 임상 서비스를 훨씬 능가하는 자원을 제공하는 것이 포함될 수 있다. 건강보험 보조금은 의료 서비스를 제공해 직접 건강을 개선할 수 있으며, 경제적 혜택을 통해 간접적으로 건강을 개선할 수도 있다. 또한 많은 사람들이 자신들이 건강의 주요 사건을 극복할 재정적 자원이 없다는 것을 인식하고 있기 때문에 건강보험의 부재는 지속적인 스트레스와 불안의 원인이 될 수 있다.

오리건주의 메디케이드[8] 실험(46), 1980년대 메디케이드 확장에 기반한 준실험연구, 1965년 메디케어[9] 도입의 영향에 대한 분석(48) 등을 근거로 보았을 때, 양질의 의료와 건강보험에 대한 접근을 제공함으로써 얻을 수 있는 잠재적인 건강상의 이점에 대한 증거는 상당히 설득력이 있다. 영향력 있는 연구결과는 민권법(civil rights act)이 병원에서 인종차별을 없앴을 때 남부 주에서의 모성 사망률의 감소를 두드러지게 보여주었다. 이 연구가 남긴 비장한 함의는 흑인 여성들의 사망은 백인들에게 서비스를 제공하는 병원들에 접근이 거부되었기 때문이라는

---

8) 옮긴이 주_ Medicaid, 미국의 저소득층 의료 보장 제도
9) 옮긴이 주_ Medicare, 미국에서 시행되고 있는 노인의료보험제도

그림 12.3_ 질병과 사망률을 줄이기 위한 개입을 사회 역학 연구에 적용하고 이를 필요한 정책으로의 전환시키기 위한 전략의 개념모델: 사회 역학 전환 프레임 워크

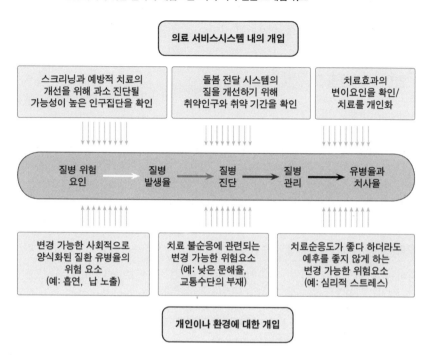

사실이다. 오리건주의 메디케이드 실험에서는 메디케이드에 대한 접근이 본인 부담 지출, 재난적 의료비, 의료비로 인한 부채나 청구서 미납부를 줄였으며, 정신건강(46)이 크게 개선된 것으로 나타났다. 표본이 너무 작아서 의미 있는 신뢰구간을 제공할 수 없기 때문에 단기간에 신체 건강이 개선되었다는 증거는 거의 없었다. 그러나 유방조영술, 자궁경부 세포진 검사, 당뇨병 진단 및 당뇨병약 사용률은 모두 증가했다. 무작위로 보험에 가입된 그룹은 당뇨병 진단율이 더 높았다. 이는 보험으로 인해 이 사람들이 당뇨병을 앓게 된 것이 아니라, 보험에 가입한 덕분에 당뇨병 진단을 받을 수 있었고 그래서 보험에 가입된 그룹에서 당뇨병 진단율이 높게 나타난 것이다(진단되지 않은 당뇨병 발병률이 대조군에서 더 높았다). 이는 정책의 건강 영향을 평가하기 위해 그 목적에 맞는 적절한 결과 지표 선택이 얼마나 중요한지를 강조한다. 유방 촬영, 자궁경부 세포진 검사, 당뇨병 진단

은 일반적으로 장기적인 건강결과를 개선하는 것으로 알려져 있어서, 의료 이용의 증가에 따른 다양한 의인성 결과(iatrogenic consequences)의 가능성을 인정하고 주의한다면 건강보험의 장기적인 이익으로 기대해 봄직하다.

위험한 건강행동

행동에 영향을 미치는 정책－직접적 방법이나 과세와 같은 간접적 방법 모두－은 건강과 건강 불평등에 결정적인 것으로 알려져 있다. 수많은 정책들은 식단, 안전벨트 또는 자전거 헬멧 사용, 총기 소유, 흡연 또는 약물 준수, 성생활 및 피임과 같은 건강과 관련된 행동을 규제한다(10장 및 13장 참조). 이러한 정책은 소극적 건강 교육/정보 프로그램부터 사회 규범 또는 기본적 수준을 수정하기 위한 계획, 흡연 금지와 같은 매우 제한적이고 구체적인 의무 사항에 이르기까지 광범위하다["라벨10) 넛지 혹은 과세(label, nudge or tax) 논쟁 참고"(50)].

이러한 정책들 대부분은 건강상의 이점에 대한 증거는 압도적이다. 공공장소 흡연 금지는 특히 주목을 받았다. 메타분석에 따르면 금연 법안의 제정은 심혈관, 뇌혈관 및 호흡기 질환 입원율의 15~40% 감소와 관련이 있으며, 이는 젊은 사람과 비흡연자에게 가장 큰 이점이 있는 것으로 추정된다(51). 이 추정치는, 자연실험의 일반적인 한계인, 심혈관질환의 일반적인 경향을 어떻게 가정해 모델링하는가에 민감할 수 있다(52). 남아 있는 중요한 질문은 이러한 정책이 어떻게 건강의 사회적 불평등과 정책 변화의 파급 효과, 또는 비의도적인 결과에 영향을 미치는가 하는 것이다. 사회경제적 지위가 낮은 개인이 자발적으로 행동을 변화시킬 가능성이 가장 적을 경우 안전벨트 명령 또는 흡연 금지와 같이 행동에 대해 제약성이 가장 높은 규제가 건강의 사회적 불평등을 좁히는 가장 효과적인 전략일 수 있다. 예를 들어, 안전벨트 사용은 유병률과 불평등 모두에서 가장 눈에 띄게 개선된 행동 중 하나이다(53, 54).

---

10) 옮긴이 주_ 예를 들면, 담뱃갑에 붙여둔 경고, 식품에 표기된 칼로리 정보 등을 의미함(50)

기타 촉망되는 분야

다른 많은 영역에서 사회 정책은 건강의 사회적 불평등을 부분적으로 매개할 수 있는 자원을 규제한다. 특히 특별히 (연구가) 활발한 분야로는 건강에 좋고 저렴한 주거, 주거 분리, 차별, 결혼 및 가족법, 실업, 그리고 이민정책이 있다. 뉴질랜드의 저소득 지역사회에서 단열재를 사용한 주택 개조에 대한 대규모 단일 맹검 무작위시험(A large single-blinded randomized)에서 자가보고 건강 상태의 향상과 아동의 결석일수 감소, 성인 가구원의 결근일수 감소를 보고했다. (아마 놀랍지 않겠지만) 다른 주택 개입 연구들도 따뜻하고 건조한 집이 거주자들의 건강결과를 개선시킨다는 것을 입증했다(56). 다른 많은 유형의 사회 정책의 경우, 대상 자원의 인과적 효과에 대한 근거는 명확치 않다. 예를 들어, 기회를 향해 이동(Moving To Opportunity: MTO)는 공공주택에 거주하는 가족을 무작위로 할당해 민간 시장 임대 보조금 용도의 바우처를 받을 수 있도록 했다. 일부 가정은 빈곤한 지역에서만 사용할 수 있는 바우처에 무작위로 할당되었다.

MTO를 통해 비만 감소, 모성 당뇨병 감소 등과 같이 긍정적인 결과가 보고되었지만, 다른 건강결과들에는 별 차이가 없었다(2). 일부 그룹에 적용한 연구결과, 특히 사춘기 소년들의 경우, 빈곤율이 낮은 곳으로 이주하면 그들의 건강 수준이 악화되었지만, 그 이유는 아직도 대부분 설명되지 못했다.

향후 전망

지난 수십 년 동안 여러 분야에서 인과적 추론에 대해 활발한 고민이 있었다. 이러한 발전을 통해 인과적 영향의 정의와 다양한 통계적 매개변수가 현실에서의 개입에 대한 그럴듯한 결과와 어떻게 일치하는지(또는 일치하지 않는지), 그리고 실질적으로 중요한 질문에 답하기 위해 어떤 유형의 자료를 수집해야 하는지를 명확히 할 수 있었다. 건강에 인과적으로 영향을 주는 노출과 조건에 대해 엄밀한 증거를 수집하는 것이 공중보건의 증거 기반을 구축하는 첫 번째 단계이다.

그리고 그런 근거 제공이 어려운 것은 사회 역학에서 관심을 갖는 많은 노출 요인이 한두 가지가 아니기 때문이다. 전통적 역학 연구에서 일반적으로 신뢰하는 대부분의 연구방법 — 노출이 결과에 선행하는 시간적 순서를 확립할 수 있는 종단 관찰(longitudinal observations)을 기반으로, 측정된 교란인자(confounders)를 보정한 회귀 분석 — 은 건강의 사회적 결정요인을 확인하는 연구에서는 설득력이 떨어진다.

전통적인 관찰된 자료를 분석한 연구는 교란변수를 보정하고 나면 노출은 효과적으로 무작위 할당된다는 가정을 따른다. 사회적 노출들 — 교육, 소득, 직업 등 — 에, 공변량의 측정이 가능한 경우에도, 이러한 가정을 만족시키기란 거의 불가능하다. 따라서 건강의 사회적 결정요인의 인과적 효과에 대한 가장 설득력 있는 근거 중 일부는 다른 학문 분야에서 흔하게 사용되는 접근법을 포함한 대안적 연구 설계(alternative research designs)로 도출되었다.

유사실험

건강의 사회적, 사회경제적 결정요인의 정책 효과 평가를 위한 유사실험적 접근법이 많이 쓰이고 있으며, 유사 무작위 배정을 기반으로 한 정책 분석의 새로운 사례들이 건강연구에서 지극히 전도유망하다. 유사실험 또는 유사 무작위 배정으로 생성된 데이터를 도구변수(Instrumental Variables)를 활용해 분석함으로써 노출과 결과에 공통적인 관찰되지 않은 원인이 있는 상황에서도 처치가 결과에 미치는 인과적 영향을 추정할 수 있다. 예를 들어, 유사 무작위 배정된 심사자의 선호도와 편견의 영향력을 이용한 최근 연구들이 있다. 건강 연구에서 이 아이디어는 '의사 선호도' 도구변수(IV) 분석을 만들어냈는데 여기에서는, 특정 처방약의 효과 평가를 위해 환자의 어떤 개별적인 특성보다 치료를 행하는 의사의 일반적 처방 패턴을 사용했다(59, 60). 의사 선호도 도구변수의 타당성은 치료를 행하는 의사의 특성이 환자의 특성과 상당 부분 연관되어 있기 때문에 논란의 여지가 있다.

하지만 이러한 문제는 의사당 환자의 수가 많은(그리하여 고정효과를 이용해 각각의 의사를 보정하는 모델을 사용할 수 있도록 하는) 더 크고 포괄적인 데이터 구축을 통해 극복할 수 있다. 많은 통계적 기법은 정확성/분산과 타당성/일관성 사이의 선택을 수반해, 편향을 제거할 수 있는 가장 좋은 연구 설계는 동시에 가장 적은 통계적 검정력을 갖는다. 표본 크기의 증가를 통해 가까운 미래에 이런 분석 방법들이 더욱 유용해질 것이다. 사회정책에서 더 믿을 만한 예로 청소년 성범죄자에서 판결의 차이(가석방 또는 수감)가 고등학교 수료 및 재범에 미치는 영향에 대한 연구가 있다. 이 연구는 청소년 법원 판사가 피고에게 실질적으로 무작위임의 배정되고 일부 판사는 다른 판사보다 관대하다는 사실을 이용했다. 사회보장 장애 신청이 임의로 배정된 사례 검토자에 의해 결정된다는 사실을 활용한 유사한 설계를 통해 사회보장 장애 수당의 고용 결과에 대한 효과를 평가했다(62).

분석도구

건강에 관한 최근 연구는 고정효과(fixed effects), 이중차분법(또는 삼중차분법), 회귀불연속설계(regression discontinuity), 도구변수(Instrumental Variable: IV) 분석 등 서로 연관된 분석적 접근을 주로 활용하고 있다(10, 63, 64). 예를 들어 이중차분 모형은 ① 새롭게 도입된 정책에 영향을 받는 인구집단에서 정책 도입 이전과 이후 건강결과의 유병률 변화를 ② 같은 기간 동안 정책에 영향을 받지 않는 집단에서 나타난 관심 질병의 유병률 변화와의 차이를 대조해 특정 건강결과의 유병률에 대한 정책의 영향을 추정한다. 예를 들어, 2008년 뉴욕에서 프랜차이즈 레스토랑을 대상으로 메뉴의 칼로리를 기입하는 정책을 도입했고, 보스턴 레스토랑에서는 도입하지 않자, 연구자들은 새로운 정책이 도입된 시점 전후의 뉴욕과 보스턴의 칼로리가 높은 음료 구매 변화를 비교했다(65). 이러한 연구의 핵심 발상은, 뉴욕과 보스턴은 일반적으로 다르다 할지라도, 뉴욕에서 프랜차이즈 레스토랑을 대상으로 한 칼로리 정보 기입 정책을 도입하지 않았다면 2008년에(뉴욕과 보스턴은 기존과) 동일한 추세를 경험했을 것이라는 가정이다. 이중차분 분석의 공신력은 연구 질문이 얼마나 이론적으로 합당한지 그리고(예를 들어, 누구의 차이를 비교할 것인지) 음성대조군[11](negative control)이 얼마나 타당한지에 달려 있다. 음성대조군은 일반적으로 해당 정책의 영향을 받지 않아야 하고 관심

결과의 다른 결정요인에는 영향을 받는 모집단 하위 그룹을 기반으로 정의된다. 이는 정책의 영향을 받는 하위 그룹에 대한 그럴듯한 가설이 있고 다양한 비교군을 확인할 수 있을 때 가장 설득력을 갖는다. 예를 들어, 류(Liu)는 인종 간 교육차별금지법이 흑인 청소년의 임신율에 미치는 영향을 확인하기 위해 10년 동안의 인구조사에서 나타난 십대 청소년 임신율의 변화(일차 차이)를 차별금지법을 도입한 곳과 도입하지 않은 곳의 차이(이차 차이)를 고려해 비교했다. 류는 관심집단과 비슷한 또래의 백인 여성과 그들보다 한두 살 정도 나이가 많은 흑인 여성 모두를 음성 대조군으로 두어 삼중차분법으로 인종 간 교육이 차별되고 있다는 추론을 증명했다. 그녀의 연구결과가 드러낸 사실은 흑인 십대 임신율의 변화는 인종차별 정책을 시행하는 지역과 그 또래 연령대의 흑인 여성에서만 특정해서 나타난다는 것이다.

음성대조군은 관심 문제에 대한 정책의 영향은 받지 않아야 하지만, 다른 편향(bias)의 요인들e.g., 일반적 시간(secular time)]이나 정책 수혜 자격에 관련된 사회적 요인에는 영향을 받는다(66). 립시치(Lipsitch) 등의 연구에서는 이를 "가정된 메커니즘을 통해서는 일어날 수 없는 효과 확인(check-for-an effect-impossible-by-the-hypothesized-mechanism)" 접근법이라고 표현하며, 트라우마로 인해 입원한 환자(인플루엔자 백신으로 인한 영향이 아닌)를 음성대조군으로 하여 인플루엔자 백신으로 입원한 환자의 입원율(hospitalization)을 평가하는 예를 들었다. 음성대조군의 결과를 사용해 교란변수의 존재를 평가할 뿐 아니라 어떤 상황에서는 실제로 관찰되지 않는 교란변수로 인한 편향을 실제로 제거(back out) 하거나 정량화하는 접근법이 최근 개발되었다(68).

질문 확장

중요한 혁신의 마지막 분야는 정책 효과를 확인하는 방법이 아니라 정책 효과에 대한 질문의 범위에 관련된다. 정책 노출 시점이 결과에 미치는 영향에 초점

---

11) 옮긴이 주_ 새로운 정책이 반영되지 않은 인구집단

을 맞추는 것이 흥미로운 확장 지점이다(26, 64). 이러한 분석에서는 대안(선택)적 생애주기 원인 모형(2장 참고)에 대한 인식을 포함한다. 그리고 이를 통해 건강 유익이 큰 정책을 개발할 수 있도록 하는 귀중한 지침을 제공할 수 있게 될 것이다.

우리가 일부 정책의 잠재적인 부작용에 대해 인식하고 있기 때문에, 우리의 연구 질문을 확대해 비의도적 효과를 다루는 것도 중요하다. 예를 들어, 개인 간 차별은 기록하기 어렵기 때문에 특정한 유형의 차별은 엄격한 법적 규제를 통해 방지하기가 매우 어렵다. [동일한 자격을 가졌지만 인종/민족적 배경이 서로 다른 '가짜(fake)'로 투입된 유령 지원자 또는 위장 세입자가 같이, 고용이나 주거 기회에 지원하도록 하는(69, 70)] 감사연구(audit studies)를 통해 고용이나 주거에 대한 인종차별을 기록할 수는 있겠지만, 현실적 환경에서 일어나는 차별적인 결정을 확인하는 것은 더 어렵다. 이러한 차별을 기록하는 것이 어렵기 때문에, 차별에 대한 법적 규제는 비효율적이 되기 마련이다. 고용주에게 재정적으로 부담이 되는 출산 휴가 의무화 등과 같이 일부 그룹을 보호하기 위해 복지 혜택을 의무화하는 것은 수혜자에게조차 불리한 결과를 가져올 수 있다. 예를 들어, 이런 복지의 비용이 직원에게 전가될 수도 있고, 고용주가 (가임기 여성에 대한 고용 거부 등) 채용 과정에 차별을 주는 것으로 대응할 수도 있다. 이런 정책의 전체적인 영향에 대한 제대로 된 평가가 중요하다(71).

정책적 혜택이 가족 내 다른 사람들 또는 1차 수혜자의 네트워크 안에 있는 사람들에게 어떻게 파급되는지에 대한 연구도 사회 역학 영역의 확장에 있어 특히 중요하다. 7장에서 언급한 대로, 타인과의 관계는 수많은 메커니즘을 통해 건강에 영향을 미칠 수 있지만 이러한 인식은 사회정책의 건강 영향을 평가하는 데에 있어 완전히 반영되지 않고 있다. 남아프리카 연금실험과 멕시코 오포르투니다데스(Oportunidades) 프로그램의 결과는 직접적인 자원 공유를 시사하며, 엄마들의 교육이 아이들의 건강에 혜택을 주는 것으로 보이는 실질적인 증거가 있다. 그 외에 직접적이지 않더라도(less directly) 잠재적 파급은 생길 수 있다. 예를 들어 직장 내 흡연금지 정책은 직원들의 흡연을 감소시키고 그로 인해 그들 자녀들의 흡연 시도 가능성을 줄일 수 있게 하듯이 정책은 행동 모델링 또는 규범에 영향을 줄 수 있다. 유해한 정책은 도미노 효과도 불러일으킬 수 있다. 예를 들어, 젊은 흑인 미국(African-American) 남성의 압도적인 수감률이 그들 자녀의 재정적, 사회적 안정성에 부정적인 영향을 줄 수 있다.

남아프리카 연금 확대와 오포르투니다데스 연구가 눈에 띄는 것은 또한 그 결과가 극빈층 지역사회에 미치는 영향을 알려주기 때문이다. 제안된 정책을 통해 가장 많은 혜택을 받는 집단과 가장 적은 혜택을 받는 집단이 누구인가 등 효과의 이질성을 이해하는 것은 중요한 다음 단계이다. 효과는 개인의 특성(빈곤 수준 등) 또는 지역사회 특성(국가 빈곤율, 국가 내 불평등 정도 등)에 따라 다를 수 있다. 그러한 차이를 이해하고 이를 설명할 수 있는 일반화된 이론을 개발하는 것이 중요하다. 저소득 및 중간 소득 국가에 대한 연구가 특히 긴급히 필요하다.

사회 역학 연구의 정책적 함의 키우기

15장에서 구체적으로 논의한 바와 같이 의료 서비스와 분명한 관련성이 없는 정책들도 건강에 영향을 미친다. 최근 몇 년 동안 이런 정책들에 대한 관심이 눈에 띄게 증가했다. 이들 작업 중, 모두는 아니더라도, 일부는 역학 내에서 또는 역학과 다른 학문 분야의 학제 간 협력을 통해 이루어졌다. 식품, 환경, 교통, 주거 정책을 포함한 모든 부문의 정책, 프로젝트 및 프로그램에 대해 공식적인 건강 영향 평가가 필요하다는 요구는 이런 인식을 반영한다. 그럼에도 '사회 역학'의 영역 내에서 이루어지는 많은 연구들은 영향력 있는 정책결정자들의 의사 결정 과정에 영향을 주기보다 수많은 학술지 사이에서 읽히지도 못한 채 먼지만 쌓이고 있다.

'전환(translation)'의 성공은 연구의 초기 단계에서 이 과정에 참여하는 것에 달려 있다. 앞서 논의한 것과 같이 인과적 추론과 추론을 뒷받침하는 개선된 연구방법에 대해 지속적으로 초점을 맞추는 것이 무엇보다 먼저이다. 좋은 연구 설계는 정책 관련성의 토대가 된다. 기타 고려 사항 또한 사회 역학의 영향을 증가시키는 데 도움이 될 수 있다. 인과적 추론에 초점을 맞추면 인과관계가 불명확한 경우에도 예측이 의미 있을 수 있다는 점이 간과될 수 있다. 위험도를 측정해서 위험 환자를 발굴하고 임상적인 의사 결정을 돕는 데 활용되는 예측 모델은 역학이 전통적으로 추구하던 것이지만, 사회 역학이 주목하는 관심사는 아니다. 오히려 우리는 사회적 결정요인이 인과적이라는 것을 보여주는 데 주력해 왔다. 그림 12.3(참고문헌 44 재인용)은 '사회 역학 전환(Social Epidemiology Translation: SET)' 모델을 제시한다. SET 모델은 임상 치료의 질을 향상시키기 위해 사회 역학으로 도출한 근거 활용 전략에 초점을 맞추고 있다. 이 모델은 사회 역학이 가진 예측의 잠재적 가치를 강조한다. 취약성이 큰 사람들과 그들의 인생에서 취약한 시기를 확인하는 것은 이들 개인이 받는 서비스를 개선하는 데 도움이 될 수 있다. 이러한 개인을 식별하는 데 사용된 표시자가 그 자체로 인과관계가 아닌 경우도 그렇다. 저소득 지역 거주자는 고소득 지역 거주자에 비해 뇌졸중 사망률이 높고 뇌졸중 후 재활 서비스를 받는 사람이 적다는 증거가 있다(74). 이 결과를 활용해 저소득 지역에 사는 뇌졸중 환자들에게 입원기간 연장, 퇴원 후 후속조치 횟수 증가, 사례관리 서비스 확대 등을 정당화할 수 있다. 이러한 조치를 위해 저소득 지역 거주가 인과적인지 단순히 예측인자인지 구분하는 것은 필요하지 않다. 사회적 요인의 변화를 수반하지 않는 전략을 사용해 많은 불평등을 줄이는 것이 가능하다. 근본원인론은 이런 접근법이 근위적 매개 요인에 집중해 건강의 불평등을 절대 제거할 수 없을 것이라고 생각한다(75). 이것이 사실일 수 있지만, 그렇다고 근위적 요인에 초점을 둔 효과적이고, 생명을 살리는 전략의 중요성이 상쇄되지는 않는다. 근위적 요인이 건강에 미치는 영향을 더 효과적으로 차단하기 위해 사회결정요인 근거를 활용해 불평등의 규모를 줄이고 적어도 일부 소외 계층의 건강을 개선할 수 있다.

인과적 추론에 **초점을 맞춰보면**, 사회 역학의 과제는 정책변경에 의해 직접적으로 움직일 수 있는 요인(을 찾고, 그 요인 조절)에 부합하는 방안을 가지고 그 노출들을 관리(조작, 운용)하는 것이 핵심이다. 우리가 회귀분석 모델에 포함하는 사회적 노출 변수들과 실현 가능한 정책에 의해 변형되는 사회적 노출 간에는 종종 큰 간극이 발견된다. 예를 들어, '소득'은 소득원에 대한 정의 없이 건강을 예측하는 변수로 사용된다. 최근의 연구결과에 따르면 임금, 복권, 또는 연간 급여

지급으로 인한 소득은 건강에 서로 다른 영향을 미칠 수 있다(이에 대한 더 많은 연구결과는 2장에서 검토되어 있음). 더 심한 것은, 위에서 논의한 것과 같이, 같은 소득원이 다른 건강결과에 대한 다른 결과를 가질 수 있다는 것이다(24, 26). 이와 비슷하게, 동네 환경을 종종 사회경제적 불리함을 나타내는 지표로 하여 측정하지만, 이런 지표는 현실의 사회적 개입이나 실제 주거 정책과는 거의 부합하지 않는다. 가장 중요한 정책 중 상당수는 법에 의해서보다는 행정부서의 결정에서 비롯된다. 정책적 함의(policy relevance)를 위해 우리는 타당한 정책결정의 영향을 평가해야 한다. 하지만 현실적인 정책의 범위를 확인하기 위해서는(공공주택 또는 교통 등과 같은) 자원을 규제하는 방법에 대한 제도적 세부 사항에 익숙해야 한다. 사람들의 거주지에 큰 영향을 미치는 많은 사회 정책들은 계속되는 정책적 논의의 주제가 되지만, 사회 역학적 연구에서 받는 관심은 훨씬 적다. 예를 들어, 빈곤층 가정에게 임대 보조금을 제공하는 정부 바우처의 이용 가능성 및 제한 사항에 대한 규정, 실업급여의 기간과 액수, 빈곤 지역에 식료품점과 같은 새로운 자원을 도입하는 데 영향을 미치기 위한 구역 설정이나 보조금에 대한 노력, 예를 들어 대기기간 법률과 같이 주택 압류 절차에 대한 규정 등이 그렇다.

역학적 연구는 전형적으로 가설검정(노출 요인 x는 결과 요인 y를 증가시키는가)에 중점을 두며, 노출의 인구집단적 효과나 위험 요인에 대한 인구집단적 노출 수준을 변화시키기 위해 제안된 정책의 평가에 대해서는 훨씬 덜 강조한다. 인구집단 수준에서의 건강 영향과 재정적 영향의 추정치를 포함하면 건강의 사회결정요인에 대한 연구의 유용성이 개선될 수 있다. 이 방향으로 간단히 한 걸음 가기 위해서는 상대효과 추정치와 함께 절대효과 추정치를 포함하면 된다. 이 방법은 노출과 비노출 집단 내 사례발생률의 비(ratio of rates)만 계산하는 것이 아니라 비노출 집단 대비 노출 집단 내에서 초과 발생 사례의 수를 보고하는 것에도 관련된다(77). 기여위험도와 기여위험도 분율[또는 병인분율(etiologic fractions)]에 관한 논란에도 불구하고, 이런 추정치는 노출의 전반적인 공중보건의 중요성을 평가하는 데 매우 유용하다. 연구자는 인구집단적 노출 수준의 사실적 차이에 기반한 기여위험도 추정치를 통계적 부정확이나 인과성으로 인한 불확실성에 대한 정직한 설명과 함께 보고해야 한다. 흔한 노출 요인은 상대적으로 작은 영향을 가졌다 하더라도 인구집단에 큰 영향을 줄 수 있다. 사회결정요인의 영역에 속하는 많은 노출은 매우 흔하기 때문에, 기여위험도 추정치를 제시해 건강의 사회적 불평등을 다루어야 하는 잠재적인 중요성에 대해 강조할 수 있다. 어떤 경우에는, 복잡한 시스템 모델을 통해 여러 건강 결정요인의 교차로 인한 장기적 건강결과를 가장 잘 추정할 수 있다(78, 79). 이러한 도구는 정확하고 효과적인 건강 영향 평가(Health Impact Assessments)를 위한 지침을 제시해 ─ 심지어 건강에 직접적으로 관련되지 않은 ─ 프로그램과 정책에 대한 토론에서 정책결정자들이 제안된 정책의 건강 영향에 대해 유용한 정보를 얻을 수 있다(72).

정책입안자는 인구집단 건강 영향 외에도 제안된 개입 방법에 대한 장단기적 비용과 편익에 대해 이해할 필요가 있다. 많은 정책적 결정은 제안된 정책의 순비용이 얼마일지에 대한 정량적 평가에 기반해야 한다. 초기 아동기 개입이 특히 영향력 있을 수 있는데, 개입 당시 지출한 재정이 아이의 성장 후 소득 향상과 정부 지출 절감을 통해 미래에 더 많은 금액으로 돌아올 것임을 보여주는 비용-편익 추정치가 수반되었기 때문이다(80, 81). 예방 프로그램에 자금을 조달하기 위해 새롭게 도입된 민관 협력 파트너십은 이런 예방 프로그램을 통해 장기적으로 재정을 절약할 수 있다는 확실한 증거가 있는 경우에만 시행 가능하다(82). 사회성과 연계 채권(Social Impact Bonds: SIBs)은 단기적으로는 비용을 발생시키지만 장기적으로는 순비용 절감이 가능한 예방 프로그램에 정부가 지원을 적게 하는 문제를 해결하기 위한 방법이다. SIBs는 민간 투자자가 사회적 프로그램을 지원하도록 하고, 그 프로그램이 성공적으로 운영되어 재수감률이나 고위험군의 입원율 감소처럼 같이 미리 정해놓은 측정 가능한 목표를 달성한 경우에 정부로부터 비용을 돌려받는 형태이다. 최근 의견에 따르면 SIBs 개발의 주요 장벽은 "투자자가 필요한 수익률을 얻을 수 있도록 순이익이 충분히 높은 개입 방법을 식별하는 것"이었다(83). 정부 행위도 유사한 고려를 통해 동기를 부여한다. 예를 들어, 미국에서는 행정부처가 모든 주요 신규 규제에 대해 비용-편익 분석을 실시하도록 되어 있으며, 이러한 분석은 대통령실 예산관리국에서 검토한다(84). 이와 비슷하게 미국 의회예산국(the Congressional Budget Office: CBO)는 입법안이 연방정부의 예산에 야기하는 비용이나 절감에 대해 평가한다. 이러한 평가를 통해 정책의 비용이 지출 한도를 초과하지 않는지를 결정한다(85). 비용-편익 분석이 규제적 결정의 결정적인 요소는 아니지만－많은 비용이 드는 정책이 채택되고 많은 비용 절감 정책은 제정되지 않음－비용 추정치는 **영향력이 있다**(84). 그러나 어떤 정책적 근거가 OMB(미국 예산관리국)의 추정치에 포함되기 위해서는 비용 편익 추정치를 제공해야만 한다.

더 나은 보건정책 평가를 위한 역학적 발상

건강을 결과변수로 검토하는 것이 사회경제적 결과에 대한 정책 연구의 자연스러운 확장인 것처럼 보이지만, 경제 및 관련 분야에서 표준인 연구 접근 방식은 종종 건강을 결과변수로 다루는 데 문제를 겪는다. 이러한 어려움은 건강의 측정과 서로 다른 건강결과에 대한 잠재적으로 이질적인 영향의 측정, 건강과 건강 서비스의 구별, 사회정책을 건강과 그럴 듯하게 연결시킬 수 있는 행태적 및 생리적 경로에 기반한 병인 시기, 그리고 통계적 검정력과 부정확성 등과 관련이 있다.

건강의 측정

건강을 측정하는 것은 어렵다. 일반적으로 건강의 많은 영역이 서로 양의 상관성을 갖지만, 그 상관성은 크지 않다. 게다가 건강을 하나의 요약 지표로 창조해 내려는 노력에도 불구하고, 건강의 여러 지표들에 어떻게 가중치를 부여해야 하는지는 일반적으로 명확하지 않다. 예를 들어, 자가보고된 신체적 제약과 객관적으로 측정된 신체적 능력은 중요한 건강결과 지표이지만 그들 사이에 높은 상관관계는 없다(86, 87). 심리적 질환을 심각한 수준으로 가진 개인의 경우 신체적 질병은 없을 수도 있다(86, 87). 신체적 장애가 있는 개인이 장애로 인한 실질적 불편함을 경험하지 않는 환경에서 살 수도 있다. 이러한 문제는 인구 건강과 개인 건강을 측정하는 것 모두와 관련이 있다. 예를 들어, 인구 수준의 기대여명을 연장하는 것은 인구집단 내에서 질병의 유병률을 증가시킬 수 있다. 건강에 관련된 정책에 영향을 미치기 위해서는 사회정책의 서로 다른 건강결과에 대한 효과를 구분하는 것이 중요하다. 한 가지 결과에 이득을 주는 개입이 다른 결과에 있어서는 해가 될 수도 있으며, 개입의 상대적 이점은 다양한 조건이 얼마나 분포하고 있는지에 좌우된다.

예를 들어, 흡연이 파킨슨병의 위험을 줄인다는 증거가 있지만(88), 심장병(과 다른 여러 질환)의 위험은 높인다. 미국에서는 매년 약 22,000명이 파킨슨병으로 사망하지만, 심장병으로 인한 사망자는 약 600,000명이다. 혹시라도 흡연이 파킨슨병을 완전히 제거하고 심장병에 미치는 영향이 아주 적다 하더라도, 흡연은 여전히 인구집단 건강에 부정적인 영향을 미친다. 실제로 흡연은 미국에서 연간 거의 50만 명의 사망자를 초래하는 것으로 추정된다(89). 특정 건강 영역의 측정은 보건 연구에서 중요한데, 특히 정신건강이나 장애와 같은 평가하기 어려운 영역의 좋은 측정 도구를 개발하기 위해 많은 연구가 측정도구 개발에 전념해 왔다. 새로운 건강 측정도구만 선호하며 축적된 연구를 통한 측정도구를 배제한다면 최신 연구결과를 이전 연구와 통합하는 것이 어려워지고 측정도구의 유효성과 신뢰성이 낮아질 위험이 생긴다. 예를 들어, 독창적인 MTO(Moving To Opportunity)에 대한 연구에서는 심리적 스트레스를 표준화하지 못했고, 소년들의 스트레스에 대한 심각한 부작용이 없었다고 했다. 그러나 정신건강을 표준화하지 못했기 때문에 항목을 이분화하고, 표준적 접근법에 비교했을 때 오분류하게 되는 결과를 가져왔다. 표준화된 조작화 방식을 사용한 분석에서는 실제로 MTO가 참여자들의 심리적 고통에 통계적으로 유의한 부작용을 주는 것으로 나타났다(57).

통계적 검정력

건강을 제대로 측정하려면 비용과 시간이 많이 든다. 그리고 일반적으로 측정의 질과 표본 크기는 서로 상충(tradeoff)한다. 이 때문에 현대 역학은 통계적 유의성 평가보다는 연관성에 대한 신뢰구간을 해석하는 데에 중점을 둔다. 우리는 중요한 연구 질문에 의미 있는 효과 추정치를 제공하기 위해 메타분석이 필요하다고 본다. 개별 연구에서 얻은 결과는 큰 이득이나 큰 위해를 나타내기에는 너무나 부정확하게 추정되기 때문이다. 통계적 검정력은 귀무가설의 검정 결과를 보다 정밀하게 추정할 수 있는 대규모 데이터 셋 또는 인구조사 자료를 활용하는 다른 영역 연구보다 건강연구에서 더욱 강조된다.

앞에서 설명한 오리건주 메디케이드 실험은 이를 잘 보여준다. 이 연구는 추첨에 의해 메디케이드 자격을 부여했으며, 그 결과 보험 보장제공의 효과에 대한 불편추정치(unbiased estimates)를 제공하는 것으로 호평을 받았다. 이 연구에서의 결과는 주로 신체건강에 대한 혜택이 아닌 정신건강 혜택의 증거로 요약된다. 그러나 대부분의 신체건강 영향 추정치에 대한 신뢰구간에는 상당한 공중보건적 효과가 될 수 있는 값이 포함되어 있다(46).

병인 기간

불우한 어린 시절을 보낸 개인은 일반적으로 불우한 성인기를 보내게 된다. 빈곤과 역경은 생애 전반에 걸쳐 나타날 뿐 아니라 다음 세대에도 영향을 미친다. 사회 역학자는 불우한 환경으로 인한 생리적 징후는 모든 연령에서 나타나는 것으로 가정한다. 사회적 불평등이 생애 초기의 결과에 미치는 영향에 대한 연구 결과는 많이 기술되어 왔다(2장과 14장의 생리적 매커니즘 참고). 대부분의 이론적 틀은 특정 시기에 나타난 불우한 사회적 환경이 일련의 행동과 생리학적 변화에 의해 매개되어 한참 시간이 흐른 뒤에 완전한 질병으로 나타날 수 있음을 시사한다. 사회적 환경이 생리적으로 내포되어 미치는 장기적 영향 때문에 건강 상태에 대한 분석 수행 시 이전의 불우한 환경과 이후 건강결과 사이의 매개 경로를 암묵적으로 조정했다. 예를 들어, 성인기 초반 SES가 성인기 후반 치매 발병에 미치는 영향은 부분적으로 중년 후반의 인지 기능으로 인해 매개될 가능성이 높다.

이런 분석에서 중년의 인지기능을 통제하면 성인기 후반 치매 발병에 미치는 성인기 초반 SES에 대한 효과를 과소평가할 수 있다. 이와 유사한 문제는 중년의 심혈관 위험 요인(체질량 지수, 고혈압 등)을 통제하면서 심혈관 질병 문제에 미치는 성인기 초반 SES에 대한 효과를 추정할 때도 나타날 수 있다. 이보다 훨씬 미미하지만, 잠재적으로 비슷한 중요성을 지닌 문제로, 현재 건강 상태를 통제하면 선택 편향(selection bias)이 발생할 수 있다. 예를 들어, 부유한 성인과 비슷한 건강 상태를 가진 빈곤한 성인은 빈곤의 부정적인 영향을 극복할 수 있는 다른 자원을 가지고 있을 가능성이 있다. 마지막으로 사회적 상태는 진단 가능한 임상적 상태로 나타나기 전에 생리학적 변화의 축적을 통해 진행되어야 하기 때문에, 사회정책의 변화는 대부분의 단기적으로 나타나는 '힘든' 건강결과의 변화에 영향을 줄 것 같지 않다. 전 생애에 걸친 사회적 조건의 상관관계는 개입을 위한 관련 기간을 확인하는 데 엄청난 어려움을 준다. 노출과 건강결과 사이의 시간적 관련성을 잘못 연결하면 고정효과 모델과 같은 매우 보수적인 분석 방식에서도 매우 심각한 편향이 생길 수 있다. 예를 들어, 흡연의 변화는 폐암 위험의 단기 변화는 예측하지 못하지만, 30년 후의 암 발생 위험을 예방할 수 있다.

결론

건강의 사회적 결정요인에 대한 연구는 정책의 영향을 평가하고 정책의 영향을 받는 사회적 자원에 대한 인과적 가설을 평가하기 위해 점점 더 정책 변화를 이용하고 있다. 두 가지 활용(정책영향 평가와 정책 변화와 사회적 자원의 인과적 가설 평가) 모두 사회 역학의 관련성을 높이고 인구 건강을 개선하는 최종 목표를 달성하는 데 중요한 기여를 한다. 정책의 건강 영향 평가를 통해 얻는 인과관계에 대한 증거는 향후 정책 해석의 토대가 된다. 가장 큰 관련성을 갖기 위해 사회 역학은 인과 추론을 강화하기 위한 분석 및 설계 방법, 인구 건강 영향을 평가하는 도구 및 비용-편익 분석을 포함한 다른 분야의 분석도구를 활용해야 한다.

참고문헌

1. Strully KW, Rehkopf DH, Xuan Z. Effects of Prenatal Poverty on Infant Health. Am Sociol Rev. 2010;75(4):534-62.
2. Sanbonmatsu L, Ludwig J, Katz L, Gennetian L, Duncan G, Kessler R, et al. Moving to Opportunity for Fair Housing Demonstration Program Final Impacts Evaluation 2011 4/16/2012.
3. Chandra A, Vogl TS. Rising up with shoe leather? A comment on "Fair Society, Healthy Lives" (The Marmot Review). Soc Sci Med. 2010;71(7):1227-30.
4. Berkman LF. Social Epidemiology: Social Determinants of Health in the United States: Are We Losing Ground? Annu Rev Public Health. 2009;30(1).
5. Clark D, Royer H. The Effect of Education on Adult Mortality and Health: Evidence from Britain. Am Econ Rev. 2013;103(6):2087-120.
6. Krieger N, Rehkopf DH, Chen JT, Waterman PD, Marcelli E, Kennedy M. The fall and rise of US inequities in premature mortality: 1960-2002. PLoS Med. 2008;5(2):e46.
7. Avendano M, Glymour MM, Banks J, Mackenbach JP. Health Disadvantage in US Adults Aged 50 to 74 Years: A Comparison of the Health of Rich and Poor Americans With That of Europeans. Am J Public Health. 2009;99(3).
8. Avendano M, Kunst AE, van Lenthe F, Bos V, Costa G, Valkonen T, et al. Trends in socio-economic disparities in stroke mortality in six european countries between 1981-1985 and 1991-1995. Am J Epidemiol. 2005;161(1):52-61.
9. van Hedel K, Van Lenthe F, Mackenbach J. The Contribution of Larger Educational Inequalities in Mortality to the National Mortality Disadvantage of the United States. A Comparison with Seven Western European Countries. Population Association of America; New Orleans, Louisiana 2013.
10. Liu SY, Linkletter CD, Loucks EB, Glymour MM, Buka SL. Decreased births among black female adolescents following school desegregation. Soc Sci Med. 2012;74(7):982-8.
11. Liu SY, Chavan NR, Glymour MM. Type of High-School Credentials and Older Age ADL and IADL Limitations: Is the GED Credential Equivalent to a Diploma? Gerontologist. 2013;53(2): 326-33.
12. Ben-Shalom Y, Moffitt R, Scholz JK. An assessment of the effectiveness of anti-poverty programs in the United States. the Johns Hopkins University, Department of Economics, 2011.
13. Engelhardt GV, Gruber J. Social Security and the Evolution of Elderly Poverty. NBER Working Paper Series. 2004;Working Paper No. 10466.
14. Snyder SE, Evans W. The Impact of Income on Mortality: Evidence from the Social Security Notch. NBER Working Paper Series. 2002;Working Paper No. 9197.
15. Handwerker EW. What can the Social Security Notch tell us about the impact of additional income in retirement? J Econ Soc Meas. 2011;36(1-2):71-92.
16. Arno PS, House JS, Viola D, Schechter C. Social security and mortality: The role of income support policies and population health in the United States. J Public Health Pol. 2011;32(2): 234-50.
17. Herd P, Schoeni RF, House JS. Does the Supplemental Security Income Program Reduce Disability among the Elderly? Milbank Q. 2008;86(1):5-45.
18. Lubitz J, Cai L, Kramarow E, Lentzner H. Health, life expectancy, and health care spending among the elderly. New Engl J Med. 2003;349(11):1048-55.

19. Currie J, Cole N. Welfare and Child Health: The Link between AFDC Participation and Birth Weight. Am Econ Rev. 1993;83(4):971-85.
20. Schmeiser MD. Expanding wallets and waistlines: the impact of family income on the BMI of women and men eligible for the Earned Income Tax Credit. Health Econ. 2009;18(11):1277-94.
21. Kenkel D, Schmeiser M, Urban C. Is smoking inferior? Evidence from variation in the earned income tax credit. Evidence from Variation in the Earned Income Tax Credit (October 31, 2011). 2011.
22. Cowan B, Tefft N. Education, Maternal Smoking, and the Earned Income Tax Credit. The BE Journal of Economic Analysis & Policy. 2012;12(1).
23. Averett S, Wang Y. The effects of Earned Income Tax Credit Payment Expansion on Maternal Smoking. Health Econ. 2012.
24. Bruckner TA, Brown RA, Margerison-Zilko C. Positive income shocks and accidental deaths among Cherokee Indians: a natural experiment. Int J Epidemiol. 2011;40(4):1083-90.
25. Costello EJ, Compton SN, Keeler G, Angold A. Relationships between poverty and psychopathology: a natural experiment. JAMA. 2003;290(15):2023-9.
26. Costello EJ, Erkanli A, Copeland W, Angold A. Association of family income supplements in adolescence with development of psychiatric and substance use disorders in adulthood among an American Indian population. JAMA-J Am Med Assoc. 2010;303(19):1954-60.
27. Wilde ET, Rosen Z, Couch K, Muennig PA. Impact of Welfare Reform on Mortality: An Evaluation of the Connecticut Jobs First Program, A Randomized Controlled Trial. Am J Public Health. 2013;103(7):e1-e5.
28. Fernald LC, Gertler PJ, Neufeld LM. Role of cash in conditional cash transfer programmes for child health, growth, and development: an analysis of Mexico's Oportunidades. Lancet. 2008;371(9615):828-37.
29. Gertler P. Do conditional cash transfers improve child health? Evidence from PROGRESA's control randomized experiment. Am Econ Rev. 2004;94(2):336-41.
30. Behrman J, Parker S. Is Health of the Aging Improved by Conditional Cash Transfer Programs? Evidence From Mexico. Demography. 2013;50(4):1363-86.
31. Riccio J, Dechausay N, Miller C, Nunez S, Verma N, Yang E. Conditional cash transfers in New York City: The continuing story of the Opportunity NYC-Family Rewards Demonstration. MDRC; 2013.
32. Case A. Does Money Protect Health Status? Evidence from South African Pensions. Boston MA: National Bureau of Economic Research, 2001 Contract No.: 8495.
33. Duflo E. Grandmothers and Granddaughters: Old-Age Pensions and Intrahousehold Allocation in South Africa. World Bank Econ Rev. 2003;17(1):1-25.
34. Cylus J, Glymour MM, Avendano M. Do generous unemployment benefit programs reduce suicides? A state fixed-effect analysis covering 1968-2008. American journal of epidemiology. 2014;forthcoming.
35. Currie J, Ray SH, Neidell M. Quasi-experimental studies suggest that lowering air pollution levels benefits infants' and children's health. Health Aff (Millwood). 2011;30(12):2391-9.
36. Schwartz J. Societal benefits of reducing lead exposure. Environ Res. 1994;66(1):105-24.
37. Needleman H. Lead poisoning. Annu Rev Med. 2004;55:209-22.
38. Rosner D, Markowitz G. Special Report On Lead Poisoning In Children-Standing Up to the Lead Industry: An Interview with Herbert Needleman. Public Health Rep. 2005;120(3):330-7.
39. Currie J. U.S. Food and Nutrition Programs. In: Moffitt RA, editor. Means-Tested Transfer Programs in the United States: University of Chicago Press; 2007. pp. 199-290.

40. Schmeiser MD. The impact of long-term participation in the supplemental nutrition assistance program on child obesity. Health Econ. 2012;21(4):386-404.
41. Meyerhoefer CD, Yang M. The relationship between food assistance and health: a review of the literature and empirical strategies for identifying program effects. Appl Econ Perspect Policy. 2011;33(3):304-44.
42. Shah SM, Carey IM, Harris T, DeWilde S, Victor CR, Cook DG. The Effect of Unexpected Bereavement on Mortality in Older Couples. Am J Public Health. 2013;103(6):1140-5.
43. Shah SM, Carey IM, Harris T, DeWilde S, Victor CR, Cook DG. Impact of Partner Bereavement on Quality of Cardiovascular Disease Management. Circulation. 2013;128(25):2745-53.
44. Patton KK, Glymour MM. In Anticipation of Grief Using Insights From Social Epidemiology to Improve Quality of Care. Circulation. 2013;128(25):2725-8.
45. National Center for Health Statistics. Health, United States, 2011: With special feature on socioeconomic status and health. Hyattsville, MD: National Center for Health Statistics 2012.
46. Baicker K, Taubman SL, Allen HL, Bernstein M, Gruber JH, Newhouse JP, et al. The Oregon Experiment—Effects of Medicaid on Clinical Outcomes. New Engl J Med. 2013;368(18):1713-22.
47. Currie J, Gruber J. Saving Babies: The Efficacy and Cost of Recent Changes in the Medicaid Eligibility of Pregnant Women. J Polit Econ. 1996;104(6):36.
48. Finkelstein A, McKnight R. What Did Medicare Do (And Was It Worth It)? J Public Econ. 2008;92:1644-69.
49. Almond D, Chay K. The Long-Run and Intergenerational Impact of Poor Infant Health: Evidence from Cohorts Born During the Civil Rights Era. Columbia University Working Paper. 2006.
50. Galizzi MM. Label, nudge or tax? A review of health policies for risky behaviours. J Public Health. 2012;1:e5.
51. Tan CE, Glantz SA. Association Between Smoke-Free Legislation and Hospitalizations for Cardiac, Cerebrovascular, and Respiratory DiseasesClinical Perspective A Meta-Analysis. Circulation. 2012;126(18):2177-83.
52. Barr CD, Diez DM, Wang Y, Dominici F, Samet JM. Comprehensive smoking bans and acute myocardial infarction among medicare enrollees in 387 US counties: 1999-2008. Am J Epidemiol. 2012;176(7):642-8.
53. Harper S, Lynch J. Trends in socioeconomic inequalities in adult health behaviors among US states, 1990-2004. Public Health Rep. 2007;122(2):177.
54. Nelson DE, Bolen J, Kresnow M-j. Trends in safety belt use by demographics and by type of state safety belt law, 1987 through 1993. Am J Public Health. 1998;88(2):245-9.
55. Howden-Chapman P, Matheson A, Crane J, Viggers H, Cunningham M, Blakely T, et al. Effect of insulating existing houses on health inequality: cluster randomised study in the community. BMJ. 2007;334(7591):460.
56. Jackson G, Thornley S, Woolston J, Papa D, Bernacchi A, Moore T. Reduced acute hospitalisation with the healthy housing programme. J Epidemiol Commun H. 2011;65(7):588-93.
57. Osypuk T, Tchetgen Tchetgen E, Acevedo-Garcia D, Earls F, Lincoln A, Schmidt N, et al. Differential Mental Health Effects of Neighborhood Relocation among Youth in Vulnerable Families: Results from a Randomized Trial. Arch Gen Psychiat. 2012;69(12):1284-94.
58. Pearl J. Causality models, reasoning, and inference. Cambridge [England]; New York: Cambridge University Press; 2009.
59. Brookhart MA, Wang PS, Solomon DH, Schneeweiss S. Evaluating short-term drug effects using a physician-specific prescribing preference as an instrumental variable. Epidemiology.

2006;17(3):268-75.

60. Brookhart MA, Wang PS, Solomon DH, Schneeweiss S. Instrumental variable analysis of secondary pharmacoepidemiologic data. Epidemiology. 2006;17(4):373-4.

61. Aizer A, Doyle Jr JJ. Juvenile Incarceration and Adult Outcomes: Evidence from Randomly-Assigned Judges. NBER Working Paper. 2011.

62. Maestas N, Mullen KJ, Strand A. Does Disability Insurance Receipt Discourage Work? Using Examiner Assignment to Estimate Causal Effects of SSDI Receipt. Am Econ Rev. 2013;103(5):1797-829.

63. Angrist J, Pischke J. Mostly harmless econometrics: an empiricist's companion: Princeton Univ Pr; 2009.

64. Lucas AM, Wilson NL. Adult Antiretroviral Therapy and Child Health: Evidence from Scale-Up in Zambia. Am Econ Rev. 2013;103(3):456-61.

65. Bollinger B, Leslie P, Sorensen A. Calorie Posting in Chain Restaurants. NBER Working Paper. 2010.

66. Lipsitch M, Tchetgen Tchetgen E, Cohen T. Negative controls: a tool for detecting confounding and bias in observational studies. Epidemiology (Cambridge, Mass). 2010;21(3):383.

67. Weiss N. Can the "specificity" of an association be rehabilitated as a basis for supporting a causal hypothesis? Epidemiology (Cambridge, Mass). 2002;13(1):6.

68. Tchetgen Tchetgen E. The Control Outcome Calibration Approach for Causal Inference With Unobserved Confounding. Am J Epidemiol. 2013.

69. Bertrand M, Mullainathan S. Are Emily and Greg more employable than Lakisha and Jamal? A field experiment on labor market discrimination. National Bureau of Economic Research, 2003.

70. Ahmed AM, Hammarstedt M. Discrimination in the rental housing market: A field experiment on the Internet. J Urban Econ. 2008;64(2):362-72.

71. Thévenon O, Solaz A. Labour market effects of parental leave policies in OECD countries: Directorate for Employment, Labour and Social Affairs, OECD; 2013.

72. Collins J, Koplan JP. Health Impact Assessment. JAMA-J Am Med Assoc. 2009;302(3):315-7.

73. Joffe M, Mindell J. A framework for the evidence base to support Health Impact Assessment. J Epidemiol Commun H. 2002;56(2):132-8.

74. Kapral MK, Wang H, Mamdani M, Tu JV. Effect of socioeconomic status on treatment and mortality after stroke. Stroke. 2002;33(1):268-73.

75. Phelan JC, Link BG, Tehranifar P. Social Conditions as Fundamental Causes of Health Inequalities: Theory, Evidence, and Policy Implications. J Health Soc Behav. 2010;51(1 suppl):S28-S40.

76. Robertson C, Egelhof R, Hoke M. Get sick, get out: the medical causes of home mortgage foreclosures. 2009.

77. Vandenbroucke JP, von Elm E, Altman DG, G ø tzsche PC, Mulrow CD, Pocock SJ, et al. Strengthening the Reporting of Observational Studies in Epidemiology (STROBE): Explanation and Elaboration. PLoS Med. 2007;4(10):e297.

78. Galea S, Riddle M, Kaplan GA. Causal thinking and complex system approaches in epidemiology. Int J Epidemiol. 2010;39(1):97-106.

79. Bibbins-Domingo K, Chertow GM, Coxson PG, Moran A, Lightwood JM, Pletcher MJ, et al. Projected effect of dietary salt reductions on future cardiovascular disease. New Engl J Med. 2010;362(7):590-9.

80. Belfield CR, Nores M, Barnett S, Schweinhart L. The High/Scope Perry Preschool Program

Cost-Benefit Analysis Using Data from the Age-40 Followup. J Hum Resour. 2006;41(1):162-90.

81. Knudsen EI, Heckman JJ, Cameron JL, Shonkoff JP. Economic, neurobiological, and behavioral perspectives on building America's future workforce. PNAS. 2006;103(27):10155-62.

82. Center for American P, Liebman J. Social Impact Bonds: A promising new financing model to accelerate social innovation and improve government performance. Center for American Progress, 2011 2011/02//. Report No.

83. Liebman JB. Social Impact Bonds: A promising new financing model to accelerate social innovation and improve government performance: Center for American Progress; 2011. Available from: http://www.americanprogress.org/issues/open-government/report/2011/02/09/9050/social-impact-bonds/.

84. Hahn RW, Tetlock PC. Has Economic Analysis Improved Regulatory Decisions? J Econ Perspect. 2008;22(1):67-84.

85. Executive Office of the President. Circular NO. A-11, Part 7, Appendix A: Office of Management and Budget; 2013. Available from: http://www.whitehouse.gov/sites/default/files/omb/assets/a11_current_year/app_a.pdf.

86. Glass TA. Conjugating the "tenses" of function: Discordance among hypothetical, experimental, and enacted function in older adults. Gerontologist. 1998;38(1):101-12.

87. Pinquart M. Correlates of subjective health in older adults: a meta-analysis. Psychol Aging. 2001;16(3):414.

88. Wirdefeldt K, Adami H-O, Cole P, Trichopoulos D, Mandel J. Epidemiology and etiology of Parkinson's disease: a review of the evidence. Eur J Epidemiol. 2011;26(1):1-58.

89. Go AS, Mozaffarian D, Roger VL, Benjamin EJ, Berry JD, Borden WB, et al. Heart disease and stroke statistics—2013 update: a report from the American Heart Association. Circulation. 2013;127(1):e6-e245.

90. Hiatt RA. Invited commentary: the epicenter of translational science. Am J Epidemiol. 2010;172(5):525-7.

CHAPTER 13

건강 증진을 위한 행태경제학의 응용

이치로 가와치   번역 홍석철 감수 박종혁·김소영

왜 행태(behavior)[1]가 중요한가

공중보건에서 주요 사망 원인은 종종 '심혈관질환', '암', '사고' 등으로 표현된다. 그러나 이 이슈를 구성하는 다른 방법은 사망의 주요 원인은 행동이라고 보는 것이다. 미국의 65세 이전 조기 사망의 거의 절반이 흡연, 좌식 생활, 잘못된 식습관, 음주 운전, 위험한 성관계, 폭력 그리고 약물 오남용 등 잘못된 행동 선택에서 기인한 것이기 때문에 행동은 중요하다(1). 랄프 키니(Ralph Keeney)(1)에 따르면, 사람들이 더 나은 의사 결정을 할 수 있도록 도와주었다면 심장질환으로 인한 사망의 약 46%와 암으로 인한 사망의 66%를 피할 수 있었다고 한다.

위 주장은 사회 역학자들의 강한 항의를 이끌어내기 쉽다. 필자처럼 건강의

---

1) 옮긴이 주_ 영어 'behavior'는 '행동'과 '행태' 두 가지 용어로 해석할 수 있다. '행동'은 몸을 움직여서 행하는 일이나 반응을 의미하며 개인의 움직임에 대한 관찰에서 일반적으로 활용되는 용어이다. 반면, '행태'는 행동의 집단적 양상과 패턴을 의미한다. 따라서 'behavior'를 연구하는 분야는 행태이론, 행태경제학 등으로 번역하는 것이 적절하며, 개인의 움직임에 대한 용어들은 행동으로 번역하는 것이 적절하다. 따라서 본 장에서는 용어의 쓰임에 따라 행태와 행동을 혼합해 활용했음을 밝혀둔다.

사회적 결정요인들에 대해 강한 신념을 가지고 있는 사람들은 행동 '선택'과 '개인의 의사 결정'과 같은 용어 사용에 대해 감정적으로 반응하기 마련이다. 하지만 이 책의 나머지는 건강과 질병의 '본질적인' 요인에 대부분을 할애한다. 사회역학은 건강행태가 사회규범에 따라 어떻게 만들어지고 제한되는지를 강조한다 (10장 참조). 건강한 식습관의 사례를 든다면 사회 역학자들은 개인의 선택에 최소한 네 가지의 제약이 있다는 점을 인정한다.

- 정보 비대칭성 — 식품 제조업자들은 포장된 음식을 만드는 데 무엇을 넣는지 소비자보다 더 많이 알고 있고, 정부 규제에 의해 성분 공개를 강요받지 않는 이상 몇몇 성분(예: 트랜스지방산)의 공개를 원치 않는다. 영양 정보 제공을 강제하는 것은 국민의 영양 습관을 증진시키기 위한 본질적인 개입의 한 예시이다.
- 예산 제약 — 사람들은 시간과 예산 제약에 직면한다. 근로 가능한 나이의 모든 가구원들이 생계를 위해 대부분 시간을 일하는 데 사용하는 가구들에게는 시간이 부족하다. 시간이 부족할 때 집에서 천천히 조리해 먹는 건강한 음식을 준비하는 것은 현실적이지 않고, 결국 가장 편한 선택은 외식을 하거나, 포장하거나, 차에서 먹는 것이다. 요리사를 고용하면 해결되겠지만, 이를 감당할 수 있는 가구는 거의 없다.
- 환경적 제약 — 가끔 건강하게 먹고 싶어도 신선한 식재료를 파는 슈퍼마켓이 주변에 없을 수 있다. 기존 연구들은 이런 곳의 주민들은 중산층 지역의 주민들만큼이나 건강식에 대한 선호가 강하다는 것을 제시했다(2). 문제는 이렇게 자원이 궁핍한 지역은 소매상점에서의 음식 선택권이 중산층 지역만큼 충분치 못하다는 것이다(3).
- 사회적 강화(social reinforcement) — 단순하게 생각하면 우리는 혼자 먹지 않는다. 혹은 대부분이 그렇다. 우리의 식습관은 사회규범(8장 참조)뿐만 아니라 우리와 사회적으로 연결되어 있는 사람들(친구, 가족 구성원, 직장 동료)의 영향을 받는다. 직장의 사회규범이 매일 밤마다 술집에 가서 맥주를 마시고 튀김 안주를 먹는 것이라면 여러분은 많은 칼로리를 섭취하고 체중

이 불어나기 십상이다. 다시 말하면, 근무 시간 후 스트레스를 풀기 위해 동료와 술자리를 함께함으로써 여러분은 규범에 순응하고 직장 동료와의 연대를 표현하는 것이다. 만약 여러분이 체중 감량을 시도한다면 이제 여러분만의 습관을 변화시키는 것뿐만 아니라 직장 동료의 행동까지도 변화시켜야만 한다. 반사회적으로 여겨지는 것을 상관하지 않는다면 말이다.

앞서 말한 개인 선택에 대한 제약 목록에 우리는 또 하나를 추가할 수 있다.

- 대역폭 세금(bandwidth tax) — 행태경제학자 센딜 물라이나탄과 엘다 샤피르(4)는 그들의 저서 『희소성: 적게 갖는 것이 왜 많이 갖는 것을 의미하는 가(Scarcity: Why Having Too Little Means So Much)』에서 시간 그리고 돈과 같은 자원의 희소성은 우리의 인지 기능 또는 뇌의 '대역폭'에 '세금'을 부과한다고 주장했다. 일반적으로 사람들이 희소성에 시달릴 때 그들의 관심은 방금 일어난 즉각적인 문제에 초점을 맞추면서 시야가 좁아지게 된다. 대역폭 세금은 미래를 위해 계획을 세우는 능력에 무겁게 과세하고 자기 규제와 같은 실천력을 떨어뜨린다. 요약하면, 희소성의 사고방식은 쾌락을 지연시키고, 유혹에 저항하고, 미래를 위해 계획하고, 장기적인 건강을 도모하고자 하는 뇌의 여러 기능에 영향을 끼친다.

이 장에서 우리가 행동의 '선택'과 '결정'에 대해 논의할 때 개인들이 건강하지 않은 행동을 고의적으로(혹은 의식적으로라도) 선택한다는 것은 아니다. 개인의 책임에 대한 존 놀스(John Knowles)(5)의 악명 높은 에세이에서 예로 든 1970년대에 유행했던 '생활방식'에 대한 피해자 책임 전가 담론으로 복귀하자는 것 또한 전혀 아니다.[2] 더 정확히 말하면, 이 장의 초점은 과거 30년 동안 행태경제학, 심

---

2) "나태, 폭식, 폭음, 부주의한 운전, 성적 광란 그리고 흡연의 비용은 이제 개인적 책임이 아니라 국가의 책임이다. 이것은 개인의 자유에 의해 정당화되지만 한 인간의 자유는 다른 인간의 세금과 보험료에 대한 족쇄이다. 나는 건강에 대한 '권리'의 견해가 개인의 건강을 지키기 위한 개인의 도덕적 의무의 견해로 대체되어야 한다고 생각한다. 그때 개인들은 정보, 좋은 상품에 대한 이용 가능한 서비스, 그리고 최소한의 금융 장벽의 도움을 예측할 '권리'를 갖는다"(5: P.59).

리학 그리고 신경과학에서 등장한 사람들의 판단과 선택에 대한 새로운 통찰을 요약하는 것이다. 필자가 주장한 것처럼, 이러한 통찰은 행동에 대한 생각 그리고 우리가 어떻게 행동 개입의 성공을 촉진하기 위해 이러한 통찰을 잠재적으로 활용할 수 있는지에 관해 새로운 방법들을 제공한다(6). 예를 들어,

- 우리는 어떻게 더 효과적으로 담배와 식품 산업의 기만적인 마케팅 전략이 초래한 정보 비대칭에 대응할 수 있는가?
- 우리는 어떻게 사람들의 환경에 개입해 그들의 기본 선택을 더 건강한 방향으로 바꿀 수 있는가 또는 리처드 세일러(Richard Thaler)와 캐스 선스타인(Cass Sunstein)(7)이 말한 것처럼 우리는 어떻게 사람들의 행동을 안내하는 더 나은 '선택 설계자'가 될 수 있는가?
- 우리는 더 나은 선택을 장려하기 위해 어떻게 예측 가능한 결정 오류를 이용해 사람들을 자멸(self-destructive)이 아닌 자기본위적(self-interested) 방향으로 행동하게 할 수 있는가?

이러한 통찰들을 개입에 통합시키는 것은 건강 행태와 건강결과의 사회경제적 격차를 좁히는 데 도움을 줄 수 있다. 행동이 예방 가능한 사망의 많은 부분을 설명할 수 있지만 건강과 질병의 사회경제적 격차를 상당 부분 초래하기 때문이다. 최근까지 이러한 내용은 사회 역학에서 배우는 일반 통념이 아니었다. 1981년 영국 공무원에 관한 영국 정부의 연구는, 직급이 가장 낮은 공무원들은 높은 공무원들에 비해 심혈관질환 사망률이 4배 높았는데 흡연, 운동, 비만 등 건강 관련 행태는 그 격차의 약 40%만을 설명할 수 있다고 결론지었다(8). 이 같은 결론에 대해 사회 역학자들은 설명할 수 없는 편차의 나머지가 사회적 지위의 심리적인 효과 때문이라고 추측했다(9). 그러나 영국 정부 후속 연구의 최신 분석은 기존 결론을 수정했다(10). 기존 연구들은 사망률의 사회적 불평등에 대한 건강 행태의 기여를 과소 추정해 왔다. 왜냐하면 연구 시점에서만 건강 행태가 평가되었고 추적 기간 동안 건강 행태가 업데이트되지 않아 잘못된 건강 행태의 노출 기간 분석에 오류를 범했기 때문이다. 후속 연구에서는 가장 낮은 직급이 가장 높

은 직급보다 모든 사망 원인에서 1.6배 더 높은 사망 위험을 가지고 있었다. 단순히 측정된 건강행동 변수를 모형에 적용할 때 이러한 격차는 42%(95% 신뢰구간, 21%-94%)까지 약화되었으나 건강행동을 시간 의존적 공변량으로 모형에 적용하면 그 격차는 72%(95% 신뢰구간, 42%-154%)까지 설명되었다(10). 요약하면 행동은 사회경제적 지위에 따른 격차의 설명에서도 중요하다.

렌(Len)의 도전

단연코 이 시대의 가장 명망 있는 사회 역학자 중 한 명인 레너드 사임("'렌'은 레너드의 별칭)은 그의 동료들에게 "왜 행동 개입은 실패하는가?"라는 도전적인 과제를 던져주었다. 우리는 이를 '렌의 도전'이라고 일컫는데 공중보건 분야의 큰 도전들 중 하나이기도 하다. 사임(11)에 따르면,

> 문제는 사람들이 심지어 그들이 처한 위험을 알고 있을 때에도 행동을 변화시키는 것이 어렵다는 것이다. 사람들의 위험을 줄일 수 있도록 훌륭하게 디자인되고 실행된 개입의 실패를 보여주는 여러 예시들이 존재한다. 사실 나는 이들 중 하나인 '복합 위험요소 개입 실험(multiple risk factor intervention trial)'을 수행한 적이 있다. 이 2억 달러짜리 연구는 심장질환으로 전개될 수 있는 상위 10% 위험군에 속한 남성들을 대상으로 진행되었다. 우리는 22개 도시에 거주하는 50만 명의 남성들을 살펴보았고 6년 동안의 실험을 위해 동기부여가 잘되어 있는 12,000명을 골랐다. 우리는 그들에게 식단을 바꾸고, 고혈압 약을 복용하고, 금연을 하고, 병원에 자주 가도록 요청했다. 더불어, 저지방 음식을 요리하고 슈퍼마켓의 식료품 정보를 읽도록 요구했다. 그러나 이렇게 막대한 비용이 들고 잘 설계한 실험은 실패로 끝났다. 6년 후에 실험군과 대조군 간의 심장질환률은 통계적으로 유의미한 차이가 없었다. 실험군 중 건강행동을 변화시켰던 사람이 거의 없었다.

렌의 도전은 개인의 일화를 넘어선다. 펜넌트(Pennant) 등(12)의 체계적 문헌 연구는 심혈관질환 예방을 위한 지역 기반 프로그램의 효과성 평가를 시도했다. 해당 프로그램은 심혈관질환의 위험 행동(흡연, 고혈압, 신체활동과 식단)을 다루기 위해 미디어, 검사, 상담 활동 그리고 환경 변화의 조합을 이용한 다면적인 개입이었다. 저자들은 각 프로그램의 결과물 자료를 살펴보고 1970년 1월부터 2008년 7월 중순까지의 관련 웹사이트에 대한 포괄적인 조사를 수행했다. 또한 심혈관질환 위험의 변화를 조사하기 위한 프로그램 시행 전/후 집단과 대조군을 설정하는 등 철저하게 계획된 프로그램만을 분석 대상으로 허용했다. 그리고 심혈관질환 위험 요소들의 순 변화는 10년 동안의 심혈관질환 위험의 순 변화 지표를 생성하는 데 사용했다. 광범위한 조사 이후 저자들은 이 같은 조건에 부합하는 36개의 지역 프로그램을 찾았다. 저자들이 찾은 것은 지역 프로그램에서 관측되는 10년 동안의 심혈관질환 위험의 순 감소폭 평균은 0.65%로 통계적으로 유의했지만 그다지 대단한 성과는 아니었다. 그리고 7개 프로그램에서 심혈관질환과 총사망률의 변화가 관측되었지만, 통계적으로 유의미한 감소가 보고되지는 않았다.

건강 행태의 추이를 논의하기 시작하면 우리는 제자리걸음을 벗어나지 못한다. 킹(King)과 동료들(13)은 1988~1994년과 2001~2006년의 건강영양조사 결과를 기반으로 40~74세 성인들의 다섯 가지 건강 행태의 국가적 추이를 조사했다. 그중 하루에 다섯 개 이상의 신선한 과일과 채소의 섭취, 한 달에 12번 이상의 규칙적인 운동, 건강한 몸무게 유지(체질량 지수[BMI] $18.5{\sim}29.9\mathrm{kg/m}^2$)(13) 등 세 가지에서 지난 18년 동안 건강한 패턴의 비율이 감소했다. 지난 20년 동안 성인 비만율(BMI30kg/m2)은 28%에서 36%로 증가했다(p0.05). 한 달에 12번 이상의 신체활동 비율은 53%에서 43%로 감소했고(p0.05), 흡연율은 변하지 않았다(26.9%에서 26.1%). 하루에 5개 이상의 신선한 과일과 야채를 섭취하는 비율은 42%에서 26%로 감소했다(p0.05). 그리고 중간 정도의 음주는 40%에서 51%로 증가했다(p0.05). 다섯 가지 건강 습관을 모두 고수하는 비율은 15%에서 8%로 떨어졌다(p0.05). 게다가 건강한 라이프스타일을 유지하는 비율이 소수 인종에서 더욱 낮음에도 불구하고, 분석 기간 동안 그 비율은 히스패닉이 아닌 백인들 사이에서 더욱 감소했다. 또한 고혈압, 당뇨 혹은 심혈관질환의 병력을 가진 개인들은 이런 조건이 없는 사람들보다 건강한 생활 방식을 더 잘 유지하는 것은 아니었다(13).

왜 행동 변화는 어려운가?

우리는 건강하고 오래 살기 위해 사람들에게 조언하는 건강 행태에 대해 매우 강한 근거들을 가지고 있다. 예를 들어, 흡연하지 않고, 덜 먹고, 군살이 없고, 규칙적으로 운동하고, 음주운전을 하지 않고, 식사 후 치실을 사용하고, 최소한 7시간을 자는 것이 필요한 건강행동이라는 것은 명확하다. 문제는 어떻게 사람들을 공중보건 조언에 따르게 할지에 대한 문제를 아직 풀지 못했다는 것이다. 왜 행동 변화는 어려운가? 이 문제에 대해 최소한 세 가지의 답이 있다.

첫 번째 이유는 많은 행동 변화 개입들이 지식과 의지를 높이는 것과 같은 개인적인 요인들에 과도하게 초점을 맞추고 있으며, 지역 규범과 네트워크 영향(7장과 8장 참조)과 같은 대인 관계의 영향 혹은 환경적 장벽과 같은 개인 외적 요인(10장 참조)에 충분한 관심을 두지 못하고 있다. 사회 역학은 사회적 맥락 내에서 건강행동의 내재된 인식을 개선하려고 노력해 왔다(10장 참조). 일관된 행동 변화는 변화에 대한 개인의 동기를 만드는 사회적 맥락을 인식할 때 이끌어낼 수 있을 것이다. 예를 들어, 소렌슨과 동료들(14)은 건강 정보가 담긴 팸플릿으로 건강 교육 전략을 전파하는 데 아무리 노력을 들여도 육체노동이 주된 일터에서의 높은 흡연율에 큰 영향을 주기 어렵다는 것을 설득력 있게 주장해 왔다. 많은 노동자들이 일터에서 흡연 외의 다양한 화학적, 신체적 위협에 노출되어 있기 때문이라는 것이다. 실제 그들은 두 배 높은 직업적 발암물질 위험에 노출되어 있다. 결론적으로 그들은 "담배 연기 안에 있는 것과 똑같은 직업적 발암물질에 노출된다면 금연이 무슨 소용이 있는가?"라는 꽤 '합리적으로' 행동하고 있는 것이다. 이런 통찰을 기반으로, 소렌슨 등(14)은 ① 프로그램 기획과 실행 단계에서 노동자와 관리자의 동참, ② 작업장 변화에 대한 조언, 그리고 ③ 건강행동 변화를 목표로 하는 교육 프로그램 등을 통해 건강 증진과 건강 예방을 통합하는 새로운 개입 모델을 개발했다. 24개의 일터에서 엄밀히 디자인된 집단 무작위 실험을 시행한 결과, 직업 안전 및 건강 교육을 통합한 프로그램이 육체노동자들의 높은 흡연율을 낮추는 데 전통적인 교육 전략보다 우월했으며, 이 새로운 개입은 직종에 따른 흡연율의 차이를 거의 제거했다.

'웰웍스(WellWorks)'라 불리는 소렌슨의 개입 모델은 경제학의 **보완성**(comple-mentarity)의 원리를 잘 보여준다(15). 즉, 한 영역에서 건강을 증진시키는 투자가 관련 없는 영역에 투자하는 것의 한계 편익을 증가시킬 수 있다는 것이다. 예를 들어, 널리 보급된 아동 예방주사 캠페인이 사하라 사막 이남 아프리카에서 실시되었을 때 지역 보건 관리자는 모유 수유 비율이 뒤이어 증가했음을 보고한 바 있다(15). 영아의 미래 생존에 투자하는 것은 모유 수유에 대한 모성의 동기를 증가시켰다고 볼 수 있다. 유사한 방법으로 직장에서의 건강과 안전에 투자하는 것은 노동자들에게 그들의 건강에 투자하도록 동기부여를 하기도 한다. 이 두 가지 투자는 서로 보완적이다.

사람들의 건강 행태를 변화시키는 것이 왜 어려운지에 관한 두 번째 이유는, 제공되는 거의 모든 공중보건에 관한 건강 조언들을 반대하고 오히려 조언과는 반대로 행동하라고 설득함으로써 이익을 창출하는 집단이 있기 때문이다. 따라서 금연, 소식, 절주, 운동, TV 시청 줄이기 등 우리가 지지하는 행동들을 생각해 보면, 이런 행동 대부분이 정반대로 행동하도록 설득해 돈을 버는 산업들과 연관되어 있다. 이에 더해 이러한 집단은 공중보건 예산을 왜소해 보이게 만드는 광고 예산이 있다. 그러나 단순히 마케팅 예산의 차이 문제만이 아니다. 그들은 우리가 광고하는 것과 다른 기술을 이용해 광고한다는 것에 주목해야 한다.

행태 변화가 어려운 세 번째 중요한 이유는 행태 개입을 모형화하는 표준 이론들은 다소 수정이 필요하다는 점이다. 행태과학 강의에서 표준적으로 가르치는 두 가지 대표적인 이론인 합리적 행태 이론(TRA: theory of reasoned action)과 이 이론에서 확장된 계획된 행태 이론(TPB: theory of planned behavior)을 살펴보자(16). 이론의 명칭이 암시하듯이 사람들이 행동하는 방식을 합리적으로 사고하고 계획한다는 개념들은 이 같은 이론에 근거를 두고 있다. 이 이론들은 개인의 행동을 여러 대안적 행동결과에 대한 주관적 확률과 각 행동결과에 부여한 가치의 기대 함수 결과로 보는 기대가치이론(expectancy-value theory)의 광범위한 사례 중 하나이다. 개인들이 금연 시도와 같은 어떤 결정에 직면했을 때, 위 이론은 예상된 기대 가치가 가장 큰 행동을 선택할 것이라 예측한다. 따라서 계획된 행태 이론에 근거해서 행동 변화 개입을 설계하는 목표는 행동의 편익과 비용에 대한 흡연자들의 믿음을 수정하는 것이다.

합리적 행태 이론과 계획된 행태 이론의 핵심 주장 중 하나는 행동을 수행하려는 의도(intentions)가 행동보다 앞선다는 것이다. 의도는 행동에 대한 개인의 태도(행동과 결과예측에 대한 비용과 편익)와 행동에 대한 인지된 규범(동기를 고려해 다른 사람들이 그 행동을 용인할지 아닐지) 그리고 통제 신념(행위와 결과에 대한 기대)에 대한 개인의 사고방식에 의해 순차적으로 형성된다. 이 이론을 발전시킨 학자들은 "주어진 행동을 예측하고 변화시키거나 강화시키기 위해 고려해야만 하는 변수들은 오직 제한된 숫자로 존재한다"는 충격적인 주장을 한다(17). 이러한 이론은 건강행동을 설명하는 데 얼마나 잘 작동할까?

사실, 기대가치이론은 행동을 하려는 사람들의 의도를 꽤 잘 설명한다. 그러나 우리의 의도가 실제 행동을 예측하는지는 다른 문제이다. 의도-행동 관계에 대한 대다수의 실증적 설명은 인과관계 추론이 쉽지 않은 관측 연구로 얻어진 결과이다. 행동에 대한 의도의 변화가 행동의 변화를 초래하는지를 분석하기 위해서 웹과 쉬란(Sheeran)(18)은 의도-행동 관계에 관한 47개의 실험연구를 메타분석했다. 이 메타분석은 중간 이상의 큰 의도 변화만이(표준편차=0.66을 나눈 두 평균의 차이로 정의된 코언의 통계치로 측정된 효과 크기) 행동의 소소한 변화로 이어졌다고 설명했다(d=0.36).

의도가 행동을 신뢰성 있게 예측하지 못하는 두 가지 중요한 이유가 있다. 첫째, 대개의 행동들은 의식적인 의도를 생략하거나 건너뛴다. 대신 그들은 자동적이거나 습관적 또는 감정적으로 순간적인 영향을 받는다. 둘째, 매일 정기적 운동과 같은 행동을 실천하려는 의지를 형성할 때에도, 우리는 종종 그 의도를 끝까지 따라가지 못하고 내일로 미루곤 한다. 또한 우리의 의도는 종종 신뢰성이 없다. 우리가 의도를 형성하고 실제 행동으로 옮길 때까지의 시간이 늘어나면 본래의 의도는 체계와 예측의 신뢰성을 잃게 된다. 행태경제학의 용어를 빌리자면,

우리의 선호는 안정적이거나 동태적으로 일관적이지 않다. 이 문제들을 좀 더 심층적으로 논의해 보자.

휴리스틱3)과 편향

합리적인 계산기와 같은 이미지와는 반대로, 사람들은 자신의 판단과 결정을 휴리스틱이라 불리는 정신적 지름길에 기반하여 대부분의 시간 동안 무의식적인 방법으로 행동한다. 이는 우리가 특정 행동을 선택하기 전에 수천 번의 즉흥적인 비용-편익 계산을 하면서 시간을 보내지 않는다는 진화적 개념이다. 솔직히 말해 수천 번의 계산은 매우 비효율적이고 정신적 에너지의 낭비이다. 따라서 우리의 많은 판단과 의사 결정은 빠르고 무의식적이며, 이것은 더 중요한 활동을 하도록 우리의 시간을 자유롭게 한다. 그러나 이러한 어림짐작에 기반한 경험법칙은 종종 우리를 재난적 방황으로 이끈다. 1974년 ≪사이언스≫지에서 애이머스 트버스키(Amos Tverksy)와 대니얼 카너먼(Daniel Kahneman)(19)은 초합리적 계산기로서의 인간에 대한 이상적인 개념에 도전하면서 경고의 화살을 날리는 휴리스틱 편향의 사례를 설명했다. 트버스키와 카너먼의 영향력 있는 연구 이후, 많은 종류의 휴리스틱과 편향에 관한 논문들이 문헌 목록에 더해져 왔다. 그러나 건강 의사 결정과 가장 관련 있는 것은 감정 휴리스틱과 기준점 편향(anchoring bias)이다.

감정 휴리스틱

감정 휴리스틱은 위험과 편익에 대한 냉정한 계산보다 감정적 반응에 기초한

---

3) 옮긴이 주_ 휴리스틱(heuristics)은 체계적이고 합리적인 판단이 필요하지 않은 상황에서 어림짐작, 직관적이고 무의식적 판단 또는 간단한 상식에 근거해 신속하고 용이한 추론으로 판단하는 방법을 의미한다. 휴리스틱의 개념을 잘 반영할 수 있는 번역 표현이 없다고 판단해, 본 장에서는 휴리스틱이라는 용어를 그대로 사용했다.

판단 또는 결정에 근거를 둔 경향을 의미한다. 저널리스트 단 가드너(Dan Gardner)(20)는 이를 호불호 어림 감정(good-bad rule of thumb)이라 부른다. 즉 우리가 무언가에 호의적인 감정 반응이 있을 때, 우리는 이를 '좋은' 것으로 판단하는 경향이 있고 반대도 마찬가지이다. 건강 행태를 설명하는 관점에서 보자면, 휴리스틱은 우리가 선택의 편익을 높은 것으로 인지할 때 선택의 위험은 낮은 것으로 판단하게끔 이끈다는 것이다. 바꿔 말하면 인지된 위험과 인지된 편익 사이에는 역의 관계가 있다(21). 그런데 현실에서 이것은 성립되지 않는다. 실제로는 위험과 편익 사이에 양의 관계가 존재하는 경향이 있다. 예를 들어 흡연자들은 흡연의 즐거움 때문에 상당한 위험에도 불구하고 흡연 습관을 고수한다. 만약 흡연이 높은 위험과 낮은 편익을 가지고 있다면 사람들에게 금연을 설득하는 데 별 문제가 없거나, 혹은 사회가 흡연을 금지해도 거의 저항에 직면하지 않을 것이다. 피누케인(Finucane) 등(21)의 실험은 호불호 규칙이 조종될 수 있음을 보인 바 있다. 특정 사안(예: 원자력 발전소)에 대한 개인의 정서적인 평가를 호의적으로 바꾸기 위해 어떤 정보를 제공해 사람들의 위험과 편익 판단에 체계적인 변화를 초래하기도 한다. 사람들을 조정하여 원자력 발전소에 대한 취향이 높아지면 위험에 대한 추가적인 정보가 없더라도 원자력 발전소의 위험에 대한 그들의 평가가 낮아질 수 있다. 이는 담배 마케팅이 즐거움, 기쁨, 행복과 같은 긍정적인 감정에 호소하는 정확한 이유가 된다. 담배 광고는 대부분 흡연과는 아무 상관이 없다. 사람들이 눈 비탈에서 썰매를 타거나 야외 수영장 카바나에서 춤을 추는 이미지 등이 대부분이다. 종종 광고 속의 개인은 심지어 흡연하는 행위로 묘사되지도 않는다. 감정 휴리스틱이 의도대로 작동한다면 그 광고는 담배 제품에 대해 긍정적인 감정을 발생시키도록 디자인되었고 따라서 위험에 대한 소비자의 평가를 낮춘 것이다.

공중보건에서 공포 소구[4](fear appeal)의 사용은 반대 방향으로 호불호 규칙을 작동시키기 위한 시도이다. 즉, 우리가 소비자에게 공포 혹은 걱정 같은 부정적인 감정을 발생시킨다면 위험 자각을 증대시키는 데 성공한 것이다. 아쉽지만 메

---

4) 옮긴이 주_ 소구(訴求)는 사람들의 욕구를 자극시켜 구매 동기를 유발하는 광고나 판매 전략을 의미한다.

타분석 연구들은 메시지에 기반한 공중보건 캠페인에서 공포 소구 사용은 행동 변화에 동기부여를 하는 데 다소 제한된 효능을 보여왔다(22). 한 가지 이유는 목표 청중들이 위협을 효과적으로 피할 수 있다고 믿지 않는다면 공포소구가 역효과를 낳을 수 있기 때문이다. 소비자들에게 검게 그을린 폐의 끔찍한 이미지를 노출시키는 것은 거부 또는 회피와 같은 방어적인 반응을 끌어낼 수 있다. 결론적으로 담배 산업의 마케팅 전략과 공중보건의 마케팅 전략에 피할 수 없는 비대칭성이 있다. 전자는 '기분이 좋아지는' 긍정적인 감정에 호소하는 반면 후자는 공포스럽고 부정적인 감정에 의지한다. 그러나 이것이 엄격하게 맞는 말인가? 오직 공포만이 공중보건 운동가가 이용할 수 있는 감정일까?

사실, 감정 휴리스틱 이론은 위험 인지의 변화를 이끌어내도록 잠재적으로 조종될 수 있는 더 넓은 감정의 팔레트가 있다고 제안한다. 설득의 주된 무기를 찾고자 공포에 즉각 손을 뻗는 공중보건의 경향이 존재한다. 건강 신념 모형(23)과 같은 행태 변화 이론은 공포가 자각된 심각성과 민감성의 정도를 끌어올려야 한다고 제안한다. 그러나 더 최근의 행태 이론은 원하는 결과를 얻기 위해 항상 대중들에게 겁을 줄 필요는 없다고 제안한다. 러너(Lerner)와 켈트너(Keltner)의 평가 성향 이론에 따르면, 소비자 판단과 결정에 미치는 감정의 영향은 긍정적 또는 부정적 감정의 유발성에 의존할 뿐 아니라 감정의 **구체적인 타입**도 상이한 위험 평가와 행동 경향을 이끌어 낼 수 있다. 예를 들어 걱정, 슬픔 그리고 혐오를 동반하는 공포와 분노는 각각 부정적인 감정으로 분류되지만, 공포와 분노는 위험 요소의 통제 가능성에 대해 서로 상반된 평가를 야기한다. 예를 들어, 공포 소구는 암 발병과 같은 부정적인 사건들은 예측할 수 없고 개인의 통제 밖에 있다고 평가하게 만드는 경향이 있다. 반면에 분노는 부정적인 사건들을 더욱 예측가능하고 인간 통제 아래에 있는 것으로 평가하게끔 이끄는 경향이 있다(24). 이런 미묘한 차이에 대한 이해는 산업의 속임수에 대한 대중의 분노에 호소하는 것이 왜 미국유산재단(American Legacy Foundation)의 '진실' 캠페인과 같은 몇몇의 금연 캠페인에서 효과적이었음을 증명하는 데 도움을 준다(25).

또한 구체적인 감정을 더 섬세하게 이해하는 것은 건강 소통 메시지 디자인을 위한 더욱 체계적인 접근 방법이다. 예를 들어 2009년에 제정된 미국의 '가족 흡연 예방 및 담배 규제법'에 따라 식품의약국(FDA)은 담뱃갑 앞면의 50%를 채우는 새로운 그래픽 경고들을 제안했다. 주목할 특징은 제안된 경고들이 단지 공포를 목표로 한 것이 아니라는 것이다. 경고들은 성공적으로 금연을 하게 된 자부심을 표현한 긍정적인 것부터 간접흡연으로 사랑하는 사람에게 해를 끼친 것에 대한 슬픔을 담은 부정적 경고까지 모든 감정의 팔레트를 포함하고 있다. 그러나 FDA 제안은 미국 담배 회사들의 악명 높은 소송에 의해 차단되었다. 담배 제조사 편을 들어 미국 지방 법원 판사는 "이미지가 순수하게 사실에 기반을 둔 정보를 제공해야 하는데, FDA가 제안한 이미지를 보면 이것이 이끌어내려 했던 감정 반응은 보는 사람들이 흡연을 그만두거나 다시는 시작하지 못하게 만들기 위해 계산된 것임을 판단하기에 충분하다"고 판결을 내렸다.[5] 다시 말하면, FDA의 그래픽 경고는 이열치열식 성공 전략이었다. 반대로 정부가 흡연의 위험에 대해 감정 중립적이고 "사실에 기반을 둔" 메시지로 제한하는 것은 한쪽 팔을 뒤로 묶어놓고 복싱 링에 들어가는 것과 같다.

이중 정보처리이론(dual processing theory)

휴리스틱은 카너먼(26)이 '시스템 1' 사고라고 부르는 정보처리이론의 한 가지 특성이다. 행태경제학과 뇌과학에서 인간의 판단과 선택은 시스템 1(직관 시스템)과 시스템 2(논리 시스템) 등 두 가지 시스템의 영향을 반영한다. 시스템 1의 사고 과정은 직관적이고, 빠르고, 반사적이고, 종종 감정적으로 강렬한 경향이 있다. 반대로 시스템 2의 사고 과정은 사색적이고, 느리고, 노력이 필요하고, 계획적인 경향이 있다. 위에서 언급한 예시에서 금연 경고 그래픽은 법적으로 시스템 2 과정(소비자들에게 "사실에 기반을 둔" 정보 제시)을 목표로 삼도록 법원이 제한한 반면, 대부분 담배 산업이 이용하는 전략들은 시스템 1을 목표로 하고 있기 때문에 이러한 차이는 중요하다. 이 두 측면은 결국 인간 뇌의 상이한 부분을 목표로 삼게 된다. 담배 회사가 잡지에 한 무리의 사람들을 "기쁨과 함께 사는 것"으로

---

5) "법원은 FDA의 경고가 미국 수정 헌법 제1조를 위반한다고 말했다"(2012년 3월 1일). https://lawpro
fessors.typepad.com/conlaw/2012/03/court-says-fda-warnings-violate-first-amendment.html.

묘사하며 전면 컬러 광고를 했을 때 이는 감정 휴리스틱을 통한 시스템 1을 목표로 한 것이다. 대조적으로 현재 이런 광고의 밑바닥에서 이목을 끌지 못하고 있는 미국 정부의 경고들은 흡연자들에게 먼 미래에 (폐)기종 발생과 같은 행동의 결과들을 상상하도록 요구한다. 다시 말해 시스템 2에 호소하고 있다.

또한 개인의 건강행동에 관한 몇몇 모형은 의사 결정 과정에서 감정의 영향을 부수적으로 다루는 경향이 있다. 예를 들어 통합 행태 모형에 대한 교과서 설명은 행동의 '(인구학적 요소들과 문화 그리고 과거 행동 등을 포함하는) 결정요인'에 대한 긴 목록 중에 감정은 매우 구석에 묻혀 있다(16). 따라서 통합 모형의 행동 결정요인 논의에서 감정들은 부차적인 요소로 격하된다. 결정 과학에서 선택에 대한 다른 설명들도 감정은 기껏해야 의사 결정과정의 부산물, 즉 부수현상으로 다룬다(27). 로웬스타인(Loewenstein) 등(27)에서 언급된 것처럼 "사실상, 위험 또는 불확실성하의 선택에 관한 현재의 모든 이론들은 인지적이고 결과주의적이다. 이 이론들은 사람들이 선택 가능한 결과들에 대해 바람직한 정도와 실현 가능성을 평가하고 한 가지 결과에 도달하기 위해 기대 기반의 계산 과정에서 이와 같은 평가 결과를 통합한다고 가정한다"(27). 가끔 감정들은 기대가치이론에서 의사 결정 과정의 투입물로서 역할을 한다. 예를 들어 후회와 같이 어떤 나쁜 선택에서 발생 가능한 감정적 결과들은 결정 단계에서 기대 계산식에 포함될 수 있다. 그러나 로웬스타인 등(27)이 주장한 것처럼, **예상된** 감정들과 **예상하는** 감정들 사이의 중요한 차이가 있다. 예상된 감정들은 단지 인지(시스템 2)의 또 다른 조각이고 반면에 예상하는 감정들은 **의사 결정을 할 당시**에 느끼는 것들이며 인지적인 평가와 선택에 영향을 끼칠 수 있다. 행태경제학이 내세우는 핵심은 이렇게 유영하는 감정들은 소비자 선택에 직접 영향을 주는 요인으로뿐만 아니라 위험과 편익 결정의 직접적인 투입물로서 고려되어야만 한다는 것이다('감정으로서의 위험' 가설). 기대가치이론의 예측과는 달리, 우리의 부수적인 감정은 종종 어떤 행동의 실천을 결정하는 데 있어 인지적 과정을 모두 생략하게끔 만든다. 결과적으로 이러한 행태 모형들은 "감정적으로 다소 무능력하고 따라서 삶의 감정적이고 본능적인 풍부함으로부터 떨어져 있다"(28).

기준점 편향(anchoring bias)

건강 행태와 상당히 연관되어 있는 다른 종류의 휴리스틱은 기준점 편향과 조절 휴리스틱이다(19). 이 효과에 대한 유명한 연구에서 트버스키와 카너먼은 수강생들에게 UN에 속해 있는 아프리카 국가의 비율을 추측해 보기를 요청했다. 학생들이 답을 적기 전에 교수들은 교실 앞에서 거대한 룰렛을 돌렸다. 핀이 지정한 숫자를 확인한 후에 퀴즈의 답이 그 숫자보다 높거나 작은지에 대해 물어보고 그들의 최적의 추측을 적도록 했다. 이 실험의 속임수는 학생들이 모르는 사이에 룰렛이 오직 10 또는 65의 두 개의 숫자에 안착되도록 조작한 것이다. 룰렛이 숫자 10에 안착된 강의실에서는 UN에 속한 아프리카 국가의 비율에 대한 학생들의 중간값이 25%였지만, 숫자 65가 선택된 강의실에서는 중간값이 45%였다(19). 이런 종류의 편향은 단순히 사람들에게 그들의 사회보장번호의 마지막 두 자리를 종이 위에 적게 하는 것이 초콜릿, 와인 등 다양한 경매 물품들에 지불하고자 하는 금액의 크기에 영향을 준다는 경매 실험에서도 관측된다. 예를 들어 사회보장번호들이 숫자 80~99 범위에서 끝난다면 번호가 00~10범위에서 끝나는 사람들보다 초콜릿에 대해 2배 더 높게 가격을 제시하는 경향이 있었다(29).[6]

따라서 기준점 편향 휴리스틱은 함께 제시된 관련 없는 정보에 판단과 선택이 묶이게 되는 현상을 의미한다. 공중보건 영역에서 이런 현상은 우리의 식습관이 음식 제공량과 같은 외부 신호에 기준(anchor)하게 될 때 발생한다. 브라이언 완싱크(Brian Wansink)(30)는 '무심한 식사(mindless eating)'의 개념을 개척해 왔다. 사람들이 얼마나 배고픔을 느끼는지와 음식이 얼마나 맛있는지에 기초해 음식 섭취량을 조절한다는 것은 근거 없는 흔한 믿음이다. 완싱크의 실험에 따르면 사람들은 그들에게 무엇이 주어졌는지에 상관없이 먹는 경향이 있으며, 맛이 없더라도 음식이 큰 그릇에 담겨 있을 때 더 많이 먹는 경향이 있다. 이런 현상에 대한 재미있는 설명은 완싱크의 '팝콘 실험'으로 이뤄졌다(31). 이 실험에서 영화 팬들은 중간 사이즈의 팝콘 또는 큰 사이즈의 팝콘을 제공받았다. 문제는 제공된 용

---

6) 그 후에 응찰자들에게 사회보장번호를 적는 것이 그들의 입찰가격에 영향을 준 것 같은지 물어봤을 때, 응찰자의 100%가 "아니오!"라고 대답했다.

기에 상관없이 모든 팝콘은 5일이 지난 것이고, 연구자들 말로는 "스티로폼 포장과 같은 맛이 났다"는 것이다.[7] 피실험자들이 영화를 본 다음에 연구자들은 얼마나 팝콘을 섭취했는지 측정하기 위해 팝콘 통을 모았다. 기준점 가설에 순응해 큰 사이즈의 팝콘 통을 받은 소비자들은 중간 사이즈의 팝콘 통을 받은 사람들에 비해 평균적으로 170 칼로리 정도에 달하는 55%나 더 많은 팝콘을 섭취했다. 윈싱크(30)의 다른 실험들은 기준점이 음식 섭취에서 나타나는 강한 현상이라는 것을 확증한다. 예를 들어 우리가 구매한 식용유의 병이 클수록 치킨 튀김에 붓는 기름의 양이 더 증가하거나, 파스타의 통이 더 커지면 한 끼 식사에 쓰는 파스타의 가닥이 많아진다. 2012년에 뉴욕에서 블룸버그 시장이 대용량 탄산음료 판매 제한 조처를 시행한 것도 같은 논리를 적용한 것이다.

양 조절의 개념은 기준점 휴리스틱을 이용해 소비자 행동을 건강한 식습관 쪽으로 슬쩍 변화를 유도(nudge)하는 것이다. 제2형 당뇨병을 지닌 130명의 비만 환자들로 진행한 무작위 통제 실험에서 페더슨 등(32)은 피실험자들에게 6개월 동안 식사량 조절이 가능한 접시를 매일 사용하게 하거나 일반적인 식단 관리 프로그램에 배정했다. 식사량 조절 실험군의 저녁식사 접시는 크기를 조절해 접시 위에 음식을 쌓아 올려도 약 880칼로리(남자) 또는 650칼로리(여자)가 넘지 않게 조절했다. 또한 이 접시의 표면을 테이프로 구획해 고기와는 별도로 채소를 쌓아 올릴 수 있도록 구별된 구획을 두었다. 비슷하게, 실험군에 제공된 아침 식사용 그릇에는 시리얼과 탈지 우유의 추천 섭취량을 나타내는 '계량선'이 서로 다르게 기록되어 있었다. 실험 6개월 후에 실험군 환자들은 대조군에 비해 상당한 체중 감량이 관측되었다(평균+/-SD,1.8%+/-3.9% 대비 0.1%+/-3.0%, p=0.006). 또한 대조군과 비교했을 때 실험군 환자들은 6개월째에 당뇨약의 처방률도 더욱 감소하는 경향이 있었다(26.2% 대비 10.8%, p=0.04).

---

7) 나중에 몇몇 격노한 피실험자들이 팝콘이 무료로 제공되었다는 것을 잊은 채 환불을 요청했다는 사실로써 이 실험이 잘 설계되었다는 것을 알 수 있었다.

기본값(default option)과 넛지(nudge)

우리의 행동 습관은 환경 특성에 의해 고정된다. 저녁식사 접시의 표준 크기가 지름 11.5인치라는 사회적 규범이 있다면 우리의 식사량은 그 크기에 고정될 것이다. 미국 사회의 저녁식사 접시의 평균 표면적이 1960년 이래 36%까지 증가함에 따라(30) 식사량이 같은 비율로 증가했다는 것에 놀라서는 안 된다. 예를 들어『요리의 즐거움』2006년 판에서 몇몇 요리의 제공량이 1931년 첫 번째 판의 똑같은 요리와 비교했을 때 42% 정도까지 증가했다(33). 이러한 발견의 다른 측면은 환경의 기본값을 조정함으로써 건강한 선택을 하여 건강을 증진시키도록 사람들을 살살 몰고 갈 수 있다는 것(즉 넛지)이다. 의사 결정 실험들은 사람들이 그들의 일상을 변화시키기보다는 현재의 상황을 불균형적으로 선호하는 것을 보여주었다. 그런데 이 현상 유지 편향은 세일러와 선스타인이 지지한 '행동 넛지'라고도 불리는 '기본값' 이용을 통해 더 건강한 행동을 촉진하는 장점을 지닌다.

줄리 다운스(Julie Downs)와 동료들(34)은 뉴욕 패스트푸드 샌드위치 음식점에서 진행된 무작위 실험을 통해 행동 넛지의 강력한 효과를 증명했다. 고객들은 설문조사를 하는 조건으로 공짜 식사(샌드위치, 사이드메뉴, 음료)를 제공받았다. 이 설문조사 자체가 유인책이었다. 이 실험의 실제 목적은 ① 메뉴의 칼로리 정보를 제공하는 것과 ② 건강하지 않은 샌드위치 메뉴 대비 건강한 메뉴를 주문하는 편리성을 바꾸는 것의 영향을 비교하는 것이다. 행동 넛지 그 자체는 믿을 수 없을 만큼 간단하다. 모든 소비자들은 레스토랑의 '서브마린' 샌드위치 선택지들을 보여주는 메뉴판을 받는다. '높은 칼로리' 실험 조건에 배정된 소비자들은 첫 페이지에 가장 높은 칼로리의 샌드위치들을 담은 메뉴판을 받는다. 이 페이지의 아래쪽에 큰 글씨로 "추가적인 샌드위치는(즉 낮은 칼로리 샌드위치) 메뉴판의 뒤쪽에 있다"라고 알려주었다. '낮은 칼로리' 실험 조건에 무작위 배정된 소비자들을 위해서는 메뉴판이 반대 방식으로 만들어졌는데, 건강하지 않은 높은 칼로리 샌드위치는 메뉴판 뒤쪽에 아무렇게 배치된 반면에 건강한 낮은 칼로리 아이템은 앞 페이지에 게시되었다. 결과는 놀라웠다. 기본값으로 건강한 샌드위치를 첫 번째로 보여줄 때 소비자들은 건강하지 않은 디폴트에 비해 매우 낮은 총칼로리(77 칼로리를 덜 섭취, $p < 0.05$)를 주문했다. 넛지의 효과는 메뉴판에 칼로리 정보를 넣은 것(평균 소비자가 약 48칼로리를 덜 주문했다. $p < 0.01$)보다 더 컸다. 레스토랑 메뉴판에 칼로리 정보를 게시하라는 요청은 그들의 메뉴를 재배치하라는 것보다 더 비용이 들기 때문에 넛지 전략은 명백히 더 비용 효과적이다. 피실험자들의 일부에서 다운스의 실험 정보 전략은 심지어 역효과를 보였다. 실험에 참여했을 때 마침 살을 빼려고 했던 개인들 중 몇몇에서, 정확한 칼로리 정보를 제공하는 실험은 오히려 낮은 칼로리 샌드위치를 76% 정도 덜 주문하게 만들었다($p < 0.01$). 연구자들은 이같이 명백히 엇나간 효과의 원인은 다이어트 중인 사람들이 자기 통제 장치로서 스스로 섭취한 음식의 칼로리를 과장해 다이어트의 동기를 부여하기 때문이라고 보았다. 따라서 이들에게 정확한 정보를 제공하는 것은 칼로리 추정의 하향 조정을 초래해 칼로리 섭취를 증가시켰을지도 모른다.

기본값의 잠재적 힘은 단순한 넛지의 또 다른 사례로 증명된다. 많은 사람들은 프랜차이즈 패스트푸드 음식점에서 주문할 때 점원이 소비자들에게 "큰 사이즈로 주문하시겠어요?" 또는 "음료를 추가하시겠어요?"라는 질문으로 소비자를 유도하도록 훈련되어 왔다는 사실을 모른다. 슈와츠 등(35)은 식사량을 '줄이기' 원하는지 질문으로 소비자들을 유도하도록 직원들을 교육시켜 기존의 기본값과 상반되는 실험을 교내 카페테리아에서 진행했다. 패스트푸드 중국 식당에서 진행된 실험에서 볶음밥과 차우면과 같은 높은 칼로리 메뉴를 주문했던 소비자들에게 일반적인 기본 제공량 대신 절반의 양을 원하는지 물어봤다. 이 같은 단순한 접근 방식으로 소비자들의 자기 통제가 작동되었을 때, 실험참여자들의 14~33%가 줄어든 제안을 받아들였고 그들은 25센트 할인을 받은 것과 상관없이 행동했다. 전반적으로 보면 더 적은 양을 받아들였던 사람들은 주요리에서 더 많은 칼로리를 주문해 칼로리를 보충하려고 하지 않았고 그들에게 제공된 총칼로리는 평균적으로 200칼로리 이상 감소했다(35). 또한 연구자들은 칼로리를 줄인 제안을 수락한 경우에도 남은 음식량이 변화하지 않았음을 명확히 했다. 즉, 구매 시점에서의 칼로리 절감은 소비에서의 칼로리 절감으로 이어진 것이다. 마지막으로 샌드위치 레스토랑 실험에서 정보 전략의 제한된 효과성을 우려했던 다운스 등(24)의 발견을 상기시키듯이, 연구자들은 위와 같은 저칼로리 제안 개입과 칼로리 정보 제시가 합쳐졌을 때 역효과를 가지는 것을 확인했다. 칼로리를 제시하지 않을 때의 결과인 21%에 비해 제시되면 오직 14%가 줄어든 제안을 받아들였다. 다시 말하면, 영양 정보를 제시하는 것과 기본값으로 칼로리 축소에 대해 물어보는 것의 두 가지 개입은 소비자들에게 더 적은 칼로리 주문을 장려하는 데 추가적인 효과가 없었다.

일부 사람들은 공중보건 개입들이 기본값의 장점을 취해야만 한다는 생각에 불편함을 표시한다. 이런 생각은 소비자 조종처럼 교활하게 들리기 때문이다. 그러나 중요한 사실은 기본값들이 우리 삶의 도처에 존재한다는 것이다. 대부분의 사람들이 식품 산업, 소매 산업, 마케팅 산업에 의해 이미 매일 조종되고 있다는 것을 알지 못한다. 예를 들어 여러분이 지역 슈퍼마켓으로 걸어 들어갈 때 여러분은 건물의 오른쪽 문을 더 이용하게 되고 시계 반대 방향으로 상점을 거닐게 된다. 그 이유는 오른손잡이가 자신의 오른쪽을 살펴보는 것에 익숙한 것처럼 마케터들이 시계 반대 방향의 디자인이 더 높은 매출을 가져오는 것을 발견했기 때문이다(36). 여러분이 상점에서 자신의 방향으로 걷다 보면 "3달러에 3개를 구매하세요"로 광고하는 파스타로 꽉 찬 코너를 알아차렸을 수 있다. 이는 파스타 통로에서 같은 브랜드 상품이 한 개 1달러에 팔리는 것을 알아차리기 전까지 좋은 거래인 것처럼 보인다. 이 "3개를 구매하세요"는 단지 기준점 휴리스틱을 이용한 또 다른 넛지이다. 육류 코너에서 여러분이 볼로냐 소스를 만들기 위해 간 쇠고기를 쇼핑할 때 당신은 '85% 무지방'이라고 붙여진 상품에 이르게 된다. '85% 무지방'이 무엇을 의미하는가? 이는 '15% 지방'과 같은 의미이다. '85% 무지방'으로 붙여진 유일한 이유는 육우 산업에서 이런 방식으로 표현하는 것이 허용되어 왔기 때문이다. 좀 더 이동하다가 2% 지방 우유를 고를 때, 대부분의 사람들이 실수로 믿는 것처럼 '2% 지방'이 '98% 무지방'을 의미한다고 생각하는 것은 어리석은 생각이다. '2% 지방'은 단순히 지방이 상품 중량의 2%라는 뜻이다. 우유 한잔의 칼로리 기준으로 실제 지방 비율은 약 35%이며, 전유 지방 한 잔의 지방 비율 47%보다 현저히 낮은 것은 아니다. 마지막으로 계산대에서 계산할 때 최근에 일부 슈퍼마켓들은 기본값으로 종이 영수증을 발행하는 것을 중지했다. 만약 종이로 된 구매 기록을 원하면 계산원에게 종이 영수증을 달라고 별도로 요청해야 한다. 이러한 모습은 소매 산업의 환경보호 공헌으로 널리 알려졌지만, 이는 또한 그들에게 엄청난 금전적 혜택을 주었다. 추가적인 종이 영수증을 프린트하는 것으로부터 비용을 절감했을 뿐만 아니라, 스캐너 가격 시스템에 입력하는 것을 깜빡한 특가 상품처럼 모르고 지나가는 계산 시의 오류는 상점들에게 유리하게 보였기 때문이다. 그리고 만약 소비자가 집에 돌아가서 깨진 계란을 본 것처럼 무언가 잘못되었다는 것을 깨달았을 때 종이 영수증 없이 손상된 제품을 바꾸는 것을 더욱 주저하게 되는 경향이 있었기 때문이다. 다시 말해, 우리가 기본값에 편승했던지 간에 상관없이 민간 부문은 언제나 우리에게 이렇게 행동한다.

지옥으로 가는 길은 좋은 의도로 포장되어 있다[8]

앞서 행동의 가장 중요한 선행 사건은 그 행동을 하고자 하는 의도라는 주장에 두 가지 문제가 있음을 언급했다. 첫 번째 문제는 상점의 경쾌한 음악에 본인도 모르는 사이 마음이 동하는 경우와 같이 우리의 많은 결정들은 의식적인 의도를 건너뛰고 대신 주변을 둘러싸는 감정을 기반으로 즉흥적인 결정을 한다는 것이다. 두 번째 문제는 우리의 의도가 불안정하고 신뢰성이 없다는 것이다. 특히 의도와 행동 사이에 시간 간격이 있을 때 신뢰할 수 없다. 예를 들어, 출장 전날 밤 이치로는 건강하게 지내고 정크 푸드 먹는 것을 피할 것을 진심으로 바라기에, 그는 집에서 떠나 있는 동안 건강한 식사만 할 것을 결심한다. 그러나 로건 공항의 유나이티드 항공사 터미널에 도착하고 정면의 미국교통안전청(TSA) 검색의 긴 대기 행렬을 보는 순간 그는 그의 의지가 빠져나가는 것을 경험한다. 그 순간 터미널 코너에 위치한 '더 햄버거 조인트'에서 풍겨오는 프렌치프라이 냄새의 공격을 받는다. 후에 비행기에 탑승해 탑승 전 서둘러 먹어치운 프렌치프라이 때문에 생긴 소화불량이 해소되었을 때 그는 원래 선호로 다시 돌아간다. 이 예시는

---

8) 원문은 "L'enfer est plein de bonnes volontes et desirs"이며 성 베르나르(c. 1150)에 의해 "지옥은 좋은 소망들과 열망들로 가득 차 있다"고 해석된다. 또는 영어로 "지옥으로 가는 길은 좋은 의도들로 포장되어 있다"로 해석된다.

소비자들의 선호가 얼마나 동태적으로 불안정한지를 보여준다.

건강하게 행동하는 것의 가장 큰 도전 중 하나는 행동의 편익과 비용이 상이한 시간에 이루어질 때 발생한다는 것이며, 이는 행태경제학에서 시점 간 선택(intertemporal choice)의 문제라고 불린다. 잠시 이 문제에 대해 생각해 보면, 공중보건 종사자들이 일반 대중에게 요구하는 거의 대부분의 행동이 시점 간 선택의 문제로 특징지을 수 있다는 것을 알게 된다. 빅터 푹스(Victor Fuchs)(37)는 이런 행동들을 두 가지로 분류했다. 첫 번째 우리는 운동량을 채우기 위해 헬스클럽에 가거나 매 식사 후에 치실질을 하는 것처럼 매일 **투자 행동**(investment behaviors)을 한다. 두 경우 모두 비용이 든다. 경제적 비용인지, 러닝머신 위에서 겪는 신체적/정신적 비용인지 또는 치실질 같은 시간 지출의 비용인지는 중요치 않다. 두 경우 모두, 편익은 치과 진료비 절감 또는 심장 마비 위험 감소 형식으로 미래의 어떤 시점에 누릴 수 있는 반면에 '고통'은 지금 발생한다. 반면 흡연, 위험한 성관계, 크리스피 크림 도넛을 맛나게 먹어치우는 것과 같이 행동의 즐거움은 지금 발생하고 비용은 나중에 찾아오는 **나쁜 상품**(sinful goods)으로 분류된다. 각 경우에 비용과 편익은 서로 다른 시간에 발생해 투자 상품 구매를 지연하거나 나쁜 상품의 유혹에 쉽게 빠질 가능성을 비일비재하게 제공한다. 만약 흡연으로 급작스러운 사망 또는 피부 주름이 생긴다면, 공중보건 종사자들은 대중의 금연을 설득하는 것에 별 어려움을 느끼지 않을 것이다.

경제학에서 시점 간 선택의 문제는 **지연 할인**(delay discounting)의 개념을 이용해 인지되고 다뤄져왔다. 소비자들은 긍정적인 시간 선호를 보인다고 한다. 만약 우리가 좋아하는 것이 있다면, 지금 기쁨을 주는 것을 즐기길 선호하고 비용 지불은 나중까지 미룰 것이다. 또한 미래 편익을 위해 기쁨을 미루는 능력은 내부 할인율의 개념에 의해 표현된다. 경제 이론에서 할인은 먼 미래의 기쁨에 비해 가까운 시간 내에 있는 즐거움에 얼마나 큰 프리미엄을 둘 것인지를 모형화한 개념이다. 높은 할인율을 가진 개인은 미래를 위해 현재의 기쁨을 미루기보다는 현재에 더 가중치를 둔다. 예를 들어 지금 100 단위(효용이라 부르자) 만큼 행복을 주는 설탕을 바른 도넛을 먹는다고 가정하자. 똑같은 도넛의 소비를 t+1기까지 미루는 것의 가치는 현재 관점에서 단지 $100 \times (1/(1+r))^t$ 단위이다. 여기서

r은 개인의 내부 할인율이다. 도넛을 즐기는 것에 대한 개인의 할인율이 5%(r=0.05)라면, 현재 소비를 다음 기로 미루는 것의 순수 현재 가치는 95단위와 동일하다. 2기(t+2) 동안 소비를 미루는 것의 현재 가치는 90단위이며 그 뒤도 같은 방식으로 계산된다. 시점 간 선택에 대한 경제학적 설명에 따르면, 시간 거리가 가깝거나 멀더라도 일정한 할인율을 가정한다. 다시 말해, 위 수식에서 미래 모든 기간에 같은 내부 할인율(r)을 적용하는 함수 형태를 지수형 할인(exponential discounting)이라고 한다.

그러나 사람들은 실제는 그렇게 행동하지 않는다. 예를 들어 여러분이 오늘부터 1년 후에 100달러를 받는 것과 오늘부터 일 년하고 한 달 뒤에 120달러를 받는 것 중에서 선택을 한다고 가정해 보자. 어떤 것을 선택할 것인가? 대부분의 사람들은 추가적인 20달러를 받기 위해 한 달을 더 기다리길 선택할 것이다. 만약 일 년 후 100달러를 선택한다면 아마 여러분은 매달 20% 이자율보다 더 많이 벌 수 있는 비법을 알고 있는 것이다. 그런데 만약 선택지가 바뀌면 어떻게 될까? 100달러를 지금 받거나 지금부터 한 달 뒤에 120달러를 받는 것을 가정해 보자. 여러분은 어떤 것을 선택할 것인가? 만약 지금 100달러를 받는 것을 선택했다면 여러분은 보상이 바로 주어질 때 이를 뒤로 미룰 수 없는 즉, 참을성이 없는 일반적인 성향을 나타낸 것이다. 이런 유형의 선호 전환은 고전 경제학의 합리적 행동자 모형을 따르지 않는다. 두 경우 모두 돈을 20% 더 받기 위해 한 달을 더 기다리는 상황이다. 120달러를 얻기 위해 13개월을 기다리기를 선택한 개인은 두 번째 시나리오에서 같은 크기의 돈을 얻기 위해 추가적으로 한 달을 기다리는 것에도 같은 선택을 해야만 한다. 그럼에도 불구하고 선택의 결과가 먼 미래에 발생하는 대안들(즉 1년 대비 13개월을 기다리는 것)이 선택지에 포함될 때 우리는 좀 더 참을성을 가지려는 것처럼 보인다. 지연된 보상에 비해 즉각적인 보상에 비대칭적인 선호를 갖는 성향은 현재 중심 선호(present-focused preference) 혹은 근시안이라고 불린다. 이 경우 할인율은 시간에 따라 감소하는 형태로 잘 설명되며 이를 쌍곡형 할인(hyperbolic discounting)이라 부른다.

시점 간 선택의 신경과학

이중 처리 이론, 시스템 1과 시스템 2 처리의 차이 그리고 즉각적인 즐거움과 더 큰 보상을 위해 즐거움을 미루는 것 간의 고민 등 우리가 지금까지 다뤄온 모든 것은 신경과학에 기초를 두고 있다. '신경과학'의 신생 분야에서 연구자들은 MRI 이미지의 도움으로 다양한 선택 작업들과 연관되어 있는 뇌 영역의 위치를 알아내기 시작했다. 맥클루어 등(38)은 피실험자들에게 세 시간 동안 모든 액체를 삼가라는 지시를 해 그들이 MRI 실험실에 들어갈 때는 참을 수 없이 목이 마르게 되는 실험을 수행했다. fMRI로 스캔되는 동안 피실험자들은 "X양의 음료를 D분 후에 빨대로 먹는 것"과 "X+α양의 음료를 D+α분 후에 먹는 것" 중에서 선택하도록 했다. 예를 들어 피실험자들은 지금 음료 한 컵을 받는 것 또는 두 컵을 받기 위해 일 분을 기다리는 등의 선택을 할 수 있었다.[9] 이 실험에서 가장 주목할 만한 결과는 비지수형 할인 또는 쌍곡형 할인을 지지하는 행동적 증거를 찾았다는 것이다. 다시 말해, 피실험자들은 선택지에 두 개의 지연된 보상 사이의 선택만이 있을 때와는 달리 음료 한 컵을 지금 받는다는 가망이 포함되어 있을 때 더욱 참을성이 없는 경향이 있었다. 더 정확히 말하자면 사람들은 늦어지는 것에 대해 비대칭적으로 할인하는 경향이 있었다. 그들은 처음에 약간 미뤄지는 보상에 대한 가치에는 크게 할인을 하지만 뒤따른 지연 증가의 가치에 대해서는 상대적으로 작게 할인을 했다.

이 실험의 두 번째 주목할 만한 결과는 두 개의 지연된 보상 중에서 선택할 때보다 즉각적인 보상과 지연된 보상 중에서 선택할 때 대뇌 변연(limbic) 영역으로 흐르는 혈류가 더 많다는 것이다. 즉각적인 보상 제공에 응답해 반응한 영역은 중격의지핵(nucleus accumbens: NAcc), 협하대상피질(subgenual cingulate cortex: SGC), 후방대상피질(posterior cingulate cortex: PCC) 그리고 설전부(precuneus)를 포함한다. 반대로, 측방 전전두엽 피질(lateral prefrontal cortex)과 후방 두정엽

---

9) 이 디자인은 월터 미셸의 유명한 '마시멜로 실험'과 상당히 유사하다. 이는 미취학 아동들에게 한 개의 마시멜로를 지금 먹는 것과 두 개의 마시멜로를 얻기 위해 몇 분(실제로 15분까지)을 기다리는 것 중에 선택하도록 하는 것이었다.

(posterior parietal cortex) 같은 뇌의 영역은 즉각적인 보상과 지연된 보상 사이의 선택 또는 두 개의 지연된 보상들 사이의 선택에 상관없이 비슷하게 반응한다. 후방 두정엽(PPar), 전방 뇌섬엽(anterior insula; Ant Ins), 후방 대상피질(PCC), 그리고 배외측 전전두피질(dorsolateral prefrontal cortex; 브로드만 영역 9, 44, 46, 그리고 10) 등의 뇌 영역은 시스템 2 처리를 반영하는 것으로 보인다. 마지막으로 소개하지만 아주 중요한 점은, 두 가지 뇌 영역의 상대적인 활성화는 실제 선택 행동을 예측하는 것으로 보인다. 시스템 2 영역 활동에 비해 시스템 1 영역이 우세한 개인들은 실험이 진행되는 동안 참을성이 더 없는 것으로 나타났다. 그러나 현재의 지식수준으로 볼 때, 우리는 뇌의 영역화 논의를 더 전개하는 데 조심할 필요가 있다. 카너먼이 저술한 것처럼(26), 시스템 1과 시스템 2는 "허구적 특징들 …… 그리고 어떠한 시스템도 발생지라고 부를 만한 뇌의 어떤 영역도 없다 (p. 29)". 그럼에도 불구하고 우리는 심리학, 행태경제학, 신경과학 분야에 걸친 증거와 이론들이 수렴하는 과정의 한 가운데 있는 것으로 보인다.

쌍곡형 할인의 정책적 함의: 담배세 사례

지수형 할인과 비교해 쌍곡형 할인의 함의는 무엇인가? 적어도 두 가지 행태경제학 모형의 정책적 함의가 있고 우리는 그 차이를 설명하기 위해 흡연의 예시를 이용한다. 흡연에 대한 표준적인 경제학 모형은 완벽한 정보를 가지고 있고 미래를 내다보는 합리적인 소비자들이 비용(조기 사망)에 대비해 흡연의 편익(즐거움)에 가중치를 둔 후에 흡연을 결정한다는 것이다. 이 경우에 담배세 부과의 유일한 정당성은 흡연이 비흡연자들에게 초래하는 외부 비용을 만회하는 것이다. 예를 들어 흡연으로 야기된 질병을 치료하기 위해 비흡연 납세자들에게 부가되는 비용을 의미한다.10) 그러나 대부분의 경제학 계산으로는 이러한 외부효과

---

10) 또한 일부는 흡연에 의한 조기 사망과 질병은 사회의 생산성 손실을 초래한다고 지적한다. 그러나 경제학 분석에서는 이러한 '비용'은 외부효과로 다뤄지지 않는다. 그보다 이런 비용들은 아마도 흡연 결심 과정에서 이미 고려된 요인으로 흡연자(그리고 그들의 가족)에게 맡겨진 내부 비용으로 취급된다.

는 그다지 크지 않다(담배 한 갑당 약 40센트). 그리고 흡연자들은 이미 담배에 부과된 세금을 통해 흡연 행동에 대해 비용을 지불하고 있다고 주장할 수도 있다. 사실 현재 과세 수준은 흡연자들이 비흡연자들의 건강 서비스에 **보조금을 지급하는 것**과 같다. 특히 담배 소비세에 대한 비판 중의 하나는 저소득층이 고소득층에 비해 흡연율이 높은 경향이 있기 때문에 역진적이라는 점이다(39).

흡연에 대한 일반적인 경제학 이론과 달리 행태경제학 모형은 흡연자들의 선호가 시간 불일치적이라고 가정한다. 이 모형에서 흡연자들은 시점 간에 분산되어 있다. 오늘의 '자신'은 미래 비용을 할인하는 반면 흡연의 즉각적인 행복에 더 가치를 둔다. 내일의 '자신'은 더욱 인내력이 있고 금연을 선호할 것이다. 그러나 문제는 '내일'은 절대 오지 않는다는 것이다. 즉, 지금 금연하는 것과 내일 금연하는 것의 선택에 마주했을 때 흡연자는 즉각적인 기쁨의 희생물이 된다. 다른 방법으로 말하자면, 니코틴 1회분(nicotine hit)을 나중으로 미루는 것의 가치는 엄청나게 할인된다. 보통 사람은 먼 미래에 벌어질 일의 결정에 대해서는 참을성이 많다. 예를 들어 그는 한 달이 지난 후에 금연을 즐길 용의가 있을 수 있다. 문제는 한 달 후가 되었을 때 그는 오늘의 자신으로 다시 돌아간다. 이 시점 간 협상 모형은 일치된 자신의 이익에 반하는 행동으로 이끄는 시점(단기와 장기) 간 분산된 자신 사이의 협상 과정에 비유되어 왔다.

흡연에 대한 행태경제학 모형의 함의는 시스템 2가 종종 우리의 어려움을 자각한다는 것이다. 따라서 시스템 2는 시스템 1의 영향력 아래에서 활동하는 우리의 미래 자신을 무력화하는 행동을 취하려고 시도할지도 모른다.[11] 실질적인 면에서 쌍곡형 할인자들은 유혹을 피하기 위해 **속박 장치**(commitment device)를 장착해 그들의 행동을 통제하고자 할 것이다. 경제학자들은 속박장치의 유형으로 ① 소비세 형식을 취하는 것(즉, 금연하고 싶으나 하지 못하는 시간 불일치 흡연자가 원하는 자기 통제 장치로서의 세금) 그리고 ② 자신에 대한 내기의 형식으로써 흡연

---

[11] 행태경제학에서 호머의 오디세이 제7권이 종종 참조되곤 한다. 제7권에서 영웅은 그 자신을 배의 돛대에 단단히 묶어서 사이렌(여자의 모습을 하고 바다에 살면서 아름다운 노래 소리로 선원들을 유혹해 위험에 빠뜨렸다는, 고대 그리스 신화 속 존재)들의 황홀한 노래를 들을 수 있었고 동시에 파도에 빠져 익사하는 치명적인 부작용을 피할 수 있었다.

자가 참여하게 되는 사전 속박 계약(precommitment contracts) 등 두 가지 형식으로 구별한다.

전자의 유형과 관련해, 행태경제학자들은 시간 불일치적인 소비자들에게 현재에 더 바람직한 행동을 유도하는 데 이용될 수 있는 속박장치에 대한 수요가 있을 것이라고 예측했다. 아쉽게도 자기 통제 장치들은 오직 민간 시장에서만 불완전하게 제공된다. 이 같은 불완전한 장치들에 맡긴 채 흡연자들은 자신을 위한 차선의 속박장치에 의지한다. 그러나 정부는 과세를 가장해 훌륭한 속박장치를 제공할 수 있다. 시간 불일치성의 적당한 정도를 가정해, 행태경제학 모형은 일반적인 경제학에서 원가 보상 모형에서 제시된 것보다 더 높은 담배 한 갑당 4달러와 14달러 사이의 최적 세금을 제안한다(39). 그들은 어떻게 4달러에서 14달러 사이의 값에 도달했을까? 간략하게 요약하면, 흡연의 외부 비용을 보상하는 것에 기반한 세금의 수준은 담배 한 갑당 약 40센트이다. 그러나 쌍곡형 할인 모형은 성급함과 과잉 소비에 의해 자신에게 부과되는 비용인 **내적 세금**(internality tax)을 지불해야만 한다는 것을 시사한다(40). 쌍곡형 할인자들에 의해 무시되는 할인된 건강 손실에 대한 가정들뿐만 아니라 통상적인 삶의 가치에 따라 추정된 세금 수준은 4달러와 14달러 사이라는 것이 드러났다. 다른 방식으로 말해서, 14달러는 당신의 내적 시스템 2가 당신의 내적 시스템 1에 의해 부과된 내적 비용을 반영하는 적절한 수준의 세금으로 제시되는 것이다.

또한 흡연에 대한 행태경제학 모형은 담배에 가해진 소비세의 결과로 흡연자들이 더 행복할 것임을 암시한다. 반면 일반 경제학 모형은 소비세의 지불로 흡연자들이 덜 행복할 것이라 예상한다. 결국 담배에 대한 어떤 세금도 소비자 자치권을 밟아 뭉개고 흡연자들은 이미 그들의 습관으로 야기된 외부 비용의 몫보다 더 많이 지불한다는 것이다. 대조적으로 행태경제학 모형은 만약 흡연자들이 사전 속박장치들에 대한 잠재적인 수요를 가지고 있다면, 그들은 소비세의 형식으로 국가로부터 공급되고 있는 장치에 의해 더욱 행복해야만 한다고 예측한다. 1973~1998년의 일반 사회 조사(General Social Surveys)의 분석에서 그루버와 물라이나탄(41)은 담배세 1달러 인상은 흡연 성향을 가진 개인들의 불행 확률을 약 2.5%P 낮추는 것으로 보인다고 보고했다. 중요하게도, 이런 연관성은 다른 종류의 소비세 지불에서는 관측되지 않았다.

실제적으로 담배와 같은 품목에 부과할 수 있는 세금의 크기에 한도가 존재한다. 흡연자들은 행복하게 될 테지만 정부의 회계 담당자들은 가파른 세금 인상의 의도하지 않은 결과로 덜 행복해질지도 모른다. 이에 관해 캐나다의 경고성 사례가 있다. 캐나다가 1990년대에 담배 200개비에 부과되는 연방 담배세를 캐나다 달러로 16달러 증가시켰을 때 국경지대 밀수입이 세인트 로렌스 강을 따라 가파르게 증가했다. 1990년대 초까지 캐나다에서 소비된 담배의 약 30% 이상이 미국에서부터 밀수되었다. 또한 미국으로 수출한 캐나다 담배의 80%는 불법적으로 다시 캐나다로 밀수되었다. 이 같은 불법 무역은 캐나다 정부를 세금 인상에 대해 한 발짝 물러서게 만들었다(42).

속박장치들

소비세 인상의 대안으로서 금연을 위한 사전 속박장치는 개인의 보증금 계약의 형식을 취할 수 있다. 이안 에어스(Ian Ayres)(43)는 인센티브와 속박을 구별한다. 담배 한 갑당 40센트 소비세와 같은 인센티브가 소비자 선택을 안내하려는 의도가 있는 반면에 속박은 선택을 못 하게 하는 종류의 장치를 일컫는다. 예를 들어 6개월 내 금연에 실패하면 6개월치 임금을 몰수하는 보증 계약은 쌍곡형 할인12)의 영향 아래에서 행동하는 미래 '자신'을 무력화하는 속박장치일 것이다. 이는 스스로를 돛대에 묶은 오디세우스와 비유적으로 동일하다. 이런 종류의 아이디어는 필리핀의 민다나오 섬에서 진행된 세계은행의 현장 연구에서 정확히 이행되었다(44). 빈곤 연구실의 연구원들이 진행한 무작위 통제 실험에서 그들은 민다나오 거리에서 만난 2,000명의 흡연자들에게 접근해 금연을 위한 속박 계약에 등록할 기회를 주었다. 이 계약은 흡연자들에게 6개월 동안 무이자로 은행 계좌에 돈을 예치하도록 하는 것이다. 6개월째에 흡연자가 소변 코티닌 테스트

---

12) 비슷하게, 담배 한 갑에 담배세를 14달러 인상하는 것은 인센티브 이상으로 잘 작동할 것이다. 이는 수많은 흡연자들의 선택을 무력화할 것이다.

에서 탈락하면 그의 돈은 몰수되어 자선단체에 기부된다. 실험은 ① 흡연의 건강 결과들에 관한 끔찍한 사진을 보여주는 지갑 사이즈의 '큐카드'를 받은 그룹과 ② 더 이상의 유인책을 받지 않은 그룹 등 두 가지의 추가적인 실험 집단을 포함했다. 따라서 프로그램은 저축 잔고 형식의 금전적 속박 그리고 보증금 회수인 방문에 따른 속박과 이에 동반되는 사회적 압박 등 두 가지 형식의 자발적인 속박을 제공했다.

연구자들이 민다나오 거리에서 갑자기 접근했던 흡연자들 중 11%는 실험 참가 제안을 받아들였다. 실험군에 무작위 배정된 흡연자들은 평균적으로 2주마다 예치금을 넣었고 6개월 계약 기간 동안 550페소(미화 11달러)를 예치했다. 11달러가 많아 보이지 않아도 민다나오의 월 소득의 약 20%와 동일하거나 평균 약 6개월 치의 담배 소비 비용과 동일하다. 다시 말해 참가자들은 의미 있는 양의 '내기 위험'을 가졌다. 이 실험의 결과, 예치금 계약에 무작위로 배정된 흡연자들은 대조군과 비교했을 때 6개월 후 소변 테스트를 2.8~5.7%P 더 통과하는 것으로 나타냈다. 물론 프로그램은 결코 만병통치약이 아니었다. 6개월째 금연 성공률은 세 그룹 모두에서 여전히 20% 이하였다. 예치금 계약 그룹은 18.1%, 큐카드 그룹은 15.3%, 그리고 아무것도 하지 않은 그룹은 12.4%였다. 그럼에도 불구하고 이 연구는 사전 속박 이론이 행동 교정 프로그램의 성공을 촉진한다는 감질나는 단서를 제공한다. 어떻게 연구자들은 실험군의 참가자들이 혈액에서 코티닌을 제거하기 위해 6개월 후 계획된 방문 바로 전에 금연을 하는 속임수를 이용하지 않는다는 것을 알 수 있었을까? 이 실험은 12개월째에 피실험자들 일부에 대해 무작위로 코티닌 검사를 함으로써 이런 가능성을 검토했다. 피실험자의 약 60%는 이에 동의했다. 그 결과 예치금 계약을 했던 사람들은 다른 두 대조군에 비해 12개월째에서도 소변 테스트를 3.4~5.7%P 높게 통과했다.[13]

---

13) 비슷하게, stickk.com이라고 불리는 유명한 인터넷 웹사이트는 행동을 변화시키기 위해 사람들에게 예치금 계약에 등록하도록 했다(Ayres, 2010). 이 개발자는 이를 '속박 스토어'라고 불렀고 사람들은 자신의 습관을 바꾸도록 속박하는 데 등록할 수 있었다. 2013년 10월에 20만 명 이상의 사람들이 이 사이트에 가입했고 그들은 몸무게를 빼는 것, 금연하는 것, 손가락을 그만 씹는 것, 박사논문을 끝내는 것 등에 1500만 달러를 걸었다. 개인 예치금 계약에 추가된 특이점은 사람들이 그들의 목표를 달성하는 데 실패하면 예치금을 자신의 선택과 상반된 단체에 내주는 것을 약속할 수 있다. 예를 들어

강력한 인센티브

에어스(43)는 행동 변화에 영향을 주는 어떤 개입을 설계하는 데에 있어 인센티브와 속박 간에 찬성과 반대가 있음을 언급했다. 세금 인상으로 인한 수익 증가가 수요 감소를 상쇄한다면 담배세를 25센트 인상하는 것과 같은 인센티브는 과세로 발생하는 조세 수입 증가가 과세에 따른 소비 감소를 상쇄한다면 이득이 될 수 있다. 반대로 속박 계약들은 만약 어떤 행동을 수행토록 하기 위해 큰 보상이 필요하다면 큰 비용이 소요될 수 있다. 예를 들어 고용주가 금연에 성공한 직원들에게 수천 달러를 제공할 결심을 한다면 말이다. 흡연자들이 계약을 어겼을 때 자기 돈을 내도록 만들 수 있다면, 속박 계약들은 기껏해야 손해 없이 종료될 것이다.

인센티브로 금전적 보상을 제공하거나 보증금 계약에 대해 돈을 걸도록 요구하는 것 중 어떤 것이 행동 변화에 동기를 부여하는 좋은 방법일까? 다시 말하면 우리는 당근과 채찍 중 무엇을 사용해야만 하는가? 이 질문에 답하기 위해서 볼프(Volpp)와 동료들(35)은 직장 기반의 체중 감량 개입 실험을 수행했다. 그들은 연구에서 BMI가 30~40인 30~70세의 건강한 참가가 57명을 ① 매월 체중 측정, ② 복권 인센티브 프로그램(당근), ③ 16주 동안 한 주당 1파운드(0.45kg)의 체중 감량 목표에 대한 예치금 계약(채찍) 등 세 가지 체중 감량 계획에 무작위로 배정했다. 이 실험은 사람들의 동기를 '한껏 올리기'위해 사전 속박의 원리(사람들은 지금 당장 하지 않아도 되지만, 미래 자신을 몇몇 행동 방침에 맡길 용의가 있다), 손실 회피(사람들은 예치금과 같이 꾸준히 축적해 온 무언가를 잃는 것을 혐오한다), 그리고 작은 가능성에 과도하게 가중치를 주는 경향(복권에 당첨되는 것과 같은) 등 행태경제학의 여러 가지 원리들을 고의적으로 끼워 넣은 것이었다. 우리는 다음 절에서 손실 회피를 더욱 구체적으로 기술할 것이다.

복권 인센티브에 무작위로 배정된 그룹에게는 참가자들의 체중이 그들의 목

임신중절 합법화를 찬성하는 사람은 그들의 몰수된 돈을 낙태 반대 운동 로비 단체에 기부할 수 있다고 미리 서약할 수 있다. 또는 총기 규제법 지지자는 전미총포협회에 그들의 돈을 기부할 수 있다고 약속하는 것 등이 있다.

표치 혹은 그 아래일 때 일일 복권 추첨 참여 자격이 주어졌다. 복권은 100분의 1 확률로 100달러를 당첨 받는 큰 보수가 가끔 제공되었고 5분의 1 확률로 10달러가 당첨되는 적은 보수는 자주 제공되었다. 일일 복권의 결과는 즉각적이고 감지할 수 있는 피드백을 제공하기 위해 참가자들에게 직접 문자로 발송되었다. 복권 결과 문자는 월급 어딘가에 묻혀 보상하는 것과는 달리 건강한 행동에 대한 보상을 즉각적이고 도드라져 보이게 만들어서 사람들의 현재 중심 선호를 지렛대로 활용한다. 앞 절에서는 이러한 선호를 결정 '오류'로 기술했지만 지금 사례에서는 실제 이점으로 바뀐다. 예치금 계약 그룹에서 피실험자들은 매일 1센트에서 3달러 사이의 돈을 예치할 수 있는 기회를 가진다. 추가 인센티브로 고용주들은 직원의 예치금에 1 : 1로 매칭했고 추가로 매일 3달러를 지급했다. 매월 체중 측정에 배정된 참가자들은 그들의 목표 체중을 달성하면 매월 최대 252달러의 누적액을 돌려받았다. 만약 참가자들이 그들의 목표를 달성하는 데 실패했다면 그들의 예치금은 몰수되고, 16주 동안 20파운드 이상을 감량한 예치금 계약 참가자들이 공평하게 나눠 가지게 되는 사무실 공동 자금에 더해진다. 이러한 특징 뒤에 있는 행태경제학 원리는 다음 절에서 논의할(가지고 있지 않은 것을 얻는 것보다 이미 가진 것을 잃는 것을 더 회피하는) 손실 회피뿐만 아니라 사전 속박이다.

최종적으로 참가자들의 90%가 하루 평균 1.56달러를 예치했다. 복권 그룹은 평균 273달러를 획득한 반면에, 예치금 그룹의 참가자들은 평균 378달러를 벌었다. 4개월의 실험 종료 시, 인센티브 그룹들은 대조군에 비해 평균 3.9파운드 더 체중을 감량했다. 대조군에 비해 예치금 계약 그룹은 평균 14.0 파운드를 감량한(평균 차이의 95%신뢰 구간은 3.69~16.43파운드이며, p=0.006) 반면, 복권 그룹은 평균 13.1파운드 체중을 더 감량했다(평균 차이의 95% 신뢰 구간은 1.95~16.40파운드이며, p=0.02). 다시 말해 개입 시 행태경제학 원리들이 충분히 적용되면 당근(복권 인센티브)과 채찍(예치금 계약)의 효과는 동등한 것으로 증명된다. 두 개의 인센티브 그룹들 중 약 절반의 참가자들이 16파운드 체중 감량 목표를 달성했다. 대조군은 10.5%(95% 신뢰구간은 1.3%~33.1%이며, p=0.01)가 16파운드 목표를 달성한 반면, 예치금 계약 그룹의 47.4%(95% 신뢰구간은 24.5%~71.1%) 및 복권 그룹의 52.6%(95% 신뢰구간은 28.9%~75.6%)가 목표를 달성했다.

그러나 4개월에 걸친 성공에도 불구하고 행동 유지는 커다란 도전 과제로 남았다. 행태경제학적 이해를 지렛대로 활용한 행동 개입은 단기간 행동 변화 또는 독감 예방 주사 접종처럼 한순간의 행동 변화에 압도적으로 초점을 두어왔다. 장기간 행동 변화를 유지하는 것은 여전히 개입주의자들의 성배로 남아 있으며 사실상 행동 변화의 모든 모형들이 공유하는 도전이다. 볼프와 동료들의 연구에서 후속 추적을 7개월까지 연장했을 때 두 실험군들의 체중은 3분의 1부터 절반까지 다시 증가했다. 초기 결과 대비 7개월째의 순수 체중 감량이 대조군과 비교해 두 인센티브 그룹들이 컸음에도 불구하고(복권 그룹에서 9.2 파운드; t=1.21; 95% 신뢰도, -3.20에서 12.66; p=0.23 그리고 예치금 계약 그룹에서 6.2 파운드; t=0.52; 95% 신뢰도, -5.17에서 8.75; p=0.61) 그 차이들은 통계적으로 유의하지 않았다.

최적 인센티브 설계에 관한 추가적인 두 질문은 여기서 논의하는 게 적절해 보인다. 첫째, 딱 맞는 인센티브 크기를 정하는 것이 중요하다. 너무 작은 인센티브는 동기를 부여하는 데 실패할 것이고 너무 큰 인센티브는 본질적인 동기를 없애버리면서 역효과를 낳을 것이다. 금연에 동기를 부여하는 볼프 등(46)의 두 번째 무작위 실험은 이 같은 이슈를 다룬다. 이 실험에서 회사의 878명의 직원들은 금연 프로그램에 대한 정보를 제공받는 교육 개입 또는 여기에 금전적 인센티브가 결합된 프로그램에 무작위로 배정되었다. 금전적 인센티브의 구조는 다음과 같다. 금연 프로그램을 끝마치면 직원들은 100달러를 받고, 6개월째에 생화학적으로 확인된 금연에 대해서 또 250달러를 받으며, 12개월째에도 금연인 것이 확인되면 추가적으로 400달러를 받아서 최대 750달러를 받을 수 있다. 9~12개월째의 추적조사에서 인센티브 그룹은 정보만 제공된 그룹에 비해 더 높은 금연 비율을 보였다(14.7% 대 5.0%, p〈0.001). 15~18개월째의 추적조사에서 두 그룹이 모두 재흡연자가 늘었다. 그럼에도 불구하고 인센티브 그룹은 여전히 정보만 제공한 그룹에 비해 더 높은 금연율을 보였다(9.4% vs 3.6%, p〈0.001). 금연을 위한 인센티브 기반 개입에 대한 코크란 연합(Cochrane Collaboration, 비영리단체)의 체계적 문헌고찰에 따르면, 이 실험연구는 6개월 이상 금연 추적을 했던 19개 연구 중 유일하게 유의미한 결과를 찾아낸 연구이므로 주목할 만하다(47). 한 가지 가능한 설명은 볼프 등(46)의 실험은 메타분석에 포함된 전체 환자 표본의 거의 20%를 차지할 만큼 가장 큰 연구 프로젝트였으므로 효과를 감지하기 위해 적절한 검정력을 가지고 있었다. 또 다른 설명은 연구에 사용된 인센티브 크기가 어떤 연구에서는 금연에 10달러를 지불하는 수준으로 일반적으로 작았기 때문이다(46).

요약하면 인센티브 기반 개입이 시도된다면, 딱 맞는 인센티브 크기를 정하는 것이 중요하다. 인센티브 사용과 관련해 떠오르는 두 번째 이슈는 인센티브가 범이론적 행동모형에서 제시하는 행동단계 중 준비단계에 맞춰 설계되어야 한다는 것이다(48). 볼프와 동료들(46)의 실험은 변화를 위한 숙고단계와 준비단계에 있는 흡연자들에게서만 인센티브가 금연을 북돋우는 데 효과적이라고 제안한다. 숙고 전 단계 사람들에게는 인센티브가 작동하지 않았다. 또한 또한 김(Kim) 등(49)은 흡연자들에게 변화 단계에 따라 금연의 유인을 부여할 만하다고 생각하는 금전적인 보상 수준의 차이를 조사했다. 이론을 뒷받침하듯, 숙고 전 단계 흡연자들의 46%가 3400달러 이상이 필요하다고 말한 반면에 준비 단계 흡연자들의 42%는 보상이 1달러와 750달러 사이라면 금연을 하겠다고 응답했다.

행동의 동기 부여를 위해서는 몇몇 사람들을 위한 매우 큰 인센티브가 필요하다는 의견에는 필연적으로 이를 "누가 지불하는가"라는 질문이 따른다. 민간 보험 영역이 상당한 미국과 같은 건강 서비스 시스템에서 이 질문의 답은 건강한 행동을 장려함으로 "누가 이익을 얻는지"를 고려해야만 한다(50). 예를 들어 해지율이 높은 민간 보험 시장에서 보험회사가 장기적인 결과를 얻기 위해 소비자 행동을 변화시키고자 엄청난 돈을 써야 한다면 크게 받아들이지 않을 것이다. 왜냐하면 결국 장기적으로 발생하는 이익을 다른 누군가가 차지하기 때문이다. 그러므로 해지율이 높은 시장에서는 금연이나 천식 관리처럼 단기적인 결과를 수반하는 인센티브에 초점을 맞추는 것이 더욱 비용-효과적일 것이다. 대조적으로 노인의료보험과 같은 장기 보험 공급자의 경우에는 개선된 혈압 관리 또는 체중 감량과 같은 장기적 결과를 가져오는 인센티브에 초점을 맞추는 것이 비용-효과적일 것이다. 마지막으로 다제 내성 결핵 환자들의 투약순응도와 같은 중요한 공중보건 문제들에 대해 국가는 외부효과를 고려해 개입할 필요가 있다(50).

프레이밍 효과와 손실 회피

휴리스틱 편향, 기본값 그리고 동태적으로 비일관된 선호와 더불어 행태경제학의 가장 중요한 발견들 중 하나는 프레이밍 효과(framing effect)와 손실 회피(loss aversion)에 대한 입증이다. **프레이밍 효과**는 사람들이 어떤 선택이 손실 또는 이득으로 보이는지에 따라 반응을 달리하는 인지적 편향을 의미한다. 카너먼과 트버스키(51)의 『이코노메트리카(Econometrica)』 논문에서 기술한 독창적인 예시에서 사람들은 선택이 구성되는 방식에 따라 선호를 바꾼다. 필자는 이를 더욱 생생하게 표현하고자 시나리오를 약간 바꿔봤다. 미국 질병통제예방센터(CDC)가 치명적인 새로운 바이러스가 발생해 국가를 위협하고 있다는 것을 발표한다고 가정하자. 아무것도 하지 않으면 바이러스로 600명이 사망할 것이다. 사람들은 장내 '출혈'과 장내 고인 피로 인한 쇼크로 쓰러져서 끔찍한 사망에 이를 것이다. 운이 좋게도, 두 가지 대안적인 치료법이 개발되었다.

- 면역 혈청 A를 사용하면, 200명을 구할 수 있다.
- 면역 혈청 B를 사용하면
  - 1/3의 확률로 600명을 구할 수 있다
  - 2/3의 확률로 아무도 구할 수 없다.

여러분은 어떤 면역 혈청을 선택할 것인가? 위의 시나리오에서 더 많은 사람들이 면역 혈청 B보다 A를 선택하는 경향이 있다. 그러면 다음의 시나리오에서는 어떨까?

- 면역 혈청 C를 사용하면 400명이 죽을 것이다.
- 면역 혈청 D를 사용하면
  - 1/3의 확률로 아무도 죽지 않을 것이다.
  - 2/3의 확률로 600명이 죽을 것이다.

이 시나리오에서 더 많은 사람들은 면역 혈청 D를 선호했다. 무슨 일이 벌어진 것일까? 각 시나리오의 기대값들을 살펴볼 때 면역 혈청 A는 면역 혈청 C와 동일한 가능성을 제공한다. 두 가지 모두 400명의 죽음을 초래한다. 유일한 차이점은 면역 혈청 A는 "200명의 사람들을 구할 수 있다"는 생존의 확실성 관점에서 구성되었고, 반면에 면역 혈청 C는 "400명의 사람들이 죽을 것이다"라는 죽음의 확실성 관점에서 구성되었다. 따라서 첫 번째 선택 세트에서 '면역 혈청 A > 면역 혈청 B'를 선택한 사람들은 또한 '면역 혈청 C > 면역 혈청 D'를 선택해야만 한다. 그러나 보통 이런 결과가 관측되지 않는다. 면역 혈청 A처럼 확실한 이득의 예측이 사람들에게 제시되었을 때, 그들은 위험 회피적이게 되고 면역 혈청 B에서 제시된 도박(즉 확률적 선택에 따른 불확실성)을 회피하는 것을 더 선호하는 경향이 있다. 반대로 면역 혈청 C처럼 확실한 손해에 대한 예측이 제시될 때, 사람들은 면역 혈청 D를 선택함으로써 도박을 선호하는 위험 추구적인 경향을 보인다. 면역 혈청 A와 C는 동일하기 때문에(면역 혈청 B와 D도 마찬가지) 이 같은 선택은 분명 '비합리적인' 선호 변경을 보여준다. 유일한 변화는 선택의 '프레이밍' 방식이다. 그럼에도 불구하고, 사람들이 확실한 손실보다 확실한 이득을 선호하는 경향은 카너먼과 트버스키가 손실 편향이라고 부르는 의사 결정의 꽤 강건한 특징으로 보인다.

'숲 속의 두 마리보다 손 안에 한 마리가 낫다'는 속담에서의 선호는 영장류 행동의 특징이 진화론적으로 보존된 것으로 보인다. 예를 들어 우리에 갇힌 꼬리감기원숭이 실험에서 첸(Chen) 등(52)은 이 동물을 훈련시켜서 우리의 어느 한쪽으로 이동할 때 사과를 받는 것을 예상토록 만들었다. 우리의 양쪽에는 사과 한 조각 또는 두 조각을 전시했다. 사과 두 조각이 놓인 우리 쪽으로 원숭이가 접근할 때 실험 시간의 50%는 두 조각 모두 얻을 수 있게 했고, 다른 50%는 원숭이가 사과에 닿기 바로 직전에 하나를 치워 결과적으로 원숭이는 결국 한 조각만을 먹게 했다. 우리의 다른 쪽에는 항상 사과 한 조각이 있었다. 원숭이가 이 우리로 접근할 때 실험의 50%는 사과 조각을 두 배로 늘렸고(즉, 원숭이는 사과 두 조각을 받는다) 남은 실험에서는 오직 사과 한 조각을 얻을 수 있게 했다. 요약하면 두 원숭이 우리는 동등한 도박을 제공한다. 즉, 50:50의 확률로 사과 한 조각 또는 두 조각을 얻는 기회이다. 극도로 합리적인 원숭이는 우리의 어느 편에 대해서도 무차별해야만 한다. 그러나 실험의 원숭이들은 두 조각이 전시되어 있는 쪽보다 한 조각이 있는 쪽을 압도적으로 선호했다(70%). 원숭이는 한 조각을 잃어버리는 50% 가능성보다 한 조각을 얻는 확실한 예측을 명백히 선호한다.

쌍곡형 할인의 경우처럼, 손실 회피의 현상 또한 신경과학에 기반을 두고 있다. 예를 들어 드마르티노 등(53)은 피실험자들을 손실 회피를 동원하도록 디자인된 실험에 참여하도록 했다. 각 피실험자는 50파운드의 사례비를 받았다. 그 다음 그들이 fMRI에서 스캔되고 있을 때, ① 확실하게 20파운드의 사례비를 유지하는 것과 ② 2/3의 확률로 모든 돈을 잃어버릴 수 있고 1/3의 확률로 모든 돈(50파운드)를 가질 수 있는 도박 중 어떤 것을 선택할지 물어봤다. 실험결과 53%는 도박의 위험을 무릅쓰는 것 보다 확실하게 20파운드를 유지하는 것을 선호했다. 이는 이득 프레임(gain-frame)이라고 하고 더 많은 사람들이 위험 회피적이게 유도해야 하는 것이며, 정확하게 그들이 찾은 것이다. 또한 대안적으로 ① 사례비를 30파운드 잃는 것과 ② 2/3의 확률로 모든 돈(즉 50파운드)을 잃을 수 있고 1/3의 확률로 모든 돈을 유지할 수 있는 도박 중 어떤 것을 선택할 것이 물어보았다. 이는 손실 프레임(loss-frame)이라고 하고 더 많은 사람들을 위험 추구적이도록 유도하는 것이며, 실험참여자의 62%는 30파운드를 확실하게 잃어버리는 위험보다 도박을 선호했다. (물론 지금쯤은 이미 독자들은 이 시나리오에서 "본래 50파운드에서 20파운드를 유지하는 것"이 "원래의 50파운드에서 30파운드를 잃어버리는 것"과 동일하다는 사실에 동의할 것이고, 어느 한쪽을 선호하는 것은 '비합리적'이다.) fMRI 스캔결과는 프레이밍 효과가 결정 편향을 조정하는 감정적 시스템(시스템 1)의 중요 역할을 하는 편도체의 활동과 특히 연관되어 있음을 보여준다. 다시 말하면, 공포와 걱정과 연관되어 있는 뇌의 부분은 우리가 손실 회피라고 부르는 행동에 경고성 제동을 거는 것으로 보인다. 반대로 시스템 2의 영역인 대뇌 외측과 내측의 전액골 피질의 높은 활동성은 프레이밍 효과에 대한 줄어든 민감성을 예측했다. 이 같은 결과들은 두 신경 시스템 간에 적대 관계가 있음을 시사한다.

프레이밍 효과들을 건강 메시지에 적용

뱅크스(Banks) 등(54)이 진행한 연구는 행동 변화 개입에 손실 회피의 원리를 가장 일찍 적용한 사례 중 하나다. 이들은 유방조영술을 이용한 암 검사의 이점에 대한 메시지 프레이밍이 유방조영술 선택에 영향을 줄 것이라고 가설을 세웠다. 구체적으로 여성들은 (종양이 발견되는 "위험을 무릅쓰고 있기" 때문에) 유방조영술을 받는 것을 위험한 선택으로 본다고 추측했다. 그러므로 그들을 위험 추구적이도록 유도(즉, 유방조영술을 받도록 하는 것)하기 위해서는 미발견 암 때문에 사망할 수 있다는 것을 상기시켜 주는 것과 같은 손실 프레임을 갖추면 더욱 효과적일 것이다. 실험에서 유방조영술 검진을 받는 것에 대한 가이드라인을 지키지 않는 40대 이상 여성 133명을 (유방조영술을 받는 것의 이득을 강조하는) 이득 프레임 또는 (유방조영술을 받지 않는 것의 위험을 강조하는) 손실 프레임을 담은 사실상 같은 내용의 설득력 있는 비디오를 시청하도록 무작위로 배정되었다. 그리고 유방조영술 검진 여부는 6개월과 12개월 후에 평가했다. 그 결과 손실 회피에 기반을 둔 가설과 일관되게 손실 프레임 메시지를 시청한 여성들이 12개월 이내에 유방조영술 검진을 더 많이 받은 것이 관측되었다(66% 대 51%).

(연구자들이 '위험 추구' 행동으로 보는) 암검진과는 대조적으로 자외선 차단제를 바르는 것처럼 다른 종류의 예방적 행동은 본질적으로 안전한 것으로 여겨질 수 있다. 이론에 따르면, 이득 프레임 메시지는 손실 회피 메시지보다 더욱 설득력 있어야만 한다. 뎃웨일러(Detweiler)와 동료들(55)은 이 아이디어를 217명의 해수욕하는 사람들에게 적용했다. 자외선 차단제의 사용에 대한 태도와 의도를 먼저 측정한 후 바로 이어 이득 프레임과 손실 프레임을 각각 적용한 정보제공 브로슈어를 전달했으며, 설문을 마친 이후에 참가자들은 같은 날에 작은 병의 자외선 차단제와 교환할 수 있는 쿠폰을 받았다. 이득 프레임 브로슈어를 받은 사람들은 손실 프레임 브로슈어를 받은 사람보다 해변에 머무는 동안 그들의 쿠폰을 더 많이 교환하는 경향을 보였다(71% 대 53%).

이러한 결과들은 얼마나 강건할까? 체계적 문헌 연구에서 오키프(O'Keefe)와 젠슨(Jensen)(56)은 행동을 유도하는 손실 프레임과 이득 프레임 메시지의 차별적인 효과성을 비교하는(21,656 피실험자들과 관련된) 93개의 논문들을 메타분석했다. 그들은 위험이 적은 질병 예방 행동에 대해서는 이득 프레임이 손실 프레임보다 작지만(p=0.03) 통계적으로 유의미한 이점이 있는 것을 발견했다. 반면에 안전한 성행위, 피부암 예방 행동, 또는 식이요법과 식생활 행동과 같은 다른 예방적 행동에 대해서 이득 프레임과 손실 프레임 메시지를 비교했을 때 설득력 측면에서는 통계적으로 유의미한 차이가 존재하지 않았다. 그들은 "일반적으로(암 수검률을 높이는 데에) 이득 프레임보다 손실 프레임을 이용 시 설득에 성공할 가능성이 크게 높지는 않다고 말하기에 충분한 연구 증거가 축적되어 왔다"고 결론지었다(56).

뒤늦게 깨달은 것이지만(손실 회피의 개념을 한 부분으로 포함하는) 전망이론(prospect theory)을 건강 메시지 설계에 응용한 초기 모습은 매우 다듬어지지 않았던 것처럼 보인다. 이 상황은 유방암을 '손실'로 프레이밍하는 것이 여성들에게 검사를 받는 도박을 하도록 더욱 장려할 것이라고 가정하는 것보다 더욱 복잡하다. 여성들이 위험하지 않을 수도 있는 암검진을 '위험한' 결정으로 이해하는 것으로 가정하기 때문이다(57). 정말로 한 연구는 유방암 자기 진단에 대해 손실 프레임 브로슈어가 이 과정을 위험하게 인식한 여성들에게만 작용했음을 제시했다. 다시 말해 메시지 구성만큼 중요한(혹은 아마 더 중요한) 검사 결정에 영향을 주는 요인들이 있다는 것이다. 예를 들어, 감정 휴리스틱은―손실 프레임 메시지의 경우 공포와 같은 부정적인 감정 또는 이득 프레임 메시지의 경우 희망과 같은 긍정적인 감정을 불러일으키는― 결정에 동기를 부여하는 데 유사한 설득력이 있다. 추가적으로, 대부분의 암검진 형식은 앞 절에서 논의한 시점 간 선택의 문제를 수반한다. 즉, 피실험자들은 나중에 좋지 않은 결과를 피하기 위해 근심 비용, 직장 연차 비용, 검사로 인한 통증과 불편함 등과 같은 직면한 비용을 지불하도록 설득되어야 한다. 이런 문제가 주어졌을 때, 특별한 방식으로 메시지를 구성하는 것만으로 검사를 유도하는 게 충분하지 않을지도 모른다. 그들은 검사를 받을 좋은 의도가 생겼을 수 있지만, 늑장을 부려 실제로 검사 받는 과정 근처에도 가지 못할 수 있다. 이런 경우 사전 속박 장치와 같이 행동을 동기부여 하는 추가적인 전략들을 포함하는 것이 필요할 수 있다. 예를 들어 댄 애리얼리(Dan Ariely)(59)

는 건강보험이 가입자들이 50세가 되었을 때 대장 내시경 검사를 받는 것에 대한 보증금 300달러를 자발적으로 지불하라고 요구할 수도 있다고 제안한다. 물론 당신이 검사를 받으면 돈을 돌려받는다.

건강한 식사를 자극하는 프레이밍 효과들

암검진 메시지에 프레이밍 효과들을 적용한 실망스러운 결과들에도 불구하고 여전히 이 효과를 건강 증진의 다른 영역에 이용할 수 있는 곳은 풍부하다. 현실 세계의 프레이밍 효과들은 어디에나 있지만 충분히 이용되고 있지 않다. MIT 수업에서 진행한 재미있는 실험에서 댄 애리얼리와 동료들(60)은 학생들을 무작위로 두 가지 조건 중 하나에 배정했다. 아마 모두 행태경제학을 배우는 데 시간을 보냈을 테지만, 두 그룹 모두 시집 『풀잎』의 시낭송에 참가했다. 수강생 절반은 시낭송이 긍정적으로 구성되었다. 즉, 학생들에게 교수의 시낭송을 듣는 데 10달러를 지불할 용의가 있는지 물어봤고, 만약 그렇다면 1, 3, 6분의 교수 시낭송을 듣기 위해 얼마를 지불할 용의가 있는지 물어봤다. 나머지 수강생의 시낭송은 부정적으로 구성되어, 교수의 시낭송을 참아낸 보상으로 10달러를 수용할 것인지, 만약 그렇다면 1, 3, 6분의 교수의 시낭송을 듣는 데에 얼마나 지급되어야 하는지 물었다. 결과는 학생들의 평가액은 초기 구성에 상당히 영향을 받는 것을 보였다. 긍정적인 프레임을 받은 학생들은 평균적으로 경험에 대해 지불할 용의가 있었고, 부정적인 프레임을 받은 학생들은 평균적으로 똑같은 경험에 대해 보상을 요구했다. 이에 더해 응답자들은 지불 모드 또는 보상 모드가 되는 것과 상관없이 일관성 있게 더 긴 시간에 대해 더 많은 돈을 표시했다. 애리얼리가 발견한 것처럼 학생들은 시낭송이 좋은지 또는 싫은지, 가치가 있는지 또는 없는지에 대한 사전 감각이 없었다. 하지만 그들 모두는 실험에 더 노출되는 것이 더 높은 보수를 보장하는 것을 "알고 있었다."

행태경제학의 이러한 결과들의 하나의 시사점은 만약 우리가 사람들이(채소를 더 많이 섭취하는 것과 같은) 건강한 행동을 하도록 동기부여를 원한다면, 메시지

를 어떻게 구성하는지에 대해 더욱 주의를 기울여야 한다는 것이다. 예를 들어
"리코펜의 좋은 원료"와 같이 토마토의 영양적 이점에 메시지의 초점을 맞춰야
하는가 또는 브랜디와인 지역의 제철 에어룸 토마토의 아주 매력적인 맛에 메시
지의 초점을 두어야 하는가의 문제이다. 물론 우리는 이 둘 모두에 초점을 맞춰
채소의 영양적 가치와 맛을 홍보해야 한다. 그럼에도 불구하고 메시지를 구성하
기 위해 건강 정보를 이용하는 방식에 또한 주의가 요구된다. 이는 핀켈스타인
(Finkelstein)과 피시바크(Fishbach)의 일련의 실험에서 증명되었다(61). 그들은 스
낵들이 '맛있는 것'과 반대로 '건강한 것'으로 구성되었을 때 사람들은 더 배고픔
을 느꼈고, 이를 보충하기 위해 결국 더 많은 칼로리를 섭취하는 것을 발견했다.
미드 웨스턴 지역의 대학에서 진행된 그 실험은 학생들에게 빵 한 조각을 맛보도
록 했다. 건강 프레임은 빵이 "영양이 풍부하고, 저지방이고, 비타민들로 꽉 차
있는 것"으로 기술되었고, 맛 프레임에서는 똑같은 빵 조각을 "두꺼운 빵 껍질과
부드러운 빵 속"으로 기술했다. 맛을 본 다음에 참가자들은 설문지를 작성하는
두 번째 방에 들어갔다. 책상 위에는 피실험자들이 설문조사를 끝내는 것을 도와
줄 수 있는 한 그릇의 프레첼이 놓여 있었다. 그 결과 '건강한' 빵을 먹었던 사람
들은 '맛있는' 빵을 먹었던 사람들보다 배고픔을 더 느꼈다고 설문에 답했다. 또
한 앞 그룹은 설문지를 작성하는 동안 프레첼을 더 많이 먹었고 이 차이는 몸무
게에 주의를 기울이지 않는다고 답한 사람들에게서 더욱 두드러졌다.

또 다른 실험에서 연구자들은 사람들이 건강하게 식사하도록 강요하는 것(즉
강요된 소비)의 효과를 분석했다. 실험에서 사람들에게 두 가지 단백질바를 보여
주었다. 두 가지 단백질바는 똑같은 제품이었지만 하나에는 '건강한'이란 라벨이
다른 쪽에는 '맛있는'이란 라벨이 붙어 있었다. 강요된 소비 상황에서 참가자들
은 건강한 또는 맛있는 단백질바에 무작위로 배정되었다. 즉 참가자들이 맛있는
바를 더 선호했더라도 그들에게 건강한 바를 먹으라고 권했다. 반면 자유 선택
상황에서 참가자들은 자신이 좋아하는 단백질바를 고를 수 있었다. 실험 결과,
강요된 소비 상황에서 건강한 단백질바를 강요받은 사람들은 배고픔을 느낀 비
율이 다른 경우보다 더 높았고 단기적인 배고픔을 경험하면서 총칼로리 소비를
늘린 것이 관측되었다. 요약하면 '건강함'에 호소하면서 더 나은 영양 섭취를 촉

진하는 것은 역효과를 낳을 수 있다고 결론지을 수 있다. 공중보건에서 '건강함'에 호소하는 것은 사람들이 거부할 수 없는 것이어야 한다고 생각하는 강한 경향이 있다. 그러나 이러한 실험들은 음식을 '건강함'으로 구성하는 것이 가끔 배고픔의 감정을 증가시키고 칼로리 섭취를 다시 늘리는 결과를 초래할 수 있음을 보여준다.[14]

그러므로 프레이밍 효과에 대한 지식은 더 나은 메시지를 디자인하는 것뿐만 아니라 어떤 함정을 피해야 하는지에 대해 이해하는 데 도와줄 수 있다. '건강함' 표시의 의도하지 않은 부작용의 마지막 예시는 뉴헤이븐의 레스토랑에서 점심시간에 수행된 실험에서 찾을 수 있다(62). 이 실험에서 연구자들은 건강 메뉴에 대해 ① 가격 할인, ② 건강 메시지 캠페인 또는 ③ 이 두 전략의 조합을 번갈아 시행하도록 레스토랑 오너들을 설득했다. 예를 들어 가격 할인 주간에는 저지방 그릴드 치킨 샌드위치를 20~30% 낮은 가격으로 판매했다. 건강 메시지 캠페인 주간에는 건강한 메뉴 옆에 "건강한 식사가 육체와 정신적 웰빙을 증가시킨다"와 같은 눈에 띄는 메시지들을 게시했다. 두 전략의 영향력 측면에서, 가격 할인은 건강 메시지를 쉽게 이겨버렸다. 건강 호소보다 가격 할인에 소비자들은 더욱 반응했다. 두 가지 전략이 조합되었을 때는 어떤 일이 발생할까? 소비자들이 가격 할인과 건강 메시지를 함께 제공받았던 기간에는 건강한 품목의 판매는 올라갔지만, 가격 할인 기간만큼 올라가지 않았다. 다시 말해, 가격 할인에 건강 메시지를 추가하는 것은 할인의 효과를 망쳐놓았다. 이 결과의 한 가지 해석은 낮아진 '건강식품'의 가격을 보았을 때 소비자들은 "분명 맛이 없을 것이기 때문에 할인해서 판매"할거라고 결론짓는다는 것이다. 정말로 지금까지 사람들의 마음에는 '건강함'은 '맛없음'과 동일하다는 일반적 이미지가 있는 것 같다. 이는 밀러라이트 맥주가 "아주 맛있는…… 낮은 칼로리"의 품질을 강조하기 위해 그렇게 막대한 광고를 하고 있는 이유이다. 만약 대중들(혹은 아이들)에게 더 많은 브로콜리 소비를 장려하고자 한다면 우리가 홍보해야 하는 마지막 사실은 브로콜리의 영양적 혜택이다. 추가적인 결론은 음식을 '건강함'으로 구성하는 것은 건강하지

---

14) 매우 흥미로운 여담으로, 이 저자들은 연구결과들과 완전히 다른 시사점을 도출했다: "슈퍼마켓 주인들은 점포 매출액을 더욱 증진시키기 위해 '건강한' 음식 시식을 더 제공하는 것을 고려할 것이다."(!)

않은 음식의 판매자들에게만 매우 유용할 것이라는 점이다. 그러므로 식품 마케팅의 세계는 허위 건강 정보들의 예시로 가득 차 있다. 이러한 정보들은 소비자들이 슈퍼마켓 통로에서 그들이 찾고 있는 물품이 당신에게 나쁘다는 것을 이미 알고 있기 때문에 아마도 효과적일 것이다. 그러나 식품 포장 위에 있는 눈에 띄는 건강 정보는 일시적으로 시스템 1에 대한 시스템 2의 감시 기능을 누그러뜨리고 망가뜨린다.

행태경제학의 정책 적용에 대한 논쟁

정책 영역에서 '넛지'의 개념은 세일러와 선스타인(63)이 '자유온정주의(libertarian paternalism)'라고 이름 붙인 국가 간섭에 대한 혼성적인(아마도 모순적인) 철학을 제안하는 것으로 보이기 때문에 추진력이 있었다. 세일러와 선스타인이 정의한 대로, 자유온정주의는 "개인들의 궁극적인 선택의 자유를 제한하지 않고(자기 파괴적인 개념과 반대로) 자기본위적(self-interested)인 방향으로 행동을 변화시키는" 정책들로 정의된다. 예를 들어 샌드위치 레스토랑 메뉴의 초기 예시에서 건강 기본값 옵션은 메뉴판 앞쪽에 저칼로리 메뉴들을 제시하는 것이다. 이는 저칼로리 메뉴를 주문하는 방향으로 소비자들을 유도한다. 그러나 만약 그들이 정말로 고칼로리 샌드위치를 주문하고 싶다면, 그들은 메뉴판 뒤쪽에서 해당 메뉴들을 여전히 찾을 수 있다. 요약하면, 아무도 이러한 음식들을 금지하지 않았다. 블룸버그 시장이 제안한 16온스가 넘는 탄산음료의 판매 제한에 대해 만약 누군가 정말로 마운틴 듀를 마시고 싶어 하면 그들은 여전히 8온스의 음료 두 개를 구매해 똑같은 효과를 얻을 수 있다.

캐머러(Camerer)(64)의 정책 개입 유형 분류 체계에 따르면, '넛지'는 비대칭적 개입주의 범주에 해당한다. 다양한 규제의 혜택을 누가 누리고 그 가격을 누가 지불하는지를 고려할 때, 우리는 일부 규제들이 재분배적인 것을 볼 수 있다. 즉 빈자들에게 제공하기 위해 부자들에 과세하는 것처럼 몇몇 규제들은 다른 사람의 비용으로 어떤 사람들에게 혜택을 준다. 실내 흡연 제한과 같은 규제는 외부

성에 대응하면서 개인 행위가 다른 사람들에게 피해를 주는 것을 방지하려는 의도가 있다. 그러나 크랙코카인 금지와 같은 다른 규제들은 혹독한 온정주의 형태로 개인들의 선택을 금지하거나 제한한다. 자유주의자의 관점에서 볼 때 온정주의의 문제는 소비자 자치권을 무시한다는 것이다. 하지만 모든 종류의 온정주의가 같은 방식으로 만들어지는 것은 아니다. 비대칭적 온정주의는 어떤 정책이 무제한적으로 합리적인 개인들에게 거의 또는 아무런 해를 끼치지 않으면서 제한적으로 합리적인 개인들에게 커다란 혜택을 만들어줄 때를 일컫는다. 다시 말하면, 자기 통제 문제를 지닌 사람들에게 넛지는 건강한 행동을 유도하는 데 꽤 유익하다.

철학에 대해서는 그쯤 하기로 하자. 문제는 행태경제학이 정치의 영역으로 옮겨질 때 다른 어떤 것으로 바뀔 수 있다는 것이다. 이 이야기는 전혀 낯선 것이 아니다. 어떤 새로운 아이디어를 실행에 옮기기 위해 열정적으로 서두를 때마다, 그 아이디어를 자신들만의 의제로 진전시키는 데 활용하기를 바라는 사람들에 의해 '점유'되는 위험을 무릅쓰게 된다. 행태경제학의 아이디어를 공공정책에서 시행하기 위해 리처드 세일러의 자문을 받아 총리실이 행동통찰력팀(Behavioral Insights Team)을 설립한 영국에서 이런 이야기가 있었던 것으로 보인다. 문제는 넛지들이 기존의 더욱 효과적인 건강 규제들의 대체물로 인식되었다는 것이다. 레이너(Rayner)와 랑(Lang)(65)의 연구로부터 우리는 영국 정부 넛지 전략에 대한 반대 이유의 요지를 이해할 수 있다.

넛지에 대한 영국 연립정부의 열정은 …… 현실 세계의 복잡성을 배제하고 소비자 선택의 즉각적인 범주만을 인정한다. 단박에 정책은 소매상점 안내지도에서 식품들의 위치와 같은 인지적이고 '가벼운' 환경적 신호들의 조합으로 축소된다. 식품과 주류 산업의 책임에 대한 국가와 기업의 거래에 따라, 넛지는 규제의 대안 또는 미디어 용어로 표현하자면 "국민을 과보호하려 드는 유모처럼 구는 국가(nanny state)"로 묘사된다. 우리의 걱정은 넛지가 소비자들을 속이기 위해 국가와 기업들이 결탁한다는 것이다. 최소한 유모들은 눈에 보인다.

이러한 논란은 2011년 동안 ≪란셋≫과 ≪BMJ≫를 포함하는 영국 의학 저널들의 논문들에서 결국 터져 나왔다. "넛지 하나 앞으로, 두 걸음 후퇴"(66), "넛지의 얼룩: 영국 정부는 '넛지'를 잘못 해석한다"(67), "넛지를 판단하는 것: 넛지는 대중의 건강을 증진시킬 수 있을까?"(68) 등과 같은 논문들의 제목만 읽어봐도 열띤 논쟁을 엿볼 수 있다.

이 비판들의 주장에는 타당성이 있다. 행태경제학은 담배의 소비세와 같은 효과적이지만 더욱 개입주의적인 중재들을 대체하거나 폐기할 목표로 함께 사용될 수 없다. 행태경제학은 세금과 규제를 포함한 건강 증진을 위해 만들어진 방법들의 대체가 아니다. 조지 로웬스타인(George Loewenstein)과 피터 우벌(Peter Ubel)(69)은 ≪뉴욕타임스≫의 칼럼에서 똑같은 경고를 했는데 이곳에 길게 인용할 가치가 있다.

비합리적인 의사 결정이 주택 거품이나 의료비용 증가를 초래했다는 것을 보이는 새로운 책이나 주요 신문의 기사들이 매주 등장하는 것 같다. 이러한 책과 기사들은 사람들이 왜 겉보기에 비합리적인 결정들을 내리는지를 설명하기 위해 심리학 요소들을 포함하면서 점점 더 인기를 더해가는 분야인 행태경제학에 의지한다. 예를 들어 행태경제학은 왜 사람들이 은퇴를 위한 저축을 너무 적게 하는지, 왜 사람들이 너무 많이 먹고 운동은 적게 하는지 등을 설명하는 데 도움을 준다.

그러나 이 분야는 한계가 있다. 정책을 고안하는 데 행태경제학을 활용하면서 행태경제학이 다루려고 하지 않았던 문제들도 해결하기를 요구받고 있다. 정말로 어떤 경우에는 행태경제학이 전통적인 경제학에 뿌리를 둔 고통스럽지만 더 효과적인 해결책을 회피하기 위한 정치적 처방으로 이용되고 있는 것으로 보인다……

행태경제학은 더 실질적인 경제학적 개입을 보완해야 할 뿐 대체해서는 안 된다. 만약 전통적인 경제학이 무설탕 음료와 설탕 첨가 음료 간에 더 큰 가격 차이를 둬야 한다고 제안한다면 행태경제학은 소비자들이 무설탕 음료에 보조금을 주는 것에 더 반응하는지 아니면 설탕 첨가 음료에 세금을 부가하는 것에 더 반응을 하는지를 제안할 수 있다. 그러나 이것이 행태경제학이 할 수 있는 최대치이다. 행태경제학 자체는 국가적인 문제 해결을 위해 필요한 원대한 정책들의 실행 가능한 대안이 아니다.

공공정책에 대한 행태경제학의 타당성은 시간이 갈수록 증가할 것이다. 건강 서비스 비용이 치솟는 시대에 '환자 참여(patient engagement)'의 요구는 유행어가 되었다. 고용주 대상의 최근 설문조사에서 고용주의 61%는 '근로자의 나쁜 건강 습관'을 감당할 수 있는 보험 혜택을 유지하기 위해 개선이 필요한 최우선 도전으로 꼽았다(70). 우리가 이 문제에 대한 고용주의 진단에 동의하든 동의하지 않든 간에 환자진료의 성과(특히 건강행위 변화에 관한 성과)를 중심으로 의료기관에 비용을 지불하는 환자 성과 지불제도(P4P4P: pay-for-performance for patients)가 점차 힘을 얻고 있는 정책이라는 사실에는 변함이 없다. 실제로 오바마 케어로 불리는 미국 건강보험개혁법 또는 부담적정보험법(Affordable Care Act)의 제2705 절은 2014년부터 고용주들이 근로자 건강보험 프리미엄 총액의 50%까지를 성과 기반 건강 인센티브 제공에 이용할 수 있도록 규정했다. 이러한 인센티브는 "보험료 할인/환불 또는 공제, 공동 부담, 공동 보험 등과 같은 비용 분담 메커니즘의 면제"와 같은 형식을 취한다(50). 다시 말하면, 공중보건은 보험회사가 문을 두드릴 때 필수적인 증거 토대를 제공할 준비가 되어 있어야 한다.

보건에서 행태경제학과 사회 불평등

그동안 축적된 지식을 요약하면, 행태경제학에 기반을 둔 행동 수정에 관한 접근법들의 효과는 여전히 대단치 않다. 행태경제학은 전통적인 건강 증진 프로그램의 성공을 북돋을 수 있지만 이 분야는 여전히 초기 단계에 있고 이번 장의 초반에 소개된 렌의 도전에 잘 대처하는 것과는 거리가 있다. 어떤 의미에서 "손이 닿을 수 있는 과실들(즉 쉽게 달성할 수 있는 목표)"는 이미 수확했다. 예를 들어 이미 엄청난 소비세가 담배에 부과되었고 공공장소 금연 규제는 최근에 저소득층 공공주택에까지 확장되어 왔다(71). 이제 우리에게는 오랫동안 지속되어 온 건강 행태의 사회경제적 편차와 더불어 문제 행동을 갖거나 저항력이 있는 사람들의 행동 변화를 어떻게 장려할 것인지의 마지막 과제가 남아 있다. 우리가 사회적 약자들의 생활 조건 개선 필요성을 말하는 것은 이런 마지막 과제와 버금가는 것이다. 이는 길고 힘든 길이 될 것이다.

필자는 감정 기반의 의사 결정, 일관성 없는 시간 선호, 프레이밍 효과와 같은 행동에 끼치는 '비합리적' 영향을 인정함으로써 행태경제학이 건강 행태의 사회경제적인 불평등 해소를 위한 추가적인 방안을 제시한다고 믿는다. 거의 모두가 인정하듯이 과거 건강 행태 수정 프로그램은 자원이 풍부한 개인들이 그들의 행동을 변화시키도록 설득하는 데 대단히 성공적이었음을 증명해 왔다. 다른 방식으로 얘기하면, 우리의 과거 교육 활동의 성공은 사회경제적 차이를 넓히는 데 부분적으로 기여했다. 고등교육을 받은 개인들은 건강 교육 메시지에 더욱 주의를 기울였고 그들은 이 메시지를 행동으로 변화시키는 데 필요한 인지적 자원을 가지고 있었다. 반대로 낮은 사회경제계층의 사람들은 종종 혼돈의 삶을 살고, 잘못된 선택의 바다에 둘러싸여 있고, 어떤 맥락에서는 그들은 심지어 '잘못된' 행동을 선택하는 합리적인 이유를 가지고 있을 수 있다. 물라이나탄과 샤피르(4)의 표현을 빌리자면, 물질적인 결핍은 미래를 계획하는 능력에 인지 대역폭 세금(bandwidth tax)을 부과한다. 행태경제학의 통찰은 사람들의 결정 오류를 지렛대로 활용할 수 있고 이를 그들의 이점으로 바꿀 수 있다. 예를 들어 시스템 2 인지에만 의지하지는 않는 건강 의사소통 전략을 사용하는 것은 교육을 덜 받은 사람들, 젊은이들을 포함한 모든 사람에게 도움이 될 수 있다. 행동을 안내하기 위해 기본 선택을 사용하는 것은 의사 결정을 내리기 전에 비용-편익 계산을 수행할 수 없는 사람들을 포함해 모든 대중들을 더욱 건강하게 행동하는 방향으로 넛지할 수 있을 것이다.

로웬스타인 등(70)이 지적한 것처럼 미국 고용주, 보험사 그리고 보건의료 공급자들에 의해 시행되고 있는 현재 프로그램들은 이미 환자들이 스스로 건강관리를 더 잘하도록 장려하는 인센티브를 사용하고 있다. 그러나 그들은 정보, 전문가, 그리고 환자들이 거의 가지고 있지 않은 자기 통제를 요구하기 때문에 효과가 있는 것으로 보이지 않는다(70). 결국, 이런 프로그램들은 이미 그들의 건강을 잘 돌보고 있는 사람들에게만 불균형적으로 이득을 준다. 예시를 더 들면, 건강보험료와 건강행동을 연결하는 데 더 많은 논의가 있다. 이는 흡연자 또는 비만 노동자에게 보험료를 높이는 형식을 취할 수 있다. 또는 역으로 성공적으로 금연하거나 체중을 감량한 사람들의 보험료를 낮추는 형식이다. 이런 접근에 내재된 위험은 만약 인센티브가 최적으로 구성되지 않으면 행동을 변화시키지 않은 채 건강 문제를 가진 사람들의 프리미엄을 단순히 높이게 된다는 점이다. 이는 가장 취약한 계층에게 단순히 벌을 주는 퇴보적인 결과를 초래한다. 이러한 위험 상황에서 고용주들은 행태경제학의 통찰들을 최적 인센티브 구조를 디자인하는 데 결부시킴으로써 문제를 더 잘 해결할 수 있을지도 모른다. 예를 들어 앞 절에서 인센티브를 '과도'하게 부과하는 행태경제학 통찰의 활용을 논의했다(72). 만약 고용주들이 근로자의 건강을 증진시키는 데 비용을 지불할 준비가 되어 있다면 왜 이것이 적절치 않겠는가? 예를 들어 월급 명세서를 봐야만 알아챌 수 있는 좋은 행동에 대한 보험 프리미엄 인하 대신에 고용주들은 왜 근로자들에게 더욱 눈에 띄는 작고 빈번한 보상을 제공하기 위해 현재 중심 선호와 같은 결정 오류의 장점을 취하지 않는 것일까?

더 최근에 행태경제학의 통찰은 낮은 사회경제적 계층의 변화를 자극하기 위한 고려사항에 직접적으로 적용되기 시작했다. 리처즈(Richards)와 신델러(Sindelar)(73)는 영양 보충 지원 프로그램(SNAP)에 변화를 주는 정책을 제안했다. 이는 직접적으로 저소득층 가정의 건강한 음식 선택을 목표로 하는 행태경제학 원리의 적용 예시이다. 첫 번째, 저자들은 SNAP 프로그램의 식품 선택을 증진하기 위한 기존 제안들을 비판했다. 예를 들어 SNAP 수혜자들에게 영양 교육을 제공하는 것은 빈번하게 인용된다. 문제는 앞서 논의했듯이 정보의 제공이 음식 선택을 개선시킨다는 아이디어를 지지하는 근거가 빈약하다는 것이다. 두 번째로 제시한 정책 아이디어는 이미 여성, 유아 및 아동 대상 특별 영양 보충 프로그램(WIC)에서 시행하고 있는 것과 같이 SNAP 프로그램 적용 식품의 범위를 제한하는 것이다. 여기서 문제는 저소득층 가구의 월간 식품 예산에서 SNAP 지출의 비중이 상대적으로 작다는 것이며(2012년 월평균 혜택은 개인당 130달러였다), 따라서 식품 범위를 제한하더라도 저소득 가구들은 지출 패턴을 바꿔 여전히 건강하지 않은 식품 구매에 지출한다는 것이다. 세 번째 제안은 매사추세츠의 SNAP 시범 사업에서처럼 건강한 식품의 구매를 환급 보조금으로 연결시키는 것이다. 보조금이 SNAP의 품목을 제한하는 것보다 덜 가혹하고 온정주의적이라는 의미에서 호소력이 있었음에도 불구하고, 보조금 적용 품목 파악, 영수증 보관, 보조금 수표 발송 등 프로그램 관리 비용과 실행에 큰 어려움이 있다. 이러한 기존 제안들과 대조적으로 리처즈와 신델러(73)는 행태 원리에 기반한 참신한 개입을 제안했다. 한 가지 아이디어는 만약 참가자들이 자격 조건에 맞춰 일정 구매 횟수를 충족하면 참가자들에게 자주 경품 추첨의 보상을 주는 것이다. 조리 기구, 운동 기구 또는 상품 바우처의 종류가 경품이 될 수 있다. 니지(Gneezy)와 리스트(List)(74)는 행동적 동기로서 복권의 매력을 설명한다. 즉 사람들은 복권 당첨과 같은 확률이 낮은 이벤트들의 당첨 가능성을 과대 추정하는 경향이 있다. 그리고 이러한 판단 오류는 그들이 목표를 달성하기 위해 더욱 동기부여 되도록 만든다. 위와 같은 원리는 니지와 리스트(74)의 도시 학교들의 학업 성과 증진을 위한 연구에서도 효과적으로 활용되었다.

리처드와 신델러의 두 번째 제안(73)은 사전 속박의 아이디어를 이용하는 것이다. 먼저 참가자들은 승인된 건강식품들의 광범위한 목록들 중에서 원하는 품목을 선택한다. 따라서 사전에 그들 스스로를 더 높은 영양 품질에 속박할 수 있다. 이는 충동구매뿐만 아니라 상점의 전략에 의해 야기되는 유혹을 건너뛰는 장점을 가진다.[15] 게다가 이 프로그램은 기본 선택의 쇼핑 목록 샘플을 제공해 참여자들을 도와줄 수도 있다. 참여자들은 항상 이 기본 선택 범위에서 벗어나는 경향이 있지만 다른 일로 정신이 없는 사람들은 단지 기본 선택 품목을 채택할지도 모른다. 이러한 정책 제안들이 실제로 실행될지는 두고 볼 일이다. 하지만 이 같은 제안들은 행태경제학 원리가 어떻게 건강의 사회경제적 불평등을 적극적

---

15) 이는 하버드대 교수 클럽에서 진행된 저녁 미팅을 연상시킨다. 이곳의 디너 룸은 보통 참석자들에게 주 요리의 사전 주문을 받는다. 필자는 여러 차례 뉴욕 스트립 스테이크 대신에 구운 넙치를 사전 주문함으로써 '과열된 상황'의 희생양이 되는 것을 피해왔다. 그러나 저녁 식사가 제공될 때 스테이크는 다 나가고 넙치가 남은 것을 한 차례 이상 목격해 왔다. 하버드 교수들도 일관성 없는 시간 선호를 피하지 못하는 것 같다.

으로 대처하는 데 활용될 수 있는지를 보여준다.

최근에 행태경제학의 개념들은 세계 보건정책에 활용되기 시작해 왔다. 테일러(Taylor)와 버텐하임(Buttenheim)(75)은 산모로부터 아이에게 전해지는 HIV를 예방하는 모자간 수직 감염 예방 프로그램(PMTCT)의 맥락에서 행태경제학 개념의 응용을 논의한다. 이 프로그램은 참가자들이 약물 요법을 유지하는 범위에서만 효과적이다. 제안된 개혁들 중에 저자들은 평판 하락과 재정적 손실을 피하기 위해 산모들이 병원으로 돌아오도록 유인하는 속박 계약뿐만 아니라 PMTCT 규정 준수에 대한 보상으로 휴대전화 사용시간 또는 식품 바우처와 같은 경제적 인센티브의 사용을 언급했다.

결론

10장에서 논의했듯이 행태과학의 미래는 건강 행태에 대한 개인주의적 접근과 구조주의적 접근의 '논쟁적 이중성'을 피하는 통합적인 접근을 요구한다. 마찬가지로, 행태경제학 접근으로 행태 변화의 기존 모형에 대항하는 것은 잘못된 이분법이다. 짐머먼(76)은 우리의 행동 선택들이 어떻게 휴리스틱과 습관에 의해 만들어지는지, 그리고 행동 선택이 동시에 어떻게 사회적, 정치적, 경제적 구조를 반영하는 권력의 불균형에 의해 만들어지는지를 인정하는 다중적인 이론 패러다임의 개발을 요구해 왔다.

행태경제학 분야의 통찰들은 형태 변화에 관한 기존 모형과 경쟁하거나 기존 모형을 대체할 것 같지 않다. 경제학, 심리학, 신경과학 분야의 떠오르는 연구들은 행태과학의 기존 원리들을 보완하는 것으로 생각하는 것이 최선이다. 이런 최신 통찰들을 다중적 행동 개입으로 잘 통합하기 위한 연구가 시급하다. 특히 분야와 무관하게 행태과학은 장기적 행동 유지의 문제를 해결하는 것과 관련해 이번 장의 초반에 소개된 렌 사임의 도전을 충족하는 방향으로 나갈 수 있는 여러 방법들을 여전히 가지고 있다. 진전은 상호 보완적인 접근의 교차 연결을 이룰 때만 성취될 것이다.

참고문헌

1. Keeney R. Personal decisions are the leading cause of death. Oper Res. 2008;56(6):1335-47.
2. Walker R, Block J, Kawachi I. Do residents of food deserts express different food buying preferences compared to residents of food oases? A mixed-methods analysis. Int J Behav Nutr and Phys Act. 2012;9(1):41.
3. Larson N, Story M. A review of environmental influences on food choices. Ann Behav Med. 2009;38(Suppl 1): S56-73.
4. Mullainathan S, Shafir E. Scarcity. Why having too little means so much. New York: Times Books; 2013.
5. Knowles J. The responsibility of the individual. In: Knowles J, editor. Doing better and feeling worse: health in the United States. New York: Norton 1977. pp. 57-80.
6. Thorgeirsson T, Kawachi I. Behavioral economics: merging psychology and economics for lifestyle interventions. Am J Prev Med. 2013;44(2):185-9.
7. Thaler R, Sunstein C. Nudge: improving decisions about health, wealth, and happiness. New York: Penguin Books; 2008.
8. Rose G, Marmot M. Social class and coronary heart disease. Br Heart J. 1981;45(1):13-9.
9. Marmot M. Status syndrome. London: Bloomsbury; 2004.
10. Stringhini S, Sabia S, Shipley M, Brunner E, Nabi H, Kivimäki M, et al. Association of socioeconomic position with health behaviors and mortality. JAMA. 2010;303(12):1159-66.
11. Syme S. Social determinants of health: the community as an empowered partner. Prev Chronic Dis. 2004; 1(1):A02.
12. Pennant M, Davenport C, Bayliss S, Greenheld W, Marshall T, Hyde C. Community programs for the prevention of cardiovascular disease: a systematic review. Am J Epidemiol. 2010;172(5): 501-16.
13. King D, Mainous A 3rd, Carnemolla M, Everett C. Adherence to healthy lifestyle habits in US adults, 1988-2006. Am J Med. 2009;122(6):528-34.
14. Sorensen G, Himmelstein J, Hunt M, Youngstrom R, Hebert J, Hammond S, et al. A model for worksite cancer prevention: integration of health protection and health promotion in the WellWorks Project. Am J Health Promot. 1995;10(1):55-62.
15. Dow W, Philipson T, Sala-i-Martin X. Longevity complementarities under competing risks. Am Econ Rev. 1999;89(5):1358-71.
16. Montano D, Kasprzyk D. Theory of reasoned action, theory of planned behavior, and the integrated behavioral model. In: Glanz K, Rimer B, Viswanath K, editors. Health behavior and health education theory, research, and practice. 4th ed. San Francisco, CA: John Wiley & Sons; 2008. pp. 67-96.
17. Fishbein M. A reasoned action approach to health promotion. Med Decis Making. 2008;28(6): 834-44.
18. Webb T, Sheeran P. Does changing behavioral intentions engender behavior change? A meta-analysis of the experimental evidence. Psychol Bull. 2008;132(2):249-68.
19. Tversky A, Kahneman D. Judgment under uncertainty: heuristics and biases. Science. 1974;185(4157):1124-31.
20. Gardner D. The science of fear. New York: Dutton; 2008.
21. Finucane M, Alhakami A, Slovic P, Johnson S. The affect heuristic in judgments of risks and

benefits. J Behav Dec Making. 2000;13:1-17.

22. Witte K, Allen M. A meta-analysis of fear appeals: implications for effective public health campaigns. Health Educ Behav. 2000;27(5):591-615.

23. Janz NK, Becker MH. The health belief model: a decade later. Health Educ Q. 1987;11(1):1-47.

24. Lerner J, Keltner D. Beyond valence: toward a model of emotion-specific influences on judgment and choice. Cogn Emot. 2000;14(4):473-93.

25. Richardson A, Green M, Xiao H, Sokol N, Vallone D. Evidence for truth®: the young adult response to a youth-focused anti-smoking media campaign. Am J Prev Med. 2010;39(6):500-6.

26. Kahneman D. Thinking fast and slow. New York: Farrar, Straus & Giroux; 2011.

27. Loewenstein G, Weber E, Hsee C, Welch N. Risk as feelings. Psych Bull. 2001;127(2):267-86.

28. Loewenstein G. Out of control: visceral influences on behavior. In: Camerer C, Loewenstein G, Rabin M, editors. Advances in behavioral economics. Princeton, NJ: Princeton University Press; 2004. p. 717.

29. Ariely D, Loewenstein G, Prelec D. "Coherent arbitrariness": Stable demands curves without stable preferences. Q J Econ. 2003;118(1):73-106.

30. Wansink B. Mindless eating. New York: Bantam Books; 2006.

31. Wansink B, Park S. At the movies: how external cues and perceived taste impact consumption volume. Food Qual Prefer. 2001;12(1):69-74.

32. Pedersen S, Kang J, Kline G. Portion control plate for weight loss in obese patients with type 2 diabetes mellitus: a controlled clinical trial. Arch Intern Med. 2007;167(12):1277-83.

33. Wansink B, Van Itterum K. Portionsize me: Downsizing our consumption norms. Am Dietetic Assoc. 2007;107(7):1103-6.

34. Downs J, Loewenstein G, Wisdom J. Strategies for promoting healthier food choices. Am Econ Review. 2009;99(2):159-64.

35. Schwartz J, Riis J, Elbel B, Ariely D. Inviting consumers to downsize fast-food portions significantly reduces calorie consumption. Health Aff (Millwood). 2012;31(2):399-407.

36. Underhill P. Why we buy: the science of shopping. New York: Simon & Schuster; 1999.

37. Fuchs V. Time preference and health. In: Fuchs V, editor. Economic aspects of health. Chicago: University of Chicago Press; 1982. p. 93-120.

38. McClure S, Ericson K, Laibson D, Loewenstein G, Cohen J. Time discounting for primary rewards. J Neurosci. 2007;27(21):5796-804.

38a. Mischel W, Ebbesen EB, Zeiss AR. Cognitive and attentional mechanisms in delay of gratification. J Personality and Social Psychology 1972;21(2):204-18.

39. Gruber J, Koszegi B. Tax incidence when the individuals are time-inconsistent: the case of cigarette excise taxes. J Public Econ. 2004;88:1959-87.

40. Cherukupalli R. A behavioral economics perspective on tobacco taxation. Am J Public Health. 2010;100:609-65.

41. Gruber J, Mullainathan S. Do cigarette taxes make smokers happier. Adv Econ Anal Pol. 2005;5(1):1-45.

42. Gunby P. Canada reduces cigarette tax to fight smuggling. JAMA. 1994;271(5):647.

43. Ayres I. Carrots and sticks. New York: Bantam Books; 2010.

44. Giné X, Karlan D, Zinman J. Put your money where your butt is: a commitment contract for smoking cessation. Am Econ J Appl Econ. 2010;2:213-35.

45. Volpp K, John L, Troxel A, Norton L, Fassbender J, Loewenstein G. Financial incentive-based approaches for weight loss: a randomized trial. JAMA. 2008;300(22):2631-7.

46. Volpp K, Troxel A, Pauly M, Glick H, Puig A, Asch D, et al. A randomized, controlled trial of

financial incentives for smoking cessation. N Engl J Med. 2009;360(7):699-709.

47. Cahill K, Perera R. Competitions and incentives for smoking cessation. Cochrane Database Syst Rev. 2011(4):CD004307.

48. Prochaska J, Redding C, Evers K. The transtheoretical model and stages of change. In: Glanz K, Rimer B, Viswanath K, editors. Health behavior and health education theory, research, and practice. 4th ed. San Francisco, CA: John Wiley & Sons; 2008. pp. 97-121.

49. Kim A, Kamyab K, Zhu J, Volpp K. Why are financial incentives not effective at influencing some smokers to quit? Results of a process evaluation of a worksite trial assessing the efficacy of financial incentives for smoking cessation. J Occup Environ Med. 2011;53(1):62-7.

50. Volpp K, Pauly M, Loewenstein G, Bangsberg D. P4P4P: an agenda for research on pay-for-performance for patients. Health Aff (Millwood). 2009;28(1):206-14.

51. Kahneman D, Tversky A. Prospect theory: an analysis of decision under risk. Econometrica. 1979;47(2): 263-91.

52. Chen M, Lakshminarayanan V, Santos L. How basic are behavioral biases? Evidence from capuchin - monkey trading behavior. J Polit Econ. 2006; 114:517-37.

53. De Martino B, Kumaran D, Seymour B, Dolan R. Frames, biases, and rational decision-making in the human brain. Science. 2006;313(5787):684-7.

54. Banks S, Salovey P, Greener S, Rothman A, Moyer A, Beauvais J, et al. The effects of message framing on mammography utilization. Health Psychol. 1995;14(2):178-84.

55. Detweiler J, Bedell B, Salovey P, Pronin E, Rothman A. Message framing and sunscreen use: gain-framed messages motivate beach-goers. Health Psychol. 1999;18(2):189-96.

56. O'Keefe D, Jensen J. The relative persuasiveness of gain-framed and loss-framed messages for encouraging disease prevention behaviors: a meta-analytic review. J Health Commun. 2009;12(7):296-316.

57. Rothman A, Salovey P. Shaping perceptions to motivate healthy behavior: the role of message framing. Psychol Bull. 1997;121(1):3-19.

58. Meyerowitz B, Chaiken S. The effect of message framing on breast self-examination attitudes, intentions, and behavior. J Pers Soc Psychol. 1991;52(3):500-10.

59. Ariely D. Predictably irrational. New York: Harper Collins; 2008.

60. Ariely D, Loewenstein G, Prelec D. Tom Sawyer and the construction of value: Federal Reserve Bank of Boston Working Paper; 2005. Available from: http://papers.ssrn.com/sol3/papers.cfm?abstract_id=774970.

61. Finkelstein S, Fishbach A. When healthy food makes you hungry. J Consum Res. 2010;37:357-67.

62. Horgen K, Brownell K. Comparison of price change and health message interventions in promoting healthy food choices. Health Psychol. 2001;21(5):505-12.

63. Thaler R, Sunstein C. Libertarian paternalism. Am Econ Rev. 2003;93(2):175-9.

64. Camerer C, Issacharoff S, Loewenstein G, O'Donoghue T, Rabin M. Regulation for conservatives: behavioral economics and the case for "asymmetric paternalism." U Penn Law Rev. 2003; 151:1211-54.

65. Rayner G, Lang T. Is nudge an effective public health strategy to tackle obesity? No. BMJ. 2011;342: d2177.

66. Bonell C, McKee M, Fletcher A, Wilkinson P, Haines A. One nudge forward, two steps back. BMJ. 2011;342:d401.

67. Bonell C, McKee M, Fletcher A, Haines A, Wilkinson P. Nudge smudge: UK government misrepresents "nudge." Lancet. 2011;377(9784):2158-9.

68. Marteau T, Ogilvie D, Roland M, Suhrcke M, Kelly M. Judging nudging: can nudging improve population health? BMJ. 2011;342:d228.

69. Loewenstein G, Ubel P. Economics behaving badly. New York Times. 2010 July 15, 2010.

70. Loewensetein G, Asch D, Volpp K. Behavioral economics holds potential to deliver better results for patients, insurers, and employers. Health Aff (Millwood). 2013;32(7):1244-50.

71. Winickoff J, Gottlieb M, Mello M. Regulation of smoking in public housing. N Engl J Med. 2010;362(24): 2319-25.

72. Volpp K. Paying people to lose weight and stop smoking. LDI Issue Brief. 2009;14(3):1-4.

73. Richards M, Sindelar J. Rewarding health food choices in SNAP: behavioral economic applications. Milbank Q. 2013;91(2):395-412.

74. Gneezy U, List J. The why axis: hidden motives and the undiscovered economics of everyday life. New York: Public Affairs Books; 2013.

75. Taylor N, Buttenheim A. Improving utilization of and retention in PMTCT services: can behavioral economics help? BMC Health Serv Res. 2013;13(1):406.

76. Zimmerman F. Habit, custom, and power: a multi-level theory of population health. Soc Sci Med. 2013;80:47-56.

CHAPTER 14

사회적 조건과 건강을 연결하는 생물학적 경로
타당한 기전과 새로이 출현하는 수수께끼

린다 D. 쿠브잔스키·테리사 시먼·M. 마리아 글라이머   번역 이화영 감수 조희경

도입

　이 장에서는 외부적인 사회적 환경이 어떻게 체내에 작용해 신체 건강 및 질병에 영향을 미치는지 설명하는 기전에 대해서 다룬다. 사회적 역경(social adversity)이 건강에 영향을 미칠 수 있는 서로 관련된 많은 경로들을 다음과 같이 세 가지큰 범주로 개념화했다. 즉, (사회적, 물리적) 유해 환경, 건강 관련 행동, 그리고 심리사회적 스트레스 및 관련된 인지/정서적 과정이다. 이 세 가지 기전은 건강과잠재적으로 연관된 일련의 생물학적 과정을 촉발시킨다(그림 14.1). 이러한 범주는 유용한 경험적 개념(heuristics)이지만, 실제로는 각각 별개의 경로가 아닌 부분적으로 서로 관련되어 있다. 환경, 건강행동, 인지/정서적 과정 간의 관계는 특징적인 되먹임회로로 연결되어 있다. 환경은 요구(demands) 또는 스트레스 요인이 될 수 있는 외부 조건 또는 사건을 유발한다. 이러한 스트레스 요인은 심리적또는 신체적 스트레스를 유발할 수 있으며, 이는 결국 행동이나 생리학적 변화를초래할 수 있다. 이 공식에 따르면 인간은 외부 요구가 자신의 대처 능력을 넘어선다고 인지할 때 스트레스를 경험하게 된다(자세한 설명은 9장 참조). 행동과 인지/정서적 과정 또한 환경에 상호적으로 영향을 미치며 환경의 비(非)사회적 측

그림 14.1_ 사회적 조건과 건강을 연결하는 생물학적 경로

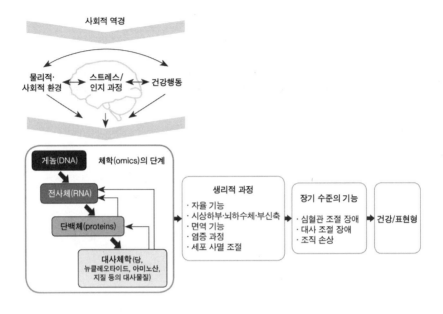

면도 역시 중요하다. 그러나 이 장에서는 스트레스 관련 과정으로 인해 매개되는 하향적 생물학적 과정에 주로 초점을 두었다. 또한 물리적인 유해물질의 노출(예: 직업적 화학물질 노출, 공기오염)과 관련된 경로 고찰은 제외했다. 사회적 역경과 건강을 연결하는 잠재적 생리학적 경로도 또한 복잡하고 서로 상관되어 있으며 상호작용한다. 살아 있는 유기체로서 신체는 환경에 반응하는데, 하나의 체계(system)에서의 변화는 다른 체계(system)에 교란을 촉발하며, 이러한 변화는 단독 또는 결합되어 병태생리학적 과정을 촉발시킬 수 있다. 더욱이 어떤 단일 경로에서 발생한 조절 이상이 건강에 미치는 장기적인 영향은 다른 생리학적 과정의 회복력이나 취약성에 따라 달라질 수 있는데, 이는 사회적 요인이 미치는 생물학적 영향을 더욱 이해하기 어렵게 한다.

이러한 복잡성에도 불구하고, 최근 수십 년 동안 모든 생애 과정에서 사회적 조건과 건강 및 질병을 연결하는 생리학적 기전을 규명하는 데에 큰 진전이 있었다. 이 장에서는 생물학적 과정이 광범위하게 정의된 '사회적 역경'의 영향을 받

을 것으로 간주했으며, 가난, 사회적 고립, 차별 등 사회적 역경의 유형에 따라 특수하게 촉발될 수 있는 생리학적 과정의 차이에는 중점을 두지 않고 포괄적으로 이 용어를 사용했다. 가까운 미래에 세부적인 근거들이 더 나오겠지만 아직까지는 사회적 역경의 유형 별로 야기되는 병태생리학적 과정의 차이점을 구분할 수 있는 근거가 불충분하기 때문이다.

생물학적 경로의 중요성

사회 역학 연구가 인구 보건의 상향적 결정요인(upsream determinants)을 밝히는 것에 가장 주안점을 두기는 하지만, 사회적 요인과 건강을 연결하는 생물학적 기전을 밝히는 것은 중재방법의 개발, 인과관계 확립, 실행을 위한 동기 부여에 매우 중요하다.

사회적 요인이 잠재적으로 유해하다고 밝혀지더라도 가장 효과적으로 중재할 수 있는 방법을 알지 못할 수도 있다. 이러한 중재방안에 대한 불확실성은 중재 내용 및 적절한 중재 시기에 대한 불확실성이 모두 포함된다. 일례로 수많은 연구들이 심근경색 이후 우울증과 이차 발생의 위험성 증가와의 관련성을 시사했지만, 우울증에 대한 심리사회적 중재는 심근경색의 이차 발생을 줄이지 못했다 (1). 이와 같이 관찰연구와 중재연구 결과에 차이가 발생하는 이유 중 하나는 우울증과 심혈관질환을 연결하는 생물학적 기전의 불충분한 이해로 인해 해당 원인을 대상으로 하지 않은 중재였기 때문일 수 있다. 대부분의 중재는 노인을 대상으로 시행되었으나 생물학적 위험성이 변화하려면 얼마나 오랜 기간의 우울증 노출이 필요한지, 이러한 생물학적 변화가 얼마나 오래 지속되는지에 대한 근거는 거의 없다(2). 이처럼 중재법에 가장 중요한 원인론이 불확실하다. 생물학적 기전의 규명은 사회적 역경이 질병과 연결된 고리를 차단하기 위한 다양한 중재 방법의 개발과 효과적이고 표적화된 중재 방법에 대한 정보를 줄 수 있을 것이다.

불리한 사회적 요인이 어떻게 생물학적 과정의 조절 기능을 소실시키는지 입중하는 것 또한 인과관계에 대한 설득력 있는 근거를 제공한다. 2장과 본 장의 다른 부분에서도 논의되었듯이 사회적 역경과 만성 스트레스가 건강 악화를 초래하는 실제적인 원인 요인인지에 대해서는 논란이 있다. 대부분의 근거가 관찰연구 결과에 기초하고 있으므로 우리가 생각하는 인과관계의 방향성이 잘못되었을 가능성에 대해서도 심각하게 고려해야 한다. 이 결과에 대해 회의적인 연구자들은 사회적 역경이 심리사회적 스트레스와 고통을 유발하지만 이 자체만으로는 사회적 조건이 어떻게 또는 왜 건강에 영향을 미치는지 설명할 수 없다고 주장한다. 더욱이 기저 질환이 있는 경우 열악한 사회적 환경과 스트레스를 경험할 가능성이 더 높을 수 있고, 또 다른 기저 요인(예: 유전적 소인)이 있는 경우 사회적 역경과 질병을 경험할 가능성이 더 증가할 수 있다(3). 이러한 우려는 급성 질환은 비용이 많이 들고 사회경제적 수준을 하락시킨다는 근거들로 인해 뒷받침된다(4~6). 일상적인 기능을 실질적으로 손상시키지는 않는 분자 및 세포 수준의 생물학적 과정은 사회경제적 수준에 불리한 영향을 미칠 가능성이 적다. 따라서 사회적 역경이 이러한 생물학적 지표의 조절 이상을 예측한다는 연구결과는 역인과관계(예: 나쁜 건강 상태가 불리한 사회경제적 수준을 야기하는 경우)만으로 건강의 사회적 불평등을 완전히 설명할 수 없음을 규명하는 데 도움이 될 것이다.

생리학적 기전 연구의 또 다른 동기는 생물학적 근거에 기반한 설명이 종종 정책가들과 같은 건강 연구결과를 활용하는 이들에게 더욱 설득력이 있기 때문이다. 사회적 역경과 질병 간 관련성에 대한 설명은 관련성을 매개하는 생물학적 경로에 대한 근거가 함께 제시되는 경우 더욱 강력해질 수 있다(7, 8).

사회 역학자들은 생물학적, 심리적, 사회적 경로 간의 상호작용에 대한 연구에서 무엇을 얻을 수 있는지 또는 얻을 수 없는지에 대한 명확한 시각을 유지하는 것이 중요하다. 수많은 학문 분야가 생물학적 경로와 스트레스 노출, 역경 간의 관련성에 대해 연구하지만, 이 중 일부만이 사회 역학의 궁극적인 목표에 직접적으로 부합한다(9). 심리사회적 스트레스 시에 수많은 해로운 생물학적 변화가 동시에 발생하고(10, 11), 사회적 역경이 그러한 심리사회적 스트레스를 야기한다는 근거는 명확하다. 지금까지의 모든 연구들이 사회적 역경이 어떻게 건강에 영향을 미치는지에 관한 생물학적 과정에 대한 연구를 명확하게 개념화한 것은 아니었지만, 이러한 연구들은 정책과 실제 실행 단계에 정보가 되는 연구 기반 구축에 매우 중요하다. 연구를 통해 먼저 사회적 역경과 만성 스트레스가 건강과 관련된 생리학적 과정을 변화시키는 직접적인 생물학적 기전을 입증되어야 하고, 그 다음 이러한 지식들이 효과적인 중재법을 개발하는 기반으로 사용되어야 할 것이다.

심리사회적 스트레스와 행동의 연쇄적 영향

많은 행동 방식과 물질적 환경이 초래하는 건강결과에 대한 근거는 거의 논쟁의 여지가 없다. 건강행동의 차이에 대한 연구(14, 15)만큼이나 유해한 환경 요인(예: 납, 공기 오염)에 대한 차별적 노출은 잘 연구되어 왔다(12, 13). 게다가 잘 알려진 그러한 위험 요인들은 다른 종류의 사회적 불이익을 가진 사람들에게 더욱 나쁜 영향을 미치는 것으로 보인다(16). 아직 논란은 있지만 현재까지의 연구결과에 따르면 의료 서비스에 대한 접근성 저하, 건강행동(예: 흡연)의 차이만으로는 사회적 역경이 건강에 미치는 영향을 완전히 설명할 수 없다(17). 일례로 영국 공무원을 대상으로 한 연구결과, 모든 대상자들이 의료 서비스를 받을 수 있었음에도 불구하고 고용등급(사회경제적 지위의 지표)이 낮을수록 심혈관질환의 위험도가 증가했다(18~21). 결과적으로 이러한 다른 요인들의 중요성을 인정하면서도 만성 심리사회적 스트레스는 사회적 역경이 건강에 영향을 미치는 또 다른 중요한 경로라는 가설이 강력히 옹호되어 왔다. 역사적으로 연구자들은 심리사회적 스트레스가 생리학적 조절 장애에 미치는 직접적인 영향과 건강행동에 의해 매개되는 간접적 경로를 구분해 왔다. 그러나 이러한 경로들이 항상 구분 가능한 것은 아니라는 근거가 증가하고 있다.

심리적인 스트레스와 건강의 관련성에 대한 초기 연구에서 시상하부-뇌하수체-부신 축 및 교감신경계의 활성화라는 특징적인 생물학적 스트레스 반응이 규명되었다(자세한 설명은 9, 22, 23장 참조). 이러한 신경내분비계의 초기 반응은 궁극적으로는 건강을 손상시킬 수 있는 하향적인 일련의 생리학적 지표의 변화를 유발할 것으로 가정된다. 과학자들은 다음과 같은 다양한 유형의 스트레스 요인들의 생물학적 영향을 밝혀왔다. 실험실 환경에서 발생하는 일정 시간에 국한된 급성 스트레스 요인, 짧은 자연적 스트레스 요인(예: 시험 치르기), 일회성으로 발생해 시간 경과에 따라 진정되는 스트레스 요인(예: 자연 재해), 사회적 역할의 재조정이 요구되는 만성 스트레스 요인(예: 간병인 역할), 장기간 심리적 영향을 미칠 수 있는 정신적 외상의 경험, 다양한 스트레스 요인에 대한 빈번한 노출(24, 25). 이러한 모든 유형의 스트레스 요인은 사회적 역경으로 인해 발생할 수 있고 심리적인 스트레스를 유발할 수 있다. 스트레스 유형과 상관없이 외부 사건(스트레스 요인)이 자신의 대처 능력을 압도한다고 인지되는 경우 스트레스감(a sense of stress)과 부정적인 정서가 나타나며, 이는 다시 생물학적 스트레스 반응을 유발한다. 따라서 스트레스에 대한 급성 생물학적 반응에서 관찰된 결과에서와 같이 사회적 역경에 대한 심리적 반응은 일련의 병태생리학적 과정을 촉발하며, 이러한 과정이 반복적으로 발생하거나 회복되지 못하는 경우 궁극적으로 질병과 관련된 단계로 발전할 것으로 가정된다(26, 27).

스트레스에 대한 이러한 심리적 반응은 바람직하지 않은 건강행동을 유발할 수 있고(예: 불안감을 느끼는 사람이 담배를 피우거나 건강에 좋지 않은 음식을 섭취할 가능성이 높음), 또 다른 기전을 통해 건강에 영향을 미칠 수 있다. 심리사회적 스트레스가 신체 건강과 원인-결과 관계라는 전제를 받아들이는 학자들 사이에도 이러한 영향이 단지 건강행동의 경로를 거쳐 발생하는지 또는 직접적인 생물학적 변화로 인해 발생하는지에 대해서는 아직 논란이 있다(28). 생물학적 각인(biological embedding)에 대한 최근 연구결과는 이 문제를 더욱 복잡하게 했는데, 이 연구는 소아기에 역경에 노출되는 경우 뇌 구조의 변화를 유발하고, 이러한 변화는 이후 행동 성향의 변화로 이어질 수 있음을 시사했다(29). 구체적인 변화로는 스트레스를 처리하는 피질변연계 회로와 자기조절을 담당하는 피질선조체 경로가 관련되어 있으며, 위협에 대한 경계, 타인에 대한 불신, 식이 행동에 대한 자가 조절 장애 등으로 이어진다. 이러한 행동은 결국 다양한 질병(예: 당뇨, 심혈관질환)을 야기할 수 있는 전염증(proinflammatory) 과정을 촉발시키는 것으로 가정된다. 지금까지는 전염증 단계가 가장 널리 연구되어 왔지만, 향후 연구에서는 이러한 뇌 구조와 기능의 변화를 통해 영향을 받는 광범위한 생리학적 과정들을 규명할 수 있을 것이다.

경험적 관찰을 설명하기 위한 개념적 모델

사회적 환경과 건강 또는 생물학적 지표 간의 관련성을 설명하는 몇 가지 개념적 모델이 제시되었다. 밀접하게 관련된 이 개념들은 종종 서로 다른 학문 영역에서 개발되었고 따라서 일관되지 않은 용어가 사용되었다. 본 장에서는 이러한 전통적인 개념들을 두 가지 일반적인 범주로 분류했다. 첫째, 시간에 걸쳐 축적되는 생물학적 손상을 강조하는 개념과 둘째, 특정 생애주기(특히 초기)에서의 노출이 중요하다고 가정해 노출이 발생한 발달 시기에 초점을 두는 개념이다. 대부분의 개념에서는 심리적 또는 생물학적인 역경에 직면한 인간은 적응하고 절충하는데, 이는 단기적으로는 유익할 수 있지만 장기적으로 또는 다른 측면에서 바람직하지 않은 결과를 초래할 수 있다고 가정한다. 일부 모델은 특정 발달단계 시점의 노출에 대해 중점을 두기보다는 역경이 건강에 미치는 악영향들이 시간의 경과에 따라 누적되는 것으로 간주하는 반면, 다른 모델에서는 발달과 관련된 근거들을 기초로 특정 발단단계에서의 영향이 특히 강력할 수 있다고 제안한다. 노출 시점에 중점을 두는 모델의 경우 나쁜 건강 상태는 질병이나 장애의 발생뿐만 아니라 정상적인 과정의 비표준적인 시기(예: 초경, 폐경)로도 정의될 수 있다.

항상성, 생체 적응(allostasis), 견고함(robustness), 내후성(weathering)

유기체는 내적 온전성(internal integrity)을 유지하기 위해 환경과 상호작용하면서 발생하는 규칙적이고 불규칙적인 어려움에 대해 적절한 생물학적 변화로 반응해야 한다. 유기체가 이러한 수많은 생물학적 변화를 어떻게 관리하는지 이해하기 위한 시스템 차원의 접근법은 사회적 요인이 어떻게 그리고 왜 건강에 영향을 미치는지에 대한 연구에 개념 틀을 제시했다(24). 초기 연구들은 항상성의 개념에 기반했는데, 항상성은 주요한 생체 시스템(예: 혈당 수준)에서 단일 평형점 또는 불변성을 유지하기 위해 체내 작은 변화들을 조절하거나 저항하는 생리적 과정으로 정의한다(30). 항상성은 그 기능보다는 시스템의 상태를 유지하려는 경향성으로 개념화된다(31). 초기 연구들은 심리적 또는 신체적 스트레스는 일정한 상태를 유지하는 신체 능력을 변화시켜 항상성을 위협한다고 가정했다.

그러나 심리사회적 스트레스와 건강과의 관련성을 연구하는 학자들은 항상성의 개념이 환경적인 도전에 대응하기 위해, 심지어는 정상적인 상황에서도 필요한 지속적인 생물학적 변화와 적응을 충분히 설명하지 못한다는 점을 점점 우려하게 되었다. 이 개념은 이러한 생물학적 변화들이 새로운 안정 상태를 만들거나 시스템에 어떠한 손상을 줄 수 있다는 가능성을 쉽게 포괄할 수 없었다. 따라서 이러한 가능성을 포괄할 수 있는 견고성과 생체 적응과 같은 개념들이 이후에 제시되었다(31, 32). 견고성은 적응할 수 있는 생물학적 시스템을 지배하고 체계화하는 근본적, 구조적인 원칙을 설명하기 위해 제안된 개념으로(31), 유기체가 시스템의 내적·외적인 작은 변화에 처했을 때에 효과적인 기능을 유지할 수 있게 하는 시스템 수준의 특성으로 정의된다(24). 견고성은 항상성과는 달리 특정 평형점을 유지하기보다는 시스템의 기능을 유지하는 것으로 개념화되며, 피드백 회로, 중복성, 기능의 다양성을 적극적으로 고려했다. 이와 같이 견고성은 시스템에 대한 다양한 요구에 대응하기 위해 작동 방식을 유연하게 변경시킬 수 있는 시스템의 역량을 포함하는 개념이다. 시스템의 기능을 유지하기 위해 새로운 안정 상태로 전환되거나 환경 변화에 대처하기 위해서는 심지어 불안정성이 전체 시스템에 도움이 되는 경우에도 시스템이 기능성을 유지하는 한 견고하다고 간주된다. 생물학적 시스템이 반복적으로 어려움을 경험하게 되면 견고성이 저하되어 불안정해질 수 있다. 견고성의 저하, 즉 역동적인 환경의 도전에도 안정 상태를 유지할 수 있는 능력의 저하는 노화와 관련된 생물학적 온전함의 상실에 가장 핵심적인 요인으로 간주된다(31).

생체 적응의 개념도 이와 유사하게 발전되었다. 생체 적응은 생물학적 조절 시스템이 변화하는 환경이나 요구에 적응하기 위해 기능을 변화시키는 동적인 과정으로 정의된다. 여기서 추구하는 '안정성'이란 신체가 다양한 환경에서 최적의 기능을 유지하도록 하는 것을 말한다. 그러한 안정성은 변화에 저항하기보다는 변화를 통해 달성된다. 역경에 대한 반응으로 핵심적인 생물학적 과정의 작동 범위가 변경될 수 있다(32). 생체 적응 개념의 기초가 되는 핵심 원칙은 효율성의 중요성이다. 유기체는 효율적으로 설계되어 있고, 효율성을 달성하기 위해 시스템 간의 절충이 필요할 수 있다. 생체 적응은 적응의 개념을 명백히 적용하고, 현재 상황에 적응하기 위해 필요한 요건에 초점을 맞추며, 즉각적인 요구를 수용하기 위해 시스템 절충의 필요성을 받아들인다. 항상성은 유기체의 최종 상태에 보다 초점을 맞추어 좁고 일정한 범위(예: 체온) 내에서 생리적 상태가 조절되는 것을 강조한다. 반대로 생체 적응은 시스템 간의 균형을 유지하기 위해 단시간 내에 기저의 생리적 지표를 변화시켜 역경에 반응하는 과정에 더 초점을 맞춘다(예: 혈압 상승, 저장된 글리코겐을 분해해 혈액으로 포도당 방출). 이러한 개념 틀은 지금까지 스트레스와 건강에 대한 연구를 지배해 온 두 가지 다중 시스템 접근법의 근간을 제공했다.

스트레스 이론은 공통적으로 스트레스는 생물학적 시스템에 반복적으로 어려움을 주는 과정이라고 가정하기 때문에 스트레스의 영향에 대한 연구들은 환경의 어려움에 반응하는 신체 능력 및 단기 적응과 장기적인 비용 간의 절충에 중점을 두었다(33). 시스템 수준의 접근법은 단일 시스템에 국한해 초점을 맞추기보다는 여러 생물학적 시스템을 동시에 고려하는 것이 중요함을 제시했다. 초기 연구 틀에 기반해 전 생애에 걸쳐 체내 여러 시스템에 불리한 신체적 변화가 축적되는 현상을 강조하는 두 가지 개념이 제안되었는데, 알로스타틱 부하와 내후성 또는 가속 노화(accelerated aging)이다.

알로스타틱 부하는 개인이 만성 스트레스에 노출될 때 신체 시스템에 축적되는 '마모'를 의미한다. 시스템 마모는 반복적인 스트레스 반응이 자율신경계와 신경내분비계를 활성화시켜서 즉각적인 상황의 요구에 적응하는 데 필요한 에너지를 동원할 때 발생한다. 이러한 반응은 단기적으로는 유리할 수 있지만 장기적으로는 생물학적 손상을 야기한다(11). 수많은 연구들이 사회적 불이익이 생물학적 마모의 증가와 관련성이 있음을 시사한다(34). 또한 사회적 불이익은 뇌의 발달 및 기능의 변화와도 관련성이 있고, 이러한 변화는 또한 알로스타틱 부하를 증가시키는 하향성 과정을 촉진할 수 있다(22, 35). 예를 들어 전전두엽피질, 해마, 편도체 등 상호 연결된 구조로 구성된 피질변연 경로에 영향을 준다. 이러한 경로는 시상하부와 부신를 통해 시상하부-뇌하수체-부신(HPA) 축과 교감신경계(SNS)를 조절하고 말초 생리작용에 영향을 미친다(34). HPA와 SNS 활동성의 조절 장애는 다양한 질병 위험의 증가와 밀접한 심혈관, 대사, 염증 지표의 변화와 관련성을 보인다.

이와 유사하게 '내후성' 연구에서도 소수 인종과 사회경제적 수준이 낮은 군이 다수 및 사회경제적 수준이 높은 군에 비해 노화 관련 건강 악화가 더 급속한 이유를 신체적, 심리적 역경의 축적으로 설명한다. 높은 심리사회적 스트레스와 상대적인 자원의 부족은 기대여명을 감소시키고 만성질환 발생률을 높일 뿐만 아니라 신체 기능의 조기 저하를 유발한다고 가정된다(36). 내후성 연구는 불리한 환경에서 발달의 특정 단계 및 생물학적 사건의 최적 시기가 더 일찍 발생한다고 제시한다. 예를 들어 제로니무스(Geronimus)는 흑인 산모의 유아 사망률이 최저인 연령이 백인 산모보다 10~20년 더 일찍 발생한다고 가정하고, 흑인 여성의 가임률이 10대에 높은 현상은 내후성(weathering)에 적응하는 생물학적 반응이라는 가설을 세웠다.

알로스타틱 부하와 내후성 관점 모두 한 가지 지표만을 고려하지 않고 많은 생물학적 지표로 측정되는 다양한 시스템의 기능을 파악하려 한다는 점에서 시스템 지향적이다. 이러한 관점과 관련된 대부분의 경험적 연구는 다양한 임상적 생물학적 지표를 평가하고 이러한 요소의 정보를 요약해 시스템 전반의 조절 장애의 특징을 고찰했다.

건강과 질병의 생물학적 각인/발달적 기원

생물학적 각인은 사회적 환경이 생물체의 장기적인 건강에 영향을 미치는 생물학적, 발달적 과정을 지속적으로 변화시킬 때 발생하는 것으로 정의되었다(37). 이러한 관점은 생애주기 지향성을 포함하는 개념으로, 생애 초기의 경험 및 발달에 미치는 영향이 이후 생애의 건강결과에 강력한 영향을 미친다고 간주한다. 생애 초기의 경험은 이후 시기의 발달과 건강에 영향을 미치는 일련의 사건을 연쇄적으로 유발하거나 반복 노출로 인한 누적 효과로 인해 그 중간 시점의 경험과 관계없이 후기 생애에 영향을 미칠 수 있다. 각인이라는 다양한 생물학적 매개체가 제안되었는데, 후생유전 과정(epigenetic process), 조직 리모델링(tissue remodeling), 신경세포의 구조와 기능의 변화, HPA 축에 대한 영향, 염증 과정으로의 면역반응 유형의 변화 등이 여기에 포함된다(38).

생물학적 각인의 개념은 인구보건학자들이 관찰된 역학적 패턴을 설명하기 위해 처음 제안되었으며, 최근에는 사회적 요인과 생물학적 요인 간의 상호작용에 대한 많은 연구, 특히 아동기에 초점이 맞춘 연구에서 조직적인 개념 틀로 자리 잡았다. 생물학적 각인 이론은 사회경제적 요인에 따른 건강 수준의 차이를 설명할 뿐만 아니라 다음과 같은 패턴을 설명하는 것을 목적으로 한다. ① 건강의 사회적 불평등은 생애 초기에 명확히 나타나기도 하지만 성인기까지 지속되고, 노화하면서 다른 생물학적 시스템에서도 그 결과가 나타난다. ② 건강의 사회적 불평등은 측정된 행동 위험 요인으로는 완전히 설명되지 않는다. ③ 역경을 경험한 생애주기 시점에 따라 사회적 불평등이 장기적인 건강에 다른 영향을 미친다. ④ 사회적 불평등은 부모로부터 자녀에게 전달되는 영향과 같이 세대 간에 전달되는 것으로 보인다.

최근 연구는 아동기의 사회적 역경이 이후 생애의 건강에 미치는 지속적인 영향을 확인했고, 이러한 결과를 설명하기 위해 생물학적 각인이라는 개념을 도입했는데, 심리사회적 스트레스가 다른 생리적 과정에도 영향을 미칠 가능성이 높지만 특히 염증 과정의 촉발과 유지에 관여하는 세포들의 반응 패턴을 어떻게 프로그램화하는지에 초점을 맞추고 있다(29). 생물학적 경로와 사회적 경로 간의 상호작용을 이해하고자 하는 수많은 연구들은(특히 성인 연구에서) 비록 발달 측면은 덜 강조하지만 생물학적 각인의 틀을 적용했다. 이러한 연구에서는 각인의 개념이 더 단순화되어 유해한 경험이 유기체의 생명 작용에 확고하게 고정되는 것을 의미했다(38).

마찬가지로 각인(imprinting) 모델에서도(내후성이나 알로스타틱 부하와는 달리) 유해한 경험의 노출이 더 큰 영향력을 지니는 잠재적으로 민감한 시기를 중요하게 간주한다. 이론적으로는 다양한 생리학적 기전으로 인해 다른 발달단계 역시 민감한 시기일 수 있지만 고전적 각인 모델에서 민감한 시기는 매우 초기의 생애주기에 해당한다. 이 분야의 한 가지 모델은 성인에서의 건강과 질병의 발달적 기원 모델(developmental origins of adult health and disease: DOHAD)이다.

DOHAD는 빠르게 변화하는 질병 발생률이 유전적 변화로는 설명될 수 없다는 관찰에 기초한다(39). 이 모델은 또한 태아의 성장에 영향을 미치는 사건들이 후기 생애주기에서 만성질환 위험성을 증가시켜 자손의 구조와 생리(physiology)를 영구적으로 변화시킬 수 있다고 제시한다(40). DOHAD 연구결과는 태아의 건강에 영향을 미치는 영양소 또는 다른 형태의 물질의 결핍을 강조해 왔다. 예를 들어 DOHAD 모델은 자궁 내 영양결핍이 태아 프로그래밍(fetal programming)을 유발하는데, 이로 인해 특정 발달 경로가 촉발되어 열량이 부족한 환경에서는 생존을 개선하지만 반대로 심혈관질환의 위험이 증가한다. 열량이 부족한 환경에서 생존 확률을 높이는 형질의 변화가 열량이 풍족한 조건에서는 심혈관질환의 발생 위험을 높일 수 있다. 태아 프로그래밍과 DOHAD 모델의 개념 틀은 출생체중과 성인기 건강 간의 관련성에 대한 연구(41), 기근기 임산부 코호트의 장기적 건강 연구(42)에서 많은 영향을 받았다. 사회적 환경은 영양 및 물질 부족 상황을 초래하기 때문에 DOHAD는 지속적인 건강의 사회적 불평등을 설명하기 위해 적용되어 왔다.

태아 프로그래밍 모델은 출생 후 환경이 자궁 내 환경과 일치한다면 자궁 내 환경에 반응해 형성된 생리적 적응이 유익할 수 있다고 강조한다. 환경에 대한 민감성의 차이(Differential susceptibility to context: DSC) 가설은 아동 발달기에 발생하는 생물학적 각인의 개념에 복잡성을 더한다(42, 43). 이 가설에 의하면 스트레스 반응의 표현형질은 아동이 처할 환경에 반응하는 행동을 보정(calibrate)하는 역할을 하는데, 동일한 표현형질이 모든 환경에서 항상 유리한 것은 아니다. 스웨덴 관용어에 어떤 아동을 '민들레'라고 하는데, 이는 다양한 토양에서도 잘 살아남는 잡초와 같이 낮은 반응성(low reactive)의 표현형질과 여러 가지 환경에서도 잘 자랄 수 있는 능력을 가진 아동을 의미한다. 반대로 '난초' 아동은 환경에 대한 의존도가 매우 높은, 고반응성(high-reactive) 표현형질을 가지고 있다. 난초는 좋은 환경에서는 빼어난 아름다움을 보이는 꽃이지만 방치된 환경에서는 시들어 버린다. '난초' 아동은 긍정적인 사회적 환경에서는 매우 성공적일 수 있지만 부정적인 환경에서는 결코 잘 지내지 못한다. 최근 새롭게 대두되는 근거들은 높은 스트레스 반응성이 보편적으로 건강에 해롭다는 통념을 뒤집고 있다. 높은 반응성이 행동과 건강에 미치는 영향은 양가적일 수 있으며, 상황에 따라 건강을 증진시킬 수도 있고, 반대로 위험을 증가시켜 해로울 수도 있다(43).

환경에 대한 민감성의 차이가 생애주기에 걸쳐 건강을 변화시키는지에 대한 경험적 근거는 아직 없다. 그러나 환경에 극도로 반응적인 아동이 스트레스가 매우 큰 초기 환경을 경험할 경우 성인기 건강이 나빠지지만, 매우 긍정적인 초기 환경을 경험한다면 성인기에 최적의 건강을 갖게 될 것이라는 가설이 제기되었다. 또한 이 가설에 의하면 환경에 덜 반응적인 아동은 생애 초기에 사회적 역경을 겪더라도 성인기 건강이 꼭 나쁘지 않을 수 있지만, 매우 긍정적인 환경에서 놓이더라도 반응적인 아동에 비해 최적의 건강 상태가 되지 않을 수 있다. 이와 같이 DSC 모델은 환경과 아동의 특성 간의 질적 상호작용을 제안하며, 보다 일반적으로 제안되는 취약성-스트레스 모델(Diathesis-Stress model) 또는 이중 위험(dual risk)과는 뚜렷이 구별된다. 취약성-스트레스 모델은 모든 아동에게 최적 환경은 동일하지만, 유해 환경에 의해 손상되는 정도가 다름을 가정한다. 취약한 아동은 다른 배경적 불이익(아마도 유전적인 불이익)을 가지고 있으며, 유해한 환경에서는 기능을 잘 유지할 수 없다. 취약성-스트레스 모델은 특정 환경에서 아동을 취약하게 하는 동일한 표현형질의 적응이 다른 환경에서는 유리할 수도 있다는 가능성을 인정하지 않는다. DSC 모델은 태아 프로그래밍 모델이 주장하는 자궁 내 재조직(in utero reorganization) 이론보다는 유아기 또는 초기 아동기의 신경내분비 프로그래밍과 관련된 적응 기전을 강조한다.

생물학적 각인 개념의 역사를 설명하는 데에 있어서 허츠먼(Hertzman)(37)은 세 가지 수준의 생물학적 각인을 강조했는데, 이는 경험과 행동, 장기 시스템과 세포의 기능, 그리고 유전자의 기능이다. 한 가지 연구의 난제는 다양한 수준에서 얻어진 통찰과 여러 영역에 걸친 지식을 통합하는 것이다. 이 장의 후반부에 이러한 세 가지 레벨에서 진행된 연구결과를 요약했다.

생물학적 각인의 핵심 전제는 사회적 환경 요인이 예측 가능하고 지속적인 방식으로 생물학적 기능을 변화시킬 수 있고, 이는 모든 생애의 건강결과에 유의한 영향을 미친다는 점이다(38). 이러한 개념 체계는 건강 불평등이 어떻게 발생하고 완화될 수 있는지 이해하는 데 초점을 맞춘 다른 이론적 접근법을 뒷받침한다. 예를 들어 숀코프(Shonkoff) 등은 '환경 생물 발달적 접근법(ecobiodevelop-mental approach)'이라는 용어를 사용해 생애 초기에 발생할 수 있는 스트레스 반응 유형의 개념적 분류 체계를 제시했는데(44), 건강에 궁극적인 영향을 미칠 수 있는 생리학적 교란 가능성의 차이에 대한 가정을 기반으로 했다. 이 분류에 의하면 긍정적인 스트레스 반응은 단기적이고 경미하거나 중간 강도의 생리적 이상 조절 상태를 특징으로 하며, 보살피고 반응하는 성인의 도움을 받아 효과적으로 관리될 수 있다. 수용 가능한 스트레스 반응은 상당히 위협적이지만 지지적인 성인과의 관계로 완화될 수 있는 비표준적(nonnormative) 경험에 노출되는 것이 특징이다. 이와는 대조적으로 유해 스트레스 반응은 보호하는 성인과의 유대가 없는 상황에서 심각한 역경과 이에 대한 신체 스트레스 반응 체계의 지속적이고 강력한 활성화로 인해 발생한다. 이러한 접근법들은 사회적 불평등의 생물학적 각인에서 인지적, 정서적 과정(예: 통제력, 감정 조절 능력)의 중요성을 더욱 강조한다.

대안적 모델의 함의

'태아 프로그래밍' 또는 생물학적 각인 모델에서 가정된 바와 같이 생애 초기 민감 시기의 개념이 알로스타틱 부하와 같은 누적 과정의 영향을 배제하지는 않지만, 특정 발달 시기의 유해한 노출이 불균형적인 결과로 나타날 가능성을 더 강조한다. 생물학적 각인 모델의 일부 버전은 특정 시스템에 '매우 중대한' 시기가 있음을 가정하며, 그 기간 동안의 환경적 조건이 되돌릴 수 없는 발달 궤적을 형성한다고 가정한다. 다른 모델들은 특정 발달단계가 '민감'하기는 하지만 이러한 발달 시기 이후에도 어느 정도의 가소성이 남아 있다고 가정한다. 이러한 차이점은 중재와 개입에 매우 중요한 지침이 될 수 있다. 만약 사회적인 불이익이 생애 초기의 중대한 시기에 생물학적으로 각인된다면, 유아, 아동, 임신 여성에 대한 자원의 투입은 장기적으로 큰 자원 대비 효과를 보이겠지만, 성인에 대한 투자는 건강의 사회적 불평등을 실질적으로 감소시킬 가능성이 적다. 이와 반대로 내후성 또는 알로스타틱 부하 모델에서는 사회적 역경의 연속적인 경험이 누적되는 생리학적 손상을 야기하므로 생애 어느 시점에서 중재를 하든지 효과적이라고 가정한다.

그러나 이 문제는 일견 보이는 것처럼 간단하지 않을 수 있다. 사회 역학의 핵심 질문은 사회적 경험과 관련되어 발생하는 생물학적 변화가 비가역적인지 아니면 수정 가능한지 이해하고자 한다. 생애의 중요한 시점에 대한 연구 분야는 작지만 매우 빠르게 발전하고 있다. 신경과학 분야의 연구는 아동과 성인의 발달 전반에 걸쳐 과거에 생각했던 것보다 더 많은 가소성이 있음을 제안하고 있다. 예를 들어 오랜 가르침과는 달리 신경의 발생은 성인기에도 일어난다는 근거가 매우 많다(45). 또한 성인기의 경험은 신경망의 모집(recruitment)과 뇌의 구조적 특징을 형성하는 것으로 나타났다(46). 최근에는 생애의 중요한 시기를 다시 개시하거나 가소성을 증가시킬 수 있는 분자 수준의 기전에 대한 연구들이 시작되었다. 예를 들면, 성인 남성에서 시행된 한 연구는 생애 초기에만 습득할 수 있는 기술인 기준점 없이 소리의 음조(pitch)를 식별할 수 있는 능력을 연구했는데, 히스톤 디아세틸라제 억제제(histone-deacetylase inhibitor)를 투여 받은 남성들이 위약을 투여한 군보다 유의하게 음조를 더 잘 식별하는 방법을 습득했으며, 이는 생애의 중대한 시기의 신경가소성이 다시 획득되었음을 시사한다(47). 우리는 가소성이 어떻게 촉발되는지(그리고 유해한 노출로부터 어떻게 회복을 촉진하는지), 아동기 후반과 성인기에 촉발될 수 있는지, 가소성의 정도가 어느 정도인지 아직 잘 모른다. 그러나 현재까지 발견된 사실들은 이 과정에 대한 더 많은 이해가 건강 불평등을 감소시키기 위한 효과적인 중재법에 중요한 단서를 제공할 수 있음을 시사한다.

기전적(mechanistic) 이해의 발전: '체학' 시대의 진전

대략적으로 말하자면, 연구는 쉽게 관찰할 수 있는 병태생리학적 지표(예: 심박수, 혈압 등 장기 및 조직 수준의 임상 측정치)에 초점을 맞추는 것으로 시작해서 세포 또는 분자 수준의 생물학적 기전을 특징짓는 관찰하기 어려운 지표(예: 염증 지표, 후성유전학 지표, 유전자 발현 등)로 발전해 왔다. '체학(omics)'의 발전과 유전학에서부터 단백체학, 복잡한 전사(transcription) 및 번역(translation)에서 대사체학

표 14.1_ 여러 가지 연구 설계

연구 설계	예시	장점*	단점*
무작위 인구 시험	Romanian Orphan Study(183) Perry preschool experiment (266)	인과적 추론을 뒷받침하며, 역인과관계와 혼란 요인을 배제함. 구체적인 중재별을 확인할 수 있음.	전형적으로 표본 크기가 작아서 신뢰구간이 넓음 다른 인구집단으로 일반화 가능성이 불확실함 원래 중재별의 변형이 유사한 효과를 보이는지에 대해 연구하기 어려움.
인간을 대상으로 노출 요인을 무작위 배정하는 실험실 기반의 실험연구	Status manipulations(267) Randomly assigned to receive support during stressful situation(268)	인과적 추론을 뒷받침하며, 역인과관계와 혼란 요인을 배제함 생리학적 기전의 타당성을 확립할 수 있음	노출 요인의 범위가 윤리적으로 제한됨. 단기간의 반응으로 장기간의 건강결과를 유추할 수 있을지 확립하기 어려움. 다른 인구집단으로 일반화 가능성이 불확실함.
동물을 대상으로 하는 실험실 기반의 실험연구	Rat pup-handling experiments(269)	인과적 추론을 뒷받침하며, 역인과관계와 혼란 요인을 배제함. 특정 인과관계 기전을 시험하기 위해 숙주를 직접적으로 조작할 수 있음(예: knock out mouse). 생리학적 기전의 타당성을 확립할 수 있음. 노출 요인의 정의를 변형해 평가할 수 있음(예: 노출 시점, 내용).	노출 요인의 범위가 윤리적으로 제한됨. 인간의 경험 범위 및 인간의 생리학을 연구하기 위해 적절한 동물 모델을 찾기 어려움. 동물 모델이 인간의 경험과 생물학으로 얼마나 정확히 해석될 수 있는지 결정하기 어려움.
자연 실험	Social policy changes(270) Economic fluctuation(271)	관찰연구와 무작위 대조군 연구의 중간 정도(어느 정도로 역인과관계와 혼란 요인을 배제할 수 있는지는 때로 시험에 따른 영향의 차이를 평가하는 데 시 용기도 함). 사회정책은 구체적이고 실현 가능한 중재별과 부합됨. 생물학적 기전에 대한 정보를 줄 수 있음.	연구자가 노출 요인을 통제할 수 없으므로 제한된 범위의 노출 요인만이 자연실험에 적합됨. 인구집단의 대부분은 자연실험 요인의 영향을 받지 않거나 약간의 영향만 받기 때문에 신뢰구간이 매우 넓음. 자연실험에 대한 가정에 의존하며, 잘못 분석되면 "유사 무작위 배정"의 장점을 소실함.

사회적 역경과 질병 위험에 대한 관찰 코호트 연구	Whitehall study of British civil servants(20)	종국 연구 설계는 가장 단순한 형태의 역인과관계를 배제함. 대규모의 대표성을 지닌 표본.	생애 초기 건강 또는 위험 요인이 사회적 위험 요인에 영향을 미친다면 편향이 발생할 수 있음. 노출 요인이 실행 가능한 중재법과 명확히 일치하지 않을 수 있음.
사회적 역경과 질병 위험의 생물표지자(biomarker)에 대한 관찰연구	현재 진행되는 생물표지자 연구: Normative Aging Study(272), MacArthur studies of successful aging(273) 등	생물표지자가 기능을 손상하지 않는다면 더 미묘한 역인과관계를 배제할 수 있음. 대규모의 대표성을 지닌 표본을 사용할 수 있음. 생물표지자가 인과적으로 작용한다고 판단될 경우 생물학적 기전 확립에 도움을 줄 수 있음.	생애 초기 건강 또는 위험 요인이 사회적 위험 요인에 영향을 미친다면 편향이 발생할 수 있음. 노출 요인이 실행 가능한 중재법과 명확히 일치하지 않을 수 있음. 생물표지자 측정의 비용과 부담으로 인해 표본수가 작거나 대표성이 없는 경우가 종종 있음. 일부 연구에서는 생물표지자가 일화성으로 측정되어 인과관계 추론을 어렵게 함.
사회적 역경과 단백체(proteome), 대사체(meta-bolome), 전사체(transcrip-tome), 유전체(genome)에 대한 관찰연구	Microarray analysis of gene expression patterns in lonely compared to nonlonely individuals, and bioinformatics analyses of promoters(225)	생물학적 기전을 확립하는 데 도움이 됨. 생물학적 경로 및 기전을 규명할 수 있음.	구체적인 목표가 없는 분석(예: 대사체, 전장유전체 연관성 연구에서는 우연한 발견 또는 위양성 결과의 가능성이 있음. 기저의 생리학적 기전이 불확실한 경우 애매모호한 결과를 초래할 수 있음.

* 정점과 단점은 불평등 제거를 위한 전략에 정보를 제공하기 위한 목적으로 건강의 사회적 불평등에 대한 생리학적인 기전을 이해하는 측면에서 기술됨

에 이르는 다양한 생물학적 과정을 측정하는 능력의 급속한 기술적 발전으로 이러한 단계의 연구들은 점점 실현 가능해지고 있다.

뇌발달 영역의 연구는 뇌의 발달은 경험에 의존하는 과정이라는 것을 명확히 보여준다. 경험은 뇌의 특정 경로를 활성화시킨다. 이미 존재하는 연결은 강화되고, 새로운 연결이 생성되며, 다른 연결은 사용 또는 사용 부족에 따라서 약화되기도 한다(48). 생물학적 각인에 대한 연구도 이와 유사하게 생물학적 특성(profile)은 '경험에 의존'한다는 전제를 기반으로 한다. 그러나 이러한 생물학적 과정의 복잡성과 계속 밝혀지고 있는 사실들을 고려할 때, 세포 또는 분자의 변화와 더 높은 수준의 적응 과정(예: 심리 상태, 사회적 상호작용)을 연결하는 데에는 아직도 측정 및 방법론적으로 큰 어려움이 있다.

이러한 관련성에 대한 연구는 다양한 형태를 취하는데, 이는 대안적인 연구 설계가 서로 상보적인 장점과 단점을 갖기 때문이다(표 14.1 참조). 역학 연구가 전체 연구의 상당 부분을 차지하는데, 역학 연구는 관찰 자료를 사용해 사회적 역경 또는 다른 요인과 생물학적 기능 지표와의 관련성을 연구한다. 생물학적 기능의 반복 측정 자료의 획득이 어렵기 때문에 현재까지 이루어진 연구의 상당 부분은 단면연구였다. 특정 유형의 역경과 관련되어 발생하는 급성 생리학적 스트레스 반응을 고찰하기 위해 실험실 연구나 임상연구가 수행되었다. 또한 자연적 연구를 통해서 지속적인 일상 경험과 관련된 생리학적 기능(예: 혈압)을 반복 측정한 자료를 탐색했다(방법론의 포괄적인 설명은 49 참조).

생물표지자 연구에서는 생물표지자를 초기 질병 위험도의 단순 대리지표(proxy)로 사용하는 개념과 생물표지자가 사회적 요인의 생리학적 각인 과정에 기전적으로 관련되었다는 개념을 구분하는 것이 좋다. 많은 중요한 생물표지자는 질병 과정의 대리지표로 확립되었지만, 질병으로 이어지는 인과적 경로에 포함되는지는 아직 명확하지 않다. 예를 들어 생물표지자 연구는 스트레스에 대한 단기적 심혈관 반응성이나 감소된 미주신경 긴장성을 관상동맥질환의 위험도를 증가시키는 잠재적인 기전으로 간주해 왔다(50~52).

이와는 반대로, 정서적 스트레스 및 C-반응성 단백질(CRP)에 대한 많은 연구들은 CRP와 관상동맥질환과는 인과적인 관련성이 입증되지 않았다는 점은 인정하지만, 그럼에도 불구하고 CRP는 심혈관질환 발생 가능성에 대한 유용한 위험 표지자임을 강조한다(53). 따라서 사회적 역경이 CRP 상승을 유발하는 결과를 보이더라도 CRP에 대한 중재가 건강의 사회적 불평등을 해소하는 데 도움이 된다고 판단할 수는 없다.

경험적 관점에서 유전체를 측정할 수 있는 역량은 사회적 불평등에서 유전학의 역할에 대한 이해의 폭을 넓히는 데 방대한 가능성을 열어주었다. 그러나 지금까지의 근거에 의하면[그리고 전장 유전체 상관성 연구(Genome-wide association studies: GWAS)에 투입된 엄청난 투자에도 불구하고] 유전자의 변이는 복합적인 건강 상태, 건강 관련 행동, 심리적 또는 사회적 특성에 대한 사람들 간의 차이의 극히 일부만을 설명할 수 있다. 유전성의 추정치(즉, 유사한 유전적 배경을 가진 사람들 간의 유사성)와 표현형질에 대한 특정 유전적 다형성의 측정된 중요성 사이에는 설명되지 않는 차이가 있다. 이러한 사실은 두 가지 결론으로 이어진다. 첫째, 사회적 환경과 건강 간의 대부분의 관련성은 대체로 유전적 요인에 의한 교란(confounding)으로 인한 것일 가능성은 낮고, 더욱이 영향력이 매우 큰 한 가지 유전적 다형성에 기인하는 것은 확실히 아니다. 우리는 '가난' 유전자의 발견을 예상하지는 않는다. 유전학의 중요성을 배제하지는 않겠지만, 관찰되는 유전적 영향은 개별적으로는 영향력이 크지 않는 수많은 대립 유전자에 분산되어 있을 가능성이 높다.

둘째, 현재의 연구는 유전적 배경이 환경적 맥락에 따라 다른 영향을 준다는 점(환경과 유전의 상호작용)을 시사하는 근거를 제시한다. 이는 환경에 대한 민감성의 차이(Differential Susceptibility to Context) 또는 태아 프로그램 이론과 일치한다(54). 적응적 표현형질(Adaptive phenotypic plasticity)의 가소성은 일부 개인을 역경에 취약하게 만드는 특성이('난초 아동') 오히려 그들이 유리한 환경에서는 더 잘 성장하는 데에 도움이 된다는 것을 암시한다. 그 결과로 이러한 아동들은 부정적인 영향과 긍정적 영향 모두에 대해 높은 민감성을 가지고 있다.

체내로 들어가기: 사회적 역경의 생리학적 영향

이 부분에서는 사회적 환경이 건강과 관련된 생물학적 기능을 어떻게 변화시키는지에 대한 근거를 중점적으로 다룬다. 특히 생물학적 스트레스 반응 자체와 관련된 기전에 초점을 맞추었다. 앞에서 설명한 알로스타틱 부하, 내후성, 생물학적 각인 모델에서 기술된 이론적 개념을 뒷받침할 수 있는 구체적인 생리학적 반응을 기술했다. 기관과 조직 수준의 생물학적 측정 지표에 초점을 맞춘 연구뿐만 아니라 기초 생물학(예: '체학' 혁명에서의 기술적 발전)에서의 최근 발견들을 기반으로 하여 생물학적 경로와 심리사회적 요인을 통합하는 최근 연구들을 고찰했다. 우선 병태생리학적 반응의 임상 표지자(예: 심혈관, 대사, 내분비 과정의 생물학적 지표)에 대한 연구결과를 간략히 검토하는 것으로 시작했다. 다음으로 이러한 요인이 여러 시스템에 미치는 잠재적인 영향을 평가한 연구들을 고찰했다. 이후 전사체와 유전체의 변화를 포함한 보다 미시적 경로의 역할에 대한 근거를 검토했다. 그림 14.1은 사회적 역경이 어떻게 체내의 세포 수준에서 기관 수준의 기능에 이르기까지 생물학적 경로에 영향을 미치고 궁극적으로 질병의 발현으로 이어지는지에 대한 개요를 도식화했다.

임상적 지표

대부분의 사회 역학 연구는 사회적 역경이나 다른 사회적 요인(예: 만성 스트레스)과 질병 위험의 초기 표지자인 다양한 생물학적 기능 지표의 변화와의 관련성을 고찰했다. 이러한 관련성은 출생 시부터 노인기까지 생애주기에 걸쳐 연구되었다. 그간 축적되어 온 근거들은 사건들이 순차적으로 연결되어 있음을 시사하는데, 예를 들어 식사 습관과 같은 부모 요인으로 인한 후성유전학적 패턴(epigenetic pattern)은 임신 전부터 시작될 수 있다. 영양, 감염, 심리사회적 스트레스와 같은 임신기와 초기 아동기 환경은 심혈관계, 신경계, 면역체계의 세포와 조직 발달에 영향을 미칠 수 있다.

출생 시 체중/부당경량아

많은 연구에서 저체중 출생아 또는 부당경량아(SGA) 위험도의 사회적 불평등을 보고했으며, 출산 전 환경의 불평등이 성인기의 건강 불평등의 전 단계임을 가정했다(55). 저체중 출생아 및 부당경량아와 이후 유아기 건강과의 관련성은 잘 확립되어 있으며, 태아프로그래밍 DOHAD 모델에 따르면 이는 전체 생애주기의 건강 불평등으로 이어질 가능성이 있다. 일부 경험적 연구는 자궁 내 유해 환경과 성인기 건강, 특히 심혈관대사질환과의 관련성을 제시했는데(56, 57), 초기의 근거는 생태학 연구로부터 도출되었다. 1980년대 중반, 바커(Barker) 등은 잉글랜드와 웨일즈 212개 지역에서 1921~1925년 사이의 유아 사망률과 1968~1978년의 허혈성 심장질환 사망률 간의 상관관계(상관계수: 0.73)를 보고했다(58). 이들은 태아기 또는 출생 후 초기의 영양 부족은 이후 대사기능 장애(비만, 인슐린 저항성)뿐만 아니라 허혈성 심장질환에 대한 위험도를 증가시킨다고 결론지었다. 이 초기 생태연구는 많은 제한점을 가지고 있지만, 이 가설을 입증하기 위해 수많은 후속 연구들이 쏟아지게 한 계기가 되었다. 태아 프로그래밍에 대한 연구가 처음 발표된 이후 개인 수준의 종적 연구들이 동일한 결과를 계속 보고했는데, 메타분석 결과 출생체중이 1kg 증가할 때마다 심혈관질환 사망률의 위험도가 12% 감소하는 관련성이 제시되었다(59).

이러한 발견은 자궁 내에서 영양 부족에 노출되면 절약형질(Thrifty phenotype)의 프로그래밍이 야기되고, 이는 이후 생애에서 비만과 인슐린저항성의 위험성을 증가시킨다고 주장한 태아 프로그래밍 이론의 발전에 기여했다. 중요한 점은 이러한 초기 프로그램의 결과는 태아의 영양 환경과 출생 후의 환경의 불일치에 따라 전적으로 다르게 나타난다는 점이다. 제2차 세계대전 말 네덜란드 기근기 겨울(Dutch Famine Winter)에 자궁 내에서 궁핍에 노출되어 태어난 사람들은 성인기에 비만 및 인슐린 저항성 발생률이 더 높았는데, 이는 자궁 내 태아기 환경과 전쟁 후 영양 환경의 불일치 때문인 것으로 추정된다. 이와 반대로 레닌그라드 공방전 동안 자궁 내 기근에 노출되었던 사람들은 이후 성인기에도 비만이 증가하지 않았는데, 이는 소비에트 시대까지 기근이 지속되었기 때문일 것으로 생각된다.

이러한 연구의 주요 난제는 절약형질의 생물학적 특징이 후성유전학적 기전에 의해 매개되는 것으로 가정되지만 아직 생물학적 근거가 없다는 점이다. 또한 태내 시기 자체가 중요한지의 여부도 아직 불분명하다. 일부 연구는 산모의 전체 생애에(심지어 임신 이전 시기를 포함해) 누적된 결핍의 영향을 통해 불리한 조건들이 자녀 세대에 전달된다고 주장한다(56). 종합하자면, 영양 결핍은 신장과 췌장 세포의 성장 감소, 인슐린 민감도 감소, 지방 저장 경향의 증가, 심혈관 반응성의 증가를 초래한다고 생각된다(60). 아직 해결되지 않은 주요 의문점에는 중대한 발달 시기가 언제인지(예: 임신 전, 임신 첫 3개월), 지속적인 영향을 미치는 유해한 자궁 내 환경의 정확한 특성(예: 칼로리 제한, 단백질 제한), '따라잡기' 성장(catch-up growth)의 역할 등이 포함된다.

심장대사 기능(Cardiometabolic function)

앞 장에서 기술한 바와 같이 다양한 차원의 사회적 역경은 급성 심근경색, 심장 돌연사(sudden cardiac death), 뇌졸중, 심방세동을 포함한 주요 심혈관질환의 발생률과 관련성이 있다(61~66). 이러한 관련성은 다양한 상황에서 사회적 역경에 대한 다양한 지표를 사용했을 때에도 역시 확인된다. 아동기의 사회경제적 수준은 관상동맥질환과 뇌졸중의 강력한 예측인자이며, 이는 초기 발달의 중요성을 뒷받침한다. 또한 이민 연구(migration study)에서는 뇌졸중 위험이 높은 지역에서 출생한 사람들은 이후 위험도가 낮은 지역으로 이주하더라도 성인기 뇌졸중 발생률이 높다는 결과가 제시되었다(68, 69). 다만 이 연구에서는 가장 중요한 발달 시기가 언제인지가 불분명한데, 일부 연구는 후기 아동기 또는 청소년기가 민감한 시기라고 제시한다(69). 비록 이 장에서 사회적 역경의 유형을 구분하지는 않겠지만, 생애 초기의 예측 변수와 다양한 심장질환 간의 특이성에 대한 연구결과는 서로 다르거나 서로 상쇄하는 다양한 생리학적 경로들이 뇌졸중과 같은 복합적인 건강결과를 초래함을 시사한다. 예를 들어 출생 시 저체중은 관상동맥질환과 강력한 관련성을 보이는 반면, 출생 시 과체중은 뇌졸중 및 다른 심장혈관질환의 중요한 위험 요인인 심방세동의 위험도 증가와 관련성이 있다(70).

사회적 역경 및 스트레스와 심혈관대사질환과의 관련성에 대한 근거는 매우 확고하므로 이 영역에 대한 생물표지자는 특히 집중적인 관심을 받아왔다. 따라서 사회적 요인(예: 사회경제적 수준) 및 심리적 요인(예: 우울증)과 주요 심혈관 위험 요인[예: 안정기 혈압, 혈당, 인슐린, 총콜레스테롤, 고밀도지단백(high-density lipoprotein, HDL), 저밀도지단백(low-density lipoprotein, LDL), 중성지방]과의 관련성이 자주 고찰되었다(18, 71, 72). 경동맥 내중막 두께(carotid intima media thickness, IMT), 관상동맥 석회화(coronary artery calcification, CAC), 동맥 경직도(arterial stiffness)와 같은 심혈관질환의 준임상적 지표와 사회적 불평등과의 관련성에 대한 연구도 많이 보고되었다(34). 예를 들어 미국 흑인 청소년과 백인 청소년에 대한 연구에서 낮은 사회경제적 수준의 지표(예: 부모의 낮은 교육 수준, 사회경제적 결핍)는 경동맥 내중막 두께 및 동맥 강직도의 증가와 관련성을 보였고, 인종 간의 불평등 역시 확연히 관찰되었다(72, 73).

사회적 스트레스의 생리학적 결과에 대한 추가적인 근거가 실험연구로 밝혀지고 있다. 영국 공무원 코호트에서 추출한 건강한 남녀를 대상으로 한 연구에서는 실험실에서 두 가지 행동 과제를 수행하는 동안, 그리고 스트레스를 유도한 후 45분 동안 심혈관 측정치를 감시했다(74). 고용 등급이 낮은 군은 등급이 높은 군에 비해 45분 후 혈압과 심박수 변이가 안정기 수준으로 회복되는 정도가 불완전했다. 고용 등급이 높은 군에 비교해 고용 등급이 낮은 군에서 45분 후 기저 수치로 회복하지 않을 교차비는 수축기 혈압은 2.60(95% 신뢰구간: 1.20~5.65), 이완기 혈압은 3.85(1.48~10.0), 심박수는 5.19(1.88~18.6)였다. 따라서 낮은 사회경제적 수준은 정신적 스트레스 이후 심혈관 기능의 회복 지연과 관련성이 있음이 제시되었다. 이 연구의 설계는 실험실 기반으로 설정되어 강력하지만, 일차적인 관심 요인 변수(사회경제적 수준)가 실험적으로 만들어지지 않았다는 점에서 관찰연구로 간주된다.

보다 더 설득력 있는 실험실 연구는 개인이 지각하는 사회적 지위를 변화시킨다고 알려진 미묘한 심리적 신호(예를 들면 연구자 집단과 대상자의 상호작용에 기반한)를 이용한 것이다. 이러한 도구는 지역사회 기반의 연구에서 결코 시행할 수 없는 방법을 실험실에서 달성할 수 있게 한다. 즉, 사회적 지위를 무작위로 부여할 수도 있다. 예를 들어 멘델슨(Mendelson) 등은 44명의 건강한 여성을 실험적으로 복종적 상태 또는 지배적 상태 중 한 가지로 무작위 할당했다. 실험적으로 유발된 지배군에 비해 복종군에서는 부정적 감정과 수축기 혈압이 증가했다. 이 결과는 단시간 유도된 복종 상태도 스트레스와 관련된 생리학적 시스템에 악영향을 미칠 수 있음을 시사한다(75). 이러한 연구의 큰 장점은 주요 관심 요인(인식된 지배 또는 복종 상태)이 무작위로 할당되었기 때문에 혼란 변수의 가능성을 제거했다는 점이다. 연구의 한계는 실험실에서 관찰된 단기간의 변화가 지속되고 누적되어 장기적인 질병으로 발전할지는 알 수 없다는 점이다. 이를 밝히기 위해서는 다른 유형의 연구 설계가 필요하다.

동물 모델 연구는 인간에 대한 연구결과를 확증했다. 예를 들어 동물 연구결과, 만성 스트레스의 유발은 유의한 대사성 변화와 관련성을 보였고, 아미노산, 탄수화물, 지질 대사의 변화를 초래했다. 만성 스트레스에 노출된 동물은 포도당 합성에 관여하는 글루타메이트(glutamate) 수준이 현저히 또는 다소 증가했고, 포도당을 조절하는 글루타민(glutamine) 농도가 혈중(76, 77), 소변(78), 뇌(79), 심장(80)에서 현저히 감소했다. 다른 동물 연구는 이러한 대사 변화가 심혈관질환 및 당뇨병과 관련되었음을 보고했다. 예를 들어 쥐에게 글루타민을 보충하면 포도당 내성이 증가하고 혈압이 감소했다(81).

면역 기능/염증 과정

만성적으로 항진된 염증 과정은 심혈관질환, 당뇨, 인지기능 저하 등 중대한 건강 위험을 예측한다(51, 82, 83). 그러나 어떤 염증 표지자가 특정 질병을 유발하는 원인적 기전인지는 아직 확인되지 않았다(84). 다양한 면역 기능 표지자에 대한 사회적 예측 변수가 연구되고 있지만, 많은 심혈관질환을 강력히 예측하는 전염증단계(proinflammatory) 분자인 CRP(85)가 가장 큰 관심을 받아왔다.[1]

---

[1] 자주 사용되는 표지자에는 CRP외에도 사이토카인(cytokines, 예: 인터루킨-4, 인터루킨-6), 종양괴사인자-α(tumor necrosis factor-α), 피브리노겐(fibrinogen), 자연살해세포(natural killer cell)가 있다. CRP는 백혈구의 활동과 혈관내피의 기능을 조절하고, 단핵구 활성화를 촉매하여 염증반응을 증가시킨다(86,87). 자연살해세포는 세포 매개 면역에 관여하는 림프구로서 죽상동맥경화 병변의 발생을 촉진시키고 종양 면역감시(tumor immunosurveillance)에 관여한다고 생각된다(87~89). 전 염증성 (proinflammatory) 사이토카인은 전신 염증반응을 촉진하는 조절 펩타이드로서 부착분자(adhesion

면역 기능의 교란과 염증 반응의 조절 이상은 사회적 역경 및 성인기 만성 스트레스 및 역경과 강력한 관련성을 보였고(25), 감기 바이러스에 대한 저항성은 사회적 자원의 통합과 지지가 좋은 환경에 있는 군에서 더 높았다(91). 또한 아동 학대(92)나 가족의 낮은 사회경제적 수준(93, 94)과 같은 생애 초기의 역경은 면역 기능 장애와 관련성이 있음이 많은 연구에서 보고되었다. 이러한 영향은 피브리노겐(fibrinogen), TNF-α, CRP, IL-6 및 기타 사이토카인의 상승 등을 포함한 다양한 염증 표지자를 통해 입증되었다(18, 95). 그러나 이러한 연구는 많은 경우 성인기에 측정된 염증 수준과 아동기 환경을 고찰했으며, 대부분의 연구는 아동기의 환경을 회상 보고한 자료에 기반했다. 대다수의 연구가 일회성으로 측정된 염증지표를 사용했지만, 일부 연구는 심리적 고통과 염증 지표를 반복 측정한 자료를 사용했다. 이러한 연구결과, 심리적 고통이 이후의 염증 반응을 예측하는 반면, 염증 수준은 이후 추적 관찰 시점의 심리적 고통의 증가와는 관련성을 보이지 않았다(96, 97). 또한 실험연구들의 메타분석 결과, 실험실 환경에서 급성 심리적 스트레스에 노출된 군에서 다른 지표의 상승은 덜 일관적이었지만 IL-6와 IL-1β는 일관성 있는 상승을 보였다(98).

또한 최근 연구들은 생애주기의 더 초기 시점에서 측정된 사회적 역경과 면역 및 염증 반응 수준의 관련성을 고찰했다. 이러한 연구는 다음 두 가지 질문 중 하나를 다루는데 첫째, 면역 과정의 조절 장애가 얼마나 이른 시점에 뚜렷해지는가와 둘째, 생애 초기의 조절 장애가 이후 성인기 질병 위험(예: 심혈관질환)을 예측하는가이다. 예를 들어 영국 아동을 대상으로 한 연구에서 8세 이전에 유해 인자에 노출된 경우 10세와 청소년 중기에 측정된 염증 인자(CRP 및 IL-6) 상승과 관련성을 보였고, 이러한 관련성은 일부 체질량 지수(Body Mass Index, BMI)로 매개됨을 확인했다(99). 생애 초기 사회적 역경과 심혈관질환의 면역생물학적 표지자 간의 관련성을 조사한 연구들의 체계적 고찰 결과 이러한 관련성은 일관되게 보고되지 않았고 연구 대상자 수가 큰 연구에서 더 자주 보고되었다(100). 이 고찰

molecule)의 발현, 내피 투과성, 지질 대사, 그리고 심혈관질환의 발생과 진행에 관련된 다른 과정들에 영향을 미친다(87). 피브리노겐은 혈액의 응고 및 점성에 기여하는 단백질로서 뇌졸중과 심근경색을 촉발하는 혈전용해성 과정에 매우 중요하며 체내 염증 수준을 반영한다(86,90).

연구에서 언급한 바와 같이 일부 연구에서는 건강한 아동에서 유해인자 노출이 외부 면역자극에 대한 염증 반응의 강도를 증폭시키지만, 염증의 기저 수준은 변화되지 않았다. 그러나 시간이 경과하면 반복되는 과염증 반응이 누적되어 만성적으로 높은 염증 수준을 야기할 수 있다(100). 따라서 아동에 대한 연구 시에는 안정 시 혈중 염증 표지자의 농도 측정보다는 외부 자극에 대한 염증 반응을 측정할 때 면역 및 염증반응 조절 장애와 더 강한 관련성을 확인할 수 있을 것이다. 일례로 혹독한 가정환경에 노출된 아동은 지질다당질의 자극(외부 세균의 자극) 시에는 유의한 사이토카인 증가 반응을 보였지만, 일반적인 상황에서는 염증반응의 활성도(예: 혈중 IL-6 농도)와 유의한 관련성을 보이지 않았다(101, 102).

다른 연구에서는 심리사회적 스트레스 또는 다양한 유형의 사회적 역경이 상처 치유에 미치는 영향을 고찰했다. 상처 치유는 세포 면역체계에 의해 주로 조절되는 복잡한 일련의 과정을 수반하는데, 이러한 과정들이 심리적, 사회적 요인에 반응하는 것으로 보인다(103). 임상적 지표로서 상처 치유는 그 자체로 유의미한 결과 지표다(예: 손상 또는 수술 후 회복). 대부분의 연구는 만성 스트레스가 급성 손상과 관련된 생물학적 기전에 어떤 영향을 미치는지를 고찰한다. 이는 장기간에 걸쳐 발생하는 건강결과에 대한 일반적인 연구와는 다른 과정의 연구라고 볼 수 있다. 이 영역의 연구들은 유발된 상처(예: 펀치 조직검사)로 인한 (자연적으로 발생하는) 반응이 이미 진행 중인 다른 만성 사회심리적 스트레스에 끼치는 영향을 평가한다. 최근 한 체계적 고찰 및 메타분석 결과 대부분의 연구에서 만성 심리적 스트레스가 상처 치유 지연 또는 상처 치유와 관련된 생물학적 표지자의 조절 장애와 관련성을 보였다(104). 염증 전구물질인 사이토카인의 증가는 상처 치유의 초기 단계에는 보호 작용으로 작동한다. 지속적인 만성 심리사회적 스트레스로 인한 상처 치유 지연은 손상 복구 과정의 초기 단계에서 염증반응이 약화되기 때문인 것으로 생각된다(105). 이에 대한 한 가지 설명은 스트레스로 인한 글루코코르티코이드(스테로이드) 호르몬이 과잉 생성되어 면역세포들의 침투 활동과 관련된 세포부착 분자(cell adhesion molecules)의 발현이 약화되는 것이다. 이러한 연구결과는 만성 스트레스가 손상에 대응하는 면역 기능을 억제해 즉각적인 면역반응을 저해할 수 있음을 명확히 제시했다(106).

시상하부-뇌하수체-부신 축

시상하부, 뇌하수체, 부신은 HPA 축으로 불리며, 혈액으로 분비되는 내분비 호르몬을 통해 서로 소통하면서 환경의 자극에 조화롭게 반응한다. HPA 축과 교감신경-부신수질 축(SAM)은 스트레스에 반응하는 두 가지 주요한 시스템이다. 인간이 환경과 상호작용할 때 주어지는 자극은 역경 또는 스트레스 요인으로 작동해 HPA 축과 체내 다른 항상성 시스템으로부터 반응을 유발한다. HPA 활성화는 시상하부에서 부신피질자극호르몬 분비호르몬(corticotrophin releasing hormone, CRH)을 분비해 뇌하수체 전엽을 자극하고, 이후 뇌하수체 전엽에서 부신피질자극호르몬(adrenocorticotrophic hormone, ACTH)을 혈류로 분비한다. 부신피질자극호르몬이 신장 상단에 있는 부신피질(adrenal cortex)에 도달하면 부신에서 코티솔(cortisol) 분비가 자극된다(107). 코티솔은 글리코코르티코이드 수용체에 결합하는 스테로이드(글르코코르티코이드) 호르몬으로서, 부신피질자극호르몬의 분비를 차단하는 음의 피드백 고리(negative feedback loop)로 작용한다(107).

급성 심리적 스트레스에 대한 실험실 연구들은 통제하기 어렵거나 사회적으로 위협적인 상황에서 코티솔 반응이 더욱 뚜렷이 나타남을 보고했다(108). 또한 만성 심리사회적 스트레스와 역경은 코티솔 수준의 조절 이상과 관련성을 보였다(109, 110). 그 외에도 부신피질자극호르몬의 자극으로 부신피질에서 알도스테론(aldosterone)과 성호르몬인 테스토스테론(testosterone) 및 에스트로겐(estrogen)의 전구체인 디히드로에피안드로스테론(dehydroepiandrosterone, DHEA)이 분비된다. 알도스테론은 염류 코르티코이드로서 미네랄코르티코이드 수용체와 결합하는 스테로이드 호르몬이며, 혈중 나트륨과 칼륨의 균형을 조절해 혈류량과 혈압을 조절한다. 생물학적으로 DHEA는 코티솔의 작용을 완충하는 코티솔 길항제로서 글루코코르티코이드 수용체의 민감도를 변화시킨다(111). DHEA는 신경을 보호하는 특성을 갖는데, 스트레스의 부정적인 결과로 인한 유기체의 취약성을 조절할 수 있다(112). 스트레스가 없는 상황에서는 DHEA와 코티솔은 상관관계를 보이지만, 만성 스트레스 시에는 두 호르몬 간의 패턴 조절이 소실된다(111). 따라서 부신의 DHEA 분비 및 코티솔 : DHEA 비율은 스트레스가 생물학적 영향에 미치는 중요한 정보를 제공한다(113). 코티솔 수준 조절 부전은 암, 심장질환, 당뇨와 같은 수많은 질병의 위험도 상승과 관련을 보인다(114~116). 이러한 관련성은 글루코코르티코이드의 과잉 분비(HPA 축의 만성 자극에 기인)로 인해 후속적으로 영향을 받는 것으로 가정되며, 면역학적, 대사적 영향을 포함한다. 예를 들어 글루코코르티코이드의 상승은 면역반응 체계의 변화와 관련성을 보인다(113). 인슐린 신호 체계의 변화는 인슐린 저항성, 고지혈증, 내장비만의 위험성을 높인다(117).

코티솔은 스트레스 반응에서 가장 흔히 측정되는 생물학적 표지자인데, 측정의 용이성(타액 등 비침습적인 채취가 가능함)이 그 이유일 것이다. 하지만 측정된 코티솔 수치의 해석은 매우 복잡한데, 이는 일중 변동, 참고치의 부재, 외부 자극(흡연, 식사, 아침 기상 직후)에 대한 민감성, 만성 스트레스에 대한 다양한 반응(예: 스트레스 유형에 따라 코티솔 분비는 상승, 불변, 감소가 모두 가능함)과 같은 특성 때문이다. 코티솔의 일중 변동은 아침에 최고 수준이고 저녁에 최저치를 보인다. 만성 스트레스 시에는 이러한 코티솔의 일중 변동이 무뎌져서 오전의 코티솔 수준이 낮아지고 저녁에는 높아지며, 하루 전체의 코티솔 분비량은 증가한다(107). 이전 연구에서 높은 코티솔 수준은 어려운 가정환경(118), 낮은 사회경제적 수준(119, 120)과 관련됨이 보고되었다. 그러나 심리사회적 스트레스가 코티솔 수준에 미치는 영향은 개인별로 미묘한 차이가 있고, 일관된 결과를 보이지 않기도 했다(121). 스트레스의 유형이 코티솔 분비 증가의 정도에 영향을 미칠 수도 있다(107). 스트레스 수준과 코티솔과의 관계는 매우 복잡한데, 높은 수준의 스트레스는 코티솔 분비 증가와 관련성이 있지만 일부 극심한 스트레스(예: 외상 후 스트레스 장애)에서는 오히려 분비가 감소하는데, 이는 신경내분비 체계가 스트레스 신호에 적절하게 반응하지 못함을 의미한다(109, 110).

DHEA 역시 일중 변동을 보인다. 동물 모델에서 높은 DHEA 수준은 면역 기능과 기억력의 상승, 우울증과 불안감의 감소, 코르티코스테론으로 인한 기능 감소(cotricosterone-induced performance-related decrements)의 완화와 관련성을 보였다(122, 123). 코티솔과 DHEA의 일중 변동을 정확히 파악하기 위해서는 하루 종일 반복적인 측정이 필요하지만, 이는 대규모 인구에서는 연구하기는 어렵다. 최근 장기간의 코티솔 수준을 반영하는 발톱과 모발에서 코티솔과 DHEA를 측정하는 분석방법이 개발되었는데, 이는 만성 심리사회적 스트레스에 대한 더 좋은 지표가 될 수 있을 것으로 보인다(122~124).

시상하부-뇌하수체-부신 축의 활성화는 레닌-안지오텐신 경로를 통해 알도스테론의 분비를 자극하는데, 이는 코티솔, DHEA와 동일한 생물학적 경로에 해당한다(125). 아직까지 알도스테론은 코티솔이나 DHEA 만큼 심리사회적 역경이나 스트레스와의 관련성에 대해서 널리 연구되지 않았지만 역경과 질병과의 관련성에 대한 생물학적 기전에 대한 이해를 제시해 줄 것으로 보인다. 일부 연구에서 우울증이 없는 군에 비해 우울증 환자에서 알도스테론 수준이 더 높았고(126, 127), 스트레스 해소 기법을 실행한 경우 낮은 수준을 보였다(128). 동물 연구에서도 스트레스에 대한 반응으로 알도스테론 수준이 변화되는 현상을 일관성 있게 보였다(125). 또한 알도스테론은 산화 스트레스(oxidative stress)와 염증의 증가와도 관련성이 있다(125, 129). 알도스테론 수준도 약간의 일중 변동을 보이지만, 일회성 혈액 측정으로도 장기간의 수준을 반영할 수 있는 것으로 간주되며, 이는 전향적 연구에서 다양한 만성질환과의 관련성으로 확인되었다(130, 131). 알도스테론이 코티솔보다 덜 연구된 한 가지 이유로는 과거 검사방법이 많은 샘플량과 복잡한 추출 단계를 요구했기 때문이다. 이러한 어려움은 최근 개발된 정밀도가 우수한 액체 질량분광분석 (liquid chromatography/mass spectrometry, LC-MS/MS)으로 극복될 수 있을 것이다(132).

자율신경 기능

자율신경계는 교감신경계(SNS) 및 부교감신경계(PNS)를 포함하며, 다양한 환경 자극에 대해 신체의 전반적인 생리학적 온전성 유지를 돕는 중앙 조절 시스템이다. 교감신경계는 위험한 상황에 대응해 '투쟁 도피(fight or flight)' 반응을 촉발한다. 부교감신경계는 '휴식과 소화(rest and digest)로 특징지어 지고, 신체의 휴식기에 일어나는 기능을 관장한다. 스트레스 반응의 맥락에서 부교감신경계의 활성화는 역경의 회복을 빠르게 하고 재생 기전을 촉진한다. 사회적 지위와 부교감신경계 기능의 관련성에 대한 대부분의 연구는 심장을 조절하는 교감신경계와 부교감신경계의 균형을 평가하기 위해 심박 변이도(Heart rate variability)를 검사했다. 심박 변이도의 감소는 교감신경계의 항진 또는 부교감신경계의 저하와 관련이 있다. 낮은 심박 변이도는 관상동맥성 심장질환자에서 돌연사의 다른 위험 요인들과 독립적으로 심실부정맥과 돌연사를 예측하며(133, 134), 관상동맥성 심장질환이 없는 사람에서도 심장 돌연사의 위험 요인이었다(135, 136). 심박 변이도는 심장 자율신경 긴장도(autonomic tone)의 비침습적인 측정법으로서 R-R 간격(심전도의 QRS파에서 연속하는 R파의 최고점 사이의 시간 간격)으로 평가한다(137, 138).[2]

성인 및 아동에 대한 많은 연구에서 다양한 만성 스트레스와 심박 변이도 감소와의 관련성을 제시했다(139~141). 예를 들어 심박 변이도와의 역상관관계는 업무 관련 스트레스뿐만 아니라 분노, 우울, 불안과 같은 다양한 형태의 정신적 고통에서도 보고되었다(142~145). 다른 연구에서는 낮은 사회적 지위가 만성 자율신경계 기능 손상과 관련성이 있었다. 일례로 2,197명의 중년 남성 공무원에서 낮은 고용 등급은 낮은 심박 변이도와 관련성을 보였다(146). 또 다른 연구에서는 다른 지표(예: 교육 수준)로 측정된 낮은 사회경제적 수준과 낮은 심박 변이도와의 관련성을 보고했고(147), 이러한 관련성은 인종(race)과 민족(ethnicity)에 따라 차이를 보였다(148). 심리적 스트레스에 따른 심박 변이도의 관련성은 명백히 확립되어 있는 반면(149), 심박 변이도의 예측인자로서 사회적 지위의 관련성은 아직 명확하지 않다. 이는 대부분의 근거가 단면연구에 기반하여 인과관계를 추론하기 어렵기 때문이다(예: 147).

교감신경계의 활성화로 부신수질에서 카테콜아민, 에피네프린, 노르에피네프린이 분비된다. 동물 모델에서 만성 스트레스는 교감신경계의 지속적인 활성화로 혈중 노르에피네프린 수준을 상승시켰다(150~152). 인간 대상의 연구에서 혈

---

2) 심박변이도는 RR 간격에 기반한 시간 도메인 측정치 외에도 동일한 심전도 데이터로부터 주파수 도메인의 측정치를 수학적으로 계산할 수 있다. 이 방식은 푸리에 변환을 사용한다. 심박변이도의 스펙트럼에는 두 가지 주요 성분이 있는데, 첫째는 고주파(0.18-0.4 Hz) 성분으로 호흡과 동기화되며 호흡 동성 부정맥(RSA)과 동일하다. 둘째, 저주파(0.04~0.15Hz) 성분은 미주신경과 심장의 교감신경에 의해 매개되는 것으로 생각된다. 스펙트럼 성분의 파워(power)는 관련 주파수 아래쪽 영역으로서 절대 단위(제곱밀리초)로 표시된다. 저주파 성분의 파워 감소가 예후에 중요하다고 여겨진다.

중 노르에피네프린 수준은 만성적으로 스트레스 수준이 높은 사람뿐만 아니라 아동기 학대를 경험한 군에서도 높은 것으로 보고되었다(예: 153, 154). 카테콜아민과 사회경제적 수준 간의 관계에 대한 근거는 혼재하는데, CARDIA(155)와 보다 작은 규모의 연구(156, 157)는 에피네프린, 노르에피네프린과 모두 양의 관련성을 보고한 반면, 다른 연구에서는 관련성이 없거나 일관되지 않은 결과를 보였다(158, 159). 이처럼 기존 연구가 제한적이고 상반되는 결과를 보이는 것은 카테콜아민을 스트레스 반응에 대한 대리지표로 사용하는 데에 그만큼 어려움이 있음을 반영한다. 이러한 호르몬의 기저 수준은 개인 별로 다양하여, 생리학적 범위의 10배까지 차이가 날 수 있다(160). 급성 스트레스 후 수 분 이내에 혈중 노르에피네프린 농도가 증가하지만, 이에 반해 장기간 누적된 만성 심리사회적 스트레스는 안정기 혈중 농도에 반영되지 않을 수 있다. 소변에서 측정된 노르에피네프린 농도가 혈액 검체보다 좀 더 오랜 시간 동안의 스트레스 노출을 반영할 것으로 생각되지만(161), 아직 소변을 사용한 대규모 역학 연구는 거의 없다. 이와 같이 사회적 역경과 카테콜아민의 만성 변화에 대한 신뢰할 만한 근거는 아직 제한적이다.

세포의 구조와 조직의 리모델링

세포 수준의 관점에서 볼 때 사회적 환경은 세포의 분화와 사망(예: 세포 자멸)뿐만 아니라 세포의 구조적 특성(예: 수상돌기 형태, 신경 연결 형성)에도 영향을 미칠 것으로 가정된다. 미분화 세포에서 환경적 자극은 세포의 발달 궤적을 특정 경로로 설정하도록 유전자 발현의 유형을 변화시킨다. 관련된 과정은 세포의 발달, 재생, 복구 중에 발생하고(162), 이러한 세포로 구성된 조직 및 시스템의 구성과 크기를 결정한다. 예를 들어 교감신경계는 조혈작용과 단핵구 분화가 발생하는 골수의 미세환경을 관장하고, 골수세포의 분화는 노르에피네프린의 신호에 의해 조절된다. 최근 실험 결과, 사회적 스트레스(사람)나 패배(쥐) 경험으로 항진된 교감신경계의 자극은 단핵구 분화를 촉진하여 면역체계를 염증 전 단계 상태에 치우치도록 변화시켰다(163). 아직은 발달기 사회적 환경이 미치는 영향에 대해서 잘 모르는 초기단계이지만, 사회적 자극으로 유발된 생리적 변화는 조직 발달이나 리모델링을 통해 생물학적 기능을 변화시킬 수 있다. 이러한 변화는 리모델된 조직들이 이후 환경적 자극에 반응하는 민감도를 변화시킬 수 있고, 그 변화는 세포의 전 주기 또는 그 이후까지도 지속될 수 있다(106).

뇌의 구조와 기능

신경조직과 신경회로망의 구조 및 기능의 변화는 사회적 역경이 건강에 미치는 영향 측면에서 특히 중요한데, 이는 뇌가 환경에 대한 행태적, 생물학적 반응을 조절하는 중추적인 역할을 하기 때문이다. 동물 모델 연구는 환경적 조건으로 유발된 뇌 구조와 기능의 장기적인 변화에 대한 생물학적 타당성에 관한 가장 강력한 근거를 제시해 왔으며, 인간에 대한 연구도 계속 늘어나고 있다(164). 이러한 연구의 가장 큰 난제는 사회적 역경과 신경학적 측정치와의 인과관계의 방향성을 확립하는 것인데, 이는 설득력 있는 종적 연구가 거의 없기 때문이다. 예를 들면, 주요 우울증 환자에서 전방 꼬리핵(anterior caudate)의 용적이 감소했고(165), 보상적 자극에 대한 중격핵(nucleus accumbens) 반응성이 감소한 결과가 보고되었으나(166), 용적의 차이가 우울증의 원인인지 결과인지에 대하여는 불분명하다. 유사한 예로, 호주의 중년 성인을 대상으로 한 연구에서 자가보고한 현재의 재정적 어려움은 해마와 편도체의 용적 감소와 상관관계를 보였으나, 과거를 회상하여 보고한 아동기의 가난은 용적과 관련성을 보이지 않았다(167). 또한 사회경제적 수준의 여러 측면이 확산 텐서 영상(diffusion tensor imaging)으로 측정한 백질 경로(whilte matter tract)의 완전성(integrity)과 관련성을 보였다(168). 사회적 요인은 뇌 구조뿐만 아니라 신경 시스템의 기능과도 관련성을 보인다. 일례로 후향적으로 보고된 부모의 낮은 사회적 지위는 편도체의 증가된 반응성과 관련성을 보였다(169).

전향적 연구는 인과관계의 방향성을 정립하는 데에 도움을 준다. 기아나로스(Gianaros) 등은 1985년부터 2004년까지 건강한 여성 48명을 추적조사했는데, 이 기간 동안 보고된 생활 스트레스는 2005년과 2006년에 측정된 해마의 회백질 용적과 관련성을 보였다(170). 자연실험연구 또한 스트레스가 뇌 구조를 변화시킨다는 인과관계의 방향성에 대한 근거를 뒷받침한다. 2001년 9월 11일 세계무역센터 테러에 노출되었던 17명과 노출되지 않은 17명의 성인을 대상으로 한 소규모 연구에서 간젤(Ganzel) 등은 사건 발생 수년 후 회백질 용적을 측정했는데, 테러 노출 경험은 해마 전방부, 전전두엽 피질 내측(medial prefrontal cortex), 편도체를 포함한 뇌 여러 부위의 회백질 용적 감소와 관련성을 보였다(171).

매큐언(McEwen)은 스트레스 경험이 부신에서 스테로이드 호르몬 분비를 유발한다는 사실에 기반해, 뇌의 노화가 '글루코코르티코이드 연쇄 반응'으로 설명된다고 가정했다. 해마의 신경세포에는 글루코코르티코이드 수용체가 매우 풍부하고, 스트레스 상황에 대한 반복적인 노출은 바람직하지 않은 세포 구조의 변화(수상돌기의 형태 및 밀도 변화)를 초래한다. 이러한 변화들은 전전두엽 피질에 미치는 영향과 함께(172), 스트레스가 인지기능을 손상시킨다는 근거에 대한 신경생물학적 기반을 제공한다(173). 해마의 변화는 일회성 기억을 손상시킬 뿐만 아니라, 시상하부를 조절하는 해마의 역할로 인해 시상하부-뇌하수체-부신 축의 활동성에도 영향을 미친다(174). 그러나 자가보고된 스트레스와 해마 간의 전향적인 관련성에 대한 연구결과 역시 뇌 구조의 변화 때문에 스트레스와 우울증에 대한 취약성이 발생했을 가능성을 배제할 수는 없다.

성인에서 많이 연구된 스트레스, 고립, 사회경제적 환경과 뇌 구조와의 관련성은 성인뿐만 아니라 생애 초기부터 이러한 차이가 발생함을 시사하는 연구들이 보고되었다. 부모의 사회경제적 수준은 아동의 신경인지검사 수행 능력(특히 실행 기능 및 언어 유창성)에 체계적인 차이를 보였다. 즉, 용적(175, 176) 및 전전두엽 피질 두께(177)를 포함한 뇌의 구조적 특성과 문제를 해결하는 동안의 신경 동원(neural recruitment, 178)의 차이와 관련성이 있었다. 소규모의 신생아 뇌파 연구에서 부모의 낮은 수입과 직업 상태는 집중을 돕는 뇌의 능력에 대한 지표인 전두엽 감마 파워(frontal gamma power)의 감소와 관련성을 보였다(179). 이 연구는 평균 연령이 생후 226일인 유아를 대상으로 했으므로 역인과관계의 가능성은 낮다. 그러나 출생체중, 수면 등 가능한 혼란변수의 보정에도 불구하고, 관찰연구였으므로 관련성의 원인이 반드시 스트레스라고 단정할 수는 없다.

입양 연구는 이와 같은 관련성이 역인과관계가 아닌 사회적 역경이 뇌 구조에 영향을 미친다는 결정적 근거를(관찰연구 및 무작위 연구에서 모두) 제시했다. 일례로 43명의 국제 입양아를 대상으로 한 관찰연구에서 입양되기 전 혈육과 지낸 시간이 더 길수록 부모와 입양 기관의 평가에서 모두 높은 수행 기능 및 더 좋은 고아원 입소와 관련성을 보였다(180). 국제 입양된 아동은 비입양아보다 뇌의 백질 완전성이 더 나빴는데, 이 관련성은 입양된 가정에서 지낸 시간이 길수록 약화되었다(181).

주목할 만한 집시 고아에 대한 무작위 연구(부쿠레슈티 조기 개입 프로젝트) 결과 9~31개월의 고아에서 시설보호 아동과 시설비보호 아동 간에 기저 시점에 측정한 뇌파에서 알파 및 베타 밴드 파워(alpha and beta band power)에 뚜렷한 차이가 관찰되었다(182). 무작위 배정으로 일부 시설보호 아동은 양질의 위탁양육을, 다른 군은 '평범한 양육'을 받게 했는데, 여기서 평범한 양육이란 고아원에서 더 오래 양육 받거나 입양되더라도 양부모가 조기 개입 프로젝트 연구진으로부터 집중적인 지지와 훈련을 제공 받지 않은 경우를 의미했다. 결과는 위탁 가정에 입양된 시점의 아동의 연령에 따라 차이가 발생했다. 양질의 위탁양육군에 배정된 아동은 '평범한 양육'군 아동에 비해 인지능력과 발달에서 유의하게 높은 향상도를 보였으며(183), 일찍 입양될수록 향상도의 크기가 더 컸다. 생후 24개월 전에 양질의 위탁양육군에 무작위 배정된 시설보호 아동과 시설비보호 아동 간의 뇌파 지표 차이는 8세경에는 더 이상 통계적으로 유의하지 않았다. 반면 '평범한 양육'군 또는 생후 24개월 이후에 입양된 시설보호 아동에서는 시설비보호 아동에 비해 뇌파의 차이가 지속적으로 관찰되었다(184). 연구결과 해석 시 유의할 점은 연구 대상자 수가 작았다는 점과 양질의 위탁양육군의 뇌파 지표는 시설비보호 아동과 시설에 남아 있었던 대조군의 뇌파 지표의 중간 수준이었다. 양질의 위탁양육군과 시설에 남아 있었던 군 간의 주요 치료 의향(intention-to-treat) 분석 결과는 통계적으로 유의하지 않았다. 고아의 추적 연구, 특히 부쿠레슈티 조기 개입 프로젝트는 가난이나 사회적 고립과 같은 일반적인 경험보다 더 심각한 상처를 주는 극단적인 요인의 결과를 설명했지만, 그럼에도 불구하고 사회적 역경이 어떻게 체화하는지에 대한 이해를 제공할 수 있다.

세포의 노화: 텔로미어와 산화 스트레스

산화 스트레스(oxidative stress)는 항산화적 방어기전에서 과잉의 자유기(free radical)가 생성되는 상태로 정의되며, 암 발생, 노화 과정, 신경퇴행성 질환과 관련된다. 만성 사회적 스트레스는 높은 산화 스트레스와 낮은 항산화제 수준과 관련성을 보인다(113). 일례로 전향적으로 측정된 교육 수준과 직업상태는 F(2) 이소프로스테인 및 감마-글루타밀 전이효소의 농도로 측정한 높은 산화 스트레스와 관련성을 보였고, 카로티노이드로 측정한 낮은 수준의 항산화물질과 관련성을 보였다. 10~15년간 추적 관찰한 결과 낮은 교육과 직업 수준은 감마-글루타밀 전이효소의 더 큰 증가 및 카로티노이드의 더 큰 감소와 관련되었다(185).

이와 유사하게 최근 많은 연구는 세포 노화의 지표인 백혈구의 텔로미어 길이(leukocyte telomere length, LTL)가 사회적 스트레스의 영향에 민감하고(186~189), 조기 노화의 초기 지표일 수 있다고 제안한다.[3] 텔로미어는 DNA-단백질 복합체로서 염색체 끝을 덮고 염색체의 안정성을 높인다. 텔로미어의 유지는 수명을 결정하는 데 중요한 것으로 간주되고 질병 발생과도 관련될 수 있다. 수많은 단면 연구에서 짧은 텔로미어 길이와 심혈관질환(193), 인슐린 저항성 증가(194), 암(195)과 같은 다양한 노화 관련 질병 간의 관련성을 제시했다. 이와 관련하여 텔로머레이스(telomerase) 활동성 저하는 심혈관질환의 행태적, 생물학적 위험 요인과 관련성이 있었다(188). 텔로미어의 길이와 수명 간의 관련성을 연구한 전향적 연구의(전부는 아니지만) 대부분은 텔로미어 길이는 조기 사망을 예측한다고 보고했다(196~198). 짧은 텔로미어로 반영되는 세포의 노화와 유기체의 노화와의 관련성을 제시한 많은 근거는 단면연구로부터 도출되었다. 그러나 최근에는 텔로미어 길이의 감소 속도가 사망률을 예측하는지 연구되기 시작했다. 236명의 노인을 대상으로 한 연구에서 2.5년 간격으로 2회 측정한 텔로미어 길이의 변화율은 사망률을 예측했다(199). 2.5년의 추적 기간 동안 텔로미어가 짧아진 남성

---

[3] 텔로미어의 길이는 세포 내에서 일어나는 연장 및 단축 활동으로 인해 시간 경과에 따라 변화한다(190). 텔로미어의 단축 속도는 염색체 DNA 말단에 텔로미어의 반복 서열을 추가하는 세포 효소인 텔로머레이스의 활동에 의해 일부 조절된다. 텔로머레이스의 활동은 텔로미어의 길이 유지뿐만 아니라 텔로미어 길이에 상관없이 건강한 세포 기능, 지속적인 줄기세포 증식, 장기간 면역 기능을 보존하는 역할을 한다.

은 텔로미어 길이를 유지한 남성에 비해 심장질환 사망 위험도가 3배 더 높았다. 물론 결과가 재현되어 입증되어야겠지만, 이 연구결과는 단기간의 텔로미어 길이의 변화는 건강 상태와 위험도에 대한 유용한 임상적 지표를 제공할 수 있음을 시사한다. 그러나 텔로미어의 동역학(dynamics)와 건강과의 관련성에 대해서는 아직 연구할 부분이 많이 남아 있다.

사회적 역경과 텔로미어 길이 및 텔로머레이스의 동역학과의 관련성에 대한 연구의 두 가지 주요 목적은 텔로미어의 단축 현상이 사회적 역경이 건강에 미치는 영향을 뒷받침하는 기전의 하나인지를 평가하고, 발현된 질환이 없는 상태에서 텔로미어의 길이를 건강 문제를 예측하는 질병 전 단계 대리지표로서 사용하고자 함이다. 현재 진행되는 연구들은 사회적 역경이 건강에 미치는 영향을 인종/민족, 그리고 텔로미어와 연관 지어 설명하고자 한다. 흑인에서 더 높은 비율로 나타나는 사회적 불이익과 나쁜 건강 상태를 근거로 흑인의 텔로미어 길이가 백인보다 더 짧을 것이라는 예측이 지배적이었다. 놀랍게도 대부분의 연구결과 흑인의 텔로미어가 평균적으로 더 길었다(201, 202, 203). 2,453명의 성인 대상 단면연구에서 백인에 비해 흑인의 텔로미어가 유의하게 더 길었고(202), 667명의 청소년을 대상으로 한 연구에서도 유사한 결과를 보였다(203). 보다 최근의 단면연구에서는 2,599명의 기능 수준이 높은(high-functioning) 흑인과 백인 노인에서 텔로미어와 인종/민족, 교육 수준과의 상호관계를 조사했는데, 고졸인 노인은 고등학교 이상의 교육을 받은 노인보다 텔로미어 길이가 더 짧았다. 교육 수준과 무관하게 흑인은 백인보다 텔로미어 길이가 더 길었으나, 교육 수준의 보호 효과는 흑인에서 보다 두드러졌다(201). 텔로미어 길이에 대한 인종 간의 패턴에 대해서는 아직 입증되지 않았지만 가능한 가설은 흑인은 더 긴 텔로미어를 가지고 태어나지만 스트레스 관련 과정으로 인해 단축되는 속도가 더 빠를 것이라는 가정이다(201).

인간의 대사체

대사체는 세포 대사로 생산되는 결과물의 집합체로 정의되며, 세포, 조직, 유기체의 성장과 유지에 중요한 작은 분자 수준의 수많은 대사산물을 포함한다 (205). 최근 고속대량 처리기술(high-throughput technologies)의 발전으로 인해 플라즈마와 같은 생물학적 표본에서 수백 개의 작은 분자 대사산물을 동시에 정확히 측정하는 것이 가능하게 되었다('대사체학'). 이 책이 쓰인 시점에 최근 발표된 인간의 대사체 데이터베이스 정보는 40,000종이 넘는 대사산물을 포함한다 (206). 질병 위험과 관련된 대사의 변화는 이러한 대사물질을 정량화하는 대사체학 플랫폼(metabolomics platforms)을 사용해 평가할 수 있다.

현재 대사체학의 접근법은 진단 도구의 개선을 목적으로 다양한 질환의 특징을 밝혀내고 이해하는 데 가장 흔히 사용된다. 그러나 대사체학은 사회적 역경과 건강을 연결하는 생리학적 기전의 이해와 관련하여 폭넓은 적용 가능성을 가지고 있다. 대사체학은 사회적 역경에 반응하여 발생하는 생리학적 변화를 모니터링하고 측정하는 방법을 제공할 수 있다. 사회적 역경에 대한 대사체학적 변화의 특징을 파악하는 것은 특정 시점의 세포 기능에 대한 정보를 줄 수 있을 뿐만 아니라(시간에 걸쳐 반복 측정될 수 있다면) 변화하는 환경에 반응하는 생물학적 조절 장애의 동적 특성에 대한 중요한 정보 역시 제공할 수 있을 것이다. 일부 연구자들은 스트레스 노출에 대한 신뢰할 만한 생물학적 특징의 발견이 가능할 것이라고 주장했다. 그러나 다른 연구자들은 사회적 역경의 대사체학적 특성을 발견함으로써 추가될 수 있는 가치에 의문을 제기하는데, 이들은 부가적인 지식의 증가가 이를 위한 기술적 비용을 정당화하지 않을 수 있다고 주장한다. 후성유전자와 유전자 발현에 대한 연구와 마찬가지로 대사체학에 대한 현재의 지식기반이 매우 제한적이기 때문에 이 분야의 모든 연구 프로젝트는 탐색적이고 위험성이 높다. 그러나 많은 '체학' 기술과 마찬가지로 대사체학 데이터 처리 비용은 크게 감소할 것으로 예상된다. 대사체학 프로파일과 사회적 위험 요인과의 관련성은 질병 유발 가능성이 가장 높은 스트레스와 관련된 생물학적 변화에 대해서 주요 기전에 대한 통찰력을 제공할 수 있을 것이다. 대사물질은 세포 전사(cellular transcription)와 해독 후 단계(post-translational process)의 결과물이고 특정 질병 결과와 가깝기 때문에 대사체 연구는 이러한 변화의 발생 시점뿐만 아니라 변화의 지속성과 가역성에 대한 이해도 제시할 수 있다. 보다 일반적으로 대사체학 연구는 사회적 역경이 건강에 영향을 미치는 주요 생화학적 경로에 대한 정보뿐만 아니라, 특별히 민감한 노출 시기, 질병 위험의 조기발견, 중재 이후 세포 기능의 성공적인 변화 여부에 대한 정보를 제공할 수 있다.

그러나 이러한 가능성은 추측에 근거하고, 아직까지 이 분야의 연구는 거의 없다. 초기 동물 연구에서 만성 스트레스는 아미노산, 탄수화물, 지질 대사의 변화(예: 207) 및 대사체의 상당한 변화와 관련성을 보였다. 일례로 만성 스트레스에 노출된 동물에서 글루타메이트(glutamate) 수준이 유의하게 증가하고 글루타민(glutamine) 수준은 감소했다(예: 76, 77).[4] 이러한 변화들이 인간에서도 확인되는지는 아직 밝혀지지 않았다.

대사체 연구는 복잡한 생물학적 표본에서 작은 분자의 특성을 밝히고 정량화하는 데에 초점을 둔다. 연관되어 있는 대사체학(metabonomics)은 인간의 마이크로바이옴(microbiome, 장, 점막조직, 피부 등 인간 체내에 존재하는 수천 종의 미생물)의 연구를 포함한다. 체내 세포의 대부분은 사실 인간이 아니다(209). 대사체학은 환경적 요인(식사 습관, 독소 포함), 질병 과정, 장내 세균총과 같은 유전체 이외의 영향으로 발생하는 교란에 대한 생명체의 전반적이고 역동적인 대사 반응을 측정하고자 한다. 대사체학의 초점은 복잡한 다세포 시스템에서 시간 경과에 따라 발생하는 시스템상의 변화를 이해하는 데에 맞추어져 있다(210).

대사체학은 장내 세균총이 환경 요인과 건강과의 관련성에서 잠재적으로 중요한 역할을 한다고 제시했다. 장내 세균총 활동의 지장은 장, 간, 췌장, 뇌 등의 특정 질환에 매우 중요한 것으로 보인다(210). 사회 역학과 관련성이 가장 높은 연구결과는 스트레스 관련 심리적 증상(예: 불안 행동)과 과민성 대장증후군, 염증성 장질환 등의 위장장애와의 높은 동시 이환률에 대한 관찰에서 비롯했는데, 이로 인해 미생물총-장-뇌 축(microbiota-gut-brain axis)의 개념이 제안되었다(211). 예를 들어 한 연구에서는 쥐의 장내 미생물총 변화가 불안 관련 행동을 변화시킴을 보였다. 유사한 결과로, 불안감이 없는 쥐의 장내 미생물을 불안감을

---

4) 글루타민은 단백질과 신경전달물질의 합성에 필수적인 아미노산으로 포도당 생성(gluconeogenesis)에 관여하는 분자인 글루타메이트로 가역적으로 변환될 수 있다. 이러한 대사산물은 후속 건강결과와 연관된 혈당 수준 및 다른 세포 기능(208)의 조절에 관여한다.

보이는 쥐의 장에 이식하면 불안으로 인한 행동이 감소됨이 보고되었다(212). 이 결과는 장내 세균총이 불안, 기분, 인지기능, 통증의 조절에 관여함을 제시하는데, 이는 무균 동물이나 병원성 세균 감염, 프로바이오틱 박테리아(probiotic bacteria), 항생제에 노출된 동물을 대상으로 한 수많은 연구결과와 일치한다(211). 이러한 영향은 양방향성일 가능성이 있는데, 이는 스트레스 및 시상하부-뇌하수체-부신 축 관련 활동이 모두 장내 미생물총의 구성에 영향을 미치는 것으로 알려져 있기 때문이다(213). 한 연구 사례에서 출생 초기에 하루 3시간씩 어미 쥐와 분리되었던 성체 쥐는 분리되지 않았던 쥐에 비해 장내 미생물총의 구성이 변화되었다(214). 다른 연구는 성인기 만성 스트레스가 장내 미생물총 구성에 미치는 영향을 제시해 이러한 사실을 인간에서도 입증했다(211). 아직 초기 단계이기는 하지만 이러한 연구들은 장내 미생물총의 구성이 사회적 역경과 건강 간의 관련성을 매개하거나 스트레스의 영향을 악화시킬 수 있음을 시사한다.

지금까지 고찰한 연구들은 장내 미생물총이 사회적 환경 요인에 의해 어떻게 변화하는지를 연구함으로써 중요한 통찰력을 얻을 수 있음을 시사한다. 인간의 장 내에는 수천 종의 미생물이 존재하기 때문에 각각의 역할을 밝히기 위해서 한 가지씩 따로 연구하는 것은 불가능하다(211). 그러나 '체학' 데이터에 대한 새로운 기법들은 사회적 환경의 외부 변화가 장내 미생물총에 특수한 변화를 가져오고, 이 변화가 인간의 평생 건강과 관련된 대사 경로에 영향을 미치는지에 대한 이해의 폭을 넓히는 데에 사용될 수 있을 것이다.

유전체, 후성유전체, 전사체

유전자 발현5)의 조절은 사회적 역경에 대한 생리학적 반응에 중요한 역할을 하는 것으로 생각된다. 유전자 발현은 동적인 과정으로서 전 생애에 걸쳐 상향 또는 하향 조절될 수 있고, 환경에 반응하며, 발달단계에 따라 체계적으로 변화한다(17). 현재의 근거로는 사회적 환경이 생물학적으로 각인(embed)되는 기전

---

5) DNA에서 RNA로의 전사 및 RNA에서 단백질로의 번역 두 과정을 모두 포함한다.

으로 DNA에서 RNA로의 전사 조절(예: DNA에 후성유전학적 표지)과 단백 구성 요소(protein building blocks)의 전사 후 수정(post-translational modification) 과정이 포함된다(29, 37).

후성유전학

후성유전학적 변화(epigenetic modification)는 사회적 환경이 유전자 발현에 영향을 미치는 기전 중 한 가지로 가정된다. DNA 부분의 메틸화와 아세틸화는 DNA의 기본 서열을 변화시키지 않으면서도 유전자 활동의 안정적인 변화를 유도할 수 있다(215). 이러한 후성유전학적 표지(mark)는 DNA에 대한 조절단백과 RNA 폴리머레이스의 접근성을 변화시켜서 DNA가 RNA로 전사되는 것을 줄이고 유전자의 단백질 생성을 감소시킨다. DNA의 과메틸화(hypermethylation)의 전형적인 직접적 영향은 관련 유전자 발현을 하향 조절(down regulate)하는 것이지만, 많은 단백질이 다른 유전자의 발현을 상향 또는 하향 조절할 수 있기 때문에 한 유전자의 후성유전학적 표지는 다른 유전자의 발현 가능성을 높일 수 있다. 후성유전학적 변화는 전형적 발달 과정의 본질적인 부분이며 건강한 인간 발달에 중요한 역할을 한다.

후성유전학이 건강의 사회적 불평등을 설명하는 매력적인 기전이 된 이유는 다음의 세 가지 측면 때문이다. 첫째, 후성유전학적 패턴은 주로 생애 초기에 확립되며, 신속한 DNA 메틸화와 탈메틸화가 특정 발달 시기[예: 원시세포(primordial), 미수정 생식 세포, 수정 직후]에 발생한다. 이러한 현상으로 형성된 후성유전학적 패턴은 대부분 전 생애에 걸쳐 유지되지만, 일부에서는 '후성유전학적 표류(epigenetic drift)'라고 불리는 변화를 보이기도 한다(216). 인간에서(생애 초기의 급속한 대규모 탈메틸화와 재메틸화 이후) 후성유전학적 표류가 어느 정도로 발생하는지는 불분명하며 현재 활발히 연구되고 있다. 그러나 후성유전학적 변화의 상대적인 안정성 때문에 후생환경으로 유도된 생애 초기의 변화가 성인기까지 유지되는 그러한 민감한 시기의 노출 영향에 대한 설명 기전을 제시한다. 둘째, 관련성이 전적으로 직접적이지는 않지만 부모의 DNA 후성유전학적 패턴이 자녀 DNA의 후성유전학적 패턴에 영향을 미친다는 사실이다. 셋째, 외부 환경요인 역시 메틸화 및 탈메틸화에 영향을 미치기 때문에 후성유전학적 패턴은 유기체와 그 부모의 과거 환경요인의 발자국이 될 수 있다. 후성유전학적 패턴은 발달 시기의 짧은 기간을 제외하고는 대부분 안정적이지만, 후성유전학적 표지가 변화하면 후성유전학적 패턴은 영양, 스트레스, 감염, 독성과 같은 환경 요인에 반응한다고 알려져 있다. 후속 세대를 위한 생식 세포는 부모의 배아에 존재하기 때문에 후성유전학적 변화는 표현형질 적응의 세대 간 전달에 대한 기전도 설명할 수 있다. 따라서 후성유전학적 변화는 유기체가 발달 초기에 주로 노출된 환경에 대응해 자신의 특수한 환경에 가장 적합한 발달 경로를 채택하게 하는 매우 유연한 생리학적 도구를 제공하는 것으로 생각된다(217).

후성유전학에 대한 기대의 대부분은 경험적 근거보다는 이론적 가능성에 기반한다. 소수의 설득력 있는 동물 연구가 있는데, 쥐에서의 후성유전학적 변화가 산후 초기 어미의 양육 행동과 새끼의 스트레스 반응 간의 관련성을 매개한다고 보고했다. 이러한 스트레스 반응의 차이는 새끼의 전 생애에 걸쳐 질병 위험을 예측했다. 출생 후 1~6일 동안 실험적으로 유발되거나 자연적으로 행해진 어미 쥐의 새끼 핥기와 털 손질 행동은 글루코코르티코이드 수용체에 대한 유전자 촉진자(promoter)의 메틸화를 감소시켰다. 이 촉진자는 해마 조직에서 글루코코르티코이드 수용체 생성을 변화시키고, 이는 글루코코르티코이드 되먹임 민감도의 증가, 코르티코스테론과 혈중 ACTH의 분비 감소, HPA 축의 스트레스 반응의 전반적인 감소로 이어졌다(218, 219). 산후 초기에 형성된 메틸레이션 패턴은 새끼의 전 생애에 걸쳐 안정적이어서 어미 쥐의 행동의 차이는 새끼가 나이 들 때까지도 새끼의 인지기능의 차이를 예측했다(220). 이러한 연구결과에 근거한 가정은 스트레스 반응의 차이가 다양한 영역의 건강의 악화로 이어진다는 것이다. 보다 최근 연구에서 부모 세대 쥐의 특정 냄새에 대한 두려움의 형성은 새끼 세대와 2세대 후 세대까지 냄새에 대한 민감도를 높였다. 이러한 특성의 세대 간 전달은 관련된 후각 수용체에 대한 유전자의 저메틸화(hypomethylation)가 부모의 정자에 발현되어 중재된다고 생각된다(221).

그러나 이러한 후성유전학적 과정에 대한 인간 대상의 연구는 정상적인 상황에서 후성유전학적 변화 시점이 발달단계 별로, 또한 조직 별로 특이할 것이기 때문에 연구의 어려움이 있다. 또한 아동기에 보이는 잠재적인 후성유전학적 변화가 성인기 건강결과를 예측하는지를 연구하기 위해 사용 가능한 데이터가 거의 없다. 그 결과, 생애 초기의 불리한 환경이 성인기 건강에 영향을 미치는 기전을 설명하는 후성유전학의 무궁무진한 가능성에도 불구하고 연구는 아직 초기 단계에 머물러 있다. 일례로 영국의 1958년 출생 코호트 중 아동기와 성인기 사회경제적 수준이 최저군이었던 40명의 성인 남성 표본에서, 유전자 촉진자(gene promoter)의 메틸화 차이는 성인기 사회경제적 수준과도 관련성을 보였지만 아동기 사회경제적 수준과 관련성을 보이는 경우가 더 많았다(222). 아동기 사회경제적 수준과의 이 특수한 관련성은 아동기 환경의 차이가 후성유전학적 발자국을 남긴다는 것을 시사한다.

인간을 대상으로 한 최근 연구도 심각한 외상 및 외상 후 스트레스를 경험한 사람과 경험하지 않은 사람 사이에서 체계적으로 다른 후성유전학적 특성을 발견했다(223). 자살한 사람들의 뇌 조직을 분석한 연구에서는 대리 보고된 유년기의 학대 경험은 어미 쥐의 핥기와 털 고르기 결핍 시 나타난 패턴과 유사한 메틸화 패턴을 보였는데(224), 이는 유년기의 역경이 정신적, 신체적 건강결과와 관련된 생물학적 기능을 변화시킬 수 있음을 제시한다. 이처럼 현재까지 연구결과는 사회적 역경에 대한 노출이 생물학적 스트레스 반응과 관련된 유전자(예: 글루코코르티코이드 수용체 유전자, CRH 유전자)의 후성유전학적 변화를 유발하고, 특히 메틸화 패턴이 더욱 활발한 생애 초기에 이러한 변화가 발생한다고 제시한다. 이러한 스트레스 반응에 대한 변화는 앞서 간단히 서술한 기전을 통해 성인기 질병의 민감도와 관련될 수 있다(29). 어떤 후성유전학적 변화가 생애 후기의 질병 위험 발생과 가장 관련성이 있는지 직접 규명한 연구는 거의 없다. 즉, 소수 특정 염색체 부위의 후성유전학적 변화가 가장 중요한지, 아니면 전체 유전체의 메틸화 패턴이 중요한지 아직 알 수 없다. 현재의 연구는 사회적 역경의 결과로서 그리고 성인기 질병 예측인자로서 둘 다 고려하여 전체 유전체와 몇몇 후보 유전자의 메틸화의 차이를 탐구하고 있다. 유사하게, 하나의 특정 시기에서 발생하는 후성유전학적 변화가 다른 시기에 발생하는 변화에 비해서 성인 질병 위험의 예측인자로서 더 강력한지 여부도 아직 명확하지 않다. 밀러(Miller) 등은 많은 노화 관련 질환에서 염증 반응의 중요성을 고려할 때, 면역체계 세포에서 전염증성 경향을 유발하는 후성유전학적 변화가 다양한 부정적인 건강결과에 대한 민감도를 증가시키는 중요한 경로일 가능성이 높다고 제시했다(29). 이 모델은 이러한 경향성이 역경에 대한 과장된 반응과 억제하는 신호에 대한 민감도 감소로 인해 지속적으로 유지되고, 그로 인해 발생하는 만성 염증은 생애 후기에 다양한 질병 발생에 관여하는 병리학적 기전을 유발한다고 제안했다. 이 외의 다른 경로에 대해서는 아직까지 연구된 바가 많지 않다.

그러나 후성유전학적 패턴의 특징이 조직에 따라 다르고 연구에 비용이 많이 들기 때문에 이 유망한 연구 분야는 중대한 재정적, 실행적 어려움을 겪고 있다. 중추신경계에서 발생하는 후성유전학적 변화는 중요한 경로에 긴밀히 관련되었을 가능성이 높지만, 뇌 조직은 살아 있는 인간에서는 접근이 어렵다. 현재 대부분의 인간 대상의 후성유전학적 연구는 림프구의 변화를 고찰하고 있으나 림프구가 뇌에서의 영향을 반영할 수 있는 타당한 지표인지는 명확하지 않다(38).

유전자 발현의 다른 기전

사회적 요인은 다른 기전들을 통해서도 유전자 발현에 영향을 미칠 수 있다. 최근의 문헌고찰 연구에 기술된 바와 같이 유전자 조절과 사회 환경에 대해 고찰한 연구들은 안정 상태의 전사체[transcript(mRNA)]의 표현 수준의 변이로 포착되는 유전자 조절의 일반적 척도를 가장 흔히 사용해 왔다(17). 이 분야의 연구 대부분은 실험실 설치류 모델이거나 또는 영장류(히말라야 원숭이)를 대상으로 수행되었고, 인간을 대상으로 한 연구는 소수이다. 인간 대상의 연구들은 다양한 형태의 사회적 스트레스가 수백 종의 유전자에서 그 발현을 다르게 하는지, 그리고 어떻게 다른지를 규명하는 데 초점을 맞추어 왔다(포괄적인 고찰은 17, 106, 225, 226 참고). 현재까지의 연구결과 사회적 역경의 주요 측면은 말초혈액 단핵구에서 측정되는 유전자 발현 패턴(RNA 수준으로 측정)과 관련성을 보였다(17).

염증 및 아드레날린 신호와 연관된 유전자의 일관된 상향 조절(up-regulation)의 일반적인 패턴은 역경에 대한 보존된 전사 반응(conserved transcriptional response to adversity, CTRA)으로 확인되고 설명된다(226). CTRA는 백혈구 내 전사의 기저 패턴이 위험한 환경 조건에서 발생할 수 있는 다양한 미생물 노출에 대해 방어하는 준비 상태로 바뀌는 현상을 말한다. 이러한 전사의 변화는 상처 치유를 촉진하고 감염 가능성을 낮추기 때문에 물리적으로 위험하거나 불확실한 환경에서 건강과 신체의 온전함을 유지하기 위해 단시간에 고도의 적응이 가능하다. 그러나 이러한 전사의 패턴은 과도한 전염증성(proinflammatory) 면역반응 및 부적절한 항바이러스성 면역반응과 관련된 유전자의 발현 역시 유발할 수 있고(226), 일단 이러한 패턴이 작동하면 급성 손상과 감염에 대한 반응을 저해할 수 있다. 이러한 전사의 변화는 물리적인 위협뿐만 아니라 실제와 가상의 사회적 위협에 의해서도 활성화 되는데, 이는 현대 사회에서 더 흔히 직면하는 위협이다(226). 반복적인 스트레스 환경이 지속적인 위협으로 인지되지만 위협의 대부분이 비물질적인 유해한 사회적 환경이므로 CTRA는 염증성 질환과 바이러스 감염 위험성을 증가시키는 부적응 반응으로 해석될 수 있다(227).

초기 연구에서 구축된 CTRA 패턴의 인식은 지속적인 스트레스가 글루코코르티코이드의 항염증 효과에 대한 세포의 민감도를 감소시킨다고 제시했는데, 이는 GR NR3C1유전자의 발현 감소, 글루코코르티코이드 수용체(Glucocorticoid Receptor: GR) 단백질의 전사 후 변화(post-translational modification), GR 길항제의 발현 증가, GR 전사 보조인자(cofactor)의 활동성 감소로 뒷받침되었다(225, 228). 한 단면연구에서는 만성적으로 높은 수준의 사회적 고립이 있는 군과 그렇지 않은 대조군 14명의 면역체계에서 유전자 발현의 차이를 확인했다(225). 백혈구 전사의 변화는 전체적인 유전자 발현의 프로파일로 측정했고, 209종의 유전자 전사에서 발현의 차이가 발견되었다. 고립군은 대조군에 비해 면역 활성화, 전사 조절 및 세포 증식과 관련된 유전자 발현이 증가된 반면 항바이러스제 저항성, 항체 생성 촉진, 성숙한 B림프구 기능과 관련된 유전자 발현은 감소함이 관찰되었다. 이러한 결과는 인구학적 요인, 확립된 다른 심리적 위험 요인, 의학적 상태, 행동 위험 요인, 다른 생의학적 지표를 보정한 후에도 동일했다. 타 연구에서도 낮은 사회경제적 수준 및 다른 형태의 사회적 역경(사회적 거부, 만성 대인관계의 어려움, 심각한 고통을 야기하는 외상 요인)을 갖는 군에서 유사한 유전자 발현 패턴의 변화를 확인했다(102, 229~232). 사회적 고립에 대한 초기 연구와 유사하게 이러한 결과는 다양한 역경의 경험이 낮은 군에 비해 높은 군에서 항염증성 (anti-inflammatory) 전사 조절 경로의 활동성은 감소하고 전염증성(proinflammatory) 경로의 활동성은 증가함을 보여준다.

그러나 이러한 결과는 모든 연구에서 일관적으로 관찰되지 않았다. 예를 들어 외상에 노출된 후 외상 후 스트레스 장애(PTSD)가 발생한 군과 발생하지 않은 군에서 유전자 발현 패턴을 비교한 연구에서는 전염증성 유전자의 과발현(over-expression) 증거를 찾지 못했다(233). 또한 현재까지 대부분의 연구들은 관찰연구이고 단면연구라는 점도 유의해야 할 것이다(234). 사회적 행동에 대한 동물 모델은 사회적 환경이 유전자 발현에 인과적인 영향을 미친다는 더 직접적인 근거를 제시했다(17). 히말라야 원숭이를 이용한 연구에서는 연구자가 조작한 지배 순위(dominance rank)가 말초혈액 단핵구의 염증 관련 면역 유전자 발현 수준에 상당한 변화를 유발했다(235). 이 연구를 포함한 여러 동물 연구는 사회적 역경이 유전자 발현 패턴의 변화에 미치는 영향에 대한 인과적 관련성에 추가적인 근거를 제시했다.

이 분야의 연구에 대한 다양한 난제가 최근 거론되었다(17). 그중 한 가지 중요한 점은 사회적, 심리적 요인에 대응한 전사 수준의 변화는 작용 기전에 대한 정보를 줄 수는 있지만, 이러한 전사의 변화가 질병 발생과 관련성이 있는지는 아직 불명확하다는 점이다. 또한 후성유전학 연구와 마찬가지로 유사한 기술적 어려움에 직면하고 있다. 즉, 특정 유전자에 대한 RNA 수준을 정량화하기 위해서는 충분한 양의 질 높은 균질한 세포물질이 필요하며, 인간 대상 연구는 피하지방 조직, 골격근, 말초혈액 단핵세포와 같이 접근 가능한 조직으로 연구 자료가 제한된다는 점이다. 혈액은 인구집단에서 실제적으로 가장 쉽게 채취 가능한 생물학적 검체이지만, 이는 혈액이 다른 세포와 조직, 특히 관심 질병이나 표현형 질과 관련된 세포 및 조직에서 일어나는 전사에 대한 일반적인 정보를 제공한다는 가정을 바탕으로 한다. 더구나 이러한 연구, 특히 인간 대상 연구를 수행할 수 있는 기술적 역량을 지닌 연구팀은 소수이다. 기술적 어려움에는 적절한 샘플의 획득, 검사 수행, 생체정보 결과분석 능력이 포함된다. 결과적으로, 현재까지의 연구결과는 많지 않고, 소수의 실험실에서 산출되었다. 이 분야의 현재 역량을 감안하면, 포괄적이고 독립적인 다른 연구로 결과가 재현될 수 있을 가능성은 높지 않다. 이 분야의 기술 발전의 속도(예: 건조된 혈흔에서 RNA 추출)와 지금까지 밝혀진 가능성을 고려할 때 앞으로는 더 많은 연구자가 참여해 연구결과의 재현이 가능해질 것으로 기대된다(17).

유전 암호의 차이

건강의 사회적 불평등에 대한 유전자의 역할은 '자연 대 양육(nature versus nurture)' 논쟁에서 입증된 바와 같이 오랜 동안 논란이 되었다(236). 비록 사회적 표현형질에 대해서 특정한 유전자 다형성(genetic polymorphism)이 큰 영향을 미친다는 직접적 근거는 거의 없지만, 쌍둥이 연구는 교육 수준 등 많은 사회적 요인들이 중등도에서 상당한 강도의 유전성을 보임을 제시한다(237). 유전학적 설명에 반대하는 주장은 유전적 요인으로 발생하는 불평등은 제거할 수 없다는 잘못된 가정에서 일부 비롯한다. 그러나 최근 수십 년간의 유전자 연구는 이러한 논란에 대한 재고를 촉구하는 두 가지 핵심적인 관점을 제시한다. 첫째, 전장유전체 상관성 연구(genome-wide association studies: GWAS) 결과 놀랍게도 복합적인 질환에 큰 영향을 미치는 유전적 다형성은 거의 없었다. 당뇨, 뇌졸중, 심장질환, 우울증과 같은 많은 복합질환에 대해 확인된 유전자의 변이는 매우 작은 차이, 즉, 쌍둥이 연구에서 추정된 유전성 추정치보다 훨씬 작은 차이에 불과해 이러한 '유전성 상실(missing heritability)'을 어떻게 설명할지에 대한 논의를 촉발시켰다(238). 현재까지 정신질환과 관련된 GWAS 결과는 특히 실망스럽지만, 이 분야는 매우 빠르게 발전하고 있으므로 가까운 미래에 다른 양상을 보여줄 수도 있을 것이다(239). 대부분의 GWAS는 질병과 관련된 유전자 자리(genetic locus)의 규명에 관심을 두지만, 최근에는 심리사회적 표현형질(예: 웰빙), 행동[예: 사회적 유대감, 교육 수준(240)]의 차이에 대한 연구로 확장되고 있다. 그러나 복잡한 심리사회적 표현형질에 대한 유전자와의 단순한 관련성을 규명하는 것은 어렵다고 밝혀졌다. 일례로 101,069명의 발견 표본과 25,490명의 재현 표본에 기반한 교육에 대한 대규모 GWAS는 겨우 3개의 유의한 유전적 다형성을 발견했으며, 이 세 가지의 조합은 겨우 0.022%의 교육의 차이를 설명했다(241). 이 분야의 연구는 이제 막 시작되었지만, 현재까지의 근거에 따르면 사회적 요인에 대한 패턴은 심혈관질환과 같은 복합질환에서 관찰된 패턴과 유사할 것이라고 기대하는 것이 합당할 것이다. 즉, 막대한 영향력을 가지는 공통적인 유전자 변이는 극소수이거나 없다는 점이다. 만약 사회적 표현형질에 유전자의 강력한 영향이 보인다면, 그것은 수많은 대립유전자들의 각각의 작은 영향력이 집합되어 나타나는 결과일 것이다.

'자연 또는 양육'과 같은 이분법적 사고를 재고해야 하는 두 번째 이유는 유전적 배경의 중요성은 환경적 맥락에 따라 완전히 달라진다는 점이다. 최근 연구들은 사회적 환경이 특정 유전자의 잠재적 부작용을 어떻게 악화시키거나 완화시키는지를 고찰하는 데에 관심을 가져왔다. 예를 들어 독립적인 데이터를 사용한 두 연구에서 주정부의 담배세는 흡연 행동에 대한 유전적 위험성을 변화시켰고 (242, 243), 흡연 행동의 유전성 추정치는 상이한 사회문화적 규범에 노출되었을 출생 코호트에 따라 큰 차이를 보였다(244). 표현형질은 유전적으로 기인하는 부분과 환경에 기인하는 부분으로 구분될 수 없다. 즉, 수많은 상황이 완전히 유전적이면서, 동시에 완전히 환경적이라고 얘기하는 것이 타당할 수 있다. 페닐케톤뇨증(phenylketonuria)이 전형적인 예인데, 이 질병은 페닐알라닌 하이드록실레이스(phenylalanine hydroxylase)의 유전성 다형성이 양측 부모에서 유전될 때 발생하며, 자녀는 아미노산 페닐알라닌을 대사할 수 없게 된다. 이러한 의미에서 이 질병은 완전히 유전적이지만, 반면 식사 변화와 보충제와 같은 환경 조건을 변화시키면 임상 증상의 발현을 완전히 예방할 수 있다. 따라서 환경적 조절자 (environmental modifier)에 대한 연구는 유전적 연구와 병행되어야 할 것이다.

이러한 유전자-환경의 상호작용은 '유전성 상실', 즉 쌍둥이 연구의 높은 유전성 추정치에 비해 유전적 다형성이 실제 설명하는 표현형질의 변이가 매우 작은 불일치 결과를 설명할 수 있을 것이다(245). 쌍둥이 연구는 일반적으로 일란성 쌍둥이(유전 암호가 100% 일치)와 이란성 쌍둥이(유전 암호가 50%만 일치) 간의 유사성을 대조해 유전성을 추정한다. 이러한 모델에서 유전자-유전자의 상호작용 또는 유전자와 공통 환경요인과의 상호작용에 기인하는 차이는 환경적 요인이라기보다는 유전성으로 분류될 수 있다. 즉, 질병 발현에 유전자와 특정 환경요인이 모두 필요한 경우, 일란성 쌍둥이 중 한 명이 해로운 유전자와 유해 환경요인을 모두 가지고 있다면, 나머지 한 명도 100% 확률로 두 요인을 모두 가질 것이다. 반면, 이란성 쌍둥이 중 한 명이 해로운 유전자와 유해환경을 가지고 있다면, 다른 한 명이 두 가지를 모두 가질 확률은 50%에 해당한다.

완화, 가소성, 가역성

사회적 역경이 병태생리학적 과정을 유발하는 다양한 기전을 검토한 후 제기되는 중요한 질문은 과연 이러한 손상이 고쳐질 수 있는가이다. 다시 말하면, 만약 그 역경이 제거된다면 역경으로 인한 영향이 되돌려질 수 있을지에 대한 질문이다. 현재까지의 연구는 제한적이지만, 뇌의 구조와 기능을 포함한 일부 영역의 가소성이 성인기 및 노인기까지 지속되며, 환경적 맥락에 의해 유발될 수 있음을 시사한다(246~248). 예를 들어 산후 산모 분리의 영향에 대한 연구에서 프라이시스(Fracis) 등은 사춘기의 풍족한 환경은 산모 분리의 영향으로 발생한 스트레스에 대한 시상하부-뇌하수체-부신 축과 행동적 반응을 완전히 역전시킴을 확인했다. 그러나 CRF mRNA 발현에는 영향을 주지 않았다(249). 라델리(Radely) 등도 쥐의 구속(restraint) 스트레스로 발생하는 선단 수상돌기의 위축과 내측 전전두엽 피질의 축삭가시 시냅스의 소실은 스트레스 요인을 제거하면 완전히 회복됨을 보고했다(250). 소수의 인간 대상 연구도 이러한 동물 연구결과와 유사하다. 한 연구는 암 환자에서 염증에 대한 통증 감소의 효과를 조사한 결과, 통증을 효과적으로 줄였을 때 염증 수치 역시 감소하는 것으로 나타났다(251). 이완 반응의 효과에 대한 연구에서 지속적으로 이완 훈련에 참여한 대상자는 더 좋은 건강 결과와 관련이 있는 유전자 발현 패턴으로 변화를 보였다(252). 이러한 연구결과는 역경의 영향은 수정 가능할 가능성이 높지만, 그러한 가소성은 완화 작용의 (발달단계상의) 중재 시점과 초기 스트레스의 노출 시기에 따라서 다를 수 있음을 제시한다. 일반적으로 유기체에서 성체 시기의 가소성을 유발하는 자극은 발달 초기의 가소성을 유발하는 자극과 상당히 다를 수 있다. 또한 모든 시스템에 가소성이 있지는 않겠지만, 비교적 효과적인 보완은 가능할 수 있다.

미래의 방향 및 중대한 도전 과제

지난 20년 동안 건강의 사회적 불평등을 뒷받침하는 생리학적 기전에 대한 연구가 극적으로 증가했다. 이러한 연구는 다양한 학문 영역에서 이루어졌는데, 때로는 최적의 다학제적 소통 없이도 가능했다. 또한 DNA에서 인간 행동에 이르기까지 다양한 생리학적 수준의 이론이 발전했다. 현재 우리는 특히 매우 흥미진진한 시점에 와 있다. 왜냐하면 최근 이룩한 이론적, 기술적 발전의 조합이 앞으로 수년 이내에 우리의 이해를 급속히 발전시켜 줄 것이기 때문이다. 이제부터는 차세대 연구에서 추구해야 하는 가장 유망하고 우선순위가 높은 연구방안을 논의하고자 한다.

인간 시스템의 통합 : '체학'의 활용

생물학적 시스템의 상호작용에 대한 인식이 증가함에 따라 사회적 요인이 다양한 생물학적 시스템에 동시 다발적으로 미치는 영향의 특징을 밝히고자 하는 사회 역학의 노력이 증가했다. 이러한 연구 목적을 달성하기 위해서는 측정과 분석에 관련된 몇 가지 분야의 발전이 필요하다.

기전적 이해를 발전시키는 측정 지표의 설계

다중 시스템 측정의 초기 예는 매큐언과 스텔라가 처음 제안하고(33) 이후 매큐언이 상세히 기술한(27) 알로스타틱 부하 개념의 도입이며, 이후 이에 대한 경험적 연구들로 이어졌다(254, 255). 알로스타틱 부하에 대한 연구는 사회적 역경과 생물학적 요인의 관련성에 대한 설득력 있는 근거를 제시했는데, 이는 인과관계 확립에 중요한 첫 걸음이었다. 앞으로 중재 방법에 대한 지침을 제공하기 위해서는 구체적인 기전과 생리학적인 사건의 순서에 대한 명확한 규명이 필요하다. 또한 유해 요인의 노출 시점, 가장 관련성이 높은 역경 요인, 노출 효과의 잠재적 가역성에 대한 통찰이 더욱 필요하다.

대사증후군과 같은 다계통 측정은 장기간의 질병 위험을 예측하는 동시에 사회적 환경이 다양한 시스템에 미치는 생물학적 영향의 측정 지표로서 유용함이 입증되었다. 그러나 현존하는 대부분의 지표들은 일차적으로 생리학적인 악화를 나타내는 지표(예: 염증, 내피세포 기능 저하)이고, 스트레스에 대한 적응적인 생리학적 반응을 반영하지 못한다. 적응과 가소성에 대한 이해는 사회적 역경의 맥락에서 회복탄력성과 회복의 이해에 중요하다.

현존하는 많은 측정 지표에서 고위험군에 대한 역치를 정의하기 위해서 임의적인 기준(예: 표본 분포에서 가장 높은 3분위군 또는 4분위군)이 적용된다. 그러나 실제로는 거의 모든 생물학적 지표와 질병의 위험성은 이분법적인 방식보다는 연속적인 방식으로 관련되었을 가능성이 높다. 또한, 비단조적인(nonmonotonic) 관련성, 즉 질병 위험도가 생물학적 지표의 높은 수준과 낮은 수준 모두에서 증가된 경우도 흔하다. 임의적이고 부적절한 기준의 사용은 이론적으로 큰 측정 오차를 유발할 수 있고, 통계 검정력을 약화시키며, 위험 요인 분포에 따른 영향의 중요한 차이를 모호하게 만들 수 있다. 그렇기는 하지만, 구성 요소의 지표에 대한 전체 범위 값을 사용하고 비선형적으로 위험도를 산출해 알로스타틱 부하를 정의한 비교 연구는 본래의 상대적으로 덜 정교한 측정치를 사용한 결과와 비교했을 때 단지 아주 약간 나은 결과를 보였다. 불완전한 측정의 중요성은 측정치를 어떻게 사용하는지(결과변수, 보정변수, 예측변수)에 따라 다를 수 있고, 다양한 시스템에 대한 지표를 조합하는 장점은 다양한 측정 도구의 측정 오류가 평균화된다는 점이다.

복합 데이터의 분석(Analyzing complex data)

인간 유전체, 전사체, 단백체, 대사체, 인간 생물체(biome)에 대한 막대한 투자는 사회적 환경에 의해 영향을 받는 분자 및 세포 기전의 연구에도 더 많은 기회를 제공해야 할 것이다. 예를 들어 유전자-환경 간의 상호작용에 대한 명시적인 연구는 사회 역학의 오랜 수수께끼, 즉 어떤 사람은 역경 속에서도 건강한 반면,

다른 사람은 질병을 가지게 되는 이유는 무엇인가, 만약 사회적 요인이 실제로 원인이라면 많은 질병에 대한 유전성 추정치와 건강에 대한 매우 큰 사회적 불평등을 어떻게 일치시킬 수 있을 것인가와 같은 질문을 설명하는 데에 도움이 될 수 있다. 맞춤 의료(personalized medicine)를 향한 움직임은 임상 치료의 결정은 개인의 유전자에 의해 결정될 수 있다는 점을 강조해 왔지만, 사회적 맥락은 임상적 필요성을 고려하는 데에 있어서 이와 동등하게 큰 역할을 해야 할 것이다(257). 더구나 유전체 연구결과의 대부분은 수정 가능한 환경 요인의 중요성을 재확인했다. 최적의 표현형질은 환경과 관련되어 정의된다는 개념은 오래전부터 인정되어 왔고(258) '환경에 대한 민감성의 차이' 개념과 같은 사회 역학의 주요 설명 이론과 명확히 일치한다. 그러나 사회 역학은 대체로 유전자 환경 연구의 주제를 정의하는 데에 큰 역할을 하지는 않았는데, 그 이유 중 하나는 이러한 유전자-환경의 상호 작용을 입증하기가 어려웠기 때문이다(259). '체학'과 사회 역학의 교차점에 있는 연구의 어려움에도 불구하고, 이들 영역을 가로지르는 교차 연구가 사회적 역경과 건강의 관련성에 대한 생리학적 경로를 밝히는 데에 도움이 될 것으로 기대된다.

생물학적 시스템과 특정 생물학적 표지자는 단순히 가산적인(additive) 방식으로 작용하는 것이 아니라, 복잡한 방식으로 상호작용을 하기 때문에 한층 더 복잡해진다. 해부학적 시스템은 신경계, 폐, 순환계, 히스-퍼킨지(His-Purkinje) 시스템의 분지하는 특성과 같이 프랙탈(fractal) 패턴[자기 유사성(self-similar), 나무와 같은 분지성 구조]으로 나타나는 복잡성이 특징이고, 이는 정보 또는 영양소를 빠르게 전달하도록 촉진하고 초과 용량과 비선형적인 역량을 제공한다. 이 때문에 연구자들은 현재의 분석 기법은 선형성 가정에 의존하는 경향이 과도하며, 다양한 시스템에서 나타나는 비선형성을 보다 명확하게 설명할 수 있는 분석이 필요함을 강조했다(260). 게다가 각 시스템은 그 자체가 생물학적으로 복잡하고 각기 다른 시간에 작동하기 때문에(210), 각 시스템의 복잡성을 설명하면서 동시에 다양한 시스템을 광범위하게 통합하는 것은 매우 어려운 일이다. 지식 기반 네트워크 분석이나 모든 시스템 수준 데이터 연산 모델링과 같은 새로운 분석기법이 등장해 체학 데이터의 이용을 극대화할 수 있게 되었다(261). 연구를 잘 수행하기 위해 전문지식과 도구를 통합하는 것은 사회과학과 생물학의 접점에서 일하는 연구자들이 도달하지 못하는 기술적이고 실질적인 전문지식을 필요로 한다. 이는 불가피하게 협력적인 다학제 팀워크를 필요로 할 것이다. 다학제 연구에 대한 끊임없는 요구와 소수 야심 찬 연구자들의 괄목할 만한 성공에도 불구하고(262), 다학제적 전문성을 갖춘 팀의 구성과 재원 마련 및 안정화, 다학제적 수련을 받은 연구자 양성은 중대한 도전 과제로 남아 있다(263). 현재까지는 생물학에 대한 고도의 전문성을 갖추고 사회 과정에 대해 연구하는 연구자가 그 반대의 경우보다 훨씬 드물다. 그 결과 특정 생물학적 시스템에 전문성을 가진 매우 소수의 연구자들이 해당 분야 연구의 대부분에 기여할 가능성이 높다. 이는 매우 중대한 문제점인데, 연구결과가 외부 연구자들에 의해 독립적으로 재현되기 어렵거나 불가능하기 때문이다. 이러한 한계점은 체학 연구를 위한 새로운 기법들의 접근성이 높아지면서 점차 해결되겠지만, 그 사이에는 연구결과를 평가할 때 이러한 한계점을 반드시 고려해야 할 것이다.

중재 지침을 제공하는 근거(Evidence to guide action)

마지막으로 다중 시스템의 결과와 복잡한 피드백 과정에서 "모든 것은 모든 것에 영향을 준다"는 실질적으로 도움이 안 되는 결론을 내리게 될 위험성이 있다. 추가적인 지식의 진보는 서로 다른 예측을 하는 경쟁적인 가설들에 대한 구체적인 시험을 통해서 얻을 수 있을 것이다. 지금까지 사회적 역경과 건강과의 연관성에 대한 근거는 타당성 있는 여러 가지 기전을 제시했지만, 아직까지 주요 기전의 생물학적 순서, 손상이 초래되는 시기, 손상 얼마나 수정 가능한지를 명확히 설명한 연구는 거의 없다. 이러한 연구는 매우 야심 찬 주제이기는 하지만, 궁극적으로 적절한 중재에 대한 지침을 더욱 명확히 제시할 수 있을 것이다. 제안된 한 가지 접근법은 나쁜 건강결과에 대한 구체적인 생물학적 결정요인의 규명으로 역방향으로 연구를 설계하는 질병 중심의 관점을 취하는 것이다. 그러한 요인의 작용 과정이 사회적 환경에 의해 수정 가능한지와 그 시기를 평가하는 방식이다(106). 이러한 접근법은 사회적 요인이 건강에 영향을 미치는 기전에 대한 이해를 높이고, 질병 위험도 및 민감도에 대한 조기 표지자를 제공하며, 중재에 가장 효과적인 인과적 시기를 식별하는 데 도움을 줄 수 있고, 특정 요인에 대한 생물학적 각인을 제공할 수 있다.

수많은 중요한 이론적 질문 중에서 회복과 가소성에 대한 질문은 특히 최우선 순위이다. 유해한 사회적 요인이 건강에 미치는 영향은 노출이 발생한 이후에도 되돌릴 수 있을까? 만약 그렇다면 어떠한 환경이 가장 효과적으로 회복을 유발하고 도움이 될 것인가? 그리고 어느 시점의 중재가 가장 효과적일까? 현재까지 유해한 사회적 요인이 가역적인지를 직접적으로 고찰한 연구는 소수였다. 인간을 대상으로 한 연구의 대부분은 성인 환자군을 대상으로 했으며(예: 기존 심장질환 및 암 환자), 이러한 연구들은 유해 요인에 대한 중재의 완화 효과에 대해(특히 신체적 건강과 관련하여) 일관되지 않은 결과를 보였다(11장; 2). 부쿠레슈티 조기 중재 프로젝트에서 발견된 사실들은 조기 교정 노력의 중요성을 강조한다. 반면 성인에서는 이러한 가소성의 범위가 아직 확실히 밝혀지지 않았다. 비록 초기 발달 시기가 매우 중요하지만, 성인에 대한 효과적인 교정 전략 역시 발견되기를 기대한다.

인과적 추론을 뒷받침하는 다양한 연구 방법의 다각화

고전적인 역학 연구의 접근방식으로는 교란이나 역인과관계를 배제하는 것이 불가능하기 때문에 사회적 역경과 건강을 연결하는 인과관계의 방향성에 대한 논란은 항상 발생한다(3, 264). 핵심적인 전략은 다양한 연구 설계를 활용한 연구에 기초해 결론을 도출하는 것인데, 이는 실험연구는(자연실험이든 의도적인 실험이든) 관찰연구로부터 얻어진 근거를 강화하고 지지하는 데 큰 역할을 하기 때문이다. 각 연구 방법은 고유한 장점과 단점이 있을 수 있지만(표 14.1 참조), 여러 연구들 간의 다각화(triangulating across studies)는 관심 효과에 대해 보다 설득력 있고 강력한 근거를 제시할 수 있다. 예를 들어 사회적 지위가 급성 스트레스에 미치는 영향에 대한 실험실 기반의 실험연구는 관찰연구나 인구집단 수준의 중재 연구에 매우 유용한 보완이 될 수 있다. 실험실 연구는 결과를 일반화하기 더 어려운 한계가 있지만, 표준화된 조건하에서 생물학적 반응을 조사하는 장점으로 인해 더욱 강력히 인과관계를 추론할 수 있다. 그러나 실험연구의 한 가지 난제는 실험실 환경에서 관찰된 단기간의 변화가 장기간 누적되는 건강 변화에 부합하는지를 규명하는 것이다(50, 265). 다양한 연구 방법으로 도출된 근거를 보다 공식적이고 체계적인 방식으로 통합하는 연구(즉, 각 연구의 추론을 뒷받침하는 가설을 정의하고, 서로 다른 연구 설계를 이용해 그러한 가설을 검정하고자 추구하는 연구)가 높은 우선순위이어야 한다. 이는 다양한 학문을 수련한 연구자 및 다학제적인 팀과의 협업을 필요로 하지만, 건강의 사회적 불평등에 대한 생물학적 근거에 대한 연구를 가속화할 수 있는 가장 큰 가능성을 지니고 있다.

결론

사회적 역경의 생물학적 기전과 이러한 생물학적 변화가 수정 가능한지에 대한 이해는 인구 건강 증진을 위해 효과적인 전략을 개발하기 위한 기본적인 연구와 정책적 접근법에 심오한 영향을 미칠 수 있다. 주요 코호트 연구에서 생체지표 이용 가능성이 급속히 증가하고 체학 기술에 대한 막대한 투자 덕분에 기초과학 분야는 매우 급속히 발전하고 있다. 그 결과 많은 잠재적 기전들이 확인되었고, 현재의 근거는 유전자 발현에서 면역 및 대사 조절에 이르는 다양한 수준에서 생리학적 지표와 사회적 역경 간의 명확한 관련성을 제시한다. 기존 근거는 대체로 관찰연구에서, 그중 많은 근거가 단면연구에서 비롯했지만, 연구결과들은 건강이 사회적 조건에 영향을 미친다기보다는 사회적 역경이 건강에 영향을 미치는 인과관계가 있다는 가설과 일치한다. 이러한 인과적 방향성을 확립하는 것은 사회 역학 영역의 기본적인 과제이므로 이에 대한 생리학적 연구의 기여는 매우 중요하다. 그러나 아직 충분하지 않은 실정이다. 현재의 지식수준은 중재의 내용이나 시기에 대한 정보를 줄 수 있을 만큼 충분히 구체적이지 않다. 생애주기의 시기(life course timing)의 개념은 생물학적 연구에서 일관성 없이 적용되어 왔고, 일반적으로 원인적 시기에 대한 대안적 모델의 가설들이 서로 간에 명백히 검증되지 않았다. 현재의 근거는 일부 과정에 대해서는 생애 초기 발달 시기가 특별히 중요하다는 생물학적 타당성을 뒷받침하지만, 또한 어느 수준의 생물학적 가소성은 성인기까지도 지속된다는 사실을 제시한다. 향후 연구의 핵심 질문은 다양한 생물학적 시스템에서 아동기를 거쳐 성인기까지 지속되는 가소성의 범위와 더 나은 건강과 웰빙을 위해 이러한 가소성을 어떻게 이끌어낼 것인가이다. 사회적 역경, 생리학적 기전, 건강 간의 관계에 대한 여러 중요한 질문에 대한 해답을 성공적으로 찾아낼 수 있을지는 ① 대립되는 사회적, 생물학적 이론과 관련된 다중 시스템 모델을 보다 명확히 설명하고, ② 이러한 모델을 검증하기 위한 연구 방법을 수행하는 데에 필요한 다학제적 팀을 개발할 수 있는 역량에 달려 있다.

참고문헌

1. Whalley B, Thompson DR, Taylor RS. Psychological interventions for coronary heart disease: Cochrane systematic review and meta-analysis. Int J Behav Med. 2012:1-13.
2. Berkman LF. Social epidemiology: social determinants of health in the United States: are we losing ground? Annu Rev Public Health. 2009;30:27-41.
3. Macleod J, Davey Smith G. Psychosocial factors and public health: a suitable case for treatment? J Epidemiol Community Health. 2003;57(8):565-70.
4. Smith JP. Unraveling the SES-Health Connection. In: Waite L, editor. Aging, health, and public policy: demographic and economic perspectives. New York: The Population Council: Population and Development Review Supplements; 2005. pp. 108-32.
5. Mohanan M. Causal effects of health shocks on consumption and debt: quasi-experimental evidence from bus accident injuries. Rev Econ Stat. 2013;95(2):673-81.
6. Wagstaff A, Lindelow M. Are health shocks different? Evidence from a multishock survey in Laos. Health Economics. 2013. The World Bank, Policy Research Working Paper Series: 5335, 2010.
7. Cacioppo JT. Social neuroscience: understanding the pieces fosters understanding the whole and vice versa. Am Psychol. 2002;57(11):819-30.
8. Singer BH, Ryff CD, editors. New horizons in health: an integrative approach. Washington, DC: National Academy Press; 2001.
9. Harris JR, Gruenewald T, Seeman T. An overview of biomarker research from community and population-based studies. In: Weinstein M, Vaupel JW, Wachter KW, editors. Biosocial surveys. Washington, DC: National Academies Press; 2008. pp. 96-135.
10. Matthews KA, Gallo LC, Taylor SE. Are psychosocial factors mediators of socioeconomic status and health connections? A progress report and blueprint for the future. Ann N Y Acad Sci. 2010;1186:146-73.
11. Juster RP, McEwen BS, Lupien SJ. Allostatic load biomarkers of chronic stress and impact on health and cognition. Neurosci Biobehav Rev. 2010;35(1):2-16.

12. Brulle RJ, Pellow DN. Environmental justice: human health and environmental inequalities. Annu Rev Public Health. 2006;27:103-24.

13. Crowder K, Downey L. Inter-neighborhood migration, race, and environmental hazards: modeling micro-level processes of environmental inequality. Am J Sociol. 2010;115(4):1110.

14. Health, United States, 2011. Hyattsville, MD: National Center for Health Statistics. 2012.

15. Harper S, Lynch J. Trends in socioeconomic inequalities in adult health behaviors among US states, 1990-2004. Public Health Rep. 2007;122(2):177.

16. Glass TA, Bandeen-Roche K, McAtee M, Bolla K, Todd AC, Schwartz BS. Neighborhood psychosocial hazards and the association of cumulative lead dose with cognitive function in older adults. Am J Epidemiol. 2009;169(6):683-92.

17. Tung J, Gilad Y. Social environmental effects on gene regulation. Cell Mol Life Sci. 2013.

18. Marmot MG, Shipley MJ, Hemingway H, Head J, Brunner EJ. Biological and behavioural explanations of social inequalities in coronary heart disease: the Whitehall II study. Diabetologia. 2008;51(11):1980-8.

19. Stringhini S, Sabia S, Shipley M, Brunner E, Nabi H, Kivimäki M, et al. Association of socioeconomic position with health behaviors and mortality. JAMA. 2010;303(12):1159-66.

20. Marmot MG, Rose G, Shipley M, Hamilton PJ. Employment grade and coronary heart disease in British civil servants. J Epidemiol Community Health. 1978;32(4):244-9.

21. Banks J, Marmot M, Oldfield Z, Smith JP. Disease and disadvantage in the United States and in England. JAMA. 2006;295(17):2037-45.

22. McEwen BS. Central effects of stress hormones in health and disease: understanding the protective and damaging effects of stress and stress mediators. Eur J Pharmacol. 2008;583(2-3): 174-85.

23. Selye H. Stress and disease. Science. 1955;122(3171):625-31.

24. Ewbank DC. Biomarkers in social science research on health and aging: a review of theory and practice. In: Weinstein M, Vaupel JW, Wachter KW, editors. Biosocial surveys. Washington, DC: National Academies Press; 2008. pp. 156-71.

25. Segerstrom SC, Miller GE. Psychological stress and the human immune system: a meta-analytic study of 30 years of inquiry. Psychol Bull. 2004;130(4):601-30.

26. Cohen S, Janicki-Deverts D, Miller GE. Psychological stress and disease. JAMA. 2007;298(14): 1685-7.

27. McEwen BS. Protective and damaging effects of stress mediators. N Engl J Med. 1998;338(3): 171-9.

28. Relman AS, Angell M. Resolved: psychosocial interventions can improve clinical outcomes in organic disease (con). Psychosom Med. 2002;64(4):558-63.

29. Miller GE, Chen E, Parker KJ. Psychological stress in childhood and susceptibility to the chronic diseases of aging: moving toward a model of behavioral and biological mechanisms. Psychol Bull. 2011;137(6):959-97.

30. Cannon WB. The wisdom of the body. New York: Norton; 1932.

31. Kitano H. Towards a theory of biological robustness. Mol Syst Biol. 2007;3:137.

32. Sterling P, Eyer J. Allostasis: a new paradigm to explain arousal pathology. In: Fisher S, Reason J, editors. Handbook of life stress, cognition and health. New York: Wiley & Sons; 1988. pp.631-51.

33. McEwen BS, Stellar E. Stress and the individual: mechanisms leading to disease. Arch Intern Med. 1993;153(18):2093-101.

34. Seeman T, Epel E, Gruenewald T, Karlamangla A, McEwen BS. Socio-economic differentials in

peripheral biology: cumulative allostatic load. Ann N Y Acad Sci. 2010;1186:223-39.

35. Gunnar M, Quevedo K. The neurobiology of stress and development. Annu Rev Psychol. 2007;58:145-73.

36. Geronimus AT, Bound J, Waidmann TA, Colen CG, Steffick D. Inequality in life expectancy, functional status, and active life expectancy across selected black and white populations in the United States. Demography. 2001;38(2):227-51.

37. Hertzman C. Putting the concept of biological embedding in historical perspective. Proc Natl Acad Sci U S A. 2012;109 Suppl 2:17160-7.

38. Rutter M. Achievements and challenges in the biology of environmental effects. Proc Natl Acad Sci U S A. 2012;109(Suppl 2):17149-53.

39. Hales CN, Barker DJ. The thrifty phenotype hypothesis. Br Med Bull. 2001;60:5-20.

40. Gluckman PD, Hanson MA. Developmental origins of disease paradigm: a mechanistic and evolutionary perspective. Pediatr Res. 2004;56(3):311-7.

41. Barker DJ. Fetal origins of coronary heart disease. BMJ. 1995;311(6998):171-4.

42. Roseboom TJ, van der Meulen JHP, Osmond C, Barker DJP, Ravelli ACJ, Schroeder-Tanka JM, et al. Coronary heart disease after prenatal exposure to the Dutch famine, 1944-45. BMJ. 2000;84(6):595.

43. Obradovic J, Bush NR, Stamperdahl J, Adler NE, Boyce WT. Biological sensitivity to context: the interactive effects of stress reactivity and family adversity on socioemotional behavior and school readiness. Child Dev. 2010;81(1):270-89.

44. Shonkoff JP, Garner AS. The lifelong effects of early childhood adversity and toxic stress. Pediatrics. 2012;129(1):e232-46.

45. Eriksson PS, Perfilieva E, Bjork-Eriksson T, Alborn AM, Nordborg C, Peterson DA, et al. Neuro-genesis in the adult human hippocampus. Nat Med. 1998;4(11):1313-7.

46. Elbert T, Rockstroh B. Reorganization of human cerebral cortex: the range of changes following use and injury. Neuroscientist. 2004;10(2):129-41.

47. Gervain J, Vines BW, Chen LM, Seo RJ, Hensch TK, Werker JF, et al. Valproate reopens critical-period learning of absolute pitch. FNSYS. 2013;7:102.

48. Kolb B, Gibb R. Brain plasticity and behaviour in the developing brain. J Can Acad Child Adolesc Psychiatry. 2011;20(4):265-76.

49. Steptoe A, Marmot M. The role of psychobiological pathways in socio-economic inequalities in cardiovascular disease risk. Eur Heart J. 2002;23(1):13-25.

50. Chida Y, Steptoe A. Greater cardiovascular responses to laboratory mental stress are associated with poor subsequent cardiovascular risk status: a meta-analysis of prospective evidence. Hypertension. 2010;55(4):1026-32.

51. Black PH, Garbutt LD. Stress, inflammation and cardiovascular disease. J Psychosom Res. 2002;52(1): 1-23.

52. Danese A, Caspi A, Williams B, Ambler A, Sugden K, Mika J, et al. Biological embedding of stress through inflammation processes in childhood. Mol Psychiatry. 2011;16(3):244-6.

53. Appleton AA, Buka SL, McCormick MC, Koenen KC, Loucks EB, Gilman SE, et al. Emotional functioning at age 7 years is associated with C-reactive protein in middle adulthood. Psychosom Med. 2011;73(4): 295-303.

54. Ellis BJ, Jackson JJ, Boyce WT. The stress response systems: universality and adaptive individual differences. Dev Rev. 2006;26(2):175-212.

55. Blumenshine P, Egerter S, Barclay CJ, Cubbin C, Braveman PA. Socioeconomic disparities in adverse birth outcomes: a systematic review. Am J Prev Med. 2010;39(3):263-72.

56. Barker D. Developmental origins of chronic disease. Public Health. 2012;126(3):185-9.

57. Almond D, Currie J. Killing me softly: the fetal origins hypothesis. J Econ Perspect. 2011;25(3): 153-72.

58. Barker DJ, Osmond C. Infant mortality, childhood nutrition, and ischaemic heart disease in England and Wales. Lancet. 1986;327(8489):1077-81.

59. Risnes KR, Vatten LJ, Baker JL, Jameson K, Sovio U, Kajantie E, et al. Birthweight and mortality in adulthood: a systematic review and meta-analysis. Int J Epidemiol. 2011;40(3):647-61.

60. Rinaudo P, Wang E. Fetal programming and metabolic syndrome. Annu Rev Physiol. 2012;74: 107-30.

61. Glymour MM, Benjamin EJ, Kosheleva A, Gilsanz P, Curtis LH, Patton KK. Early life predictors of atrial fibrillation-related mortality: Evidence from the health and retirement study. Health Place. 2013;21:133-9.

62. Van der Kooy K, van Hout H, Marwijk H, Marten H, Stehouwer C, Beekman A. Depression and the risk for cardiovascular diseases: systematic review and meta analysis. Int J Geriatr Psych. 2007;22(7):613-26.

63. Pan A, Sun Q, Okereke OI, Rexrode KM, Hu FB. Depression and risk of stroke morbidity and mortality. JAMA. 2011;306(11):1241-9.

64. Manrique-Garcia E, Sidorchuk A, Hallqvist J, Moradi T. Socioeconomic position and incidence of acute myocardial infarction: a meta-analysis. J Epidemiol Community Health. 2011;65(4):301-9.

65. Avendaño M, Kunst AE, Huisman M, Lenthe FV, Bopp M, C B, et al. Educational level and stroke mortality: a comparison of 10 European populations during the 1990s. Stroke. 2004;35: 432-7.

66. Avendano M, Kawachi I, Van Lenthe F, Boshuizen HC, Mackenbach JP, Van den Bos GAM, et al. Socioeconomic status and stroke incidence in the US elderly - the role of risk factors in the EPESE study. Stroke. 2006;37(6):1368-73.

67. Galobardes B, Smith GD, Lynch JW. Systematic review of the influence of childhood socioeconomic circumstances on risk for cardiovascular disease in adulthood. Ann Epidemiol. 2006;16(2):91-104.

68. Glymour MM, Avendano M, Berkman LF. Is the "stroke belt" worn from childhood? Risk of first stroke and state of residence in childhood and adulthood. Stroke. 2007;38(9):2415-21.

69. Howard VJ, McClure LA, Glymour MM, Cunningham SA, Kleindorfer DO, Crowe M, et al. Effect of duration and age at exposure to the Stroke Belt on incident stroke in adulthood. Neurology. 2013;80(18):1655-61.

70. Conen D, Tedrow UB, Cook NR, Buring JE, Albert CM. Birth weight is a significant risk factor for incident atrial fibrillation. Circulation. 2010;122(8):764.

71. Nabi H, Chastang JF, Lefevre T, Dugravot A, Melchior M, Marmot MG, et al. Trajectories of depressive episodes and hypertension over 24 years: the Whitehall II prospective cohort study. Hypertension. 2011;57(4):710-6.

72. Kavanagh A, Bentley RJ, Turrell G, Shaw J, Dunstan D, Subramanian SV. Socioeconomic position, gender, health behaviours and biomarkers of cardiovascular disease and diabetes. Soc Sci Med. 2010;71(6):1150-60.

73. Thurston RC, Matthews KA. Racial and socioeconomic disparities in arterial stiffness and intima media thickness among adolescents. Soc Sci Med. 2009;68(5):807-13.

74. Steptoe A, Feldman PJ, Kunz S, Owen N, Willemsen G, Marmot M. Stress responsivity and socioeconomic status: a mechanism for increased cardiovascular disease risk? Eur Heart J.

2002;23(22):1757-63.

75. Mendelson T, Thurston RC, Kubzansky LD. Affective and cardiovascular effects of experimentally-induced social status. Health Psychol. 2008;27(4):482-9.

76. Depke M, Fusch G, Domanska G, Geffers R, Volker U, Schuett C, et al. Hypermetabolic syndrome as a consequence of repeated psychological stress in mice. Endocrinology. 2008;149(6):2714-23.

77. Li ZY, Zheng XY, Gao XX, Zhou YZ, Sun HF, Zhang LZ, et al. Study of plasma metabolic profiling and biomarkers of chronic unpredictable mild stress rats based on gas chromato-graphy/mass spectrometry. RCM. 2010;24(24):3539-46.

78. Wang X, Zhao T, Qiu Y, Su M, Jiang T, Zhou M, et al. Metabonomics approach to understanding acute and chronic stress in rat models. J Proteome Res. 2009;8(5):2511-8.

79. Ni Y, Su M, Lin J, Wang X, Qiu Y, Zhao A, et al. Metabolic profiling reveals disorder of amino acid metabolism in four brain regions from a rat model of chronic unpredictable mild stress. FEBS Lett. 2008;582(17):2627-36.

80. Zhang WY, Liu S, Li HD, Cai HL. Chronic unpredictable mild stress affects myocardial metabolic profiling of SD rats. J Pharm Biomed Anal. 2012;70:534-8.

81. Cheng S, Rhee EP, Larson MG, Lewis GD, McCabe EL, Shen D, et al. Metabolite profiling identifies pathways associated with metabolic risk in humans. Circulation. 2012;125(18):2222-31.

82. Barzilaym JI, Freedland ES. Inflammation and its relationship to insulin resistance, type 2 diabetes mellitus, and endothelial dysfunction. Metab Syndr Relat Disord. 2003;1(1):55-67.

83. Panza F, Solfrizzi V, Logroscino G, Maggi S, Santamato A, Seripa D, et al. Current epidemio-logical approaches to the metabolic-cognitive syndrome. J Alzheimers Dis. 2012;30(Suppl 2):S31-75.

84. Elliott P, Chambers JC, Zhang W, Clarke R, Hopewell JC, Peden JF, et al. Genetic loci associated with C-reactive protein levels and risk of coronary heart disease. JAMA. 2009;302(1):37-48.

85. Ridker PM, Rifai N, Rose L, Buring JE, Cook NR. Comparison of C-reactive protein and low-density lipoprotein cholesterol levels in the prediction of first cardiovascular events. N Eng J Med. 2002;347(20):1557-65.

86. Aiello AE, Kaplan GA. Socioeconomic position and inflammatory and immune biomarkers of cardiovascular disease: applications to the panel study of income dynamics. Biodemography Soc Biol. 2009;55(2):178-205.

87. Galkina E, Ley K. Immune and inflammatory mechanisms of atherosclerosis. Annu Rev Immunol. 2009;27(1):165-97.

88. Wu J, Lanier LL. Natural killer cells and cancer. Adv Cancer Res. 2003;90:127-56.

89. Whitman SC, Ramsamy TA. Participatory role of natural killer and natural killer T cells in atherosclerosis: lessons learned from in vivo mouse studies. Can J Physiol Pharm. 2006;84(1):67-75.

90. Danesh J, Collins R, Appleby P, Peto R. Association of fibrinogen, C-reactive protein, albumin, or leukocyte count with coronary heart disease: meta-analyses of prospective studies. JAMA. 1998;279(18):1477-82.

91. Cohen S. The Pittsburgh common cold studies: psychosocial predictors of susceptibility to respiratory infectious illness. Int J Behav Med. 2005;12(3):123-31.

92. Danese A, Pariante CM, Caspi A, Taylor A, Poulton R. Childhood maltreatment predicts adult inflammation in a life-course study. Proc Natl Acad Sci. U.S.A. 2007;104(4):1319-24.

93. Pollitt RA, Rose KM, Kaufman JS. Evaluating the evidence for models of life course socioeconomic - factors and cardiovascular outcomes: a systematic review. BMC Public Health. 2005;5(1):7.

94. Brunner E, Marmot M, Canner R, Beksinska M, Davey Smith G, O'Brien J. Childhood social circumstances and psychosocial and behavioural factors as determinants of plasma fibrinogen. Lancet. 1996;347(9007):1008-13.

95. Kiecolt-Glaser JK, Gouin JP, Weng NP, Malarkey WB, Beversdorf DQ, Glaser R. Childhood adversity heightens the impact of later-life caregiving stress on telomere length and inflammation. Psychosom Med. 2011;73(1):16-22.

96. Copeland WE, Shanahan L, Worthman C, Angold A, Costello EJ. Cumulative depression episodes predict later C-reactive protein levels: a prospective analysis. Biol Psychiatry. 2012;71(1):15-21.

97. Slopen N, Kubzansky LD, Koenen KC. Internalizing and externalizing behaviors predict elevated inflammatory biomarkers in childhood. Psychoneuroendocrinology. 2014;38(12): 2854-62.

98. Steptoe A, Hamer M, Chida Y. The effects of acute psychological stress on circulating inflammatory factors in humans: a review and meta-analysis. Brain Behav Immun. 2007;21(7):901-12.

99. Slopen N, Kubzansky LD, McLaughlin KA, Koenen KC. Childhood adversity and inflammatory processes in youth: A prospective study. Psychoneuroendocrinology. 2012.

100. Slopen N, Koenen KC, Kubzansky LD. Childhood adversity and immune and inflammatory biomarkers associated with cardiovascular risk in youth: a systematic review. Brain Behav Immun. 2012;26(2): 239-50.

101. Miller GE, Chen E. Harsh family climate in early life presages the emergence of a proinflammatory phenotype in adolescence. Psychol Sci. 2010;21(6):848-56.

102. Miller GE, Rohleder N, Cole SW. Chronic interpersonal stress predicts activation of pro- and anti-inflammatory signaling pathways 6 months later. Psychosom Med. 2009;71(1):57-62.

103. Kiecolt-Glaser JK, Marucha PT, Malarkey WB, Mercado AM, Glaser R. Slowing of wound healing by psychological stress. Lancet. 1995;346:1194-6.

104. Walburn J, Vedhara K, Hankins M, Rixon L, Weinman J. Psychological stress and wound healing in humans: a systematic review and meta-analysis. J Psychosom Res. 2009;67(3): 253-71.

105. Godbout JP, Glaser R. Stress-induced immune dysregulation: implications for wound healing, infectious disease and cancer. J Neuroimmune Pharm. 2006;1(4):421-7.

106. Miller G, Chen E, Cole SW. Health psychology: developing biologically plausible models linking the social world and physical health. Annu Rev Psychol. 2009;60:501-24.

107. Miller GE, Chen E, Zhou ES. If it goes up, must it come down? Chronic stress and the hypothalamic-pituitary-adrenocortical axis in humans. Psychol Bull. 2007;133(1):25-45.

108. Dickerson SS, Kemeny ME. Acute stressors and cortisol responses: a theoretical integration and synthesis of laboratory research. Psychol Bull. 2004;130(3):355-91.

109. Adam EK, Hawkley LC, Kudielka BM, Cacioppo JT. Day-to-day dynamics of experience—cortisol associations in a population-based sample of older adults. Proc Natl Acad Sci U S A. 2006;103(45):17058-63.

110. Raison CL, Miller AH. When not enough is too much: the role of insufficient glucocorticoid signaling in the pathophysiology of stress-related disorders. Am J Psychiat. 2003;160(9): 1554-65.

111. Kroboth PD, Salek FS, Pittenger AL, Fabian TJ, Frye RF. DHEA and DHEA-S: a review. J Clin

Pharmacol. 1999;39(4):327-48.

112. Morgan CA 3rd, Southwick S, Hazlett G, Rasmusson A, Hoyt G, Zimolo Z, et al. Relationships among plasma dehydroepiandrosterone sulfate and cortisol levels, symptoms of dissociation, and objective · performance in humans exposed to acute stress. Arch Gen Psychiatry. 2004;61(8):819-25.

113. Bauer ME, Jeckel CM, Luz C. The role of stress factors during aging of the immune system. Ann N Y Acad Sci. 2009;1153:139-52.

114. Smith GD, Ben-Shlomo Y, Beswick A, Yarnell J, Lightman S, Elwood P. Cortisol, testosterone, and coronary heart disease: prospective evidence from the Caerphilly study. Circulation. 2005;112(3):332-40.

115. Thaker PH, Sood AK. Neuroendocrine influences on cancer biology. Semin Cancer Biol. 2008;18(3):164-70.

116. van Raalte DH, Ouwens DM, Diamant M. Novel insights into glucocorticoid-mediated diabetogenic effects: towards expansion of therapeutic options? Eur J Clin Invest. 2009;39(2): 81-93.

117. Chrousos GP. The role of stress and the hypothalamic-pituitary-adrenal axis in the pathogenesis of the metabolic syndrome: neuro-endocrine and target tissue-related causes. Int J Obes Relat Metab Disord. 2000;24(Suppl 2):S50-5.

118. Taylor SE, Lerner JS, Sage RM, Lehman BJ, Seeman TE. Early environment, emotions, responses to stress, and health. J Pers. 2004;72(6):1365-93.

119. Cohen S, Schwartz JE, Epel E, Kirschbaum C, Sidney S, Seeman T. Socioeconomic status, race, and diurnal cortisol decline in the Coronary Artery Risk Development in Young Adults (CARDIA) Study. Psychosom Med. 2006;68(1):41-50.

120. Lupien SJ, King S, Meaney MJ, McEwen BS. Child's stress hormone levels correlate with mother's socioeconomic status and depressive state. Biol Psychiatry. 2000;48(10):976-80.

121. Dowd JB, Simanek AM, Aiello AE. Socio-economic status, cortisol and allostatic load: a review of the literature. Int J Epidemiol. 2009;38(5):1297-309.

122. Kroboth PD, Salek FS, Pittenger AL, Fabian TJ, Frye RF. DHEA and DHEA-S: a review. J Clin Pharmacol. 1999;39(4):327-48.

123. Maninger N, Wolkowitz OM, Reus VI, Epel ES, Mellon SH. Neurobiological and neuropsychiatric effects of dehydroepiandrosterone (DHEA) and DHEA sulfate (DHEAS). Front Neuroendocrin. 2009;30(1):65-91.

124. Khelil MB, Tegethoff M, Meinlschmidt G, Jamey C, Ludes B, Raul J-S. Simultaneous measurement of endogenous cortisol, cortisone, dehydroepiandrosterone, and dehydroepiandrosterone sulfate in nails by use of UPLC-MS-MS. Anal Bioanal Chem. 2011;401(4):1153-62.

125. Kubzansky LD, Adler GK. Aldosterone: a forgotten mediator of the relationship between psychological stress and heart disease. Neurosci Biobehav Rev. 2010;34(1):80-6.

126. Emanuele E, Geroldi D, Minoretti P, Coen E, Politi P. Increased plasma aldosterone in patients with clinical depression. Arch Med Res. 2005;36(5):544-8.

127. Murck H, Held K, Ziegenbein M, Kunzel H, Koch K, Steiger A. The renin-angiotensin-aldosterone system in patients with depression compared to controls--a sleep endocrine study. BMC Psychiatry. 2003;3:15.

128. Walton KG, Pugh ND, Gelderloos P, Macrae P. Stress reduction and preventing hypertension: preliminary support for a psychoneuroendocrine mechanism. J Altern Complement Med. 1995;1(3):263-83.

129. Whaley-Connell A, Johnson MS, Sowers JR. Aldosterone: role in the cardiometabolic syndrome and resistant hypertension. Prog Cardiovasc Dis. 2010;52(5):401-9.

130. Fox CS, Gona P, Larson MG, Selhub J, Tofler G, Hwang SJ, et al. A multi-marker approach to predict incident CKD and microalbuminuria. J Am Soc Nephrol. 2010;21(12):2143-9.

131. Tomaschitz A, Pilz S, Ritz E, Grammer T, Drechsler C, Boehm BO, et al. Association of plasma aldosterone with cardiovascular mortality in patients with low estimated GFR: the Ludwigshafen Risk and Cardiovascular Health (LURIC) Study. Am J Kidney Dis. 2011;57(3): 403-14.

132. Koal T, Schmiederer D, Pham-Tuan H, Rohring C, Rauh M. Standardized LC-MS/MS based steroid hormone profile-analysis. J Steroid Biochem Mol Biol. 2012;129(3-5):129-38.

133. Bigger JT, Jr., Fleiss JL, Steinman RC, Rolnitzky LM, Kleiger RE, Rottman JN. Frequency domain measures of heart period variability and mortality after myocardial infarction. Circulation. 1992;85(1):164-71.

134. Kleiger RE, Miller JP, Bigger JT Jr., Moss AJ. Decreased heart rate variability and its association with increased mortality after acute myocardial infarction. Am J Cardiol. 1987;59(4):256-62.

135. Molgaard H, Sorensen KE, Bjerregaard P. Attenuated 24-h heart rate variability in apparently healthy subjects, subsequently suffering sudden cardiac death. Clin Auton Res. 1991;1:223-33.

136. Thayer JF, Lane RD. The role of vagal function in the risk for cardiovascular disease and mortality. Biol Psychol. 2007;74(2):224-42.

137. Task Force of the European Society of Cardiology and the North American Society of Pacing and Electrophysiology. Heart rate variability: standards of measurement, physiological interpretation and clinical use. Circulation. 1996;93(5):1043-65.

138. van Ravenswaaij-Arts CMA, Kollee LAA, Hopman JCW, Stoelinga GBA, van Geijn HP. Heart rate variability. Ann Intern Med. 1993;118:436-47.

139. Chandola T, Britton A, Brunner E, Hemingway H, Malik M, Kumari M, et al. Work stress and coronary heart disease: what are the mechanisms? Eur Heart J. 2008;29(5):640-8.

140. Lucini D, Di Fede G, Parati G, Pagani M. Impact of chronic psychosocial stress on autonomic cardiovascular regulation in otherwise healthy subjects. Hypertension. 2005;46(5):1201-6.

141. Michels N, Sioen I, Clays E, De Buyzere M, Ahrens W, Huybrechts I, et al. Children's heart rate variability as stress indicator: Association with reported stress and cortisol. Biol Psychol. 2013;94(2):433-40.

142. Kemp AH, Quintana DS. The relationship between mental and physical health: Insights from the study of heart rate variability. Int J Psychophysiol. 2013;89(3):288-96.

143. Kemp AH, Quintana DS, Gray MA, Felmingham KL, Brown K, Gatt JM. Impact of depression and antidepressant treatment on heart rate variability: a review and meta-analysis. Biol Psychiatry. 2010;67(11):1067-74.

144. Suls J. Anger and the heart: perspectives on cardiac risk, mechanisms and interventions. Prog Cardiovasc Dis. 2013;55(6):538-47.

145. Thayer JF, Yamamoto SS, Brosschot JF. The relationship of autonomic imbalance, heart rate variability and cardiovascular disease risk factors. Int J Cardiol. 2010;141(2):122-31.

146. Hemingway H, Shipley M, Brunner E, Britton A, Malik M, Marmot M. Does autonomic function link social position to coronary risk? The Whitehall II study. Circulation. 2005;111(23):3071-7.

147. Sloan RP, Huang MH, Sidney S, Liu K, Williams OD, Seeman T. Socioeconomic status and health: is parasympathetic nervous system activity an intervening mechanism? Int J Epidemiol. 2005;34(2):309-15.

148. Sloan RP, Huang MH, McCreath H, Sidney S, Liu K, Dale Williams O, et al. Cardiac autonomic

control and the effects of age, race, and sex: the CARDIA study. Auton Neurosci-Basic. 2008;139(1-2):78-85.

149. Thayer JF, Brosschot JF. Psychosomatics and psychopathology: looking up and down from the brain. Psychoneuroendocrinology. 2005;30(10):1050-8.

150. Buffalari DM, Grace AA. Chronic cold stress increases excitatory effects of norepinephrine on spontaneous and evoked activity of basolateral amygdala neurons. Int J Neuropsychoph. 2009;12(1):95-107.

151. Swiergiel AH, Leskov IL, Dunn AJ. Effects of chronic and acute stressors and CRF on depression- like behavior in mice. Behav Brain Res. 2008;186(1):32-40.

152. Swinny JD, O'Farrell E, Bingham BC, Piel DA, Valentino RJ, Beck SG. Neonatal rearing conditions distinctly shape locus coeruleus neuronal activity, dendritic arborization, and sensitivity to corticotrophin-releasing factor. Int J Neuropsychoph. 2010;13(4):515-25.

153. Beauchaine TP, Neuhaus E, Zalewski M, Crowell SE, Potapova N. The effects of allostatic load on neural systems subserving motivation, mood regulation, and social affiliation. Dev Psychopathol. 2011;23(4):975-99.

154. Goldstein DS, Kopin IJ. Adrenomedullary, adrenocortical, and sympathoneural responses to stressors: a meta-analysis. Endocr Regul. 2008;42(4):111-9.

155. Janicki-Deverts D, Cohen S, Adler NE, Schwartz JE, Matthews KA, Seeman TE. Socioeconomic status is related to urinary catecholamines in the Coronary Artery Risk Development in Young Adults (CARDIA) study. Psychosom Med. 2007;69(6):514-20.

156. Cohen S, Doyle WJ, Baum A. Socioeconomic status is associated with stress hormones. Psychosom Med. 2006;68(3):414-20.

157. Evans GW, English K. The environment of poverty: multiple stressor exposure, psychophysiological stress, and socioemotional adjustment. Child Dev. 2002;73(4):1238-48.

158. Dowd JB, Goldman N. Do biomarkers of stress mediate the relation between socioeconomic status and health? J Epidemiol Community Health. 2006;60(7):633-9.

159. Gersten O, Dow WD, Rosero-Bixby L. Stressors over the life course and neuroendocrine system dysregulation in Costa Rica. J Aging Health. 2010;22(6):748-71.

160. Forsman L, Lundberg U. Consistency in catecholamine and cortisol excretion in males and females. Pharmacol Biochem Behav. 1982;17(3):555-62.

161. Peaston RT, Lennard TW, Lai LC. Overnight excretion of urinary catecholamines and metabolites in the detection of pheochromocytoma. J Clin Endocrinol Metab. 1996;81(4):1378-84.

162. Fuchs E, Tumbar T, Guasch G. Socializing with the neighbors: stem cells and their niche. Cell. 2004;116(6):769-78.

163. Powell ND, Sloan EK, Bailey MT, Arevalo JMG, Miller GE, Chen E, et al. Social stress up-regulates inflammatory gene expression in the leukocyte transcriptome via β-adrenergic induction of myelopoiesis. Proc Natl Acad Sci U S A. 2013;110(41):16574-9.

164. Christoffel DJ, Golden SA, Russo SJ. Structural and synaptic plasticity in stress-related disorders. Rev Neurosci. 2011;22(5):535-49.

165. Harvey P, Pruessner J, Czechowska Y, Lepage M. Individual differences in trait anhedonia: a structural and functional magnetic resonance imaging study in non-clinical subjects. Mol Psychiatr. 2007;12(8):767-75.

166. Pizzagalli DA, Holmes AJ, Dillon DG, Goetz EL, Birk JL, Bogdan R, et al. Reduced caudate and nucleus accumbens response to rewards in unmedicated individuals with major depressive disorder. Am J Psychiat. 2009;166(6):702-10.

167. Butterworth P, Cherbuin N, Sachdev P, Anstey KJ. The association between financial hardship and amygdala and hippocampal volumes: results from the PATH through life project. Soc Cogn Affect Neur. 2012;7(5):548-56.

168. Gianaros PJ, Marsland AL, Sheu LK, Erickson KI, Verstynen TD. Inflammatory pathways link socioeconomic inequalities to white matter architecture. Cereb Cortex. 2013;23(9):2058-71.

169. Gianaros PJ, Horenstein JA, Hariri AR, Sheu LK, Manuck SB, Matthews KA, et al. Potential neural embedding of parental social standing. Soc Cogn Affect Neur. 2008;3(2):91.

170. Gianaros PJ, Jennings JR, Sheu LK, Greer PJ, Kuller LH, Matthews KA. Prospective reports of chronic life stress predict decreased grey matter volume in the hippocampus. Neuroimage. 2007;35(2):795-803.

171. Ganzel BL, Kim P, Glover GH, Temple E. Resilience after 9/11: multimodal neuroimaging evidence for stress-related change in the healthy adult brain. Neuroimage. 2008;40(2):788-95.

172. McEwen BS, Morrison JH. The brain on stress: vulnerability and plasticity of the prefrontal cortex over the life course. Neuron. 2013;79(1):16-29.

173. Shah AK, Mullainathan S, Shafir E. Some consequences of having too little. Science. 2012;338(6107):682-5.

174. McEwen BS, Gianaros PJ. Stress-and allostasis-induced brain plasticity. Ann Rev Med. 2011;62: 431-45.

175. Hanson JL, Adluru N, Chung MK, Alexander AL, Davidson RJ, Pollak SD. Early neglect is associated with alterations in white matter integrity and cognitive functioning. Child Dev. 2013;84(5):1566-78.

176. Noble KG, Houston SM, Kan E, Sowell ER. Neural correlates of socioeconomic status in the developing human brain. Developmental Sci. 2012;15(4):516-27.

177. Lawson GM, Duda JT, Avants BB, Wu J, Farah MJ. Associations between children's socio-economic status and prefrontal cortical thickness. Developmental Sci. 2013;16(5):641-52.

178. Hackman DA, Farah MJ, Meaney MJ. Socioeconomic status and the brain: mechanistic insights from human and animal research. Nat Rev Neurosci. 2010;11(9):651-9.

179. Tomalski P, Moore DG, Ribeiro H, Axelsson EL, Murphy E, Karmiloff-Smith A, et al. Socioe-conomic status and functional brain development: associations in early infancy. Developmental Sci. 2013;16(5):676-87.

180. Hostinar CE, Stellern SA, Schaefer C, Carlson SM, Gunnar MR. Associations between early life adversity and executive function in children adopted internationally from orphanages. Proc Natl Acad Sci U S A. 2012;109(Suppl 2):17208-12.

181. Kumar A, Behen ME, Singsoonsud P, Veenstra AL, Wolfe-Christensen C, Helder E, et al. Microstructural abnormalities in language and limbic pathways in orphanage-reared children a diffusion tensor imaging study. J Child Neurol. 2014;29(3):318-25.

182. Saby JN, Marshall PJ. The utility of EEG band power analysis in the study of infancy and early childhood. Dev Neuropsychol. 2012;37(3):253-73.

183. Nelson CA, III, Zeanah CH, Fox NA, Marshall PJ, Smyke AT, Guthrie D. Cognitive recovery in socially deprived young children: the Bucharest early intervention project. Science. 2007;318 (5858):1937-40.

184. Vanderwert RE, Marshall PJ, Nelson III CA, Zeanah CH, Fox NA. Timing of intervention affects brain electrical activity in children exposed to severe psychosocial neglect. PLoS One. 2010;5(7):e11415.

185. Janicki-Deverts D, Cohen S, Matthews KA, Gross MD, Jacobs DR, Jr. Socioeconomic status, antioxidant micronutrients, and correlates of oxidative damage: the Coronary Artery Risk

Development in Young Adults (CARDIA) study. Psychosom Med. 2009;71(5):541-8.

186. Cherkas LF, Aviv A, Valdes AM, Hunkin JL, Gardner JP, Surdulescu GL, et al. The effects of social status on biological aging as measured by white-blood-cell telomere length. Aging Cell. 2006;5:361-5.

187. Epel ES, Blackburn EH, Lin J, Dhabhar FS, Adler NE, Morrow JD, et al. Accelerated telomere shortening in response to life stress. Proc Natl Acad Sci U S A. 2004;101(49):17312-5.

188. Epel ES, Lin J, Wilhelm FH, Wolkowitz OM, Cawthon R, Adler NE, et al. Cell aging in relation to stress arousal and cardiovascular disease risk factors. Psychoneuroendocrinology. 2006;31(3): 277-87.

189. Simon NM, Smoller JW, McNamara KL, Maser RS, Zalta AK, Pollack MH, et al. Telomere shortening and mood disorders: preliminary support for a chronic stress model of accelerated aging. Biol Psychiatry. 2006;60:432-5.

190. Blackburn EH. Telomere states and cell fates. Nature. 2000;408(6808):53-6.

191. Kim M, Xu L, Blackburn EH. Catalytically active human telomerase mutants with allele-specific biological properties. Exp Cell Res. 2003;288(2):277-87.

192. Marrone A, Walne A, Dokal I. Dyskeratosis congenita: telomerase, telomeres and anticipation. Curr Opin Genet Dev. 2005;15(3):249-57.

193. Serrano AL, Andres V. Telomeres and cardiovascular disease: does size matter? Circ Res. 2004;94(5):575-84.

194. Gardner JP, Li S, Srinivasan SR, Chen W, Kimura M, Lu X, et al. Rise in insulin resistance is associated with escalated telomere attrition. Circulation. 2005;111(17):2171-7.

195. Aubert G, Lansdorp PM. Telomeres and aging. Physiol Rev. 2008;88(2):557-79.

196. Cawthon RM, Smith KR, O'Brien E, Sivatchenko A, Kerber RA. Association between telomere length in blood and mortality in people aged 60 years or older. Lancet. 2003;361(9355):393-5.

197. Harris SE, Deary IJ, MacIntyre A, Lamb KJ, Radhakrishnan K, Starr JM, et al. The association between telomere length, physical health, cognitive ageing, and mortality in non-demented older people. Neurosci Lett. 2006;406(3):260-4.

198. Martin-Ruiz CM, Gussekloo J, van Heemst D, von Zglinicki T, Westendorp RG. Telomere length in white blood cells is not associated with morbidity or mortality in the oldest old: a population-based study. Aging Cell. 2005;4(6):287-90.

199. Epel ES, Merkin SS, Cawthon R, Blackburn EH, Adler NE, Pletcher MJ, et al. The rate of leukocyte telomere shortening predicts mortality from cardiovascular disease in elderly men. Aging (Albany NY). 2009;1(1):81-8.

200. Williams DR, Yu Y, Jackson JS, Anderson NB. Racial differences in physical and mental health: socioeconomic status, stress, and discrimination. J Health Psychol. 1997;2:335-51.

201. Chen W, Kimura M, Kim S, Cao X, Srinivasan SR, Berenson GS, et al. Longitudinal versus cross-sectional evaluations of leukocyte telomere length dynamics: age-dependent telomere shortening is the rule. J Gerontol A-Biol. 2011;66(3):312-9.

202. Hunt SC, Chen W, Gardner JP, Kimura M, Srinivasan SR, Eckfeldt JH, et al. Leukocyte telomeres are longer in African Americans than in whites: the National Heart, Lung, and Blood Institute Family Heart Study and the Bogalusa Heart Study. Aging Cell. 2008;7:451-8.

203. Zhu H, Wang X, Gutin B, Davis CL, Keeton D, Thomas J, et al. Leukocyte telomere length in healthy Caucasian and African-American adolescents: relationships with race, sex, adiposity, adipokines, and physical activity. J Pediatr. 2011;158(2):215-20.

204. Adler N, Pantell M, O'Donovan A, Blackburn E, Cawthon R, Koster A, et al. Educational attainment and late life telomere length in the Health, Aging and Body Composition Study.

Brain Behav Immun. 2012.

205. Goodacre R, Vaidyanathan S, Dunn WB, Harrigan GG, Kell DB. Metabolomics by numbers: acquiring and understanding global metabolite data. Trends Biotechnol. 2004;22(5):245-52.

206. Wishart DS, Jewison T, Guo AC, Wilson M, Knox C, Liu Y, et al. HMDB 3.0: the human metabolome database in 2013. Nucleic Acids Res. 2013;41(D1):D801-D7.

207. Wang TJ, Larson MG, Vasan RS, Cheng S, Rhee EP, McCabe E, et al. Metabolite profiles and the risk of developing diabetes. Nat Med. 2011;17(4):448-53.

208. Newsholme P, Procopio J, Lima MM, Pithon-Curi TC, Curi R. Glutamine and glutamate: their central role in cell metabolism and function. Cell Biochem Funct. 2003;21(1):1-9.

209. Bäckhed F, Ley RE, Sonnenburg JL, Peterson DA, Gordon JI. Host-bacterial mutualism in the human intestine. Science. 2005;307(5717):1915-20.

210. Nicholson JK, Lindon JC. Systems biology: metabonomics. Nature. 2008;455(7216):1054-6.

211. Cryan JF, Dinan TG. Mind-altering microorganisms: the impact of the gut microbiota on brain and behaviour. Nat Rev Neurosci. 2012;13(10):701-12.

212. Bercik P, Denou E, Collins J, Jackson W, Lu J, Jury J, et al. The intestinal microbiota affect central levels of brain-derived neurotropic factor and behavior in mice. Gastroenterology. 2011;141(2):599-609, e1-3.

213. Tannock GW, Savage DC. Influences of dietary and environmental stress on microbial populations in the murine gastrointestinal tract. Infect Immun. 1974;9(3):591-8.

214. O'Mahony SM, Marchesi JR, Scully P, Codling C, Ceolho AM, Quigley EM, et al. Early life stress alters behavior, immunity, and microbiota in rats: implications for irritable bowel syndrome and psychiatric illnesses. Biol Psychiatry. 2009;65(3):263-7.

215. Champagne FA. Epigenetic influence of social experiences across the lifespan. Dev Psychobiol. 2010;52(4):299-311.

216. Feil R, Fraga MF. Epigenetics and the environment: emerging patterns and implications. Nat Rev Genet. 2012;13(2):97-109.

217. Burdge GC, Lillycrop KA. Nutrition, epigenetics, and developmental plasticity: implications for understanding human disease. Annu Rev Nutr. 2010;30(1):315-39.

218. Champagne F, Meaney MJ. Like mother, like daughter: evidence for non-genomic transmission of parental behavior and stress responsivity. Prog Brain Res. 2001;133:287-302.

219. Szyf M, Bick J. DNA methylation: a mechanism for embedding early life experiences in the genome. Child Dev. 2013;84(1):49-57.

220. Meaney MJ, Aitken DH, Bhatnagar S, Sapolsky RM. Postnatal handling attenuates certain neuroendocrine, anatomical, and cognitive dysfunctions associated with aging in female rats. Neurobiol Aging. 1991;12(1):31-8.

221. Dias BG, Ressler KJ. Parental olfactory experience influences behavior and neural structure in subsequent generations. Nat Neurosci. 2013.

222. Borghol N, Suderman M, McArdle W, Racine A, Hallett M, Pembrey M, et al. Associations with early-life socio-economic position in adult DNA methylation. Int J Epidemiol. 2012;41(1):62-74.

223. Uddin M, Aiello AE, Wildman DE, Koenen KC, Pawelec G, de Los Santos R, et al. Epigenetic and immune function profiles associated with posttraumatic stress disorder. Proc Natl Acad Sci U S A. 2010;107(20):9470-5.

224. McGowan PO, Sasaki A, D'Alessio AC, Dymov S, Labonté B, Szyf M, et al. Epigenetic regulation of the glucocorticoid receptor in human brain associates with childhood abuse. Nat Neurosci. 2009;12(3):342-8.

225. Cole SW, Hawkley LC, Arevalo JM, Sung CY, Rose RM, Cacioppo JT. Social regulation of gene

expression in human leukocytes. Genome Biol. 2007;8(9):R189.

226. Slavich GM, Cole SW. The emerging field of human social genomics. Clin Psychol Sci. 2013;1(3):331-48.

227. Cole SW, Hawkley LC, Arevalo JM, Cacioppo JT. Transcript origin analysis identifies antigen-presenting cells as primary targets of socially regulated gene expression in leukocytes. Proc Natl Acad Sci U S A. 2011;108(7):3080-5.

228. Pace TW, Hu F, Miller AH. Cytokine-effects on glucocorticoid receptor function: relevance to glucocorticoid resistance and the pathophysiology and treatment of major depression. Brain Behav Immun. 2007;21(1):9-19.

229. Chen E, Miller GE, Kobor MS, Cole SW. Maternal warmth buffers the effects of low early-life socioeconomic status on pro-inflammatory signaling in adulthood. Mol Psychiatry. 2011;16(7): 729-37.

230. Miller GE, Chen E, Fok AK, Walker H, Lim A, Nicholls EF, et al. Low early-life social class leaves a biological residue manifested by decreased glucocorticoid and increased proinflammatory signaling. Proc Natl Acad Sci U S A. 2009;106(34):14716-21.

231. Murphy ML, Slavich GM, Rohleder N, Miller GE. Targeted rejection triggers differential pro- and anti-inflammatory gene expression in adolescents as a function of social status. Clin Psychol Sci. 2013;1(1):30-40.

232. O'Donovan A, Sun B, Cole S, Rempel H, Lenoci M, Pulliam L, et al. Transcriptional control of monocyte gene expression in post-traumatic stress disorder. Dis Markers. 2011;30(2-3):123-32.

233. Neylan TC, Sun B, Rempel H, Ross J, Lenoci M, O'Donovan A, et al. Suppressed monocyte gene expression profile in men versus women with PTSD. Brain Behav Immun. 2011;25(3):524-31.

234. Adler N, Bush NR, Pantell MS. Rigor, vigor, and the study of health disparities. Proc Natl Acad Sci U S A. 2012;109 Suppl 2:17154-9.

235. Tung J, Barreiro LB, Johnson ZP, Hansen KD, Michopoulos V, Toufexis D, et al. Social environment is associated with gene regulatory variation in the rhesus macaque immune system. Proc Natl Acad Sci U S A. 2012;109(17):6490-5.

236. Gottfredson LS. What if the hereditarian hypothesis is true? Psychol Public Pol L. 2005;11(2): 311-9.

237. Bouchard TJ, McGue M. Genetic and environmental influences on human psychological differences. J Neurobiol. 2003;54(1):4-45.

238. Manolio TA, Collins FS, Cox NJ, Goldstein DB, Hindorff LA, Hunter DJ, et al. Finding the missing heritability of complex diseases. Nature. 2009;461(7265):747-53.

239. Kendler KS. What psychiatric genetics has taught us about the nature of psychiatric illness and what is left to learn. Mol Psychiatr. 2013;18(10):1058-66.

240. Social Science Genetic Association Consortium. 2013 [cited 2013 December 30, 2013]; Available from: http://www.ssgac.org/.

241. Rietveld CA, Medland SE, Derringer J, Yang J, Esko T, Martin NW, et al. GWAS of 126,559 individuals identifies genetic variants associated with educational attainment. Science. 2013;340(6139):1467-71.

242. Boardman JD. State-level moderation of genetic tendencies to smoke. Am J Public Health. 2009;99(3):480-6.

243. Fletcher JM. Why have tobacco control policies stalled? Using genetic moderation to examine policy impacts. PLoS One. 2012;7(12):e50576.

244. Boardman JD, Blalock CL, Pampel FC. Trends in the genetic influences on smoking. J Health

Soc Behav. 2010;51(1):108-23.

245. Zuk O, Hechter E, Sunyaev SR, Lander ES. The mystery of missing heritability: genetic interactions create phantom heritability. Proc Natl Acad Sci U S A. 2012;109(4):1193-8.

246. Merabet LB, Hamilton R, Schlaug G, Swisher JD, Kiriakopoulos ET, Pitskel NB, et al. Rapid and Reversible Recruitment of Early Visual Cortex for Touch. PLoS ONE. 2008;3(8).

247. Carlson MC, Erickson KI, Kramer AF, Voss MW, Bolea N, Mielke M, et al. Evidence for neurocognitive plasticity in at-risk older adults: the Experience Corps program. J Gerontol A Biol Sci Med Sci. 2009;64(12):1275-82.

248. Yang JL, Hou CL, Ma N, Liu J, Zhang Y, Zhou JS, et al. Enriched environment treatment restores impaired hippocampal synaptic plasticity and cognitive deficits induced by prenatal chronic stress. Neurobiol Learn Mem. 2007;87(2):257-63.

249. Francis DD, Diorio J, Plotsky PM, Meaney MJ. Environmental enrichment reverses the effects of maternal separation on stress reactivity. J Neurosci. 2002;22(18):7840-3.

250. Radley J, Rocher A, Janssen W, Hof P, McEwen B, Morrison J. Reversibility of apical dendritic retraction in the rat medial prefrontal cortex following repeated stress. Exp Neurol. 2005;196(1): 199-203.

251. Thornton LM, Andersen BL, Schuler TA, Carson WE 3rd. A psychological intervention reduces inflammatory markers by alleviating depressive symptoms: secondary analysis of a randomized controlled trial. Psychosom Med. 2009;71(7):715-24.

252. Dusek JA, Otu HH, Wohlhueter AL, Bhasin M, Zerbini LF, Joseph MG, et al. Genomic counter-stress changes induced by the relaxation response. PLoS One. 2008;3(7):e2576.

253. Crimmins EM, Seeman T. Integrating biology into demographic research on health and aging (with a focus on the MacArthur Study of Successful Aging). In: Finch CE, Vaupel JW, Kinsella K, editors. Cells and surveys: should biological measures be included in social science research? Washington, DC: National Research Council; 2001. pp. 9-41.

254. Seeman TE, Singer B, Wilkinson C, McEwen B. Exploring a new concept of cumulative biological risk: allostatic load and its health consequences. Proc Natl Acad Sci U S A. 2001;98(8):4770-5.

255. Seeman TE, Singer BH, Rowe JW, Horwitz RI, McEwen BS. The price of adaptation: allostatic load and its health consequences: MacArthur Studies of Successful Aging. Arch Intern Med. 1997;157:2259-68.

256. King KE, Morenoff JD, House JS. Neighborhood context and social disparities in cumulative biological risk factors. Psychosom Med. 2011;73(7):572-9.

257. Patton KK, Glymour MM. In anticipation of grief using insights from social epidemiology to improve quality of care. Circulation. 2013;128(25):2725-8.

258. Lewontin RC. The triple helix: gene, organism, and environment. Cambridge, MA: Harvard University Press; 2000.

259. Duncan LE, Keller MC. A critical review of the first 10 years of candidate gene-by-environment interaction research in psychiatry. Am J Psychiat. 2011;168(10):1041.

260. Rozanski A, Kubzansky LD. Psychologic functioning and physical health: a paradigm of flexibility. Psychosom Med. 2005;67(Suppl 1):S47-53.

261. Glymour MM, Osypuk TL, Rehkopf DH. Invited commentary: off-roading with social epidemiology—exploration, causation, translation. Am J Epidemiol. 2013;178(6):858-63.

262. Adler NE, Stewart J. Using team science to address health disparities: MacArthur network as case example. Ann N Y Acad Sci. 2010;1186(1):252-60.

263. Robert Wood Johnson Foundation. "Robert Wood Johnson Health and Society Scholars"

Program Results Report. Princeton, NJ: Robert Wood Johnson Foundation; 2008 [cited 2014 1/11/2014]; Available from: http://www.rwjf.org/content/dam/farm/reports/program_results_reports/2011/rwjf400967.

264. Macleod J, Smith GD, Heslop P, Metcalfe C, Carroll D, Hart C. Are the effects of psychosocial exposures attributable to confounding? Evidence from a prospective observational study on psychological stress and mortality. J Epidemiol Community Health. 2001;55(12):878-84.

265. Chida Y, Hamer M. Chronic psychosocial factors and acute physiological responses to laboratory-induced stress in healthy populations: a quantitative review of 30 years of investigations. Psychol Bull. 2008;134(6):829-85.

266. Muennig P, Schweinhart L, Montie J, Neidell M. Effects of a prekindergarten educational intervention on adult health: 37-year follow-up results of a randomized controlled trial. Am J Public Health. 2009;99(8):1431-7.

267. Mendelson T, Thurston RC, Kubzansky LD. Affective and cardiovascular effects of experimentally-induced social status. Health Psychol. 2008;27(4):482.

268. Allen K, Blascovich J, Mendes WB. Cardiovascular reactivity and the presence of pets, friends, and spouses: the truth about cats and dogs. Psychosom Med. 2002;64(5):727.

269. Meaney MJ. Maternal care, gene expression, and the transmission of individual differences in stress reactivity across generations. Annu Rev Neurosci. 2001;24(1):1161-92.

270. Lleras-Muney A. The relationship between education and adult mortality in the US. Rev Econ Stud. 2005;72(1):189-221.

271. Catalano R, Bruckner T, Anderson E, Gould JB. Fetal death sex ratios: a test of the economic stress hypothesis. Int J Epidemiol. 2005;34(4):944-8.

272. Kubzansky LD, Kawachi I, Sparrow D. Socioeconomic status, hostility, and risk factor clustering in the Normative Aging Study: any help from the concept of allostatic load? Ann Behav Med. 1999;21(4):330-8.

273. Seeman TE, Crimmins E, Huang M-H, Singer B, Bucur A, Gruenewald T, et al. Cumulative biological risk and socio-economic differences in mortality: MacArthur studies of successful aging. Soc Sci Med. 2004;58(10):1985-97.

과학에서 정책으로

마이클 마멋·제시카 앨런   번역 조홍준 감수 오주환

서론

이 책의 1판에서 나는 이 장을, 인간과 동물에 대한 최신 생의학적 연구와 이 연구의 정부 정책에 대한 잠재적 적합성에 관한 일련의 질문을 제시하면서 시작했다(1). 나는 사회적 지위, 경제적 조건과 건강이 밀접하게 연관되어 있다는 연구결과들을 제시하면서, 사망 원인과 기대여명에 사회계급에 따른 기울기가 명백하게 존재한다는 사실을 서술했다. 나는 이런 건강 기울기가 어떻게 대부분의 나라와 인구집단에서 나타나는지에 관해 서술하고, 지위와 기대여명 및 건강 사이의 기울기와 연관성이 어떻게 그리고 왜 발생하는가를 설명하는 접근법 개발에 관해 서술했다. 환경이 생애주기에 따라 다르게 영향을 주는 방식을 소개하면서 나는 건강 관련 요인의 세대 간 전달(intergenerational transmission)을 간단하게 살펴보았다.

나는 내 첫 번째 질문에 대한 잠정적인 대답을 개략적으로 보여주기 위해, 인구집단의 건강 분포에 대한 사회심리적 요인의 영향을 보여주었고, 이 요인은 다시 정치적, 사회적, 경제적 조건에 의해 영향을 받는다는 사실을 보여주었다. 나는 이런 명확한 연관성과 최근의 탐색적 연구로 국제정책, 국가정책, 지역정책의

건강형평성에 대한 영향에 관심을 가져야 한다고 주장했다. 우리는 과학을 상당히 명확하게 이해하고 있고, 사회적 결정요인이라는 틀을 가지고 국제정책, 국가정책, 지역정책과 전략의 함의를 숙고하기 시작했다.

1판의 탐색적 장이 쓰인 때와 2판의 이 장을 쓰는 지난 수년간 놀랍도록 많은 일이 일어났다. 지난 13년 동안 우리는 건강의 사회적 결정요인(social determi-nants of health, SDH)에 관한 과학과 정책개발의 빠른 진전을 보았다. 이 책의 여러 장에 걸쳐 전개된 근거 기반은 건강의 사회적 결정요인과 건강 분배의 영향을 잘 보여준다. 사회적 결정요인이라는 개념과 담론은 공중보건 학계뿐만 아니라 여러 정책 분야에서도 견고하게 자리 잡고 있는 것처럼 보인다. 우리 중 많은 사람들이 중앙정부와 지방정부, 다양한 분야의 수많은 지방, 국가, 국제조직과 밀접하게 일하고 있으며, SDH에 관한 행동을 통해 건강형평성을 개선하기 위해 필요한 전략, 개입과 정책에 관해 자문을 제공하고 있다.

단기간에 많은 성과가 이루어졌지만, 사회적 결정요인 접근법으로부터 멀어지게 하는 강력한 원심력도 있다. 건강에 대한 사회적, 경제적 추진 요소에 대해 관심과 행동이 (덜이 아니라) 더 필요한 시기에 발생한 경제위기는 이를 오히려 없애버렸다. 건강에 대한 개인의 책임(과 책무)이라는 담론은 너무 자주 건강하지 않은 사람을 탓한다. 예산은 삭감되었다. 불평등을 악화시키거나 기껏해야 불평등의 영향을 무시하는 정책이 도입되고 있다. 또 중요한 것은 건강 불평등의 정도와 원인에 대한 대중의 인식은 개발되지 않은 상태로 있고, 부분적으로는 이로 인해 이 문제에 대한 정치적 관심도 오래가지 못한다.

이 장에서 우리는 이 책의 1판이 출판된 이후에 사회적 결정요인 접근법에서 발전된 내용을 기술할 것이다. 우리가 참여했던, 근거 기반 위원회의 기록도 포함할 것인데, 이 기록은 최신의 적절한 근거에 기반에서 만들어져서, 우리의 사고를 진전시켰다. 우리는 전 세계적으로 시행된 이 접근법의 구체적 방법을 예를 들어 설명하고, 우리가 주창한 이 접근법에 대한 정치적, 경제적 도전에 관해서도 서술할 것이다. 마지막으로 우리는 건강의 사회적 결정요인에 관한 행동을 통해, 전반적인 건강 불평등에 도전하는 추진력과 활동을 지속하고 개발하기 위한, 잠재적인 미래의 발전과 기회가 무엇인지를 탐구할 것이다.

건강의 사회적 결정요인 접근법: 근거 생산과 정책개발

건강의 사회적 결정요인에 관한 위원회

건강의 사회적 결정요인에 관한 위원회(Commission on the Social Determinants of Health, CSDH)는 2005년에 세계보건기구(WHO)에 의해 만들어졌고 마이클 마 멋을 위원장으로 임명했다(2). 세계보건기구는 SDH에 관한 접근법과 근거 생산 이 상당한 정도에 이르렀고 따라서 세계보건기구로 하여금 전 세계적으로 심각 한 건강 불평등의 원인에 관한 근거를 한군데 모을 수 있는 중요한 플랫폼을 만 들라는 요구가 충분하다고 생각했다. 이는 중요하고 혁신적인 발전이다. 첫째, 이를 통해 우리는 국가 간, 국가 내부의 건강 불평등의 전 지구적 수준을 진짜로 이해하게 될 것이다. 둘째, CSDH는 모든 발전 단계의 국가들에서 건강에 대한 사회적, 경제적, 정치적 요인의 영향에 대한 전 지구적 증거를 모으고 평가할 수 있는 독특한 기회를 보여주었다. 셋째, 전 세계적으로 건강 불평등에 도전하고 이를 줄일 수 있는 실질적인 제안을 하도록 요청받았다.

전 세계적으로 질병관리와 건강 서비스 개발에 관한 자문을 주 기능으로 하는 조직인 세계보건기구가 SDH에 대해 매우 사회적, 문화적, 정치적이고 경제적인 도전을 하는 것은 놀랍고 고무적인 일이다. 이는 세계보건기구나 회원국 모두가 건강 형평성에 우선순위를 두는 것이며, SDH에 관한 강력한 근거 기반을 개발하 겠다는 약속이다. 이 위원회에 참여한 우리 모두는 명확하고 강력한 근거에 기반 을 둔 행동을 제안하는 것의 중요성에 대한 강력한 옹호자들이다. CSDH 보고서 에서 제시한 모든 제안은 전 세계의 손꼽히는 학자와 실천가들에 의해 수집되고 분석된 근거에 기반을 두고 있다. 우리는 지식 네트워크를 만들어 SDH와 관련된 분야의 근거를 평가하도록 했다. 지식 네트워크는 근거 기반을 만들고 분석하기 위해 2년 이상 활동했다. 이 활동의 결과는 훌륭한 지식네트워크 보고서에 포함 되어 있는데, 이 보고서는 최종 보고서의 기초가 되었다. 우리는 19명의 위원을 임명했는데, 이들은 정부, 학계, 시민사회에서 상당한 경험을 가지고 있었고, 모 두 사회정의를 진전시키는 데 기여해 온 사람들이다. 이들은 과거에 자신의 분야

그림 15.1_ CSDH의 개념적 접근법

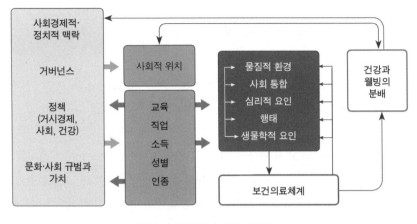

건강과 건강 불평등의 사회적 결정요인

에서 건강 형평성 운동을 고무하던 인물들이었고, 현재도 그렇고, 앞으로도 그럴 것이다. 우리는 위원회 활동기간 동안 열 차례 회의를 가졌고, 모든 사람이 점차 강력하고, 박식하고, 목소리 큰 주창자가 되었다. 이런 높은 수준의 활동으로 인해 세계보건기구는 건강과 건강결과의 불공평한 분포에 대해 잘 이해하게 되었고, 이런 불공평한 분포는 불공평한 사회적, 정치적, 경제적 제도 때문에 생긴 결과라는 사실을 받아들이게 되었다. 이 위원회는 또한 건강의 사회계급 간 엄청난 크기의 기울기가 전 세계 대부분의 나라에서 명확하게 나타난다는 사실을 보여주었다.

일부 위원은 건강 분야에 상당한 경험이 있었고 다른 위원은 정치학과 사회개발 전문가이지만 SDH에 대한 해결방법을 가지고 있는 사람은 거의 없었다. 사무국은 위원장과 함께 우리 작업에 관한 개념 틀(conceptual framework)을 개발하는데 상당한 노력을 기울였다. 위원회에서 채택된 이런 개념적 접근은 분석과 행동을 위한 제안의 구조를 제공했다(그림 15.1).

불건강과 불평등으로 가는 경로를 이해하기 위해서는, 우리는 사회경제적 그리고 정치적 맥락과 사회의 본질에 대한 분석에서 시작해야 한다는 명확한 근거가 있다. 이런 광범위한 전 지구적, 국가적 맥락이 사회 안에서 개인의 사회적 위치—이는 교육 수준, 직업과 소득으로 표현되고 젠더, 인종, 종족과 연관된다—의 틀을 짜고 형성한다. 사회 수준에서 일어나는 이런 광범위한 과정이 개인으로 하여금 건강을 손상시키거나 증진시키는 조건에 노출되도록 영향을 주며, 또한 취약성과 회복력 수준에도 영향을 준다(3).

CSDH 구조의 저변에 있는 것은 물질적, 정신사회적, 정치적 권한 부여의 중요성이다. 삶의 여러 영역에서의 권한 부여와 건강 수준과의 관계는 광범위하게 탐구되었으며, 일관성 있는 연구결과를 보여준다. 즉, 개인이 자신의 삶에 대한 통제력을 가지면 건강이 좋아진다. 개인이 삶에 통제력을 가지는 것은 사회적, 경제적, 정치적, 문화적 영역과 강력한 연관성이 있다. 위원회 활동 중 수집된 증거를 통해 우리는, 건강 불평등이 사람이 태어나고, 성장하고, 살고, 일하고, 나이 드는 것과 관련된 조건에 의해, 그리고 이런 매일매일의 삶의 조건을 발생시키는 권력, 돈, 그리고 자원에 의해 결정된다고 결론을 내렸다. 건강 불평등에 성공적으로 도전하기 위해서는 이런 광범위한 분야를 겨냥해야 한다.

이는 건강 불평등이 보건의료 시설에 대한 접근성 부족 때문에 일어난다고 결론을 내리는 분석과는 명확하게 구분되는 것이다. 물론 보건의료에 대한 보편적 접근이라는 열망은 우선순위가 높지만 이를 성공적으로 성취한다고 해서 건강 불평등을 의미 있게 줄이지는 못한다. 중요한 것은 사회적, 경제적 요인과 권한 부여이다. CSDH는, 건강 형평성 감소에 참여하는 조직들은 자신이 속한 보건 분야의 바깥에 관심을 기울여야 한다는 사실을 보여주었고, 또한 이를 요구했다. 이는 도전적인 과제이다. 사회의 전 분야와 연결된 필요한 접근을 하기 위해서 보건부장관은 모든 정부 부처를 선도해야 하고, 다른 부처에 있는 동료들에게 당위성을 설명하고 함께 일해야 한다고 CSDH는 제안한다. 그들은 건강 형평성이 모든 정책에 녹아 들어갈 수 있는 방법을 찾아야 하며 정책의 건강 형평성에 대한 영향을 보여주어야 한다.

범부처 접근법(cross-government approach)에 대한 반대가 있다. 일부 부처는 모든 정책에서 건강을 성취하고자 하는 사람들을 '건강 제국주의'라고 부르며 공통된 의제에 대한 협력을 거부한다. 우리는 정부 안에서 부처별 접근(siloed approach)이 더 강력해진다는 말을 듣는다. 보건 분야의 안팎에서 개인의 행동과 보건의료 분야에 더 초점을 두라는 강한 압력을 받는다. 형평성이라는 공통의 플랫폼에 관해 범부처적으로 일을 하려는 의향이 있는 곳에서도, 정부가 작동하는 기전과 과정이 범부처 접근법과 어긋나고, 부처 간의 분리된 활동을 조성하는 경우가 흔하다. 때로는 모든 정책에 건강을 도입하자는 기전이 너무 기계적이고 간단해서 형평성에 대한 초점을 잃는 경우도 있다. 형평성에 관한 정책의 영향을 평가한다는 원칙이 훼손되고, 성과 제시 요구에 대한 지친 사람들(즉, 광범위한 기준으로 정책의 영향을 평가해 달라는 요청을 받는 사람들)로부터의 반대에 직면할 수도 있다.

그러나 CSDH는 건강과 건강 형평성의 개선은 정부의 우선순위가 되어야 한다고 주장했다. 어쨌든 건강은 정부가 봉사하는 인구집단에서 높은 우선순위를 가진다. 또한 SDH를 통한 건강 불평등에 대한 도전은 사회의 다른 분야에서도 많은 형평성의 편익을 가져올 것이다.

다양한 방식으로 CSDH의 영향이 눈에 띄게 향상되었고, 많은 활동이 이어졌다. 2008년, "한 세대 안에 격차 없애기(Closing Gap in a Generation)"라는 위원회의 보고서가 발표되었을 때, 세계보건기구 사무총장인 마거릿 챈(Margaret Chan)은 CSDH 보고서가 사회정의에 초점을 둔 것을 환영했다.

> 건강의 사회적 결정요인에 관한 위원회는 …… 국가 내부와 국가 사이의 소득수준, 기회, 건강 수준, 기대여명, 의료에 대한 접근성의 격차가 최근 역사에서 어느 때보다 더 크다는 현실에 대해 대응했다. 최종 분석에서 인구집단 내의 건강 수준의 분포는 경제, 사회 정책이 달성하고자 하는 공정함의 문제이다. 사회적 요인이 어떻게 직접적으로 건강결과를 결정하고 불평등을 설명하는가를 보여줌으로써 이 보고서는 건강 프로그램과 정책이 불건강의 주요 원인을, 보건 분야의 직접적인 통제 범위 너머에 있는 경우에도, 근본적인 수준까지 파고들어 해결할 것을 요구했다(4).

2011년 전 지구적 회의가 필요하다는 CSDH 권고안에 따라 브라질 정부는 건강의 사회적 결정요인에 대한 첫 번째 세계회의(First World Conference on Social Determinants of Health)를 개최했다. 126개 회원국 정부, 시민사회, 국제기구와 학자들이 모인 이 회의를 통해, 더 공정한 건강 분배로 가는 길로서, 사회정의에 대한 CSDH의 요구에 대한 지지를 강화하고, 행동에 우선순위를 부여하고, 이에 반응할 수 있는 기회를 제공했다. 2011년 10월에 열린 리우 정상회의는 CSDH 이후의 진전된 내용을 보고하고, SDH와 건강 형평성에 대한 전 세계적인 그리고 국가 수준의 행동을 더 촉구하는 목적을 가지고 있었다. 이 회의에서 회원국들은 건강의 사회적 결정요인에 관한 리우 정치 선언(Rio Political Declaration on Social Determinants of Health)을 채택했다(5). 이 선언의 채택은 건강 불평등 감소 및 다른 전 지구적 우선순위 성취를 위한 SDH 접근법의 실천에 대한 전 지구적인 정치적 참여를 표현하는 것이다. 이런 참여가 국가 수준의 행동계획과 전략 개발을 위한 계기를 만드는 데 도움을 주리라는 바람이 있었다. 국제의과대학생협회연합(International Federation of Medical Students' Association)은 리우 선언은 권력, 돈, 자원의 불평등에 도전하라는 CSDH의 권고를 승인하지 않으려 했다고 지적했다. 이런 권고는 리우 선언의 일부 서명국에게는 너무 먼 단계였다.

CSDH를 따라 브라질, 페루, 칠레, 인도 등 많은 개별국가(아래 글상자 참고)들이 사회적 결정요인에 관한 행동을 채택했다. 아래에는 영국의 반응과 2013년 유럽 리뷰에 관해 서술했는데 이는 모두 CSDH의 영향을 받은 것이다.

유엔개발계획(UNDP)은 마이클 마멋과 협력해서 비감염질환(NCD)에 대한 SDH를 개발하고 있다.

세계보건기구 미주지부(PAHO)는 SDH와 건강 형평성에 우선순위를 두기로 결정했다.

건강의 사회적 결정요인은 모든 세계보건기구 지부의 의제이다. 세계보건기구는 2011년 리우 정상회의를 조직하고 개최했으며 이는 행동을 전진시키고 개발을 검토하는 결정을 하도록 했다.

칠레: 보건부는 자신의 정책을 어떻게 CSDH 권고에 맞출 것인가를 검토했다.

아르헨티나: 건강 형평성을 담당하는 보건부 차관을 임명했다.

브라질: 건강의 사회적 결정요인에 관한 브라질 국가위원회를 만들었고, 건강의 사회적

결정요인에 관한 세계 회의를 공동 개최했다.

코스타리카: 건강 형평성을 다루기 위해 정부 전체(Whole-of-government) 접근법을 실행했다.

남호주(호주): 세계보건기구와 남호주 발의: 모든 정책에 건강(Health in All Polies)에 관한 아델레이드 선언(6).

건강형평성 네트워크를 위한 전 지구 행동의 아시아태평양 네트워크(AP-HealthGAEN): 건강 형평성 의제를 진전시키기 위한 지역 단체(14).

말뫼 위원회(2010-2013): 말뫼 시민을 위해 건강 불평등을 감소하고 장기적인 생활조건을 개선하기 위해 근거를 모으고 전략을 제안하는 위원회. 이 접근은 CSDH에 의해 고무되었다.

스웨덴 지방 및 지역 정부 연합(SALAR)(2013): 20개의 지방정부, 카운티 카운슬, 지역 등과 함께 사회 지속성을 강화하고 건강 불평등을 줄이는 데 기여하는 5개의 권고사항과 23개의 수단을 확인했다. 이 작업의 중요한 출발지점은 세계보건기구의 1세대 안에 격차 없애기 보고서이다.

앨버타(캐나다): 주정부는 SDH 프로그램을 적극적으로 개발하고 있다. 캐나다 북극지방에서는 원주민의 건강과 관련된 활동에서 SDH 접근법에 대한 지속적인 관심이 이루어지고 있다.

뉴질랜드: 공중보건에서 SDH 접근법 개발

페루: 리마 시장의 건강 전략은 CSDH의 영향을 받았다.

인도에서의 활동: 인도에서는 SDH 네트워크를 만들기에 관심이 있다. 이는 SDH의 우선순위를 정하고 효과적인 행동을 위한 협력과 분야 간 활동을 하도록 하는 데 기여할 것이다.

다른 예는

시민사회

여성자영업협회(Self-Employed Women's Association, SEWA):가난한 자영업 여성 노동자를 대표하는 조직과 운동(15)

정부의 활동

- 농촌 고용보장제도
- 식품안정법
- 통합 아동 개발 서비스의 재구조화에 대한 고려
- SDH에 관한 행동과 관련된 의료비를 국내순생산의 1.2%에서 3%로 인상

- 비공식노동자에 대한 사회복지 적용을 확대하는 계획
- 교육받을 권리의 확대
- 도시와 농촌 빈민을 위한 주거와 기본 인프라 개선 계획
- 2011년 4월 정부와의 대화가 결렬되었을 때 아나 하자레의 단식투쟁에 이은 강력한 반부패 입법을 요구하는 광범위한 시위
- 독립적인 반부패조직을 신설하는 내용의, 잔 록팔 법에 대한 하자레의 수정안을 정부가 받아들였다.

자료: Mirai Chatterrjee SEWA, personal communication(7)

마멋 리뷰

2008년 영국 정부는 각국 정부가 자신의 행동계획을 세우라는 CSDH의 요구에 반응해서 영국의 건강 형평성에 관한 검토를 위해 마이클 마멋을 위원장으로 하는 위원회를 만들었다. 영국 정부는 영국의 건강 불평등이 지속되고 잠재적으로 확대된다는 증거에 대응해, 근거에 기반을 둔 국가 수준의 행동계획을 요청했다. 검토 과정은 학자―CSDH와 마찬가지로 영국에서의 사회적 결정요인을 포괄하는 근거에 기반을 둔 행동계획을 제안했다―가 주도하는 9개의 작업반에 의해 이루어졌다(8).

영국 리뷰는 CSDH의 개념적 접근법 위에서 만들어졌는데, 영국의 맥락에 맞게 수정되었다(그림 15.2).

생애전반에 명확한 초점을 두었다. 이는 불평등이 매우 어린 시기―심지어 출생 전―에 시작되고 생애에 걸쳐 축적되어 결국 건강과 수명의 불평등한 분배를 초래한다는 데 근거를 두었다.

이 리뷰는 경제긴축과 정부재정삭감 시기에 보고가 될 예정이었으며, 제안 내용에는 비용-효능이 포함되었다. 건강 불평등의 인적비용과 함께 경제비용을 보여주기 위해 건강 불평등이 정부 재정에 초래하는 비용에 대한 분석을 시행했다. 이 계산에 근거를 두고 보고서는 질병의 불평등이 연 310~330억 파운드의 생산

그림 15.2_ 마멋 리뷰 개념 접근법

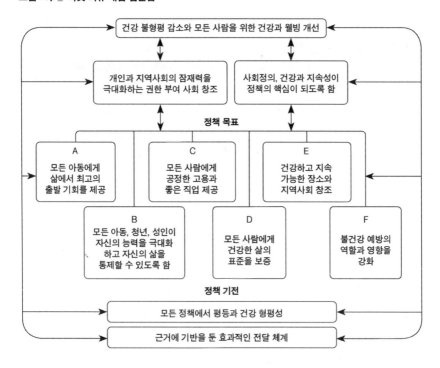

성 손실을 초래하고, 매년 200~320억 파운드의 세금 손실과 복지비 지불을 초래하며, 55억 파운드 이상의 추가적인 의료비 지출을 초래한다고 보고했다. 정부에 대한 추가 비용을 보여주기 위해, 위원회는 건강 불평등의 사회경제적 기울기를 줄이기 위한 정책을 전혀 시행하지 않는 경우, 연금 수급 연령 상향의 재정에 대한 영향을 추계했다. 그림 15.3은 영국의 모든 지역의 지역빈곤 수준에 따른 평균수명과 장애보정 평균수명(DFLE)의 사회계급별 기울기를 보여준다. 우리는 영국 정부가 연금수급 연령을 올릴 계획을 가지고 있는 68세에 선을 그었다. 이때 영국 인구의 3/4은 장애보정 평균수명이 68세에 미치지 못했다. 인구집단이 68세까지 일하기를 기대한다면 기울기에 따라 비례적으로 건강을 개선하기 위한 노력이 필요하다.

영국 리뷰 보고서인, 『공정한 사회, 건강한 삶(Fair Society, Health Lives)』은 여

섯 가지의 우선적 정책 분야에서 행동계획을 만들었으며, 정책은 기울기에 따른 필요에 비례해야 하고, 가능하면 보편적이어야 한다고 주장했다(9). 이 리뷰는 또한 국가 수준에서 사용될 수 있는 모니터링 체계도 제공했다. 이 보고서는 2008년 노동당 정부의 요청에 의해 2010년 2월에 보고되었지만, 권고 내용은 2010년 5월 새로 집권한 보수당이 주도하는 연립정부에 의해 수용되고 지지되었다. 초당파적인 정치적 지지가 접근법의 수용과 건강 형평성의 우선순위 확보에 중요하다.

2011년에 영국정부는 SDH에 초점을 둔 공중보건 백서를 발간했는데 이는 건강 불평등의 감소를 전략의 중심에 두고 있었다(10). 많은 것이 **공정한 사회, 건강한 삶**에 기반을 두거나 또는 이에 대한 직접적 반응이었다. 백서에 개괄되어 있는 공중보건 결과구조(Public Health Outcomes Framework)는 **공정한 사회, 건강한 삶**의 직접적인 영향을 받은 공중보건지표와 SDH 주제하의 일부 지표를 포함하고 있었다. 새로 만들어진 국가 수준의 공중보건조직인 공중보건영국(Public Health England)은 이 보고서에서 주창된 접근법에 기반을 두고 있다. 2012년 입법을 통해 영국 의료제도 전반에 걸쳐 새로운 일련의 건강 형평성 의무가 도입되었고 이는 2013년 4월부터 시행되었다. 이 새로운 입법 구조는 현재 보건부와 국민 보건 서비스(National Health Service) 조직에만 적용되지만, 만약 이런 의무가 유지된다면 건강체계 전반에 걸쳐 건강 형평성이 우선순위를 가지도록 촉진할 것이다.

마멋 리뷰의 접근법은 명시적으로 채택되었지만 건강 형평성을 진전시키려는 노력은 일부 경제위기 대응 정책에 의해 손상을 받았다(11). 우리는 국가 수준에서 사회적 결정요인 접근법에 관한 영향을 지속시키고 자문을 하기 위한 노력을 지속했고, 마이클 마멋 교수가 근무하는 유니버시티 칼리지 런던(UCL)에 근거를 둔 건강 형평성 연구소(Institute of Health Equity)는 정부와 다른 국가 조직에게 접근법에 대한 새로운 분석과 근거를 제공했다.

지방에서 영향은 더 현저하게 나타났다. 지방정부의 75%는 영국 리뷰에 근거를 둔 전략과 접근법을 채택했다. 지방정부의 공중보건 담당 부서와 다른 부서는 건강 형평성에 우선순위를 두었고, SDH에 관한 혁신적 접근법을 동시에 실행했

그림 15.3_ 1999~2003년 영국의 이웃 소득수준에 따른 출생 시 기대여명과 무장애 기대여명(DFLE)

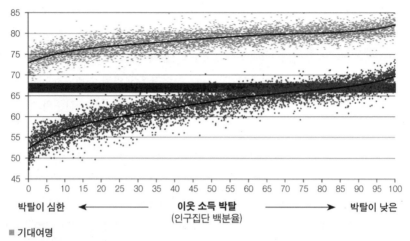

박탈이 심한 ◀━━━━━━ 이웃 소득 박탈 ━━━━━━▶ 박탈이 낮은
(인구집단 백분율)

■ 기대여명
■ DFLE(무장애 기대여명)
■ 연금 수급 연령 증가 2026~2046

다(12). 영국리뷰는 개입의 핵심적인 영역인 생애 초기에 우선순위를 두도록 했다. 이 시기의 불평등을 줄이기 위한 활동이 평생에 걸친 편익을 줄 것이기 때문이다. 생애 초기를 담당하는 부서는, 이 활동의 건강에 대한 영향을 인식하고, 다른 부처와 협력을 통해서, 많은 경우에 이 도전을 받아들였다(13).

영국에서의 실천은 지속되고 있으며, 사회적 결정요인에 대한 개입에서 보건의료인의 잠재적인 역할의 중요성에 관한 분석에 따라 22개의 보건전문직 조직은 자신의 회원들이 보건의료 분야에서 좀 더 많은 활동에 참여하도록 했다(14).

유럽 리뷰

영국 리뷰의 출판 이후 세계보건기구 유럽 지부의 사무차장이 마이클 마멋과 그의 팀에게 전 유럽에 걸친 건강의 사회적 결정요인에 관한 검토를 해달라고 요청했다. 이 리뷰는 유럽 내, 국가 간, 국가 내의 건강 불평등의 수준에 대한 이해를 깊게 하고, 최신 근거에 기반을 둔 이 지역의 행동계획을 제공하기 위한 것이

그림 15.4_ 세계보건기구 유럽지부의 사회적 결정요인과 건강 격차에 대한 리뷰의 광범위한 주제

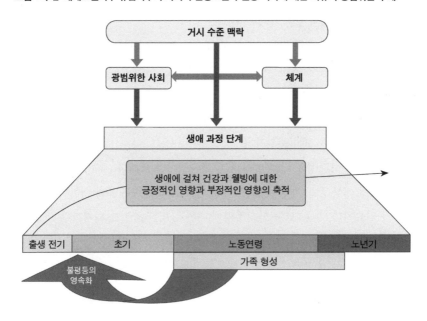

다. 또한 이 리뷰는 세계보건기구 유럽지부의 건강 2020(Health 2020) 프로그램에 전략과 접근법을 제공하기 위한 것이다. 다른 리뷰와 마찬가지로 유럽 리뷰는 전 세계의 전문가에 의존했고, 과정을 개발하기 위해 13개의 작업반을 만들었다. 작업반이 작성한 근거에 기반을 두고 이 리뷰는 권고사항을 네 가지 주제, 즉 광범위한 사회, 거시적 수준의 맥락, 체계, 생애주기 단계로 구분했다(그림 15.4).

여기서는 생애주기 단계를 명확하게 강조했다. 근거는 불평등이 생애주기에 걸쳐서, 그러나 서로 다른 시기에 서로 다른 경로로 축적된다는 것을 보여준다. 개입은 서로 다른 생애주기에 적절한 방식으로 제공되어야 하고 건강과 웰빙에 대한 부정적 영향의 축적이 중단되는 것을 목표로 해야 한다. 유럽 리뷰는 CSDH 개념의 접근법을 개발하고 확대했고 몇 가지 새로운 주제를 보여주었다.

· 인권이 SDH에 대한 활동의 중심이다. 인권은 근본적인 자유와 이를 보장하는 데 필요한 사회적 행동을 체화한다.

- 해로운 영향을 차단하는 데 더해 개인과 지역사회의 복원력을 세우는 것이 중요하다. 임파워먼트가 중심이다.
- 생애주기가 SDH에 대한 행동을 계획하는 올바른 길임이 드러났다. 리뷰는 조기 아동기를 강조하지만 행동은 생의 모든 단계에 필요하다. 노동연령과 노인에 대한 강력한 권고도 포함되었다.
- 이전 세대에 영향을 주었던 사회적 경제적 불평등의 영속화로부터 미래 세대를 보호하는 것이 중요하다.
- 세대 내의 형평성에 더해서 세대 간 형평성이 중요하다.
- SDH에 대한 공동 행동, 사회적 결속력과 지속 가능개발에 대한 강한 강조가 필요하다. 이는 모두 사회정의에 대한 강력한 참여를 의미한다.
- 비례적 보편주의(proportionate universalism)가 건강 불평등을 해결하기 위한 행동에서 우선순위 설정 전략으로 이용되어야 한다(3).

이 리뷰는 개념적 접근법에서 개괄된 각 주제에 대해 행동을 위한 상세한 권고사항을 만들었다. 사회적 보호와 이전(transfer)이 건강 불평등 감소에 미치는 중요성에 대한 명확한 근거가 있으며, 동시에 이런 보호기전이 재정긴축으로부터 같은 정도의 위협을 받고 있다. 이 리뷰의 결과로 얻고자 하는 것은 세계보건기구, 다른 국제기구와 국가가 이 리뷰에 제시된 내용과 접근법을 진전시켜서 전략과 행동을 세우고, 건강 형평성에 대한 정치적 우선순위와 정치적 리더십을 조성하는 데 있다. 이는 건강 불평등 감소를 가능하게 하는 데 핵심적이다.

긍정적인 활동도 많이 있었으나 많은 영역에서 진전이 이루어지지 않았다.

SDH에 관한 행동은 다른 지역에 비해 유럽과 아메리카에서 잘 개발되었다. 이는 오랜 사회복지와 사회정의의 역사에 기반한 강력한 정치적 의지를 보여주는 것일 수도 있다. 또한 결정요인과 결과 사이의 인과관계에 대한 광범위한 근거가 있기 때문일 수도 있고, 감시가 가능한 자료 모니터링이 잘 개발되었기 때문이거나 행동에 사용할 수 있는 연계된 자원 때문일 수도 있다(4).

전 지구적 재정위기로 인해 모든 지역에서 국가 간, 국가 내의 심각하면서도 점점 악화되는 재정 불평등을 더 절박하게 생각하게 되었다. 많은 나라에서 생활

수준이 낮아지고 정부 예산이 줄어들면서, 정책결정과정에서 모든 정책의 분배 효과에 대한 고려가 훨씬 더 절박해졌다. 그러나 재정 위기에 대한 많은 정책적, 경제적 대응에서 이런 점은 중요한 요인으로 취급되지 않는다. 최근에 분석한 근거에 따르면 2008년 이후의 경제위기가 건강과 건강 형평성을 악화시킬 것이며, 이에 따른 재정긴축 정책은 건강 형평성에 추가적으로 부정적인 영향을 줄 것이다. 그러나 정책의 초점은 지속 가능하고 공평한 정책을 우선하기보다는 주로 경제성장의 회복에 두어질 것이다.

장애물과 도전

앞의 몇 단락에서 우리는 SDH에 관한 세 가지 주요 리뷰가 만들어진 과정과 그 결과를 요약했다. 우리는 근거가 어떻게 정책 권고로 번역되고 정책결정자와 정치체계에 의해 받아들여지는지에 관해 서술했다. 우리는 이 리뷰의 내용이 준 영향과 잠재적 영향에 관해 서술했고, 명확한 성공 사례를 보여주었으나, 또한 사회적 결정요인 접근법과 사회 불평등 개선 노력에 대한 지속적인 도전도 있음을 보여주었다. 이 절에서 우리는 근거를 정책으로 전환하고 SDH 접근법을 주창할 때 맞닥뜨렸던 도전에 대해 좀 더 자세히 서술하겠다.

근거의 본성

정책결정자와 정책을 실행하는 사람과 토론을 해보면, 이들은 건강 불평등을 해결하는 데 비용효과적인 방법으로 성공한 개입에 관한 명확한 근거를 요구한다. 이런 형태의 근거, 즉 복잡한 사회적 개입에 대한 효과 평가는 드물고, 더구나 비용과 영향을 계량적으로 보여주는 연구는 더 드물다. 효과평가가 프로그램의 설계와 예산에 포함되는 것은 아직 흔한 일이 아니다. 프로그램과 결과의 복잡성은 영향 평가를 어렵게 하고, 건강 영향이 장기적으로 나타나는 속성으로 인해 건강결과 자료는 더 만들기 어렵다. 과제는 두 가지인데, 먼저 정책결정자와 정책실행자들에게 인과 경로에 대한 충분하고도 넘치는 근거가 있다는 것을 설득해야 한다. 우리는 효과적인 행동에 관해 상당한 정도의 확신을 주는, 확고한 근거에 기반한 개념모델을 가지고 있다. 다시 말하면 우리는 행동을 구체적인 방법으로 할 수 있을 정도로 충분히 많이 알고 있다. 둘째, 정책결정자가 원하는 종류의 근거를 제공할 수 있도록, 개입을 제대로 평가하기 위한 재원 조달과 계획에 좀 더 초점을 맞추어야 한다. 비용에 대한 근거는 평가하기도 보여주기도 어렵지만, 비용에 관한 근거가 존재하더라도, 도움이 되지 않는 방향으로 정책을 전환시키기도 한다. 우리는 효율성을 달성하거나 재정을 절약하는 정책이 아니라, 불평등을 감소시키는 가장 성공적인 정책을 시행해야 한다. 가장 바람직한 정책은 세 가지 모두를 달성하는 것이지만 우리는 형평성보다 효율성에 우선순위를 두어서는 안 된다.

건강 형평성에 우선순위 두기

건강 불평등 해결을 위한 행동이 성공하기 위해서는 좋은 리더십이 결정적이다. 리더십이 없으면 이슈의 우선순위를 효과적으로 정할 수 없으며, 행동은 쉽게 의제를 벗어나기 쉽다. 학술/정책 분야에서 일하는 우리는 리더십의 개발을 지원하기 위해, 관련성 있고, 시의 적절한 분석을 지속해야 하고, 건강 불평등의 규모와 인적, 경제적 비용에 관한 정보를 제공해야 하며, 광범위한 정부의 의제와 일치하는 적절한 행동계획을 제공해야 한다. 정치적인 시간 척도는 대개 짧기 때문에 정치 사이클에 따라 주장을 반복해서 제시해야 한다. 결과가 몇 년 내에 나타나지 않는 장기 전략이 필요한 투자를 하도록 정치인을 설득하기 위해서는 단기 이익의 증거를 제공하는 것이 도움이 된다.

주창활동(Advocacy)은 필요한 리더십을 성취하는 데 중요한데, 주창활동에는 필요에 대한 근거 제공과 추세에 관한 지표가 포함된다. 정책적 리더십을 지원할 수 있는 광범위한 분석은 우선순위를 성취하는 데 결정적일 수 있고 학자, 연구자와 자문역은 이에 지도적인 역할을 할 수 있다.

대중의 지지

　대중이 건강 불평등 논쟁에 관여한다는 사실을 정치인이 확신하지 못하면 건강 불평등에 대한 필요한 정치적인 초점을 확보할 수 없다. 논쟁의 초점이 개인의 책임에 머무른다면 대중은 건강행동에 영향을 주는 SDH가 있다는 것을 이해하지 못하고, 불건강과 짧은 수명에 대한 책임이 자신에게 있다고 생각할 것이다.

　SDH에 대한 대중의 참여는 쉽지 않다. 불평등에 대한 관심은 대개 의료체계에 초점을 맞춘다. 대중의 참여와 건강 불평등의 규모와 원인에 대한 이해를 촉진하는 일은, 정치인들로 하여금 이 이슈에 우선순위를 두도록 동기부여를 할 것이고, 건강 불평등 감소에 책임이 있는 이해관계자, 예를 들어 고용주와 지방정부가 이 문제에 더 큰 관심을 갖도록 할 것이다.

측정과 모니터링

　지역적, 국가적, 국제적으로 건강 분포에 관한 측정과 모니터링이 없으면 건강 형평성에 관한 충분한 이해나 우선순위 설정을 할 수 없다. 좋은 자료수집, 모니터링, 건강과 사회적 결정요인 측정을 위한 좋은 체계는 사회적 결정요인에 관한 활동을 위해 결정적으로 중요하다. 많은 지역과 국가에서 건강자료가 불충분하기 때문에 자료에 관한 체계를 만드는 것은 활동에서 명확하게 높은 우선순위를 가진다. 건강 형평성의 측정과 모니터링 체계가 강력한 영국 같은 나라에서는 현재의 체계를 예산 삭감으로 인한 위협으로부터 지킬 필요가 있다(16).

지역적, 국가적, 국제적 활동

　사회적 결정요인에 관한 증거는 광범위한 사회적 과정의 중요성을 강조하고 있고, 따라서 일부 비판자는 상당한 국제적, 국가적 정책수단이 있어야만 건강 불평등을 효과적으로 줄일 수 있다고 주장한다. 우리는, 행동은 모든 수준에서 필요하고, 국가 수준의 정치적 행동이 없이도 지역의 기관이나 지방정부도 많은 것을 달성할 수 있다고 주장한다. 영국에서 이루어진 지방의 활동은 이를 명확하게 보여준다.

고용주와 민간 분야의 참여

이 책의 1판에서 마이클 마멋은 자신이 쓴 장에서 화이트홀 연구가 자신으로 하여금 작업에서의 통제 수준―정신사회적 요인과 건강결과를 연결하도록 이끌었다고 썼다. 현재 질이 좋은 고용과 높은 수준의 건강의 중요성을 보여주는 명확한 근거가 많이 있다. 질이 나쁜 일은 건강에 명확하게 나쁜 영향을 주고, 나쁜 질의 일은 낮은 지위의 직업에서 더 흔하다. 좋은 질의 일과 고용의 중요성에 대한 광범위한 인식에도 불구하고, 민간과 공공 부문의 고용주는 변화를 만들거나, 더 넓은 건강 형평성 이슈에 개입하는 것을 주저한다. 고용주가 건강 불평등을 줄이려는 활동에서 중요한 역할을 할 수 있는 영역이 상당히 많기 때문에 이들을 참여시키고 개입시키는 일은 더 강화되어야 한다.

범정부적 지지와 파트너십 활동

지난 절에서 우리는 사회적 결정요인에 관한 효과적인 활동을 위해 필요한 범정부적 접근을 성취하는 것이 어렵다고 말했다. 약간의 성공적 접근이 있었는데, 이는 모든 정책에 건강을(health in all policies)과 같은 기전에 큰 강조를 두고 있다. 그러나 범정부적 활동을 위해서는 예외적인 리더십, 동기부여와 공동으로 노력하고 있다는 생각, 협력적 파트너십 등이 필요하다. '모든 정책에 건강을'이라는 접근법은 기계적인 평가 이상이 필요한데, 이상적으로는 정부 수반의 지지가 필요하다.

경제적 맥락

이 장의 처음에서 우리는 경제위기가 건강 불평등을 악화시킬 수 있으며 이는 긴축재정 정책과 사회보호 프로그램에 대한 재정삭감에 의해 악화된다는 증거를 보여주었다. 많은 국제조직과 정부의 초점은 주로 경제성장의 달성에 있고 경제성장과 함께 발생할 수 있는 형평성이나 분배에 대한 영향은 고려하지 않고 있는 것처럼 보인다. 이런 좁은 관점은 건강 형평성에 대한 집중적 노력을 지속하는 것을 방해한다. 유럽 리뷰가 언급하듯이 "건강 형평성에 대한 참여가 생존하고 더 강화되기 위해서는 SDH에 대한 행동을 위한 더 절박한 필요가 있다."

결론

현실적으로, 건강 정책에 관한 토론은 아직도 대부분 보건의료에 대한 것이다. 정책결정자들에게 '건강'은 보건 분야에서 일어나는 어떤 것, 즉 보건의료이다. 현재, 영국과 다른 여러 나라에서는 SDH의 중요성에 대한 인식이 증가하고 있다. 이런 인식은 건강을 모든 정책(Health in All Policy)에 위치시키려는 운동에 기반을 둔 것이다. SDH 접근법은 모든 정책에서 건강 형평성을 요구한다. 모든 정책은 건강의 공평한 분배에 대한 영향에 의해 평가되어야 한다. CSDH, 영국의 마멋 리뷰, 사회적 결정요인에 대한 유럽 리뷰와 건강 격차(Health Divide)는 명확한 정책적 권고사항을 제시하고 있다. 이 권고는 개별 국가와 지방의 맥락에 따라 적용되어야 하며, 제대로 적용되기만 하면, 건강 형평성에 의미 있는 긍정적 영향을 줄 것이다. 우리 접근법의 특징, 아마도 이를 채택해야 할 이유 중의 하나인데, 우리의 권고가 항상 가용한 최고의 근거에 기반을 두고 있다는 것이다. 정치적 의지는 사회정의를 달성하는 데 우선순위를 두어야 한다.

참고문헌

1. Marmot M. Multilevel approaches to understanding social determinants. In: Berkman L, Kawachi I, editors. Social epidemiology. New York: Oxford University Press; 2000. pp.349-67.

2. Commission on Social Determinants of Health. Closing the gap in a generation: equity through action on the social determinants of health. Final report of the Commission on Social Determinants of Health. Geneva: World Health Organization, 2008.

3. UCL Institute of Health Equity. Review of social determinants and the health divide in the WHO Region: final report. Copenhagen, Denmark: WHO Regional Office for Europe, 2013.

4. Marmot M, Allen J, Bell R, Goldblatt P. Building of the global movement for health equity: from Santiago to Rio and beyond. Lancet. 2012;379(9811):181-8.

5. World Health Organization. Rio Political Declaration on Social Determinants of Health. 2011.

6. Leppo KO, E.; Pena, S.; Wismar, M.; Cook, S. Health in all policies: Seizing Opportunities, Implementing Policies: Ministry of Social Affairs and Health, Finland; 2013.

7. Chatterjee M. (SEWA). Personal communication.

8. The Marmot Review. Marmot Review Task Group Reports. 2010.

9. The Marmot Review. Fair society, healthy lives: a strategic review of health inequalities in England post-2010. 2010.

10. HM Government. Healthy lives, healthy people: our strategy for public health in England. London: Department of Health, TSO (The Stationery Office), 2010.

11. UCL Institute of Health Equity. The impact of the economic downturn and policy changes on health inequalities in London. London: Department of Epidemiology and Public Health, University College London, 2012.

12. UCL Institute of Health Equity. Available from: www.instituteofhealthequity.org.

13. UCL Institute of Health Equity. An equal start: improving outcomes in children's centres. London: Department of Epidemiology and Public Health, University College London, 2012.

14. UCL Institute of Health Equity. Working for health equity: the role of health professionals. London: Department of Epidemiology and Public Health, University College London, 2013.

15. Stuckler D, Basu S. The body economic: why austerity kills. London: Allen Lane; 2013.

16. Marmot M, Goldblatt P. Importance of monitoring health inequalities. BMJ. 2013;347:f6576

찾아보기

(ㄱ)

가소성 360, 764

가속화된 노화 359

가역성 764

가정 지지적 관리감독자 행태와 가정 지지적 관리 감독자 행태 단축형[Family supportive supervisor behaviors(FSSB) and Family supportive supervisor behavior short-form (FSSB-SF)] 252

가정-지지적 조직 인식(Family-supportive organization perceptions) 251

가족 생태 모델 526

간접법 158

감기
  정서-감기의 관련성 490

감염병 158

감정 휴리스틱 674

감정표현 불능증 497

개인 간(또는 개인적인) 차별 120

개인-집단 차별 불일치 167

개인의 통제감 579

거리 척도 365

건강 관련 결과(health outcome) 131

건강 메시지 700

건강 영향 평가(Health Impact Assessments) 655

건강 위험 요인 628, 631, 640

건강 증진의 독재(Tyranny of Health Promotion) 545

건강 형평성 연구소(Institute of Health Equity) 797

건강결과에서의 차이 129

건강의 사회적 결정요인(social determinants of health, SDH) 788

건강의 사회적 결정요인에 관한 리우 정치 선언 (Rio Political Declaration on Social Deter-minants of Health) 793

건강의 사회적 결정요인에 관한 위원회(Commission on the Social Determinants of Health, CSDH) 789

건강의 사회적 결정요인에 대한 첫 번째 세계회의 (First World Conference on Social Determinants of Health) 793

건강행동 355

건강행태 666

건강형평성 네트워크를 위한 전 지구 행동의 아시 아태평양 네트워크(AP-HealthGAEN) 794

결과주의 역학 606

결정적 시기 56

경로 모형 58

고립-긴장 모형 233

고립주의 정책 419

고베 대지진 412, 417, 423

고위험 꼬리 부분 32

고정효과 분석 207

고혈압
  정서-고혈압의 관련성에 관한 연구 483

공간적 척도의 관련성 211

공간적인 전이 효과 435

공공부조(Supplementary Security Income, SSI) 혜택 637

공정한 사회, 건강한 삶(Fair Society, Health Lives) 796

공포 소구 675

공황 증상 478

과잉의 자유기(free radical) 751

관계 정의 236

관상동맥경화
  정서-관상동맥경화의 관련성에 관한 연구 486

관상동맥 심장 질환의 회복력 향상(Enhancing Recovery in Coronary Heart Disease: ENRICHD)

573
관상동맥질환
　급성 정서와 관상동맥질환 482
　정서-관상동맥질환에 관한 연구 475
관절염 자가관리 프로그램 577
교대제 241
교란(confounder) 65
교량 366
교육 불평등 83
교육과 건강 70
교차(crossover) 245
구조적 등위성 365
구조적 응집력 366
구조적인 차별 116
구조적인(또는 체계적인) 차별 120
구조화된 확률 131
국제의과대학생협회연합(International Federation of Medical Students' Association) 793
군집화 366
권한 부여의 중요성 791
규범적 노화연구 477
규제의 비의도적 결과 642
그룹-무작위 설계방법 596
근로연계복지(welfare-to-work) 87
근로장려세제(Earned Income Tax Credit, EITC) 88, 635
근본적 원인 이론(fundamental cause theory) 48
글루코코르티코이드 연쇄 반응 749
금연 법안 제정 646
급성 불안 상태 482
급성 심근기절 482
급성 정서
　급성 정서와 관상동맥질환 482
급성 정서 상태 493
긍정 정서
　관상동맥질환 관련 연구 480
기간 365
기계적인 연대 340
기능성 증후군 491
기대가치이론(expectancy-value theory) 673
기대여명의 추세 202
기본값(default option) 681

기부 선언(Giving Pledge) 188
기여위험도 654
기여위험도 추정 654, 655
기전
　부정 정서가 직접적으로 생리작용을 변화시키는 기전 462
　정서-건강을 연결하는 기전 492
　정서-건강의 관련성에 대한 기전 462
기준점 편향(anchoring bias) 674, 679
기회를 향해 이동(Moving To Opportunity: MTO) 647
기회비용 97

(ㄴ)
나쁜 스트레스 468
나쁜 일자리 244
남아프리카에 아파르트헤이트 이후 연금 제도의 변화 639
낮은 긴장 직무 228
내면화 164
내부 할인율 685
내재적 연관 검사(IAT) 168
내적 노력 234
내적 보상 235
네덜란드 기근기 겨울(Dutch Famine Winter) 737
노력-보상 불균형 모형(Effort- reward imbalance model) 234, 250
높은 긴장 직무 229
뇌졸중 회복 가족 시험 574, 597
누적 폭로 593
뉴질랜드의 저소득 지역사회에서 단열재를 사용한 주택 개조 647

(ㄷ)
다수준분석 135, 206
다수준 인과 연쇄 563
다수준 클러스터 562
다양한 연구 방법의 다각화 769
다중 역할 244
다중성 365
다중실험연구 600
단계 패러다임 588

담배세 688
당뇨병
　정서-당뇨병의 관련성에 관한 연구 484
당뇨병 예방 프로그램(Diabetes Prevention Program, DPP) 538
당뇨병 예방 프로젝트 576
대사증후군
　정서-대사증후군의 관련성에 관한 연구 484
대사체(metabolome) 733
대사체학 731
대안(선택)적 생애주기 원인 모형 651
대역폭 세금 667
대처(coping) 234
대처, 사회적 지지, 유연성 척도 (Coping, social support, and flexibility scales) 251
더럽고 위험하며 힘든(Dirty, Dangerous and Demeaning) 일자리 246
데 유레(de jure) 118
데 팍토(de facto) 118
도구변수 67
도구적 지지 349
동기부여식 인터뷰(Motivational Interviewing) 528
동성 결혼 162
동질성 366

(ㄹ)
렌(Len)의 도전 669
로이 드앤드레이드 585
리소스 제너레이터 414
리우 정치 선언(Rio Political Declaration on Social Determinants of Health) 793

(ㅁ)
마거릿 챈(Margaret Chan) 792
마멋 리뷰 795
마시멜로 실험 498
마약과의 전쟁 160
마치주쿠리 주민협회 423
마크 그래노베터 339, 345
만병통치약 447, 448, 692
만성 스트레스

종양 발생과의 관련성 487
만성 심리사회적 스트레스 745
말뫼 위원회 794
매큐언 338
메타이론적 접근 585
면역계 158
모든 정책에 건강(Health in All Polies)에 관한 아델레이드 선언 794
무작위 대조군 연구(RCT) 62
물질적 경로 200
문화적 조화(cultural consonance) 193
문화적 합의(cultural consensus) 192
물질의 소비 영역에서 상대적 박탈 193
물질적 자원에 대한 접근성 353
미국 국민 건강 영양 조사(NHANES 2003~2004) 521
미국 예외주의 208
미국 직무 내용 설문(Job Content Questionnaire, JCQ) 248
미생물총-장-뇌 축(microbiota-gut-brain axis) 754
민감기 595
민감 시기 56
민감 시기 모형 56
밀도 366

(ㅂ)
바라티야 자나타당 423
반 데어 클링크 582
반비례법칙(inverse care law) 169
반사실적(Counterfactual) 60
발전을 위한 동료(Peers for Progress) 539
배리 웰먼 338, 339
병인 기간 658
병인 시기 656
병적 불안 470
병태생리학적 반응의 임상 표지자 736
보상 234
보완성(complementarity) 672
보조 영양 지원 프로그램(Supplemental Nutrition Assistance Program, SNAP) 643
복원력 379
부자들은 공감이 부족하다 216

부정 정서

경동맥 내중막 두께 및 경동맥 석회화와의 관련
성 486

관상동맥질환의 위험 요인 475

만성 염증과의 관련성 463

심혈관 자율신경계 조절 기능의 변형을 초래
463

부정적 정서

죽상동맥경화증 발생에 직접적 영향 486

부주의한 사회 216

분노

관상동맥질환 관련 연구 476

분리 366

분배 정의 236

분석도구 649

불안

불안-관상동맥질환 관련 연구 477

불안정 노동 241

불평등 708

불평등 감소 793

블록 모델링 366

비공식적 통제 434

비공식적인 사회적 통제 415, 417

비례적 보편주의 800

비만 158

정서-비만의 관련성에 관한 연구 484

비차별적/차별적 측정 오류 134

비표준 노동시간 근무 241

(ㅅ)

사람 간 차별(interpersonal discrimination) 116

사전 속박 계약(precommitment contracts) 690

사회 성과 연계 채권(Social Impact Bonds: SIBs)
655

사회 역학 전환 프레임 워크 645

사회 연결망 335, 336

사회 통합 336

사회 활동 351

사회경제적 위치(socioeconomic position, SEP)
54

사회경제적 지위(socioeconomic status, SES) 45

정신적 고통의 관련성 457

사회생태적 역위험법(ecosocial inverse hazard
law) 169

사회역학 전환(Social Epidemiology Translation:
SET)' 모델 653

사회인류학자 585

사회자본 74

사회적 고립 355

사회적 맥락

정서와 사회적 맥락 455

사회적 맥락 모형 585, 588

사회적 부담 381

사회적 부정성 370

사회적 불리함

급만성 스트레스 요인에의 노출과의 관련성 457

사회적 불평등 739

사회적 불평등과 특별히 연관된다고 여겨지는 매
개 요인 641

사회적 스트레스

요인 456

사회적 연결 338

사회적 영향력 350

사회적 예측변수 643

사회적 응집력 340

사회적인 건강 불평등 125

사회적 자본

공간적 435

구조적 427, 445

긍정적인 외부(전이)효과 418

맥락적 차원 442

야누스적 418, 433, 438

연결형 421, 422, 423, 425, 427, 448

유대형 421, 422, 423

인지적 427

사회적 자본의 이중성 418

사회적 전염 415, 417

사회적 지위 121

사회적 지지 233, 349

사회적 학습이론 585, 587

산화 스트레스(oxidative stress) 751

상대적 계급 가설 214

상대적 만족감 194

상대적 소득 가설 190

상대적 소득 영향 187
상류 개입 631
상류 정책 634
상심증후군 482
상향적 사회이동 58
상호 정의 236
새는 양동이 190
생리학적 경로 767
생리학적 반응 755
생물학적 경로 719
생물학적 기전 719
생애 과정 관점 496
생애 과정 궤적 37
생애주기적 관점 359
생애주기적 접근 336
생태사회학적인 이론으로의 정리 125
선택 편향(selection bias) 135, 659
선택적 편이 601
성별 121
성소수자 162
성소수자(LGBT) 차별 164
성적 취향 161
성정체성 113, 121
성차별 113, 137
세포의 노화 751
소득과 건강 관계의 오목한 형태 187
소득 불평등에 대한 최적의 지점(sweet spot) 210
소득 불평등의 맥락적 효과 187, 196
소득 지원 정책 637
소득 충격 94
속박 장치(commitment device) 689
손실 회피(loss aversion) 697
수동적 직무 228
수정된 UCLA 외로움 척도 363
스트레서(stressor) 137
스트레스
  정서와의 구분 467
  정의 468
  종류 468
스트레스 반응 725
스트레스 반응성 호르몬 바이오마커 158
스트레스 요인

심리적 및 물리적 스트레스를 일으킨다고 가설지
  어지는 스트레스 요인 467
스트레스-건강 가설
  초기 실험들 467
스트레스-정서-건강 과정 모형 465
스트레스성 심근병증 482
시간 365
시드니 콥 337
시상하부-뇌하수체-부신 축 743
시스템 1(직관 시스템) 677
시스템 2(논리 시스템) 677
시점 간 선택 685
시점 간 선택의 문제 685
시차 효과(lag effects) 202
식품정책 642
실험연구 135
실험적 심리사회 중재 561
심리사회 과정 563
심리사회적 경로 200, 357
심리사회적 기전 590
심리적 고통 489
  생애 초기 심리적 고통의 중년기 영향 498
  암의 진행 및 암에 대한 적응에 미치는 영향 488
심리적인 스트레스 158
심장대사 질환
  정서와 심장대사 질환의 관련성에 관한 연구
  483
심혈관계질환 158
쌍곡형 할인(hyperbolic discounting) 686, 688

(ㅇ)
아베세데리안 연구(Abecedarian Study) 76
아파르트헤이트 119
'안 된다고 해야 한다'는 식의 접근법 537
안정 상태의 전사체[transcript(mRNA)]의 표현 수
  준 759
안정 애착 342
안정성 366
알로스타틱 부하 25
암
  정서-암의 관련성에 관한 연구 487
암묵적 연관 검사(Implicit Association Test, IAT)

167

압축노동(compressed workweek) 245

애착 336

야쿠자의 고백(Confessions of a Yakuza) 420

양가 342

에드워드 라우만 338

에밀 뒤르켐 340

엘리자베스 봇 338

여성 건강 계획 관찰연구 478

여성자영업협회(Self-Employed Women's Association, SEWA) 794

역경에 대한 보존된 전사 반응(conserved transcriptional response to adversity, CTRA) 759

역설적 효과 604

역인과관계 63

역할 향상 이론(theory of role enhancement) 244

연결망 역학 336, 382

연구의 정책적 함의 키우기 652

연령 121

연령, 기간 및 코호트 효과 162

영국 리뷰 795

영양 지원 정책 643

예비력 379

오리건주의 메디케이드 실험 644

오슬로 시험 566

오염 효과 198

옥시토신 494

외부효과 688

외상 후 스트레스 장애 478, 485

외적 노력 234

외적 보상 235

요구-재량 모형(Demand-Discretion model) 250

요구-지지-통제 모형(Demand- Support-Constraint model) 250

요구-통제 모형 227

요구-통제/지지 모형(Demand- Control/Support Model) 250

욕구 창조(want creation) 191

우울

우울-관상동맥질환 관련 연구 478

우울증

우울증-대사증후군 관련성 484

우울증과 암 사망률 관련 연구 488

위험 사슬 모형 58

위험 요인 132

위험의 사유화 566

위험의 위험(at risks of risks) 34

유기적 연대 340

유도된 복종 상태 740

유럽 리뷰 798, 799

유사 무작위 배정 648

유사실험적 접근법 648

유연성 245

유연한 업무 배치 252

유전성의 추정치 735

의료 서비스 643

의료 이용

심리적 고통과 의료 이용의 관련성 491

의무교육법(Compulsory Schooling Law, CSL) 81

이민자 차별 170

이중 위험 729

이중 정보처리이론 677

이중차분법 649

이직 생각 583

이즈하키 지수 194

이행성 366

인과관계

정서-질병의 인과관계 459

인과적 영향 629

인구학적 변천 236

인류학자 338

인센티브 693

인종 121, 170

인종/민족적 건강 불평등 161

인종에 의한 교란 205

인종차별 113, 124, 136, 159, 166

인종차별의 기여 정도 161

인지적인 사회적 자본 445

일, 가정, 역할 간 갈등 모형 (Model of work, family, and interrole conflict) 250

일-가정 갈등 226, 236

일-가정 갈등 척도와 가정-일 갈등 척도 251

일-가정 갈등에 대한 Carlson, Kacmar와 Williams

척도 251
일-가정 정책 지표, 일-가정 정책 효용성 인식과 통제-시간/유연성 척도 252
일-가정 향상 척도(work-family enrichment scale) 252
일-가정 향상(work-family enrichment) 이론 244
일-가족 갈등 583
일/가정 균형 방법과 지지적 감독(Work/family balance measures and supportive supervision) 251
일상적 차별 척도(Everyday Discrimination Scale, EDS) 165
일정 통제(schedule control) 224

(ㅈ)
자가보고된 차별 134
자가보고적 도구 158
자기 표현적 편향(self-presentational bias) 168
자기보고 데이터 165
자기조절
　관상동맥질환 발생률과의 관계 481
자기통제감 580
자기효능감 357
자본 413
자아 중심(egocentric) 모형 336
자아 중심적 연결망 339
자연살해세포 466
　심리적 고통과 자연살해세포의 면역력 억제와의 관련성 489
잔류교란 207
장애 121
장애 및 연령 137
잭슨 하트(Jackson Heart)의 연구 166
저체중 출생아 737
적극적 직무 228
전반적 취약성 가설 39
전시효과 191
전염성 질환
　정서와 전염성 질환에 관한 연구 489
전용 가능한 사회단체 417
전이(spillover) 240, 245
전장유전체 상관성 연구(genome-wide association

studies: GWAS) 762
절대적 소득 영향 186, 187
절대적 소득 효과를 '통계적 부산물(statistical artifact)' 189
절대적 소득과 상대적 소득 간의 공선성 196
절대효과 추정치 654
절차 정의 236
접근성 365
접목된 지원 573
접촉 빈도 366
정동 상태
　정동 상태와 건강 455
정보 비대칭성 666
정보적 지지 349
정서
　건강 및 질병으로 이어지는 경로 458
　건강과의 관련성(간략한 역사) 458
　기분 및 태도와의 구별 461
　사회적 맥락 속에서 바라보기 463
　상호성 472
　스트레스 요인에 대한 반응 469
　정서의 부정적 급성 효과 466
　질병 발생 위험과의 용량-반응 관계 470
정서-건강
　정서-건강 관련성에 대한 비평점 492
정서와 건강
　역학적 근거 474
　정서-건강 설명모형 462
　정서-건강의 관련성 연구 방법 462
정서 이론
　개요 460
정서적 지지 349
정서 조절 461
　정서 조절과 관상동맥질환 관련 연구 480
제도화된(또는 조직적인) 차별 120
제한성 366
조건부 현금이전(conditional cash transfers, CCT) 90, 638
조직심리학자 581
조직적 일-가정 분위기 251
조직 정의 236
조직 지지에 대한 인식 조사 (Survey of perceived

organizational support) 251
존 반스 338
존 볼비 338
존 카셀 337
종교적 차별 137
좋은 스트레스(유스트레스) 468
좌심실 첨부 풍선 확장 증후군 482
주거공간의 분리 136
주거지 분리 158
준임상적 지표 739
중심성 365
중재 효과의 이질성 433
지니계수의 계산 221
지배 서열 215
지수형 할인(exponential discounting) 686
지역사회 권한 부여 580
지역사회 기반 참여연구(CBPR) 533
지역사회 복원력 580
지역사회 응집성 432
지역사회의 사회적 응집성 432
지역사회 프로그램 442
지역사회 행동 모형 580
직무 긴장 226
직무 내용 설문과 척도(Job Content Questionnaire and Scale 250
직무만족도 583
직무 요구 227
직무 요구-통제 모형(Job Demand-Control Model) 250
직무 요구도 226
직무 진단 조사 252
직장 내의 사회적 자본 437
질병의 분포에 대한 생태사회학적인 이론 125
집단면역 418
집단적 효능감 415, 428, 434
집합적 효능 580
집합적 효능감 417
집합화 바이어스(aggreational bias) 135

(ㅊ)
차별 116, 117, 118, 120
차별 경험(Experiences of Discrimination, EoD)
165
차별에 대한 건강 영향 117
차별의 건강 영향에 대한 간접적 접근방법 134
차별의 구조적 측면 159
차별의 측정 134
차별의 패턴 121
차이 129
찰스 넬슨 343
찰스 틸리 339
참여적 근무 재설계 583
체계-역동 모형 587
체계이론 586
체로키(Cherokee) 부족 구성원에 대한 연불금(年拂金) 638
체학(omics) 731
체화(embodiment) 245
초기 질병 위험도의 단순 대리지표(proxy) 734
초이론적 모형 585, 587
축적된 위험 모형 56
취약성-스트레스 모델(Diathesis-Stress model) 729
치명기 595

(ㅋ)
카라섹 모형 228
카시오포 338
카테콜아민 746
카테콜아민을 스트레스 반응에 대한 대리지표로 사용 747
캘리포니아 보건 면담연구(California Health Interview Study) 166
케네스 애로 414
코언 338
콘보이 모형 345
클라우드 피셔 338, 339
클라이드 미첼 338

(ㅌ)
타코츠보 심근병증 482
태아프로그래밍 DOHAD 모델 737
테네시 프로젝트 STAR(Student Teacher Achievement Ratio) 72

텐더로인 프로젝트 608
텔로미어 751
통합 건강(United for Health) 연구 170
투쟁 도피(fight or flight) 반응 745
특정 정서 접근법 470

(ㅍ)
판단적 지지 349
페리 프리스쿨 프로젝트(Perry Preschool Project)
　75
평가경향이론 473
평균 인기도 365
프레이밍 효과(framing effect) 697
프레이밍햄 연구 426, 427, 439, 481
프레이밍햄 자손 연구 415
프레임 126
피터 마스든 338
핀란드 공공영역(Finnish Public Sector) 코호트 연
　구 437

(ㅎ)
하향식 사회 표류(downward social drift) 63
한 세대 안에 격차 없애기(Closing Gap in a
　Generation) 792
한정 작업환경 583
해리슨 화이트 339
행동 넛지 681
행위자 339
행위자 기반 모형 587
행태경제학 665
　정서의 중요성에 주목하는 최근 이론들 493
행태 위험 요인 감시체계(Behavioral Risk Factor
　Surveillance System 2009) 521
허버트 니들먼(Herbert Needleman) 641
헤드 스타트(Head Start) 78
현재 중심 선호(present-focused preference) 686
호혜성 366
혼돈 342
확장-수립 이론 461
환경 독소 641
환경 정책들의 건강 영향 641
환경적 인종차별주의 158

환자보호 및 적정부담보험법(Affordable Care Act)
　517
회복탄력성 497
회피 342
후성유전학 756
후성유전학적 변화(epigenetic modification) 756
후성유전학적 표류(epigenetic drift) 756
휴리스틱 674

(기타)
Add 건강 연구 355
A형 행동양식 566
A형 행동유형 475
CHL(Community for Healthy Living) 537
e-헬스 사업 531
ELSA 336
ESSI 362
INSI 363
ISEL 362
ISSB 362
ISSI 362
ISSI 축약판 362
ISSS 362
ITT(intent-to-treat) 분석 579
LSDQ 363
LSNS 362
LSNS-6 362
Midlife in the United States(MIDUS) Study의 부정
　적·긍정적 일-가정 전이 척도 251
MOS 362
MSPSS 362
NK세포 489
NSSQ 362
OARS 362, 363
PANSE 363
PSS 362
SDH 접근법을 주창할 때 맞닥뜨렸던 도전 801
SIRRS 362
SOCSS 362
SPS 362
SSQ 362
SUND 363

◆ 저자

제시카 앨런(Jessica Allen) 유니버시티 칼리지 런던(University College London)

마우리치오 아벤다노(Mauricio Avendano) 런던 정치경제대학교(The London School of Economics and Political Science)

리사 버크먼(Lisa F. Berkman) 하버드 인구개발연구센터 및 하버드 보건대학원(Harvard Center for Population and Development Studies and Harvard School of Public Health)

커스틴 데이비슨(Kirsten Davison) 하버드 보건대학원(Harvard School of Public Health)

캐런 에먼스(Karen Emmons) 카이저재단 연구소(Kaiser Foundation Research Institute)

토머스 글래스(Thomas A. Glass) 존스홉킨스 블룸버그 보건대학원(Johns Hopkins Bloomberg School of Public Health)

마리아 글라이머(M. Maria Glymour) 캘리포니아 대학교 샌프란시스코, 의과대학(University of California, San Francisco, School of Medicine)

이치로 가와치(Ichiro Kawachi) 하버드 보건대학원(Harvard School of Public Health)

아미 크레스(Amii M. Kress) 존스홉킨스 블룸버그 보건대학원(Johns Hopkins Bloomberg School of Public Health)

낸시 크리거(Nancy Krieger) 하버드 보건대학원(Harvard School of Public Health)

아디티 크리슈나(Aditi Krishna) 하버드 보건대학원(Harvard School of Public Health)

로라 쿠브잔스키(Laura D. Kubzansky) 하버드 보건대학원(Harvard School of Public Health)

마이클 마멋(Michael Marmot) 유니버시티 칼리지 런던(University College London)

커샌드라 오케추쿠(Cassandra Okechukwu) 하버드 보건대학원(Harvard School of Public Health)

테리사 시먼(Teresa E. Seeman) 캘리포니아 대학교 로스앤젤레스, 의과대학 및 보건대학원(University of California, Los Angeles Schools of Medicine and Public Health)

수부 수부라마니안(S. V. Subramanian) 하버드 보건대학원(Harvard School of Public Health)

테레스 테오렐(Töres Theorell) 카롤린스카 연구소(Karolinska Institute)

애슐리 위닝(Ashley Winning) 하버드 보건대학원(Harvard School of Public Health)

◆ 역자 및 감수자(가나다순)

강영호 M.D., Ph.D. 서울의대 의료관리학교실 교수. 서울대에서 의학사, 석사, 박사를 이수하였고, 서울의대 의료관리학교실에서 예방의학 전공의 과정을 이수하였다. 울산의대에서 13년 6개월 교수직으로 근무하다 2013년 8월부터 서울의대로 옮겼다. 건강불평등, 건강의 사회적 결정요인, 조기 아동기 개입, 인구집단 건강 수준 및 건강 위험 요인, 지역사회의학 등에 관심을 두고 연구를 해왔다. 미국 미시간대학교 보건대학원, 노스캐롤라이나대학교 보건대학원, 남호주대학교 샌솜연구소에서 방문학자로 지냈고, *International Journal of Epidemiology* 편집위원, 한국건강형평성학회 회장을 역임하였다.

김남희 M.P.H, Ph.D. 연세대학교 원주의과대학 치위생학과, 교수. 서울대학교 보건대학원(전공: 보건정책관리)과 치과대학(전공: 사회치의학)에서 석사와 박사학위를 취득하였다. 사회 역학에서 추구하는 관점과 방법을 이용해서 구강건강과 관련된 사회 결정요인의 인과성에 대해 공부하고 연구하고 있다. 이치로 가와치 교수와 공동으로 건강보장 정책 변화로 인한 구강 건강의 형평성과 노인 구강 건강의 추이를 연구하였다. 최근에는 하버드 보건대학원(Department of Social and Behavioral Sciences)의 객원과학자 자격으로 이 책 저자들인 리사 버크만의 'Social Epidemiology'와 이치로 가와치의 'Society and Health'를 수강하였다.

김소영 M.D., Ph.D. 충북대학교병원 교수. 예방의학(세부전공: 의료관리) 전문의로, 동일 전공으로 서울대학교 의과대학에서 석사 및 박사학위를 취득하였다. 환자와 의료제공자 간 의사소통의 간극에 대한 연구를 수행했고 암의 사회경제적 부담 추이를 분석한 바 있다. 이 책의 저자 중 한 명인 이치로 가와치 교수의 초청으로 하버드 보건대학원에서 객원과학자로 일하고 있다.

김용주 Sc.D., M.P.H., Ph.D. 서울시 공공보건의료재단 초빙연구원, 하버드 보건대학원 객원연구원. 하버드 보건대학원에서 박사학위(지도교수: 이치로 가와치)를 마친 뒤 같은 대학에서 박사후과정(지도교수: 로라 쿠브잔스키와 이치로 가와치)을 거쳤다. 사회적 건강 요인과 개인적 정서적 그리고 생물학적 인자의 상호 작용에 대해 관심을 가지고 있다. 이치로 가와치의 지도 아래 대한민국 성인 남녀의 직업군과 심혈관질환 위험도(C반응 단백으로 측정)의 관련성을 연구하였고, 또 체형 인식과 우울 증상 및 심장대사장애의 관련성에 대한 연구도 진행하였다. 그리고 로라 쿠브잔스키의 지도 아래 미국 여성 간호사들이 참가한 코호트 자료를 이용하여 외상 후 스트레스 장애와 식생활의 질의 변화를 연구하였으며, 또 외상 후 스트레스 장애와 난소암 및 폐경기 호르몬제제 사용에 대한 연구에도 참여하였다.

김창오 M.D., Ph.D. 성공회대학교 사회복지연구소 연구교수. 가정의학 전문의이자 지역보건 분야 연구자로 가정방문 건강관리, 장기요양, 노쇠 연구 등에 집중하고 있다. 서울대학교 사회복지학과에서 건강충격이 빈곤화에 미치는 영향을 주제로 박사학위를 취득하였다. 최근에는 방문 진료가 보편적으로 실천되기 위하여 어떤 요소들이 충족되어야 하는가에 대한 연구 질문을 가지고 체계적 문헌고찰을 수행한 바 있다. 또한, 허약 노인의 장기요양 예방 중재 방안에 관한 연구로, 지역사회 기반 무작위 실험 대조연구를 통해 방문 재활 프로그램을 개발하였다. Aging in place(익숙하고 편안한 살던 곳에서 나이 들어도 살아가기)를 지향하며 일차의료와 보편적 건강보장을 실현하는 다양한 연구들을 수행하고 있을 뿐만 아니라, 국내 최초로 방문 진료만 전담하는 전문의원을 개설, 운영하며 지역사회 내 중증 장애인들을 돌보고 있다.

문다슬 Ph.D. 서울특별시 공공보건의료재단 사회건강팀장. 고려대학교에서 보건정책관리학 전공으로 박사학위를 받고, 같은 대학에서 BK21 연구교수로 일했다. 현재 서울특별시 공공보건의료재단에서 사회건강팀장으로 재직 중이다. 노동시장 정책과 사회 정책이 건강과 건강불평등에 영향을 미치는 메커니즘에 관심을 가지고 있으며, 이러한 정책의 건강 메커니즘의 젠더 차이에 주목하여 연구를 수행하고 있다. 보건의료의 공공성 논의, 서울시 건강정책 어젠다 발굴 및 우선순위 선정 등의 정책 연구를 수행하였으며, 한국 최초 공적 상병수당 제도인 '서울형 유급병가지원 제도'와 국내 산모 및 영유아 지원제도 등 정책평가 연구도 수행하였다.

박상민 M.D., M.P.H, Ph.D. 서울의대 가정의학교실 교수, 의과학과 데이터사이언스랩 책임교수. 서울의대 통일의학센터 창립 멤버이며 현재 통일보건의료학회 학술이사와 한국차세대과학기술한림원 회원으로 활동하고 있다. 한국보건의료연구원 연구기획단장, 국회 대북정책 거버넌스 자문위원회 보건의료 자문위원 및 대통령 직속 4차산업혁명위원회 디지털 헬스케어 특별위원회 위원을 역임하였다. 미국의학협회지(JAMA), 미국임상종양학회지(JCO), 유럽심장학회지(EHJ) 등 주요 의학저널에 건강 상태 및 행동 변화와 질병의 관계에 대한 논문을 발표하였다. 의료-사회 취약 대상자의 건강 증진, 효과적 남북 보건의료 교류협력 방안, 보건의료-환경 융합 DB를 활용한 데이터 사이언스와 설명 가능 인공지능에 대한 연구를 수행하고 있다. 대한의학회 분쉬의학상 젊은의학자상, 서울시의사회 유한의학상, 대한민국의학한림원 화이자의학상 등을 수상하였다.

박종혁 M.D., M.P.H., Ph.D. 충북대학교 의과대학 교수. 예방의학(세부전공: 의료관리) 전문의로, 동일 전공으로 서울대학교 보건대학원과 의과대학에서 각각 석사 및 박사학위를 취득하였다. 장애와 건강불평등을 주제로 연구자와 실천가로서 노력해 오고 있다. 연구자로서 차별과 건강, 장애인의 건강권 및 의료 접근성 관련 연구를 수행하고 있고 관련 연구로 이달의 과학기술인상을 수상했다. 실천가로서 장애인 건강권 보장을 위한 법률을 제안했고, 장애인 건강불평등을 해소하기 위한 국민건강증진종합계획 내 장애인분과의 신설을 제안했으며, 다학제적 전문가협의체인 한국장애인보건의료협의회를 설립하기 위해 노력하고 있다. 이와 관련하여 한국장애인인권상을 수상했다. 보건행태경제학의 기본이 되는 보건행태·인지심리, 보건경제학 연구로 약 50여 편의 논문을 게재했다.

박진욱 M.P.H., Ph.D. 계명대학교 공중보건학 전공 조교수. 서울대학교 보건대학원에서 석사 및 박사학위를 취득한 후 건강불평등과 관련한 연구를 진행하고 있다. 사회경제적 위치 변화에 따른 산후 우울 양상, 가구소득과 아동기 비만의 시계열적 변화, 소득 수준별 기대수명 격차, 한국의 교육 수준 변화에 따른 사망불평등 양상의 장기적 추세, 의료급여 수급자와 건강보험 가입자 간의 기대수명 격차, 등록 장애인과 비장애인의 기대수명 격차, 사회경제적 위치와 부모의 출생 국가에 따른 다문화 청소년의 정신 건강, 지역 간 기대수명 격차 등을 연구해 왔다. 앞으로도 여러 인구집단을 대상으로 건강 불평등 현황을 기술하고, 기전을 설명하는 연구들을 진행할 예정이다.

박혜인 M.D., Ph.D. 삼성전자 건강연구소 전문연구원, 서울대학교 환경의학연구소 객원연구원. 예방의학(세부전공: 환경 및 산업보건) 전문의로, 동일 전공으로 서울대학교 의과대학에서 석사 및 박사학위를 취득하였다. 지역사회 내 취약 집단의 건강 문제와 근로자의 건강 증진 및 건강관리에 많은 관심을 가지고 있다. 정동장애 중 우울증을 지표로 한 국가공개자료를 이용하여 국내 청소년 집단에서 사회경제적 요인의 불평등과 우울감 간 관련성을 평가하는 연구를 진행한 바 있고, 최근에는 중년 집단의 지역사회 코호트 연구를 통해 보편적 의료 보장 차이와 우울증 발생 차이와의 관련성을 연구하기도 하였으며, 일부 노령인구 집단에서 대기오염과 우울증상 간 관련성을 조사한 연구에 참여하기도 하였다.

송인한 Ph.D. 연세대학교 사회복지대학원 및 사회복지학과 교수(정신보건·보건의료복지 전공). 시카고대학교에서 여성 정신건강의 생물학적 및 사회적 요인에 대한 사회복지행정학 박사학위를 마친 후, 시카고대 학제 간 건강불평등연구소 연계 교수, 뉴욕 아델파이대학교 조교수를 거쳐 2009년부터 연세대학교에 재직 중이다. 사회적 자본과 협력을 포함한 건강/정신건강의 사회적 차원, 보건의료복지 연계, 융합연구 방법론, 자살, 세계시민 교육 등을 주제로 연구 및 교육하고 있으며, 대학원 교학부원장, 반기문 국제협력센터장, 청년문화원장, 융합아카데미 소장 등의 교내 활동과 국무총리실 자살예방정책위원, 보건복지부 보건의료 자체평가위원 등 외부활동을 하고 있다. JTBC 차이나는클라스, 중앙일보 칼럼 등을 통해 보건사회 문제 등에 대해 대중과 소통하고 있다. 하버드 보건대학원의 객원과학자, 리투아니아 빌뉴스대학교 의과대학의 객원교수로도 활동 중이다.

오주환 M.D., M.P.H., Ph.D. 서울대학교 병원-의과대학 교수. 동료들과 창립한 평등사회를 위한 민중의료연합의 의사 활동가로서 민중의 생존권 건강권 투쟁을 지지하는 활동을 시작으로 의료보장체계 등 여러 보건의료 정책 개혁을 위해 노력해 오던 중, '건강형평성 제고성과 평가를 위한 지표'를 박사학위 논문으로 썼다. 개인과 사회의 노력이 서로 다른 경로를 통해 사람들의 건강을 향상시킨다는 점이 고려된 통계방법론인 다수준분석과 행정 경계선을 무시하는 전염성 병원체 특징을 고려할 수 있는 공간 분석을 통합하는 건강의 사회적 결정요인 연구방법론을 개발 중이며 개인, 다양한 보건의료전문가, 지역사회 활동가, 국가의료보장 체제가 서로 효율적으로 협력하는 의료 서비스 제공 체계와 이를 촉진하는 예산기반 협력그룹 프로젝트 방식의 결과 관리형 건강보험 지불 보상 제도로의 개혁 방안 등을 연구하고 있다.

은상준 M.D., Ph.D. 충남대학교 의과대학 예방의학교실 부교수. 예방의학 전문의(의료관리 전공)로 서울대학교 의과대학에서 석사 및 박사학위를 취득하였다. 사회적, 경제적, 정치적 건강 영향 요인과 이의 건강에 대한 영향을 평가하는 데 관심을 가지고 있다. 집권당의 정치 성향과 청소년 정신건강과의 연관성과 공공보건의료 지출에 대한 태도와 유권자의 정치 성향의 연관성에 대해 연구하였고, 회피 가능한 사망과 교통사고 사망에 미치는 사회적, 경제적 영향 요인을 탐색하는 연구를 수행하였다. 의료공급 체계의 비효율성과 일차의료의 역할에 관한 연구들을 진행하였다.

이종구 M.D., M.P.H., Ph.D. 서울대학교 의과대학 가정의학과 교수, 서울의대 건강사회교육센터장. 서울대학교 의과대학 졸업 후 서울대학교 보건대학원에서 석사(역학)와 서울대학교 의과대학(의료관리학)에서 박사를 마쳤다. 농어촌 등 의료 현장에서 일차의료와 보건의료의 사회적 결정요인에 대한 경험을 토대로 국립보건원, 보건복지부, 질병관리본부에서 감염병과 만성질환의 관리 사업을 개발, 시행하였으며 2011년 공직에서 은퇴한 후 동 대학에서 일차의료 정책 연구와 개발, 국제보건의료를 가르치고 있다. 성북구에서 참여적 중재를 통한 노인 건강 향상 실험연구의 연구책임을 맡고 있다. 이종욱글로벌의학센터장을 맡고 있던 중 이루어진 이 책의 저자인 이치로 교수 초청 강연 행사가 인연이 되었다.

이혜은 M.D., Ph.D. 한국노동안전보건연구소 연구원, 하버드 보건대학원 방문과학자. 직업환경의학 전문의로 서울대학교 보건대학원에서 환경보건학 석사 및 보건학 박사학위 취득하였다. 산업안전보건

연구원의 연구위원으로 근무한 경력이 있으며, 당시 반도체 업종 노동자 코호트를 구축하여 암 위험에 대한 연구를 수행하였고 고용보험 자료를 이용하여 전국 노동자의 직업군에 따른 사망 및 암 위험의 불평등에 대한 연구를 수행하였다. 한국노동안전보건연구소의 연구원으로 활동하면서 금속 사업장, 제약산업, 학교 급식노동자 등 다양한 현장의 노동자들을 대상으로 근골격계 질환 및 직무 스트레스에 대한 참여연구를 수행하였다. 노동시간과 노동조건이 건강에 미치는 영향에 대해 많은 관심을 가지고 있으며 최근에는 장시간 노동과 자살의 관련성, 산업재해 경험과 자살의 관련성을 연구하기도 하였다.

이화영 M.P.H., Ph.D. 하버드 보건대학원 연구원. 연세대학교 미래융합연구원 객원교수. 서울대학교 보건대학원에서 박사학위(세부전공: 보건경제학) 취득 이후 서울대학교 의대 이종욱글로벌의학센터에서 선임연구원, 연구부교수로 근무를 하다가 하버드 보건대학원에서 다케미 펠로우를 마치고 연구원으로 근무 중이다. 아동의 건강, 사회적 자본, 건강의 사회경제적 불평등에 많은 관심을 가지고 있으며, 개발도상국에서의 사회적 자본과 아동의 출생체중과 백신 접종, 한국에서의 사회적 자본과 사회경제적 지위의 교호 작용, 사회적 자본과 만성질환 표지자와의 관련성에 대하여 연구를 한 바 있다. 현재는 개발도상국에 더 관심을 가지고 사회적 자본과 아동의 영양 상태, 모성 건강을 위한 보건의료 시스템의 질을 연구하고 있다.

장숙랑 M.P.H., Ph.D. 중앙대학교 적십자간호대학 교수. 서울대학교 보건대학원에서 박사학위(보건정책관리전공)를 마치고 하버드 보건대학원에서 이치로 가와치와 리사 버크만의 지도하에 포닥 과정을 거쳤다. 노인 보건과 장애인 건강, 지역사회 중심의 보건사업 기획에 대해 주로 공부하고 연구하고 있다. 최근에는 돌봄의 형평성, 자살 사망의 사회인구학적 변화, 노년기 정신건강의 사회적 결정요인에 관한 국제 비교에 관심을 가지고 이치로 가와치와 공동연구를 진행하고 있다. 현재 노쇠 예방 중재, 지역사회 통합 돌봄, 건강 형평성에 관한 다양한 연구과제를 수행하고 있으며, 보건복지부 사회보장위원회 등 중앙 및 지방정부의 정책 자문위원으로 활동하고 있다.

전용우 M.D. 연세대학교 의과대학 예방의학교실 기초연구조교수. 예방의학(세부전공: 역학) 전문의로, 연세대학교 의과대학을 졸업하고 보건복지부 건강정책과 산하의 공중보건의사 제도 지원 TF팀에서 군복무를 완료했다. 이후 주 UN 대한민국 대표부 인턴십 프로그램을 통해 에볼라 바이러스 유행에 대한 국제사회의 대응과 개발도상국에 대한 체계적 의료지원을 직간접적으로 경험했다. 연세대학교 의과대학 예방의학교실에서 심혈관질환 역학 및 코호트 연구에 대해 수련을 받았다. 현재 심혈관질환 건강관리 지표(cardiovascular health metrics) 등 임상예방 분야를 연구하고 있으며, 의학 및 역학 연구를 사회에 해석하고 적용하는 중개연구와 사회 역학에 관심을 갖고 있다.

정선재 M.D., Ph.D., M.S. 연세의대 예방의학교실 조교수/ 하버드 보건대학원 겸임과학자: 역학을 전공한 예방의학 전문의이며, 서울의대에서 예방의학 전공의와 박사를 마치고 하버드 보건대학원에서 수여하는 여비 박사후 연구원 펠로우쉽(Yerby postdoctoral fellowship)에 선발되었다. 같은 기관의 카레스텐 코에넨(Karestan Koenen) 박사의 지도하에 PTSD와 트라우마, 회복 탄력성 연구를 대규모 코호트 자료에서 수행하였다. 국가와 사회 수준에서의 트라우마와 차별이 인간의 신체에 새겨지는 생체적 메커니즘을 밝히기 위한 연구들을 수행하고 있다. 한국과학기술정보통신부 및 연구재단 지원으로 "심리적 트라우마가 심혈관계 및 인지기능에 미치는 영향과 회복인자의 심층분석", "심박동수 변이 등을 이용해 측정한 심리적 회복탄력성과 염증 바이오마커와의 상관성 연구", 질병관리본부 지원으로 "국가건강조사

정신건강영역 설문개발" 등의 과제를 연구책임자로서 진행하였다.

정최경희 M.D., Ph.D. 이화여자대학교 의과대학 부교수. 울산대학교에서 사회경제적 건강불평등을 주제로 박사학위(지도교수: 강영호)를 받고 이화여자대학교 의과대학 직업환경의학교실에 재직하고 있다. 이치로 가와치 초청으로 하버드 보건대학원에서 1년간 방문과학자로 지냈다. 직업환경의학 전문의로 서울근로자건강센터를 운영하고 있으며, 비정규 노동자, 소규모 사업장 노동자 등 취약 노동자의 건강 문제, 사업장 내 괴롭힘을 비롯한 폭력 문제에 관심을 가지고 있다. 한국 사회 건강불평등의 추이와 원인을 파악하는 연구를 진행하고 있으며, 건강불평등 모니터링 체계 수립에 참여하였다. 주요 저서로『돌봄노동자는 누가 돌봐주나』(한울, 2012, 공저),『노동자 건강의 정치경제학 2』(한울, 2012, 역서),『노동자 건강의 정치경제학』(한울, 2008, 역서) 등과 다수의 국내 및 국제 논문이 있다.

정혜주 M.Sc., Ph.D. 고려대학교 보건정책관리학부 교수(보건사회정책학). 임상약학을 전공하고 존스홉킨스 보건대학원에서 보건사회정책학 전공으로 박사학위를 받았다. 토론토대학교 정치학과에서 CIHR IHSPR 박사후과정 펠로우십과 같은 시기 세계보건기구 건강의 사회적 결정요인 위원회 산하 EMCONET 연구원을 거쳐 2010년부터 고려대학교에 재직 중이다. 건강 형평성의 복지국가 레짐과 노동시장 정책을 중심으로 한 거시 비교 제도적 연구 및 실질적 건강 형평성 증진을 위한 건강우선정책(Health in All Policies, HiAP) 실천이 주요 연구 분야이다. 최근에는 한국 최초의 공적 상병수당 제도인 '서울형 유급병가' 제도 도입을 위한 기초연구와 제도의 운영과 발전을 위한 평가 체계 구축 연구를 수행하였다. *Social Injustice and Public Health* (Oxford University Press), *Tackling Health Inequities through Public Health Practice: Theory to Action*(Oxford University Press), *Rethinking Social Epidemiology: Towards a Science of Change* (Springer) 등을 공저하였다.

조홍준 M.D., M.P.H., Ph.D. 울산대학교 의과대학 교수, 서울아산병원 가정의학과. 서울대학교 의과대학을 졸업하고, 서울대학교 보건대학원에서 보건정책으로 석사와 박사를, 런던대학교 보건대학원에서 석사를 공부하였다. 1980년대 말부터 2000년까지 건강보험 개혁 활동과 의약 분업 등 의료제도 개혁 활동에 참여했으며, 2000년 이후에는 건강 불평등, 특히 건강 불평등에서 흡연 등 생활습관의 사회경제적 불평등의 기여와 이를 해결하기 위한 연구와 활동에 관심을 가지고 있다. 흡연 등 담배 사용에서 담배 산업의 역할과 이를 규제하기 위한 연구와 활동에도 관심을 가지고 있다. 최근에는 임신과 영유아기의 보건학적 개입을 통해 건강 불평등 해소에 기여하기 위한 서울시와 중앙정부의 개입 활동과 이의 효과를 입증하기 위한 무작위 임상시험에 참여하고 있다.

조희경 M.D., M.P.H., Ph.D. 교수/서울대학교 의과대학, 서울대학교 보건진료소, 서울대학교병원 가정의학과. 가정의학 전문의로, 서울대학교 보건대학원에서 보건학 석사학위를 취득하고, 서울대학교 의과대학에서 박사학위를 취득하였다. 만성질환의 예방을 위해 지역사회 및 생활 터를 중심으로 하는 건강 증진 프로그램과 일차의료 강화에 관심을 가지고 있다. 사회경제적 수준에 따른 신체활동, 비만, 식사습관, 흡연 등 다양한 건강행동 및 관련 건강 문제에 대하여 연구하였다. 국가공개자료를 이용하여 한국 성인에서 사회경제적 수준과 비만 및 체형에 대한 자가 인식도 간의 관련성을 고찰한 연구를 진행하였으며, 최근에는 대학 캠퍼스 생활 터를 중심으로 건강증진 프로그램의 평가 연구 및 사회경제적 수준과 건강 인식도, 의료 이용, 건강행동 간의 관련성을 고찰한 연구들을 수행하였다.

허종호 M.P.H., Ph.D. 국회미래연구원 부연구위원, 서울의대 이종욱글로벌의학센터 자문위원. 서울대학교 보건대학원에서 박탈 지수 관련 건강 연구로 석사학위를 받고, 캘리포니아대학교 샌디에이고와 샌디에이고 주립대학교의 공중보건 통합 박사과정에서 보건학 박사(세부전공: Health Behavior)를 취득하였다. 서울의대 이종욱글로벌의학센터 연구교수를 거쳐 현재 국회미래연구원에서 부연구위원으로 재직 중이다. 다수준분석을 활용하여 인터넷 이용, 흡연, 보건의료 서비스 이용 등 건강행태에 영향을 미치는 다층적인 구조와 집단 간의 불평등을 규명하는 연구를 다수 진행했다. 현재, 건강행태 개선을 위한 국제 보건 사업 실행 및 효과 평가를 진행하고 있다. 특히, 건강의 사회적 결정요인 중 하나인 출생코호트의 효과를 연령-기간-코호트 모델링으로 분석하는 사회 역학 연구를 다수 진행하고 있다.

홍석철 Ph.D. 서울대학교 경제학부 교수. 시카고대학교에서 경제학 박사학위(세부전공: 보건의료경제학, 경제사)를 취득하였다. 유해 질병 퇴치와 예방이 개인의 생애주기 경제 성과와 건강에 미치는 장기적인 영향을 연구해 왔다. 유해질병 퇴치가 인류발전에 미친 영향을 이론적, 실증적으로 분석한 저서 *The Changing Body: Health, Nutrition, and Human Development in the Western World since 1700* (Cambridge University Press, 2011)를 노벨경제학상 수상자인 고(故) 로버트 포겔 교수와 공저로 출간한 바 있다. 최근에는 건강 행태 개선이 건강 증진에 미치는 편익의 경제적 가치 평가에 대한 연구를 진행하고 있으며, 행태경제학에 기반하여 개인의 건강한 행동을 유도하기 위한 정책 개발에도 참여하고 있다.

황승식 M.D., Ph.D. 서울대학교 보건대학원 부교수. 예방의학 전문의로 서울대학교 의과대학에서 박사학위를 취득하였다. 국립암센터에서 소득 계층에 따른 암 발생 연구를 수행하고, 2009년 한국건강형평성학회에서 발간한 건강 형평성 측정 방법론에서 소득 변수에 대해 집필하였다. 2017년부터 서울대학교 보건대학원에서 건강과 질병의 시공간적 분포와 결정요인을 탐구하는 시공간역학연구실을 만들어 시공간분석과 다수준분석을 통합하는 시도를 수행 중이다. 국민건강보험공단 의료 지도 연구와 질병관리청 급성 심장 정지 연구 등 지리적 격차를 파악하고 해결하려는 의료 역학과, 질병관리청 온열질환 감시 체계 연구 등 재난으로 인한 건강 불평등을 파악하고 해결하려는 재난 역학에 집중하고 있다.

한울아카데미 2287

사회 역학(제2판)

지은이 ㅣ 제시카 앨런·마우리치오 아벤다노·리사 버크먼·커스틴 데이비슨·캐런 에먼스·토머스 글래스·
마리아 글라이머·이치로 가와치·아미 크레스·낸시 크리거·아디티 크리슈나·로라 쿠브잔스키·마이클 마멋·
커샌드라 오케추쿠·테리사 시먼·수부 수부라마니안·테레스 테오렐·애슐리 위닝
번역 및 감수 ㅣ 강영호·김남희·김소영·김용주·김창오·문다슬·박상민·박종혁·박진욱·박혜인·송인한·오주환·은상준·
이종구·이혜은·이화영·장숙랑·전용우·정선재·정최경희·정혜주·조홍준·조희경·허종호·홍석철·황승식
펴낸이 ㅣ 김종수
펴낸곳 ㅣ 한울엠플러스(주)
편 집 ㅣ 조수임

초판 1쇄 인쇄 ㅣ 2021년 2월 10일
초판 1쇄 발행 ㅣ 2021년 3월 10일

주소 ㅣ 10881 경기도 파주시 광인사길 153 한울시소빌딩 3층
전화 ㅣ 031-955-0655
팩스 ㅣ 031-955-0656
홈페이지 ㅣ www.hanulmplus.kr
등록번호 ㅣ 제406-2015-000143호

Printed in Korea.
ISBN 978-89-460-7287-9 93510(양장)
     978-89-460-8033-1 93510(무선)

책값은 겉표지에 표시되어 있습니다.
이 도서는 강의를 위한 학생판 교재를 따로 준비했습니다.
강의 교재로 사용하실 때에는 본사로 연락해 주십시오.